D1688615

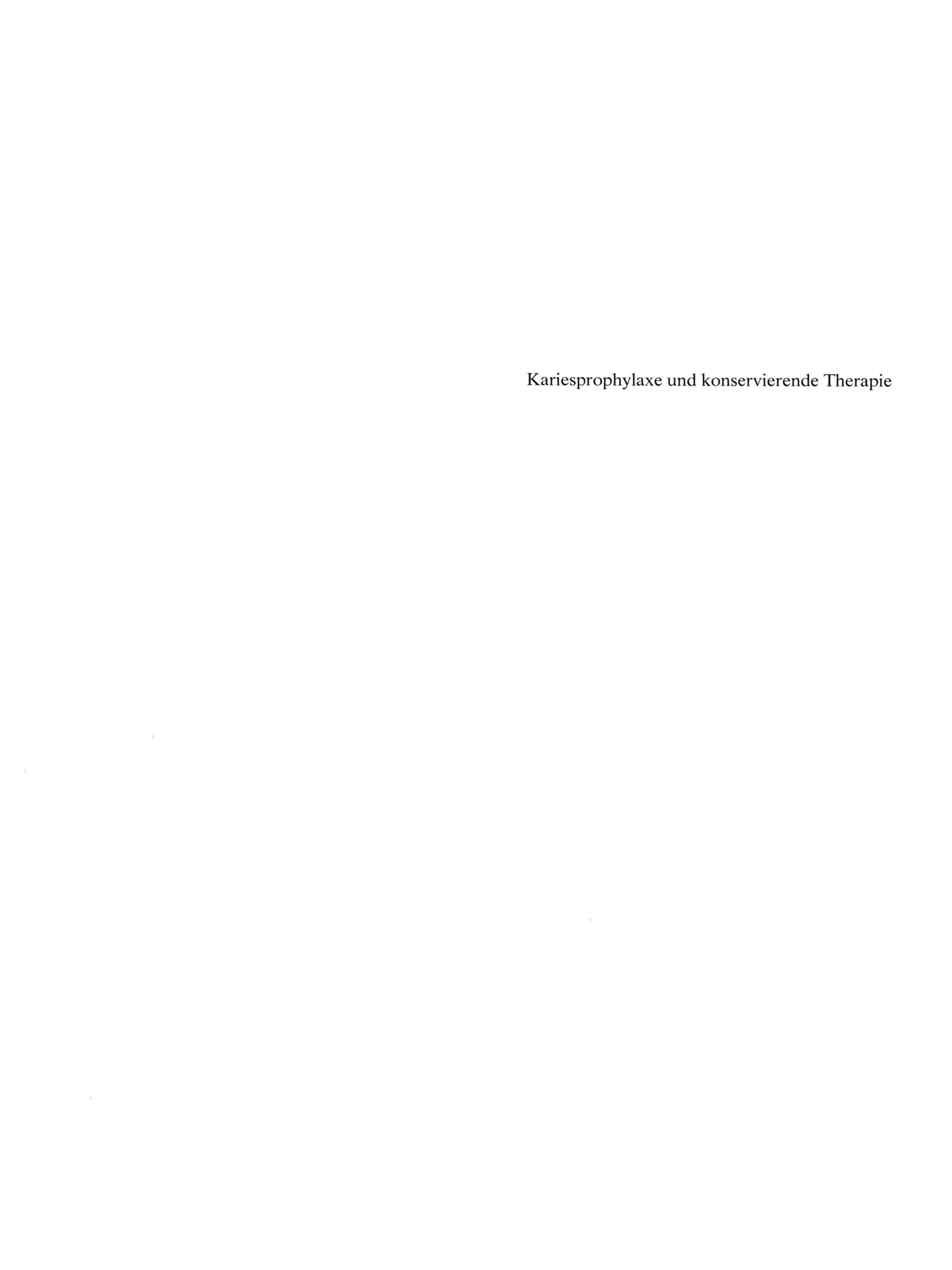

Kariesprophylaxe und konservierende Therapie

Farbatlanten der Zahnmedizin

Herausgeber: K. H. Rateitschak

Band 6

Kariesprophylaxe und konservierende Therapie

Peter Riethe

unter Mitarbeit von Günter Rau

Geleitwort von Klaus G. König
651 meist farbige Abbildungen

1988
Georg Thieme Verlag Stuttgart · New York

Anschriften

Prof. Dr. Dr. P. Riethe
Ärztlicher Direktor am Zentrum für Zahn-, Mund- und
Kieferheilkunde der Universität,
Abteilung für Zahnerhaltung
Osianderstraße 2–8, D-7400 Tübingen 1

Dr. G. Rau
Oberarzt am Zentrum für Zahn-, Mund- und
Kieferheilkunde der Universität,
Abteilung für Zahnerhaltung,
Osianderstraße 2–8, D-7400 Tübingen 1

Prof. Dr. Klaus H. Rateitschak
Vorstand der Abteilung für Kariologie und Parodontologie
des Zahnärztlichen Institutes Basel,
Petersplatz 14, CH-4051 Basel

CIP-Titelaufnahme der Deutschen Bibliothek

Farbatlanten der Zahnmedizin / Hrsg.: K. H. Rateitschak. –
Stuttgart ; New York : Thieme.
NE: Rateitschak, Klaus H. [Hrsg.]
Bd. 6. Riethe, Peter: Kariesprophylaxe und konservierende
Therapie. – 1988

Riethe, Peter:
Kariesprophylaxe und konservierende Therapie / Peter Riethe.
Unter Mitarb. von Günter Rau. Geleitw. von Klaus G. König. –
Stuttgart ; New York : Thieme, 1988
  (Farbatlanten der Zahnmedizin ; Bd. 6)

Zeichnungen: Joachim Hormann, Stuttgart

Wichtiger Hinweis: Medizin als Wissenschaft ist ständig im Fluß.
Forschung und klinische Erfahrung erweitern unsere Kenntnisse,
insbesondere was Behandlung und medikamentöse Therapie an-
belangt. Soweit in diesem Werk eine Dosierung oder eine Applikation erwähnt wird, darf der Leser zwar darauf vertrauen, daß
Autoren, Herausgeber und Verlag größte Mühe darauf verwandt
haben, daß diese Angabe genau dem *Wissensstand bei Fertigstellung
des Werkes* entspricht. Dennoch ist jeder Benutzer aufgefordert, die
Beipackzettel der verwendeten Präparate zu prüfen, um in eigener
Verantwortung festzustellen, ob die dort gegebene Empfehlung für
Dosierungen oder die Beachtung von Kontraindikationen gegenüber der Angabe in diesem Buch abweicht. Das gilt besonders bei
selten verwendeten oder neu auf den Markt gebrachten Präparaten
und bei denjenigen, die vom Bundesgesundheitsamt (BGA) in ihrer
Anwendbarkeit eingeschränkt worden sind. Benutzer außerhalb
der Bundesrepublik Deutschland müssen sich nach den Vorschriften der für sie zuständigen Behörde richten.

Geschützte Warennamen (Warenzeichen) werden *nicht* besonders
kenntlich gemacht. Aus dem Fehlen eines solchen Hinweises kann
also nicht geschlossen werden, daß es sich um einen freien Warennamen handele.

Das Werk, einschließlich aller seiner Teile, ist urheberrechtlich
geschützt. Jede Verwertung außerhalb der engen Grenzen des Ur-
heberrechtsgesetzes ist ohne Zustimmung des Verlages unzulässig
und strafbar. Das gilt insbesondere für Vervielfältigungen, Über-
setzungen, Mikroverfilmungen und die Einspeicherung und Verarbeitung in elektronischen Systemen.

© 1988 Georg Thieme Verlag, Rüdigerstraße 14,
D-7000 Stuttgart 30 · Printed in Germany
Satz: G. Müller, Heilbronn, gesetzt auf Berthold 7000
Reproduktionen: K. Porupsky, Stuttgart
Druck: K. Grammlich, Pliezhausen

ISBN 3-13-714701-8   1 2 3 4 5 6

Bereits erschienen:

K. H. & E. M. Rateitschak, H. F. Wolf
Parodontologie

K. H. & E. M. Rateitschak, H. F. Wolf, T. M. Hassell
Color Atlas of Periodontology

A. H. Geering, M. Kundert
Total- und Hybridprothetik

G. Graber
Partielle Prothetik

G. Graber
Removable Partial Dentures

In Vorbereitung:

– N. P. Lang
  Kronen- und Brückenprothetik

– F. A. Pasler
  Radiologie

– T. Rakosi, I. Jonas
  Kieferorthopädie: Diagnostik

– T. Rakosi, I. Jonas
  Kieferorthopädie: Therapie

– P. Guldener, G. Bergenholtz
  Endodontologie

– H. Spiekermann
  Implantologie

– H. F. Sailer
  Orale Chirurgie

– K. H. & E. M. Rateitschak, H. F. Wolf
  Parodontologie, 2. Auflage

Titelbild: Fissurenversiegelung,
Amalgam- und Goldfolienfüllung (1601)
Inlaykonstruktion auf dem Bildschirm
P. Riethe, Tübingen

Den Atlas widme ich in Dankbarkeit meinen Mainzer Lehrern

Prof. Dr. Dr. Dr. h.c. P. Diepgen,
Prof. Dr. Dr. F. Falkenburger und
Prof. Dr. Dr. M. Herrmann,

die meine medizinhistorische, naturwissenschaftliche und zahnärztliche Ausbildung entscheidend beeinflußt haben.

Dank

Dem Verfasser ist es ein Anliegen, allen Mitarbeitern der Poliklinik für Zahnerhaltung des Zentrums für Zahn-, Mund- und Kieferheilkunde der Universität Tübingen zu danken, die ihn bei der Entstehung des Atlasses entlastet haben.

Dr. Jaroslav Beran erstellte fast alle Bildserien und Sachaufnahmen und überprüfte deren Andrucke auf Farbtongleichheit. Bei der Konzipierung der Abbildungen, die den gedruckten Text veranschaulichen, ist es meinem Mitarbeiter gelungen, dem Atlas „Farbe" zu geben.

Gisela Freiberg, Chefsekretärin, speicherte mit Geduld und Umsicht das umfangreiche Material an Legenden und Texten und schrieb das gesamte Manuskript. Ihre im Laufe der Jahre erworbenen Verdienste bei der Entstehung des Atlasses verdienen besonders hervorgehoben zu werden.

Johanna Kapp, ZMF, stellte häufig ihr fachbezogenes Arbeitsprogramm zurück und half geschickt in selbstverständlicher Zusammenarbeit mit Frau Freiberg Lükken in der Niederschrift zu schließen.

PD Dr. Dr. Werner Mörmann, Abteilung für Kariologie, Parodontologie und Präventivzahnmedizin, Zürich, demonstrierte in Tübingen das „Cerec-System". Die überzeugende Präsentation war ausschlaggebend, die Neuentwicklung in den Atlas aufzunehmen. Ich bin dem Verfasser dieses Artikels zum besonderen Dank verpflichtet.

Dr. Lutz Netuschil, Biochemiker, befaßt sich mit einem Bündel zahnmedizinischer Probleme aus biochemischer und pathobiochemischer Sicht. Den Zugang zur bakteriellen Plaque vermittelt sein Beitrag.

Dr. Günter Rau ist fixiert auf die Wiederherstellung stark zerstörter Zähne und deren Läsionen, die tief unter die Gingiva reichen. Er hat das Kapitel über die Bedeutung der gegossenen Füllungen verfaßt und weiß, daß „orale Gesundheit nicht vom Gold allein abhängt".

Dr. Ulrich Schlagenhauf zieht zur Beurteilung des aktuellen Kariesrisikos, wann immer es sinnvoll erscheint, den „Speicheltest" heran, um Abweichungen der Speichelmikroflora vom Normalen zu diagnostizieren. Der Abschnitt stammt aus seiner Feder.

Dr. Klaus Vohrer, ehemaliger Assistent und Leiter des Phantomkurses, erstellte die wiedergegebenen Studienmodelle zur Aufnahme plastischer Materialien. Alle Primärzeichnungen von Präparationsformen sind mit seinem Namen verbunden.

Dr. Mathias Winkler übernahm neben seinen intensiven klinischen und wissenschaftlichen Tätigkeiten die Abschnitte über „Schmelz" sowie „direktes und indirektes Inlayverfahren mit Kompositen".

Renate Beth und Silvia Schiwek, Institutsfotografen, danke ich für ihre fotografische Unterstützung.

Gotthold Neuber, Tübingen, legte die grafischen Darstellungen und Tabellen an. Für seine Geduld, die Wünsche des Autors zu realisieren, sei ihm herzlich gedankt. Soweit die Illustrationen nicht selbständig entworfen wurden, ist deren Herkunft in Legenden und Texten ausgewiesen.

Für wertvolle Anregungen und Hinweise während der Gestaltung des Manuskriptes schuldet der Verfasser den Kollegen Prof. Dr. Klaus G. König, Institute of Preventive and Community Dentistry, University of Nijmegen, und Prof. Dr. K. H. Rateitschak, Vorstand der Abteilung für Kariologie und Parodontologie des Zahnärztlichen Instituts Basel, besonderen Dank.

Ohne die angenehme und verständnisvolle Zusammenarbeit mit den Herren des Georg Thieme Verlages, die dem Verfasser bezüglich Bildmaterial und Umfang keine wesentlichen Bindungen auferlegt haben, fehlte dem Farbatlas der entsprechende Rahmen. Mein Dank gilt vornehmlich Herrn Dr. D. Bremkamp, Herrn K.-H. Fleischmann, Herrn R. Zepf und Herrn J. Hormann, dessen Einfühlung in den Text in seinen Illustrationen deutlich wird.

Geleitwort

Prof. Dr. Klaus G. König

Die klassische konservierende Zahnheilkunde ist in den letzten zwei Jahrzehnten in mehreren Richtungen über sich selbst hinausgewachsen. Das eigentliche „Konservieren" wurde über das herkömmliche Instandhalten der Zähne durch Einführung moderner präventiver Methoden bis in die weitgehende Gesunderhaltung erweitert. Moderne Materialien lassen die ästhetisch perfekte, unsichtbare Füllung für eine zunehmende Zahl von Indikationen in greifbare Nähe rücken, während unser Wissen um die Anwendung der klassischen, kaudruckbeständigen Füllungsmaterialien konsolidiert werden konnte. Mit der okklusalen Funktionsanalyse im Rahmen der Füllungstherapie hat sich die konservierende Behandlung in die Richtung einer rationellen Gnathologie vervollständigt. Integration, Vervollkommnung und nahtloser Anschluß an benachbarte Teilgebiete können als das moderne Ziel angesehen werden, dem die konservierende Zahnheilkunde und der neue Atlas zustreben.

In der Praxis, vor allem der des parodontologisch orientierten Zahnarztes, sind in zunehmendem Maß spezielle Präparationen stark zerstörter Zähne von besonderem Interesse, weil dadurch die Indikation von Kronen mit ihren parodontal riskanten Randpartien oft für Jahre hinausgeschoben werden kann. Die ausführliche Darstellung prophylaxeorientierter Möglichkeiten und Hilfsmittel wird sowohl der auf allen Gebieten praktizierende wie auch der parodontologisch und der kieferorthopädisch tätige Zahnarzt begrüßen. Neben der Effektivität einzelner und der Wirksamkeit kombinierter Präventivmaßnahmen war es dem Autor ein Anliegen, die Fluoridprophylaxe in der richtigen Größenordnung darzustellen und durch die Methode der nichtinvasiven Restauration zu ergänzen, auf die weite Fachkreise schon lange eine kompetente Antwort suchen.

Mit dieser Auflistung sind nur einige wichtige Neuerungen genannt, denen der vorliegende Bildatlas Rechnung trägt. Sein Autor hat in engem Kontakt mit der zahnärztlichen Praxis gleichermaßen wie mit der wissenschaftlich geprägten Klinik den Fortschritt auf vielen Gebieten mitgestaltet.

So kommt er bezüglich aller Teilaspekte zu einer Darstellung, die nicht nur den gegenwärtigen Stand der Forschung widerspiegelt, sondern diejenigen neuen Entwicklungen behandelt, die in der Praxis erprobt und für die Praxis relevant sind.

Das Bildmaterial steht in einem Atlas dieser inzwischen schon berühmt gewordenen Reihe erwartungsgemäß im Mittelpunkt. Die Abbildungen erfüllen die Funktion, den gegebenen Text und Sachverhalt zu illustrieren und zu verdeutlichen. Das ist bei einem Atlas mit knappen Beschreibungen ohnehin ein selbstverständliches Erfordernis. Graphische und schematische Darstellungen im vorliegenden Band sind so gewählt, daß sie die beschriebenen Tatbestände und Arbeitsabläufe mit einem Blick dem Betrachter überzeugend vermitteln.

Neben dem spontanen Eindruck, der von den Abbildungsreihen ausgeht, informiert dieser Atlas ebenso gründlich durch prägnante Texte. Alle Aussagen sind durch Zitate neuerer und neuester Fachliteratur unterbaut und dadurch ohne langes Suchen durch tiefergehende Lektüre zu ergänzen.

Der vorliegende Atlas wird, wie schon die vorausgegangenen Bände dieser Reihe, für alle Leser neue Maßstäbe in der europäischen Zahnheilkunde setzen, auch am höchsten internationalen Niveau gemessen.

Nijmegen, im Sommer 1988

Inhaltsverzeichnis

VI   **Dank**
VII   **Geleitwort**
VIII **Inhaltsverzeichnis**
XI   **Vorwort**

Bakterielle Plaque

- 2   Definition der Zahnbeläge
- 2   Einteilung der Organismen der Plaqueflora
- 3   Stoffwechsel der Plaqueflora
- 4   Initiale Phase der Plaquebildung
- 4   Lokalisation
- 6   Interbakterielle Beziehungen
- 6   Maiskolbenstrukturen (corn cobs)
- 8   Untersuchungsmethoden
- 9   Beispiele
- 10 Plaque und Chemotherapeutika
- 11 Plaque auf Amalgam
- 12 Zahnstein
- 13 Mineralisation
- 14 Zahnsteinentfernung

Prophylaxe

- 16 Revelatoren – Darstellung der Plaque
- 17 Zahnbürsten
- 19 Naturborste
- 20 Monofile
- 22 Systematik
- 23 Zahnbürstmethoden
- 23 Rotationsmethode
- 23 Rot-Weiß-Methode
- 24 Rollmethode
- 24 Bass-Methode
- 25 Charters-Methode
- 25 Stillman-Methode
- 26 Horizontale Methode
- 26 Physiologische Methode
- 27 Interdentalhygiene
- 33 Wasserstrahlgeräte
- 34 Zahnpasten
- 35 Feuchthalte-, Binde- und Konservierungsmittel, Aroma- und Wirkstoffe
- 35 Verunsicherung der Zahnpastenverbraucher
- 36 Fluoridhaltige Zahnpasten

Fluoride in der Kariesprophylaxe

- 38 Wirkungsmechanismen der Fluoride
- 39 Toxikologie und Kanzerogenität der Fluoride
- 40 Akute Toxizität
- 40 Chronische Toxizität
- 41 Krebsgefährdung durch Fluoride
- 41 Strukturveränderungen des Schmelzes bei Fluoridanwendungen
- 42 Fluoridanwendungen
- 44 Ernährungsempfehlungen
- 45 Rolle süßer Zwischenmahlzeiten
- 46 Zuckeraustauschstoffe
- 46 Süßungsmittel
- 47 Speicheltests zur Erfassung des individuellen Kariesrisikos
- 48 Praktische Konsequenzen

Fissurenversiegelung

- 51 Morphologie der Grübchen und Fissuren
- 52 Kariesanfälligkeit der Grübchen und Fissuren
- 53 Mikrobiologie der Grübchen und Fissuren
- 54 Mechanismen der Versieglerhaftung
- 58 Langzeiterfahrungen bei der Versiegelung von Grübchen und Fissuren

Zahnhartsubstanzen und ihre Beziehungen zum Kariesprozeß

- 60 Form und Lage der Schmelzprismen vom „zylindrischen" Prismentyp
- 62 Form und Lage der Schmelzprismen vom „Key-hole-Typ"
- 63 Dentin (Übersicht)
- 66 Dentinsensibilität
- 67 Nervenfasern
- 68 Wurzelzement (Übersicht)

Zahnkaries

- 70 Kariesätiologie
- 71 Beginnende Karies (Schmelzläsion)
- 73 Klinische Karies (Dentinläsion)
- 75 Zahnkaries – Definition von Begriffen
- 78 Kariesindizes
- 79 Anamnese
- 79 Diagnostische Maßnahmen
- 79 Röntgendiagnostik
- 79 Vollständiger Röntgenstatus
- 79 Indikationsbereich, Zahnerhaltung
- 80 Bißflügel-Röntgenaufnahme
- 80 Beurteilung der Läsionsgrade
- 81 Strukturen des Pulpagewebes
- 81 Pulpale Entzündung
- 81 Gesunde Pulpa
- 81 Initiale Pulpareaktion
- 82 Pulpareaktionsfolgen
- 82 Veränderungen des Pulpagewebes
- 83 Pulpitiden
- 85 **Vitalerhaltung der gefährdeten Pulpa**
- 85 Indirekte Überkappung
- 88 Direkte Überkappung
- 89 Schrittweise Kariesentfernung
- 90 Pulpotomie
- 92 Pulpitistherapie
- 93 Anästhesiebehandlung der Pulpitis
- 94 Zusammenfassung

Restauration mit Kunststoffen

- 96 Aufbau von PMMA-Füllungskunststoffen
- 96 Chemischhärtende Komposits
- 97 Füllstoffe
- 97 Kompositklassifikation
- 98 Säureätztechnik
- 99 Polymerisationsverfahren
- 99 Chemischhärtende Zweikomponentensysteme
- 99 Lichthärtende Einkomponentensysteme
- 100 Polymerisationsgeräte
- 101 **Versorgung approximaler Frontzahnläsionen**
- 102 Systematik der Arbeitsschritte
- 109 Approximal-inzisale Frontzahnkavitäten
- 109 Frontzahnfrakturen
- 117 Versorgung von zervikalen Läsionen, Erosionen und keilförmigen Defekten
- 117 Dentinhaftvermittler
- 117 Zervikale Läsionen
- 118 Erosionen
- 121 Schlußfolgerungen
- 122 **Erstversorgung nicht ausgedehnter okklusaler und approximaler Läsionen im Seitenzahnbereich**
- 125 Direktes und indirektes Inlaysystem ...
- 126 ... und der klinische Vergleich
- 128 Computer-Inlays – Cerec-System
- 129 Inlaykonstruktion auf dem Bildschirm
- 130 Fertigungsprozeß, Füllungsqualität

Kavitätenpräparation

- 131 Grundlagen des Konzeptes von Black
- 132 Okklusale Kavitäten der Prämolaren und Molaren
- 134 Approximale Kavitäten der Prämolaren und Molaren
- 136 **Schadengerechte ...**
- 137 **... zahnsubstanzschonende Kavitätenpräparation**
- 138 **Amalgam- und Goldfolienfüllung Anno Domini 1601**

Restauration mit Amalgam

- 140 Normbeschreibung
- 140 Legierungen zum Herstellen von Amalgam
- 140 Gamma-2-Amalgame
- 141 Non-Gamma-2-Amalgame
- 141 Quecksilber
- 142 Entwicklung von Non-Gamma-2-Amalgamen
- 145 Kavitätenpräparationsübungen
- 145 Arbeitsmittel für die Präparationstechnik
- 145 Instrumenten- und Präparationsformen
- 147 Instrumentensätze
- 148 Zweiflächige Kavitätenpräparation
- 151 Matrize
- 153 Kondensation
- 155 Kauflächengestaltung

Inhaltsverzeichnis

156	Politur
158	Präparation ...
159	... und Präparationsfolgen
162	Klasse-V-Kavität
163	**Restauration stark zerstörter Zähne mit Amalgam**
163	Technik der Höckerüberkuppelung bei breiten Okklusaldefekten (G. Rau)
165	Totalersatz von Höckern mit Amalgam (G. Rau)
166	Restauration marktoter Zähne mit Amalgam (G. Rau)
169	Defekte bei Amalgamfüllungen
170	Nebenwirkungen der Amalgamrestauration
172	Nicht erhärtende Calciumhydroxid-Unterfüllungsmaterialien
172	Erhärtende Caliumhydroxid-Unterfüllungsmaterialien
173	Kavitäten-Liner
173	Zemente

Gegossene Restaurationen: Gußfüllungen und Teilkronen (G. Rau)

177	Einleitung
178	Indikationen
178	Plastische oder gegossene Restauration?
179	Nomenklatur
181	Retention
182	Retention und Stabilität
184	**Präzision und Passung**
184	Preßpassung
185	Übergangspassung
185	Spielpassung
187	Randgestaltung
188	**Spezielle Präparationsformen**
188	Präparation im okklusalen Bereich für Inlay und Onlay
190	Überkuppeln der Höcker für Overlay und Stufenkrone
192	Präparation im approximalen Bereich
194	**Kariöse Läsion und klinische Präparationstechnik**
195	Vorgehen bei der Präparationsplanung
196	**Vorgehen bei der Präparation**
198	**Beispiele für Präparationen**
198	Beispiel 1: Stufenkrone unterer Molar
200	Beispiel 2: Stufenkrone oberer Prämolar
202	Beispiel 3: Zweiflächiges Inlay
204	Beispiel 4: Einflächiges Zahnhalsinlay (Klasse V)
206	Beispiel 5: Overlaypräparation unterer Molar
207	Beispiel 6: Teilkrone oberer Molar
208	**Präparation stark zerstörter vitaler Zähne**
208	Erweiterter Kasten, Kernaufbau und angegossene Retentionsstiftverankerung
210	Beispiel 7: Teilkronenpräparation nach Verlust eines Höckers
212	Beispiele 8 und 9: Teilkronenpräparation nach Zerstörung der Hälfte der Krone
216	Beispiel 10: Kronenpräparation nach Zerstörung von mehr als der Hälfte der Krone
218	**Präparation wurzelkanalbehandelter Zähne**
218	Stiftaufbauten
220	Beispiel 11: Teilkronenpräparation eines wurzelkanalbehandelten Molaren
222	Parodontalchirurgische Maßnahmen vor der Abformung
222	Gingivaverlauf und biologische Breite
223	Modellierende Gingivektomie
223	Papillektomie
225	Modellierende Osteoplastik
226	Abformung von speziellen Details
227	Provisorische Versorgung
228	Einfache Kieferrelationsbestimmung für Einzelzahn- und Zahngruppenrestaurierungen bei unveränderter Okklusion
228	Zentrisches Okklusionsregistrat
230	Anwendung für zentrische Registrate in der habituellen Interkuspidation IKP
231	**Die Funktion der Kauflächen – Okklusion und Artikulation**
231	Okklusale Funktionsanalyse
232	Erstellen einer okklusalen Funktionsanalyse
234	Möglichkeiten funktioneller Kauflächengestaltung in Artikulatoren
236	Okklusionsschemata
237	... und labortechnische Hinweise
238	Prüfen und Einpassen der fertiggestellten Gußrestauration
240	Prüfen und Korrektur der Okklusion und Artikulation
241	Abschließende Bearbeitung des Randes
242	Raumbedarf und Klebekraft von Befestigungszementen
243	Einsetzen mit Phosphatzement

Zukunftsperspektiven der konservierenden Therapie

244	Rückgang der Kariesprävalenz
244	Schmelzläsion – Dentinläsion
244	Kavitätenpräparation
244	Seitenzahnbereich
245	Konventionelle, okklusionstragende Kompositfüllungen
246	Nicht okklusionstragende Adhäsivfüllungen
246	Umhärtungstechnik
246	Komposit-Inlays – indirekte Methode
246	Direkt-Inlay-System
247	Computer-Inlays
247	Unterfüllungsmaterialien
247	Diskussion
249	**Literaturverzeichnis**
257	**Sachverzeichnis**

Vorwort

In vielen industrialisierten Ländern wird ein rückläufiger Kariesbefall registriert, während die Bundesrepublik den Anschluß, von einigen lokalen Ausnahmen abgesehen, verpaßt hat.

Für den Wandel des Kariesrückgangs wird neben individuellen und (semi)kollektiven Prophylaxeprogrammen auch und ein wachsendes Prophylaxebewußtsein verantwortlich gemacht. Grund genug, auf die pathogene Wirkung der Plaque und deren Eliminierung hinzuweisen, die Möglichkeiten präventiver Maßnahmen zu erörtern und neue Erkenntnisse über Fluoride und deren praktische Umsetzung in der Kariesprophylaxe zu illustrieren.

Als kariesprotektive Maßnahme, die Aufnahme in die neue Gebührenordnung gefunden hat, gilt die präventiv-therapeutische Versiegelung, die bei sachgemäßer Durchführung uneingeschränkten Kariesschutz okklusaler Grübchen und Fissuren bietet.

In einer Zeit rascher Wissensvermehrung wird die radiologische Diagnose approximaler Schmelzläsionen differenziert und als Alternative zur Füllungstherapie exspektativ beurteilt. Hat die Radioluzenz die Schmelz-Dentin-Grenze erreicht und überschreitet der kariöse Prozeß diese Grenze, sind restaurativ-therapeutische Maßnahmen von der Kavitätenpräparation bis zur Behandlung des Wurzelkanals indiziert.

Kariesursachenkomplex, die Entwicklung initialer und fortgeschrittener Karies, Art und Umfang entzündlicher Reaktionen des Zahnmarks und die sich daraus ergebende endodontische Therapie werden praxisnah in Bild und Text illustriert.

Der Wandel in der Kavitätenpräparation ist unbestritten. Nach den Grundvoraussetzungen der Ätiologie der Karies und der Parodontopathien bei routinemäßigen Mundhygienemaßnahmen sind das „extension for prevention" und die Kastenform überholt. Die neue Füllungslehre fordert ein schadengerechtes, zahnsubstanzschonendes Vorgehen mit Begrenzung der Kavitätenränder aus den Zonen der Selbstreinigung heraus in die der mechanischen Zahnreinigung. Unterextension oder Minipräparation approximaler Kavitäten sind beim gegenwärtigen Stand der Interdentalhygiene nicht erwünscht.

Dramatisch ist der Wandel in der Werkstofftechnologie gegenüber früheren Epochen.

Versiegler-Komposit-Systeme, Komposite, Haftvermittler für Schmelz und Dentin, hochwertige Komposit- und Keramikinlays, Glasionomerzemente und deren Kombinationen mit Kompositen bieten neue therapeutische Möglichkeiten. Noch gibt es keine dauerhaften okklusionstragenden Seitenzahnkompositfüllungen. Füllungstechnisch ungünstige Kompositeigenschaften zu manipulieren, bleibt vorerst Spezialisten vorbehalten.

Moderne Technologien sind zum Nutzen aller zu begrenzen. Sie zu überschauen und maßzuhalten, wird für die Praxis immer schwieriger.

Das Kariesvorkommen in der Bundesrepublik Deutschland ist nach wie vor hoch. Entsprechend häufig finden sich stark zerstörte Zähne, die nur mit umfangreichen, restaurativen Maßnahmen zu erhalten sind.

Der Ausstieg aus der Amalgamverarbeitung, der aus verschiedenen Gründen gefordert werden muß, läßt sich kurz- oder mittelfristig in der Bundesrepublik ebenso wenig realisieren wie der Verzicht auf eine funktionsgerechte Füllungsgestaltung durch gegossenes Metall (Gold) im Seitenzahnbereich.

Tübingen, im Sommer 1988   PETER RIETHE

Bakterielle Plaque

Die Plaque besteht zu 60–80% ihrer Masse aus Mikroorganismen. Allgemeine Aussagen zu treffen, ist aus mehreren Gründen außerordentlich schwierig, da chemische und mikrobielle Zusammensetzungen variabel strukturiert sind, beeinflußt durch Lokalisation, äußeres Milieu, Alter der Plaque und des Individuums. *Die Plaque ist für die Auslösung von Karies und Parodontopathien von höchster ätiologischer Bedeutung.*

Als Folge dieser Abhängigkeiten – neben dem Alter der Zahnbeläge selbst vorrangig Ernährungs- sowie Zahnpflegegewohnheiten und Alter des Individuums – kann Plaque von unterschiedlicher kariogener Potenz festgestellt werden: Je nach deren mikrobieller Zusammensetzung werden Kohlenhydrate der Nahrung zu verschiedenen organischen Säuren abgebaut. Wichtig ist, daß die Mikroflora die produzierte Säuremenge selbst toleriert. Die Säuren wiederum sind Auslöser des kariösen Geschehens (vgl. Ätiologie und Pathogenese der Beläge, in RATEITSCHAK u. WOLF 1984, S. 9 ff.).

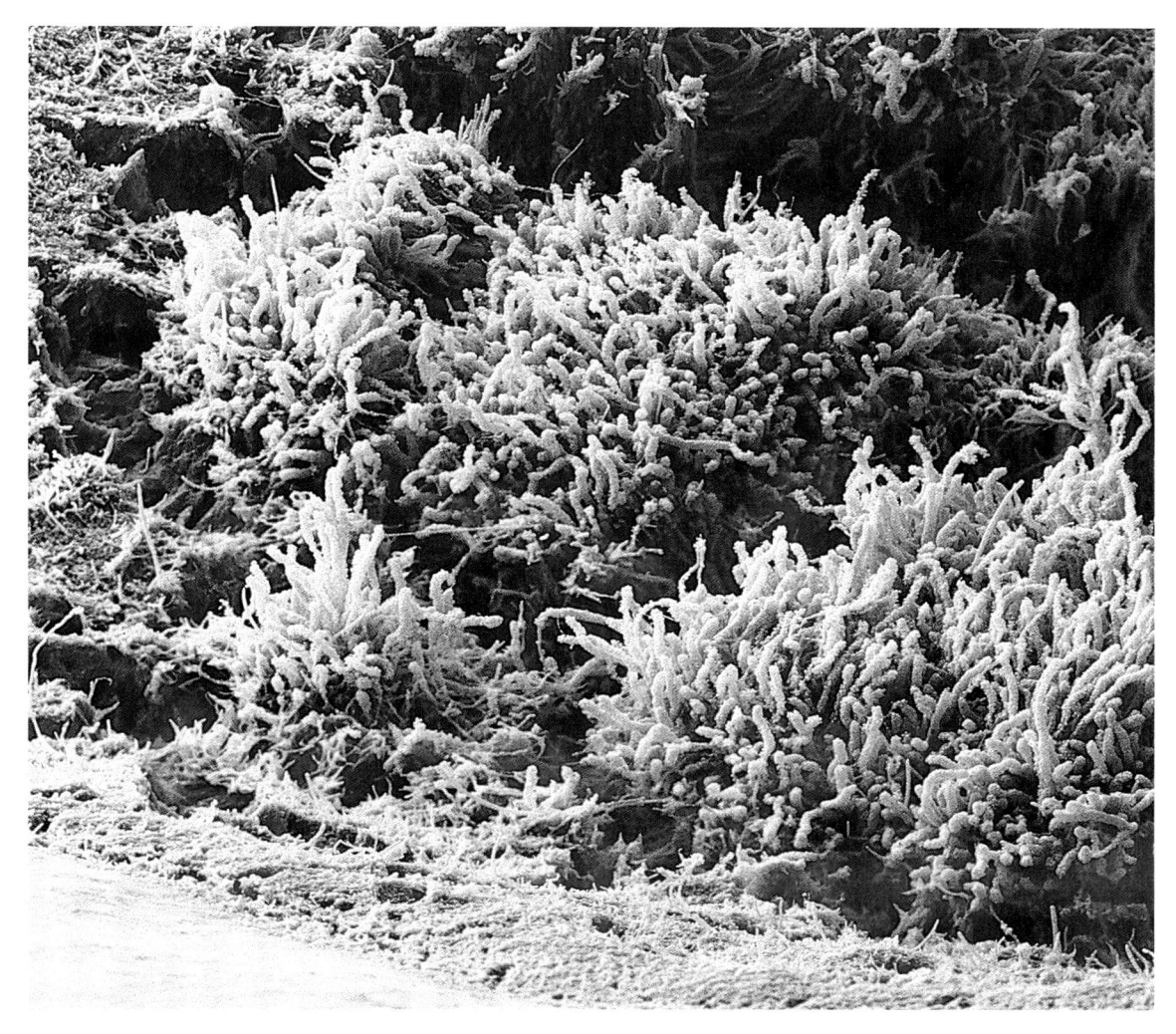

1 Plaqueflora in der Fissur eines Molaren
Die rasterelektronenmikroskopische Übersichtsaufnahme der Plaque in der Fissur eines Molaren zeigt besonders deutlich die *Vielfalt* und den Wildwuchs der *Plaquemikroflora*. Neben dem freien Schmelz (links unten) beginnt die mikrobielle Besiedlung am Rand der Fissur. Vorrangig sind regelrechte *„Maiskolbenfelder"*. Weitere Angaben s. S. 4–7.
Aufgrund der Präparation für die Elektronenmikroskopie sind Trocknungsrisse in der Plaque entstanden.

Definition der Zahnbeläge

Als *Materia alba* wird eine lockere Anhäufung von Epithelzellen und Mikroorganismen auf der Zahnoberfläche beschrieben. Sie ist nicht organisch gewachsen, besitzt keine definierte Stoffwechselaktivität und ist abspülbar. Ähnlich sind Speisereste zufällige, allerdings von Retentionsstellen abhängige, primäre Auflagerungen. Demgegenüber stellt *Plaque* einen aus Mikroorganismen gebildeten und somit gewachsenen, weichen Belag dar. Da sich die Mikroflora in eine von ihr selbst gebildete Matrix einbettet, ist die Plaque *fest haftend und strukturiert*. Abhängig von den Außenbedingungen entwickelt sich sukzessiv eine differenzierte Mikroflora, die spezifische Stoffwechselleistungen zeigt. Durch Einlagerung von Calcium und Phosphat aus dem Speichel bilden sich *Kristallisationszentren,* über die die Plaque mehr oder minder schnell verkalkt. Der entstehende *Zahnstein* stellt das stoffwechselinaktive Endstadium der Plaqueentwicklung dar. Da Zahnstein jedoch eine bevorzugte Grundlage für neue bakterielle Besiedlung darstellt, ist er keineswegs als harmloses Endprodukt anzusehen, wie die auf S. 12 und 13 dokumentierten Abbildungen verdeutlichen.

2 Mikroorganismen der Plaque
Analog zur Darstellung von *Rateitschak* u. *Wolf* (1984) sind die wichtigsten Gattungen und unter diesen einige der Spezies der Mikroflora der Plaque nach ihren färberischen (Gram) und respiratorischen (aerob/fakultativ anaerob/ anaerob) Charakteristika aufgelistet (aus *König* 1987). Nähere Angaben zur Morphologie s. Text.
[1] Wichtigste kariogene Vertreter,
[2] wichtigste parodontopathogene Vertreter.

	grampositiv		gramnegativ	
	aerob, fakultativ anaerob	anaerob	aerob, fakultativ anaerob	anaerob
Kokken	Streptococcus:[1] S. milleri S. mitis S. mutans S. salivarius S. sanguis	Peptostreptococcus	Neisseria	Veillonella
Stäbchen und Filamente	Corynebacterium Lactobacillus[1] Familie Actinomycetaceae: Actinomyces[1,2] Arachnia Bacterionema Rothia	Eubacterium Propionibacterium	Actinobacillus[2] Capnocytophaga[2] Eikenella[2] Haemophilus	Fusobacterium[2] Leptotrichia[2] Bacteroides:[2] B.-melaninogenicus-Gruppe B.-oralis-Gruppe B. gingivalis
Schraubenbakterien				Campylobacter Treponema[2]

Einteilung der Organismen der Plaqueflora

Gramfärbung und mikroskopische Morphologie der Bakterien stellen einfache, aber aussagekräftige Einteilungskriterien dar. Während die Gruppe der *Kokken* leicht eingrenzbar ist, stellt die Rubrik *Stäbchen und Filamente* eine außerordentlich heterogene Population dar. Vertreter der kurzen Stäbchen sind die Laktobazillen bei den grampositiven Keimen, Actinobacillus, Haemophilus, Bacteroidesarten und Eikenella bei den gramnegativen Bakterien. Aufgrund ihres pleomorphen Charakters können Corynebacterium, Eubacterium, Propionibacterium sowie die Mitglieder der Familie Actinomycetaceae davon abgegrenzt werden. Fusobacterium erscheint als schlankes, bereits etwas längeres Stäbchen, Capnocytophaga imponiert als sehr lang gestrecktes Filament.
Der alte Sammelbegriff „Spirochäten" ist hier durch die Angabe *Schraubenbakterien* ersetzt. Campylobacter ist als spirillenförmiger Keim mit einbezogen; strenggenommen stellen Treponemen die einzigen zur Normalflora der Mundhöhle resp. der Plaque gehörenden schraubigen Bakterien dar. Die Einordnung von „Borrelia" und „Leptospira" ist neuesten Angaben zufolge falsch.

Milieubedingungen

Abhängig von der Lokalisation, aber auch vom Plaquealter und damit erreichter Plaquedicke, herrschen verschiedene Milieubedingungen bezüglich Sauerstoffspannung, Speicheleinfluß, Ernährungsgewohnheiten des Menschen und damit pH-Wert in der Plaque vor. So sind *Fissurenplaque* und *subgingivale Plaque* streng anaerob, *supragingivale Plaque* oberflächlich aerob, in tieferen Schichten ebenfalls anaerob. Zwangsläufig beeinflussen diese Milieubedingungen die mikrobielle Zusammensetzung (s. Abb. 2), wobei folgende *Besiedlungsphasen* unterschieden werden.

Besiedlungsphasen am Beispiel der supragingivalen Plaque

1. Phase: 1. Tag
   grampositive Kokken und Stäbchen 60%
   gramnegative Kokken und Stäbchen 30%
2. Phase: 1.–4. Tag
   Fusiforme, Filamente   7%
3. Phase: 4.–9. Tag
   Spirillen, Spirochäten   3%
(nach *Bössmann* 1986)

Stoffwechsel der Plaqueflora

Diffundieren Kohlenhydrate aus zuckerhaltigen Nahrungsmitteln in die Plaque, fällt der *pH-Wert* (STEPHAN 1940), da durch ihren bakteriell-enzymatischen Abbau Säuren entstehen. Bei einer Wasserstoffionenkonzentration zwischen pH 5,5 und 5,0 wird die kritische Grenze erreicht, bei der Apatit in Lösung geht. Art der Kohlenhydrate und Mikroorganismen bestimmen Art und Menge der entstehenden Säuren und die Geschwindigkeit ihrer Bildung. Je älter und dicker die Plaque, desto größer die Möglichkeit der *pH-Absenkung nach Genuß von Zuckerlösungen* (BÖSSMANN 1986).

Unter den sauren Stoffwechselprodukten dominieren Milch-, Butter-, Essig- und Propionsäure, weniger Ameisen- und Valeriansäure.
Streptokokken sind die stärksten Säurebildner. Sie bauen vornehmlich Glucose zu Milchsäure ab. Je nach Höhe und Verteilung von Enzymaktivitäten des Intermediärstoffwechsels ist Plaque vom kariösen und gesunden Schmelz zu unterscheiden (BÖSSMANN 1986). Zum Mechanismus der notwendigen Zuckeraufnahme durch die Streptokokkenzellen sind neueste Modelle bei KÖNIG (1987) zu finden.

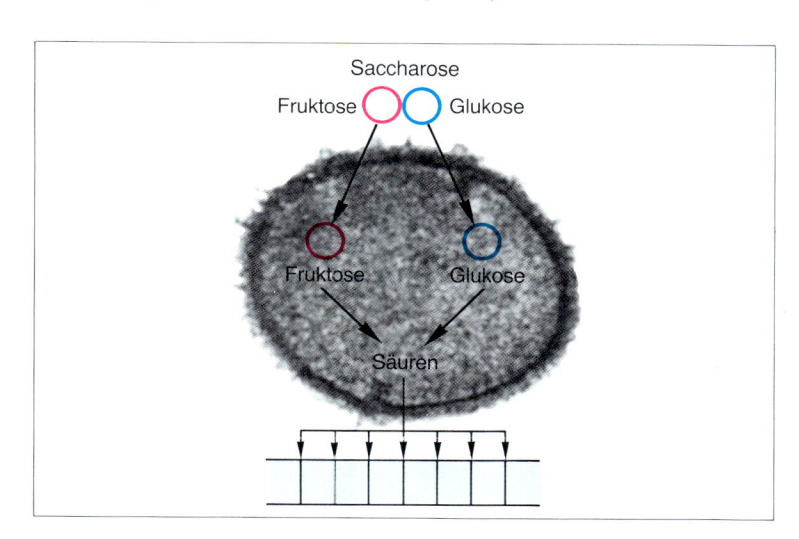

3 Säurebildung durch die Streptokokkenzelle
Nahrungszucker, Bakterienzellen in der Plaque, Kristallite der Schmelzoberfläche.
↓ = Säureeinwirkung.

Polysaccharidbildung

Viele Mikroorganismen sind fähig, aus Mono- und Disacchariden *Polysaccharide* zu synthetisieren. Dabei sind *extrazelluläre* (EPS) und *intrazelluläre* (IPS) Polysaccharide zu unterscheiden. Für die Kariesentstehung ist von Bedeutung, daß die IPS gespeichert werden können und den Mikroorganismen als Reservekohlenhydrate zur Verfügung stehen. Sie werden abgebaut, wenn Nahrungszucker fehlen. Vornehmlich aus *Saccharose, Fructose* und *Glucose* werden verschiedene extrazelluläre Polysaccharide gebildet. Die EPS spielen als aktiver Bestandteil der Plaquebildung eine wesentliche Rolle bei der Entstehung von Karies und Gingivitis. Neben *Streptococcus mutans* synthetisieren auch andere orale Bakterien EPS. Die damit gebildete Matrix ermöglicht es den befähigten Mikroorganismen, auf der Zahnoberfläche zu haften sowie sich mit weiteren Bakterien der oralen Mikroflora zu verbinden, die somit nicht mehr vom Speichel fortgespült werden können (s. Initiale Phase der Plaquebildung, S. 4). Die Bildung extrazellulärer Polysaccharide ist eine wesentliche, jedoch nicht die einzige Stoffwechselleistung, die Mikroorganismen zur Besiedlung der Zahnoberfläche befähigt.

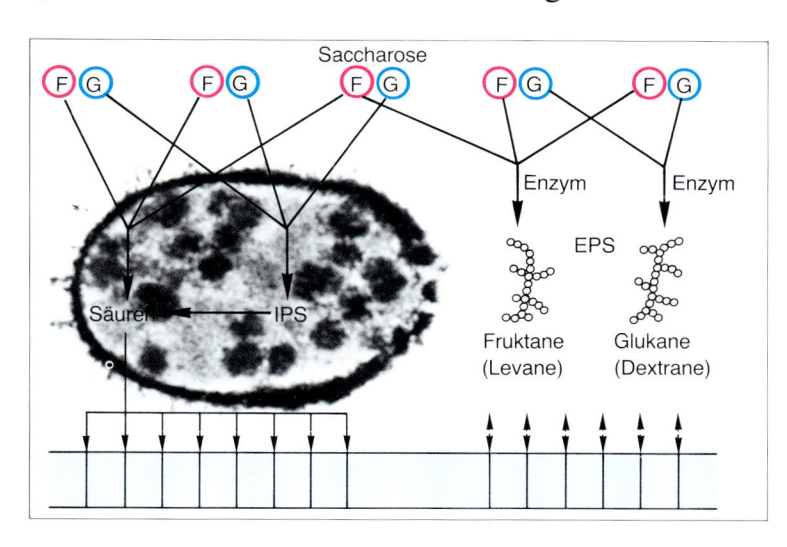

4 Polysaccharidbildung durch die Streptokokkenzelle
Nahrungszucker Saccharose:
F = Fructoseanteil,
G = Glucoseanteil.
Bakterienzelle in der Plaque mit extrazellulärem Raum.
Kristallite der Schmelzoberfläche.

↓ = Säureeinwirkung,
↕ = Anheftung.

Bakterielle Plaque

Initiale Phase der Plaquebildung

Die *Adhäsion oraler Mikroorganismen* ist als initialer Schritt der Plaquebildung von grundsätzlicher Bedeutung. Parallel zur Bildung des Zahn- oder Schmelzoberhäutchens (Pellikula) erfolgt bereits auch die *mikrobielle Kolonisation* durch *grampositive Mikroorganismen*, insbesondere *Streptokokken*. Sie verfügen neben der Fähigkeit zur EPS-Bildung über spezielle Proteine und Enzyme der Zellwand, mit deren Hilfe sie sich adsorbieren. Es scheinen dabei regelrechte *Pseudopodien* ausgebildet zu werden, s. Abb. 5.

Lokalisation

Prädilektionsstellen der initialen Plaque sind feine Haarrisse im Zahnschmelz, der Bereich der marginalen Gingiva und Imperfektionen. Bevorzugte Stellen der nachfolgenden Plaqueakkumulation sind approximale und zervikale Zahnflächen, die genannten Prädilektionsstellen sowie insbesondere das gesamte Fissuren- und Grübchensystem. Die Aufnahmen dieser und der folgenden Seiten zeigen entsprechende rasterelektronenmikroskopische Darstellungen von Adhäsionsmustern, der Plaquelokalisation und der Plaquestruktur.

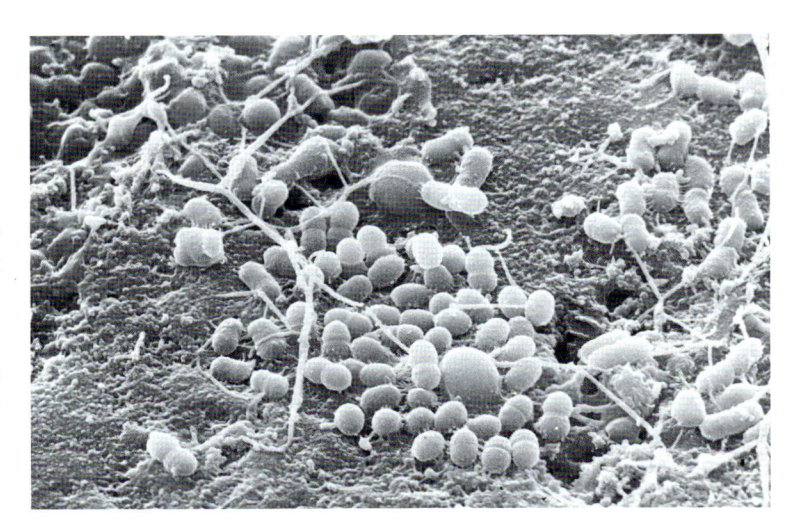

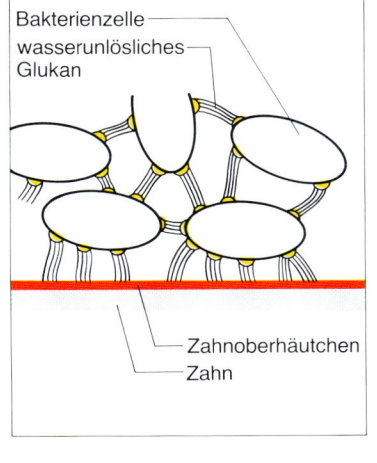

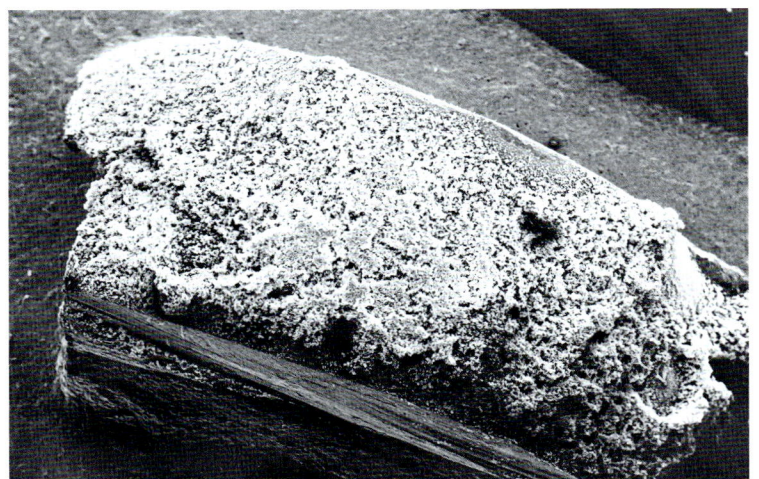

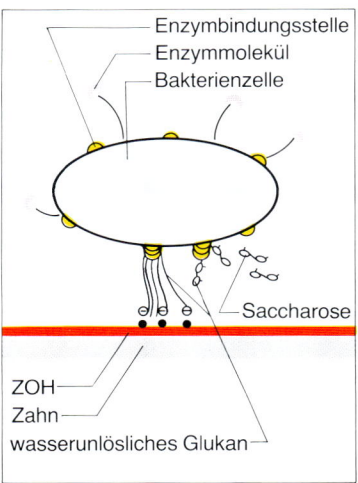

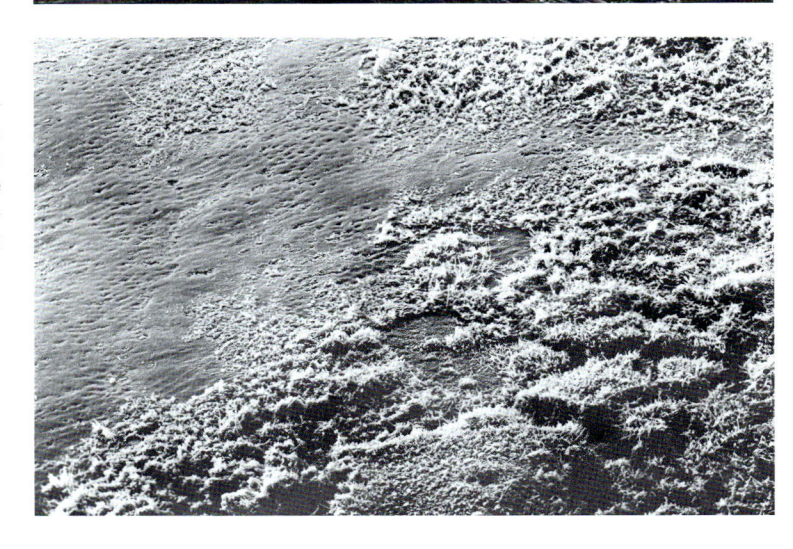

5 Kokkoide Mikroorganismen in vivo (Übersicht)
Initiale Phase einer Besiedelung mit kokkoiden Mikroorganismen. Mehrere kleine Kokken gruppieren sich um einen größeren. Der Vorgang des Anhaftens der Mikroorganismen spielt sich in und auf einer dünnen, körnigen Schicht (Pellikula), in Furchen und Rillen der Zahnoberfläche ab.
Schema rechts: theoretisches Modell des Haftungsmechanismus von Streptokokkenzellen der Plaque (nach *Trautner* 1982).

6 Adhäsion oraler Streptokokken in vitro (Übersicht)
Wird Streptococcus mutans in saccharosehaltiger Nährlösung auf einen mit Speichel und Saccharose vorbehandelten Zahn aufgebracht, ergibt sich eine dichte Besiedlung der Schmelzoberfläche.
Bei stärkerer Vergrößerung sind – analog der Darstellung in vivo – leere Flächen sowie Zonen dichter und aufgelockerter Besiedlung zu unterscheiden.
Schema rechts: Anheftung der Streptokokkenzellen an die Zahnoberfläche. ZOH = Zahnoberhäutchen (nach *Trautner* 1982).

7 Zahnhalsareal in vivo (Übersicht)
Übergang von freier Schmelzoberfläche zur Bedeckung mit dichtem Plaquerasen. Auf der freien Schmelzoberfläche werden die Perikymatien deutlich. Die Plaqueakkumulationen werden von Trocknungsrissen durchzogen.

Lokalisation 5

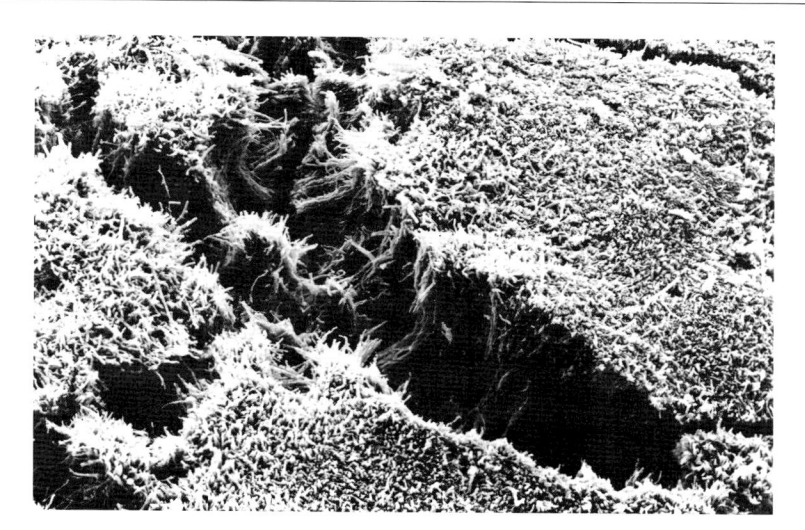

8 Oberflächenplaque, Zahnhalsareal (Vergrößerung)
Der Verbund der relativ alten Plaque zeigt in den zahlreichen artifiziellen Trocknungsrissen deutlich die fortgeschrittene Plaqueakkumulation, hier vornehmlich aus Filamenten bestehend.

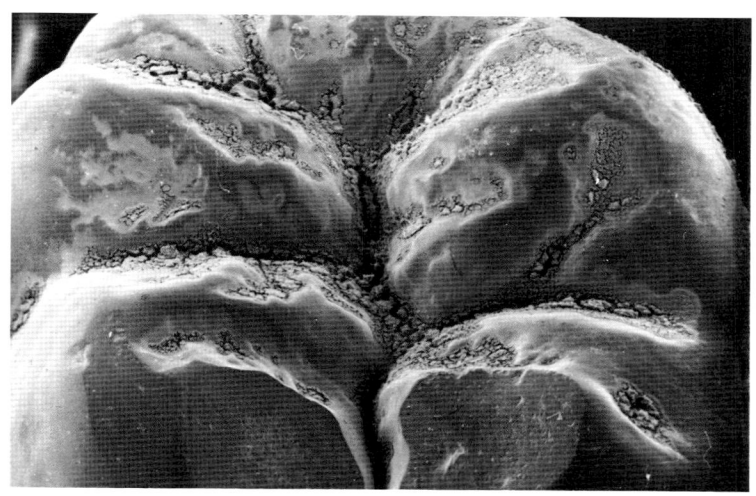

9 Fissurenplaque, Okklusalfläche eines Molaren (Übersicht)
Im Vergleich zu dem Plaqueverbund in Fissuren und Grübchen erscheinen die Antagonistenkontakte, Abrasionen und glatten Flächen frei von Plaqueansammlungen.
Detaildarstellung in Abb.10.

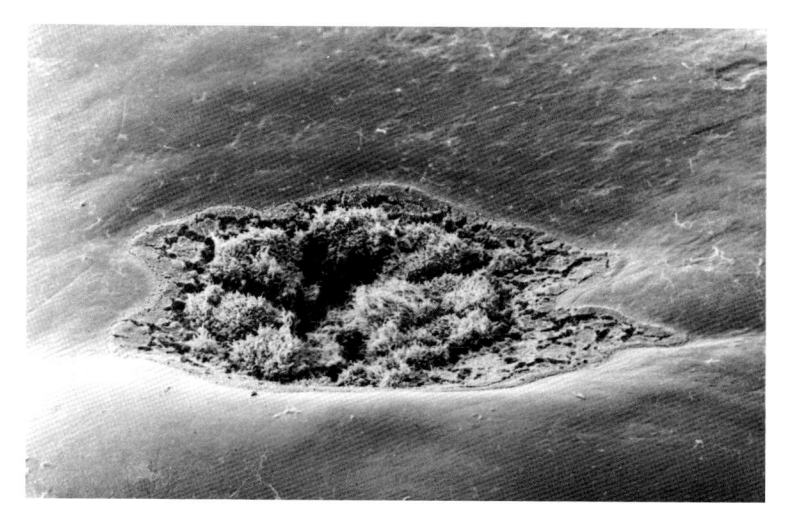

10 Grübchenplaque, Okklusalfläche eines Molaren (Vergrößerung)
Das in Abb. 9 rechts unten erscheinende Grübchen zeigt sich in der Vergrößerung mit filamentöser Plaque sowie *Maiskolbenfeldern* gefüllt (vgl. Abb. 1).

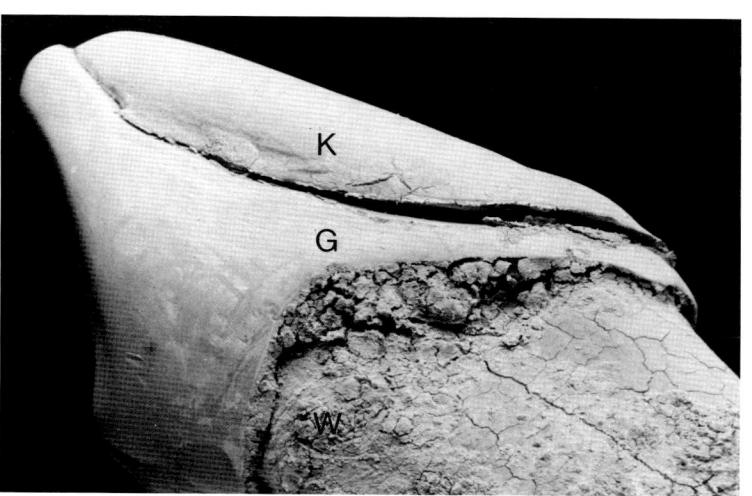

11 Plaque in Imperfektionen, Kunststoffverblendkrone
Massen von Plaque wachsen in den unter sich gehenden Stellen und im Spalt des Kronenrandes. Auch in der Spalte zwischen Goldgerüst und Kunststoff sind Plaqueansammlungen zu finden.

G = Goldgerüst,
K = Kunststoffverblendung,
W = Oberfläche des Wurzelzements.

6 Bakterielle Plaque

Interbakterielle Beziehungen

Interbakterielle Beziehungen zwischen verschiedenen Bakterientypen spielen zusätzlich zur Klebrigkeit der Polysaccharide und zum mechanischen Halt eine große Rolle in der *Erhaltung der Plaqueintegrität*. Die Beispiele dieser Seite zeigen die scheinbar sehr lockeren Zusammenlagerungen von Stäbchen-, Filamenten- und Spirillenformen. Dies sollte nicht darüber hinwegtäuschen, daß die Haltekräfte zwischen den unterschiedlichen Bakterienarten von zum Teil sehr hoher Spezifität sind.

Maiskolbenstrukturen (corn cobs)

Ein spezielles Beispiel der bakteriellen Interaktionen stellen die sogenannten *Maiskolbenstrukturen* dar. Auf einem Teil der im Rasterelektronenmikroskop untersuchten Zähne konnten diese Zusammenlagerungen beobachtet werden. Sie bestehen jeweils aus einem zentralen Filament, an das rundum Kokken angeheftet sind. Aufgrund ihrer Erscheinungsform nennt man sie deshalb „Maiskolben" oder „corn cobs". Sie sind insbesondere Anzeichen älterer, bereits etablierter Plaque.

Beispiele interbakterieller Beziehungen

12 Filamente
Neben einem spitz endenden Filament zeigen sich mehrere rund endende Filamente und ein schwach gewundenes „Schraubenbakterium".

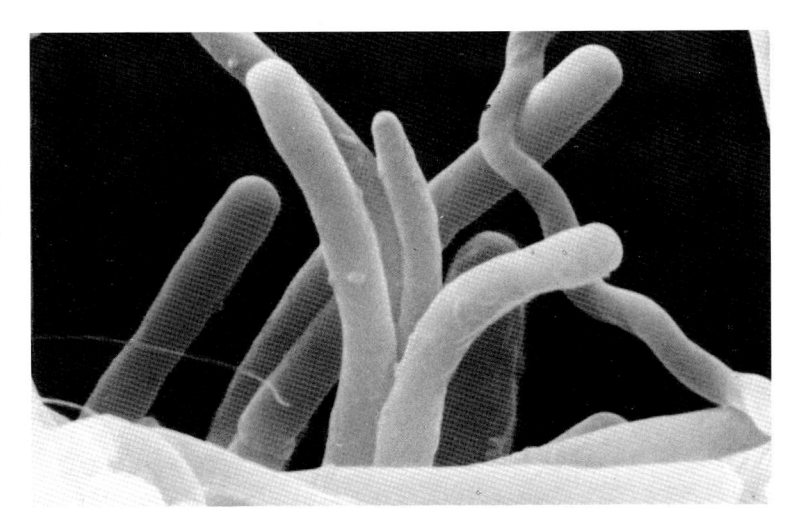

13 Spirillen
Zahlenmäßig untergeordnet finden sich vereinzelt Spirillen. Im Bild ein stark gewundener „Korkenzieher".

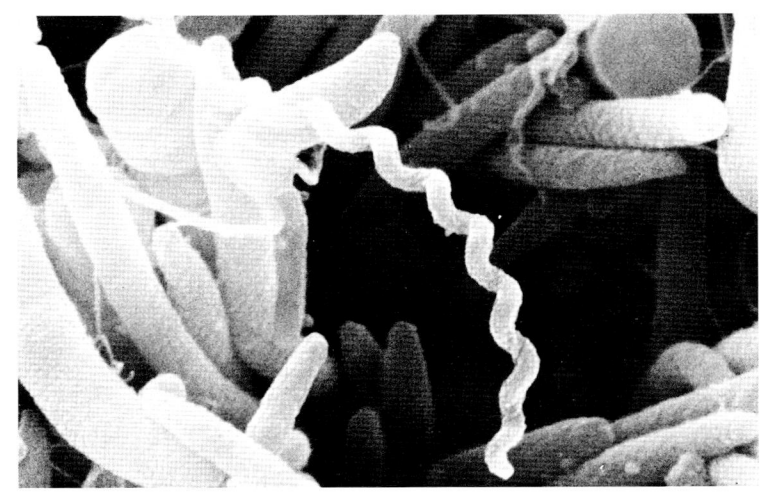

14 Stäbchen
Diese Mikroorganismen können als kettenbildende Stäbchen angesehen werden. Die tieferen Einschnürungen, die in die größeren Segmente unterteilen, sind höchstwahrscheinlich Teilungseinschnürungen. Assoziiert sind aufliegende *Filamente* und *Spirillen*.

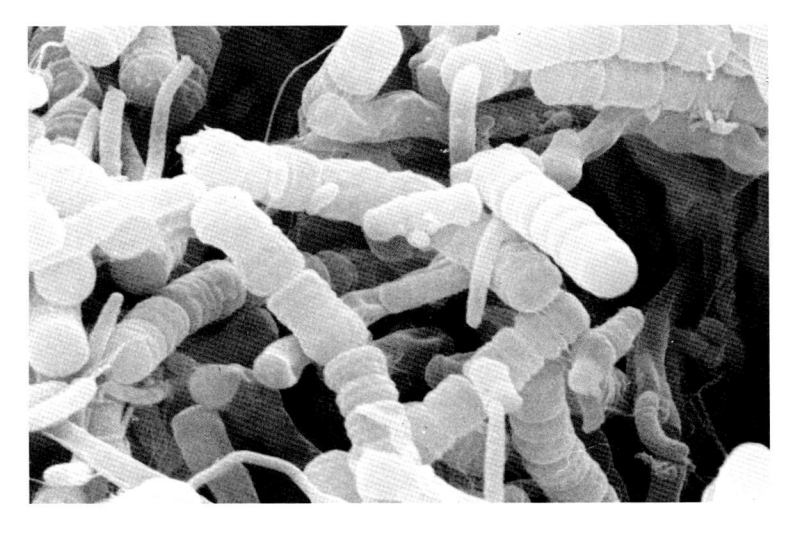

Maiskolbenstrukturen

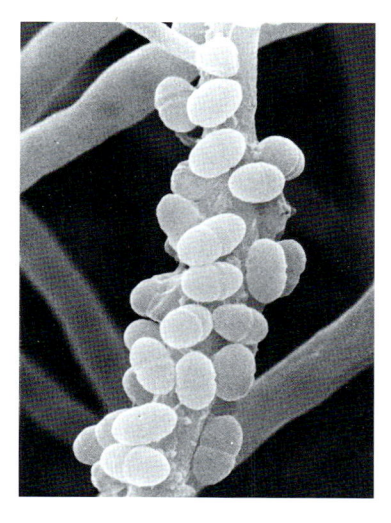

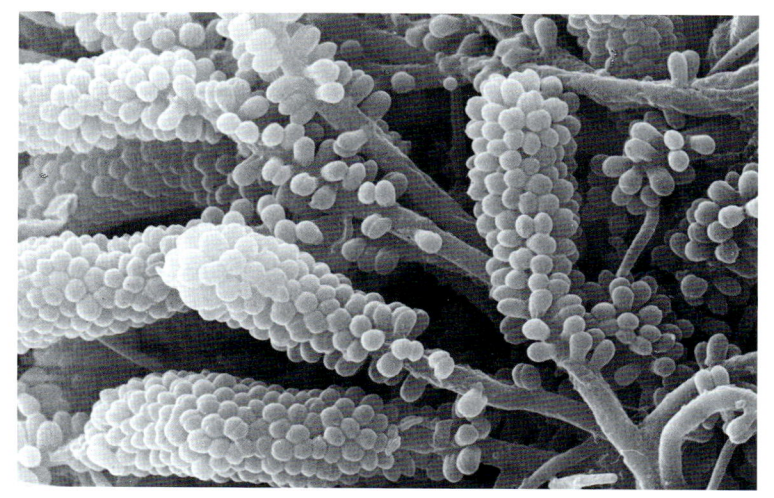

15 Maiskolbenstrukturen im Rasterelektronenmikroskop (REM)

Bei genauer Betrachtung können verschiedene Typen der Maiskolben unterschieden werden: zum einen *(links)* die Anlagerung eiförmiger, sich teilender Kokken mit ihrer Längsseite an das Filament, zum anderen *(rechts)* längliche Kokken, die aufrecht „stehend" angeordnet sind. Auch hier sind *Teilungseinschnürungen* zu erkennen.

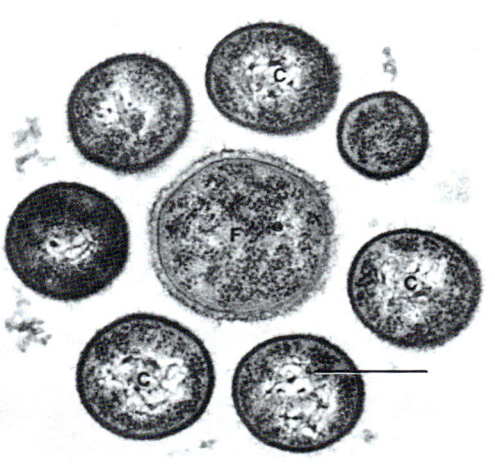

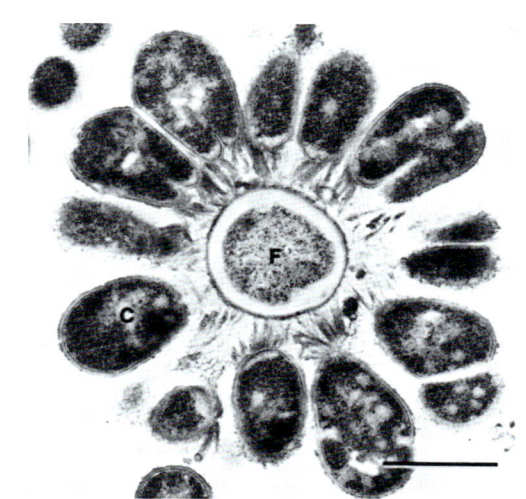

16 Maiskolben, Darstellung im Transmissionselektronenmikroskop (TEM)

Im hochauflösenden TEM kann die *Detailstrukturierung* der Maiskolben im Querschnitt dargestellt werden. Wie in Abb. 15 werden im Prinzip gleiche, im Detail jedoch zu unterscheidende Assoziationsstrukturen bei verschiedenen alten Plaqueproben deutlich.
Links: 3 Tage alte, *rechts:* 2 Monate alte Plaque. Kokken oder kokkoide Zellen (C) sind über fibrilläres Material an ein zentrales Filament (F) geheftet. Balken: 0,5 µm (aus *Listgarten* u. Mitarb. 1973, 1975).

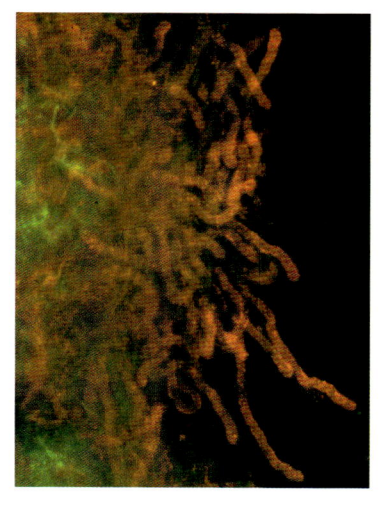

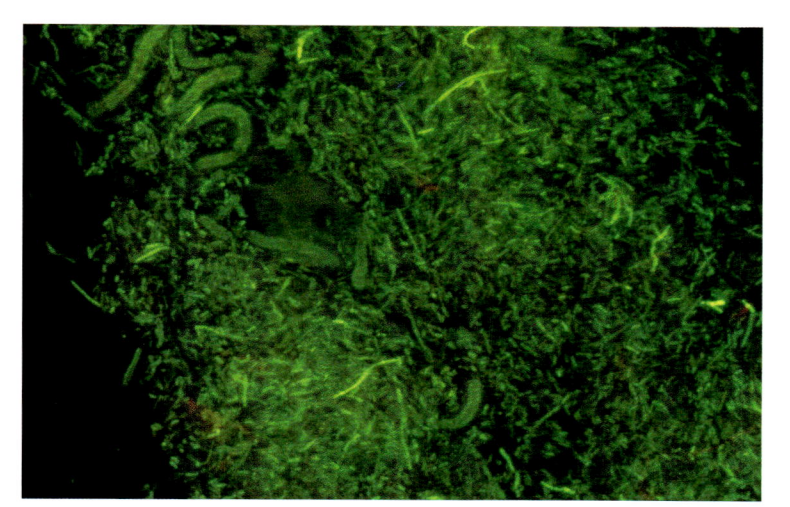

17 Maiskolben, Darstellung nach Vitalfärbung im Fluoreszenzmikroskop

Nach Färbung mit den Fluoreszenzfarbstoffen FDA und EB (vgl. Abb. 22) kann zwischen lebenden (grün) und toten Bereichen (orange-braunrot) der Plaque unterschieden werden.
Rechts: „frische" Maiskolbenstrukturen in hochgradig vitaler Plaque; *links:* abgestorbene Corn-cob-Strukturen.

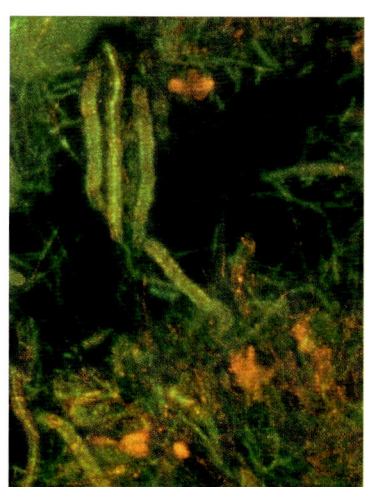

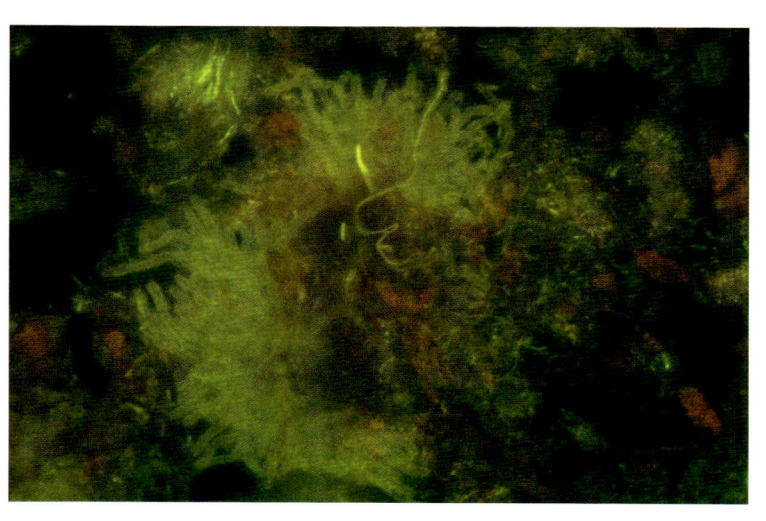

18 Detailstruktur der Maiskolben, Darstellung nach Vitalfluoreszenzfärbung

Rechts: Plaqueformation mit zahlreichen Maiskolben. Diese sind vorrangig in ihren Außenbereichen vital. In einem Fall ist dagegen das lebende Innenfilament auffällig.
Links: Auch in dieser Darstellung können innenliegende Filamente und anhaftende Kokken unterschieden werden. Sowohl innerhalb der Maiskolbenstrukturen als auch in der Plaque am unteren Bildrand werden avitale Bereiche deutlich.

8 Bakterielle Plaque

Untersuchungsmethoden

Plaque kann mit folgenden Methoden untersucht werden, die sich ergänzende Aussagen ergeben:
- *morphologische Untersuchungen:* histologische Techniken, Elektronenmikroskopie, Immunfluoreszenz;
- *Aktivitäts- und Vitalitätsuntersuchungen:* Bakteriologie, Biochemie, Vitalfluoreszenz.
- Durch die *Kopplung von histologischen Aufarbeitungstechniken und biochemischen Testverfahren* ist es möglich, die morphologische Struktur mit Aktivitätskriterien zu korrelieren.

Mit arbeitsaufwendigen *Züchtungstechniken* können, abhängig von Erfahrung und Ausstattung des betreffenden mikrobiologischen Labors, von 1% bis nahezu 100% der Organismen der Plaqueflora in Kultur gebracht werden. Im allgemeinen werden 10–30% züchtbarer Keime erhalten; einige Publikationen belegen unter Anwendung diffiziler Züchtungstechniken einen Durchschnittswert von 75–80% vitaler Keime in der Plaque.

19 Histologischer Schnitt, Plaque auf Dentin
Demineralisation, ausgehend von fest haftender Plaque (P). Über der bakteriellen Plaque lockere oberflächliche Anteile („Materia alba", Ma). Bakterielle Invasion (Pfeile) im Dentin (*Riethe* 1985).

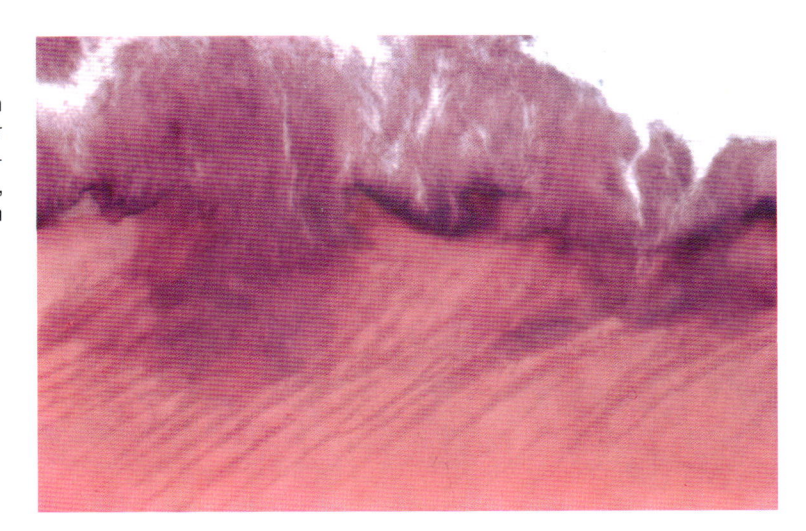

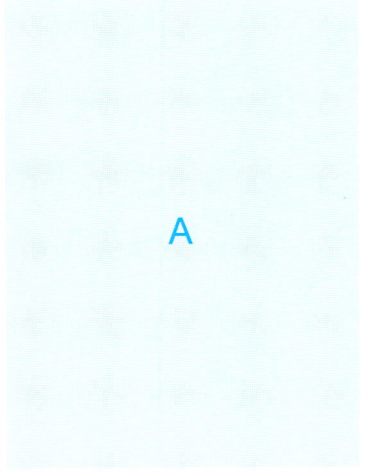

20 Streptococcus mutans im Rasterelektronenmikroskop
Ein frisches Eigenisolat von Streptococcus mutans zeigt in vitro ein ähnliches Adhäsionsmuster wie Bakterien auf extrahierten Zähnen in vivo (vgl. Abb. 5). Der Schmelz ist aufgrund der Bedeckung mit Mikroorganismen sowie organischem Material nicht mehr sichtbar. Deutlich sind an den Streptokokken Teilungsfurchen und Einschnürungen zu erkennen (*Maier* 1986).

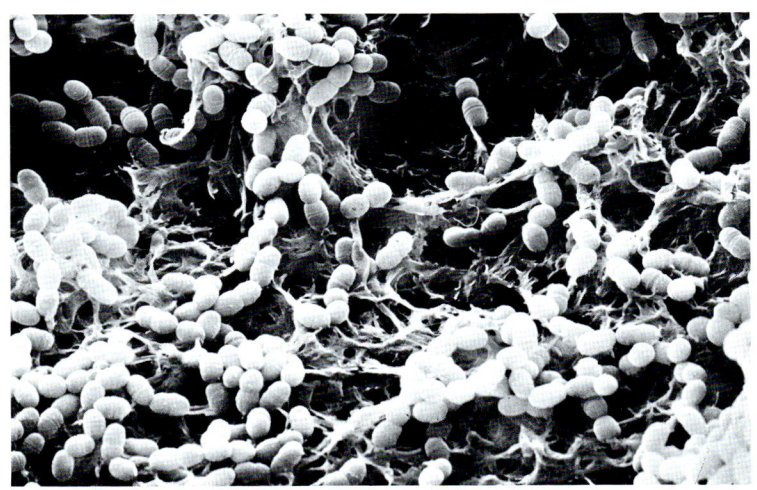

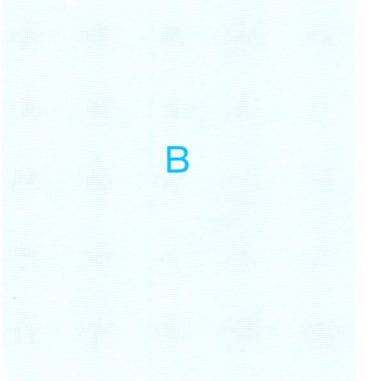

21 Plaqueflora auf Kulturplatte
Mikroorganismen einer Plaqueprobe nach Ultraschallbehandlung und entsprechender Verdünnung auf Spezialnährboden Phenolrot-Agar/Saccharose (*Gehring* 1981). Die Vielzahl verschiedener Keime wird durch Morphologie und Farbe der Kolonien deutlich. Glasig scheinende Kolonien sind vermutlich durch Polysaccharidproduzenten hervorgerufen.

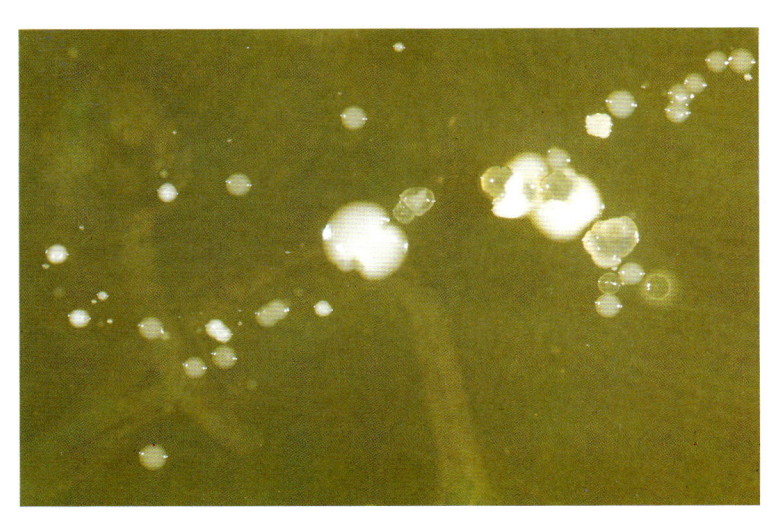

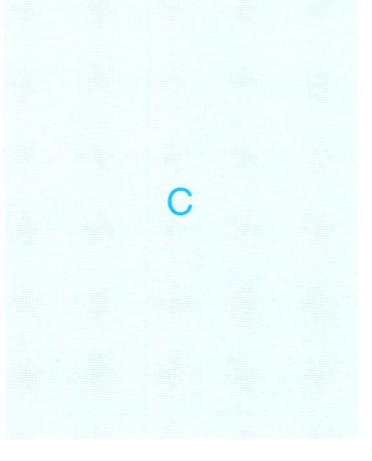

Untersuchungsmethoden 9

Beispiele

Fragestellung

1. Strukturuntersuchung

2. Ermittlung lebender Mikroorganismen
   Ermittlung der Aktivität der Plaque

3. Spezielle Aussagen

Untersuchungsmethode

A Histologische Techniken
B Elektronenmikroskopie
C Bakteriologische Züchtungsmethoden
D Vitalfluoreszenztests
E Biochemische Untersuchungsmethoden
F Kopplung von histologischer Aufarbeitung und biochemischer Untersuchung

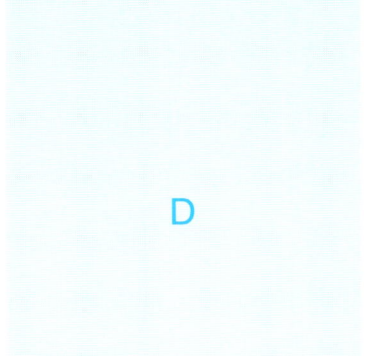

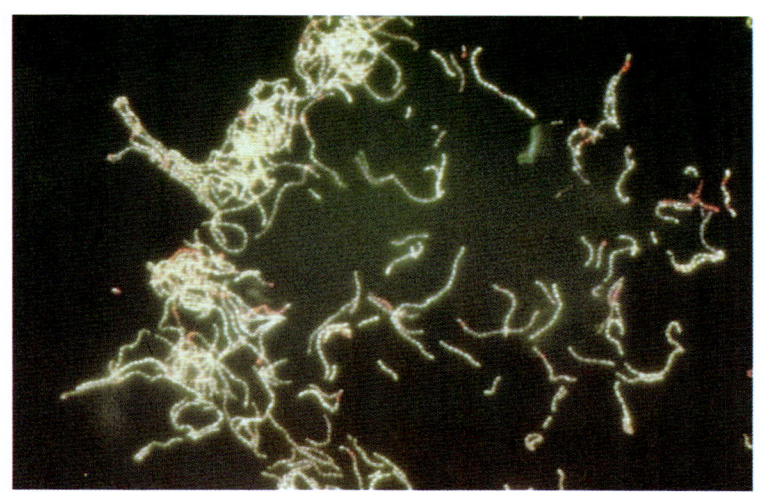

22 Vitalitätsdarstellung oraler Streptokokken
Durch Vitalfluoreszenzfärbung mit FDA/EB (*Fluoresceindiacetat/Ethidiumbromid*) kann innerhalb der Ketten der oralen Streptokokken – Beispiel hier: Streptococcus salivarius – zwischen *lebenden (gelbgrünen)* und *toten (orangeroten)* Keimen unterschieden werden. Dies ist allerdings nur unabhängig zur Darstellung im REM möglich. Für die vitalgefärbten Plaqueaufnahmen der S. 7, 10 und 11 gilt bezüglich Methodik und Aussage sinngemäß das gleiche (*Netuschil* 1983).

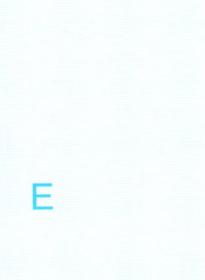

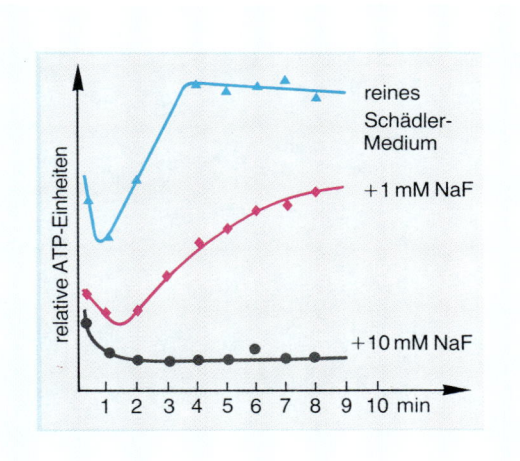

23 Energiestatus von Streptococcus mutans
Verlauf des Energiestatus, gemessen als *ATP-Gehalt* der Zellen, von Streptococcus mutans ohne und mit Zusatz von NaF zum Kulturmedium zum Zeitpunkt 0. Das Fluorid führt zu einem starken Absinken des Energieträgers ATP in den Bakterienzellen (*Steinke* u. Mitarb. 1983), ohne aber deren Vitalität zu beeinflussen. mM = Millimolar, NaF = Natriumfluorid, ATP = Adenosintriphosphat.

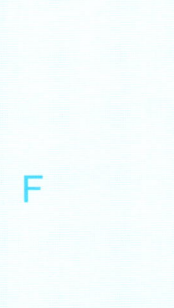

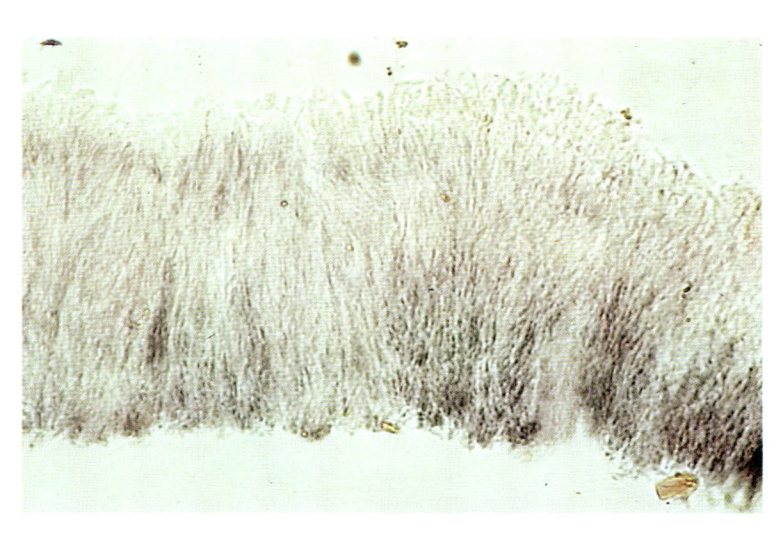

24 Enzymaktivitäten im histologischen Schnitt einer Plaqueprobe
Gefrierschnitt einer supragingivalen Plaqueprobe von kariösem Schmelz und histochemischer Nachweis der *NAD-Isocitrat-Dehydrogenase-Aktivität (Dunkelfärbung)*. Die Enzymaktivität ist in der Nähe des Schmelzes (unten) stärker als im äußeren Plaquebereich (oben). Zudem ist die Ausbildung regelrechter Sektoren zu erkennen (aus *Bössmann* 1986).

Bakterielle Plaque

Plaque und Chemotherapeutika

Vitalitätsverhältnisse in normaler und chlorhexidinbeeinflußter Plaque:
- *Frage:* Wie wirken antibakterielle Substanzen – hier Chlorhexidin – auf die Plaqueflora?
- *Problemlösung in vitro:* Überprüfung der Substanz im Reagenzglas. Nachteil: Retention und Lokalisation im Mund bleiben völlig unberücksichtigt.
- *Problemlösung durch Vitalfluoreszenz:* Die Wirkung der Substanz auf die orale Mikroflora kann nach Mundspülungen durch Plaqueentnahme direkt dokumentiert werden.

Mit konventionellen bakteriologischen Daten übereinstimmend, weist die Vitalfluoreszenz die Mikroorganismen der Plaque als zu ca. 80% vital aus. Die Vitalfluoreszenz-Abbildungen nach Färbung mit FDA/EB machen den antibakteriellen Effekt eines Chemotherapeutikums – hier am Beispiel des Chlorhexidins – an nativen Plaqueproben objektivierbar. Die kleinen Schemata sind Ausschnitte der Fluoreszenzaufnahmen, sie veranschaulichen dies kartographisch. Bezüglich des Chlorhexidins verweisen wir auf RATEITSCHAK u. WOLF 1984, S. 119.

25 Vitalitätsverteilung in junger kokkoider Plaque
Als Beispiel die fluoreszenzmikroskopische Darstellung einer kokkoiden, 3 Tage alten normalen Plaqueeinzelprobe. Die Verteilung von *lebenden (grünen)* Bereichen zu *toten (orangeroten)* Flächen entspricht zufällig in etwa der obigen, statistischen Aussage eines Anteils von 80% vitaler Keime.

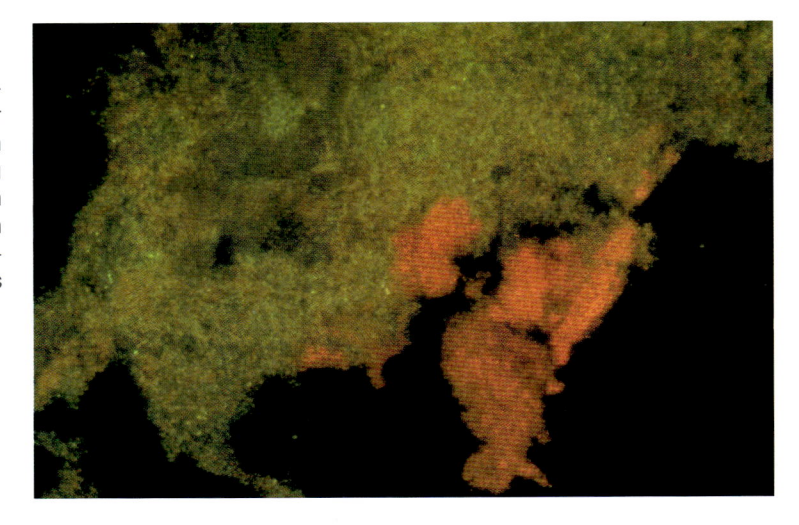

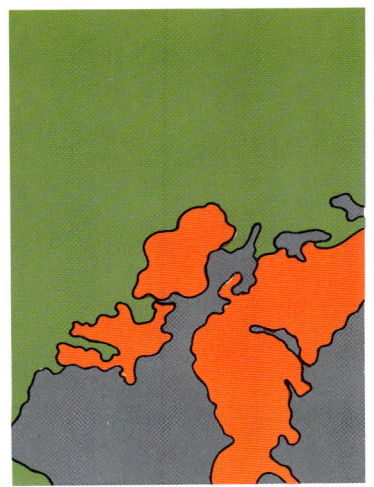

26 Plaquevitalität nach Chlorhexidineinwirkung
Nach Chlorhexidineinwirkung geschädigte Plaque mit stark verringertem Vitalanteil. Dieser drastisch reduzierende Effekt des Chlorhexidins auf die Vitalität der Plaqueflora gegenüber normaler Plaque ist noch nach 24–48 Stunden signifikant nachweisbar.

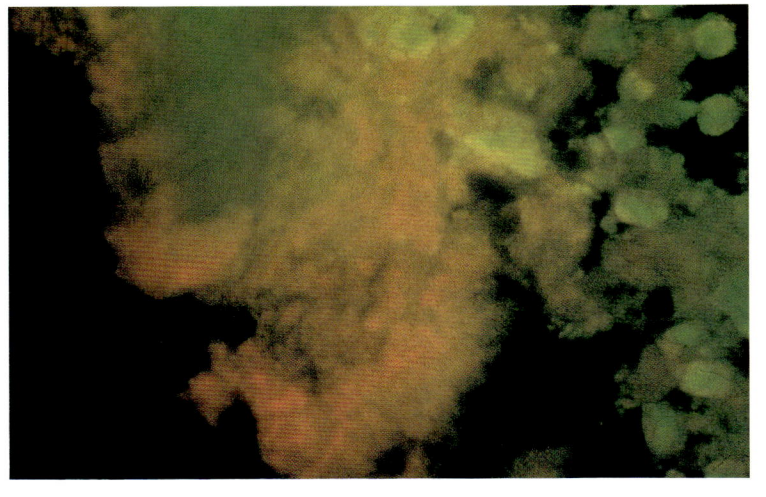

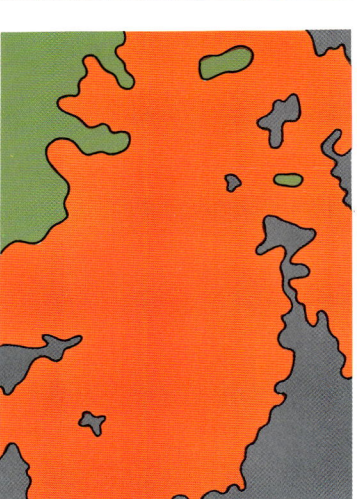

27 Plaquevitalität nach Chlorhexidineinwirkung
Plaque ca. 6 Stunden nach Chlorhexidinspülung. Inseln lebender Bakterien inmitten toter Plaquebereiche. Es ist z. Z. noch nicht möglich zu entscheiden, ob es sich dabei um chlorhexidinresistente Keime oder – wahrscheinlicher – um Aufwuchsmuster sich neu etablierender Mikroflora handelt.

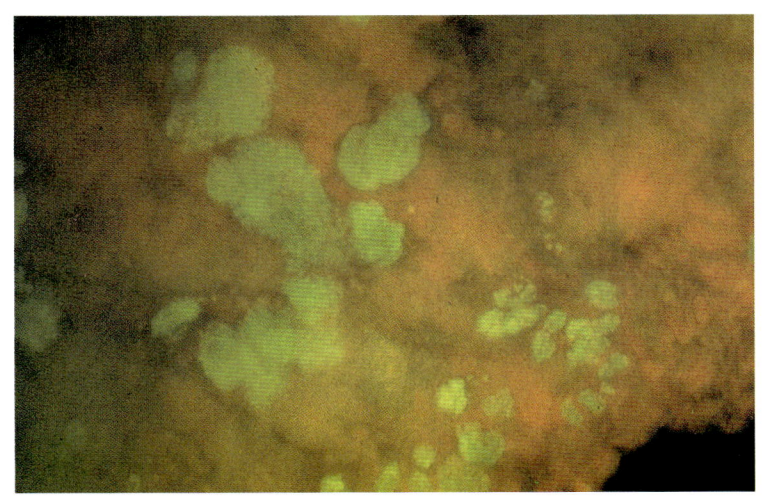

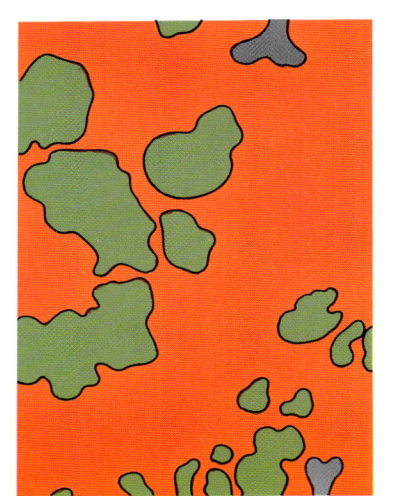

Plaque auf Amalgam

Vitalität und Struktur im Vergleich zu normaler, auf Schmelz gewachsener Plaque:
- *Frage:* Wie wirken dentale Werkstoffe – hier Amalgam – auf die orale Mikroflora?
- *Problemlösung in vitro:* Überprüfung der Substanz im Reagenzglas, Ergebnis: Amalgam wirkt nicht zwangsläufig antibakteriell.
- *Problemlösung durch Vitalfluoreszenz:* Die Untersuchung von Plaqueproben, die direkt von Amalgamfüllungen entnommen wurden, zeigt die Kontaktbakterizidie des Amalgams auf.

In der vorliegenden Literatur wird die antibakterielle Wirkung von Amalgam widersprüchlich bewertet. Bakterizide Effekte werden auf den Kupfer- und Silberanteil in den Amalgamen zurückgeführt. Die Fluoreszenzuntersuchungen von Plaqueproben, die von *Amalgamoberflächen* entnommen wurden, zeigen sowohl eine deutlich *reduzierte Vitalität der Plaqueflora* auf als auch das *verminderte Vermögen der Mikroorganismen, Plaquestrukturen aufzubauen.* Als Vergleich sind die Vitalfluoreszenzaufnahmen unbeeinflußter Plaque der Abb. 18 und 25 zu beachten.

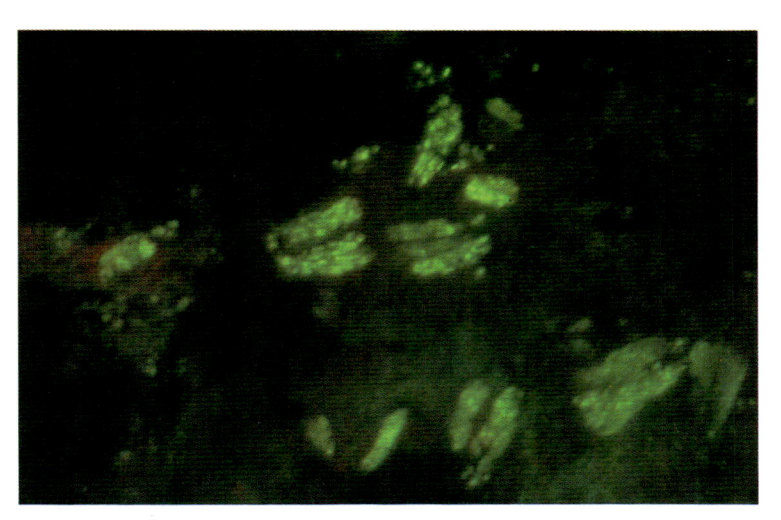

28 Vitalfluoreszenz junger, von Amalgam abgenommener Plaque
Von Amalgamoberfläche entnommene, 2 Tage alte Plaqueprobe. Im Hintergrund schlecht erkennbar totes, biologisches Material, darauf noch Restpopulation vitaler Mikroorganismen.

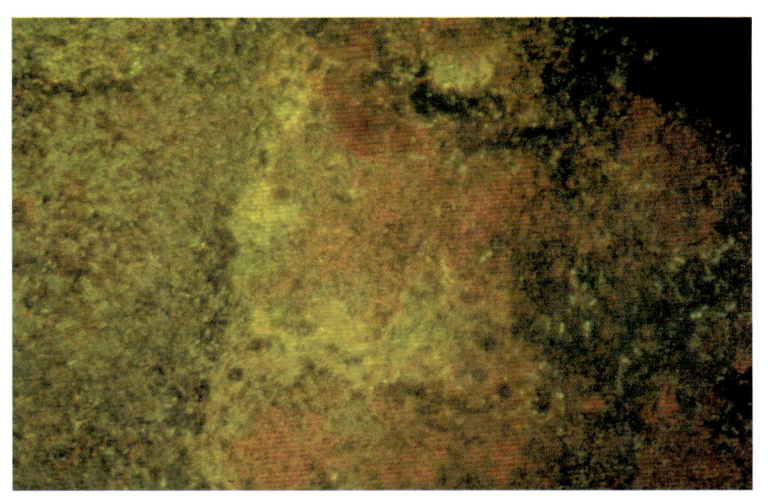

29 Vitalfluoreszenz alter, von Amalgam abgenommener Plaque
10 Tage alte, auf Amalgam gewachsene Plaque. Im Gegensatz zu normaler Plaqueflora haben sich, trotz dieses langen Zeitraums, keine Mischpopulationen und keine Aggregationsstrukturen ausgebildet. Die braunen Bereiche stellen totes Material dar, die gelben Bezirke dokumentieren einen zellschädigenden Einfluß.

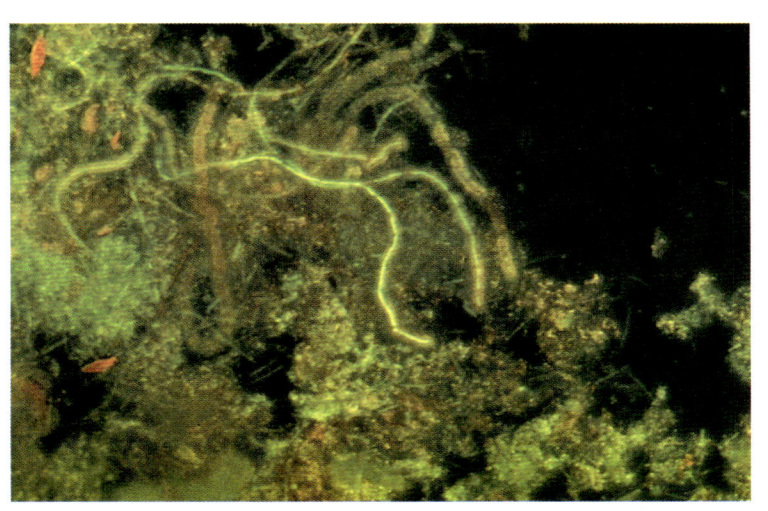

30 Maiskolbenstrukturen in alter, von Amalgam entnommener Plaque
Ebenfalls von Amalgam entnommene 10 Tage alte Plaque. Obwohl auch hier durch die Gelbfärbung der Einfluß des Amalgams deutlich wird, konnten sich „corn-cob"-Strukturen bilden. Beachten Sie das deutliche Hervortreten der im Inneren der „Maiskolben" befindlichen Filamente.

Zahnstein

Die Veränderung der Plaque wird als Zahnstein klinisch erkennbar, sobald sich ausreichende Mengen gebildet haben. Die Bezeichnung *supragingivaler Zahnstein* weist auf die verkalkten Ablagerungen koronal der marginalen Gingiva hin. Der unsichtbare *subgingivale Zahnstein* ist unterhalb der marginalen Gingiva in gingivalen und parodontalen Taschen lokalisiert. Beiden liegt oberflächlich vitale, noch nicht mineralisierte Plaque auf, deren Härteunterschied 30 kg/mm^2 beträgt (RIETHE 1974). In der Regel sind Plaque, supra- und subgingivaler Zahnstein kombiniert.

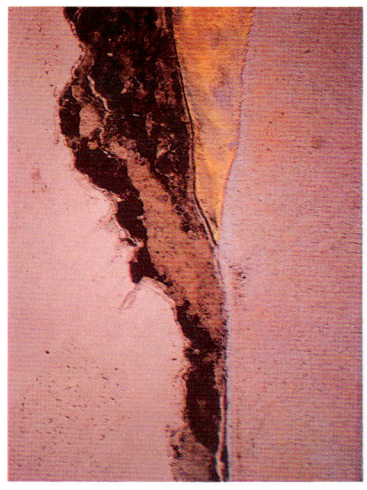

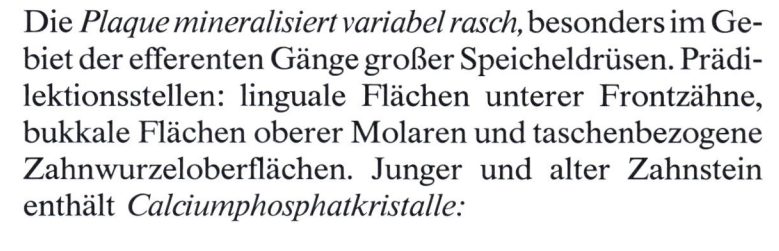

Die *Plaque mineralisiert variabel rasch,* besonders im Gebiet der efferenten Gänge großer Speicheldrüsen. Prädilektionsstellen: linguale Flächen unterer Frontzähne, bukkale Flächen oberer Molaren und taschenbezogene Zahnwurzeloberflächen. Junger und alter Zahnstein enthält *Calciumphosphatkristalle:*

- $CaH(PO_4) \cdot 2H_2O$ = Brushit,
- $Ca_4H(PO_4)_3 \cdot 2H_2$ = Octacalciumphosphat (OCP),
- $Ca_5(PO_4)_3 \cdot OH$ = Hydroxylapatit,
- $Ca_3(PO_4)_2$ = Whitlockit.

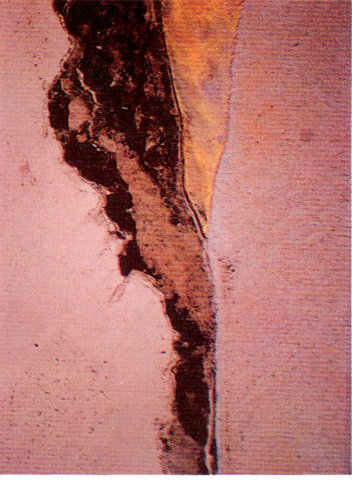

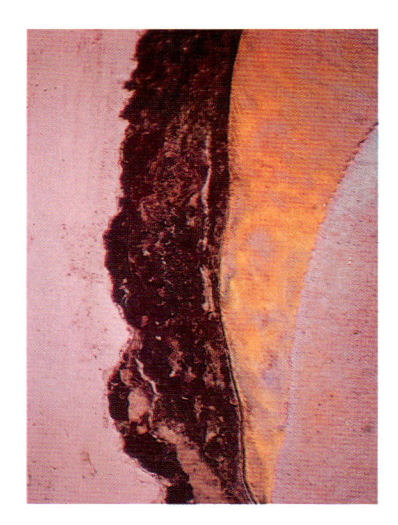

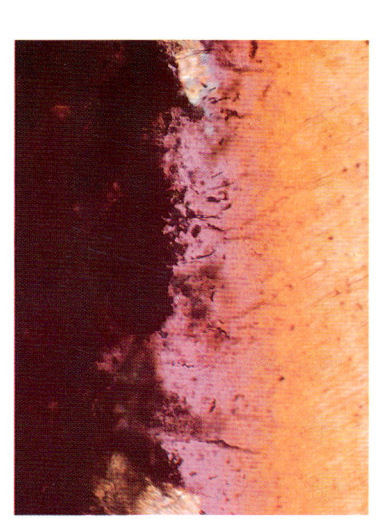

31 Supra- (sup) und subgingivaler (sub) Zahnstein auf der Schmelz- und Wurzeloberfläche. Übersicht und Vergrößerung.

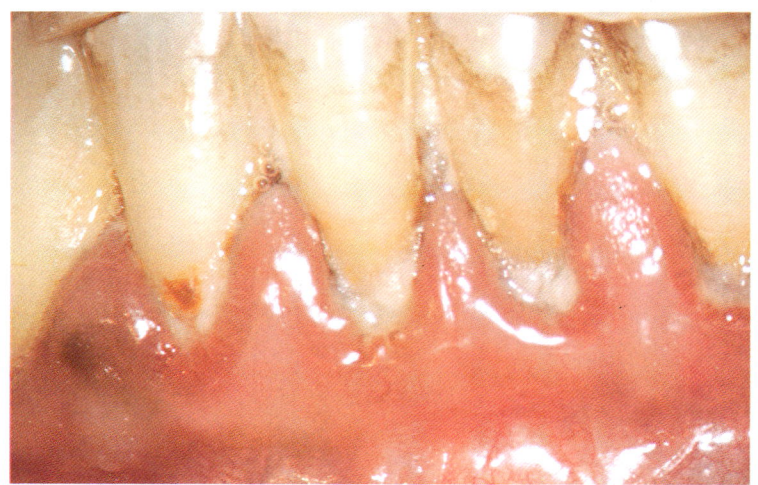

32 Adhäsion subgingivalen Zahnsteins (→) in den mikroskopischen Unregelmäßigkeiten des Zements (Z).
Materia alba.

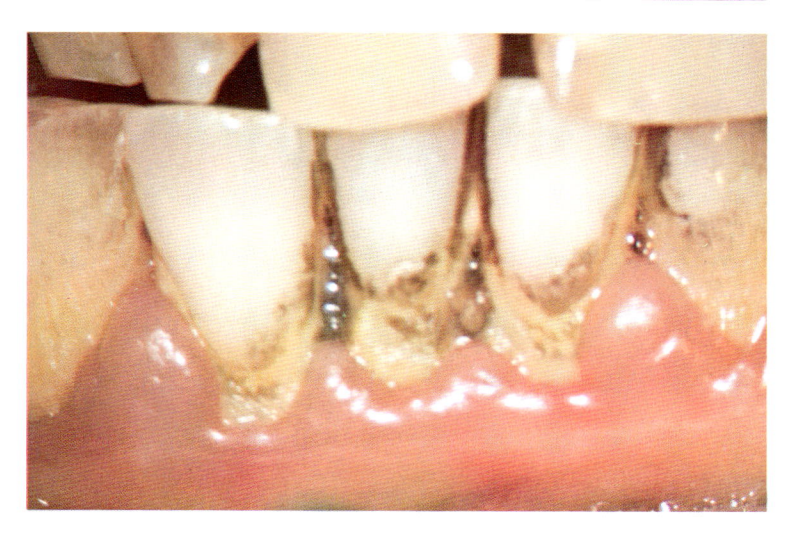

33 Subgingivaler Zahnstein (Konkremente)

Mineralisation

Ein charakteristisches Merkmal alten Zahnsteins ist die *periodisch alternierende Aufeinanderlagerung* mineralisierter Plaqueschichten, die parallel zur Zahnoberfläche verlaufen und einen Hinweis auf das Appositionswachstum des Zahnsteins geben.

Innerhalb der ersten 24–72 Stunden entwickeln sich *Mineralisationszentren* in der jungen Plaque. Sie sind in zwei Typen einzuordnen: *A-* und *B-Zentren* (A = Hydroxylapatit-Mineralisation, B = Brushit) (RIETHE 1974, SCHROEDER 1967, 1983).

Eine extrazelluläre, bakterielle Matrix ist die Voraussetzung für die Entstehung der A-Zentren. Sie treten als monokristalline Bildung ohne organische Grundsubstanz auf und sind frei von Mikroorganismen. Dagegen enthalten auch weitgehend verkalkte A-Zentren noch teilweise oder völlig unverkalkte Mikroorganismen. Die topographische Beziehung zwischen den B- und den A-Zentren legt nahe, daß die Anhäufung von B-Kristallen kein unabhängiger Prozeß, sondern ein sekundäres Wachstum auf einer bereits geformten A-Basis ist.

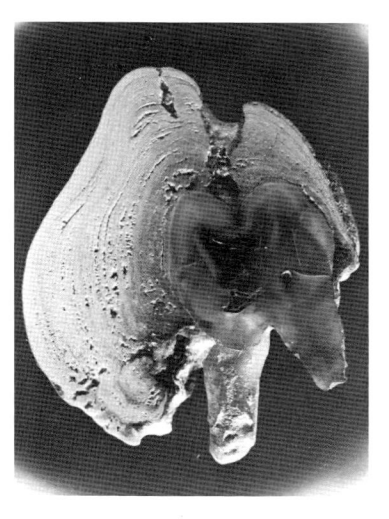

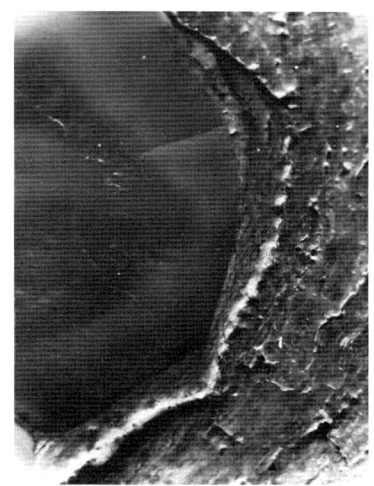

34 Schichtung
Die Streifen, die auch als Wachstumszonen bezeichnet werden, trennen die einzelnen Zahnsteinschichten voneinander, ähnlich den Jahresringen der Bäume.
Zahnschliff (Zahn 16),
Übersicht und Vergrößerung.

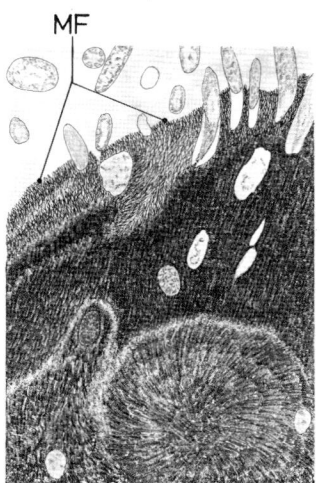

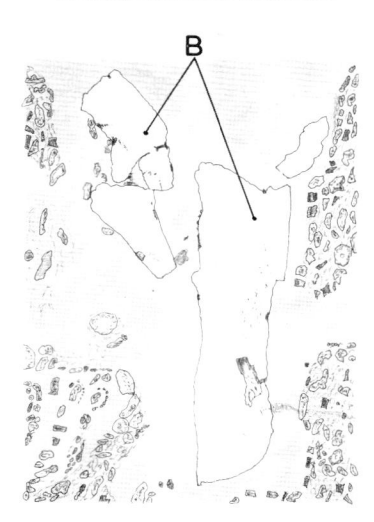

35 Mineralisation
A-Mineralisation in junger Plaque. Die nadel- oder plättchenförmigen A-Kristalle sind in einer außerordentlichen Mannigfaltigkeit bezüglich Formen, Größen und Verteilungen angeordnet.
Mikroorganismen werden teilweise durch die Kristallbildung entlang der Mineralisationsfront (MF) eingeschlossen.
B-Zentren nach artifizieller Dekalzifikation mit EDTA. In den scharfbegrenzten B-Zentren werden keine Mikroorganismen beobachtet.

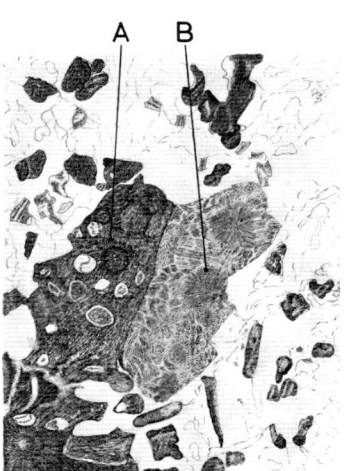

36 A- und B-Zentren in elektronenmikroskopischer Darstellung
A-Zentren gegenüber B-Zentren. In den marginalen Bereichen befinden sich B-Zentren in unmittelbarer Nähe der A-Zentren oder sogar innerhalb eines großen A-Zentrums (nach *Schroeder* 1967).

Bakterielle Plaque

Zahnsteinentfernung

Zahnstein ist verkalkte Plaque. Er kann supragingival, im vertieften Sulkus und in der Tasche subgingival liegen. Seine rauhe Oberfläche bietet aber eine gute Retention für die vitale, schädigende Plaque. Bei *jedem* Patienten ist deshalb der Zahnstein vor *jeder* zahnärztlichen Therapie restlos zu entfernen.

Ist das Gebiß stark durch Plaque und Verfärbungen verschmutzt, empfiehlt sich zunächst eine Zahnreinigung mit Gumminäpfchen und Reinigungspaste, eventuell mit einem Prophylaxespray (Prophy-Jet). Danach kann die Zahnsteinentfernung zunächst „maschinell" erfolgen. Am längsten bekannt sind die Ultraschall-Zahnsteinentfernungsgeräte (z. B. Cavitron), die sich seit Jahren bewährt haben. Neuerdings werden sogenannte Air-Scaler (z. B. SONICflex, Titan S) empfohlen. Da die Ansätze zu diesen Geräten oft relativ grob sind, ist eine anschließende Reinigung mit feinsten Handscalern meist unumgänglich. An den Prämolaren und Molaren sowie im Bereich von parodontalen Taschen müssen neben den Scalern auch feine Küretten Anwendung finden. Das systematische Vorgehen bei der Zahnsteinentfernung ist in Band 1 der Atlanten der Zahnmedizin, Parodontologie (RATEITSCHAK u. WOLF 1984), beschrieben.

37 Prophylaxespray, Ultraschallgeräte, Air-Scaler
Für die Entfernung von Plaque und Verfärbungen werden Prophylaxesprays empfohlen.
Für die maschinelle Zahnsteinentfernung eignen sich Ultraschallgeräte und Air-Scaler.
– **Prophylaxespray:** Prophy-Jet
– **Cavitron-Ansätze**
– **Air-Scaler:** SONICflex (KaVo), Titan-S (Star Dental)
Rechts: starke Vergrößerung des SONICflex-Air-Scalers und des Titan-S-Air-Scalers.

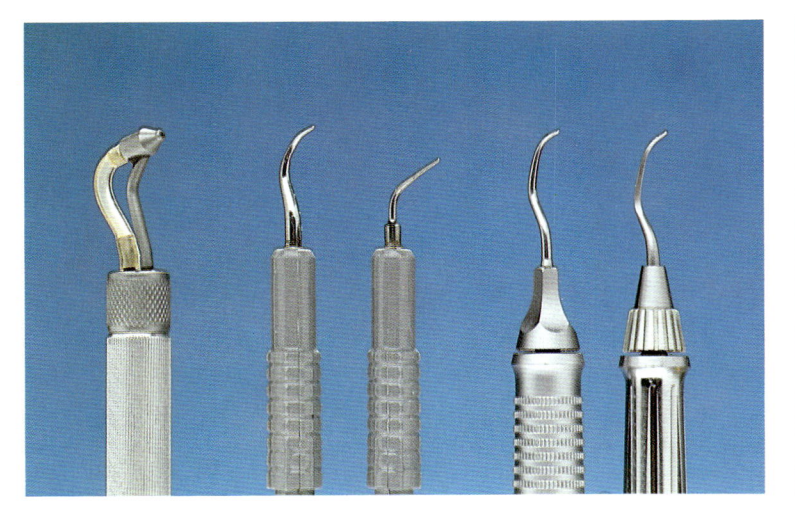

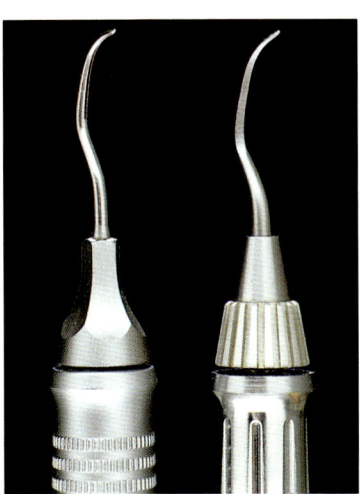

38 Handscaler
Für die supragingivale Zahnsteinentfernung und für Konkremente, die nur wenige Millimeter subgingival liegen, eignen sich scharfe, spitze Scaler (Deppeler) in verschiedenen Formen. Von links nach rechts:
– **Zerfing-Meißel** (ZI 10)
– **Zbinden-Scaler,** gerade und paarig abgebogene (ZI II; ZI II L, ZI II R)
– **Lingualscaler** (ZI 12)
Rechts: starke Vergrößerung des Lingualscalers.

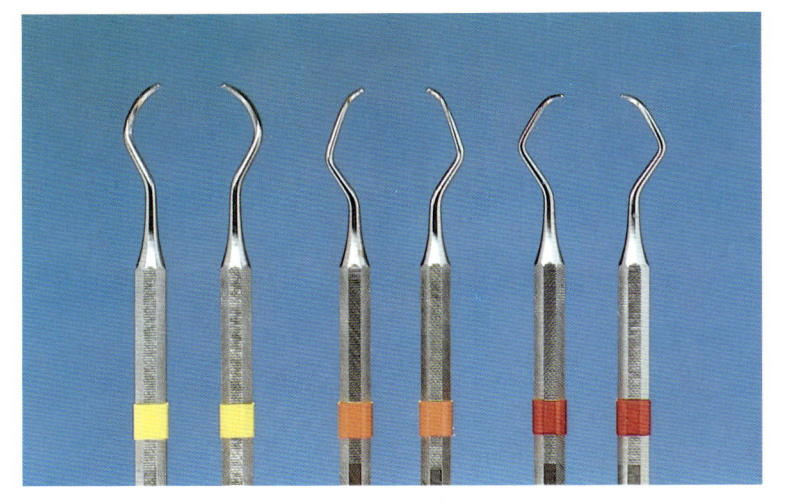

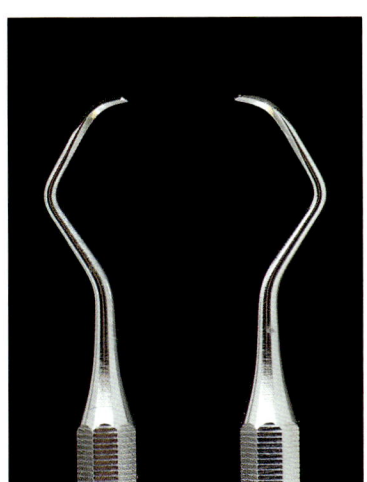

39 Küretten
Für subgingivale Konkremente, die ohne Anästhesie entfernt werden können, sind Küretten (Deppeler) als Ergänzung der Scaler notwendig. Von links nach rechts:
– **Universalküretten** ZI 15 S
– **anteriore Küretten** GX 4
– **posteriore Küretten** M 23 A
Rechts: starke Vergrößerung der Küretten M 23 A.

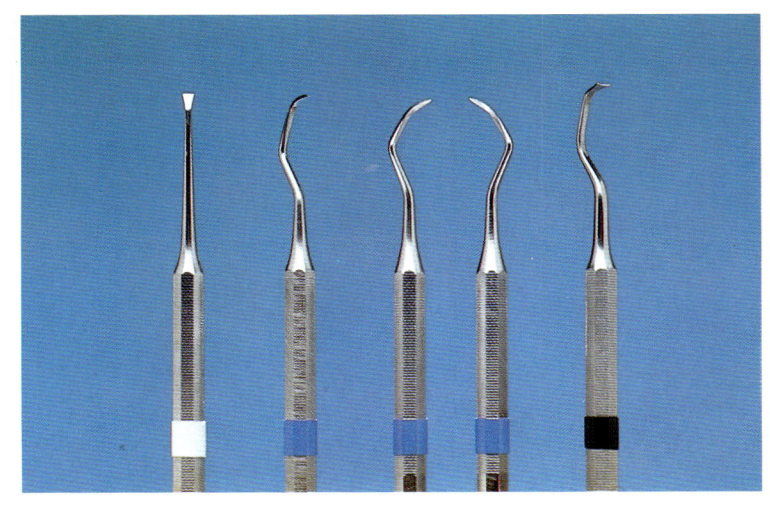

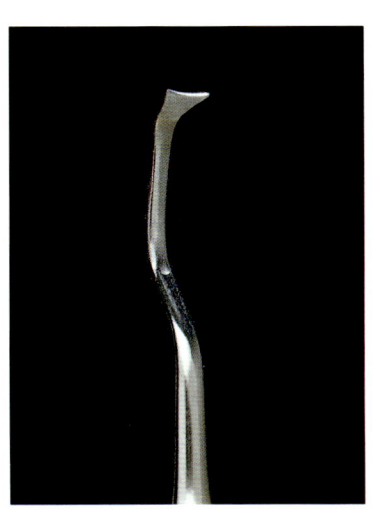

Prophylaxe

In den frühen geschichtlichen Epochen und bei fast allen Völkern sind intensive mundhygienische Maßnahmen nachgewiesen worden. „Zähneputzen ist ein allgemeines Bedürfnis, so allgemein, daß die Ethnologen das Gegenteil ausdrücklich vermerken (ARTELT 1968). *Prophylaxemaßnahmen* richten sich gegen die mikrobielle Plaque. Prophylaxebemühungen beinhalten:

- *Diagnose:* Beurteilung des Plaquebefalls zu Beginn einer Sanierung (Zahnarzt);
- *Motivation:* Erweckung des Interesses an Hilfsmittel und Methoden zur täglichen Mundhygiene (Zahnarzt, ZMF);
- *Information:* Anweisung und Belehrung über Praktiken der Zahnpflege und Ernährungsempfehlungen (Zahnarzt, ZMF);
- *Therapie:* Primärschäden durch Verständnis, Verantwortungsbewußtsein und Mitarbeit des Patienten zu verhindern (Patient).

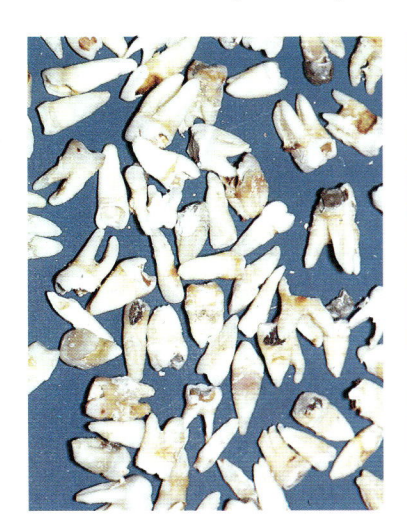

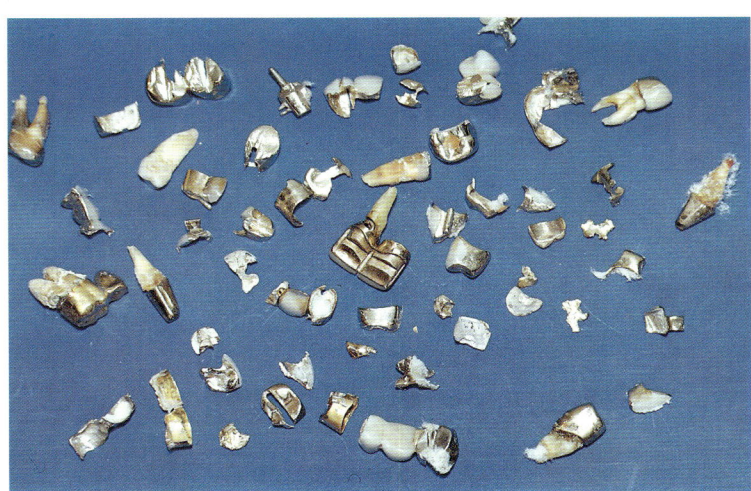

40 „Trotz aller technischen Vollkommenheit steht manch älterer Zahnarzt frustriert vor seinem Lebenswerk, das er als ewiges Flickwerk bezeichnet. Er hat die Enttäuschungen erlebt, wie bald nach dem kariösen Verlust des Milchgebisses der bleibende Zahn mit scheinbarer Gesetzmäßigkeit ebenfalls gefüllt, dann nochmals gefüllt, darauf überkront, später extrahiert, vorerst mit Brücken dann mit Teil- und Totalprothesen ersetzt werden mußte. Könnte das nicht anders sein?" (*Mühlemann* 1974).

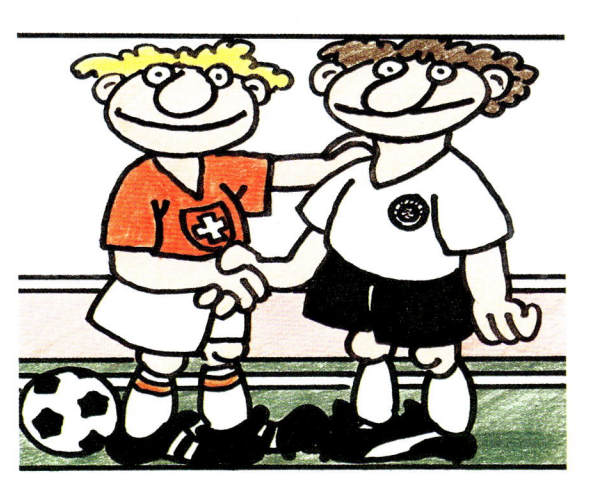

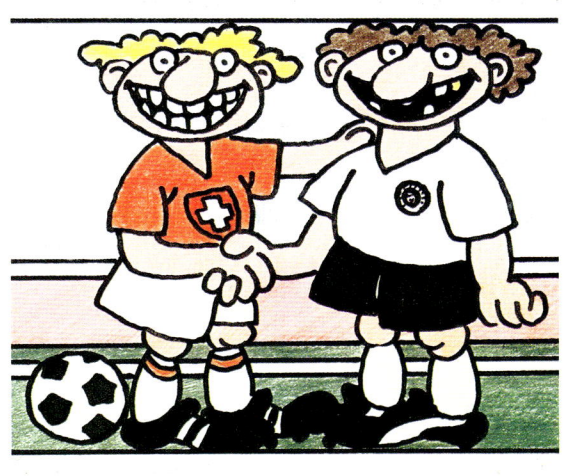

41 „Die Lösung des ‚zahnärztlichen Problems' benötigt eine Neuorientierung der Zahnmedizin. Ihr müssen Erkenntnis und Überzeugung zugrunde liegen, daß langfristig betrachtet der Verhütung von Gebißschäden dieselbe praktische Bedeutung wie deren Therapie zukommen muß" (*Mühlemann* 1974).

Zeichnung: J. Buchegger, Tübingen

Revelatoren – Darstellung der Plaque

Die unverkalkten Ablagerungen sind optisch schwer lokalisierbar. Ein Hilfsmittel, um Erfolg oder Mißerfolg durchgeführter Mundhygienemaßnahmen durch Zahnarzt und Patienten zu beurteilen, ist die Sichtbarmachung der Plaque mit *Vital-* und *Lebensmittelfarben* (Revelatoren). In der Reihe brauchbarer Präparate werden die Erythrosinlösung und Farbtabletten angeboten. Die *klassische Erythrosinlösung,* wird mit einem Wattebausch auf die Zahnoberfläche und die marginale Gingiva aufgetragen. Während der Zahnarzt die Lösung bevorzugt, verwendet der Patient in häuslicher Selbstbehandlung die *Farbtabletten*. Diese werden zerkaut, der eingefärbte Speichel wird während 20 Sekunden mit der Zunge über Zahnoberfläche und Gingiva verteilt und durch die Interdentalräume gepreßt. Nach dem Färben wird ausgespuckt und mit Wasser 2mal nachgespült.

Die markierten Farbstellen auf Zahnoberflächen, in Zahnzwischenräumen und auf der Gingiva werden in einem Spiegel dem Patienten demonstriert und mit der Sonde abgestrichen. Daran anschließend erfolgt Motivation und Instruktion zum Gebrauch der Zahnbürste und zusätzlicher Hilfsmittel.

Färben und Sichtbarmachen von Plaque

42 Einfarb-Plaque-Indikatoren
Kautabletten auf Erythrosinbasis. Plaque färbt sich rot (blend-a-med, Ceplac, Diaplac, Oral-B).
Links: Einphasenlösung auf der Basis von Sulphan (blau) und Tartracin (gelb) ergibt die Farbe grün (Carietest).
Rechts außen: verschiedene Revelatoren.

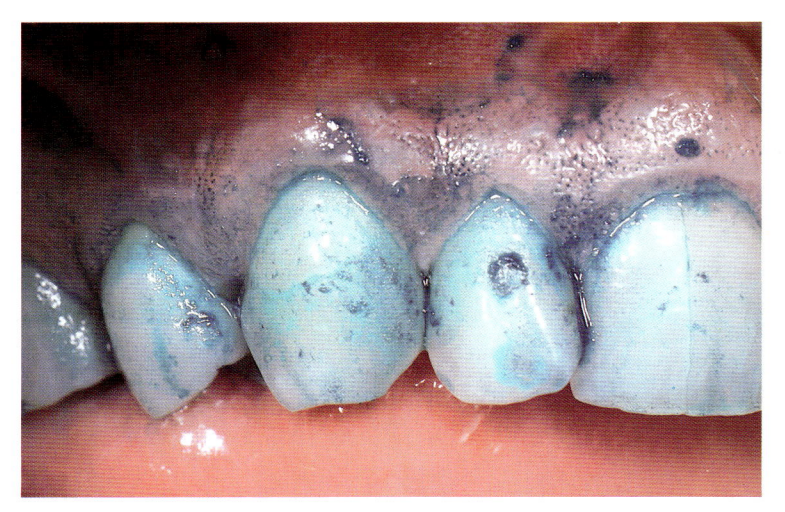

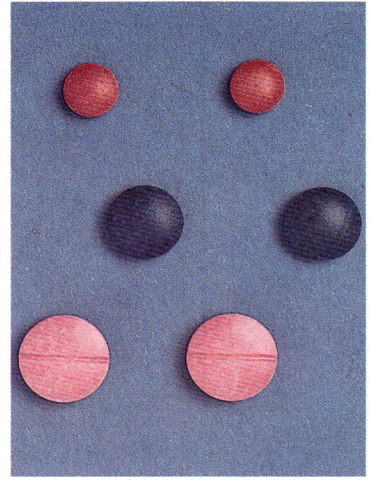

43 Zweifarb-Plaque-Indikatoren
Zweiphasenkautablette zur Anfärbung und Differenzierung alter (blau) und junger (rot) Plaque (Oral-B).
Links: Zweiphasenlösung (Gel von Oral-B).

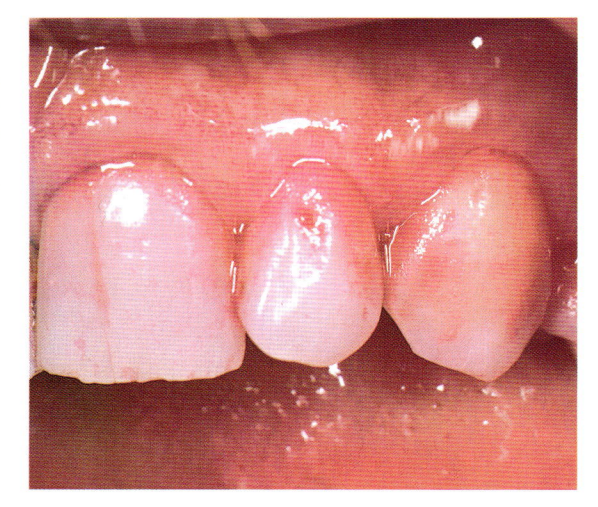

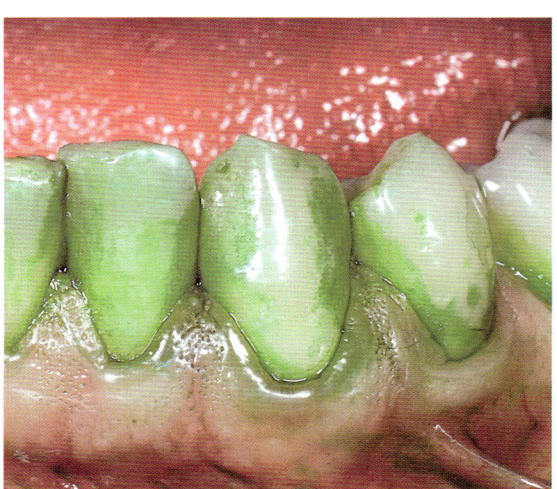

44 UV-Lampe für Revelator (gelb)
Bei der Bestrahlung mit der UV-Lampe leuchtet der Revelator gelb (fluoreszierend) und kann vom Patienten in einem Spiegel über der UV-Lampe beobachtet werden.

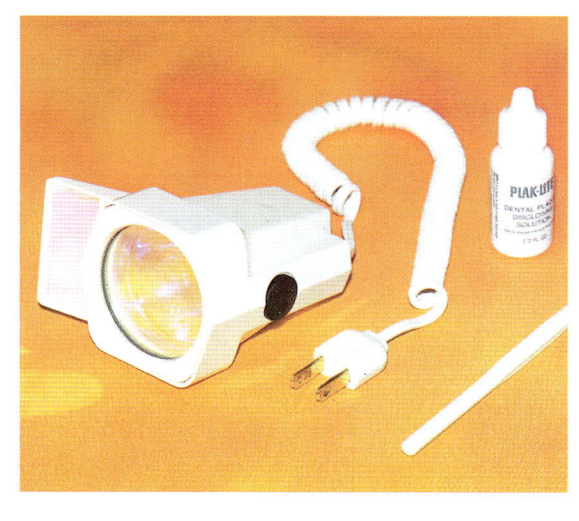

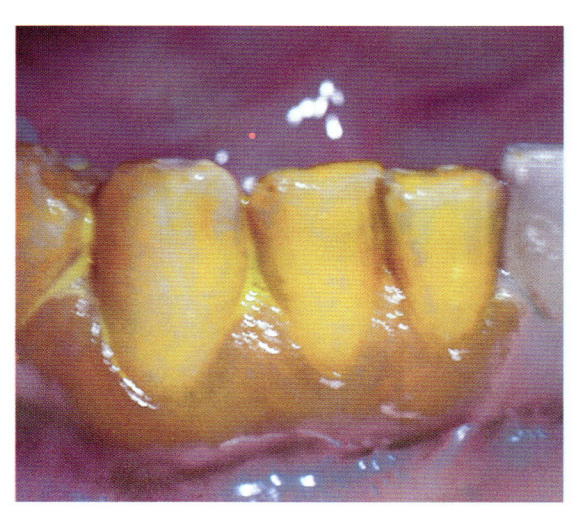

Zahnbürsten

Die Zahnbürste als *Hilfsmittel mundhygienischer Maßnahmen* dient der mechanischen Entfernung von Plaque und Nahrungsrückständen an den Glattflächen der Zähne. Der Interdentalraum und die Tiefe der Fissuren sind der Reinigung nicht oder nur beschränkt zugänglich. Mundhygienehilfsmittel und die Fissurenversiegelung ergänzen den Reinigungsprozeß.

Die Zahnbürste muß den *individuellen Anforderungen in Größe, Form und Beschaffenheit angepaßt, leicht und wirksam zu handhaben* sein. Sie muß feuchtigkeitsabstoßend, gut zu reinigen, haltbar und billig sein. Die Konstruktion der Bürste soll entsprechend den Begriffen, Maßen und Anforderungen der DIN-Entwürfe (DIN 13917, Teil 1, August 1986) beschaffen sein. Untersuchungen haben über Jahre zu einer Reihe gültiger Konstruktionsprinzipien im In- und Ausland geführt, obwohl die verschiedenen Spezifikationen nicht als abgeschlossen gelten können. Zahlreiche Studien haben die Wirkung der Zahnreinigung mit der Zahnbürste für die Gesunderhaltung der Zähne und des Parodonts bestätigt.

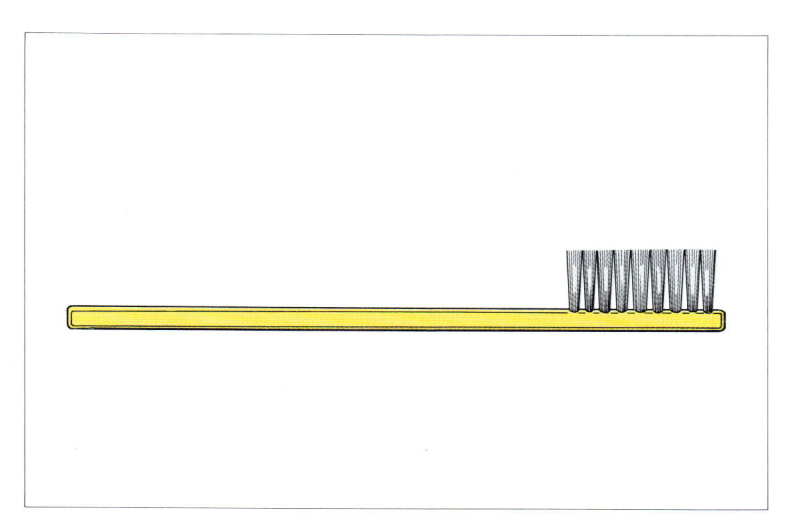

45 Zahnbürste mit geradem Griff

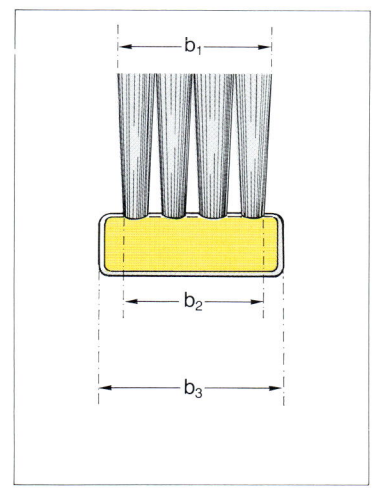

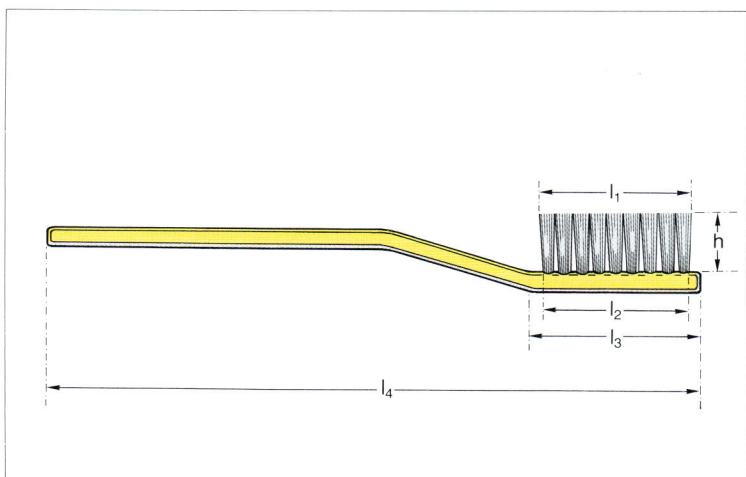

46 Zahnbürste mit abgewinkeltem Griff
Längen- und Breitenmaße:
l_1 Länge des Bürstenfeldes,
l_2 Länge des Besteckungsfeldes,
l_3 Länge des Bürstenkopfes,
l_4 Gesamtlänge.

b_1 Breite des Bürstenfeldes,
b_2 Breite des Besteckungsfeldes,
b_3 Breite des Bürstenkopfes,
h Schnitthöhe (der Besteckung).

47 Zahnbürstenmaße für verschiedene Gruppen
Kinder, Jugendliche und Erwachsene.

	b_1 maximal	l_1 mm	h mm
Kinder	9	15–25	9–12
Jugendliche	11	17–30	9–13
Erwachsene	13	18–40	9–13

Prophylaxe

Zahnbürsten werden nach der Härte ihrer Besteckung als weich, mittel oder hart bezeichnet. Der weichen Bürste wurde häufig die notwendige Friktion zur wirksamen Plaqueentfernung in der individuellen Beratung abgesprochen (RIETHE 1974). Heute werden vermehrt *weiche Monofile* zur Schonung von Hartsubstanzen und Weichteilen empfohlen (KÖNIG 1987, LANGE 1977). Als *ideal* wird die *Kurzkopfbürste mit engen* (multi-tufted) *Bündelabstand* und *Abrundung* der *Monofilenden* empfohlen.

Die Haltbarkeit der Zahnbürste ist begrenzt. Zahnbürsten sind Verbrauchsartikel und billig im Vergleich zur Zahnbehandlung. Als Instrument täglichen Gebrauchs unterliegen sie Verschleißerscheinungen und bei langfristiger Anwendung steigender, mikrobieller Besiedlung. Die Zahnbürste sollte nach 6 Wochen bis höchstens 2 Monaten gewechselt werden und nach jeder oralen und allgemein-medizinischen Erkrankung (GLASS u. LARE 1986). Spezialzahnbürsten (z. B. Interdentalraum-, Prothesen- und Reisebürsten) ergänzen die traditionellen Handzahnbürsten.

48 Parallele Anordnung der Bündel
Auswahl von Begriffen (DIN 13917):
Bürstenkopf: umfaßt den Besteckungsträger mit der Gesamtheit des Besteckungsmaterials.
Bürstenfeld: wird von der Besteckung in Schnitthöhe gebildet.
Enger Bündelabstand (multi-tufted).

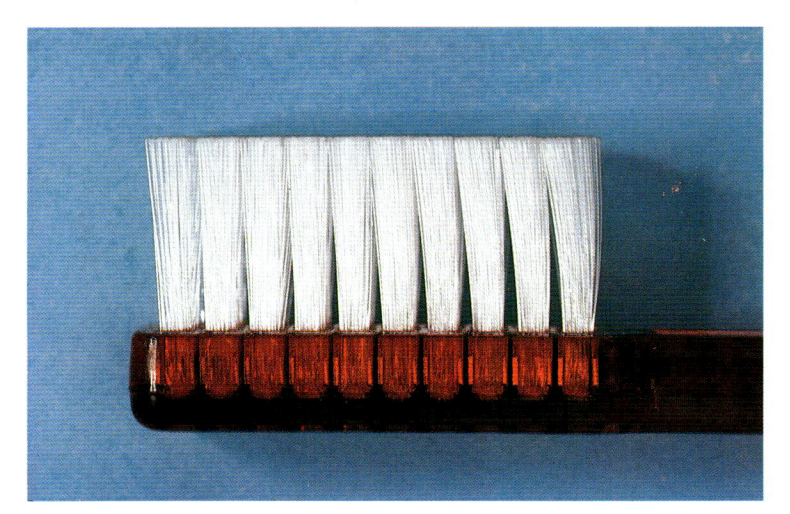

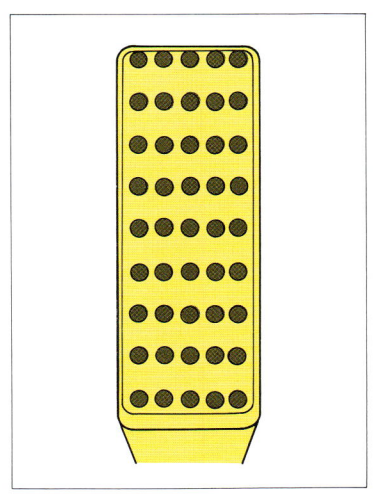

49 Gegeneinandergeneigte Anordnung der Bündel in V-Stellung
Auswahl von Begriffen (DIN 13917):
Bündel: Zusammenfassung einzelner Monofile.
Besteckungsfeld: Fläche, die von der Besteckung auf dem Bürstenkopf oder dem Besteckungsträger eingenommen wird.
Weiter *Bündelabstand* (space-tufted).

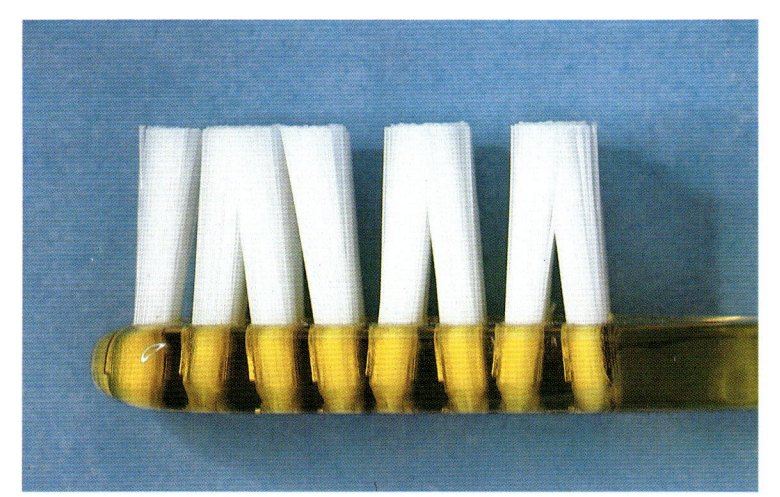

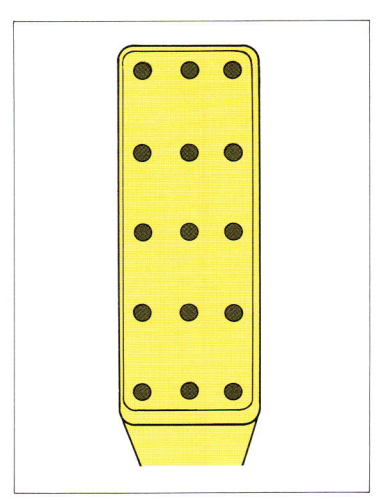

50 Zahnbürsten werden nach dem Personenkreis, der sie verwendet, und nach der Besteckung eingeteilt.
Kinder: Butler GUM 111, Lactona 007 (Toby), Oral-B 20.
Jugendliche: Butler GUM 311, Oral-B 30, Paro M 39.
Erwachsene: blend-a-dent Medic, Butler GUM 411, Lactona M 39 (mit Stimulator), Oral-B 35 und andere.

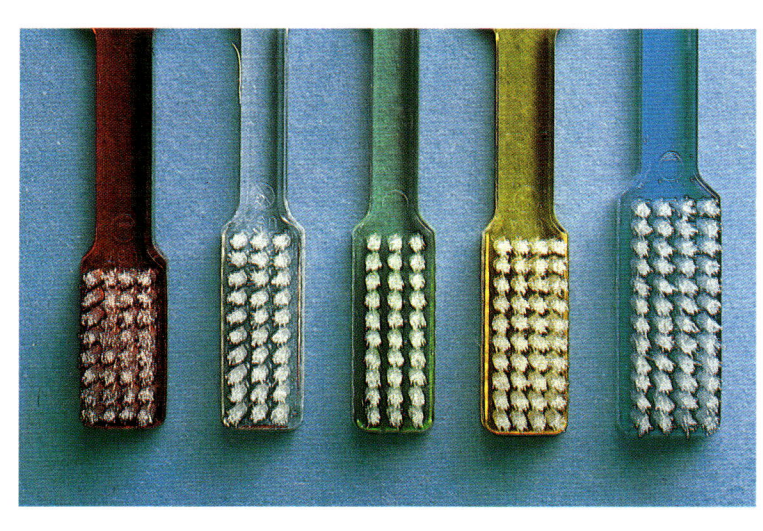

Naturborste

Die rauhe Oberfläche des Borstenschaftes bildet mit dem durch die Naturborste verlaufenden *Markkanal,* der durch das Beschneiden des Borstenendes eröffnet wird, zahlreiche *Retentionsstellen* für Bearbeitungsrückstände und Fremdablagerungen.

Das Rohmaterial der Naturborsten läßt sich nicht standardisieren. Neben ausgeprägten Kaliberunterschieden führt die *hygroskopische Eigenschaft,* vornehmlich durch den Markkanal bedingt, zum Quellen der Borste, Verlust und Elastizität und Festigkeit. Auf- und Abquellen führen zum Weichwerden des Besteckungsfeldes.

Der Markkanal, häufig verbreitert, gespalten oder bis in das erste Drittel des Schaftes geborsten, stellt eine ideale Retentionsnische für einen aus *Zahnpastenrückständen und Mikroorganismen* bestehenden Detritus dar und bildet zugleich einen Schwachpunkt im Gefüge der Naturborste, wobei das Kontaminationsrisiko zwischen erster und vierter Woche beginnt und nach einem Gebrauch von vier Wochen deutlich ansteigt (HENSCHKE u. Mitarb. 1978, GLASS u. LARE 1986, RIETHE 1979).

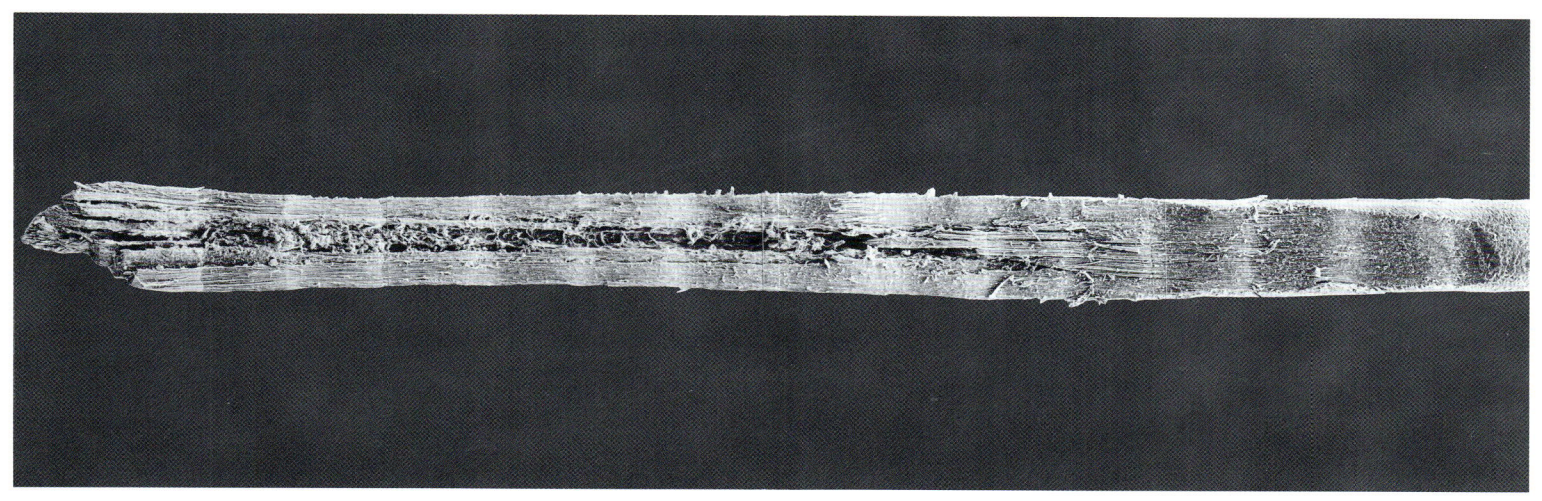

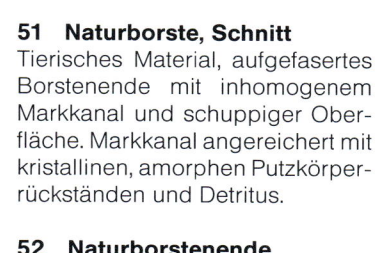

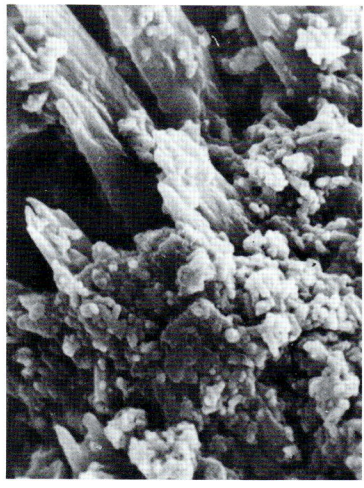

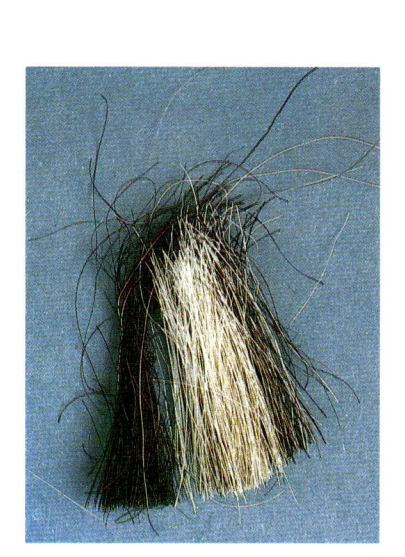

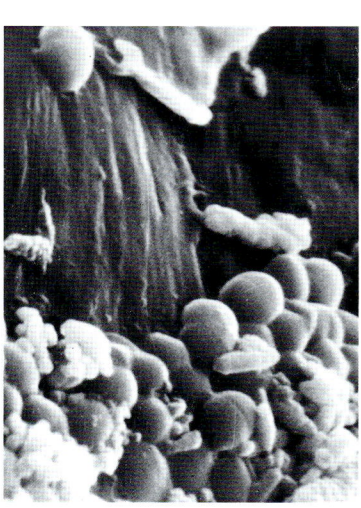

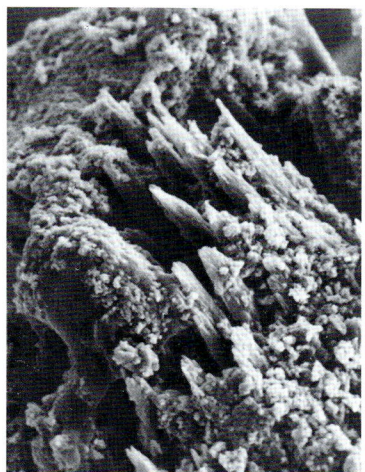

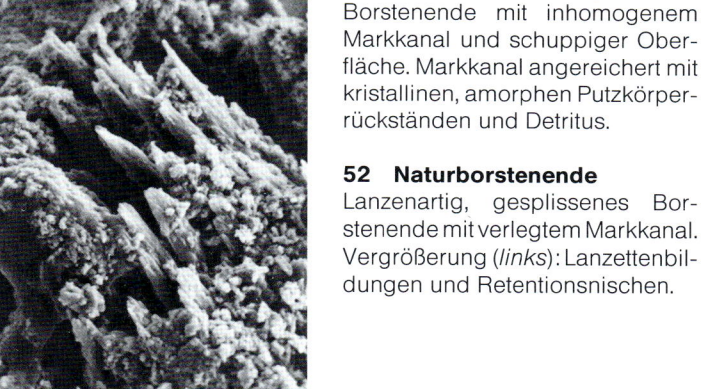

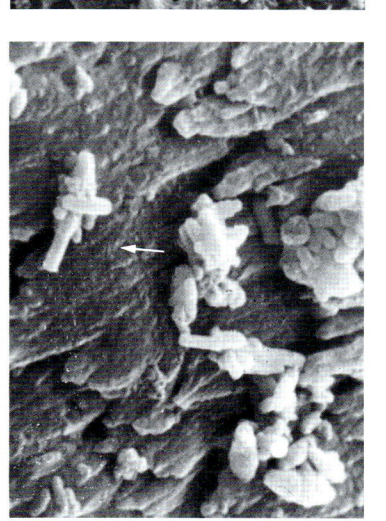

51 Naturborste, Schnitt
Tierisches Material, aufgefasertes Borstenende mit inhomogenem Markkanal und schuppiger Oberfläche. Markkanal angereichert mit kristallinen, amorphen Putzkörperrückständen und Detritus.

52 Naturborstenende
Lanzenartig, gesplissenes Borstenende mit verlegtem Markkanal. Vergrößerung (*links*): Lanzettenbildungen und Retentionsnischen.

53 Naturborste, Oberfläche
Porige, rauhe Oberfläche mit Fremdablagerungen (←). Mitte: Schuppige Oberfläche, Kokken mit Zahnpastarückständen. Links: Tierische Besatzmaterialien.

Monofile

Die Monofile haben eine relativ glatte, porenfreie Oberfläche und keinen Markkanal. Abrundungsmängel, gerade oder schräg angeschnittene, mit Fahnen versehene freie Enden und Bearbeitungsrückstände auf dem Schaft werden beobachtet.

Material und chemische Struktur der Monofile sind einheitlich, die Qualität läßt eine *präzise Bestimmung der Dimension* zu. Die aus synthetischen Werkstoffen hergestellte Besteckung nimmt praktisch keine Feuchtigkeit auf. Dadurch bleiben die Materialeigenschaften, Stabilität, Haltbarkeit, Elastizität, Uniformität weitgehend konstant, unbeeinflußt von der Hydratation beim täglichen Gebrauch.

Vergleichende Untersuchungen machen deutlich, daß die Monofile geringe Mängel der Verarbeitung und Bearbeitungsrückstände, die natürlichen Borsten aufgrund ihrer biologischen Voraussetzung mehrere Schwachpunkte aufweisen.

Die Enden der synthetischen Besteckung werden zum Teil unvollständig gerundet bis abgerundet, die der tierischen Besteckung scharfkantig angeschnitten bei freiliegendem Markkanal (RIETHE u. MUNZ 1979).

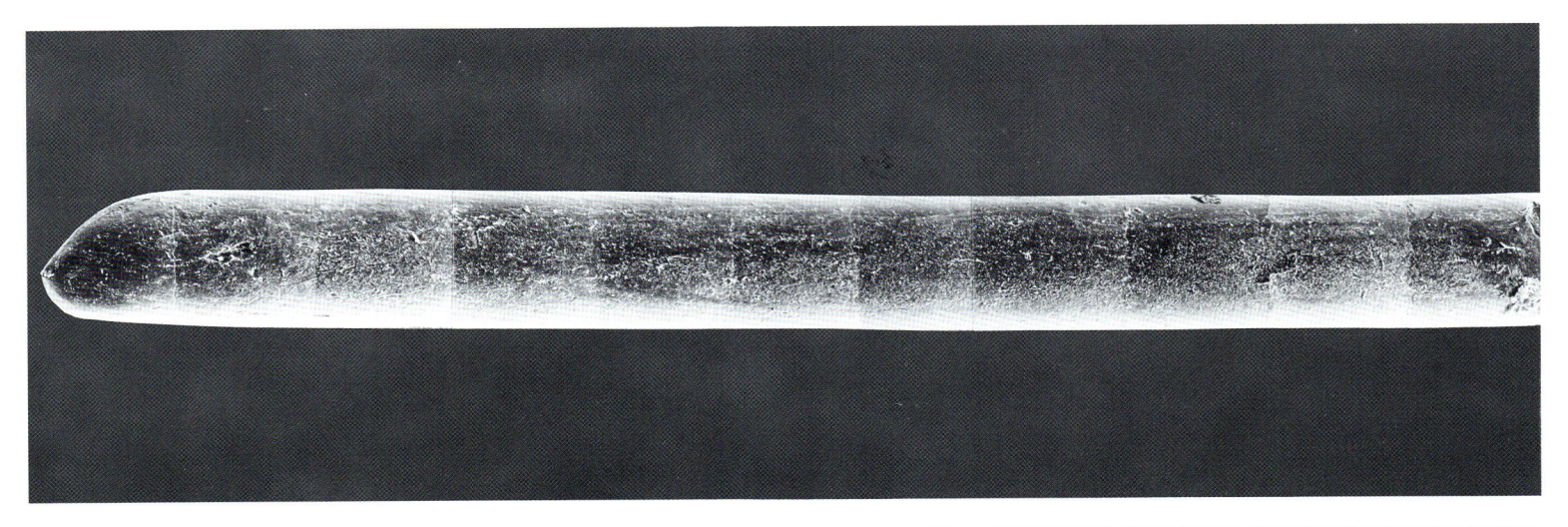

54 Monofil, Schnitt
Synthetischer Werkstoff, produktionsrundes Ende und relativ homogene Oberfläche. Kein Markkanal.

55 Annehmbare monofile Enden

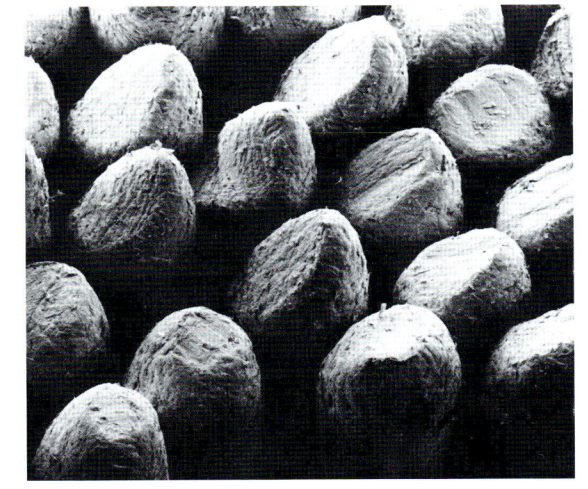

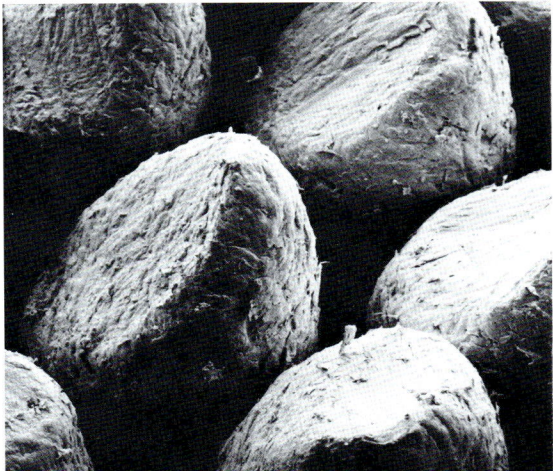

56 Monofile
Bearbeitungsrückstände und nicht annehmbare Enden (Verletzungsgefahr).
Rechts:
Monofile und Monofilbündel.

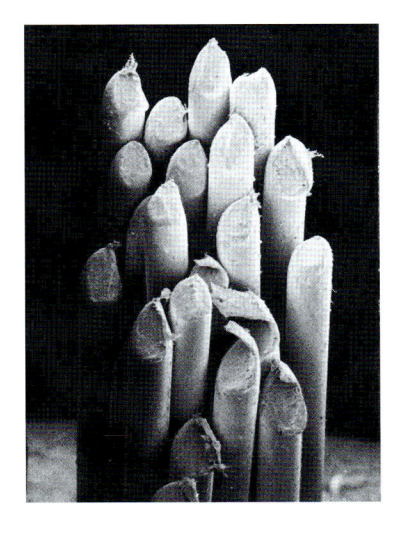

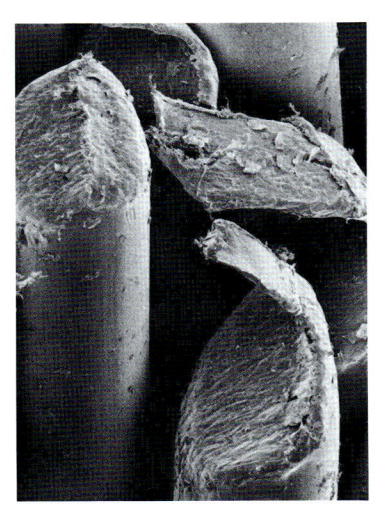

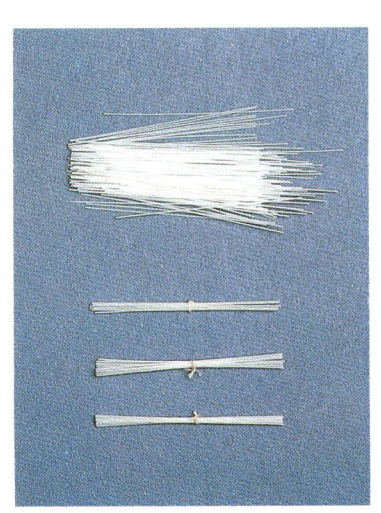

Spezialzahnbürsten

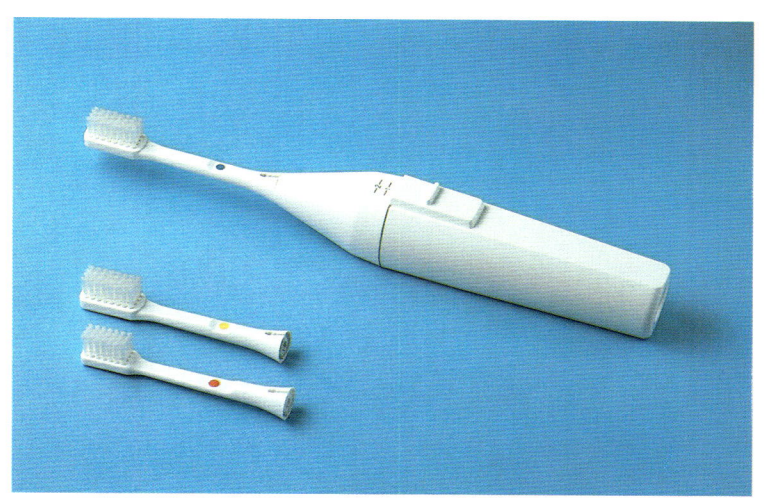

57 Elektrische Zahnbürsten
Untersuchungen zwischen manuell verwendeten und elektrisch angetriebenen Bürsten zeigen, daß für den Kreis der „professionals", d.h. der Personen, die eine Putzmethode beherrschen, die konventionelle Bürste der Elektrobürste überlegen ist.
Automatisch angetriebene Bürsten werden vornehmlich *geistig* und *körperbehinderten Personen* empfohlen (z. B. blend-a-dent, Braun, Rowenta, Siemens).

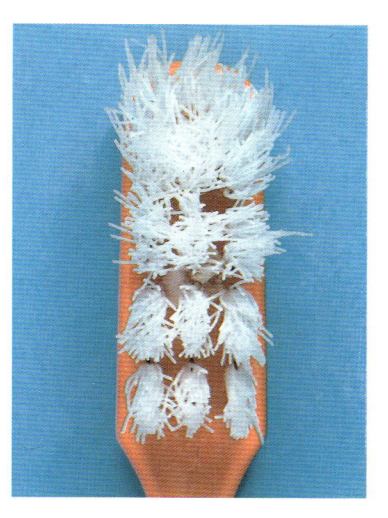

58 Haltbarkeit der Bürste
„Strubbelige" Bürsten, über ein Jahr und länger in Gebrauch, sind nicht für eine zweckmäßige Pflege geeignet. Verletzungen und Retraktion der Gingiva, erosive und überlagerte, keilförmige Defekte an Zahnhälsen können die Folge sein. Die Zahnbürste sollte nach 6 Wochen bis maximal 2 Monaten gewechselt werden.

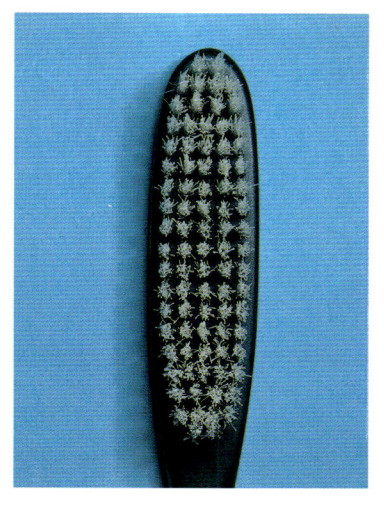

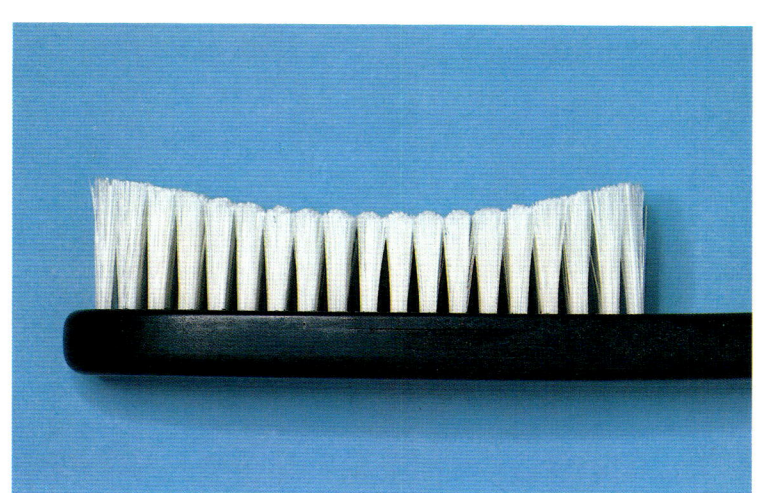

59 Zahnbürstenpflege und -größe
Die Bürste soll nach dem Gebrauch gründlich unter fließendem Wasser abgespült werden und austrocknen können. Das Abspülen beseitigt Pastareste, Nahrungs- und Plaquerückstände. Die Lufttrocknung entzieht den Mikroorganismen den Nährboden.
Zahnbürste wegen Form und Größe völlig ungeeignet.

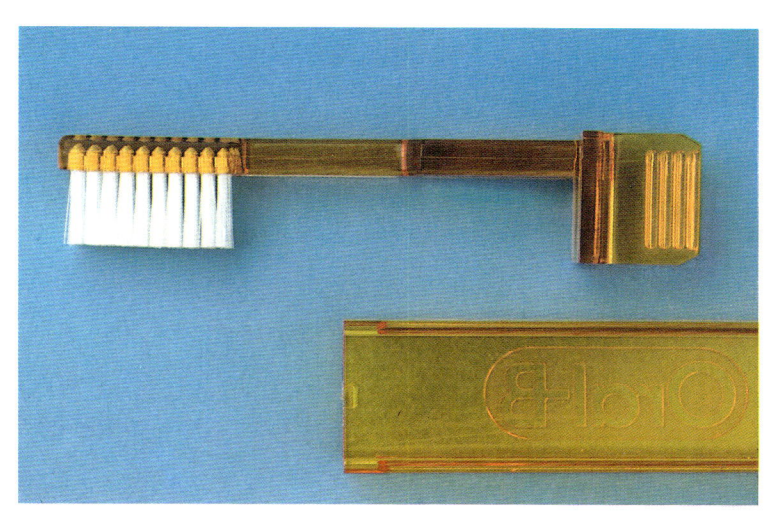

60 Reisezahnbürste
Für Kurzreisen und nach „Referentenessen" empfiehlt sich eine *zusammensteckbare Zahnbürste* als praktisches Taschenset für die Zahnpflege überall und jederzeit während des Tages.

22 Prophylaxe

Systematik

„*Plaquefreiheit* hängt weniger von der Zahnbürstenform, der Zahnpaste oder der Bürsttechnik ab als vielmehr von einem konsequenten systematischen Vorgehen, bei welchem alle Zahnflächen des Gebisses erfaßt werden" (RATEITSCHAK U. WOLF 1984).

Das *systematische Vorgehen* erfaßt in der Regel und in der Reihenfolge Fazial- (Außen-), Oral- (Innen-) und Okklusalflächen, ohne die somatischen und oralen Gegebenheiten (behindert, Linkshänder, Teilersatz usw.) außer acht zu lassen. Die einmal direkt persönlich empfohlene Instruktion ist permanent beizubehalten.

Beim individuellen Vorgehen haben sich folgende *Praktiken* als nützlich erwiesen:
– *kleine Bewegungsabläufe,*
– *Aufteilung des Gebisses* in Zahngruppen (Molaren, Prämolaren, Eckzahn usw.),
– *je Segmentabschnitt* (maximal 3 Zähne) *vier bis fünf Bewegungsabläufe.*

Häufigkeit des systematischen Zähneputzens

– Nach dem Frühstück und
– vor dem Schlafengehen gründlich (KÖNIG 1987).

61 Systematik des Zähnebürstens (nach *Rateitschak u. Wolf* 1984)
Reihenfolge (Beginn jeweils rechts hinten bei:
1. Fazialflächen OK/UK,
2. Distalflächen der letzten Zähne der Zahnreihe,
   alle Oralflächen OK/UK,
3. Okklusalflächen OK/UK,
4. Interdentalräume mit speziellen Hilfsmitteln (S. 27–32).

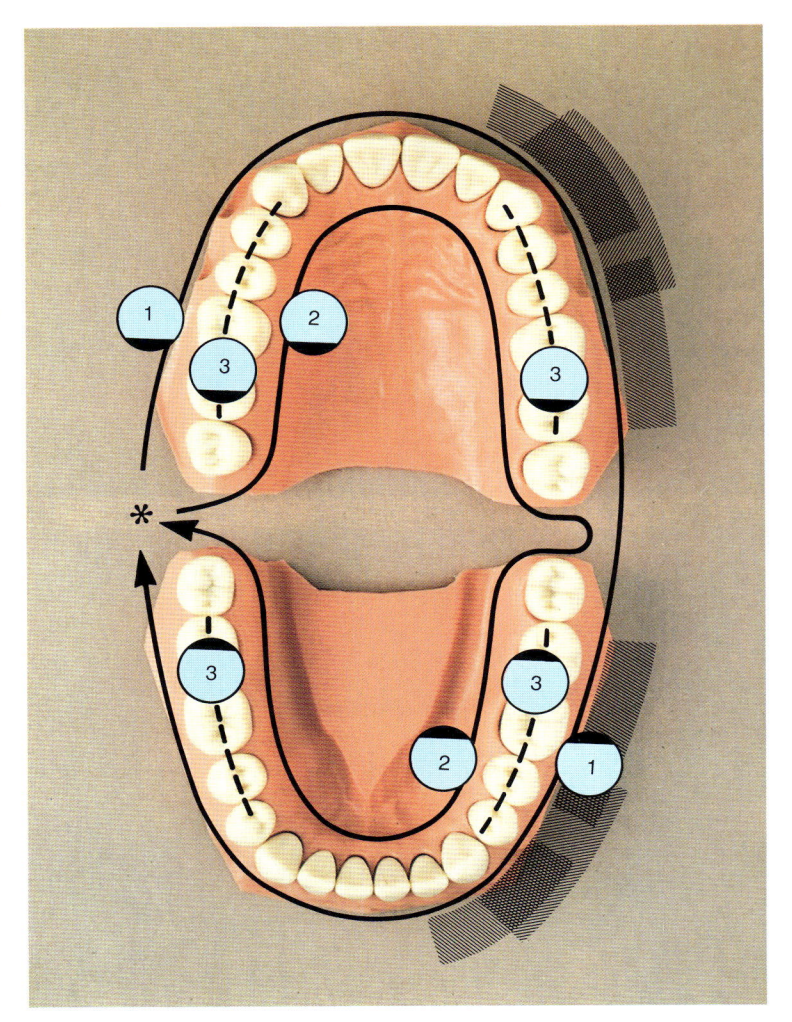

62 Zeitdauer des systematischen Zähneputzens
Die Zeitdauer der vier bis fünf Bewegungsabläufe ist *individuell* verschieden. Die Zeit der Abläufe kann mit einer Uhr (Sanduhr) kontrolliert werden.
Bis zur Beherrschung des systematischen Vorgehens ist anfangs mehr Zeit aufzuwenden. Mindestens 3 Minuten sind erforderlich (Drehen der Sanduhr), um die Zahnreihen optimal putzen zu können.

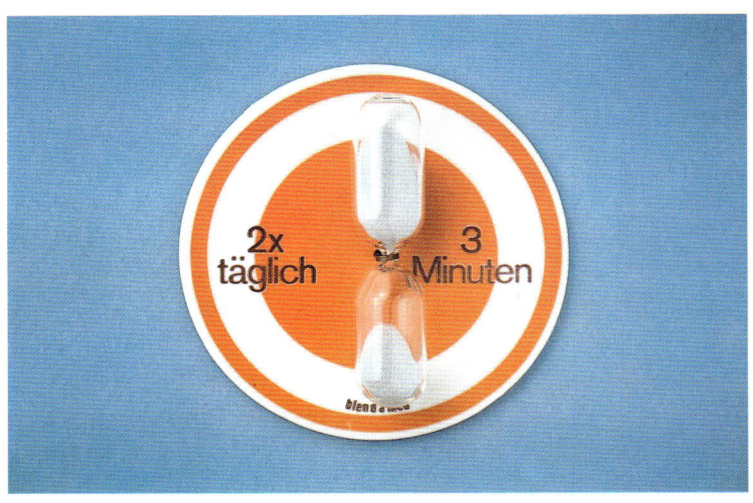

Zahnbürstmethoden

Generell gibt es keine Regel für die Anwendung einer Methode in einer Reihe unterschiedlicher Techniken. Die Beobachtung der Plaquelokalisation auf Zahnhartsubstanzen, in Zahnzwischenräumen und auf Weichteilen sowie der Zustand des marginalen Parodonts spielen bei der Indikation für eine der Methoden ebenso eine Rolle wie die Handhabung der Bürste und die Systematik des Bewegungsablaufes.

Eine individuelle Methode verlangt vom Zahnarzt:
- Unterweisung über die Multi-tufted-Bürste und der zu verwendenden Hygienehilfsmittel.
- Demonstration der Methode am Modell und der empfohlenen Hilfsmittel.
- Instruktionen über das Zähnebürsten und die Anwendung der Hilfsmittel unter Spiegelkontrolle.
- Übungen im Munde unter Kontrolle des Zahnarztes.

Vom Patienten:
- Üben des Bewegungsablaufes der empfohlenen Methode bis zu deren Beherrschung.
- Konsequente Durchführung der täglichen mechanischen Reinigung unter Heranziehung von Hygienehilfsmittel.

Rotationsmethode

Nach der von FONES (1934) angegebenen Technik erfolgt die Reinigung der Zahnaußenflächen in Abbißstellung (Kinder) oder Ruheschwebelage (Jugendliche, Erwachsene). Das Bürstenfeld wird im rechten Winkel an den oberen und unteren fazialen Flächen angesetzt und mit kreisenden Bewegungen unter Einbeziehung der marginalen Gingiva gereinigt. Bei geöffnetem Mund erfolgt die Säuberung der oralen Flächen mit kleinen Rotationsbewegungen, die der Okklusalflächen durch Hin-und Herführung bzw. kreisenden Bewegungen des Bürstenfeldes entsprechend der Technik des Bewegungsablaufes.

Rot-Weiß-Methode

Das Bürstenfeld wird nach der Methode von LEONHARD (1949) in Abbißstellung, annähernd parallel zur Okklusalfläche, die marginale Gingiva übergreifend, aufgesetzt. Unter Einbeziehung der Gingiva verläuft die vertikale Bewegung vom Zahnfleisch (Rot) zur Zahnkrone (Weiß) und umgekehrt über die Außenflächen. Wie bei der Rotationsmethode werden die Innenflächen des Ober-und Unterkiefers sowie die Kauflächen getrennt gesäubert. Die Methode ist schwer durchzuführen (GÜLZOW 1978).

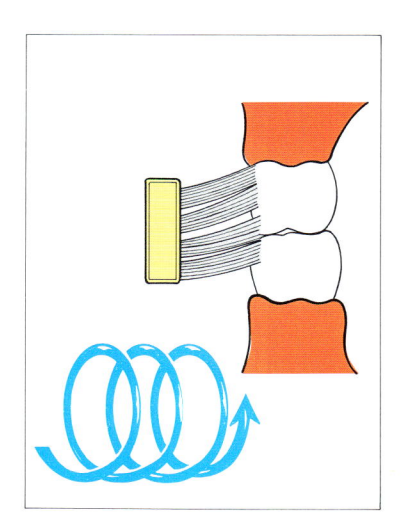

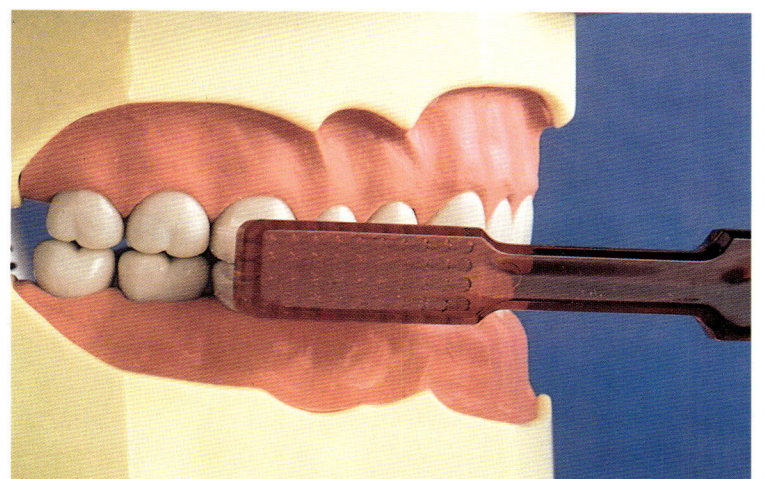

63 Rotationsmethode
Indikation: Kinder und Patienten mit gesundem Parodont.
Multi-tufted-Bürste (gilt für alle Techniken). Position des Bürstenfeldes: 90° zur Zahnoberfläche bei Abbißstellung.
Technik: Die Rotationsbewegungen erfassen obere und untere Fazialflächen gemeinsam, getrennt die oralen Flächen. Die okklusalen Flächen werden durch Vor- und Zurück- sowie kreisende Bewegungen gesäubert und die lingual-palatinalen Frontzahnflächen mittels „Technik der geteilten Bürste" (gilt für alle Techniken).

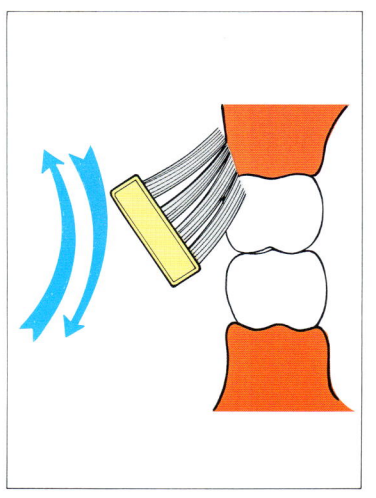

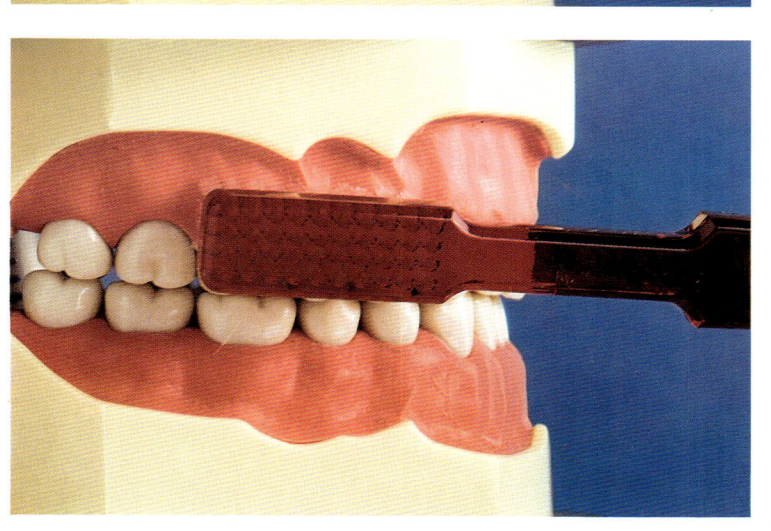

64 Rot-Weiß-Methode
Indikation: Jugendliche und Erwachsene mit gesundem Parodont.
Position des Bürstenfeldes: parallel zur Okklusalfläche, die Gingiva übergreifend in Abbißstellung.
Technik: Vertikalbewegung vom Zahnfleisch zur Krone, von Rot nach Weiß (von oben nach unten und umgekehrt).

Rollmethode

Bei der Rollmethode wird die Besteckung etwa parallel zur Zahnachse plaziert, wobei die Enden der Monofile gingivalwärts gerichtet sind. Die Seitenanteile der Besteckung werden der angewachsenen Gingiva fest angedrückt, so daß das Gewebe blutleer wird. Durch eine drehende Bewegung des Griffes wird die Besteckung langsam über Gingiva, Außen- und Innen-Flächen der Zähne nach inzisal abgerollt („Auswischbewegung"). Das Besteckungsfeld nimmt am Ende der Rollbewegung einen rechten Winkel zur Zahnachse ein. Nach dem Bewegungsablauf kommt es in der Gingiva wieder zum Bluteintritt. Eine entgegengesetzte Drehbewegung führt die Bürste wieder in die Ausgangsposition zurück. Zahn und Zahnfleisch werden bei der Drehbewegung nicht berührt. Die sich wiederholenden Bewegungen *stimulieren* das Zahnfleisch. Der Bewegungsablauf, getrennt für Ober- und Unterkiefer, läuft nach der oben angegebenen Systematik ab und wird mehrmals wiederholt. Die oralen Flächen werden in gleicher Weise gesäubert, die Kauflächen durch horizontales Bürsten (vgl. auch RATEITSCHAK u. WOLF 1984, S. 115).

65 Rollmethode
Indikation: gesundes Parodont.
Position des Bürstenfeldes: parallel bis 45° zur Zahnachse bei leichtem Druck auf die angewachsene Gingiva und geöffnetem Mund.
Technik: Führung des Bürstenfeldes über Gingiva und Zahn. Die Seitenanteile der Monofile biegen sich ab, stimulieren durch weitere Drehung des Bürstenkopfes die Gingiva und entfernen interdentale und marginale Plaque.
Drehung von Bürstenkopf mit Bürstenfeld in die Ausgangslage ohne vorherigen Kontakt mit Gingiva und Zahn.

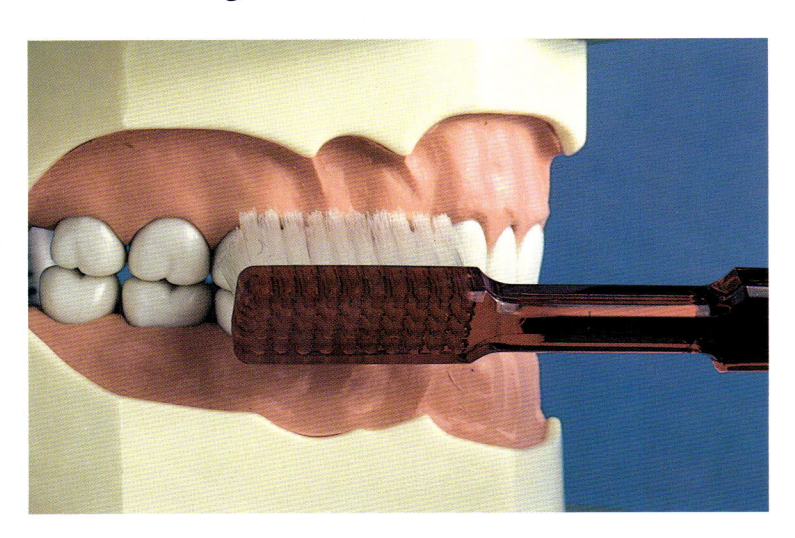

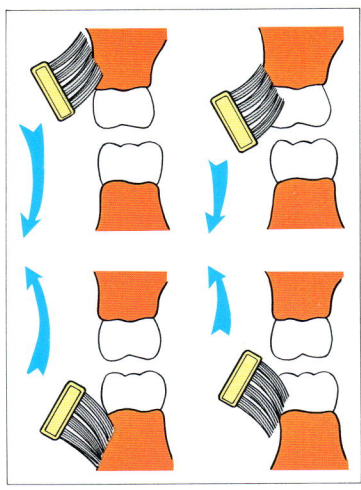

Bass-Methode

Der Bürstenkopf wird nach BASS (1954) in einem Winkel von 45° zur Zahnachse angelegt. Die Enden der Monofile sollen ohne Druck Interdentalnischen und gingivalen Sulkus erreichen. Es werden kleine kreisende oder besser rüttelnde Bewegungen in der angenommenen Position durchgeführt. Die Monofilenden dringen in die interdentalen Nischen und den gingivalen Sulkus ein und ermöglichen eine gute Plaqueentfernung. Die Bass-Methode ist nicht ganz einfach. Das unsachgemäße Anlegen der Bürste, z.B. senkrecht zur Zahnachse, führt zur Verletzung des Epithelansatzes und der Gingiva (GÜLZOW 1978; RATEITSCHAK u. WOLF 1984, S. 114). Die Methode verführt darüber hinaus, das waagrechte Putzen wieder aufzunehmen.

Merke: Die Instruktionen der verschiedenen Putzmethoden können einer Zahnmedizinischen Fachhelferin (ZMF) oder informierten Zahnarzthelferin übertragen werden. Die einzelnen Methoden müssen an einem Gebißmodell einschließlich Spiegel durch den Patienten erlernt und vom Zahnarzt Übungen und Ausführungen überwacht werden.

66 Bass-Methode
Indikation: Erwachsene mit gesundem Parodont, Gingivitis- und Parodontitispatienten.
Position des Bürstenfeldes: Anwinkeln der Bürste um 45° zur Zahnachse. Monofilenden in interdentale Nischen und in den gingivalen Sulkus unter Beibehaltung der Position einführen.
Technik: Bei geöffnetem Mund horizontal vibrierende oder leicht rotierende Bewegungen durchführen.

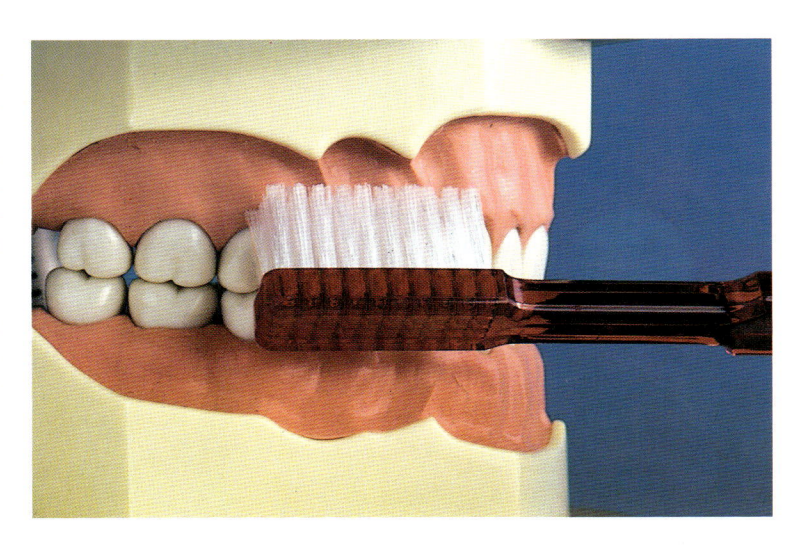

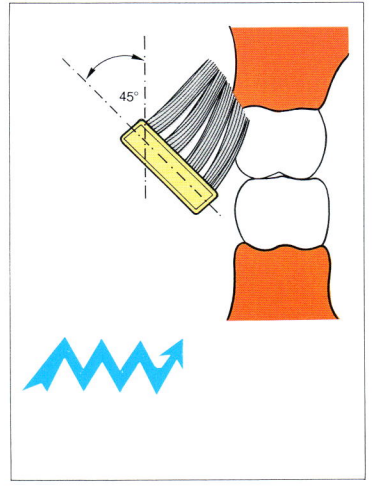

Zahnbürstmethoden

Charters-Methode

Nach der von CHARTERS (1928) angegebenen Methode wird in einem Winkel von 45° zur Zahnachse der Bürstenkopf so angesetzt, daß die Enden der Monofile die Außenfläche der Krone inzisalwärts gerichtet berühren. Unter leichtem Druck werden die Enden vorsichtig in die Interdentalräume gedrängt. In dieser Stellung führt man vibrierende Bewegungen auf der Stelle (*Shimmy-Bewegung*) durch. Die Seiten der Monofile kommen dadurch mit der marginalen Gingiva in Kontakt und ergeben so deren Massage. Nach entsprechenden sich wiederholenden Bewegungen setzt man die Bürste ab, um sie später in der gleichen Weise erneut zu gebrauchen. Das Ganze wird wiederholt. Die Technik findet in jedem Abschnitt des Gebisses Anwendung, also auch oral. Die Weisheitszähne können nicht im rechten Winkel erreicht werden. Nach der Zahnreinigung erfolgt eine gründliche Durchspülung der Mundhöhle. Man nimmt dabei den Mund voll temperierten Wassers und preßt es bei geschlossenen Zähnen und Lippen durch die Zwischenräume, wobei man so viel Druck wie möglich anwendet, um bakterielle Plaque auszuschwemmen.

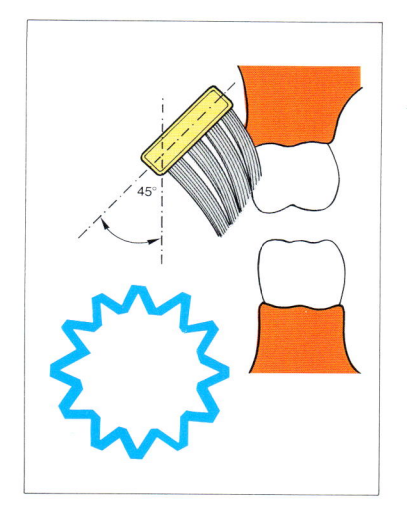

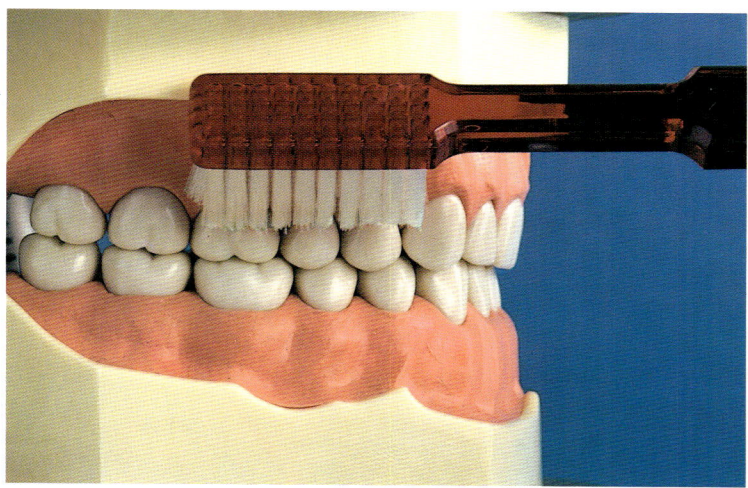

67 Charters-Methode
Indikation: Patienten mit Parodontalerkrankungen. Position des Bürstenfeldes: Seitenanteile der Monofile liegen in einem Winkel von 45° zur Längsachse der Zähne der marginalen Gingiva auf. Das Bürstenfeld ist bei geöffnetem Mund inzisalwärts gerichtet.
Technik: In dieser Position werden leicht rüttelnde Bewegungen durchgeführt, wobei die Monofilenden in die Zahnzwischenräume eindringen.
Merke: Die Anforderungen der Methode an die manuelle Geschicklichkeit sind hoch.

Stillman-Methode

Nach der ursprünglichen Stillman-Methode wird das Bürstenfeld so plaziert, daß die gingivalwärts gerichteten Borstenspitzen 2 mm über die marginale Gingiva reichen. Es folgt eine Drehung der Bürste um 45°. Wird genügend Druck ausgeübt, kommt es zu einer wahrnehmbaren Blässe der marginalen Gingiva. Während die Seiten der Monofile fest gegen die Gingiva gepreßt werden, wird eine leicht mesiodistale Vibrationsbewegung durchgeführt, ohne die ursprüngliche Position aufzugeben. Diese Vibrationsbewegung wird gegen die Okklusionsebene fortgesetzt. Winkeleinstellung und initialer Druck werden dabei aufrechterhalten. Wird der Druck unterbrochen, geht die bisher ischämische Gingiva in eine hellrote Färbung über. Diese Methode hat den Vorteil, daß sie keine Modifikation für die oralen Bereiche erfordert. Auf diese Weise wird das ganze Gebiß gereinigt. Die *Technik der geteilten Bürste* findet bei Patienten mit schmalen Zahnbögen Verwendung. Die modifizierte Stillman-Methode wird im Prinzip nach der Rollmethode durchgeführt.

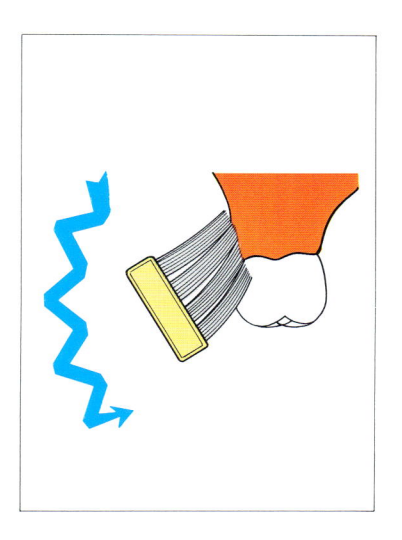

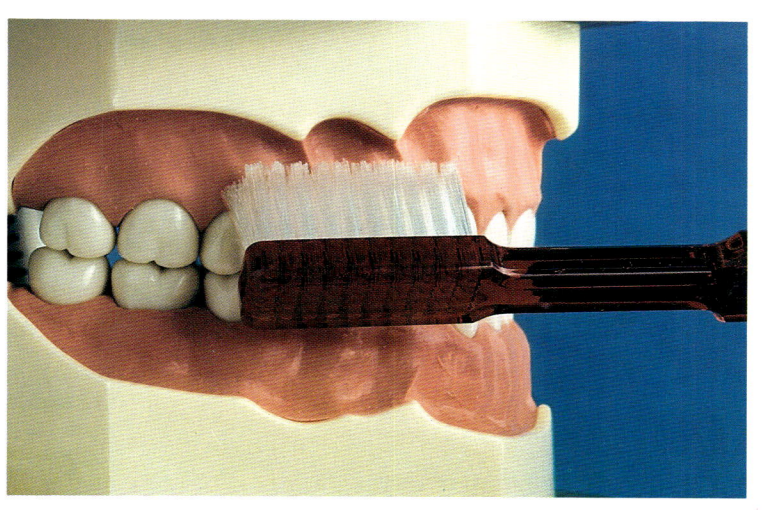

68 Stillman-Methode
Indikation: Patienten ohne Parodontoseerkrankungen.
Position des Bürstenfeldes: parallel zu den Zahnachsen. Die Monofile werden apikalwärts 2 mm über der marginalen Gingiva unter Druck und bei geöffnetem Mund plaziert.
Technik: Bei Drehung der Bürste um 45° werden unter Druck vibrierende Bewegungen in mesiodistaler Richtung ausgeführt, die neben dem Reinigungseffekt eine Stimulation des Zahnfleisches bewirken.

Horizontale Methode

Das Bürstenfeld wird im rechten Winkel an Außen-, Innen- und Kauflächen horizontal hin und her bewegt.
Nachteile:
- Die schrubbenden Bewegungen erreichen nur die Bereiche des Gebisses, die sich weitgehend selbst reinigen.
- Teile der an den Zähnen haftenden Speisereste werden in die Interdentalräume gebürstet.
- Die horizontale Methode führt häufig zu Erosionen und überlagerten keilförmigen Defekten bei beobachteten Gingivaverletzungen.

Physiologische Methode

SMITH (1940) und BELL (1948) empfehlen eine Technik, die „dem natürlichen Weg der Nahrungsabweichung", d.h. von den Inzisalkanten der Zähne in Richtung marginaler Gingiva folgt.

69 Horizontale Methode
Indikation: Kinder im Alter bis zu 3 Jahren.
Die „Schrubbermethode" („shoe shine motion"), obwohl stark verbreitet, ist als systematische und effektive Putztechnik ungeeignet.

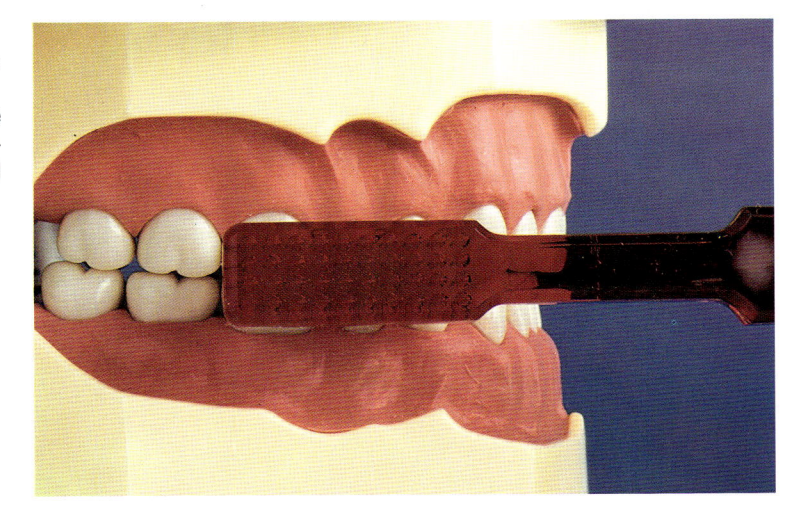

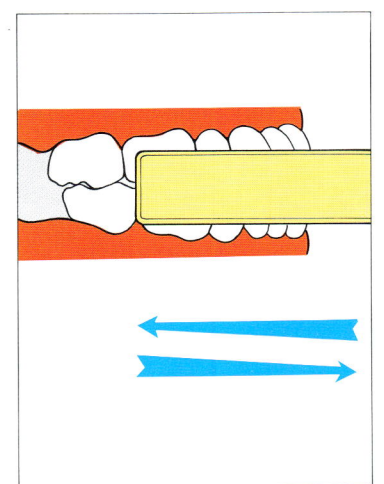

70 Physiologische Methode
Empfiehlt, den Weg der Nahrung beim Kauvorgang nachzuvollziehen. Die Methode findet selten Anwendung.

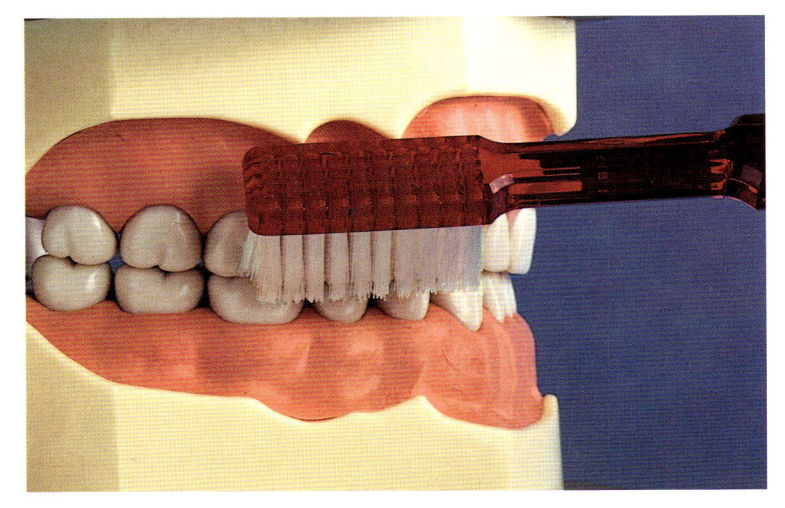

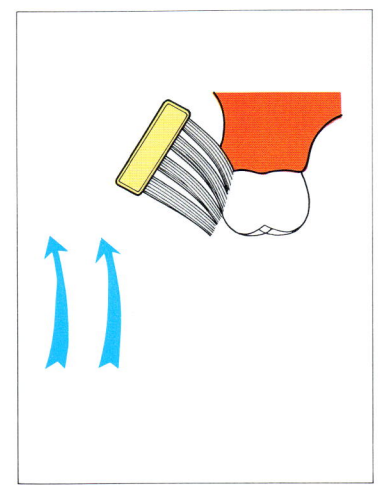

71 Reinigung der Kauflächen
Links: Die *Technik der geteilten Bürste:* Im lingualen und palatinalen Frontzahnbereich wird bei allen Putzmethoden der Bürstenkopf vertikal gestellt, und in dieser Stellung werden wiederholt Auf- und Abbewegungen ausgeführt.
Rechts: Zur Reinigung der Kauflächen, vornehmlich der Grübchen und Fissuren, werden in allen Putztechniken Hin- und Herbewegungen, aber auch kleine kreisende Bewegungen bevorzugt.

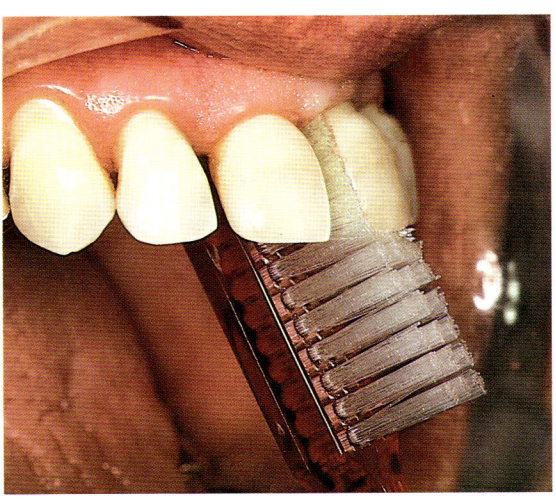

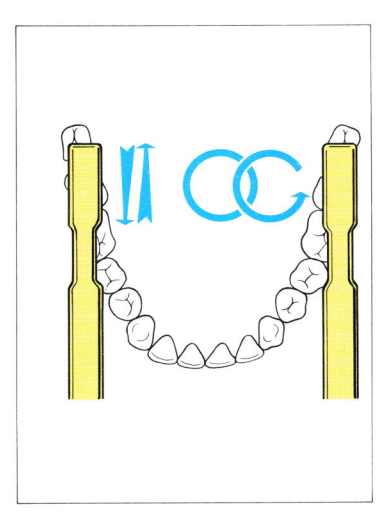

Interdentalhygiene

Eine Reihe von Hilfsmitteln wurden entwickelt, um neben der regelmäßigen Anwendung von Zahnbürste und Zahnpaste als Grundausrüstung die Interdentalhygiene zu unterstützen. Die *Hilfsmittel* dienen:
- der Plaqueentfernung in Zahnzwischenräumen,
- der Vermeidung von Kariesrezidiven an approximalen Füllungen,
- der Reinigung von Brückenzwischengliedern, Teilbezahnung und Teilersatz,
- der Prophylaxe nach Parodontalbehandlung,
- Imperfektionskontrollen nach Restaurationen.

Während die *Zahnseide* in engen Interdentalräumen zu Kontrollmaßnahmen (Auffasern der Zahnseide) und unter Brückenzwischengliedern (*Super-floss*) verwendet wird, finden *Zahnstocher* zur Plaqueentfernung im offenen Zahnzwischenraum zur Entfernung von Sulkusplaque und impaktierten Speiseresten Verwendung. Für spezielle Fälle weit offener Zwischenräume eignen sich *Interdentalbürsten* verschiedener Größen und spezielle Hilfsmittel wie *Stimulatoren* an schwer zugänglichen Stellen, Pfeifenputzer u. a.

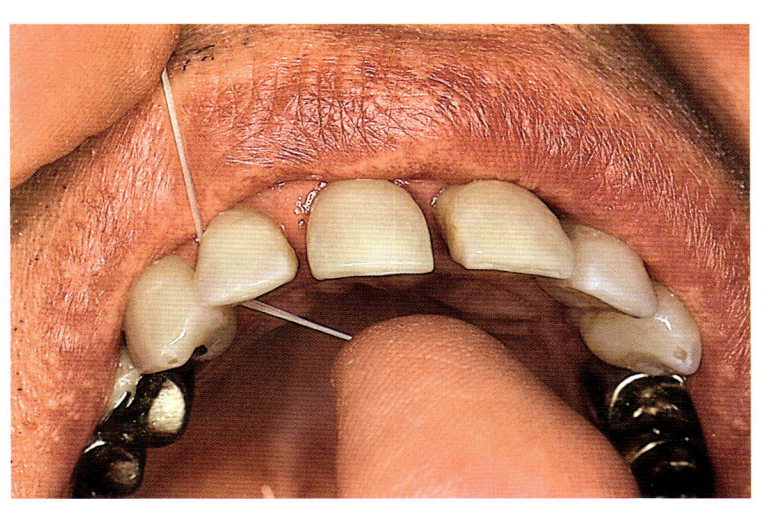

72 Zahnseide
Ohne den Faden „einschnappen" zu lassen, führt man diesen drucklos durch den Kontakt in den engen Interdentalbereich. Und ohne die interdentale Gingiva zu verletzen, werden die benachbarten approximalen Zahnflächen mit gespannter Seide in einer koronalen und zervikalen Bewegung gereinigt, bis sie „quietschend" sauber sind (Doppelpfeil). Ein fehlerhaftes Fädeln führt zur Verletzung des interdentalen, marginalen Parodonts.

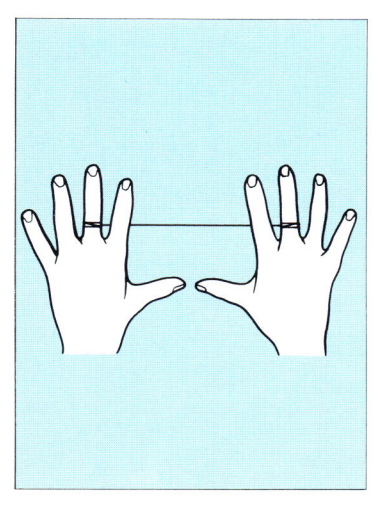

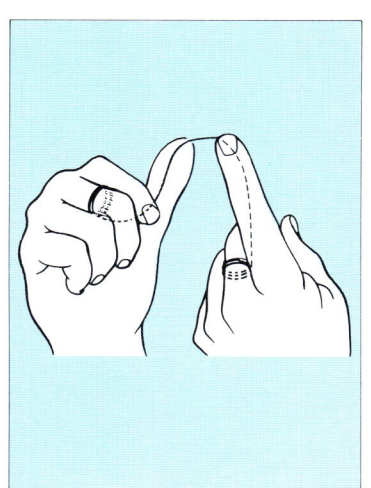

73 Fädeln
Zum Fädeln benutzt man etwa 40 cm lange Zahnseide, die mit ihren Enden mehrmals um beide Mittelfinger geschlungen wird. An den Oberkieferfrontzähnen führt man den Faden mit dem Daumen der einen und dem Zeigefinger der anderen Hand. Im Oberkieferseitenzahnbereich fixiert man die Zahnseide zwischen beiden Daumen.

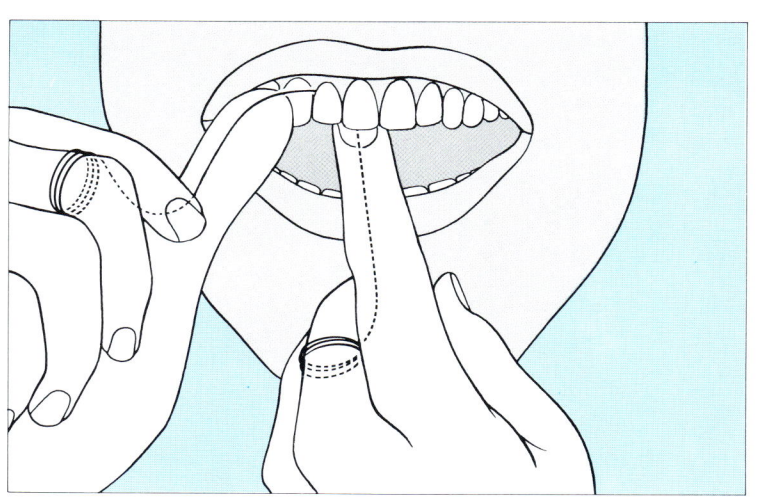

74 Obere Front- und Seitenzähne
In diesem Bereich liegt der Daumen labial oder bukkal, der Zeigefinger oder Daumen palatinal der Zahnreihe an. Der Faden wird mit vorsichtiger Bewegung über den Kontaktbereich in den Interdentalraum geführt.
Gewachste und ungewachste Zahnseiden, z. B.
blend-a-med (Blendax),
Dental-floss (Butler),
Dental-floss (Johnson & Johnson),
Oral-B (Cooper)
(s. *Rateitschak* u. *Wolf* 1984, S.116, Abb. 282)

28 Prophylaxe

75 Untere Zähne
Zum Fädeln an den unteren Zähnen faßt man die Zahnseide zwischen den Zeigefingern. Die Reinigung der Approximalflächen erfolgt durch Auf- und Abwärtsbewegung des Seidenfadens. Man wiederholt diesen Vorgang mehrmals, besonders an den Problemzonen, und verwendet jeweils einen neuen Faden.

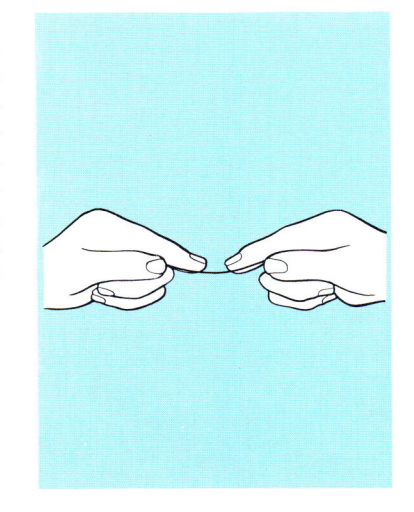

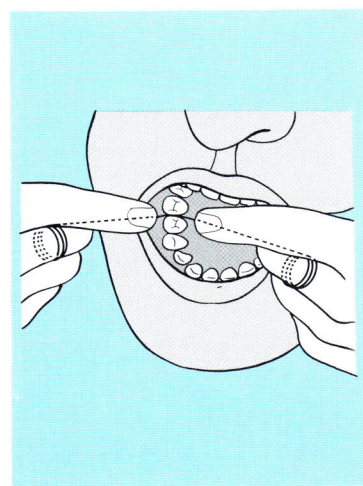

76 Zahnseidenhalter
Anwendung und Gewöhnung an die Zahnseide wird dem Patienten durch verschiedene Zahnseidenhalter erleichtert, z. B. Floss-Aid, USA.

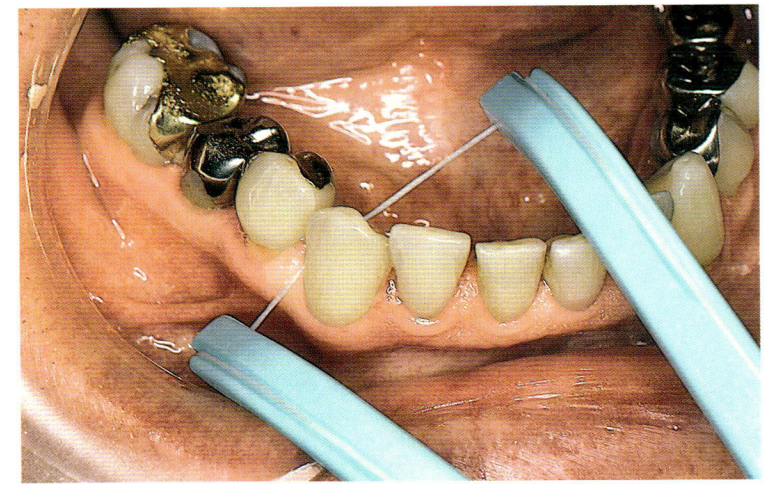

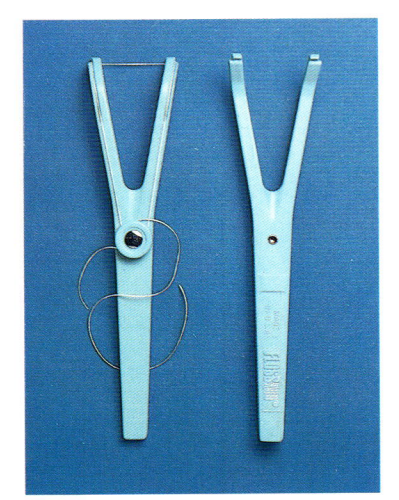

77 „Zahn-Pik" mit Zahnstocher
Dieser ist mit einer vielfaserigen Spezialzahnseide ausgerüstet und dient der Entfernung von Plaque und impaktierten Speiseresten in Interdentalräumen sowie schwer zugänglichen Stellen. Der Halter des Zahn-Piks läßt sich individuell biegen und entsprechend einsetzen.
Hersteller: Hager & Werken.

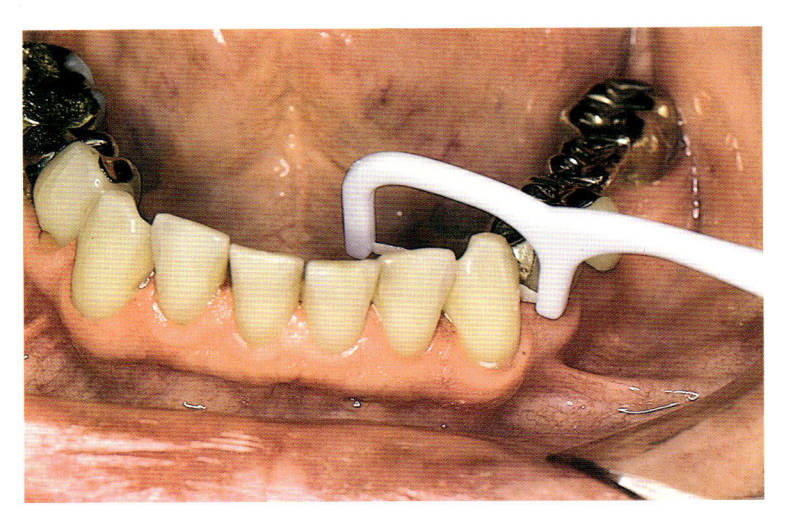

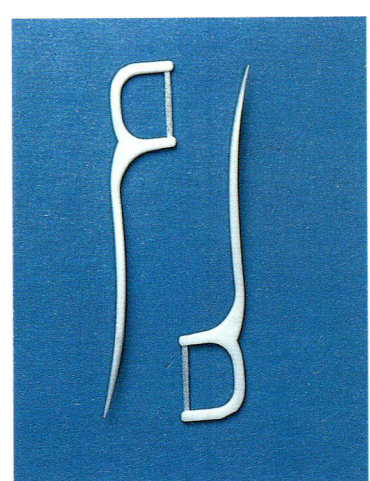

78 „Medizinische Zahnseide"
zur Entfernung von Plaque. Entgegen der Empfehlung, Zahnseide nur in engen Interdentalräumen zu verwenden, wird sie hier im offenen Zahnzwischenraum dargestellt, um die Abflachung beim Gebrauch besser demonstrieren zu können.
Hersteller: z.B. blend-a-med, Oral B, Johnson & Johnson, Lacalut, roeko.

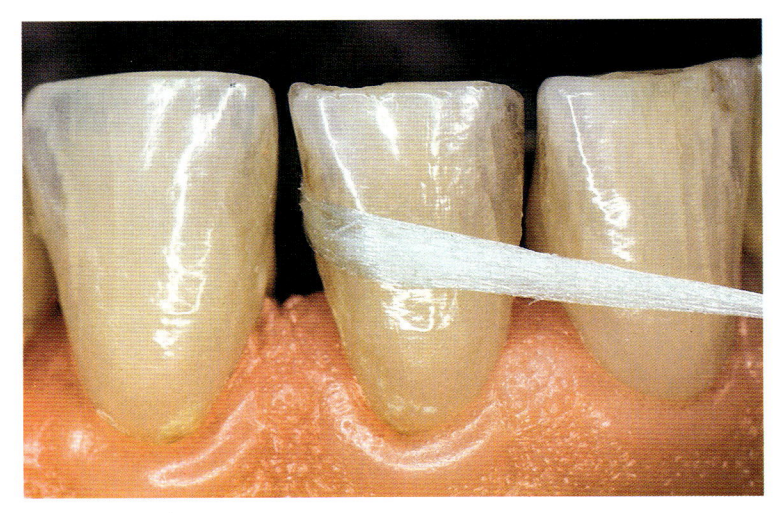

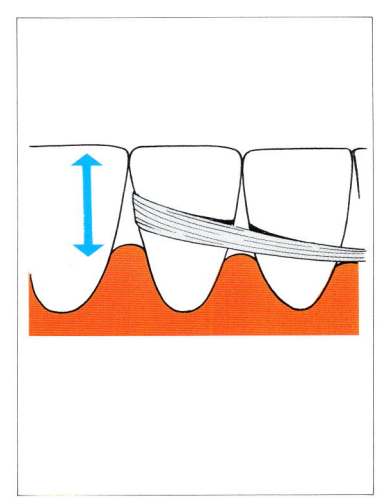

Interdentalhygiene 29

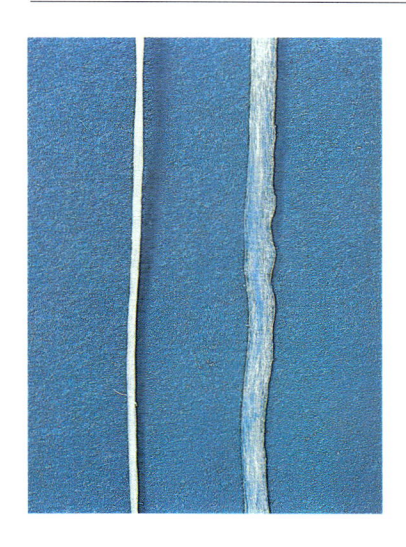

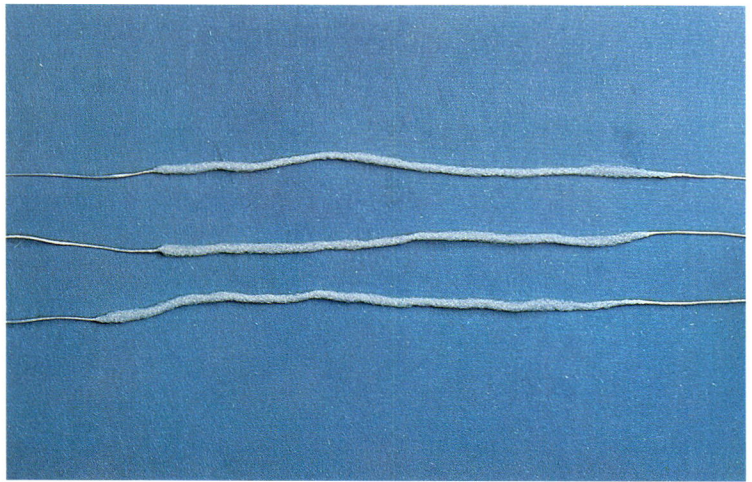

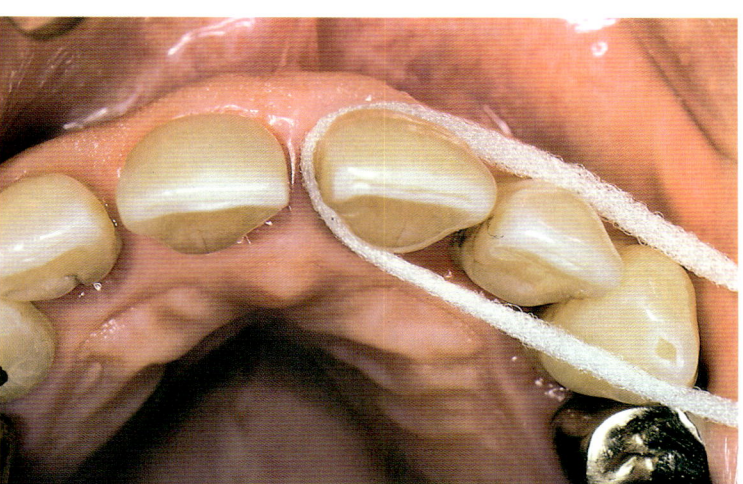

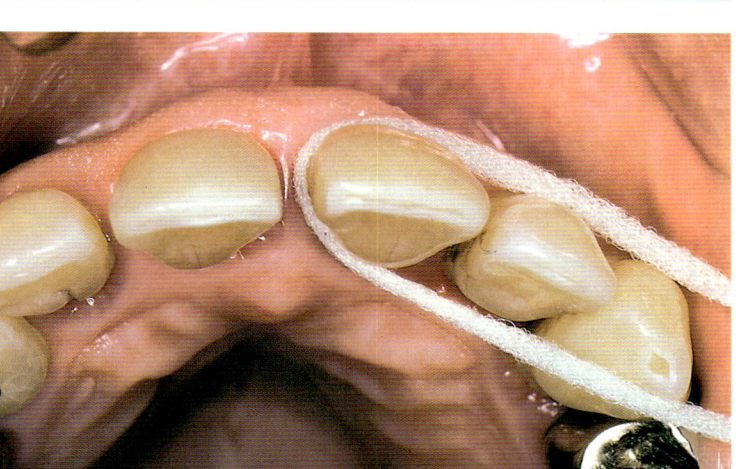

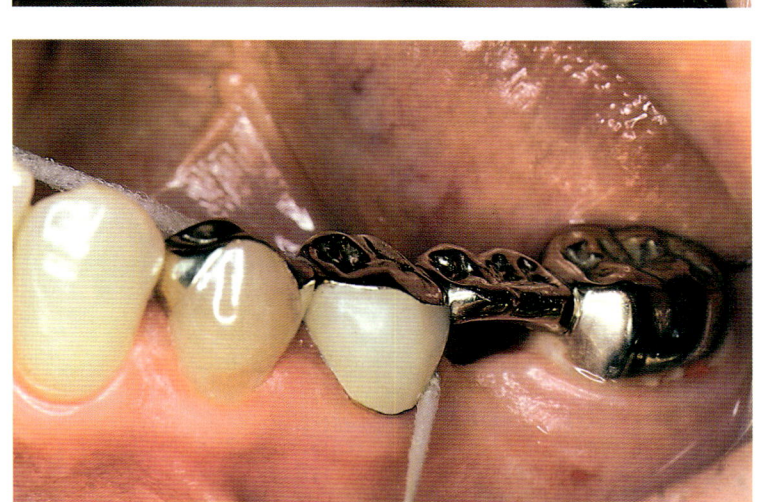

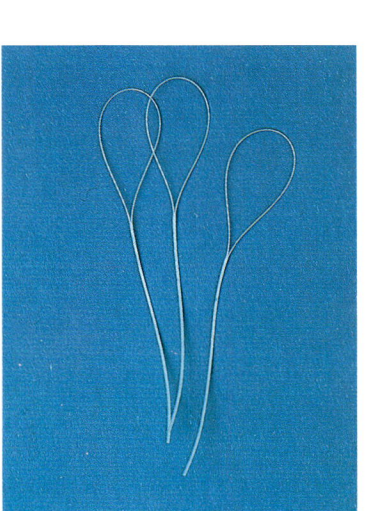

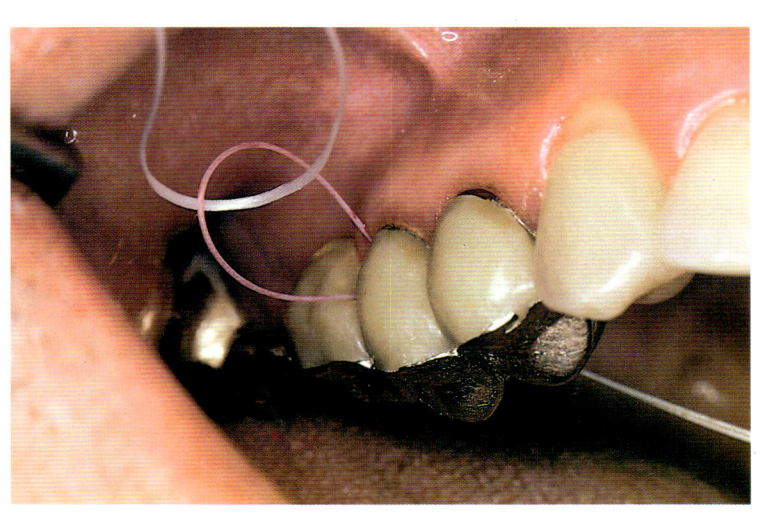

79 „Super-floss"
„Super-floss" ist charakterisiert durch versteifte Enden des Zahnseidenfadens zum Einfädeln und ein aufgezwirbeltes Mittelstück (dehnbare Faserbürste).
Super-floss eignet sich für offene Interdentalräume und bietet durch den breitflächigen Kontakt, z. B. unter Brückengliedern, gegenüber runden und abgeflachten Flächen mechanische Reinigungsvorteile.
Links: Super-floss Zahnseidefäden im Vergleich mit runder Zahnseide.
Hersteller: Oral-B

80 „Brush and floss"
„Brush and floss" zum Fädeln und Bürsten. Der Faserteil dieses Zahnseidenfadens läßt sich gut „um den Finger wickeln".
Hersteller: Paro

81 „Super-floss"
Oberkieferbrücke. Reinigung eines unterspülbaren Zwischengliedes mit Pfeilerzähnen.
Hersteller: Oral B.

82 „Zahnfadenführer"
„Zahnfadenführer" zum Fädeln jedes Zahnfadens unter Brücken (Floss Threaders).
Oberkieferbrücke, Butler-Schlinge mit Zahnfaden bei der Reinigung eines am Alveolarfortsatz anliegenden Zwischengliedes.
Hersteller: Butler

30　Prophylaxe

83　Pfeifenreiniger
In Fällen, in denen weit offene Interdentalräume voluminösere Materialien als „Brush and floss" zulassen, werden auch Pfeifenputzer als zusätzliche Hilfsmittel herangezogen.

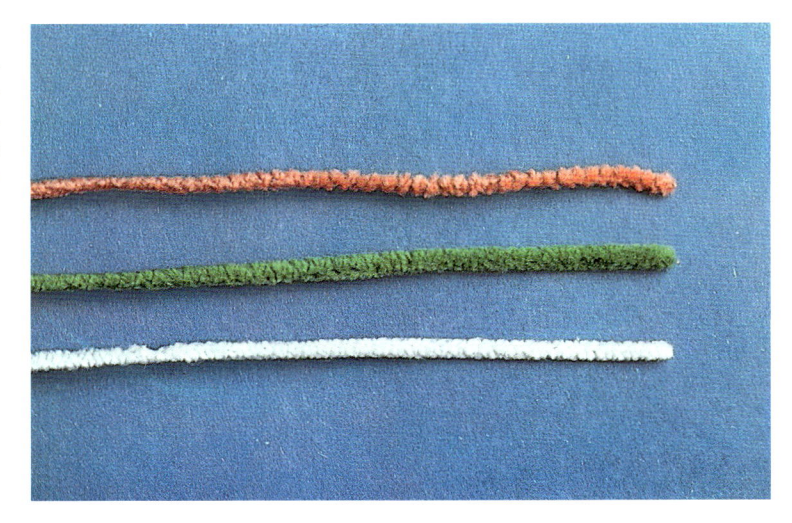

84　Zahnhölzer
Empfohlen werden physiologisch geformte Zahnhölzchen aus weichen *Spezialhölzern* mit dreieckigem, dem Interdentalraum angepaßten Profil.
Sie dienen der Entfernung der Plaque, frisch angesetzten Speiseresten und impaktierten Nahrungsanteilen. Fabrikate, z.B.
– blend-a-med (medizinische Zahnhölzer),
– Stim-u-dent (Balsaholz).
Rechts: Nicht zu empfehlende Zahnhölzer.
(s. *Rateitschak* u. *Wolf* 1984, Abb. 284, S. 117).

85　Anwendung
Das Zahnhölzchen, vor Gebrauch mit Speichel benetzt, wird von apikal her, leicht koronalwärts gerichtet in den Interdentalraum eingeführt. So geschmeidig gemacht, paßt es sich der Form des Zahnzwischenraumes an.

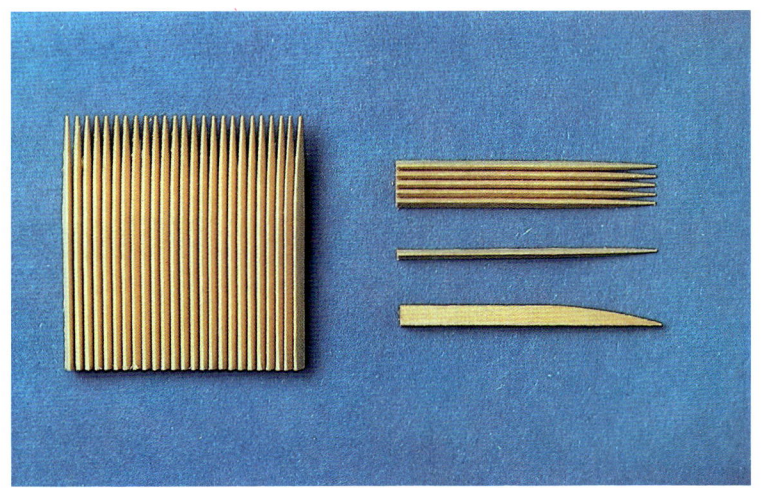

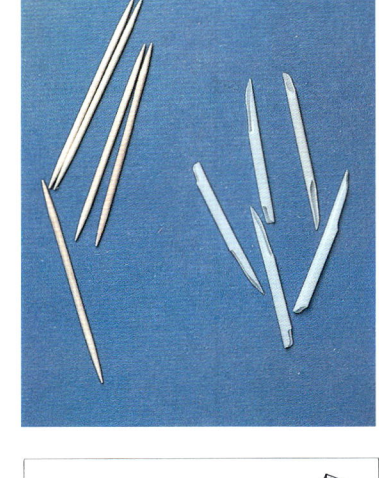

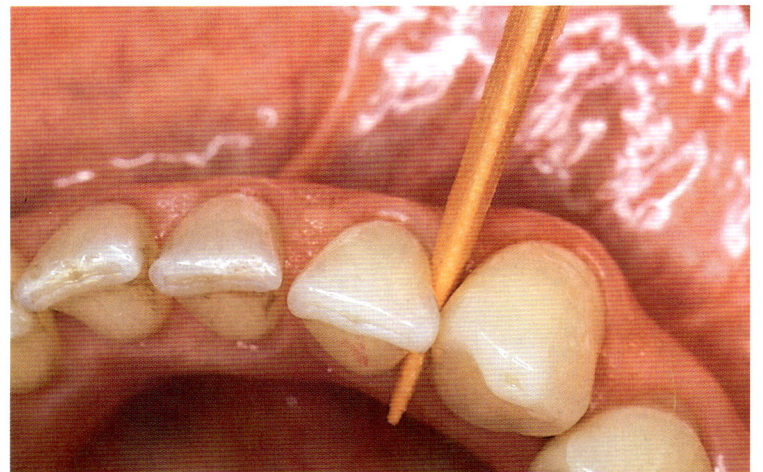

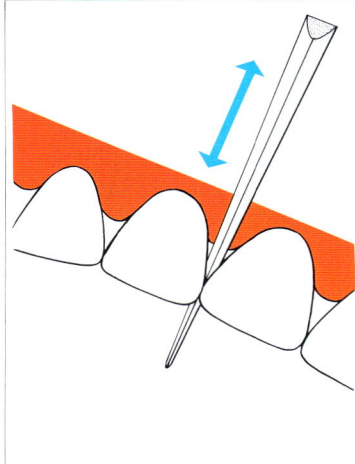

86　Bewegungsablauf
Durch horizontale Hin- und Herbewegung (Doppelpfeil) kann die Plaque entfernt werden. Bei offenem Interdentalraum werden die Nachbarzähne getrennt und unter Ausübung eines seitlichen Druckes mit dem Zahnhölzchen behandelt.

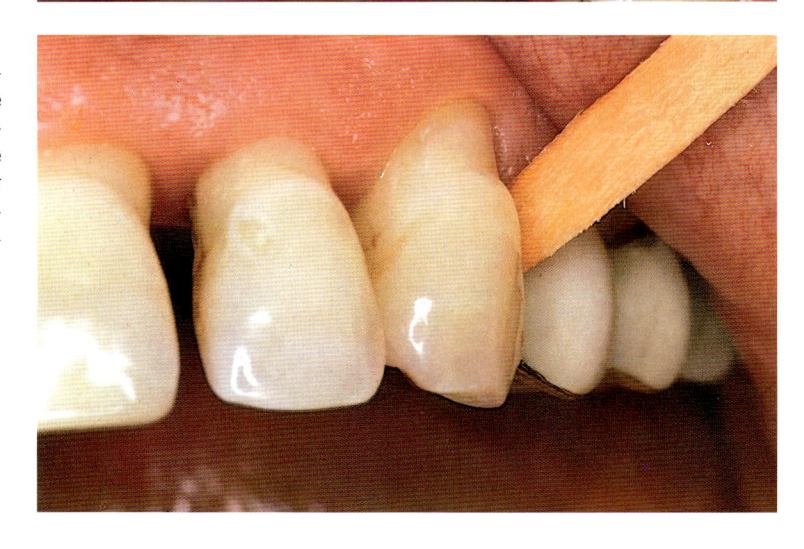

Interdentalhygiene 31

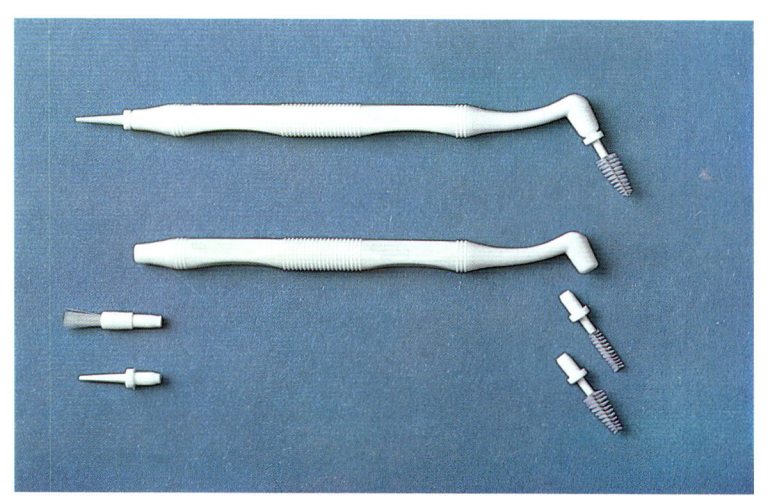

87 Interdentalbürsten
Interdentalbürsten sind zur Reinigung breit offener Zahnzwischenräume, Brückenzwischenglieder, Brackets u.a. geeignet.
Bürsten von verschiedener Größe und unterschiedlichstem Zuschnitt werden in separaten Haltern, vornehmlich aus Plastik, fixiert.
Neben dieser Art von Interdentalbürsten gibt es auch solche ohne Halter, die mit einem verlängerten Drahtkern ausgestattet sind.
Beispiele: Interdental-Kit u.a.
Hersteller: Oral B.

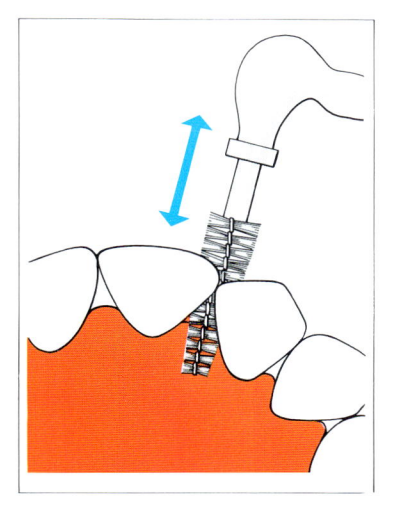

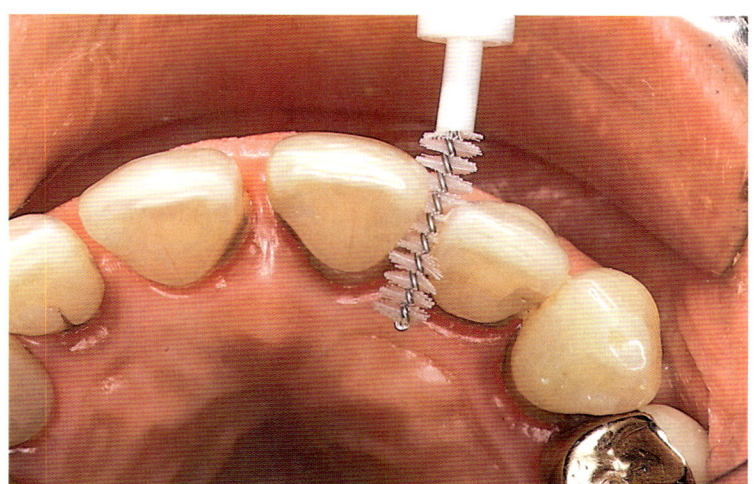

88 „Interdental-Kitt"
Der „Interdental-Kitt" entfernt Plaque aus Problemzonen. Die interdentalen Spiralbürsten dienen neben der Plaqueentfernung auch der Reinigung von Lücken im vollbezahnten und prothetisch versorgten Gebiß.

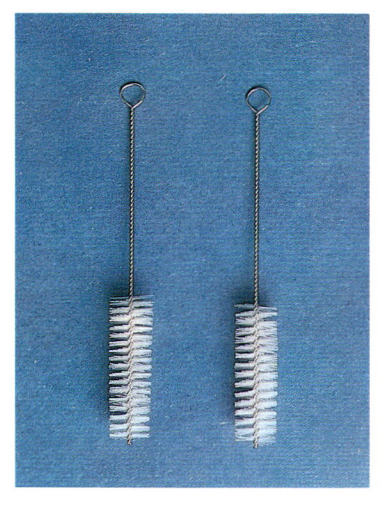

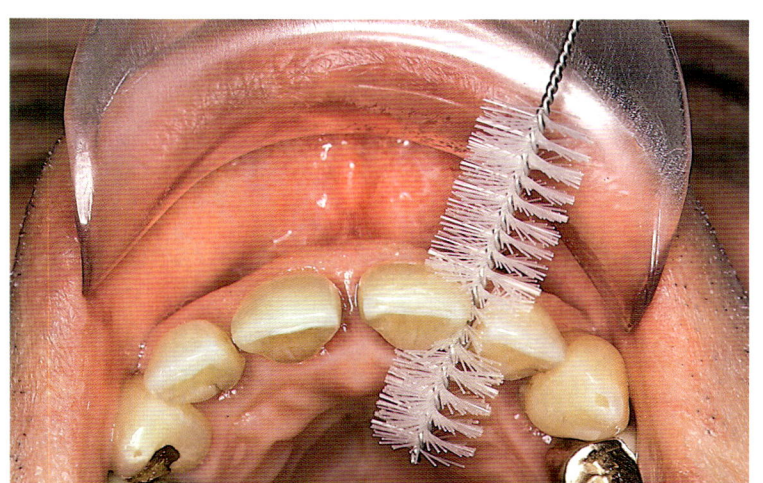

89 Bewegungsablauf
Die Spitze der Bürste wird vorsichtig zwischen den Zähnen oder einer unterspülbaren Unterkieferbrücke plaziert und durch kurze Hin- und Herbewegungen Plaque und Speisereste entfernt.

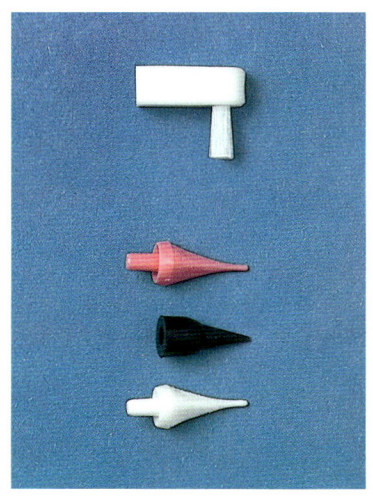

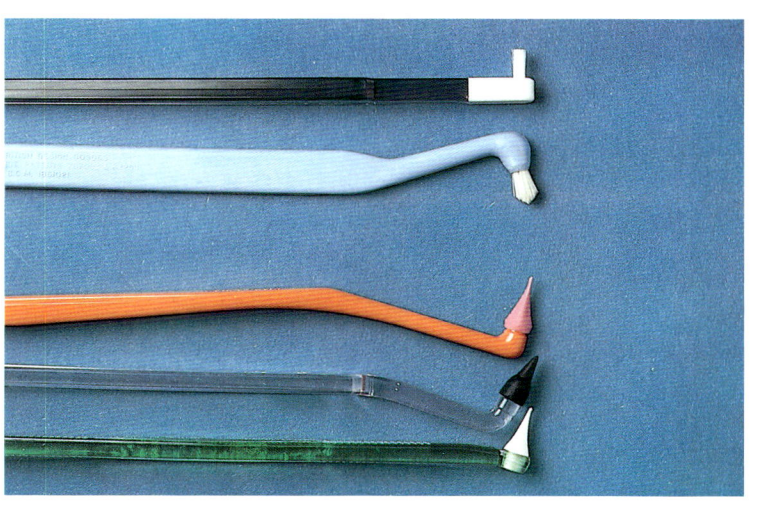

90 Spezielle Hygienehilfsmittel
Der Einsatz konzentriert sich auf schwer zugängliche Zonen, Stellungsanomalien, Brückenkonstruktionen und Teilersatz.
Beispiele:
– Interdental-/Marginalbürsten,
– Stimulatoren
(s. *Rateitschak* u. *Wolf* 1984, Abb. 286, 288, S. 117, 118).

32 Prophylaxe

91 Interdental-/Marginalbürsten
Die Spezialbürste trägt ein einziges (zugespitztes) Bündel aus Monofilen. Dieses dringt in einen hier zugänglichen Interdentalraum ein und reinigt diesen. Je größer die Retraktion der Gingiva, desto wirkungsvoller erweist sich der Gebrauch der Zwischenraumbürste.

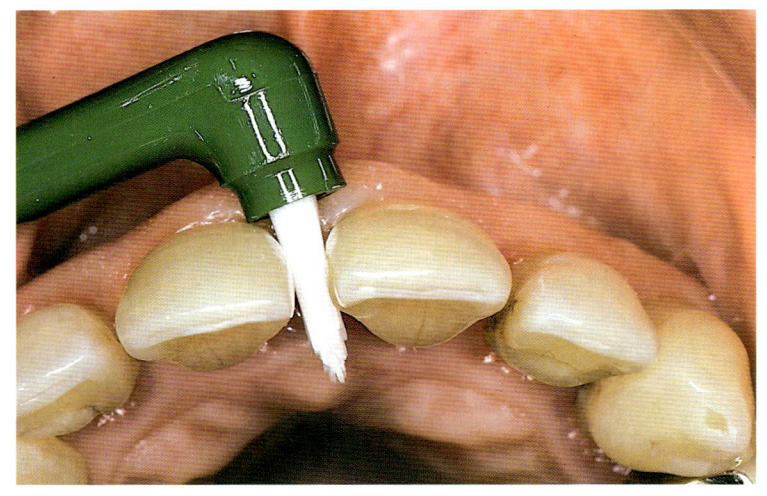

92 Stimulatoren
Sie bestehen aus einer Gummi- bzw. Plastikspitze, konischer oder dreieckiger Form, die am Ende eines speziellen Plastik- oder Zahnbürstengriffes befestigt wird. Die Spitze des Kegels wird leicht koronalwärts gerichtet, eingeführt und mit einer zirkulären oder auch Vor- und Rückwärtsbewegung im Interdentalraum betätigt. Entsprechend ihrer Form finden sie bei dem Freiliegen des Interdentalraumes Verwendung.

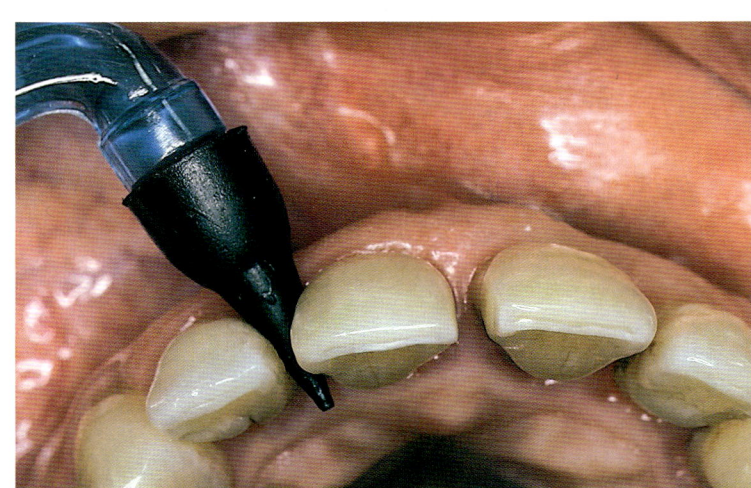

93 Mundwässer
Mundwässer imponieren durch einen erfrischenden, desodorierenden und geruchsmarkierenden Geschmack. Es handelt sich um alkoholische, wäßrig-alkoholische Lösungen, die ätherische Öle, Drogenauszüge, Antiseptika u.a. enthalten können.
Man unterscheidet zwischen *aromatischen* Mundwässern, von denen pro Mundglas einige Spritzer genügen, und *pharmakologischen Mundwässern*. Letztere werden einfach oder mit der doppelten Menge Wasser verdünnt.

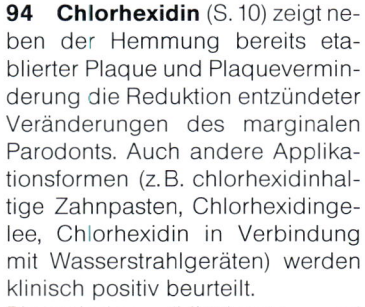

94 Chlorhexidin (S. 10) zeigt neben der Hemmung bereits etablierter Plaque und Plaqueverminderung die Reduktion entzündeter Veränderungen des marginalen Parodonts. Auch andere Applikationsformen (z.B. chlorhexidinhaltige Zahnpasten, Chlorhexidingelee, Chlorhexidin in Verbindung mit Wasserstrahlgeräten) werden klinisch positiv beurteilt.
Plaqueindex (Mittelwerte und Standardabweichung) für Chlorhexidin und Plazebogruppe bei täglich zweimaliger Spülung mit einer 0,1%igen Chlorhexidinlösung (*Riethe* u. *Stoll* 1977).

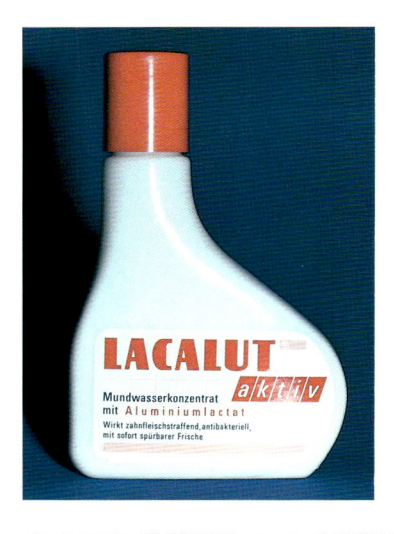

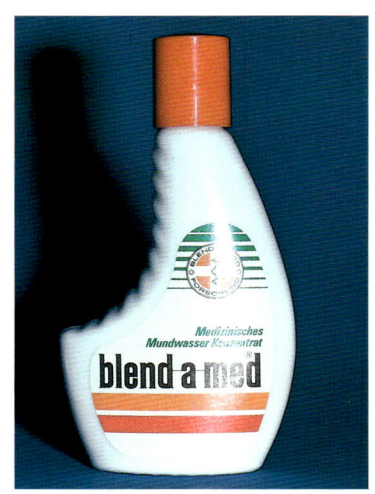

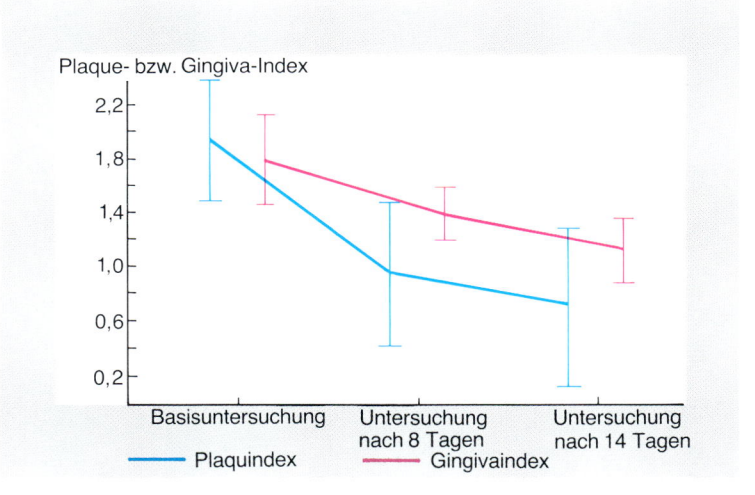

Wasserstrahlgeräte

„Die drei traditionellen Hilfsmittel zur Mundhygiene: Bürste, Zahnpaste und Wasser zum Spülen sind – allen wichtigen Neuerungen zum Trotz – noch immer die unentbehrliche Grundausrüstung" (KÖNIG 1987).

Wasserstrahlgeräte ersetzen nicht die mechanische Zahnreinigung durch Zahnbürste und Zahnpaste. Als *spezielle Mundhygienehilfsmittel* sind sie aber eindeutig wirksam. Wasserstrahlgeräte schwemmen die gelösten und geformten Bestandteile nach der Zahnreinigung aus und beseitigen Nahrungsmittelrückstände an schlecht zugänglichen Stellen.

Haftende Substanzen der Gebißverschmutzung, Plaque und Zahnstein, sind nicht wegspülbar. Wird der Druck des Wasserstrahlgerätes vom Patienten selbst gewählt bleibt er in der Regel in unschädlichen Druckbereichen. Der Einsatz von Chlorhexidin bringt eine Optimierung der positiven Wirkung bei Minimierung bekannter Nebenwirkungen.

Wasserstrahlgeräte *vermitteln orale Sauberkeit* und *motivieren zur besseren Mundhygiene* bei signifikanter *Hemmung entzündlicher Veränderungen* der marginalen Gingiva, die in zahlreichen Studien nachgewiesen wurde (SCHAER 1978).

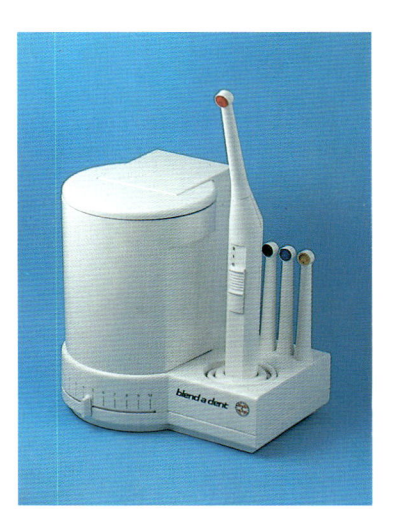

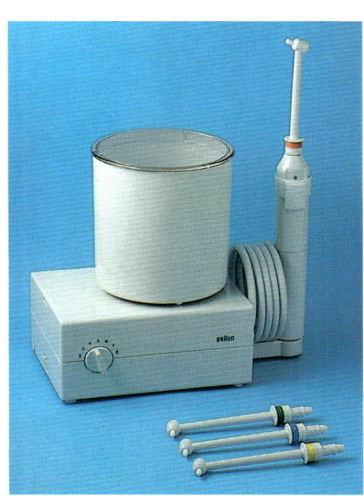

95 Hersteller
Allibert Allident,
AEG Aquadent,
Blend-a-dent,
Braun Dental Center,
Krups Novodent,
Mellert,
Quelle Privileg,
Rowenta u.a.

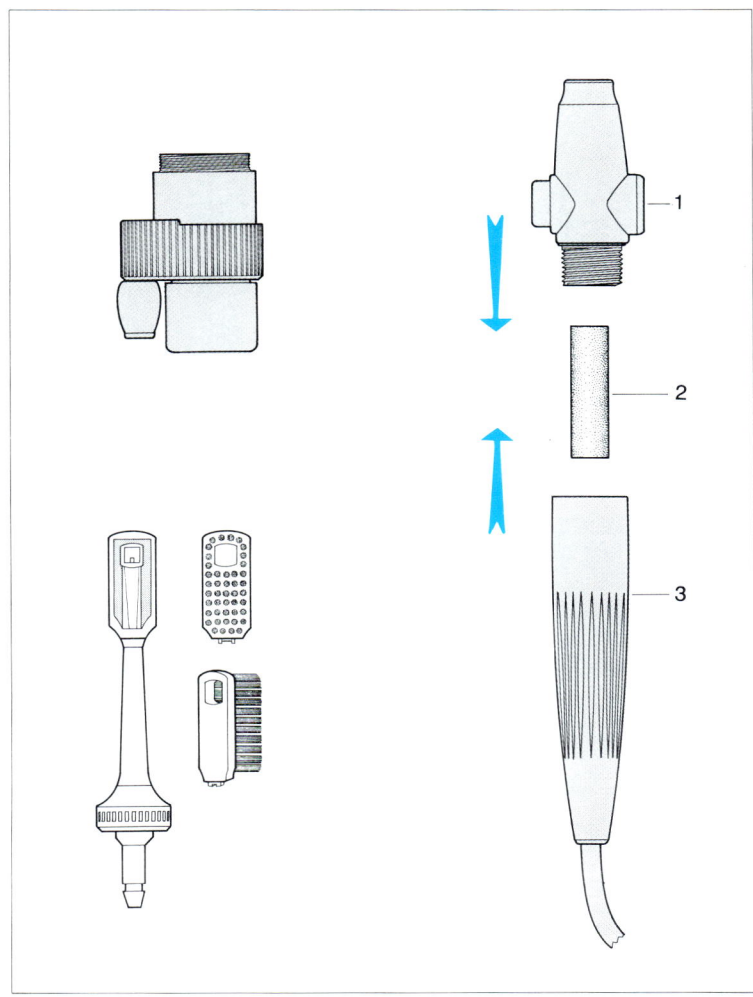

96 Fluidenta
Das Gerät wird direkt an die Wasserleitung angeschlossen. Der Wasserstrahl tritt als oszillierender Strahl aus. Der Druck ist stufenlos – zum einen mit Hilfe des Wasserhahnes, zum anderen durch eine geräteeigene Wasserweiche – regulierbar.
Im Detail besteht das Gerät aus Adapter, Schlauch und Kuppelungsstück und Handstück sowie dem Mundstück (*Riethe* u. Mitarb. 1987).

97 Fluidenta, Geräteteile
Rechts von oben nach unten
1 Schraubeinsatz mit Wasserstrahlventil
2 Wirkstoffstäbchen
3 Handgriff
Links oben: Adapter zum Anschluß an den Wasserhahn mit drehbarem Kuppelungsstück für Steuerung und stufenlose Regulierung des Wasserdurchflusses.
Links unten: Zahnbürste mit auswechselbarer Zahnbürstenplatte, eine Kombination von Zahnbürste und Wasserstrahlkopf.

Zahnpasten

Zahnpasten sind *kosmetische Mittel,* deren Inhaltsstoffe bei bestimmungsgemäßem Gebrauch keine gesundheitlichen Schäden verursachen dürfen. Es sind Zubereitungen aus pulverförmigen, kristallinen oder amorphen Putzkörpern und flüssigen Bestandteilen, die durch geeignete Mischungsverhältnisse in eine pastenförmige Konsistenz gebracht werden.

Der reinigende Effekt beruht auf der Entfernung bakterienfreier und bakterieller Ablagerungen (*Reinigungskraft*) und einer gewissen Glanzgebung der Zahnoberfläche (*Polierkraft*) bei minimaler Scheuerwirkung (*Abrasionskraft*).

Der *Putzkörper* (Abrasivstoff) reduziert den Zeitaufwand für die Entfernung der unverkalkten Ablagerungen. Die *oberflächenaktiven Stoffe* (Netzmittel, Tenside) verstärken über ihre netzenden, ablösenden Eigenschaften die Wirkung der Putzkörper.

Wirkstoffe in Zahnpasten, z. B. Fluoride, führen zu einer nachgewiesenen Kariesreduktion, während über gingivotrope Zahnpastenzusätze und dem tatsächlich nachgewiesenen Wert erhebliche Widersprüche bestehen (BÖSSMANN 1985, LANGE 1977, RIETHE 1977).

98 Zahnpaste, Zubereitung
Die Erkenntnis, daß die Plaquebeseitigung mit Bürste und Paste vornehmlich durch deren Putzkörper und Tenside in subkritischen Bereichen erfolgt, verbietet „philosophische" Zahnpasten und solche mit hohem Tensidgehalt.
Ingredienzien:
Putzkörper,
Feuchthaltemittel,
Bindemittel,
Konservierungsmittel,
Tenside,
Wirkstoffe.

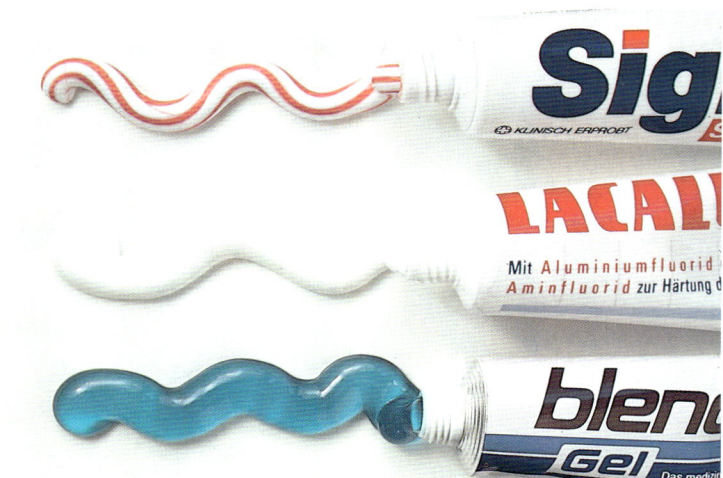

99 Putzkörper
Ca-hydrogenphosphat-dihydrat (Vergr. 1000fach)
Calciumphosphate:
– Dicalciumphosphat-Anhydrid,
– Dicalciumphosphat-Dihydrat,
– Tricalciumphosphat.
Diphosphat (Pyrophosphat):
– Calciumpyrophosphat.
Methaphosphate:
– Natrium-Methaphosphat.
Siliciumverbindungen:
– Silica-Xerogel und Aerogel.
Aluminiumverbindungen:
– Al-Hydroxid,
– Al-Fluoridhydroxid-Komplex,
– Al-Lactat.

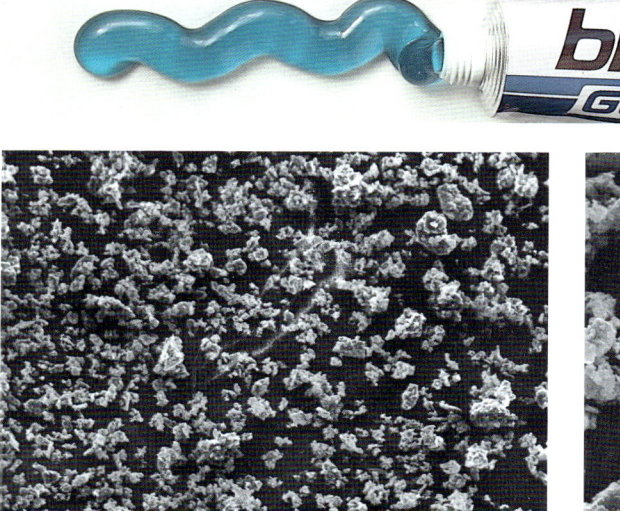

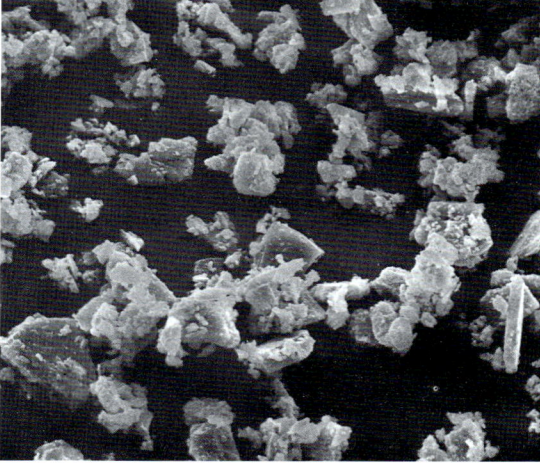

100 Abrasivität
Die Abrasivität sollte *genügend hoch* sein, um effektiv zu reinigen, jedoch minimen Schaden verursachen (*Franz* 1982, *Hotz* 1983). Die *Abrasionswirkung* wurde in vitro durch Gewichtsverlust an Dentinproben bestimmt. Während der Verdünnungsgrad der Pasten und der Auflagedruck des Bürstenfeldes die Abrasivität beeinflußt, blieb die Härte der Bürste ohne Einfluß auf die Abrasionswerte. Unterschiede in der Abrasivität zeigt die Abbildung (nach *Hotz*).

++ = gut, + = mittel, 0 = schlecht löslich; ohne F⁻, F¹ (+).

Abrasion (in mg) auf Dentin, pH, Löslichkeit und Fluorgehalt der Zahnpasten

	Abrasion ± Standardabweichung	pH	Löslichkeit in H$_2$O	F-Gehalt
Dentagard	5,14 ± 0,62	4,3	+	0
Mentadent C	2,70 ± 0,65	6,7	++	+
Elmex	2,56 ± 0,43	5,1	+	+
Lacalut	2,44 ± 0,56	4,2	0	+
Blendax	2,05 ± 0,29	7,0	+	+
Blend-a-med	1,88 ± 0,36	9,1	+	+
Colgate fluor S	1,70 ± 0,36	7,4	++	+
Aronal	1,11 ± 0,36	6,9	+	0
Emoform	<0,10	8,0	++	0

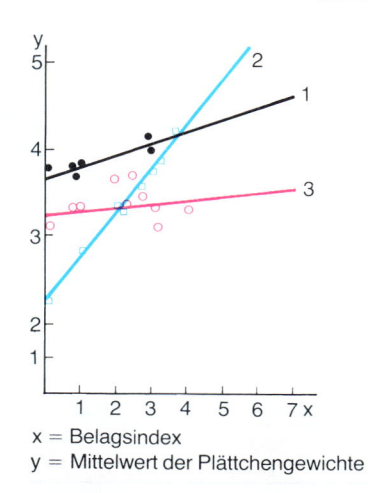

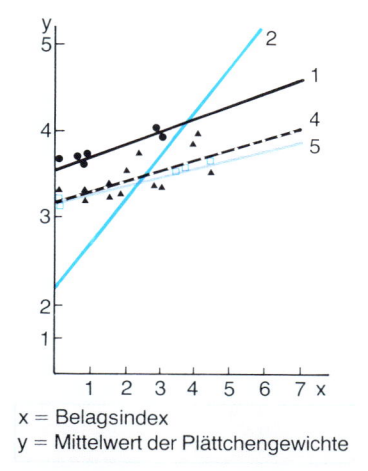

101 Tenside
Tenside verstärken über ihre netzenden Eigenschaften die Wirkung der Putzkörper. *Zusätze:* Na-Laurylsulfat, Na-Sulforicinoleat u.a. In den subkritischen Konzentrationen sind sie schleimhautverträglich. Nach der Folienmethode (Schroeder u. *Marthaler* 1961 u.a.) wurde die plaquehemmende Wirkung von Netzmitteln bestätigt. Darstellung der Regressionsgeraden von Kontrolle (1) und Plazebo (2), Na-Sulforicinoleat 3% (3), Na-Laurylsulfat 2% (4) und Na-Laurylsulfat 3% (5) (*Riethe* 1974).

x = Belagsindex
y = Mittelwert der Plättchengewichte

Feuchthalte-, Binde- und Konservierungsmittel, Aroma- und Wirkstoffe

Feuchthaltemittel bewirken Geschmeidigkeit. Sie verhindern das Austrocknen der Pasten und das Absetzen fester Anteile (z. B. Putzkörper).
Folgende Stoffe werden als Feuchthaltemittel eingesetzt:

- Glycerin,
- 1,2-Prophylenglykol,
- Sorbit (S. 46),
- Xylit (S. 46).

Xylit als Feuchthaltemittel soll zahnbezogen „aktiver" als Glycerin und sicherer als Sorbit sein (MÄKINEN u. Mitarb. 1987).
Bindemittel steigern die Viskosität der Paste und stabilisieren sie. Stoffe: z. B. hydrophile Koloide.
Konservierungsmittel verhüten die mikrobielle Zersetzung des Pasteninhalts. Stoffe: z. B. Methyläthyl- oder Prophylester.
Aromastoffe: Fruchtaromatika in Kinderzahnpasten, Pfefferminzöl.

Plaquehemmende Wirkstoffe

- Antibiotika
- Antiseptika
- anorganische Salze
- Enzyme
- Alkaloide

Wirkstoffe in Zahnpasten

- plaquehemmende Wirkstoffe
- gingivotrope Wirkstoffe
- kariesprotektive Wirkstoffe
- Zahnsteininhibitoren

102 Wirkstoffe
Bei den Wirkstoffen handelt es sich um präventiv-therapeutische Zusätze.
In einer Übersicht stellt *Bössmann* (1985) einzelne Wirkstoffgruppen und deren Überschneidungen vor und geht näher auf die enzymatische Gruppe Amyloglucosidase/ Glucoseoxidase sowie das Alkaloid Sanguinarin ein.
Während die Wirksamkeit der neuen Enzymkombination „nicht entschieden" ist, wird die Zukunft zeigen, ob Sanguinarin als Langzeitapplikation Chlorhexidin gefährden kann.

Verunsicherung der Zahnpastenverbraucher

Zuerst waren es „die Fluoride", die durch eine „Monitor"-Sendung die Prophylaxeaktivitäten und Maßnahmen in Kindergärten und Schulen vorübergehend zum Erliegen brachten. Es folgten die Würmer in den Fischen, die der bundesdeutschen Fischindustrie enorme Umsatzeinbußen bescherten, und jetzt sind es die Zahnpasten mit *Natriumlaurylsulfat (NaLS)*:
- NaLS gehört seit mehreren Jahrzehnten zu den Substanzen mit optimaler Grenzflächenaktivität.
- NaLS ist nach zahlreichen experimentellen und klinischen Untersuchungen in subkritischen Konzentrationsbereichen in Zahnpasten biologisch unbedenklich und schleimhautverträglich.
- NaLS-Einflüsse auf rote Blutkörperchen haben nichts zu tun mit der Anwendung von NaLS in Zahnpasten und deren therapeutische Einwirkung auf die entzündlichen Veränderungen der Gingiva.

Weder aus den Kreisen der Endverbraucher, praktizierender Zahnärzte oder zahnärztlicher Universitätsinstitute sind Nebenwirkungen bei Konzentrationen um 2% NaLS bekannt geworden.

Fluoridhaltige Zahnpasten

Die Anwendung von Fluoridverbindungen als Wirkstoff in Zahnpasten verfolgt den Zweck, das in der prä- und posteruptiven Phase erworbene Fluoriddepot zu erhalten und die Anreicherung des Schmelzes zu intensivieren. Die fluoridhaltigen Zahnpasten haben eine *Fluoridkonzentration* von 0,1–0,15% d.h. ein Gramm Paste enthält 1,5 mg F-Zusatz, eine unkritische Dosis, die durch die Mundflüssigkeit eine Verdünnung erfährt (*Fluoridabtransport*). Fluoridhaltige Zahnpasten sind kariesprotektiv – keine Inaktivierung des Wirkstoffes vorausgesetzt – und in hohem Maße bei täglichem und kontinuierlichem Gebrauch prophylaktisch wirksam. Bei überwachtem und unüberwachtem Gebrauch liegt die *Karieshemmung*, von „Ausreißern" abgesehen, um 25% (BÖSSMANN 1985 MARTHALER 1968, KÖNIG 1987, STEINKE u. Mitarb. 1983b). Die häusliche Anwendung fluoridhaltiger Zahnpasten bleibt *ohne gesundheitliche Risiken*. Um den Abusus aromatisierter, fluoridhaltiger Kinderzahnpasten als Appetitanreger zu vermeiden, sollte ein Fehlverhalten durch die Herstellung geschmacksneutraler, fluoridhaltiger Zahnpasten ausgeschlossen werden.

103 F⁻-Zahnpasten
Der Kariesrückgang wird mit dem steigenden Verbrauch von F⁻-Pasten in europäischen und außereuropäischen Ländern in Verbindung gebracht (*Bössmann* 1985, *Downer* 1984, *Jenkins* 1985).
Wirkstoffe: Zinnfluorid, Natriumfluorid, Na-Monofluorphosphat (MFP), Aminfluorid u.a.
Wirkungsunterschiede zwischen den F⁻-Verbindungen sind experimentell vorhanden, wobei dem Aminfluorid auch klinische Vorteile zukommen (z. B. „Straßburg-Studie", *Cahen* u. Mitarb. 1982).

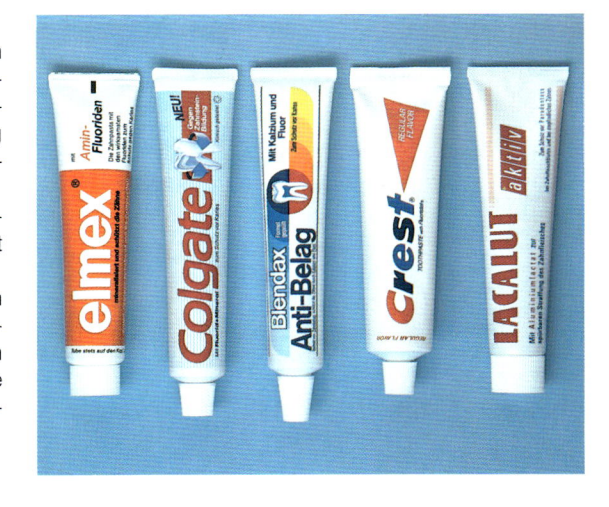

	Karieszuwachs		Hemmung %	
	DMF-T	DMF-S	DMF-T	DMF-S
Kontrolle	1,85	4,05	–	–
MFP	1,72	3,85	7,0	5,2
Aminfluorid	1,45	3,25	21,6	20,9

104 Wirkung von F⁻-Zahnpasten
Die Wirkung von F⁻-Pasten bei überwachter Anwendung. Mittlere prozentuale Hemmung des Karieszuwachses im Vergleich mit Kontrollen und 95% Vertrauensintervalle.
Ergebnisse: SnF_2 = Zinnfluorid, APF = angesäuertes Phosphatfluorid, NaF = Natriumfluorid, MFP = Natriummonofluorphosphat, AmF = Aminfluorid; Abrasivstoffe: IMP = unlösliches Metaphosphat, DCP = Dicalciumphosphat.

105 Wirkung von F⁻-Zahnpasten
Die Wirkung von F⁻-Pasten bei unüberwachter Anwendung. Ergebnisse aus *Marthaler* (1971).

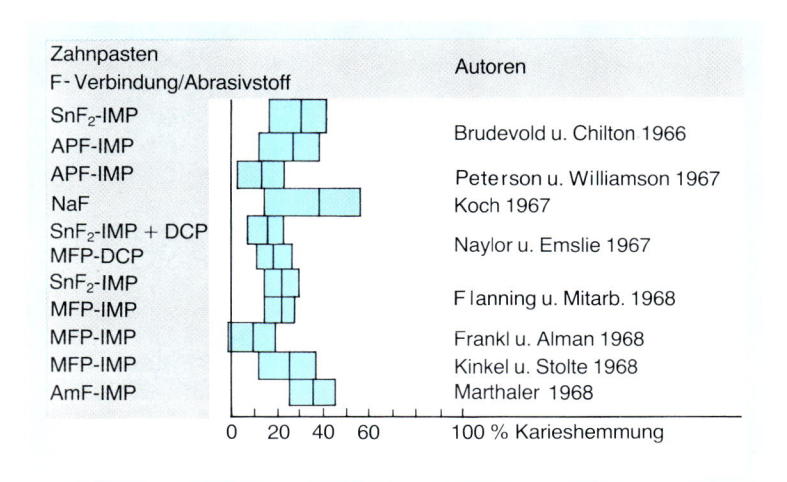

Fluoride in der Kariesprophylaxe

Epidemiologische Studien in europäischen und außereuropäischen Ländern lassen seit Jahren einen allgemeinen *Kariesrückgang* bei Kindern und Jugendlichen beobachten (FDI/WHO 1985).
Die möglichen Ursachen für die rückläufige Tendenz des Kariesbefalls wurde auf den internationalen Kongressen in *Boston* (GLASS 1982) und *Zürich* (GUGGENHEIM 1983, Cariology Today 1984) diskutiert.

Die *Ergebnisse* machen deutlich, daß
- der Kariesrückgang von sehr vielen Faktoren mit beeinflußt – speziell auf eine zunehmend positive Einstellung zu oralen Präventivmaßnahmen innerhalb verschiedener Bevölkerungsgruppen zurückzuführen ist und
- unter den Maßnahmen zur Erhöhung der Kariesresistenz der Zähne die kontinuierliche Anwendung von Fluoriden, F^--Anwendungsprogrammen, Zahnpasten und TWF entscheidend war.

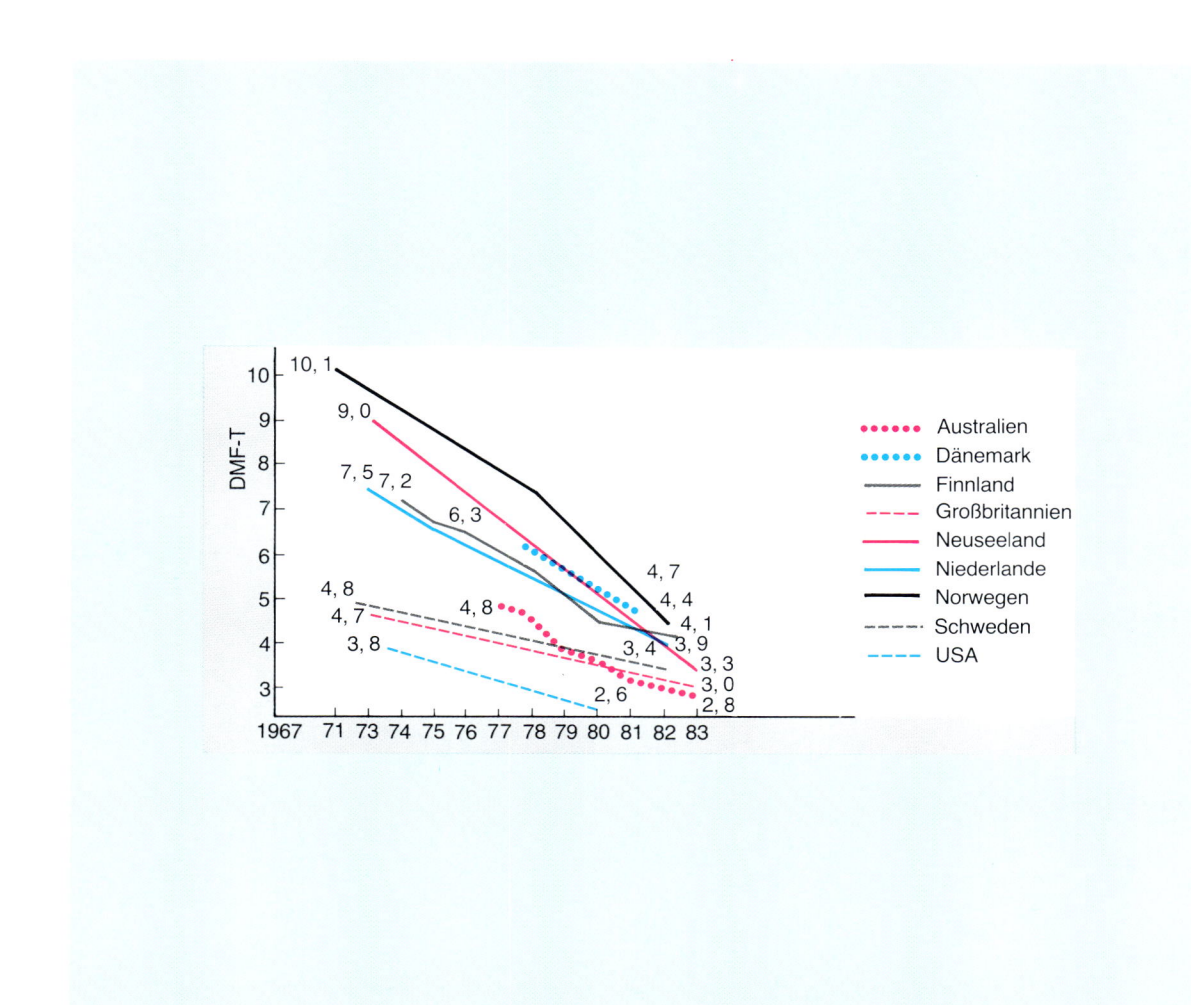

106 Kariestrends 1967–1983
DMF-T bei Zwölfjährigen (Report of a Working Group convened jointly by the Fédération Dentaire internationale and the World Health Organisation 1985).

Prophylaxe

Wirkungsmechanismen der Fluoride

Die klassische Schemata von KEYES (1962) und NEWBRUN (1978) – analog dem tatsächlichen bzw. logischen Ablauf der zur Karies führenden Prozesse – führen folgende wesentliche Komponenten auf: den Wirt bzw. das Wirtsgewebe, also den Zahn bzw. dessen Mineral; die Bakterien der Zahnplaque; Zucker als Substrat für den bakteriellen Stoffwechsel; schließlich den Faktor Zeit. Auf der Basis dieses Konzeptes lassen sich die folgenden *Angriffspunkte der Fluoride* ableiten:

– *Beeinflussung der bakteriellen Adhäsion* durch Fluoride aufgrund deren oberflächenaktiver Wirkung;
– *Beeinflussung* der *bakteriellen Zuckervergärung* bzw. Säureproduktion aufgrund der antiglykolytischen Wirkung;
– *Beeinflussung* der *Strukturen des Schmelzes* infolge erhöhter *Säureresistenz;*
– *Beeinflussung* des *De- und Remineralisationsgleichgewichtes* durch Fluoride (S. 45).

Dies sind die Grundlagen, Fluoride in der Kariesprophylaxe einzusetzen (NETUSCHIL u. RIETHE 1985).

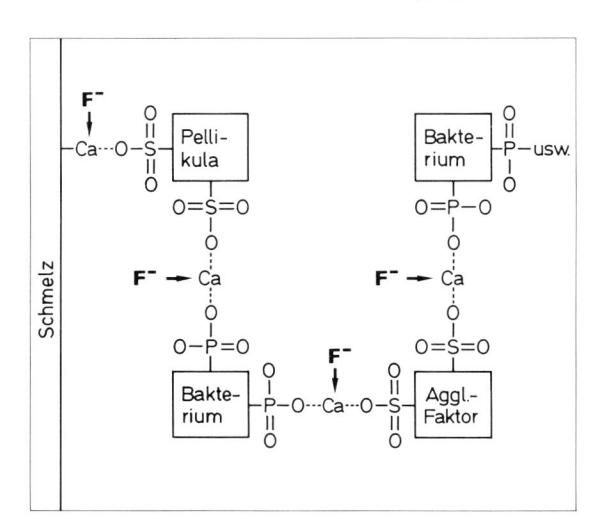

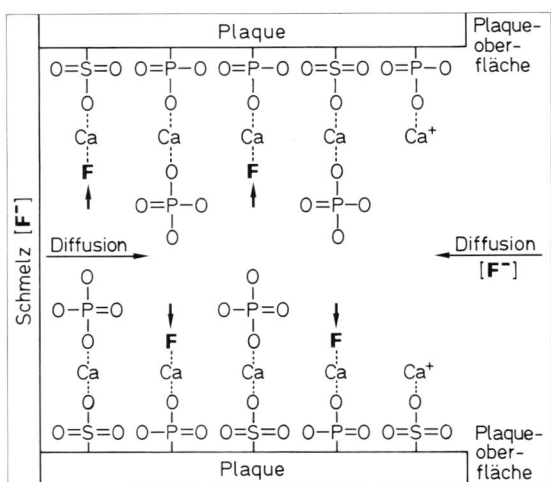

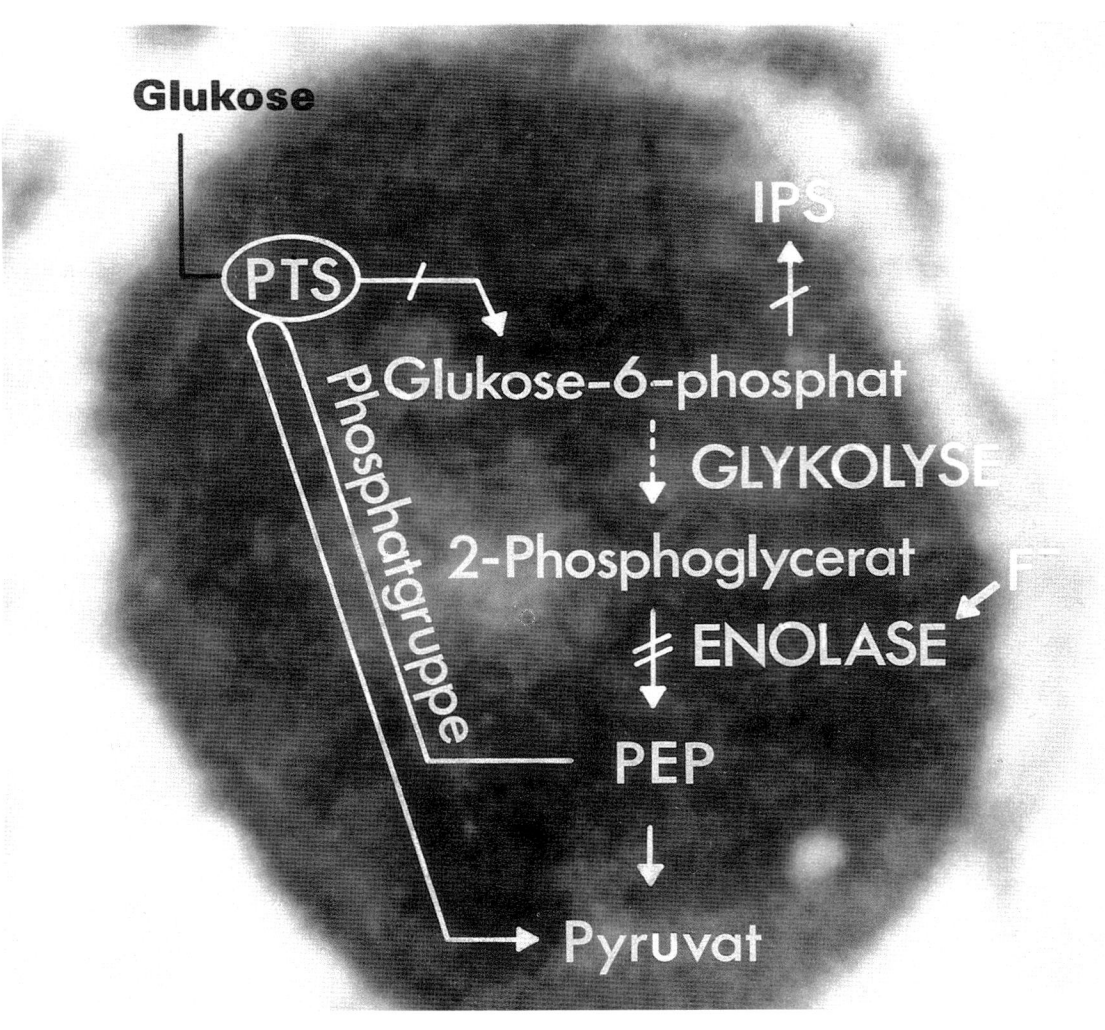

107 Oberflächenaktive Wirkung
Das Fluoridion interferiert durch seine Affinität zum Calcium (Ca²) mit *Bindungsmechanismen,* die
– die Adsorption der Pellikula auf der Zahnoberfläche vermitteln
– die Bindung zwischen Pellikula und Bakterien und deren Agglutinationsfaktoren bedingen.
Links: Haftmechanismen zwischen Zahnschmelz, Pellikula, Bakterien und Agglutinationsfaktoren.
Rechts: → = Potentielle Einwirkung der F⁻-Ionen in die Plaque und dortige Retention über calciumvermittelte Bindungen (nach *Rölla* 1976).

108 Antiglykolyse
Glucose wird über das zellmembranständige *Phosphotransferasesystem* (PTS) in die Streptokokkenzelle geschleust. Dieses System ist davon abhängig, eine Phosphatgruppe aus Phosphoenolpyruvat (PEP), einem Intermediärstoff der Glykolyse, geliefert zu bekommen. Wird durch Fluorid die glykolytische Aktivität bzw. die Enolase gehemmt, kann deren Produkt, das Phosphoenolpyruvat, nicht mehr gebildet werden. Für das Phosphotransferasesystem stehen keine Phosphatgruppen mehr zur Verfügung, wodurch wiederum die Glucoseaufnahme via PEP-PTS-System gehemmt wird (evtl. auch die intrazelluläre Polysaccharidsynthese = IPS).
Schematische Darstellung der Zuckereinschleusung und des Zuckerstoffwechsels in der Streptokokkenzelle.
PEP = Phosphoenolpyruvat, PTS = PEP-abhängiges Phosphotransferasesystem, IPS = intrazelluläre Polysaccharide, → = Hemmung durch Fluoride, → direkt, + → indirekt.

Zitat	Studien	Aussage*	Testsystem
Mühlemann u. Mitarb. '57	in vitro	anorganische Fluoride < organische Fluoride	Untersuchung zahlreicher anorganischer und organischer Fluoride
Groeneveld u. Arends 1974	in vitro	$SnF_2 \lessgtr$ Aminfluoride	Aussagen unterschiedlich je nach Testbedingungen
Barbakow 1983	in vivo	MFP + NaF oder MFP < Aminfluoride	Tierversuch; Schmelzlöslichkeitsrate bei MFP allein gegenüber Kontrolle nur geringfügig erniedrigt
Gülzow 1983	in vivo	NaF < Aminfluoride	

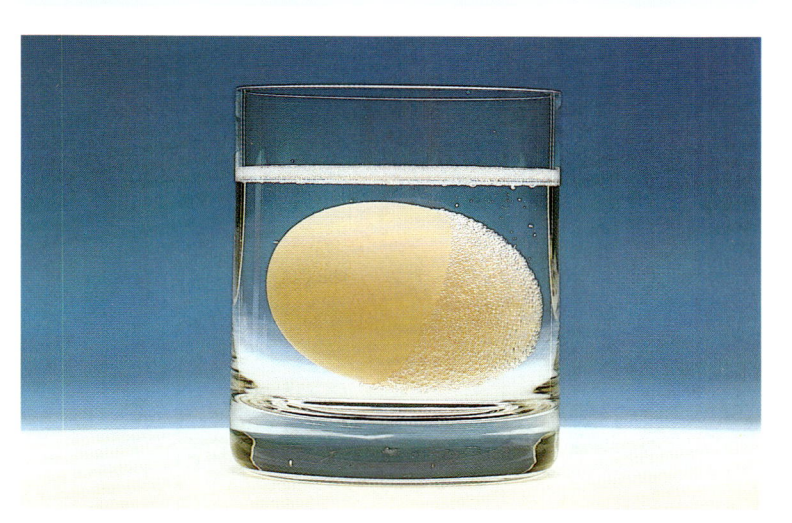

* schlechtere < bessere Wirkung

109 Säureresistenz
Die Art der Verbindung, in der F^- appliziert wird, ist geprägt durch die Gegenüberstellung von ionischen anorganischen F^--Verbindungen, wie z. B. NaF oder SnF_2 zu den Monofluorphosphat-Verbindungen (MFP), und noch stärker durch den Gegensatz dieser zu den organischen Fluoriden, insbesondere den Aminfluoriden. Die überlegene *Wirkung der organischen Fluoride* gegenüber den anorganischen Verbindungen ist unter anderem der *Wirkung der Aminkomponente* selbst zuzuschreiben.

110 Eiversuch, Wirksamkeit lokaler F^- Maßnahmen
Ein Eiende wird in einen Eibecher, der mit F^--Gelee u. a. gefüllt ist, getaucht. Nach 4 Minuten wird das Ei herausgenommen, unter fließendem Wasser abgespült und in ein mit Essig gefülltes Glas gelegt. Nach etwa einer Minute bilden sich auf der nichtfluoridierten Eihälfte Kohlendioxidbläschen, die die beginnende Auflösung der Eischale anzeigen, während die fluoridierte Eihälfte diesem Prozeß erst ca. 8 Minuten später ausgesetzt ist (*Hellwege* 1984; Aufnahme *K. Küpper*, Köln, aus Zahnärztl. Mitt. 22 [1986]).

Toxikologie und Kanzerogenität der Fluoride

Wegen diverser *Warnungen vor einer Fluoridanwendung* soll die potentielle Gefährdung angesprochen werden. Aus der Abb. 111 ist die jährlich sowie tägliche Fluoridaufnahme bei verschiedenen Fluoridapplikationen abzulesen. Da eine Trinkwasserfluoridierung in der Bundesrepublik nicht durchgeführt wird, wurden zusätzliche Fluoridmengen hier nicht berücksichtigt. Selbstverständlich könnte die entsprechende Fluoridbelastung mit einbezogen werden; allerdings gilt es zu bedenken, daß dann die Werte für die Tablettenfluoridierung geändert werden müßten.

Bei regelmäßiger täglicher Fluoridtabletteneinnahme würde ein *Kindergartenkind* (die potentiell gefährdetste Gruppe) pro Jahr 274 mg Fluorid zu sich nehmen. Umgerechnet auf ca. 20 kg Gewicht ergibt dies ca. 0,04 mg Fluorid pro Tag und Kilogramm Körpergewicht. Auch bei der übertriebenen Annahme einer eventuellen additiven Wirkung bei paralleler Nutzung aller kariesprophylaktischen Maßnahmen ergibt sich nur eine jährliche Aufnahme von (geschätzt) 728 mg Fluorid, d. h. annähernd exakt 2 mg pro Tag und somit 0,1 mg pro Tag und Kilogramm Körpergewicht.

111 Applizierte Fluoridmengen
(aus *Schmidt* 1985, ergänzt).

Anwendung	Häufigkeit	Einzeldosis	Fluorid/Jahr**	Fluorid/Tag**	Fluorid/Tag · kg**
Fluoridtabletten	täglich	0,75 mg	274 mg	0,75 mg	~ 0,04 mg
F-Zahnpasten	2mal täglich	1 mg	128 mg	0,35 mg	~ 0,02 mg
Gele	wöchentlich	12,5 mg	170 mg	0,45 mg	~ 0,02 mg
Spülen*	25mal/Jahr	20 mg	125 mg	0,35 mg	~ 0,02 mg
Einbürsten*	6mal/Jahr	12,5 mg	23 mg	0,06 mg	~ 0,003 mg
Duraphat	2mal/Jahr	~ 10 mg	8 mg	0,02 mg	~ 0,001 mg
additiv	–	–	728 mg	2 mg	0,1 mg

* unter Aufsicht
** applizierte bzw. verschluckte Fluoridmenge, als Beispiel: pro Kindergartenkind

Akute Toxizität

Beim Menschen soll vorsichtshalber eine Fluorid-Mortalitätsdosis von 14,3 mg/kg Körpergewicht (ROTGANS u. ROSENDAHL 1983) angenommen werden. Berechnet auf ein *Kindergartenkind* bedeutet dies, daß
- im Sinne eines tatsächlichen Unglücksfalles ein Kind über 1000 Tabletten (Abb.112) zu sich nehmen muß, um sich akut zu vergiften; die Relation toxische Dosis zu Tablettendosis liegt also bei über 1000:1;
- wird die gesamte Tagesaufnahme an Fluorid der toxischen Dosis gegenübergestellt; dann ergibt sich immer noch eine Relation von 380:1.

Chronische Toxizität

Eine chronische Gefährdung ist nur bei *jahrelanger Überdosierung während der Entwicklungszeit* von Bedeutung (Schulkind). Wenn man
- die normale tägliche Fluoridbelastung von 0,5 mg/Tag,
- zudem additiv eine durch kariesprophylaktische Maßnahmen zugeführte Menge von 1,7 mg pro Tag
- mit der chronischen Dosis von 4 mg pro Tag vergleicht,

ergibt sich so ein *scheinbar sehr unbefriedigender Sicherheitsfaktor* bzw. eine Relation von chronischer Dosis zu täglicher Aufnahme von 1,8:1.

Eine *genaue Betrachtung* ergibt jedoch, daß auch hier *keine Gefährdung* besteht, denn
- von der über die Nahrung aufgenommenen Fluoridmenge ist nur ein Teil vom Organismus tatsächlich nutzbar (TRAUTNER u. SIEBERT 1983), die sogenannte Bioverfügbarkeit des Fluorids ist also sicherlich geringer als die tägliche Fluoridaufnahme;
- um allen Bedenken vorzubeugen, wurden die von SCHMIDT (1985) angegebenen Einzelmaßnahmen zur Kariesprophylaxe additiv zusammengefaßt und somit ein Wert eingesetzt, der in seiner bewußt übertriebenen Höhe weder realistisch ist, noch empfohlen wird;
- schließlich wurde aus Literaturzitaten (MARTHALER u. Mitarb. 1984, ROTGANS u. ROSENDAHL 1983) der niedrigste Wert einer eventuellen chronischen Gefährdung herausgegriffen und verrechnet. Der unter diesen ungünstigsten Umständen erreichte *Sicherheitsfaktor* von 1,8:1 könnte nur dann überschritten werden, wenn chronisch, also über Jahre hinweg, sowohl das über die Nahrung aufgenommene als auch das über kariesprophylaktische Maßnahmen applizierte Fluorid verdoppelt werden würde. Allein dies zeigt die Sicherheit der gegebenen Abschätzung auf.

112 Fluoridaufnahme und -belastung
Siehe Text oben.

toxische Dosis Fluorid
14,3 mg/kg × ca. 20 kg = ca. 286 mg Fluorid

natürliche Fluoridaufnahme pro Tag, maximal
0,5 mg Fluorid/Tag

additiv empfohlene Fluoridierung
0,25 mg/Tablette = 0,25 mg/Tag

→ **Relation**
$$\frac{\text{toxische Dosis}}{\text{max. tägl. Aufnahme}} = \sim \frac{286 \text{ mg}}{0,75 \text{ mg}} = \sim \frac{380}{1}$$

normale Fluoridbelastung 0,5 mg/Tag

additiv durch Kariesprophylaxe 1,7 mg/Tag

niedrigste chronische Dosis 4,0 mg/Tag

→ **Relation** $\frac{\text{chronische Dosis}}{\text{tägl. Aufnahme}} =$
$$= \text{mindestens } \frac{4,0 \text{ mg/Tag}}{2,2 \text{ mg/Tag}} = \text{mindestens } \frac{1,8}{1}$$

113 Literaturzitate zur Krebsgefährdung durch Fluoride
Aus *Dietze* u. *Dietz* 1985 (Literaturangaben s. dort).

Krebsgefährdung durch Fluoride	Keine Krebsgefährdung durch Fluoride	
Yiamouyiannis u. Burk 1977	Hoover u. Mitarb. 1976*	Rogot u. Mitarb. 1978
	Binder 1977 a, b*	Goodall u. Foster 1980*
	Raman u. Mitarb. 1977	Cook-Mozaffari u. Mitarb. 1981
	Yiamouyiannis u. Burk 1977**	Maritz u. Jarrett 1983
	Erickson 1978	Grandjean u. Mitarb. 1985*

* Hinweis auf geringere Krebsmortalität bei höherer Fluoridierung bzw. Fluoridbelastung
** bei korrekter statistischer Auswertung, vgl. Dietze 1984, S. 23–25

Krebsgefährdung durch Fluoride

Die jetzigen Erkenntnisse über die Krebsentstehung (WEINBERG 1984) sagen definitiv aus, daß Krebs durch nur ein Molekül einer kanzerogenen Substanz ausgelöst werden kann. Einerseits würde dies bedeuten, daß alle quantitativen Überlegungen zum Fluorideinsatz schon allein deshalb irrelevant sind, da dann das Fluorid per se – völlig unabhängig von seiner Menge – krebsauslösend sein müßte. Andererseits ist Fluorid jedoch, wie schon bei den toxikologischen Aspekten betont, Bestandteil unseres Körpers im Bereich von größenordnungsmäßig 10 Gramm (BUDDECKE 1981). Unser Organismus könnte diese Substanz gar nicht zum Körperaufbau verwenden, wäre sie kanzerogen. Allein dieser Punkt führt die Diskussion über die Krebsgefährdung durch Fluoride ad absurdum. Die Diskussion brauchte nicht weitergeführt zu werden, würde nicht die vermeintliche Krebsgefährdung unter scheinbar wissenschaftlichen Aspekten ins Feld geführt (YIAMOUYIANNIS u. BURK 1977, vgl. auch BRUKER 1984 und MEIERS 1984). Die Literatur kann von unserer Seite aus knapp unter folgenden Punkten zusammengefaßt werden:

– *Teratologische Studien* und *Mutagenitätstests,* die speziell zur Sicherheitsüberprüfung von Aminfluoriden unternommen wurden, belegen, daß Fluoride selbst nicht teratogen und nicht mutagen sind (EIFINGER u. KÖHLER 1977, FOUILLET u. GUTTY 1981a, b). Diesen Testaussagen muß richtigerweise entgegengehalten werden, daß sie nur bedingt auf den Menschen übertragen werden können. Hier sind allein epidemiologische Studien am Menschen selbst aussagekräftig.
– Die korrekte (!) statistische Auswertung epidemiologischer Studien führt eindeutig zu der Aussage *„kein statistischer Zusammenhang zwischen Trinkwasserfluoridierung und Krebsmortalität"* (DIETZE u. DIETZ 1985). Hierzu ist die Erklärung notwendig, daß auch die Arbeit von YIAMOUYIANNIS u. BURK (1977) bei richtiger bzw. korrekter Auswertung keinen Zusammenhang zwischen Trinkwasserfluoridierung und dem Krebsrisiko ergibt (WHO 1982, DIETZE 1984). Die gerade wegen der anhaltenden Diskussion ermittelten Studien (Literaturangaben zur Abb. 113) zeigen interessanterweise zum Teil gerade das *Gegenteil* auf, nämlich eine *geringere Mortalitätsrate in den höher fluoridierten Gebieten* (NETUSCHIL und RIETHE 1985).

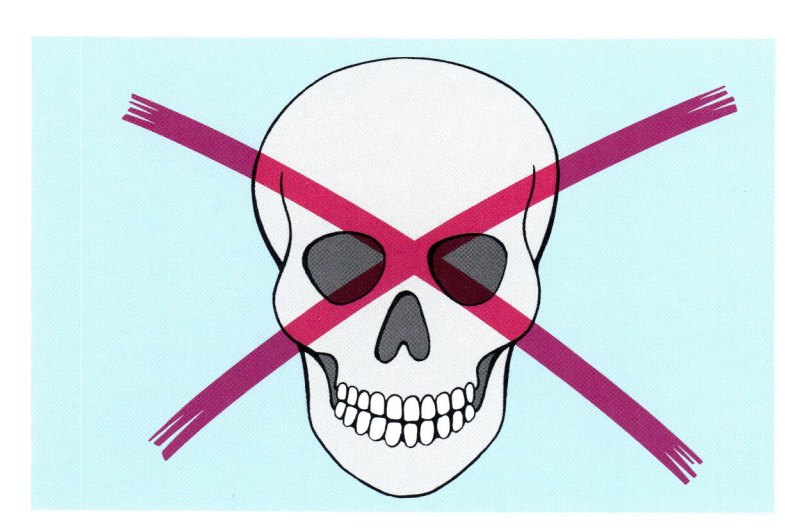

114 „Vorsicht, Fluor!"
(*Bruker* 1984)
Korrekte Anwendung vorausgesetzt, sind die verschiedenen Methoden lokaler Fluoridanwendung in der Kariesprophylaxe toxikologisch unbedenklich (s. Text).
Die Auswirkungen der „Monitor"-Sendung vom 1. 10. 1985 auf die fluoridprophylaktischen Maßnahmen in der Bundesrepublik waren „verheerend" (*Bössmann* 1986).

Strukturveränderungen des Schmelzes bei Fluoridanwendungen

Besteht in der Umgebung des Zahnes ein niedriges F^--Angebot, diffundieren F^--Ionen langsam in den Schmelz. Dieser Prozeß führt zur Entwicklung eines F^--Depots in der äußeren Schmelzschicht.

$$[Ca_3(PO_4)_2]_3 \cdot Ca(OH)_2 + 2\,F^- \rightleftharpoons [Ca_3(PO_4)_2]_3 \cdot CaF_2 + 2\,OH^-$$
Hydroxylapatit → Fluorapatit

Besteht eine hohe F^--Konzentration, kommt es zur Bildung eines F^--Depots in Form von Calciumfluorid und/oder Fluorapatit, aus dem F^--Ionen in die Umgebung des Zahnes freigesetzt und wiederum durch Adsorption und Diffusion in die Oberflächenschichten des Schmelzes gelangen können.

$$[Ca_3(PO_4)_2]_3 \cdot Ca(OH)_2 + 20\,F^- \longrightarrow 10\,CaF_2 + 6\,PO_4^{3+} + 20\,OH^-$$
Hydroxylapatit → Calciumfluorid

Die kariesprophylaktische Wirkung der F^--Anwendungen in niedriger und hoher Konzentration beruht auf dem gleichen physikochemischen Vorgang, der die Strukturveränderungen im Zahnschmelz hervorruft (ARENDS 1983, MÜHLEMANN 1967, RIETHE u. Mitarb. 1980).

Fluoridanwendungen

Die Entdeckung der *spezifischen Wirkung der Fluoride* in der Kariesprophylaxe ist das Ergebnis einer intensiven klinischen und wissenschaftlichen Forschung. Für die Entwicklung der *Kariesresistenz* ist die F^--Anreicherung des Schmelzes der ausgebildeten Krone *prä-*, vornehmlich *posteruptiv* entscheidend. Eine prophylaktisch wirksame F^--Konzentration besteht, wenn eine 30-μm-Schicht 1000 ppm oder 0,1% F^- enthält" (AHRENS 1983, MÜHLEMANN 1967).

– Der *interne* Weg der F^--Aufnahme läuft über den Magen-Darm-Trakt → Blutbahn → Gewebeflüssigkeit an den noch nicht durchgebrochenen Zahn.
Applikationsformen: Trinkwasserfluoridierung (TWF), F^--Tabletten (interner und externer Weg) und fluoridiertes Kochsalz.

– Die *externe Fluoridierung* ergibt sich aus dem direkten Kontakt mit dem im Durchbruch befindlichen oder durchgebrochenen Zahn.
Applikationsformen: F^--Touchierung, F^--Gelee, F^--Zahnpasten, F^--Lacke.

Um den Anschluß an die Kariesreduktion nicht zu verpassen, sind Alternativmaßnahmen anzuwenden.

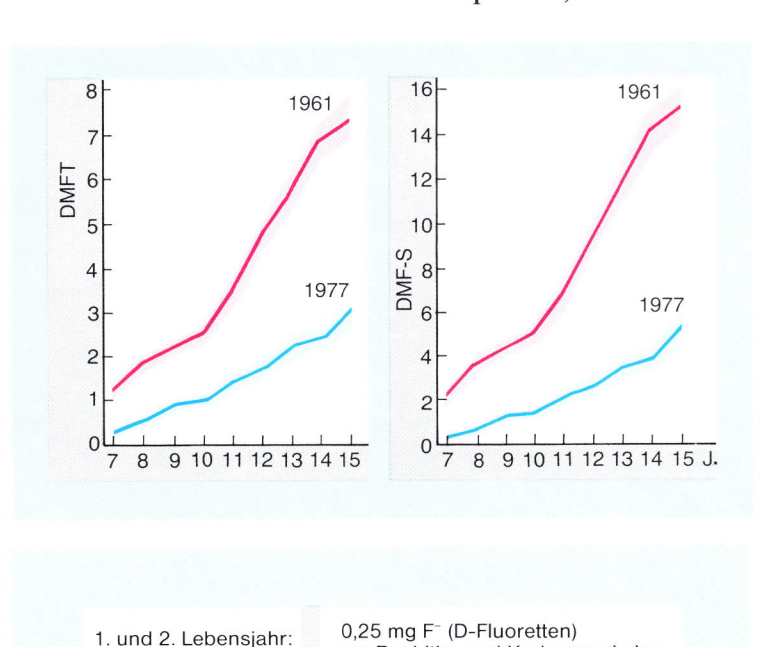

115 Trinkwasserfluoridierung

Die als optimal angesehene Konzentration von *1 ppm (1 mg F^-/l H_2O)* im Trinkwasser wurde vom Amerikanischen Public Health Service als „maximaler" Wert festgesetzt. In der Bundesrepublik ist die TWF aus politischen Gründen nicht realisierbar.
In Basel wird seit 1962 die TWF durchgeführt. Ihre Auswirkung wurde in 5jährigen Abständen an „insgesamt 9047 7- bis 15jährigen Schulkindern" untersucht. Die Kariesreduktionsraten liegen bei 60% und darüber (*Gülzow* u. *Maeglin* 1979).

116 Fluoridtabletten

Empfohlen wird die enteral-lokal wirksame F^--Tablette (z.B. Zyma-Fluor, leichtlösliches NaF; *Eifinger* u. *Wulff* 1985) oder ein Kombinationspräparat mit Vitamin D zur Rachitisprophylaxe (D-Fluoretten, 1. und 2. Lebensjahr). Die *Tagesdosis* sollte ab dem 3. Lebensjahr nicht auf einmal verabreicht, sondern auf 2–3 Einzelgaben von je 0,25 mg F^- verteilt werden. F^--Tabletten sind auch für Erwachsene geeignet.
Dosisempfehlung (*König* 1987).

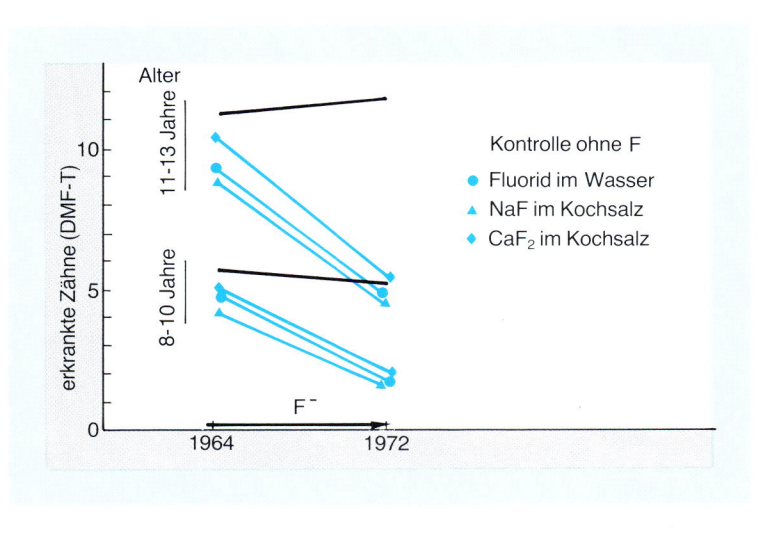

1. und 2. Lebensjahr:	0,25 mg F^- (D-Fluoretten) zur Rachitis- und Kariesprophylaxe
3. Lebensjahr:	2mal 0,25 mg F^- täglich zur Kariesprophylaxe
4.–6. Lebensjahr:	3mal 0,25 mg F^- täglich zur Kariesprophylaxe
ab 7. Lebensjahr:	1 mg F^- täglich zur Kariesprophylaxe

117 Salzfluoridierung

Untersuchungen aus *Kolumbien*, *Ungarn* und der *Schweiz* berichten über den guten Effekt der Salzfluoridierung. Die Ergebnisse machen deutlich, daß die Kochsalzfluoridierung (250 mg F^-/kg Salz in der Schweiz) die Reduktionsquoten der Trinkwasserfluoridierung erreicht (*Marthaler* 1982 u. a.). Kariesreduktion nach Einführung der TWF bei 12jährigen, getrennt nach bereits durchgebrochenen und später durchbrechenden Zähnen, im Vergleich mit Kochsalz (*Hardwick* u. Mitarb. 1982).

Fluoride

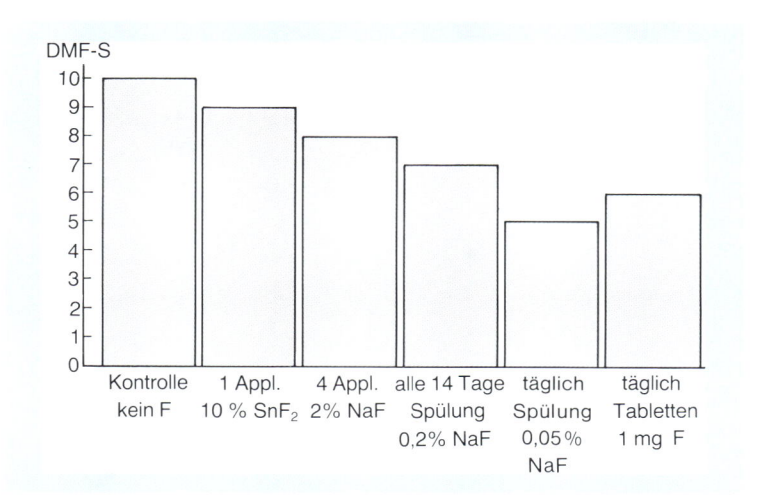

118 F⁻-haltige Mundspülungen

Sie werden vornehmlich in Skandinavien praktiziert. Die herangezogene Vergleichsstudie zeigt, daß häufige *lokale Anwendungen kleiner F⁻-Konzentrationen* der seltenen Anwendung *konzentrierter F⁻-Mundspülungen* vorzuziehen sind (*Torell* u. *Ericsson* 1965). Bevorzugt werden aus toxikologischen und praktischen Gründen in wöchentlichen Abständen 0,2%ige Präparate (*Einwag* 1983). Bei Kindern unter 4 Jahren kontraindiziert.
Präparate: z.B. Oral-B-Mundwasser 0,05% und 0,2%.

119 F⁻-Gelee

F⁻-Konzentrate um 1,25% sind bei Kindern ab dem 6. Lebensjahr indiziert. Zur lokalen F⁻-Anreicherung des Schmelzes werden heute auch niedrigere Konzentrationen angeboten.
Dosierung: 1mal wöchentlich ca. 1 cm Gelee auf die Bürste auftragen oder entsprechende Anwendungsmöglichkeiten.
Präparate: blend-a-med Fluor-Gel, Elmex-Gelee, Oral-B Fluor-Gel.

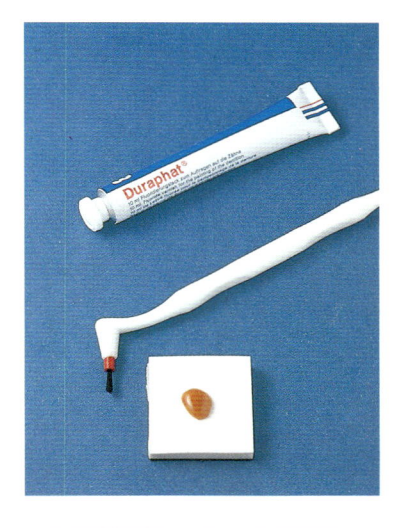

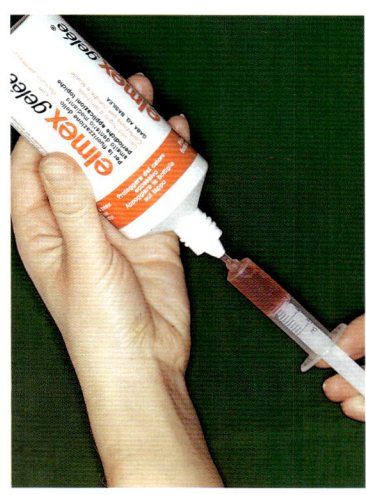

120 F⁻-Lacke

Ein F⁻-haltiger Lack (z.B. Duraphat) liegt in einer Suspension feinster NaF-Kristalle vor (*Schmidt* 1981).
Das *Fluor-Silan-Präparat* (Fluorprotektor) ist ein flüssiger Polyurethanlack und enthält in gelöster Form eine spezielle Fluor-Silan-Verbindung.
Nach Reinigung und Trockenlegung der Zähne werden die Lacke unter Einbeziehung des Approximalraumes zweimal pro Jahr appliziert.
F⁻-Lösungen: Das Touchieren mit F⁻-Lösungen ist eine Alternative zur Applikation der Lacke.

121 Kombinierte Fluoridierungsmaßnahmen

Anwendungs-methode	Gelee-Applikator Wachslöffel	Träger-Miniplast-schiene	Einbürsttechnik	Touchierung Einmalspritze
Anwendungs-intervall	halbjährlich	2- bis 4mal pro Jahr	1mal wöchentlich	Refluoridierung Remineralisierung
Indikation	Intensivprophylaxe		Kariesprophylaxe	
Kollektive und individuelle Prophylaxe	Klinik und Praxis		häusliche Selbstbehandlung	Klinik und Praxis Versiegelung

Kindergarten- und Vorschulkinder	Schulkinder	Jugendliche und Erwachsene
Alter / Dosis pro Tag (mg F⁻) 2. Lebensjahr 1 Tabl. à 0,25 3. Lebensjahr 2 Tabl. à 0,25 = 0,50 4.–6. Lebensjahr 3 Tabl. à 0,25 = 0,75 Verwendung einer zusätzlichen F⁻-haltigen Zahnpaste, sobald Kinder ausspülen können (4. Lebensjahr)	ab dem 7. Lebensjahr 1,00 mg F⁻ F⁻-haltige Zahnpaste F⁻-haltige Konzentrate – Gelees: Einbürsttechnik einmal wöchentlich (häusliche Selbstbehandlung) oder – Lacke: Touchierungsverfahren, 2–3 Anwendungen im Jahr (Klinik, Praxis) – Versiegelung: Fissurensystem, frisch durchgebrochene Seitenzähne	Anwendung einer F⁻-haltigen Zahnpaste (lebenslang) F⁻-haltige Spüllösungen (0,05% täglich oder 0,2% wöchentlich) lokale Fluoridanwendungen als zusätzliche intensive Maßnahmen bei jeder zahnärztlichen Sitzung F⁻-Tablette auch für Erwachsene geeignet

Prophylaxe

Ernährungsempfehlungen

Für die Entwicklung kariöser Läsionen spielen *Nahrungszucker* eine entscheidende Rolle.
Epidemiologische Studien innerhalb einer Bevölkerung (z. B. Grönland) haben die *Korrelation* zwischen dem Verzehr *niedermolekularer Kohlenhydrate* und *Kariesbefall* festgestellt. Mit Nachdruck ist auf die Vermeidung häufiger *zuckerhaltiger Zwischenmahlzeiten* (Vipeholm-Studie) hingewiesen worden. Schließlich wird die Kariogenizität der Kohlenhydrate mit der radiotelemetrischen Methode (GRAF 1969) gemessen, aber auch tierexperimentell nachgewiesen (KÖNIG 1966, RIETHE 1985). Die folgenden Regeln entstammen Büchern und Buchbeiträgen von KÖNIG (1974, 1987).

Grundregeln:
– Nahrungsaufnahme auf wenige Mahlzeiten beschränken.
– Harte, faserige, frische Nahrung (Frischobst, Salate, körniges Brot u.a.) schafft gesunde Zähne und unterstützt die physiologische Zahnreinigung.
– Geregelte Mahlzeiten, selten zuckerhaltige Zwischenmahlzeiten.
– Zähnebürsten möglichst nach jeder Nahrungsaufnahme, besonders nach dem Genuß von Süßigkeiten.

122 Kolonisation Grönlands
Während die Kolonisation Ostgrönlands jüngeren Datums ist, wurde Westgrönland wesentlich früher besiedelt. Die Westküste, leichter zugänglich, ließ den Kariesbefall in den Handelsstationen oder deren Umgebung „explosionsartig" ansteigen. So hat innerhalb von 30 Jahren die Steigerung des Konsums an Zerealien und Zucker zugenommen und ein ähnlich hohes Niveau wie in Dänemark erreicht. *Prozentsätze* kariöser bleibender Zähne bei 3075 präkolonisatorischen Eskimos und heutigen Grönländern (nach *Pedersen* 1939).

123 Vipeholm-Studie (1946–1951)
Zuckermengen bis zu 330 g pro Tag sind weniger kariogen als solche von 30 oder 100 g pro Tag, wenn diese Zuckermengen ausschließlich zu den Mahlzeiten verzehrt wurden. Zuckergaben zwischen 30 und 100 g pro Tag wirken besonders kariogen als Zwischenmahlzeiten.
Zeichenerklärung: Zuckergaben nur während der Mahlzeiten (gestrichelte Linie). Zuckergaben während und zwischen den Mahlzeiten (ausgezogene Linie) (nach *Silverstone* u. Mitarb. 1981).

124 Hauptmahlzeiten
A, A': Tee mit Zucker, Brötchen, Margarine, Konfitüre.
B: Teigwaren, Würstchen, Salat, Kaffee mit Zucker.
C: Brot, Tomate, Käse, Birne, Milchkaffee ohne Zucker.
B': Teigwaren, Bratwurst, Salat, Kaffee, gezuckert.
C': Gemüsesuppe, Brot, Orangensaft (nach *Graf* 1969).
Zwischenmahlzeiten aus:
– Schokolade (a, e, g)
– Kaffee, Tee gezuckert (b, e)
– Feigen (b, f)
– Bananen (c, h)
– Mini-Lunch au chocolat (d)

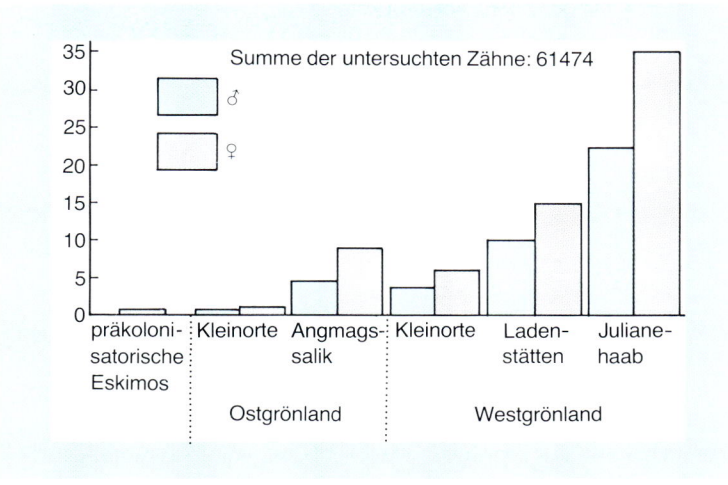

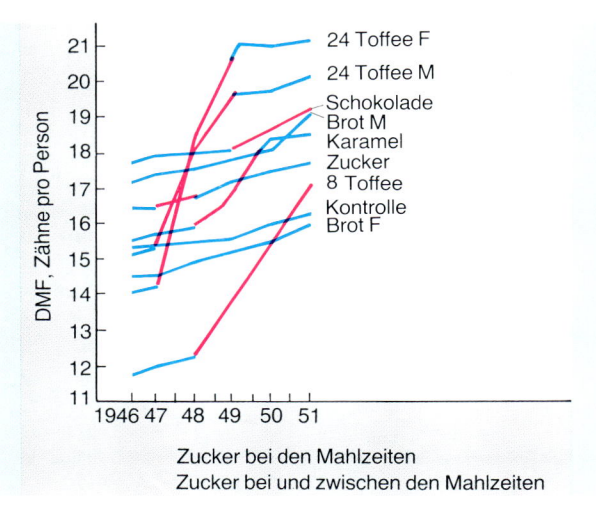

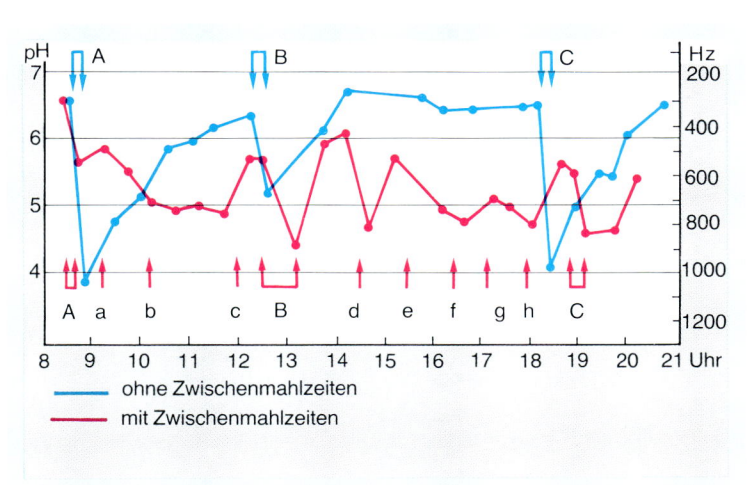

Ernährung 45

Gruppe	Versuchsdiät	Zusammensetzung in %	
I	LABORDIÄT	66,6	Weizenbackschrot
		33,3	Vollmilchpulver
II	STEPHAN-580-DIÄT	66,0	feiner Zucker
		32,0	Magermilchpulver
		2,0	Trockenleber
III	STÄRKEDIÄT	66,0	feine Stärke
		32,0	Magermilchpulver
		2,0	Trockenleber
IV	ZUCKER-STÄRKE-DIÄT	33,0	feiner Zucker
		33,0	feine Stärke
		32,0	Magermilchpulver
		2,0	Trockenleber
VERSUCHSDIÄTEN			

Gruppe	A	B_1	B_2	C	S	$\bar{x}$	$s_{\bar{x}}$
I	182	36	–	–	218	10,90	0,58
II	200	190	98	10	498	24,90	0,50
III	199	56	–	–	255	12,75	0,34
IV	199	161	90	–	450	22,50	0,49

A, B_1, B_2 und C = Summe der Läsionsgrade in den Gruppen

125 Objektivierung der karieshemmenden oder -fördernden Wirkung
Es wurden Experimentaldiäten im „kurzfristigen Versuch" an 4 Gruppen mit je 20 Osborne-Mendel-Ratten getestet. Die kariogene Diät (Stephan 580) erzeugte die einzigen ausgedehnten Dentinläsionen des Schweregrades C. Mittelschwere Dentinläsionen wiesen sowohl die Zucker- als auch eine Zucker-Stärke-Diätgruppe auf. Die Wirkung einer reinen Stärke- und Labordiät beschränkte sich auf Schmelz- und initiale Dentinläsionen.

Rolle süßer Zwischenmahlzeiten

Häufige zuckerhaltige Zwischenmahlzeiten verursachen in der interdentalen Plaque den gleichen pH-Abfall wie die Hauptmahlzeiten (GRAF 1969).
Das Gleichgewicht zwischen Re- und Demineralisation verschiebt sich zugunsten der Demineralisation, weil die remineralisierende Speichelwirkung nachhinkt und zusätzlich saure Bedingungen das Wachstum von Streptococcus mutans fördert.

Auch die Verweildauer (Retention) des Zuckerangebots („oral sugar clearance time", OSCT-Zeit) in Plaque und Speichel spielt hierbei eine entscheidende Rolle.
Die ursächlichen Zusammenhänge zwischen dem Verzehr kariogener Nahrungsmittel und der Zahngesundheit hat GEHRING (1986; vgl. auch KÖNIG 1987) dargestellt (Abb. 127). Auf diesen Kriterien basieren auch die Überlegungen, Saccharose in Nahrungs- und Genußmitteln durch Zuckeraustauschstoffe zu ersetzen.

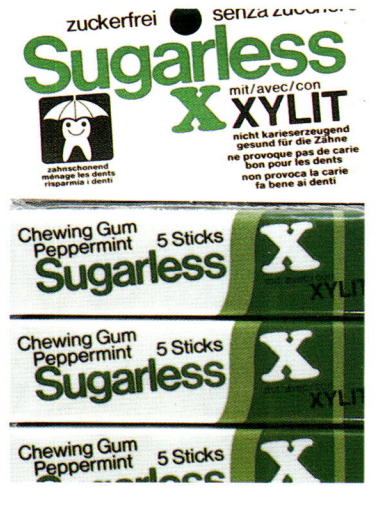

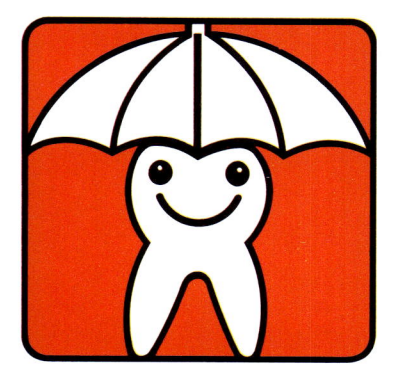

126 „Zahnfreundliche Süßwaren"
Der Schweizer „Aktion" ist es zu danken, daß sie die Rechte dieses Markenzeichens ihrer deutschen Tochter („Aktion zahnfreundlich e.V.") in Lizenz übertrug (*Römer* 1986). Als zahnfreundliche Süßwaren gelten (§ 3 der Satzung der Aktion) Produkte, die keinen pH-Abfall unter 5,7 während und 30 Minuten nach ihrem Verzehr in den Plaques verursachen.
Das pH der interdentalen Plaque wird unter physiologischen Bedingungen (Telemetrie) gemessen (*Graf* 1969).

127 Wichtige Kriterien
Hoch kariogene Nahrungsmittel (nach *Gehring* 1986).

	Aspekte	Merkmale	Auswirkungen
Eigenschaften	Eßgewohnheiten	häufige zuckerhaltige Zwischenmahlzeiten	häufiges Nährstoffangebot an die Plaquflora
	mikrobiologische	durch die Plaquflora leicht vergärbar	Senkung des Plaque-pH (unter pH = 5,7)
	chemische	hoher Gehalt an niedermolekularen Kohlenhydraten Zuckergehalt über 10–15%	Säureproduktion: Demineralisation des Zahnschmelzes; Polyglukansynthese: Förderung der Plaquebildung
	physikalische	klebrig	zeitlich verlängertes Nährstoffangebot an die Plaqueflora

Zuckeraustauschstoffe

Nach dem heutigen Stand der epidemiologischen Forschung gehört die Bundesrepublik nicht zu den Ländern, in denen die Karies zurückgegangen ist (PATZ u. NAUJOKS 1980, NAUJOKS 1984).

Der Weg, die Karies hierzulande zu stoppen, führt zwingend über die verbesserte Mundhygiene und F⁻-Anwendung, sicher auch über eine Einschränkung des Zucker- und Süßwarenverbrauchs als ergänzende Maßnahme.

„Der Mensch ißt nun einmal nicht nur seiner Gesundheit zuliebe, ... sondern auch der Genuß gehört zum Leben" (MENDEN 1980). Da der Verzicht auf Süßes nicht jedermann leichtfällt, besteht zunehmendes Interesse für ein Angebot süßer, zuckerfreier (= saccharosefreier, Bundesrepublik Deutschland) Alternativen.

Durch die deutsche „Aktion zahnfreundlich e.V." werden künftig Kombinationen von Zuckeraustauschstoffen und Süßstoffen angeboten, die „zahnschonend" wirksamer sind als ein Festhalten auf unrealistischen Forderungen, die Schokolade u. a. verdammen und den Zucker aus der Nahrung völlig verbannen wollen.

Süßungsmittel

Zur Gruppe der Süßungsmittel mit Energiewert zählen die Zucker- und Zuckeraustauschstoffe, zu der ohne Energiewert die Süßstoffe. Die Zuckergruppe umfaßt Mono- und Disaccharide (Glucose, Fructose bzw. Saccharose, Maltose), den Zuckeraustauschstoffen gehören die Polyalkohole (Xylit, Sorbit, Mannit, Lycasin) an. Unter die künstlichen Süßstoffe fallen Saccharin und Cyclamat, neu auf dem Markt sind Aspartam (MÜHLEMANN u. GRAF 1985) und Acesulfan-K. An natürlichen Süßstoffen sind das Thaumatin (hohe Süßkraft) zu nennen sowie das Steviosid, Glycyrrhin, Neohesperidin, Miraculin, Monellin u.a. (GEHRING 1986). Das Monosaccharid Fructose (geeignet für Diabetiker) hat kariogene Eigenschaften, die Zuckeraustauschstoffe Sorbit, Mannit, Lycasin sind als „zahnschonend" weniger kariogen, Xylit und die künstlichen Süßstoffe als nicht kariogen einzustufen. Im folgenden hat GEHRING (1986) geordnet nach abnehmender Kariogenität in vitro und in vivo Versuche zur Prüfung des kariogenen Potentials von Süßungsmitteln dargestellt.

128 Süßungsmittel
Bei den Substanzen sind die Süßungsgrade in Klammern angegeben (nach *Gehring* 1986).

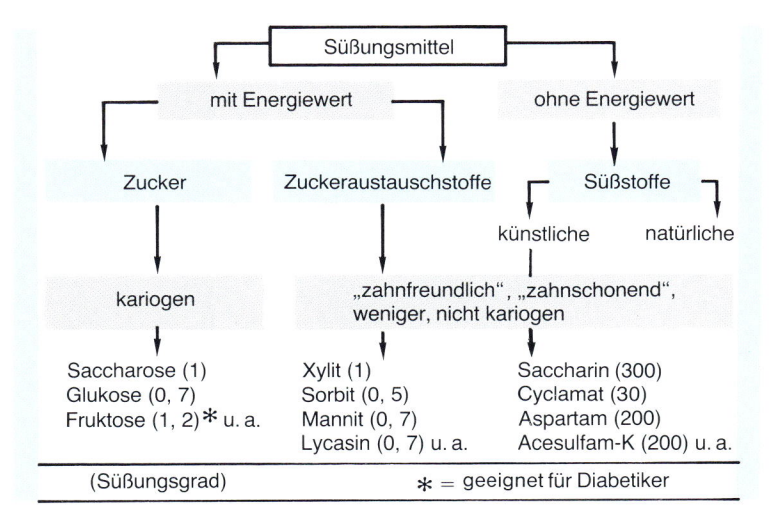

129 Wertungsskala
Kariogene Eigenschaften von Süßungsmitteln (nach *Gehring* 1986).

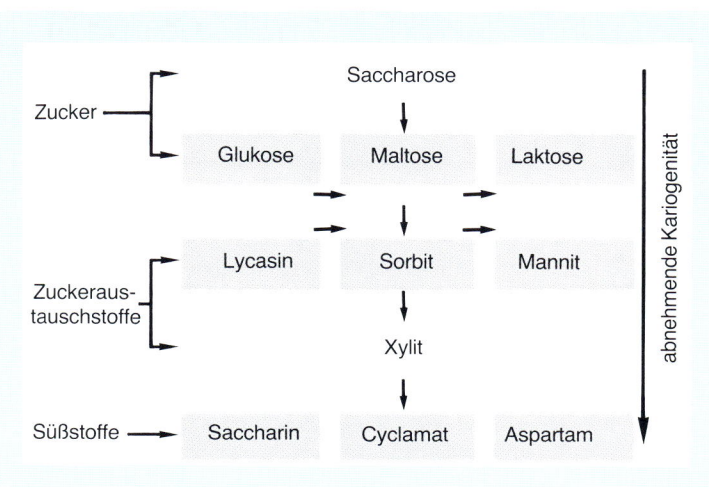

Speicheltests zur Erfassung des individuellen Kariesrisikos

Restaurative Maßnahmen allein sind in der Therapie der Karies nicht ausreichend. Prophylaktische Maßnahmen berücksichtigen weder die aktuelle bzw. zukünftige Kariesaktivität noch das individuell oft sehr unterschiedlich ausgeprägte *Kariesrisiko* eins einzelnen Patienten. Kontrolle der Mundhygiene durch quantitative Erfassung der Zahnplaque mittels Plaqueindizes muß ungenügend bleiben, da für das Entstehen einer kariösen Läsion die Plaquequalität und nicht die Quantität den entscheidenden Faktor darstellt. Dies bedeutet, daß viele Patienten ungeachtet ihrer speziellen Situation mit Methoden behandelt werden, die möglicherweise vollkommen unnötig oder aber nicht ausreichend sind. Klassischerweise wird der Therapieerfolg nur retrospektiv sichtbar durch das Auftreten bzw. das Ausbleiben weiterer Kavitäten.

Die *Analyse des Speichels* auf Karies begünstigende Faktoren ermöglicht auf einfache Weise, die soeben angeführten Nachteile der üblichen Strategien zur Kariesprophylaxe zu umgehen.

Bestimmung kariogener Mikroorganismen

Die *quantitative Bestimmung* von Streptococcus mutans und von *Laktobazillen im Speichel* gibt mit hinreichender Genauigkeit Aufschluß über die Menge der sich auf der Zahnoberfläche befindenden Keime.

Hohe Werte an S. mutans ($>10^6$/ml) bedeuten hohes Kariesrisiko (Abb. 132).

Hohe Laktobazillenzahlen ($>10^5$/ml) deuten auf unversorgte kariöse Läsionen und/oder den häufigen Verzehr kariogener Kost (Abb. 131).

Speichelmenge und pH-Wert des Speichels

Mit dem individuellen *Kariesrisiko* verknüpft sind die pro Zeiteinheit produzierte Speichelmenge sowie der pH-Wert des produzierten Speichels als Ausdruck von H^+-Ionen neutralisierenden Puffersystemen (Bicarbonat, Calciumphosphat) im Speichel. Speichelflußwerte von >1 ml/min gelten als stark kariesfördernd.

Desgleichen erhöhen Speichel-pH-Werte $>$ pH 3 das Kariesrisiko beträchtlich.

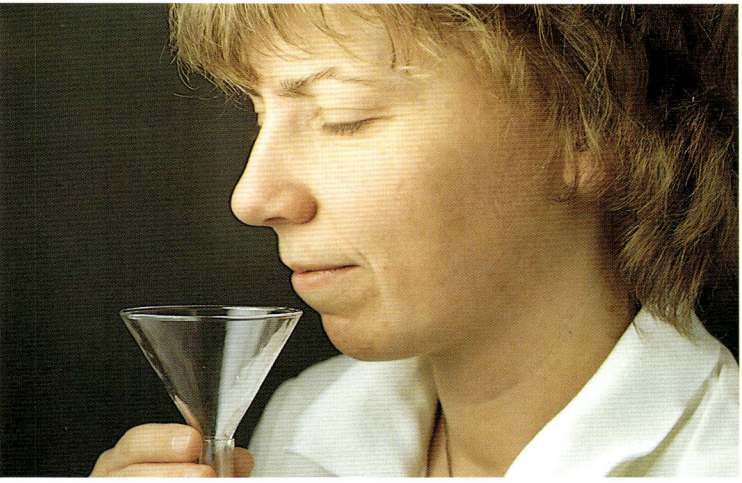

130 Sammeln von Speichel
Die Gewinnung des Speichels erfolgt durch Kauen auf einem Paraffinblöckchen. Der produzierte Speichel wird über einen Trichter in einem Reagenzglas gesammelt.

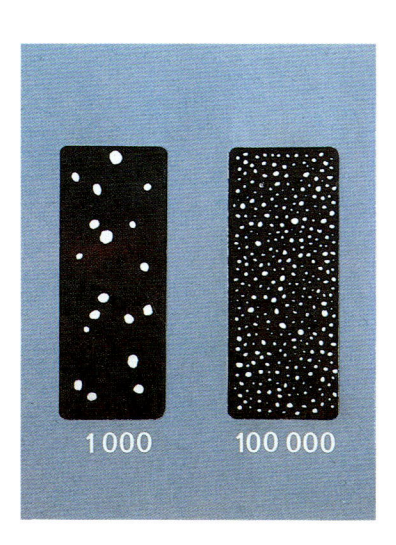

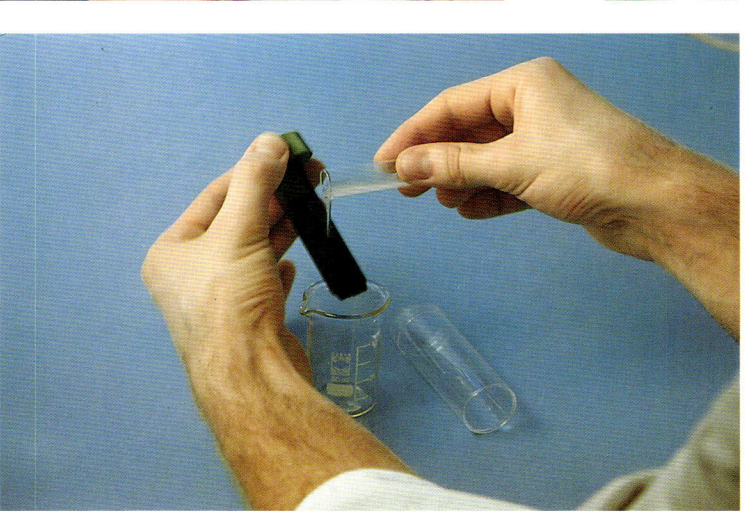

131 Laktobazillenzahl
Die Bestimmung der Laktobazillenzahl erfolgt mittels eines vorgefertigten Kulturmediums (Dentocult), auf welches eine definierte Menge des gesammelten Speichels aufgetragen wird.
Rechts hohe Laktobazillenzahl ($>10^5$/ml), *links* niedrige Laktobazillenzahl ($<10^3$/ml).

Prophylaxe

132 Abhängigkeit der Entstehung neuer kariöser Läsionen von der im Speichel enthaltenen Menge an Streptococcus mutans

Zahlreiche Streptococcus-mutans-Kolonien aus dem Speichel eines Patienten mit hoher Kariesaktivität (nach *Zickert* u. Mitarb. 1982).

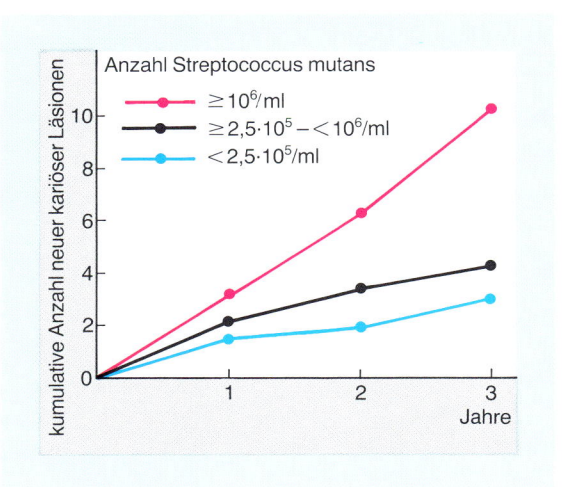

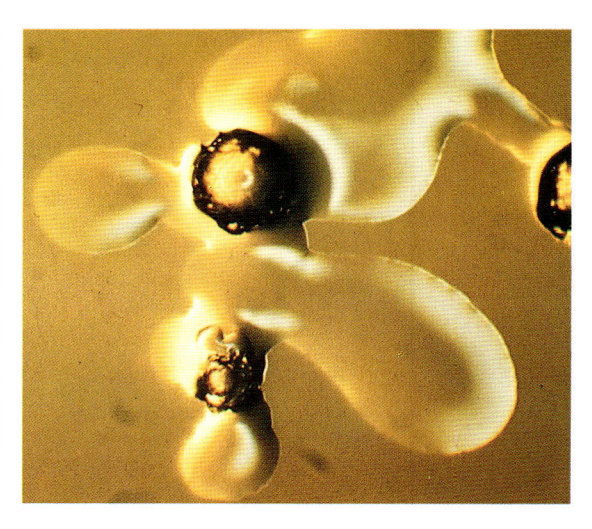

133 Bestimmung der Speichelmenge

Zur quantitativen Bestimmung der Speichelproduktion wird die unter Paraffinkauen in einem definierten Zeitraum (mindestens 5 Minuten) gewonnene Speichelmenge bestimmt.

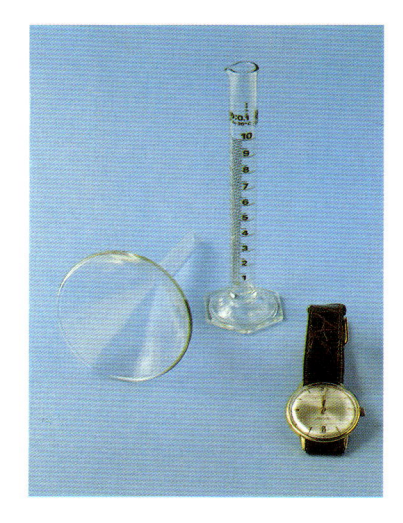

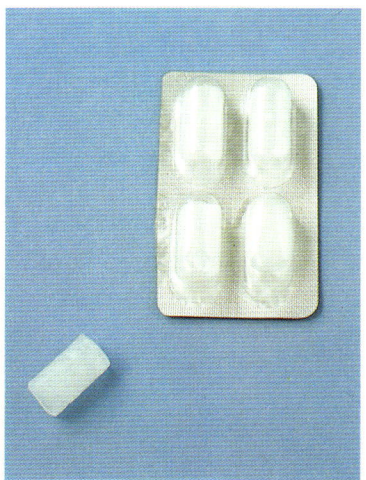

134 Ermittlung der Pufferkapazität

Sie erfolgt mittels eines vorgefertigten Tests (*Dentobuff*). Eine definierte Menge Speichel wird mit einer standardisierten Säurelösung versetzt.
Die entstehende Färbung der im Testgefäß enthaltenen Indikatorlösung erlaubt anhand einer Farbskala die Bestimmung des pH-Wertes.

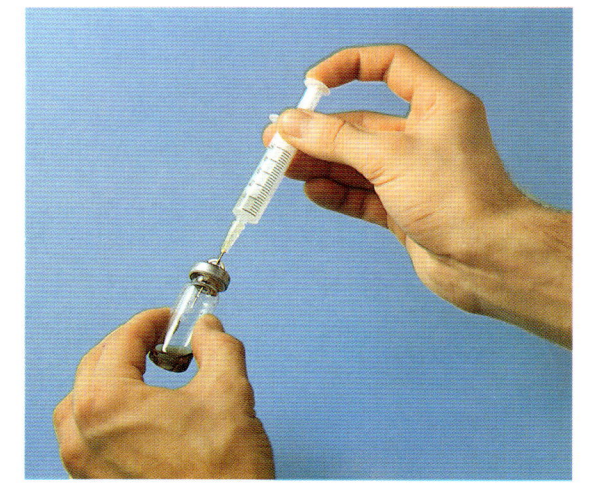

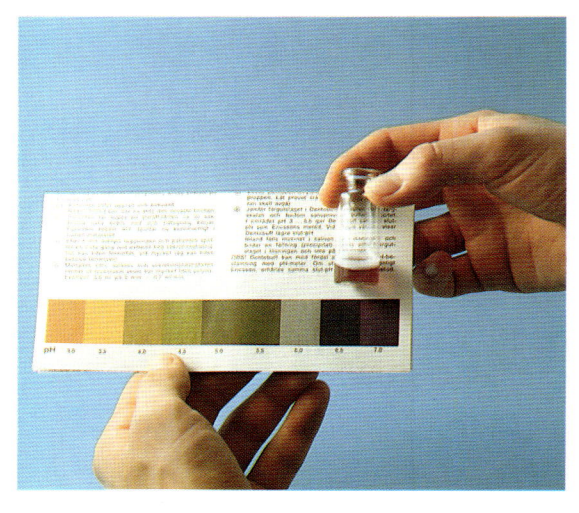

Praktische Konsequenzen

Das *aktuelle Kariesrisiko eines Patienten* kann nun aus den angeführten Parametern mit *hinreichender Genauigkeit* bestimmt werden. Kritische Werte bei allen Befunden deuten auf eine sehr ausgeprägte Kariesanfälligkeit hin, selbst bei Personen nach erfolgter vollständiger konservierender Versorgung. In solchen Fällen ist eine Reduktion der pathogenen Keime durch Ernährungsumstellung und/oder lokale antimikrobielle Maßnahmen (Fluorid/Chlorhexidin) unerläßlich.

Bei Patienten wiederum, die nach Füllungstherapie in den erwähnten Speichelparametern unkritische Werte zeigen, kann auch bei kariogener Ernährung und mangelnder Mundhygiene von einem geringen Kariesrisiko ausgegangen werden.

Dazwischen liegt eine Vielzahl von Befunden, die es dem praktisch tätigen Zahnarzt ermöglichen, eine optimal an die Bedürfnisse des einzelnen Patienten angepaßte Kariesprophylaxe zu betreiben.

Fissurenversiegelung

Grübchen und Fissuren, *bakterielle Kolonisation, impaktiertes* und *retiniertes Substrat* führen – bedingt durch fehlende Selbstreinigung und eingeschränkte mechanische Zahnreinigung – *frühzeitig zur Okklusalkaries*. Während die Okklusalflächen gegenüber Glatt- und Approximalflächen von einer Fluoridapplikation weniger beeinflußt werden, läßt sich die Entstehung von Kariesläsionen im Bereich von Grübchen und Fissuren durch *Versiegelung* weitgehend verhindern.

Die *klinische Wirksamkeit des Verschlusses* hängt nicht so sehr davon ab, ob das Diacrylat nach Schmelzätztechnik de facto in die Tiefe der Fissur eindringt, sondern daß es die Reaktion zwischen Fissur und mikrobiellem Einfluß ebenso unterbindet wie die Substratzufuhr für die in der Tiefe zurückgebliebenen Mikroorganismen (LUTZ u. SCHNEIDER 1978, KÖNIG 1981, LUTZ u. Mitarb. 1985, RIETHE 1983 b, 1985).

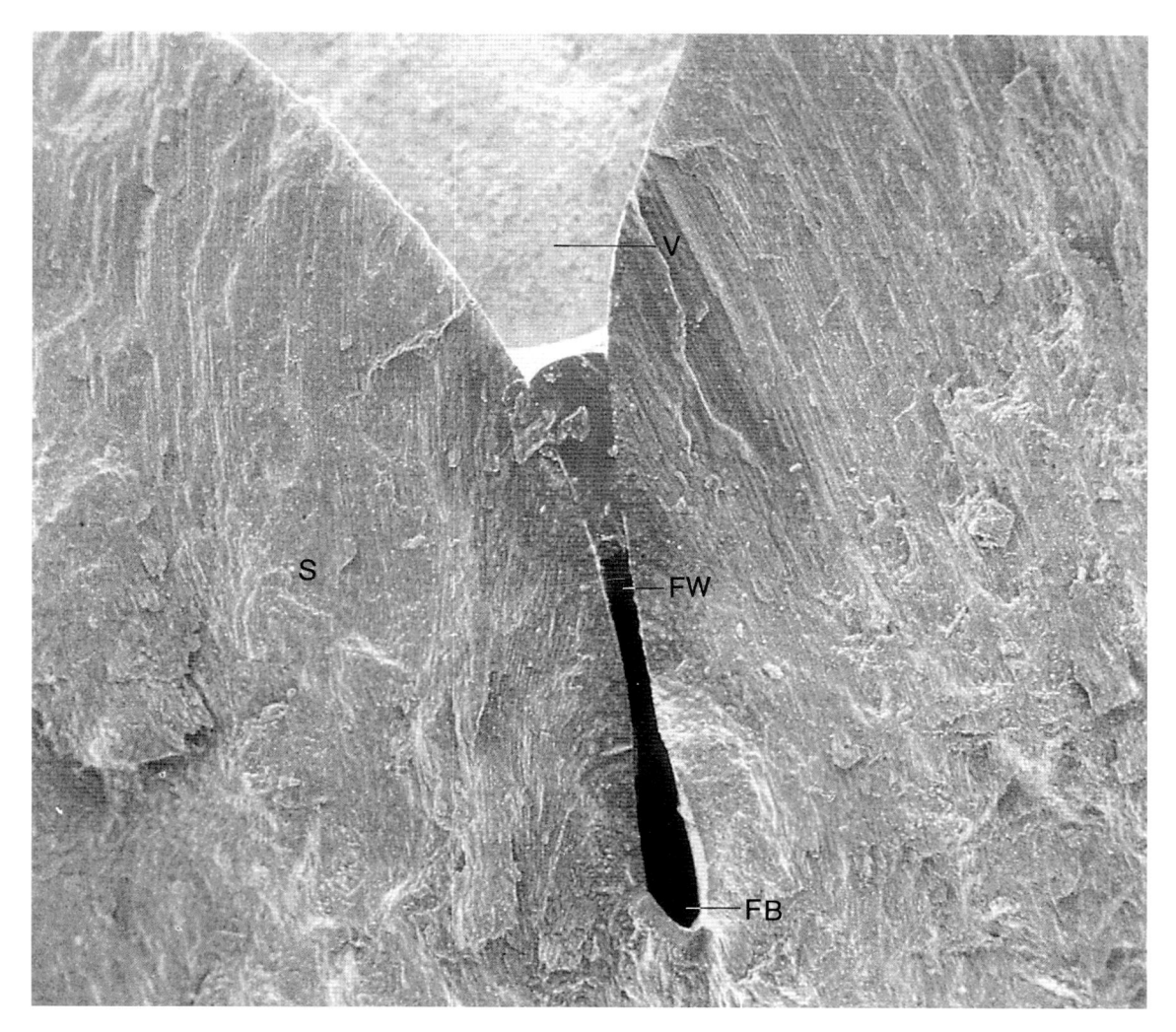

135 F = Fissur
Ungeätzter Bruch eines Molaren. Okklusaler Eingangswinkel (→ ←). Extrem enge, ampullenförmige Fissur (IK-Typ) frei von Versiegelungsmaterial.

FB = Fissurenboden,
FW = Fissurenwand,
S = Schmelz,
V = Versiegelung.

Indikation

- Die Versiegelung erfaßt die ersten Molaren, Prämolaren und zweiten Molaren nach dem Zahndurchbruch, wenn die klinischen und die applikationstechnischen Gegebenheiten vorhanden sind (steile Höcker, tiefe Grübchen und Fissuren).
- Eine Versiegelung ist angezeigt, wenn die Sonde im Bereich von Grübchen und Fissuren nicht „hakt" sich leicht und widerstandslos aus den intakten, optisch unveränderten Fissuren entfernen läßt.
- Eine erweiterte Versiegelung erstreckt sich auf die Initialläsion. Die Sonde „klebt" und setzt beim Herausziehen einen gewissen Widerstand entgegen. Optische Veränderungen liegen vor. Nach Exkavation der Karies, Entscheidung über weiteres Vorgehen, ob Adhäsivfüllung mit Versiegelung oder grazile Amalgamfüllung.
- *Bißflügelröntgenaufnahmen* (cave Approximalkaries) und *Recall* sind obligatorisch.

Kontraindikation

- Kariesanfälliges Gebiß mit Ein- oder Mehrflächenläsionen der Grübchen und Fissuren, Approximalkaries, schlechte Mundhygiene, stark fluoridierte Zähne.

Vorteile

- Die Versiegelung ergänzt die präventiven Maßnahmen, sie ersetzt sie nicht.
- Versiegelung der Grübchen und Fissuren führt zu einem speichel- und bakteriendichten Verschluß.
- Die Versiegelung ist *nondestruktiv, schmerzlos* und der Amalgamrestauration ästhetisch überlegen.
- Keine Pulpairritationen, keine funktionellen Störungen und sonstige Noxen.
- Nichtentdeckte, initiale Kariesläsionen werden durch die Versiegelung inaktiviert.
- Nicht mit Sealer abgedeckter, angesäuerter Schmelz verhält sich sehr reagibel auf F^--Angebot.
- Eine Reapplikation im Recall-System (6 Monate) erhöht die Retentionsrate und *stoppt die Initialkaries*.

Nachteile

- Die Retention der Versiegler ist zeitlich begrenzt, bedingt durch Fehler bei der Verarbeitungstechnik und durch Verschleiß.
- Hat die Versiegelung ein *Leck,* ist sie insuffizient und muß erneuert werden.
- Die Retentionsrate des Versieglers ist im ungepflegten Gebiß geringer als in solchem mit guter Mundhygiene.

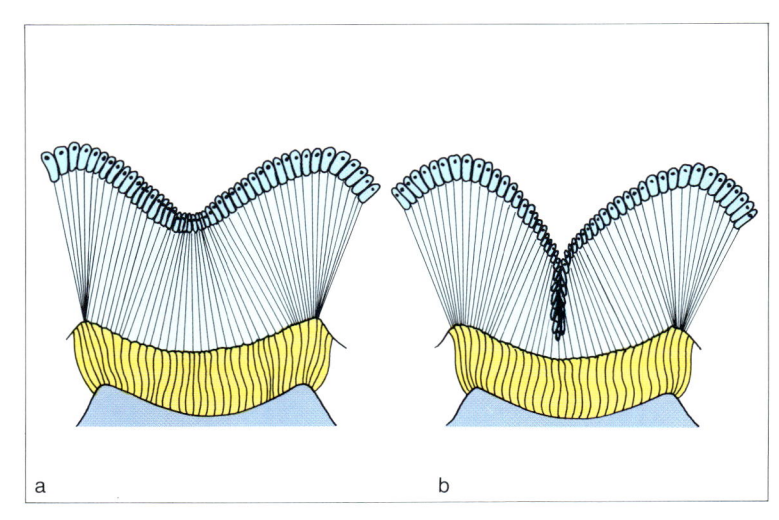

136 Entwicklung von Grübchen und Fissuren
Grübchen und Fissuren entstehen an der Grenze zwischen Schmelzbildungszentren im Höckerbereich. Je nach Lage dieser Entwicklungszentren und Ausdehnung der Schmelzkappen im Bereich der Höcker zur Zeit der Verschmelzung kommt es zu mehr oder weniger starken Einstülpungen im okklusalen Schmelzrelief mit „Strangulierung" der Ameloblasten.

137 Erlöschen der Ameloblastenaktivitäten
An der Basis und im Bereich der Spaltbildung. Die Ameloblasten, die an den Höckerabhängen lokalisiert sind, setzen dagegen die Schmelzbildung fort. Dies führt zu einer Annäherung der Höckerabhänge.
Aus diesen Vorgängen entwickelt sich ein flaches oder sehr tiefes Grübchen bzw. eine Fissur (*Schour* 1953, *Schroeder* 1982).

Morphologie der Grübchen und Fissuren

Grübchen und Fissuren sind Vertiefungen im okklusalen Schmelzbereich. Extrem verschieden in der Form, weisen sie breite oder schmale Eingangstrichter, sanduhrförmige Eingänge, tiefe Fissuren oder irreguläre Einziehungen auf. Man hat nicht nur eine große *Mannigfaltigkeit des Fissurenmusters* nachgewiesen, sondern auch zeigen können, daß die Bedingungen innerhalb einer Fissur variabel sind. Mehrere *Fissurentypen* konnten an Schliffpräparaten ermittelt werden, wobei rasterelektronenmikroskopische Aufnahmen zeigen, daß die Morphologie der Fissuren in der Dreidimensionalität wesentlich komplexer ist (GALIL u. GWINETT 1975) als von NAGANO (1961) oder NEWBRUN (1978) angenommen wurde. Innerhalb eines Molaren variieren die Fissurentiefe, der okklusale Eingangswinkel, die Fissurenbreite und die Schmelzdicke am Fissurengrund (SCHROEDER 1982). In vielen Fällen erreichen die Fissuren praktisch die Schmelz-Dentin-Grenze. Eine *Klassifikation der Fissurengrundtypen*, deren prozentuales Vorkommen sowie morphologische Aspekte mit ungünstigen bzw. kariesgefährdeten Bereichen erläutern die Darstellungen.

Grundtypen	Vorkommen in Prozent	Morphologie
V-Typ	34	breiter Fisureneingang zum Grunde hin verengend
U-Typ	14	gleicher Durchmesser bei Fissureneingang und -grund
I-Typ	19	extrem tiefe, spaltförmige Fissur
IK-Typ	26	extrem enge, ampullenförmige Fissur
andere Typen	7	z. B. umgekehrtes „Y"

138 Klassifikation von Grundtypen
Prozentuales Vorkommen und morphologische Aspekte.

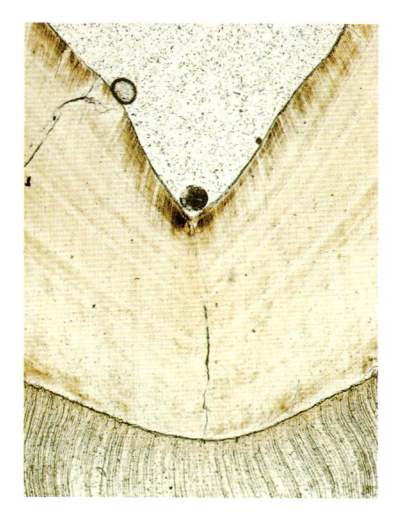

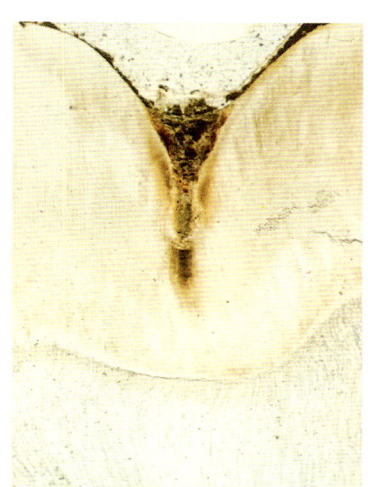

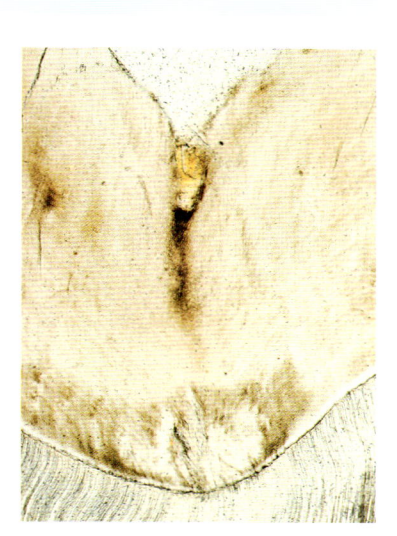

139 Kariesanfälligkeit
Beim V-förmigen Typ entwickelt sich die Karies am Fissurengrund, am Fissureneingang beim U-Typ, bei den Typen I und IK am Eingang bzw. Fissurengrund. Von links nach rechts: V–U- und I-förmiger Typ.

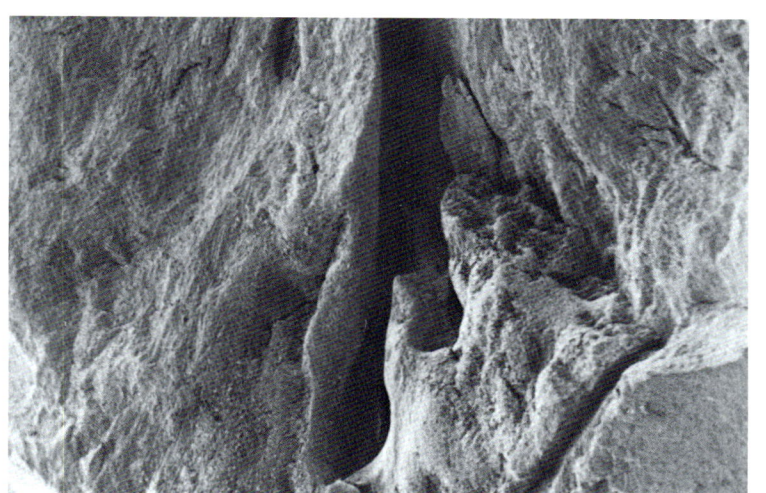

140 Andere Typen
Umgekehrtes „Ypsilon" als Beispiel für eine Vielzahl variabler Typen. Vorkommen 7%.

52 Prophylaxe

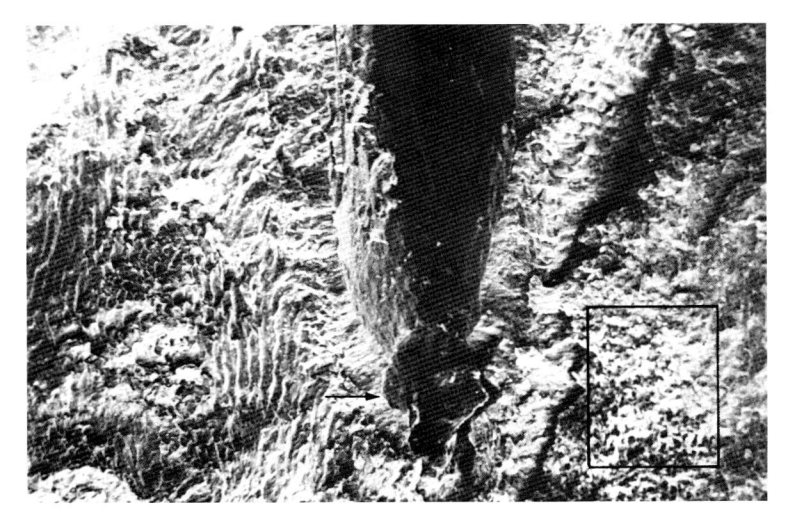

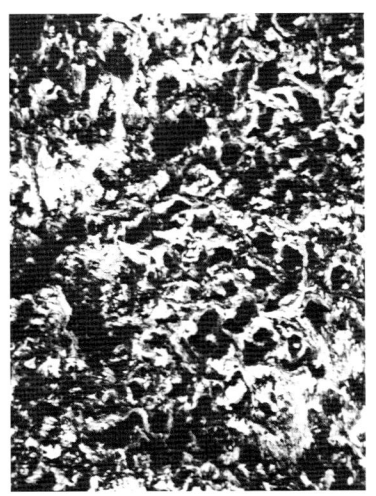

Kariesanfälligkeit der Grübchen und Fissuren

Bei Prämolaren oder Molaren mit einer initialen Miniläsion beginnt die kariöse Entkalkung nicht in der ganzen Ausdehnung des Fissurenmusters gleichzeitig, sondern an ein oder zwei Stellen.

Der Angriff erfolgt häufig von der am Eingang zur eigentlichen Fissur befindlichen peripheren Trichterpartie. In der pulpawärts anschließenden Fissur hat das Substrat nur beschränkt Platz. Säurebildung bzw. Demineralisation sind dort geringfügiger. Die Fissurentiefe hat direkt keinen Einfluß auf die Anfälligkeit eines Zahnes, wie Beobachtungen zeigen.

Fissurenkaries ist die häufigste bei Kindern und Jugendlichen vorkommende Läsion. Das makroskopische Erscheinungsbild dieser Läsion macht sich in den Grübchen und Fissuren der Prämolaren und Molaren als dunkelbraune bis schwärzliche Verfärbung bemerkbar. Im Lichtmikroskop zeigt die Läsion verschieden starke kariöse Verfärbungen, die sich bis zur und über die Schmelz-Dentin-Grenze ausbreiten. Die Progression ist ohne präparativen Eingriff unvermeidlich. Die lokalen Gegebenheiten führen zu einer reduzierten oder fehlenden Selbstreinigung.

141 Ungeätzter Bruch eines Molaren
FB = Fissurenboden, HA = Höckerabhang, L = Läsion, S = Schmelz.
Links: Übersicht
Rechts: Vergrößerung

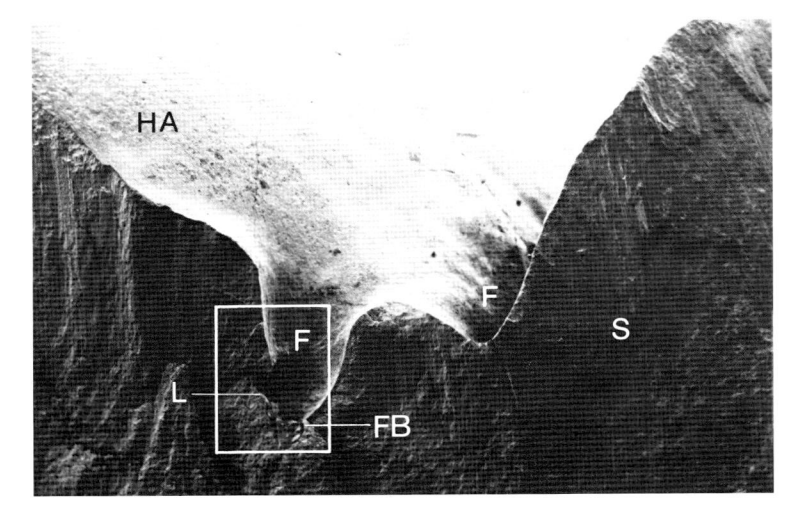

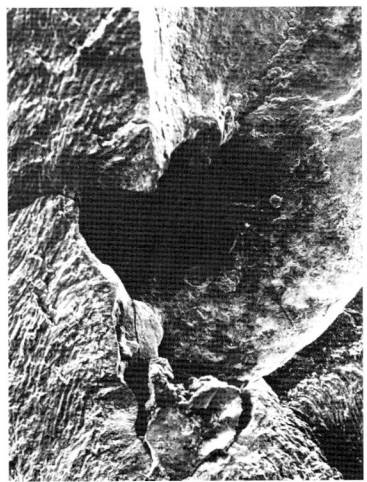

142 Demineralisationsprozesse
Übergang des okklusalen Eingangswinkels zur U-förmig (ampullenförmig) verlaufenden Fissur. Kariöser Schmelzbereich am Übergang zur eigentlichen Fissur.
Links: Übersicht
Rechts: Vergrößerung

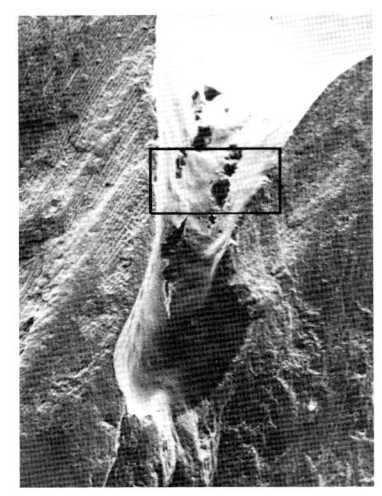

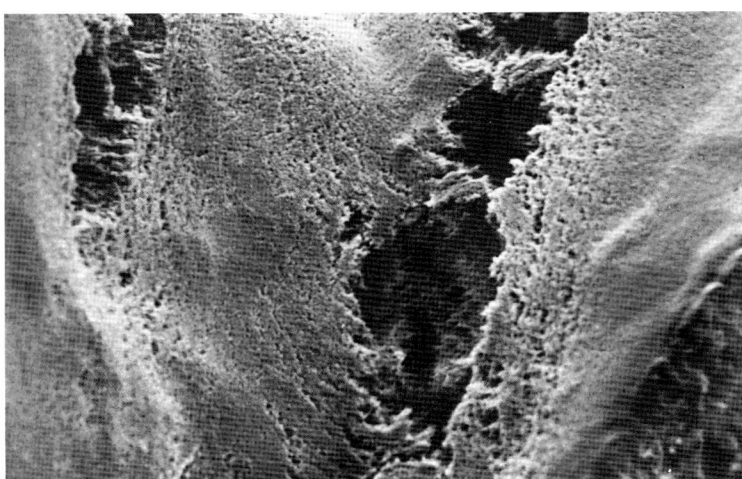

143 Demineralisationsprozesse am Fissurengrund
Links: abgetrenntes Schmelzstück (↑). Lockere Prismenstrukturen und Poren seitlich der I-Fissur (↑).
Rechts: durch den Kariesprozeß entmineralisierte Schmelzprismen. Die Prismenkörper sind aufgelöst, Prismenwände teilweise erhalten.
Links: Übersicht
Rechts: Vergrößerung

Mikrobiologie der Grübchen und Fissuren

Die Beobachtungen der bakteriellen Kolonisation des Fissurenmusters stützen sich auf die Auswertung artefiziell angelegter Grübchen und Fissuren.

Es konnten vornehmlich grampositive kokkoide Mikroorganismen nachgewiesen werden, die 73–95% der lebenden Organismen in den ersten zwei Tagen ausmachen. Streptococcus sanguis dominiert, während Streptococcus mutans und Laktobazillen weniger häufig in der frischen Fissurenplaque anzutreffen sind, aber mit der Zeit zunehmen. Stäbchen und Filamente wachsen bis zu 12% in fünf Tage alter Plaque.

Fusiforme, Spirillen und Spirochäten fehlen. Die breite Variation der Mikroflora macht deutlich, daß jede Fissur ein getrenntes ökologisches System darstellt. Eine *Reduktion der Mikroorganismenzahl nach Versiegelung* von Grübchen und Fissuren bestätigen mehrere Arbeiten (NETUSCHIL 1981 u. a.). Unter entsprechenden Voraussetzungen, bei optimalen Sealereigenschaften und exakter Versiegelung ist nach Übereinstimmung aller Autoren ein 100%iger Kariesschutz gegeben. Eine Remineralisation unter der Versiegelung wurde bisher nicht beobachtet.

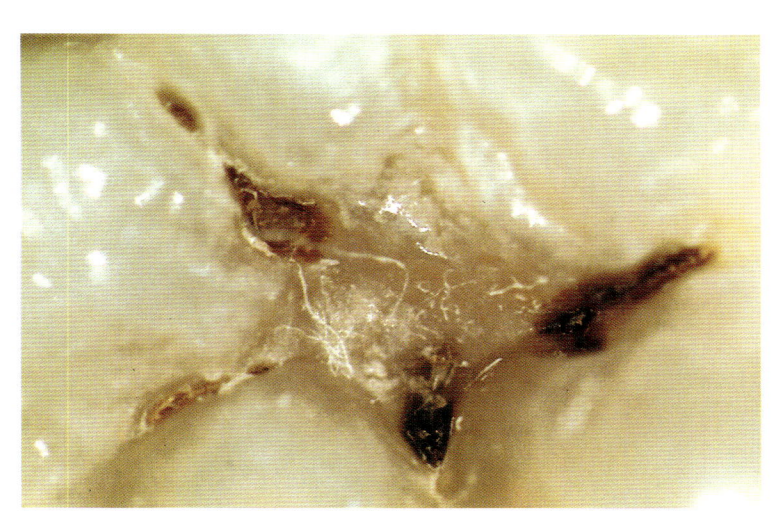

144 Das Fissurensystem
Ein mit Plaque und Nahrungsmitteln angereichertes Retentionssystem.

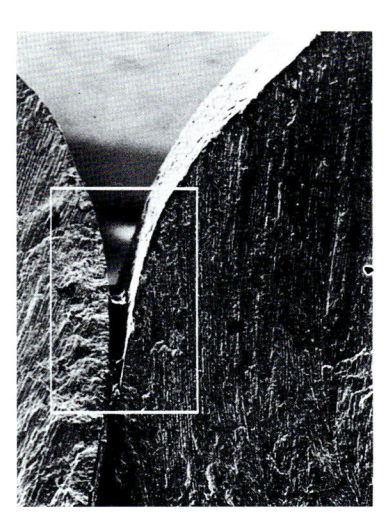

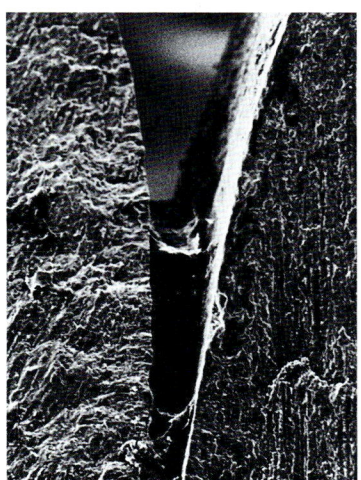

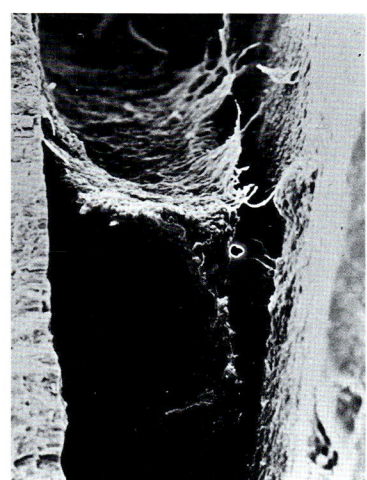

145 I-Fissur
Mit organischen Stoffen und Plaquemikroorganismen gefüllt. Übersicht und Vergrößerungen der Fissur von links nach rechts.

146 Reduktion der Mikroorganismenzahlen
Ergebnisse einer Literaturübersicht von *Netuschil* (1981).

Literaturstelle	Zeit unter Versiegelung	Mikroorganismen vor der Versiegelung	Mikroorganismen nach der Versiegelung	Reduktion auf
Handelman u. Mitarb. 1972	1 Monat	$1,24 \times 10^6$	$2,7 \times 10^4$	2,2 %
Handelman u. Mitarb. 1976	~1 Monat 12–24 Monate	$1,16 \times 10^6$	$4,83 \times 10^4$ $0,09 \times 10^4$	4,2 % < 0,1 %
Jensen u. Handelman 1977	14–28 Tage	$3,7 \times 10^6$	14×10^4	3,8 %
Theilade u. Mitarb. 1977	14 Tage	$4,9 \times 10^6$	18×10^4	⌀ 3,6 %
Going u. Mitarb. 1978	5 Jahre	$3,2 \times 10^6$	2×10^4	0,6 %
Jensen u. Handelman 1980	12 Monate	$9,25 \times 10^6$	$0,9 \times 10^4$	0,1 %

Mechanismen der Versieglerhaftung

Nach der mechanischen Reinigung des Zahnes wird durch die Schmelzvorbehandlung mit Säure eine chemisch-physikalische Umstrukturierung der Schmelzoberfläche erreicht.

Makroskopisch nimmt die getrocknete Oberfläche ein kreidig weißes Aussehen an. Mikroskopisch führt die Ätzwirkung zu charakteristischen, retentiven Ätzmustern. Diese erstrecken sich vornehmlich auf die okklusalen Eingangswinkel der Grübchen und Fissuren, erreichen die engste Stelle des Fissureneingangs und diffundieren nur wenig darüber hinaus.

Oberflächenvergrößerung und Haftung korrelieren mit der Säurekonzentration und der Löslichkeit von Prismenperipherie und Prismenzentren bei entsprechender Abhängigkeit von der Ätzzeit. Die damit verbundene Oberflächenvergrößerung gewährleistet die mechanische Haftung des Versieglers. Die *Schmelzvorbehandlung* setzt einen *geringen Mikroschaden,* der mit einer *Präparation nicht gleichgesetzt werden kann.*

147 Intakte Versiegelung
Fünf Jahre Liegezeit. Aus Kinderkurs, Abteilung für Zahnerhaltung, Tübingen.

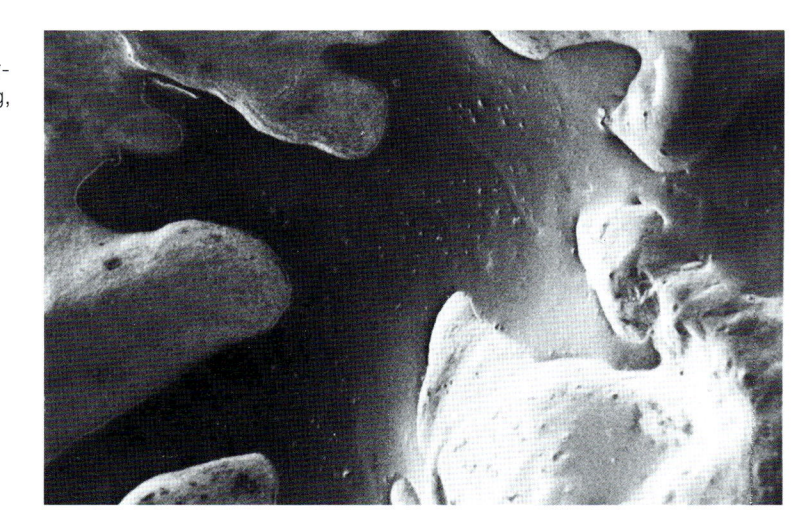

148 Versiegelungswerkstoffe
Versiegelungswerkstoffe werden gemäß Gebrauchsanweisung des Herstellers gemischt oder aktiviert. Die Werkstoffe härten aus und erreichen einen Zustand, der es ermöglicht, sie zur Versiegelung der Grübchen und Fissuren heranzuziehen. Gemäß der Spezifikation (ISO/DP 6874 vom März 1986) werden die Kunststoff-Versiegelungswerkstoffe in zwei Typen, nach der Art des Aushärtungsverfahrens, eingeteilt:
Typ 1: chemisch ausgehärtete Werkstoffe,
Typ 2: extern durch Energie aktivierte Stoffe.

Firma	Versiegler	Härtungsart	Füllstoff
L.D. Caulk	Nuva-Seal	UV	mit
Espe	Uvio Seal	UV	ohne
	Visio Seal	Licht	ohne
Johnson & Johnson	Adaptic bonding agent	chemisch	ohne
	Adaptic glaze	chemisch	ohne
	Delton		
Kerr	Kerr Pit and Fissure Sealant	Licht	mit
Kulzer	Estiseal SC	chemisch	ohne
	Estiseal LC	Licht	ohne
	Estilux glaze	UV	ohne
Lee Pharmaceuticals	Epoxylite 9075	chemisch	ohne
3 M Company	Concise enamel bond	chemisch	ohne
	Concise white	chemisch	mit
Saga Orthodontics	Saga Sealant	chemisch	ohne
Svedia	Compact Enamel Bond	?	?
Vivadent	Helioseal	Licht	ohne

Fissurenversiegelung

Klinisches Vorgehen

Nach Durchbruch der ersten Molaren (6- bis 8jährige), der zweiten Molaren (11- bis 13jährige) und der Prämolaren kann die Versiegelung der Grübchen und Fissuren vorgenommen werden.

Voraussetzungen:
- mehrheitlich kariesfreie Okklusalfläche im Milchgebiß als Entscheidungshilfe für Erfolg oder Mißerfolg im permanenten Gebiß;
- regelmäßige, sinnvolle Zahnreinigung;
- ausgewogene Ernährung;
- Okklusalfläche isolierbar und instrumentierbar;
- absolute Trockenlegung eines Zahnes oder einer Zahngruppe möglich (*Kofferdam*);
- Verfügbarkeit von Hilfspersonal (Zahnärztliche Helferin, ZMF);
- Schmelzätz- und Polymerisationstechnik ohne Schwierigkeiten durchführbar.
- regelmäßige Nachkontrollen (6-Monate-Recall, 2mal jährlich zum Zahnarzt).

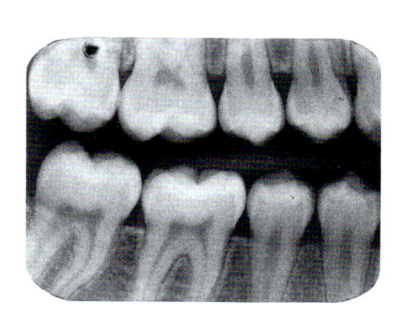

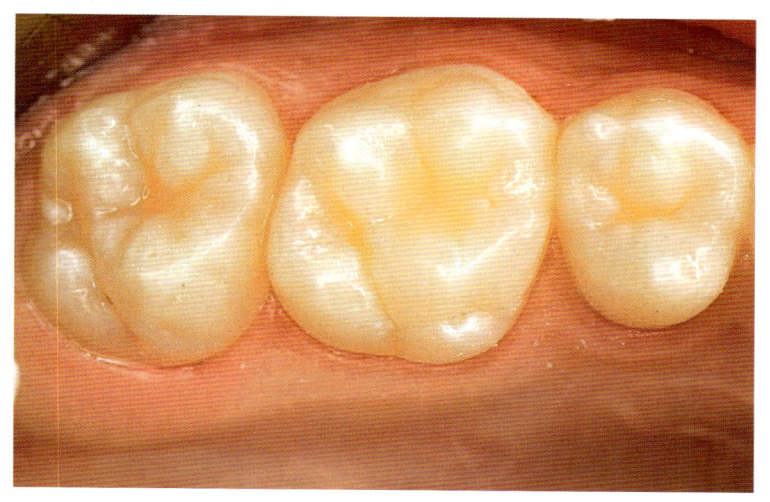

149 Klinisches Vorgehen, Patient L.G., Ausgangslage
Die Untersuchung mit Spiegel und Sonde tasten *keine kariöse Läsion im Fissurenmuster* des zu versiegelnden Molaren (16).
Die Bißflügelaufnahme zeigt *keine Approximalkaries*.

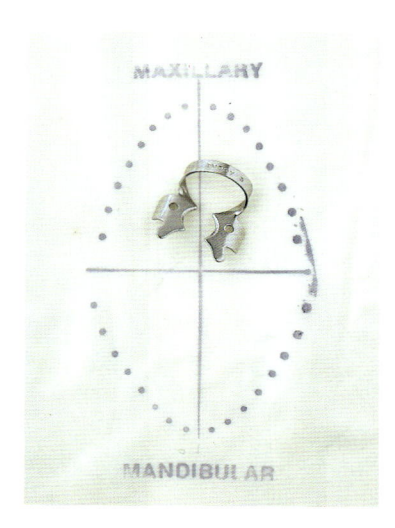

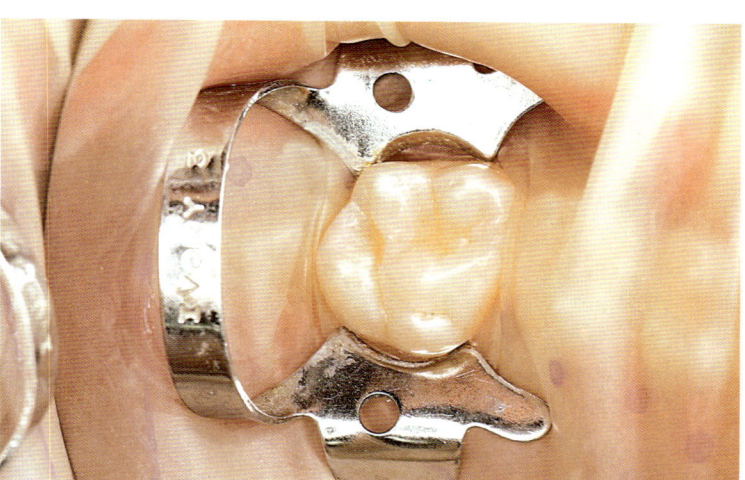

150 Klinisches Vorgehen (Spiegelansichten)
Absolute Trockenlegung (*Kofferdam*) des Einzelzahnes oder einer Zahngruppe wird gefordert.
Relative Trockenlegung (Watterollen-Austauschtechnik) ist nicht erwünscht.

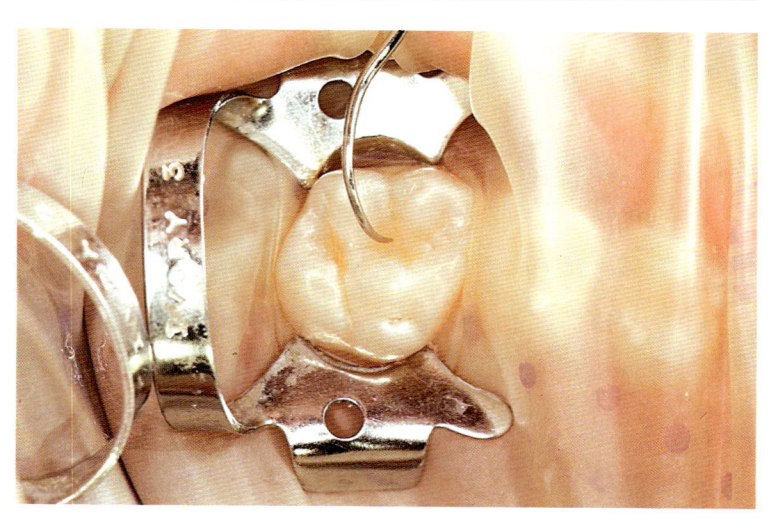

151 Mechanische Entfernung der Fissurenplaque
Spitze Sonde und Absprayen.

56 Prophylaxe

152 Mechanische Reinigung
Rotierende Bürste und fluoridfreie Reinigungspaste.

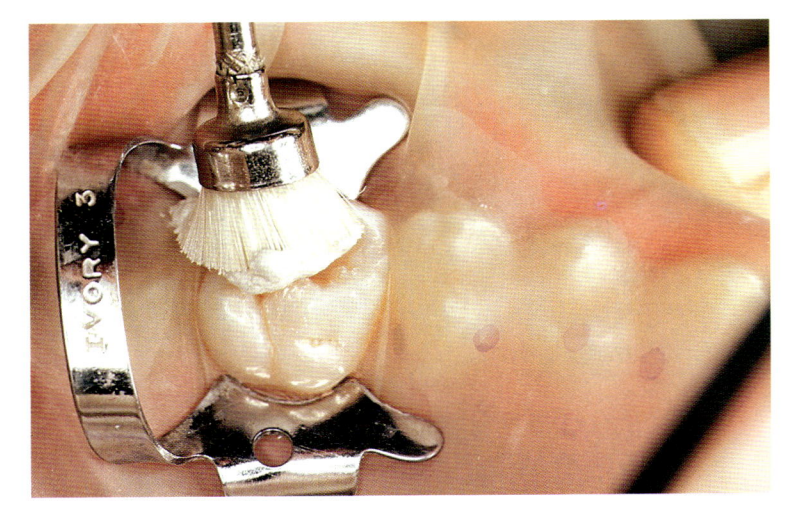

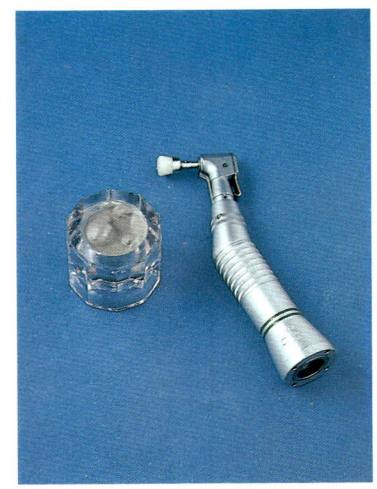

153 Reinigungsrückstände
Unter Spray Reinigungsrückstände eliminieren und Operationsfeld trocknen.

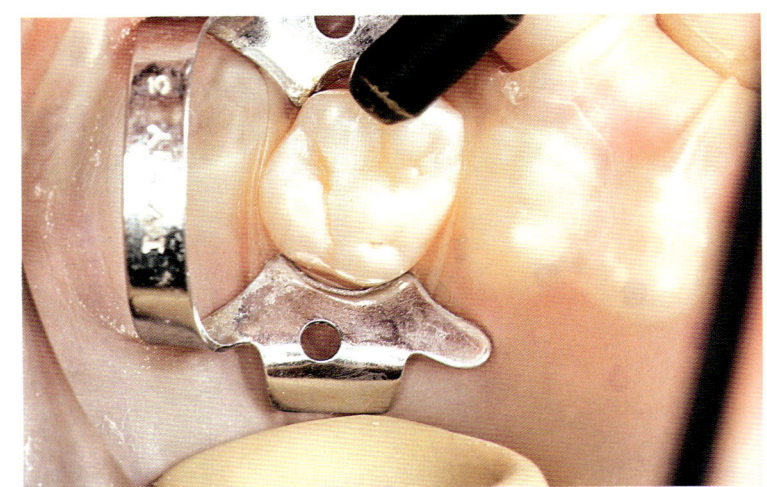

154 Anätzen des Fissurenmusters
Das Anätzen geschieht mit Säure, besser einem viskösen, eingefärbten Säure-Gel mit lokal begrenzter Wirkung. Applikation des Säure-Gels mit Minischwamm oder Wegwerfpinsel für die Dauer von 60 Sekunden, Milchzahn 120 Sekunden (rudimentär ausgebildete Prismenstrukturen). *Stark fluoridierte Zähne sind säureresistenter und benötigen längere Ätzzeiten.*

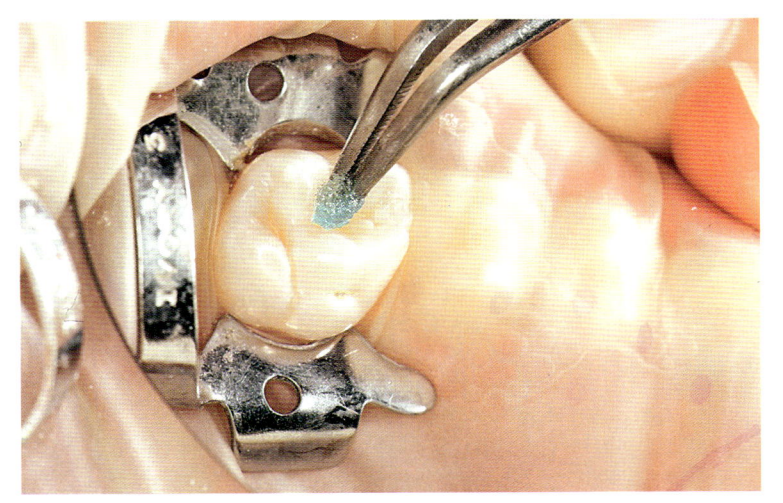

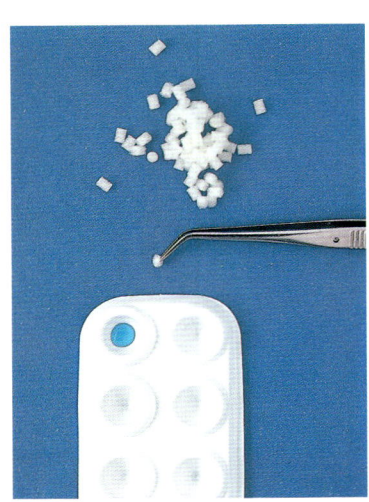

155 Aussprayen und Absaugen
Säure (Säure-Gel) und Reaktionspräzipitate, die die Haftung des Sealers beeinträchtigen, werden eliminiert (20 Sekunden). Operationsfeld trockenlegen. Kontrolle. Das angeätzte und mit Luft getrocknete Fissurensystem zeigt ein kreidiges, opak-weißes Aussehen (Ätzmuster).

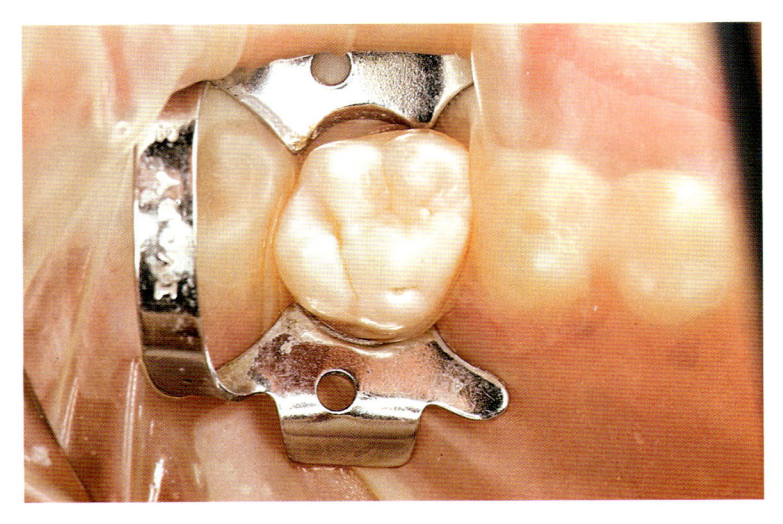

Fissurenversiegelung 57

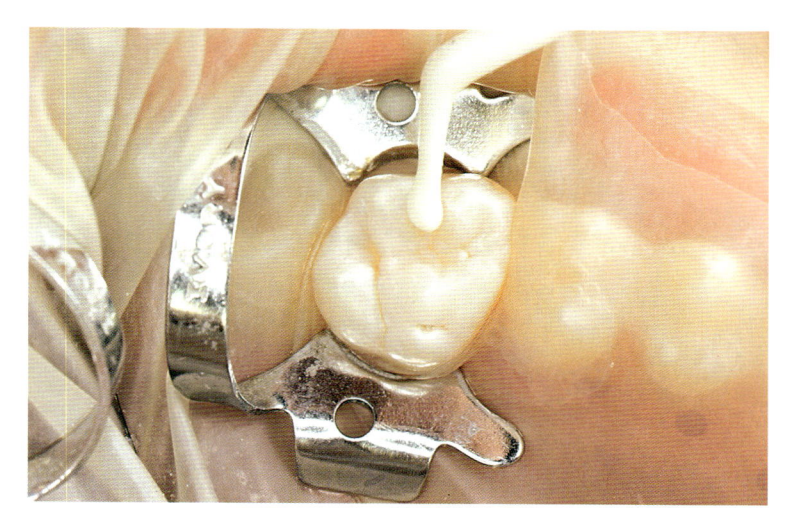

156 Auftragen des Versieglers
Verteilen des dünn aufgetragenen und eingefärbten Versieglers mittels Sonde von der Peripherie des Fissurensystems zur Mitte hin. Man vermeidet dadurch okklusale Interferenzen. Eventuelle Luftblasen mit Sondenspitze entfernen.

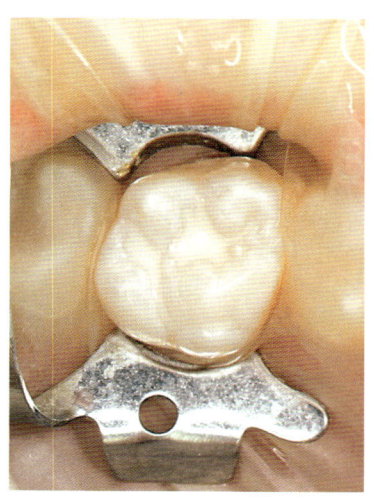

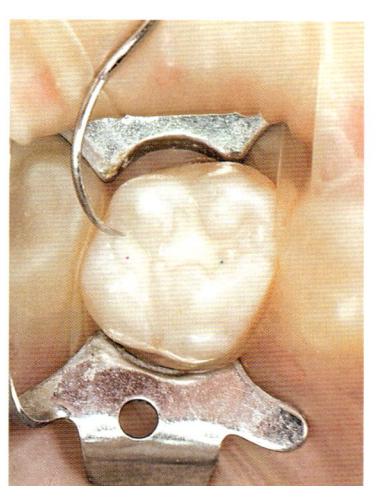

157 Aushärten des Sealers
Lichtpolymerisationsgerät, dabei Härtungszeiten beachten.

158 Kontrolle der Versiegelung
Die Kontrolle mit der Sonde erstreckt sich auf Randbereiche, Unter- und Überschüsse sowie Luftblasen. Interferenzen abtragen. Nachversiegelung, falls erforderlich.

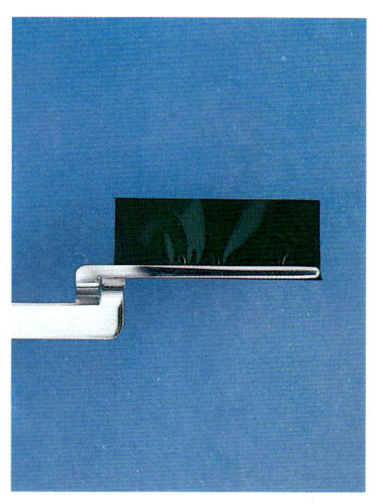

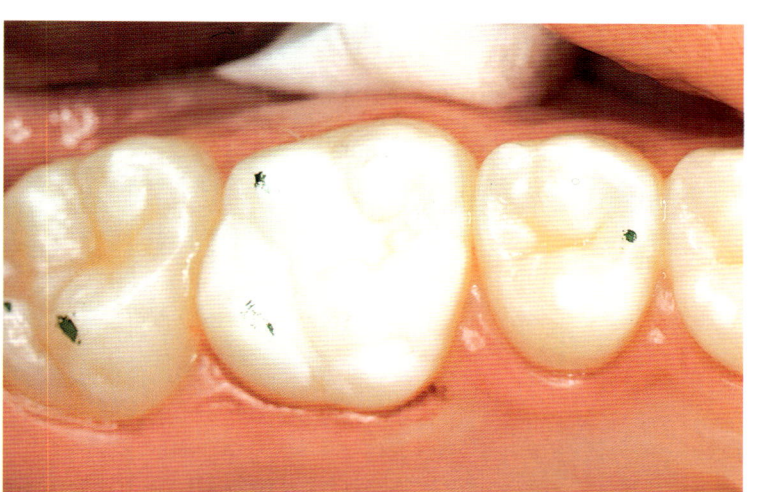

159 Okklusionskontrolle
Links: Die GHM-Okklusions-Prüf-Folie (Hanel) macht es möglich, die echten okklusalen Kontakte oder Interferenzen genau darzustellen.

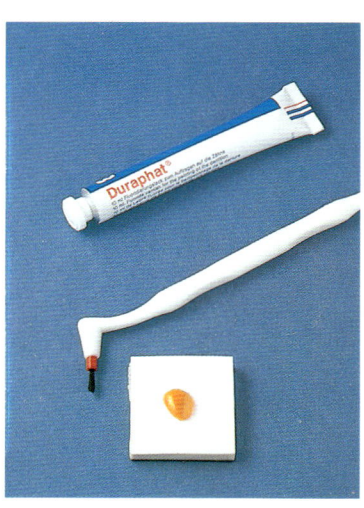

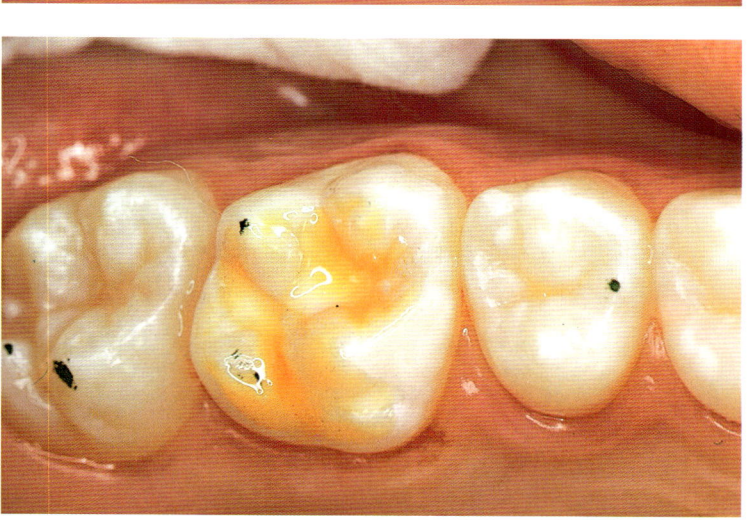

160 Fluoridierung der angeätzten, nicht versiegelten Schmelzbereiche
Topicalfluoridierung mit hochkonzentrierten Fluoriden. Entfernung des Kofferdams.

Langzeiterfahrungen bei der Versiegelung von Grübchen und Fissuren

Die Versiegelung im Kinderkurs der Poliklinik für Zahnerhaltung wird seit Jahren von *Assistenten* und nach Lehre der Grundprinzipien auch von *Studenten* routinemäßig durchgeführt.

Die hohe *Effizienz der Versiegelung* wird in zahlreichen Studien nachgewiesen und in einzelnen Arbeiten ein 100%iger Kariesschutz für Grübchen und Fissuren, vornehmlich in Kurzzeituntersuchungen, bestätigt (RIETHE u. MAUPAI 1975).

Die National Institutes of Health berichten über Langzeiterfahrungen und ermitteln intakte Versiegelungen nach 1 Jahr von ≦85%, nach 5 Jahren von ≦50%. In positiven Einzelversiegelungen lassen sich nach 3 Jahren 94% und nach 7 Jahren noch 66% völlig intakte Versiegelungen nachweisen.

Eine Nachuntersuchung versiegelter Grübchen und Fissuren der Jahre 1981–1986 im Kinderkurs Zahnerhaltung erfaßte 348 Prämolaren und Molaren. Die klinische Kontrolle folgte den schon früher erprobten Kriterien (TOBIEN 1983) und erstreckte sich auf die Unversehrtheit der Versiegelung, partielle und totale Versieglerverluste (RIETHE 1988).

Aus den Ergebnissen der Langzeituntersuchung können folgende Schlüsse gezogen werden:

- Die Entwicklung okklusaler Karies wird gehemmt oder deren Initiation verzögert.
- Die Effektivität der Versiegelung ist von der Verarbeitungstechnik abhängig, aber unabhängig davon, ob geeignete Versiegler durch Assistenten oder Studenten appliziert werden.
- Die These der National Institutes of Health wird gestützt, auch einem Assistententeam nach theoretischer und praktischer Ausbildung Versiegelungen zu übertragen.
- Die Ergebnisse machen deutlich, daß die partiellen Versieglerverluste nach 72 Monaten deutlich höher als die Totalverluste liegen. Die Versieglerretention nimmt mit der Zeit ab (Abb. 161).
- Teilverluste sind durch Nachversiegelungen innerhalb eines Jahres zu beheben.

Für die *Tübinger Erfolge* werden drei Faktoren verantwortlich gemacht:

- Versiegelung von Grübchen und Fissuren nach dem Zahndurchbruch, wenn klinische und technische Voraussetzungen gegeben sind.
- Exakte Verarbeitungstechnik eines geeigneten Versieglers.
- Absolute Trockenlegung (Kofferdam).

161 Versieglerverluste

Partielle Versieglerverluste steigen in beiden Behandlergruppen von 6–72 Monaten an. Sie zeigen zahnspezifische Merkmale, wobei die Gruppe der Molaren, speziell der Oberkiefermolaren, von den Teilverlusten am stärksten betroffen ist.

Totale Versieglerverluste konnten in der Gruppe der Assistenten nicht festgestellt werden. Die stufenweise steigenden Verluste bei den Studenten halten sich in beachtlichen Grenzen. Die Molarengruppe ist weniger stark von den totalen Verlusten betroffen als die der Prämolaren.

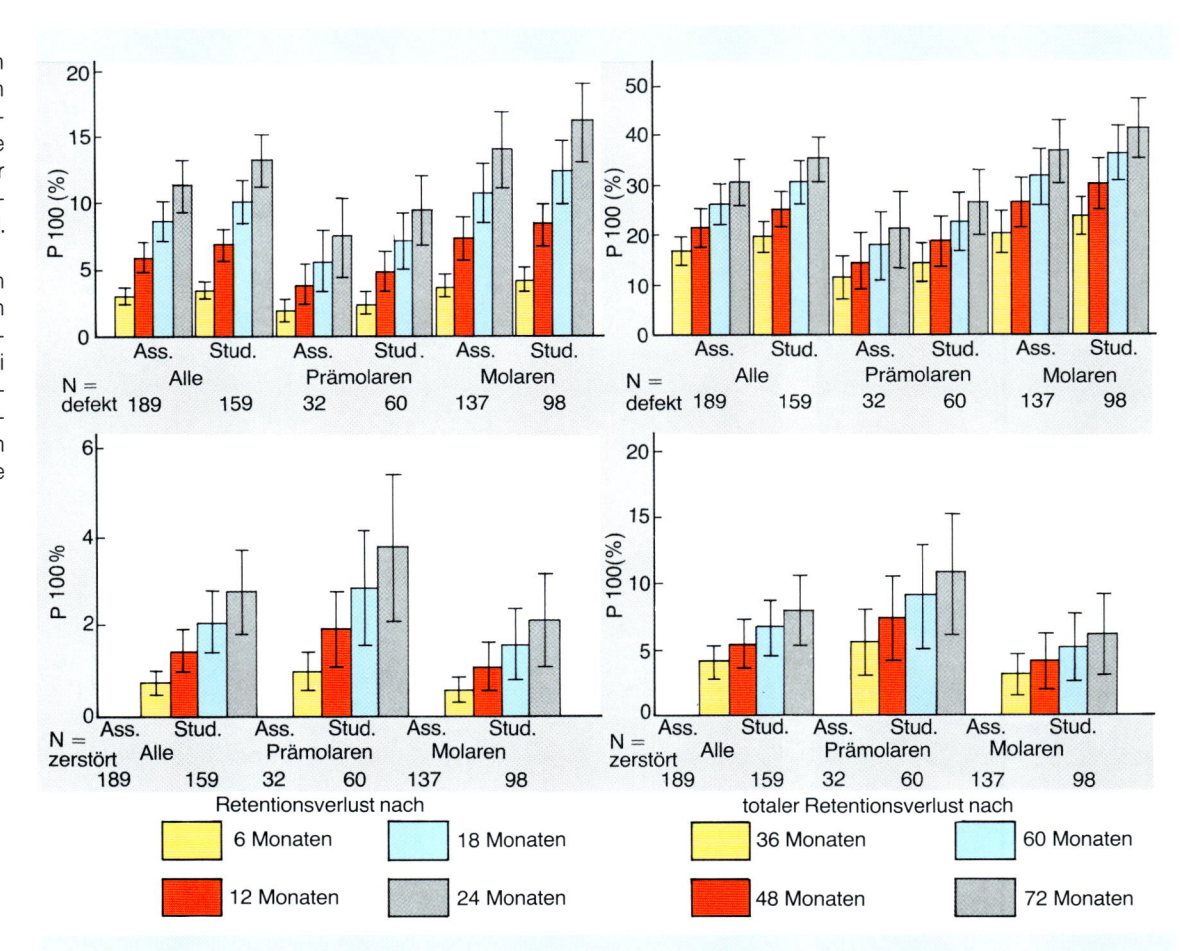

Zahnhartsubstanzen und ihre Beziehungen zum Kariesprozeß

Kariöse Prozesse an Schmelz, Dentin und Wurzelzement laufen ähnlich ab. Der Schmelz kann allein durch Säuren entkalkt werden. Bei der Auflösung von Dentin und Wurzelzement spielen auch proteolytische Enzyme eine Rolle.

Während die frühe kariöse Entkalkung des Schmelzes durch die Mundflüssigkeit mit ihren schützenden Calcium-Phosphat-Hydroxyl-und Fluoridionen wieder *remineralisieren* kann, führt die Progression der Karies über die Schmelz-Dentin-Grenze hinaus zur *Kavitation und konservierenden Therapie.*

Die Dentinkaries breitet sich strukturabhängig entlang den Dentinkanälchen *penetrierend* und unterhalb der Schmelz-Dentin-Grenze *unterminierend* aus.

Die Wurzelkaries tritt an den Zähnen älterer Menschen nahe der Schmelz-Zement-Grenze auf und „stellt dem Praktiker recht böse Aufgaben" (BLACK 1914).

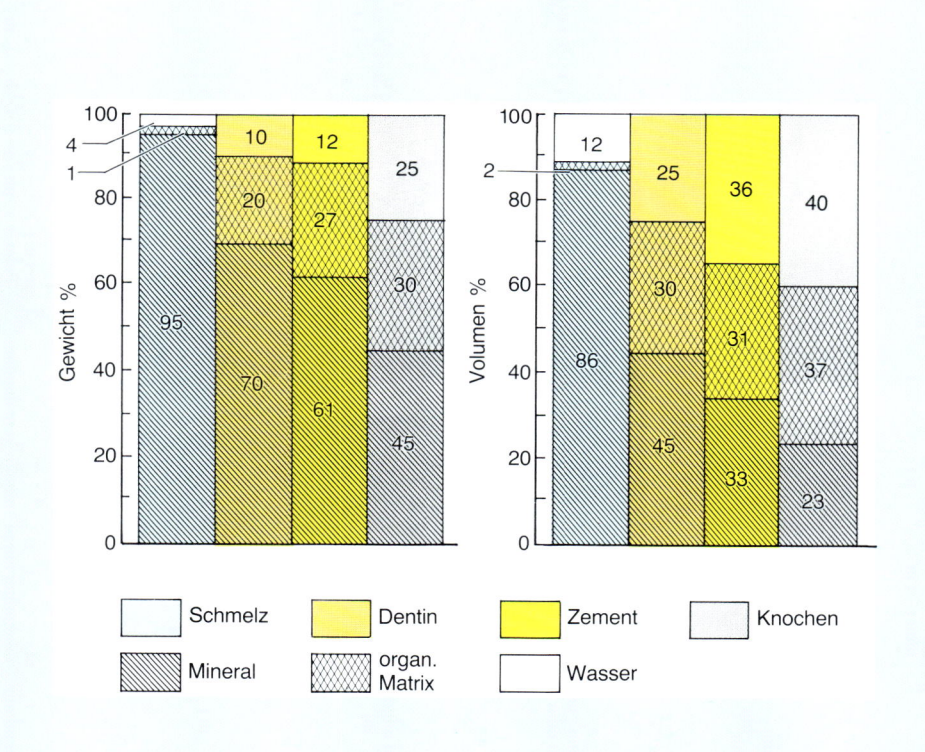

162 Zahnschmelz
Zusammensetzung in Prozent seines Gewichts und seines Volumens im Vergleich zu Dentin, Wurzelzement und Knochen (nach *Schroeder* 1982).

Zahnsubstanzen

Form und Lage der Schmelzprismen vom „zylindrischen" Prismentyp

Im Unterschied zum „Key-hole-Typ", der ausschließlich aus Prismen aufgebaut ist, das heißt keine Zwischensubstanz erkennen läßt, kann beim *zylindrischen Prismentyp* ein erheblicher Anteil von Zwischensubstanz nachgewiesen werden. Die einzelnen Prismen besitzen dabei keinen Ausläufer und erscheinen dementsprechend im Querschnitt kreisrund.

Betrachtet man die Anordnung der Prismen zueinander, so zeigt sich, daß hier die Prismen untereinander liegen, das heißt nicht auf Lücke wie beim Key-hole-Typ, wobei allerdings der Platz zwischen den Prismen jetzt von einer *Zwischensubstanz* ausgefüllt werden muß. Dies ergibt sich fast zwangsläufig aus der Tatsache, daß bei dieser Anordnung der Prismen zwischen ihnen Räume freibleiben, in die sich die beschriebene Zwischensubstanz ergießt. Dabei besteht die Zwischensubstanz aus den gleichen Bausteinen wie die Prismen. Obwohl es zwischen der Anlagerung der Kristalle von Prisma und Zwischensubstanz zu keinerlei Lückenbildung kommt, ist aufgrund der unterschiedlichen Ausrichtung der Kristalle die Abgrenzung zwischen diesen beiden Strukturelementen immer möglich (WINKLER 1984).

163 Übersichtsaufnahme Längsbruch eines Molaren
D = Dentin,
F = Fissur,
S = Schmelz,
S–D = Schmelz-Dentin-Grenze.

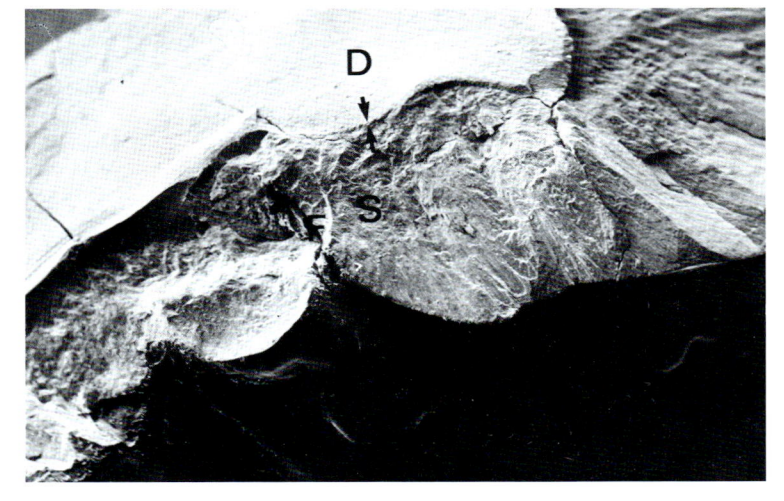

164 Ausschnitt aus Abb. 163, Schmelzprismen
Als dünne, nadelfeine Strukturen zu erkennen, die leicht divergierend zur Zahnoberfläche ziehen.

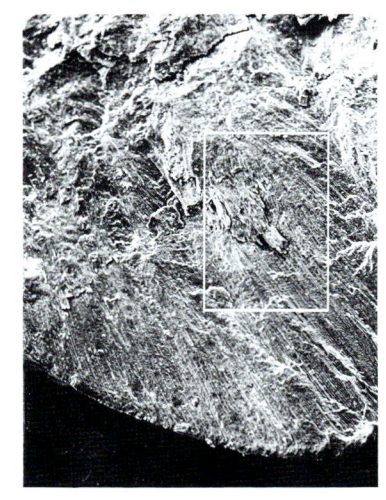

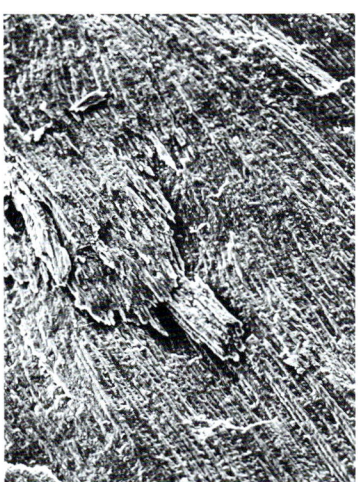

165 Detailaufnahme aus Abb. 164
Die *Prismenquerschnitte* sind dem Betrachter zugewendet.
Die Pfeile deuten auf die Bruchstücke. Wie durch die Zeichnung angedeutet wird, sind diese Bruchstücke Reste eines Ausläufers der vor dem Bruch darüber gelegenen Schmelzprismen. Das Prisma 1 erstreckt sich mit seinem Fortsatz zwischen Prisma 2 und 3 und endet auf dem senkrecht unter ihm stehenden Prisma 4.

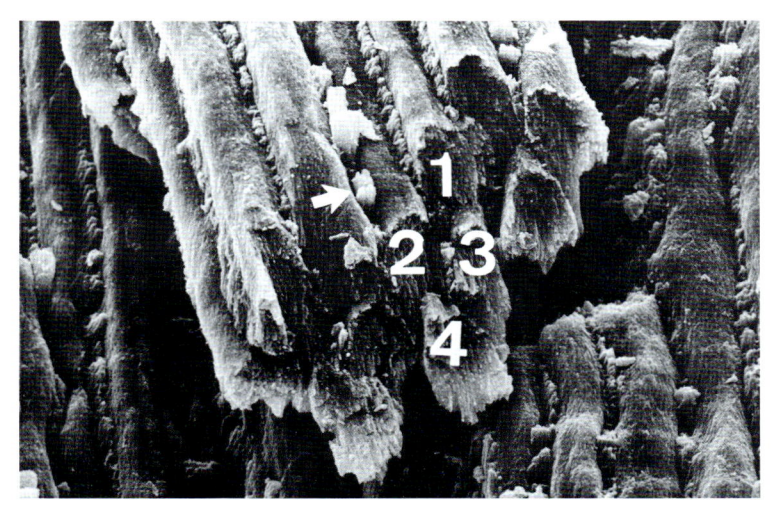

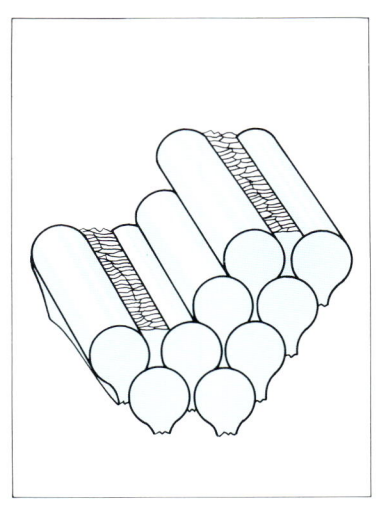

Zahnschmelz 61

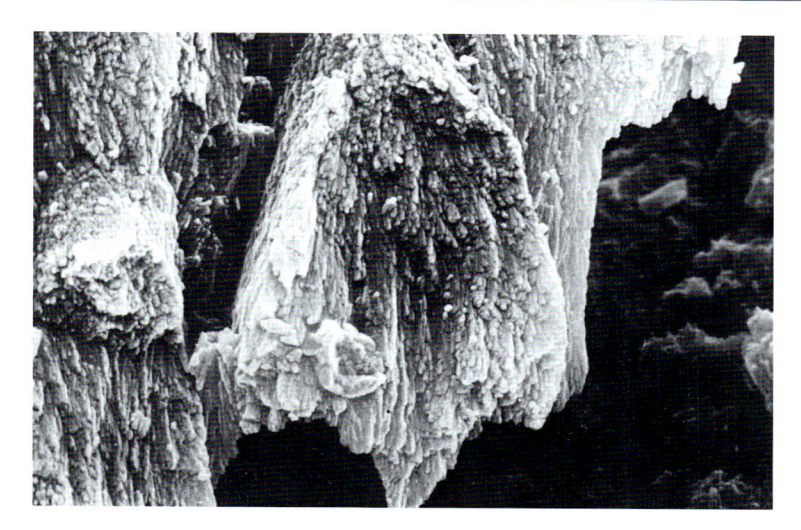

166 Detail aus Abb. 165
Einzelnes Prisma vom „Key-hole-Typ" im Querschnitt.
Tonnenförmiger Oberbau.
Spitz zulaufender Ausläufer.
Verlaufsrichtung der Kristalle ist sichtbar.

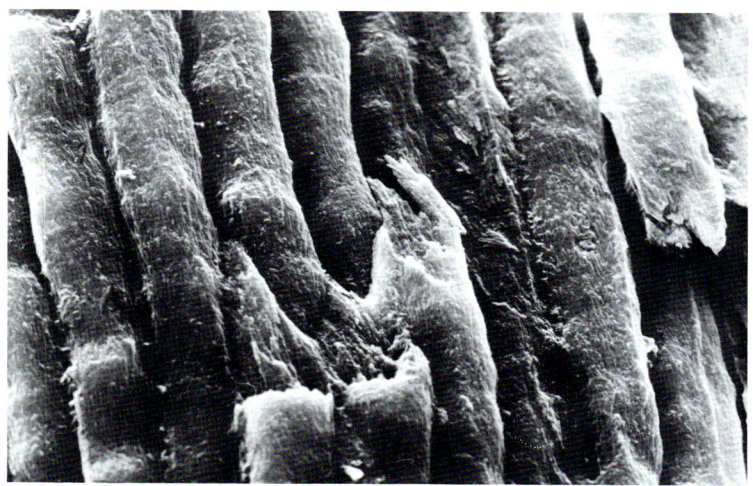

167 Aufsicht auf Prismenschicht
Homogene Schmelzprismenschicht, darüber drei weitere quergebrochene Prismen. Die Prismen sind von Schicht zu Schicht um eine halbe Prismenbreite versetzt.
Der Prismenausläufer ergießt sich zwischen die beiden unter ihm liegenden tonnenförmigen Prismendächer.

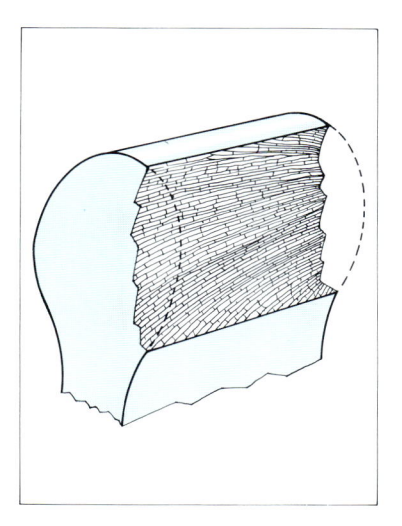

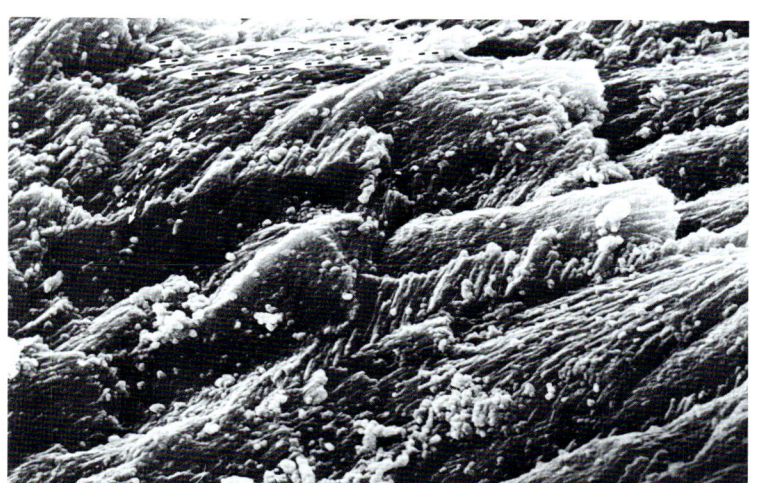

168 Seitenansicht vorwiegend sagittal gebrochener Schmelzprismen
Oberes Prisma: Verlaufsrichtung der Kristalle innerhalb des sagittal gebrochenen Prismenkörpers.
Oberer Teil: fast parallele Lagerung.
Unterer Teil: bogenförmiges Abknicken in Richtung des Ausläufers.

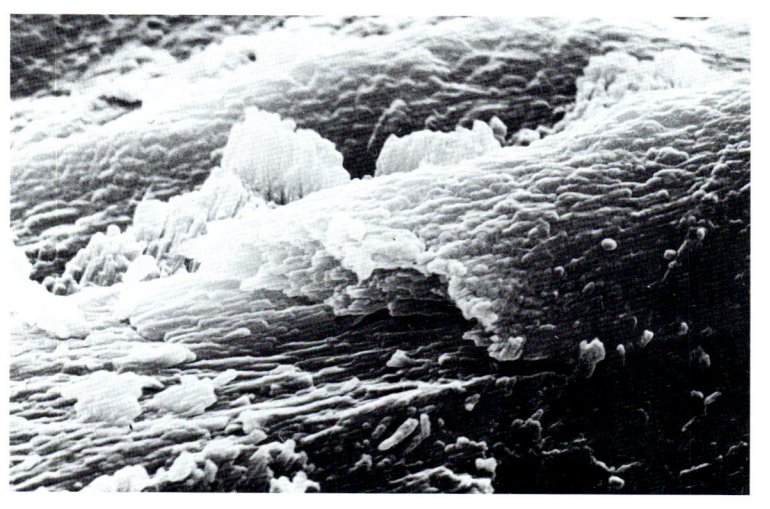

169 Seitenansicht von Schmelzprismen
Im Hintergrund völlig intaktes Prisma.
Im Vordergrund horizontal gebrochenes Prisma mit parallel angeordneten Kristallen.
Zwischen beiden: senkrecht stehende Kristalle eines ehemalig darüber gelegenen Schmelzprismas.

Zahnsubstanzen

Form und Lage der Schmelzprismen vom „Key-hole-Typ"

Bei schwacher Vergrößerung lassen sich die palisadenartig dicht nebeneinanderliegenden Schmelzprismen erkennen, die als dünne Strukturen leicht divergierend zur Zahnoberfläche ziehen. Bei stärkerer Vergrößerung zeigen diese Strukturen im Querschnitt folgendes Bild: Ein nach oben abgerundeter *Prismenkörper* (in Form eines tonnenförmigen Daches) verjüngt sich in einen mehr oder weniger spitz auslaufenden *Fortsatz.* Somit erinnern quergeschnittene Prismen in ihrer Form an Schlüssellöcher und werden deshalb als *„key-hole configuration"* bezeichnet.

Die *Prismen* liegen *auf Lücken,* so daß der Ausläufer des höhergelegenen Prismas sowohl rechts als auch links zwischen den beiden benachbarten Prismen „eingekeilt" wird und erst in der übernächsten Reihe der Ausläufer des einen auf dem senkrecht unter ihm liegenden neuen Prisma endet. Der Schmelz, dessen Bausteine die Prismen vom Schlüssellochtyp sind, baut sich ausschließlich aus diesen Einheiten auf (WINKLER 1984).

170 Aufsicht: Schmelzprismenformation mit Zwischensubstanz
Tonnenförmige Dächer der Schmelzprismen (D).
Bruchstellen der *Zwischensubstanz. Dachrinnenähnliche Vertiefung (V).* Das in dieser Vertiefung gelegene Prisma ist nicht mehr sichtbar, da es beim Bruch mit herausgelöst wurde.
Nur der kleinste Teil der Oberfläche zeigt „zerbrochene" Kristalle, hier mit Pfeilen angedeutet.

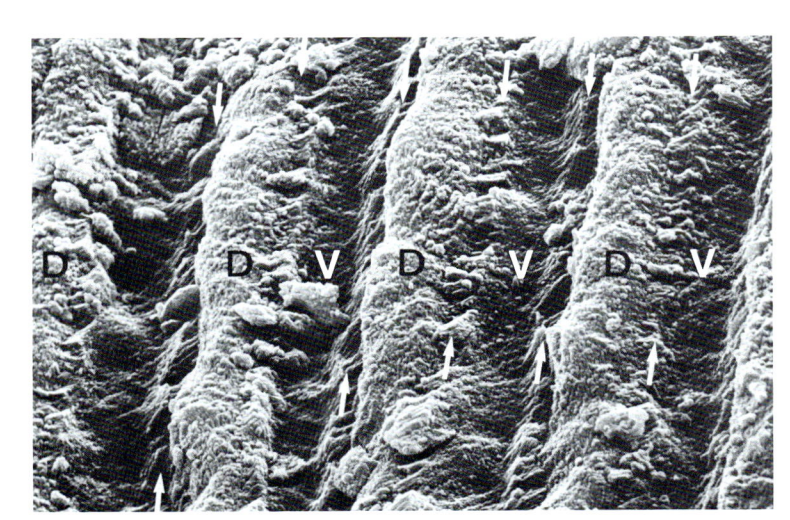

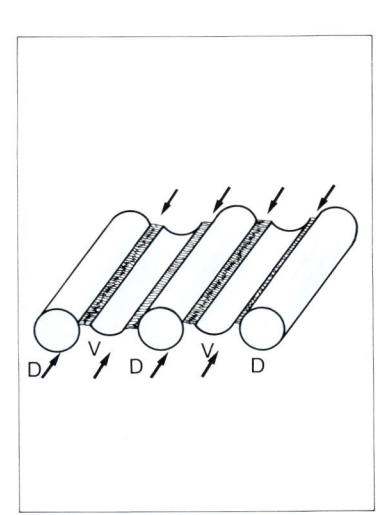

171 Seitliche Aufsicht auf Zwischensubstanz
Kein Schmelzprisma sichtbar; intervallmäßig angeordnete Bruchflächen mit parallel angeordneten Kristallen.
Dachrinnenähnliche Vertiefungen (D).
Zum besseren Verständnis sind in der schematischen Darstellung die während des Bruchs abgehobenen Schmelzprismen mit dargestellt. Die Pfeile bezeichnen den Weg aus dem Prismenlager, welches als dachrinnenähnliche Vertiefung zurückbleibt.

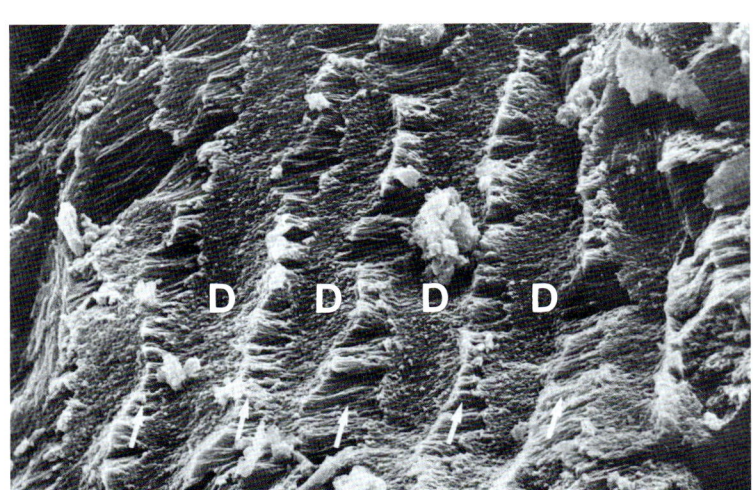

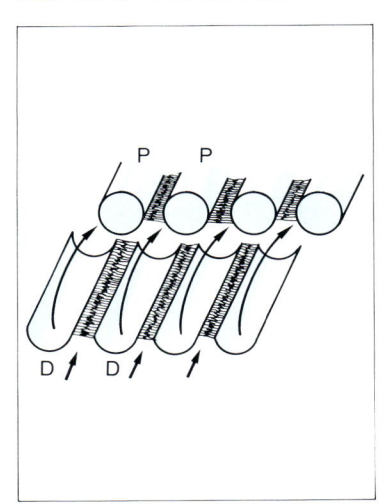

172 Quer gebrochene Prismen, Schmelzprismen (P)
Zu beachten ist das in der Mitte fast „kreisrunde" Prisma; die oben und unten teilweise noch zu stehenden Prismen stehen genau auf Lücke. In der Zwischensubstanz wird der Verlauf der Kristalle weitestgehend beibehalten (Pfeil). Zusammenstellung des aus den REM-Aufnahmen konstruierten Schemas, das ein in den drei idealen Ebenen freigelegtes Schmelzbruchstück zeigt. Die Zwischensubstanz wurde schraffiert gezeichnet.

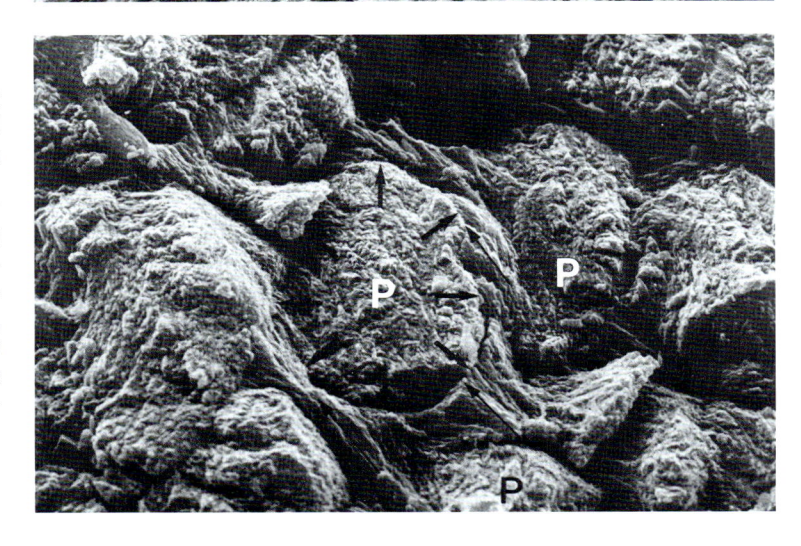

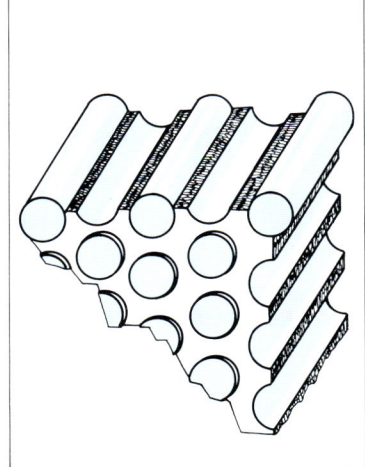

Dentin 63

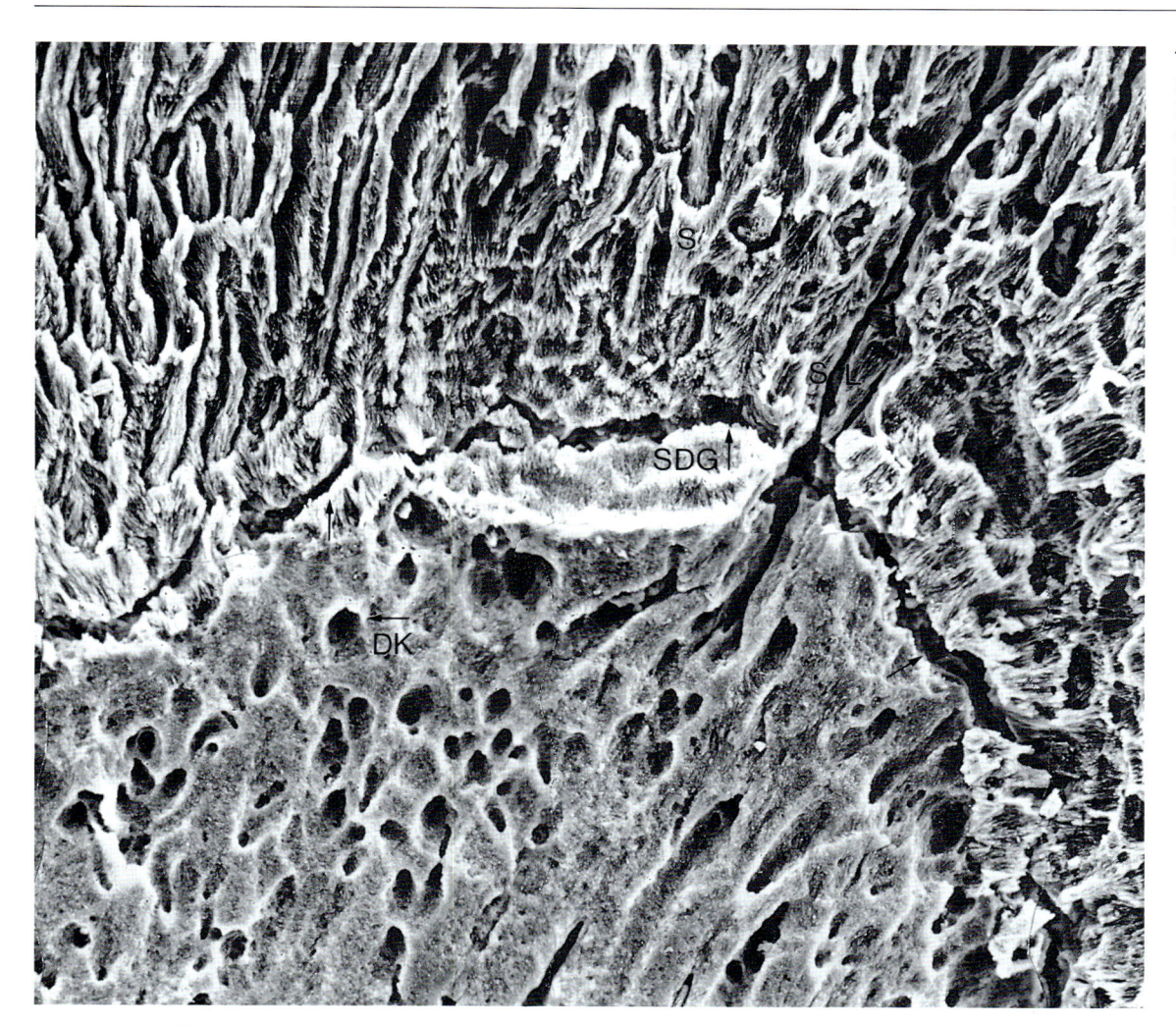

173 Schmelz-Dentin-Grenze
Die Schmelzdentingrenze (SDG ↑) ist gewellt und verstärkt als *Mikroverzahnung* die Haftung des Schmelzes am Dentin.
S = Schmelzprismen,
DK = Dentinkanälchen (←),
SL = Schmelzlamelle.

Dentin (Übersicht)

Das Hartgewebe Dentin (Zahnbein) bildet die Hauptmasse des Zahnes. Diese unterscheidet sich auffallend vom Schmelz, ist aber in ihrer chemischen Zusammensetzung dem Wurzelzement und dem Knochen ähnlich. Die Struktur innerhalb des Dentins wird durch folgende *Baumerkmale* charakterisiert:
– Odontoblasten mit Odontoblastenfortsätzen,
– Dentinkanälchen mit periodontoblastischem Raum,
– peritubuläres Dentin,
– intertubuläres Dentin,
– Manteldentin.

Odontoblasten bauen das Zahnbein auf, unterhalten es physiologisch und sind fähig Sekundär-(Tertiär-)Dentin zu bilden. Die *Fortsätze der Odontoblasten* verlaufen in den Dentinkanälchen mit *periodontoblastischem Raum* und durchziehen das ganze Dentin bis zur Schmelz-Zement-Grenze unter zahlreichen Aufgabelungen.
Die vom *peritubulärem Dentin* ausgekleideten Dentinkanälchen sind durch *intertubuläres Dentin* getrennt. Das *Manteldentin* bildet die periphere Schicht des Dentins (SCHROEDER 1982).

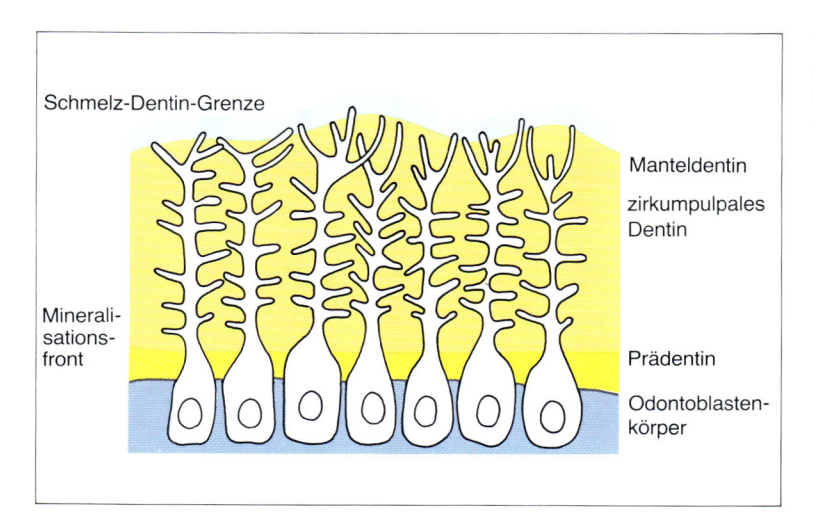

174 Darstellung der pulpanahen und peripheren Anteile des Dentins
(nach *Schroeder* 1982).

Zahnsubstanzen

175 Odontoblasten
Lichtmikroskopisch sind die Odontoblasten im Bereich der Kronenpulpa in einer „pseudogeschichteten" Zellage angeordnet, mehrere Reihen odontoplastischer Kerne erscheinen übereinandergeschichtet.

O = Odontoblastenschicht,
ODF = Odontoblastenfortsatz,
P = Pulpa,
PD = Prädentin,
ZPD = zirkumpulpales Dentin.

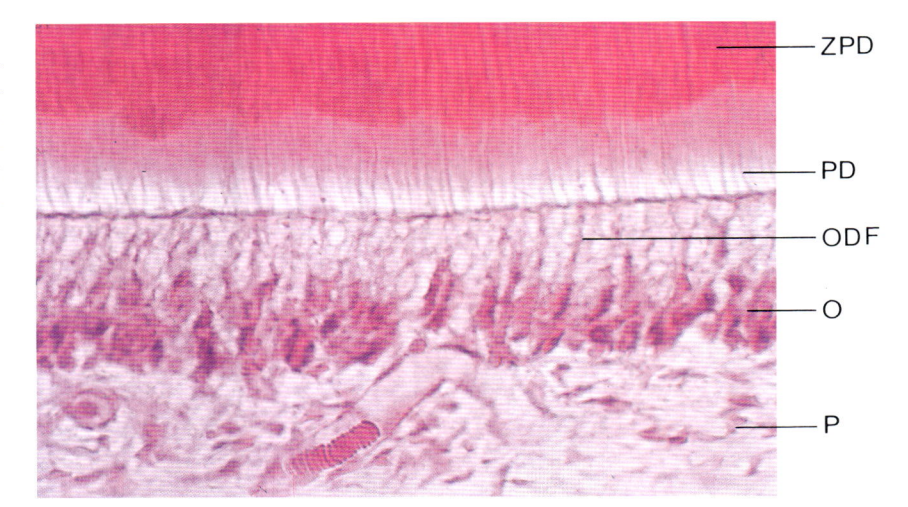

ZPD
PD
ODF
O
P

176 Elektromikroskopisch bilden die Odontoblasten eine einschichtige geschlossene Zellage
Sie sind variabel in Länge und Form (kugelig, oval, zylindrisch). Links: Odontoblasten an der Prädentinoberfläche über einem Haftapparat (Halskrause) untereinander verbunden. Rechts: Odontoblastenoberfläche mit „grießiger" Struktur.

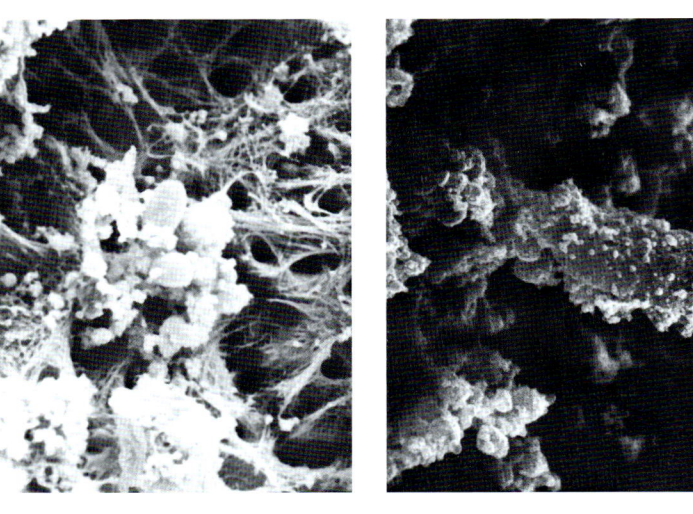

177 Odontoblastenfortsätze
Links: Die Fortsätze durchziehen das Prädentin bis zur Schmelz-Dentin-Grenze. Über laterale Seitenäste infiltrieren sie das intertubuläre Dentin, nehmen mit Nachbarfortsätzen Kontakt auf und unterhalten das Dentin physiologisch. Rechts: Odontoblastenfortsatz von einem Netzwerk kollagener Fibrillen umgeben.

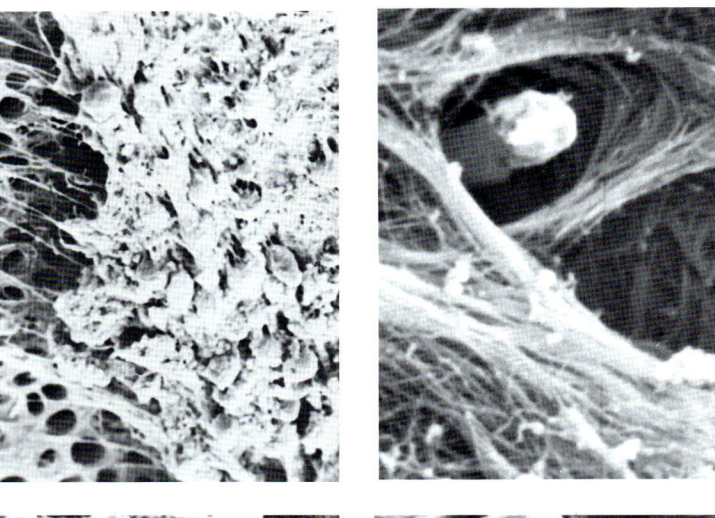

178 Dentinkanälchen und Odontoblastenfortsätze
Links: Zwischen Zytoblastenmembran der Fortsätze und der Kanalwand entwickelt sich der sog. *periodontoblastische Raum*. Dieser enthält Gewebeflüssigkeit und organische Strukturelemente, denen physiologische Aufgaben zufallen: Anhaftung der Odontoblastenfortsätze an der Kanalwand, Netzwerk, Nahtstelle Pulpa/Prädentin. Rechts: Eintritt von Odontoblastenfortsätzen ins Prädentin.

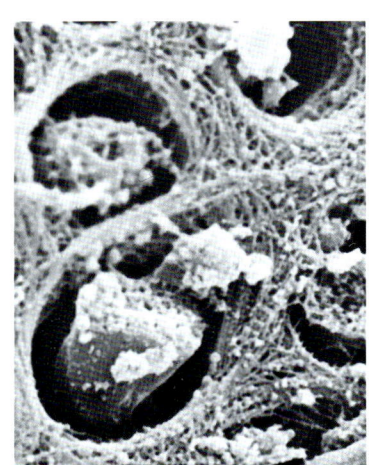

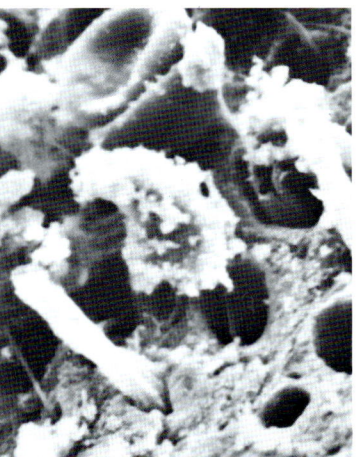

Dentin

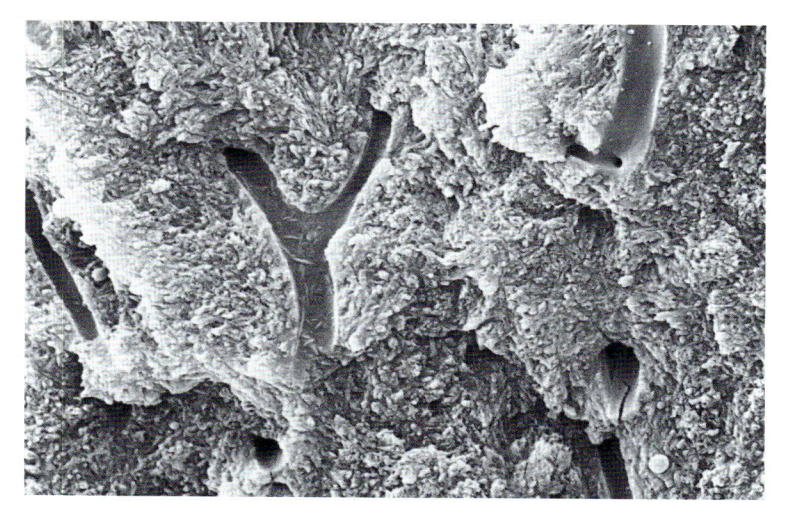

179 Gabelungen eines Dentinkanälchens
Zur Aufnahme von Seitenästen der Odontoblastenfortsätze, die ihrerseits mit Nachbarästen Kontakt aufnehmen können.

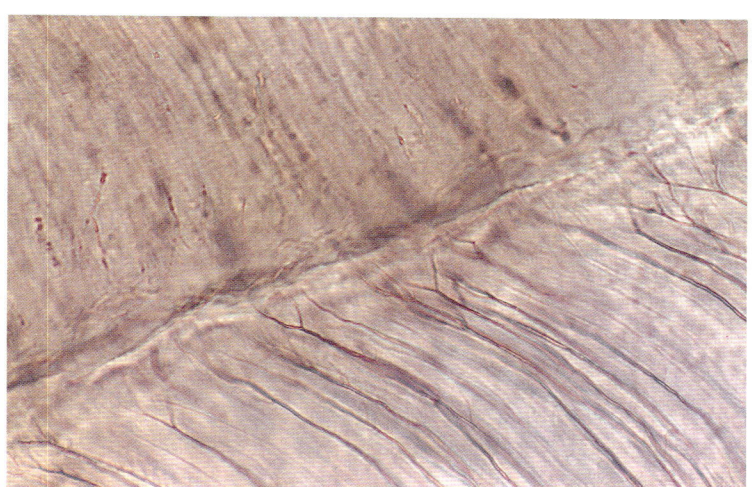

180 Manteldentin
Die äußere Dentinschicht, parallel zur Schmelz-Dentin- und Dentin-Zement-Grenze verlaufend, heißt *Manteldentin* (md).
Das md zeigt eine *Gabelung* zahlreicher, endständiger Odontoblastenforsätze, die in Kontakt zu benachbarten Fortsätzen stehen.

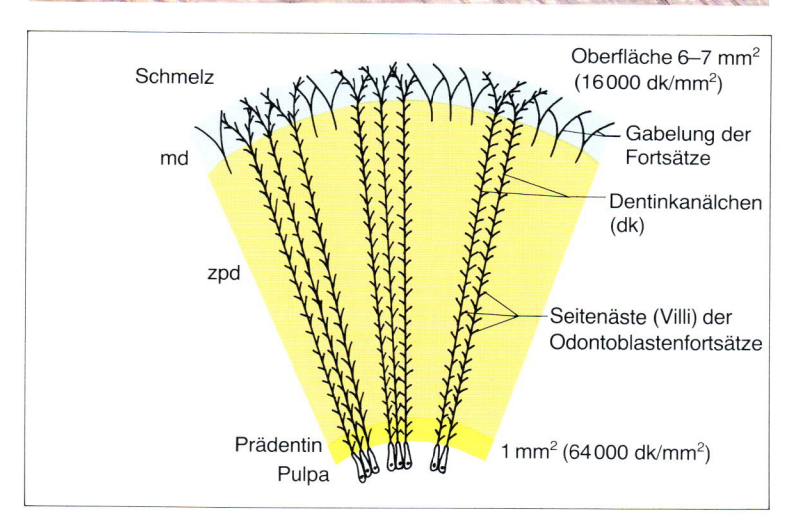

181 Zirkumpulpales Dentin
Den Dentinkern zwischen Manteldentin und Pulparaum bezeichnet man als *zirkumpulpales Dentin* (zpd).
Das ZPD entsteht unmittelbar nach dem Manteldentin.
Das Prädentin (PD) des zPD besteht histochemisch aus einer jungen odontoblastennahen und älteren odontoblastenfernen Schicht. Die sog. *Mineralisationsfront* bildet die Grenze zwischen dem periphersten Teil des mineralisierten zpd und dem PD.

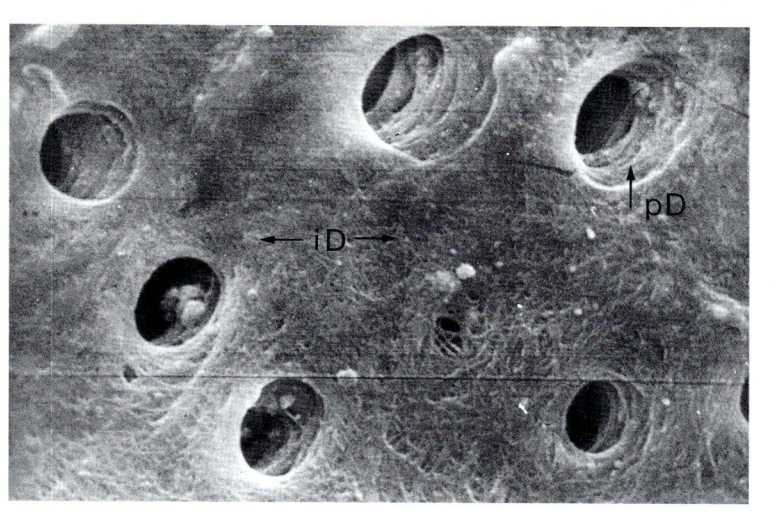

Schmelz — Oberfläche 6–7 mm² (16 000 dk/mm²)
md — Gabelung der Fortsätze
zpd — Dentinkanälchen (dk)
— Seitenäste (Villi) der Odontoblastenfortsätze
Prädentin
Pulpa — 1 mm² (64 000 dk/mm²)

182 Peritubuläres und Intertubuläres Dentin
Die Wand des Kanals bezeichnet man als *peritubuläres Dentin* (pD). Zwischen den Dentinkanälen, die von Odontoblasten ausgefüllt sind, befindet sich das *intertubuläre Dentin* (iD). Der Mineralisationsgrad des pD ist höher als der des iD. PD kann kontinuierlich gebildet werden. Dieser physiologische Alterungsprozeß ermöglicht der Pulpa und dem Dentin, sich gegen eine Invasion der Karies zu wehren bis zur Obliteration des Dentinkanals.

Dentinsensibilität

Chemische, mechanische und thermische Reize provozieren Schmerzen, die durch *Flüssigkeitsbewegungen* („dentinal fluid") in den Dentinkanälchen ausgelöst werden. Die Pulpa produziert freie *Zellflüssigkeit,* die unter hydrostatischem Druck steht. Dies bedeutet *Druckgefälle* nach außen.

Die *hydrodynamischen Verhältnisse* (osmotische Kräfte, Dehydrierungsdefekte) bewirken einen rapiden Flüssigkeitsausstoß. Auf Kontraktion (Kälte) oder Expansion (Wärme) erfolgt eine Flüssigkeitsbewegung des Kanälcheninhaltes.

Der *Transmissionsmechanismus* (BRÄNNSTRÖM u. Mitarb. 1980) führt klinisch zu wichtigen Schlußfolgerungen. Werden Dentinkanälchen durch Präparations- und Erosionsprozesse oder den bakteriell-enzymatischen Abbau der Kohlenhydrate über entstehende Säuren freigelegt, öffnen sie sich in ihrer gesamten Länge. Die Dentinkanälchen sind dann nicht nur für die Sensibilität bestimmter Noxen empfänglich, sondern auch für die sauren Stoffwechselprodukte der Mikroorganismen, die der Penetrationsfront via Pulpa voraus diffundieren.

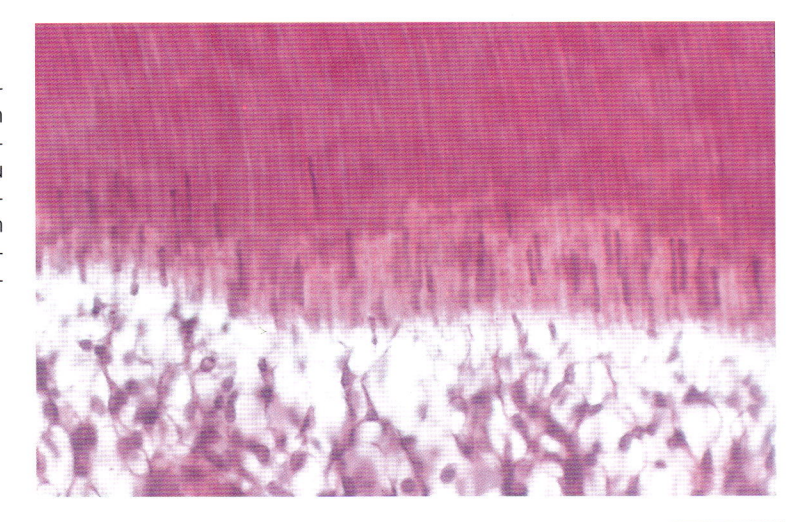

183 Odontoblastenaspiration
Intensive *Druckluftanwendung* führt zu einer nach *peripher gerichteten Flüssigkeitsbewegung* in den Dentinkanälchen und entsprechendem Ausfluß. Die danach zu beobachten Schäden zeigen histologisch eine *Aspiration* von Odontoblasten (Kernen) und Zerreißung von vorhandenen Nervenfasern (↑).

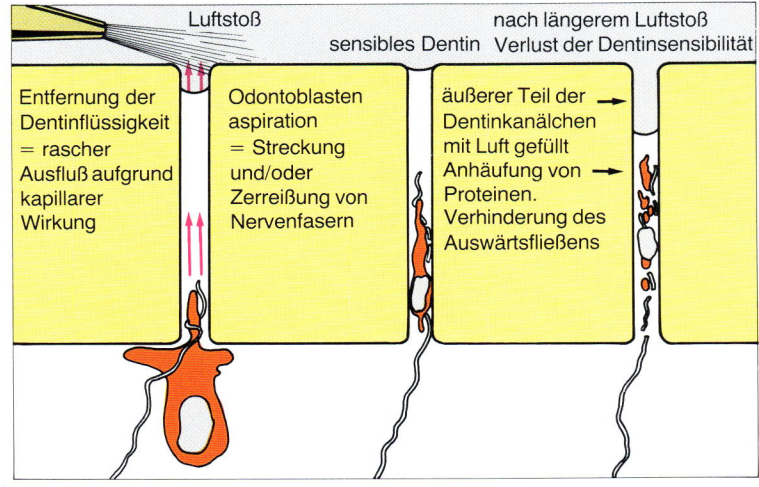

184 Flüssigkeitsbewegung und Ausfluß von Dentinliquor nach Luftstoß
Odontoblastenaspiration und Streckung bzw. Zerreißung einer Nervenfaser.
Nach intensivem Luftstoß Verlust der Dentinsensibilität. Äußerer Teil des Dentinkanälchens mit Luft gefüllt. Anhäufung von Proteinen, Verhinderung des Ausflusses.

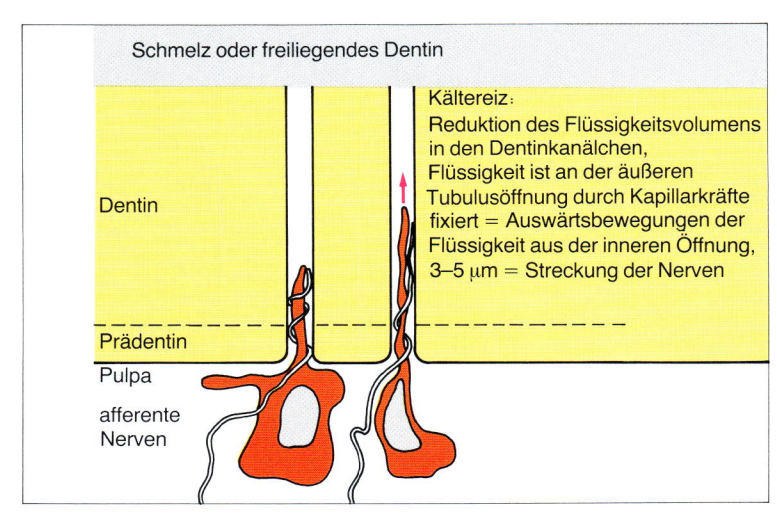

185 Kältereiz Reduktion
Verringerung des Flüssigkeitsvolumens im Dentinkanälchen. Flüssigkeit ist an der äußeren Tubulusöffnung durch *Kapillarkräfte* fixiert.
(s. Zeichnung)

Nervenfasern

Gemeinsam mit den Gefäßen treten durch das Foramen apicale Nervenfasern in das Pulpagewebe ein und differenzieren sich nach marklosen und markhaltigen Fasern. Die Masse der Nervenfaserbündel zieht fast ohne Aufzweigung in die Kronenpulpa und fasert sich erst dort auf. In der Kronenpulpa wird die Mehrzahl der Verzweigungen von sensiblen Fasern gestellt. Sie enden in der Pulpaperipherie, wo sie in der Subodontoblastenzone den *Raschkow-Plexus* bilden. In diesem Bereich verlieren die sensiblen Fasern ihre Myelinscheide und sind nur noch von Schwann-Zellen umhüllt.

„Endäste des sensiblen Faserplexus erreichen die Odontoblasten, ziehen zwischen den Odontoblasten entlang ihren Fortsätzen ins Prädentin und stoßen vereinzelt innerhalb der Dentinkanälchen bis in das innerste Drittel des koronalen Dentins vor" (SCHROEDER 1982). Einzelne Endäste bilden eine Schleife, die im Prädentin oder Dentin kumulieren kann. Man nimmt an, daß die das *Dentin treffenden Stimuli von Odontoblasten registriert* und auf *freie Nervenendigungen übertragen werden* (EIFINGER 1970, FRANK 1966 u.a.).

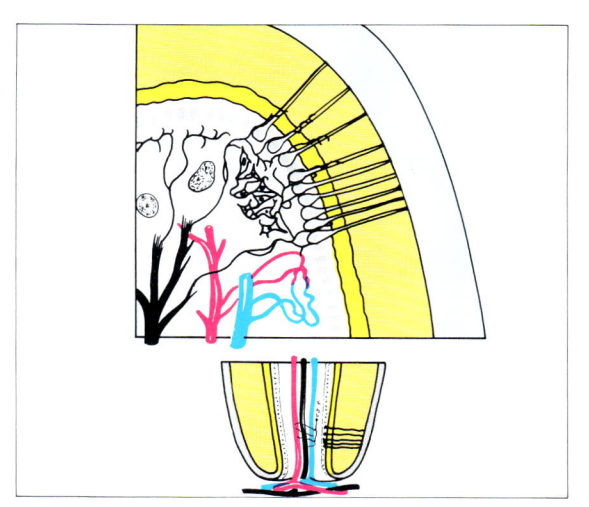

186 Schematische Darstellung der Kronen- und Wurzelkanalpulpa mit Pulpaelementen
(nach *Eifinger* 1970)

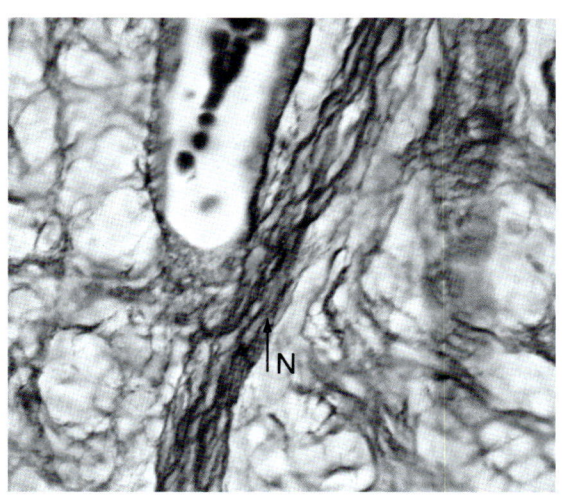

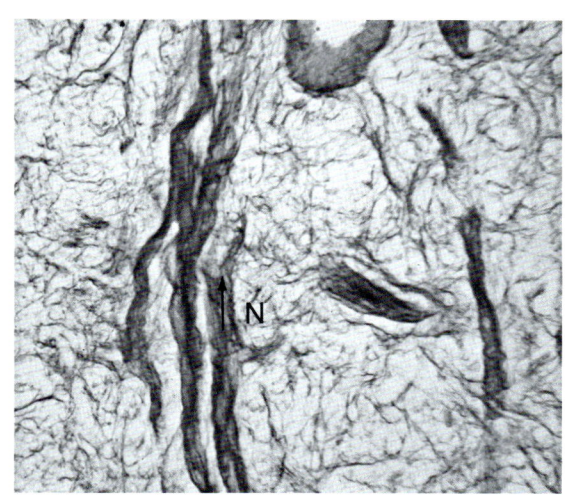

187 Schnitt: Nervenfaserverlauf
Rechts (N) in der unteren und links oberen Wurzelkanalpulpa, Gefäße (G).

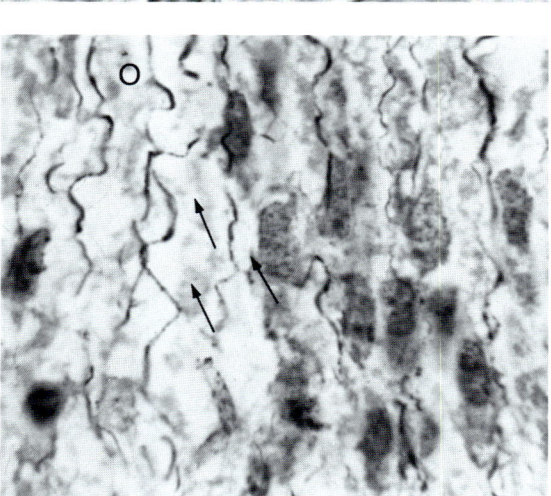

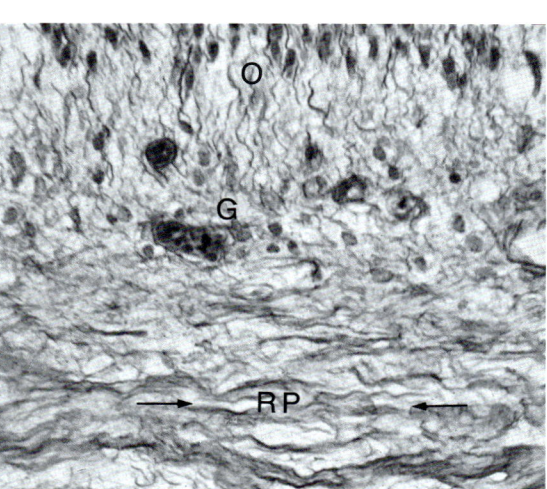

188 Raschkow-Plexus (RP) mit Endästen (↑), Odontoblasten (O) und Prädentin (PD).
Rechts: Übersicht.
Links: Endäste (↑) erreichen und ziehen zwischen den Odontoblasten und deren Fortsätzen entlang in das Prädentin (PD).

Zahnhartsubstanzen

Wurzelzement (Übersicht)

Das Wurzelzement bildet mit dem Desmodont eine Funktionseinheit. Drei *Zelltypen* sind für seine Entwicklung verantwortlich: *Zementoblasten, Zementozyten* und *Fibroblasten*.
Koronale und apikale Zementbereiche sind unterschiedlich strukturiert. Im koronalen Drittel dominiert das *azellulär-fibrilläre Zement* (ohne Zementozyten und kollagene Fibrillen), im mittleren, vorwiegend apikalen Drittel findet man das *zellulär-fibrilläre Zement* (mit Zementozyten, kollagenen Fibrillen und -bündeln) mit geringen Anteilen von azellulär-fibrillärem Zement.

Formen des Schmelz-Zement-Kontaktes, aber auch an ein und demselben Zahn gleichzeitig vorkommend:
- Schmelz und Zement berühren sich ohne Überlappung;
- Zement überlappt den zervikalen Schmelzrand;
- Zwischenzone, zement- und schmelzfrei, soll für die Zahnhalsüberempfindlichkeit verantwortlich sein.

Die *Hauptfunktion* des Wurzelzements ist die *Verankerung des Zahnes.* Letztere ist, unter ständig wechselnden Bedingungen, flexibel stabilisiert (SCHROEDER 1982).

189 Verteilung und Lokalisation des azellulär-fibrillären und des zellulär-fibrillären Zementes auf den Wurzeloberflächen ein- (links) und mehrwurzeliger (rechts) Zähne.
1 = Schmelz,
2 = Dentin,
3 = Pulpa,
4 = azellulär-fibrilläres Zement,
5 = zellulär-fibrilläres Zement
(nach *Schroeder* 1982).

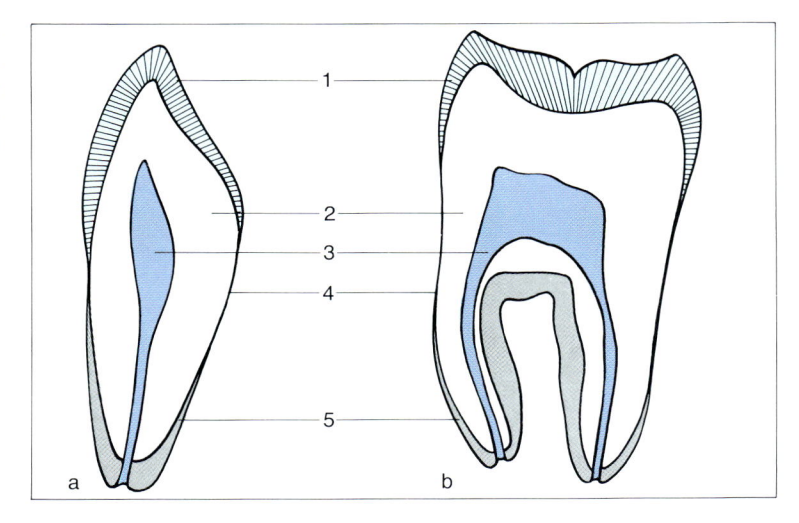

190 Desmodontalspalt
Der Raum zwischen Zement und Alveole läßt deutlich die *flexible, stabilisierte Verbindung* des Zahnes (Zementes) mit dem Knochen erkennen.
Übersicht: Dentin (D), Zement (Z), Desmodontalspalt (DSP), Alveolarknochen (A).
Vergrößerung: Desmodontalspalt mit systematisch angeordnetem Geflecht von Sehnenbündeln.
Vergrößerung: Sharpey-Fasern
(→ ←).

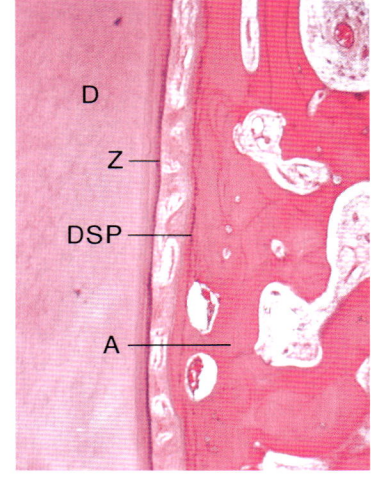

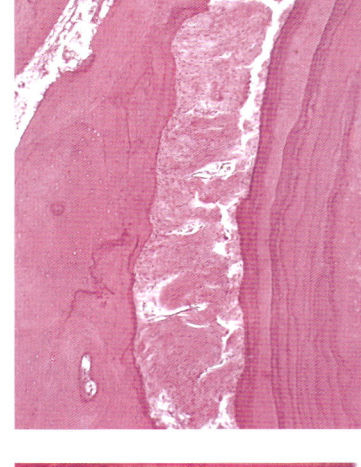

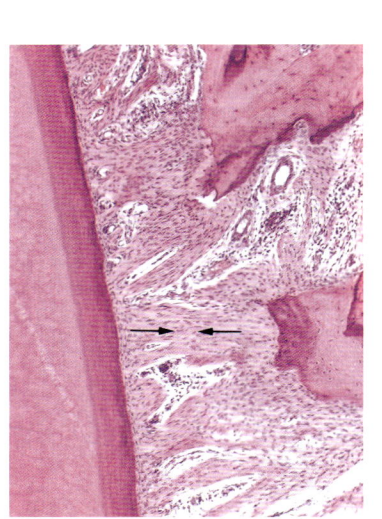

191 Zellulär-fibrilläres Zement
Mittlere und apikale Zementbereiche mit *Zementozyten*, kollagenen *Fibrillen* und Fibrillenbündeln.
Übersicht: Dentin (D), Zement (Z).
Vergrößerung: Zementozyten
(→ ←).

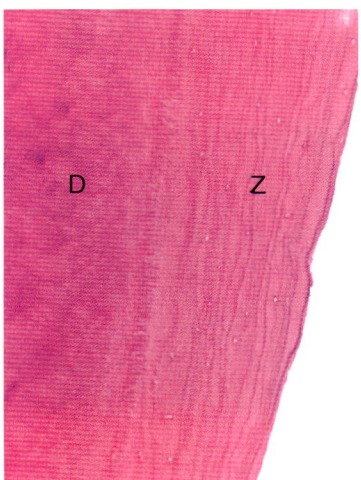

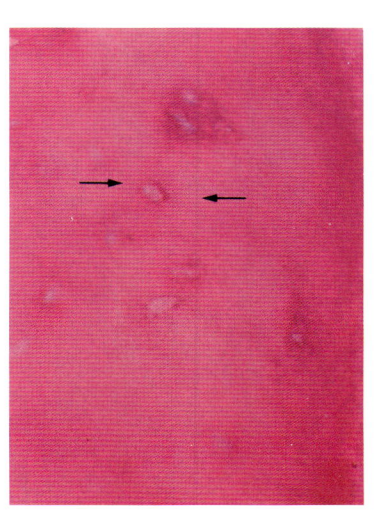

Zahnkaries

Zahnkaries wird als lokalisierter, pathologischer Vorgang bakteriellen Ursprungs bezeichnet, der zur Demineralisation der Zahnhartsubstanzen und schließlich zur Kavitation führt. Die Karies beginnt mit einer mikroskopischen Läsion, die sich zu einer makroskopischen Kavität entwickeln kann (BAUME 1962, FRANKE 1976). Diagnostisch unterscheiden wir:

- *Schmelzkaries:* auf den Schmelz beschränkte, beginnende Karies(läsion), die noch nicht das Stadium der Schmelzkavitation erreicht hat;
- *Dentinkaries:* als Folge fortschreitender Schmelzkaries auftretende klinische Karies(läsion), die das Stadium der Schmelzkavitation mit Dentinläsion erreicht hat (SCHROEDER 1983).

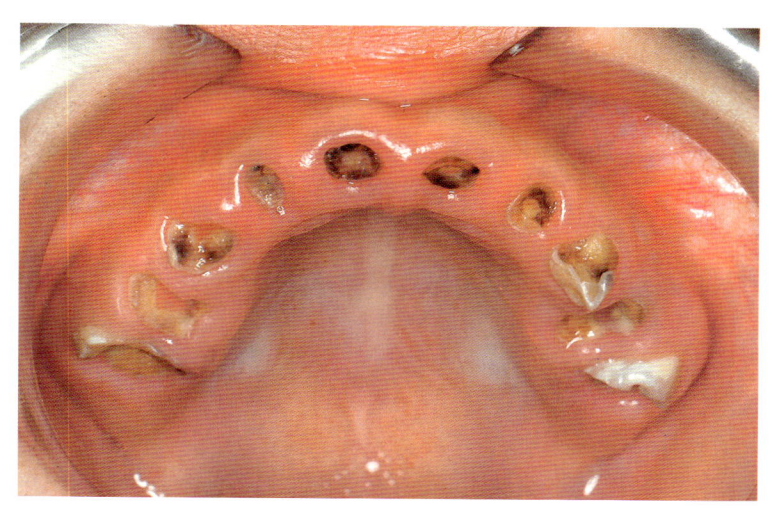

192 „Zuckerteekaries"
Multiple kariöse Zerstörungen der Milchzähne eines 5jährigen Jungen, ausgehend von den Frontzähnen, unter späterer Einbeziehung der Seitenzähne, nach exzessivem Konsum gesüßter Kräuter-(Kinder-)Tees aus Saugflaschen als Zwischenmahlzeit, „Zeitvertreib" und Einschlafhilfe.
Ober- und Unterkiefer.

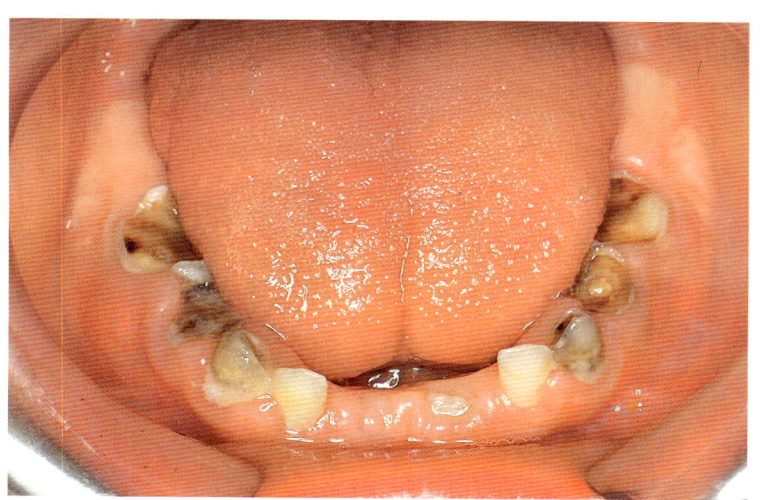

Zahnkaries

Kariesätiologie

Nach dem heutigen Stand der Forschung sind wesentliche Faktoren sowohl für die Entstehung von Reaktionen des marginalen Parodonts als auch kariöser Läsionen die Bildung, die Zusammensetzung und der Stoffwechsel der Plaque.

Außer der ursächlichen Bedeutung der Mikroorganismen in der Kariesätiologie spielen weitere Komponenten eine Rolle, die alle gegeben sein müssen, wenn sich Karies entwickeln soll:
- Wirtsorganismus mit kariesanfälligen Zähnen,
- Mikroorganismen,
- Substrat für die Mikroorganismen,
- Zeit.

Karies entsteht, wenn das Zusammenspiel zwischen *Mikroorganismen* und deren *Retention am Zahn* (Wirt) an der Zahnoberfläche *über längere Zeit* gesichert ist, so daß die *demineralisierenden Stoffwechselprodukte* (Säuren) in genügend *hoher Konzentration* im *Plaquesystem* durch häufige Zufuhr von *Zuckern* mit der Nahrung (Substrat) wirksam werden können (ORLAND u. Mitarb. 1954, 1955; KEYES 1962; NEWBRUN 1978; KÖNIG 1987).

193 Kariesätiologie, Voraussetzungen
Die multifaktorielle Ätiologie der Karies hat *Keyes* (1962) durch drei sich überschneidende Kreise als ursächliche Komponenten schematisch dargestellt.

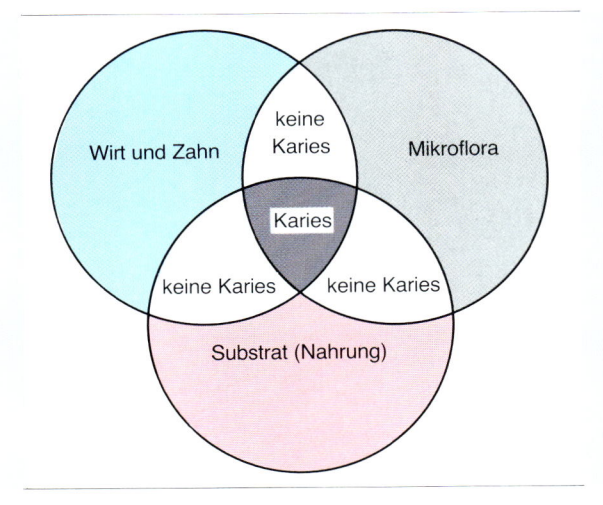

194 Zeit
König (1974, 1987) hat eine weitere wesentliche Dimension als vierten Kreis, die Zeit, hinzugefügt und die vier Grundvoraussetzungen für die Entstehung kariöser Läsionen schematisiert (*König* 1987).

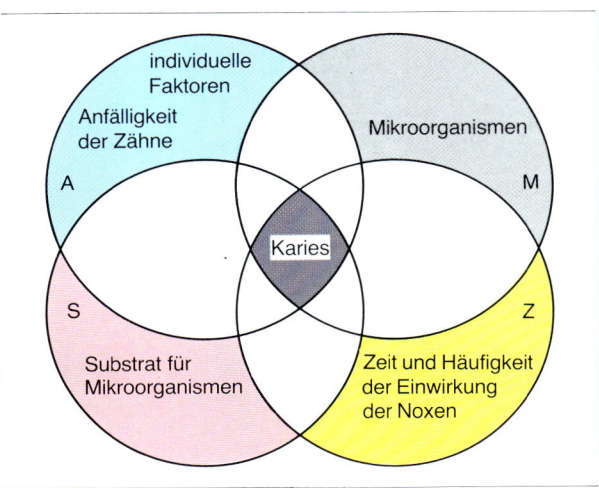

195 Klassische Schemata
Roitt u. *Lehner* (1983) sowie *Larmas* (1985) haben die Schemata von Keyes und König modifiziert. Während erstere die „Zeit" eliminieren und durch „Antikörper" ersetzen, führt *Larmas* alle skizzierten Parameter auf zwei Elemente zurück:
- Anfälligkeit des lebenden Wirtsorganismus und
- Aktivität der Mikroflora.

Alle anderen Faktoren (↑↑), die mit diesem System verbunden sind, sind mehr oder weniger sekundär und stehen in Verbindung mit „Anfälligkeit" und „Aktivität".

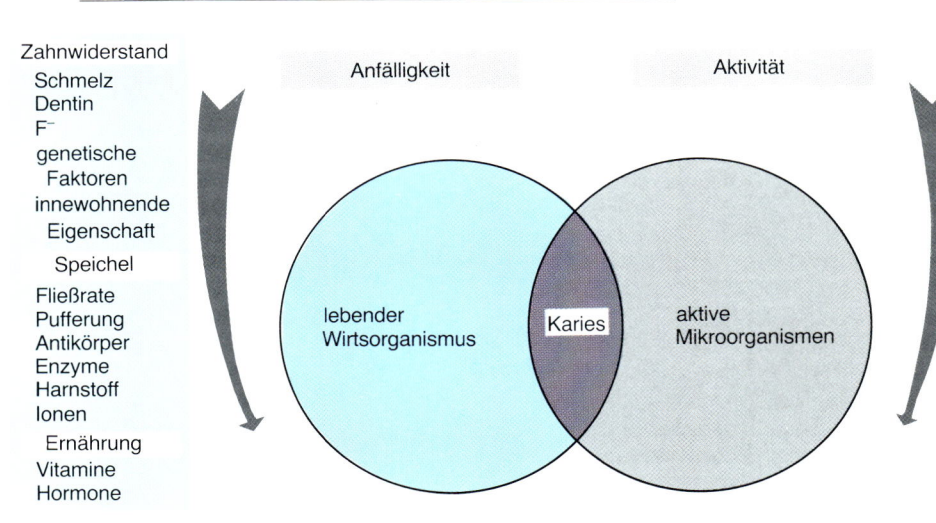

Beginnende Karies (Schmelzläsion)

Die kariöse Läsion beginnt mit einem weißlich oder dunkel gefärbten Fleck, der klinisch nicht leicht festzustellen ist, obgleich er röntgensichtbar sein kann. Die Schmelzläsion wird nach *lichtoptischen Eigenschaften histopathologisch in fünf Zonen* eingeteilt (SILVERSTONE u. Mitarb. 1981, SCHROEDER 1983):

- *Zone I (lichtdurchlässige Zone):*
  im Durchlicht hell, strukturlos, im Auflicht dunkel.
- *Zone II (dunkle Zone):*
  im Durchlicht dunkel, im Auflicht hell; die Zone enthält Mikroporen (Kristallauflösung).
- *Zone III (Zentrum der Läsion):*
  stärkste Demineralisation und Kristallzerstörung, häufig klinisch sichtbar und röntgenluzent.
- *Zone IV (intakte Oberflächenschicht):*
  etwa 30 µm dick, relativ intakt bei 10% Mineralverlust und röntgenopak.
- *Zone V (Kavitationsdefekt):*
  Größen- und Tiefenausdehnung führt zur Schmelzkavitation. In diesem Stadium invadieren Mikroorganismen Schmelz und Dentin.

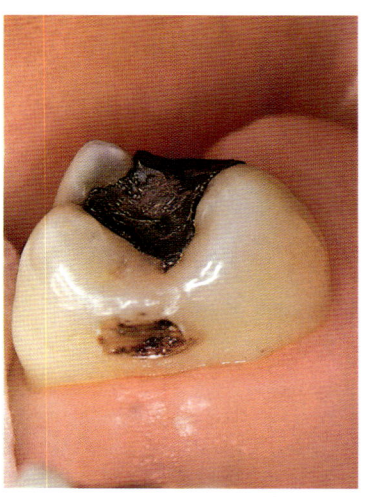

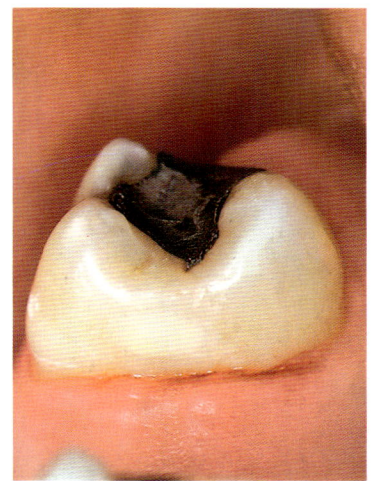

196 Schmelzläsion
Die Schmelzläsion imponiert als opaker Fleck (↑), der glänzend oder stumpf erscheint. Die *Schmelzläsion ist reversibel* durch „Vermeiden häufiger Entkalkungsschübe, relativ lange, neutrale Pausen, guten Zugang für calcium- und phosphatübersättigten Speichel, optimales Fluoridangebot" (*König* 1987).
Infolge exogener absorbierter Substanzen wird aus der *„white spot"* – eine *„brown-spot"*-Läsion. Bei Sondierung ist starker Sondendruck zu vermeiden, um eine Kavitation zu verhindern.

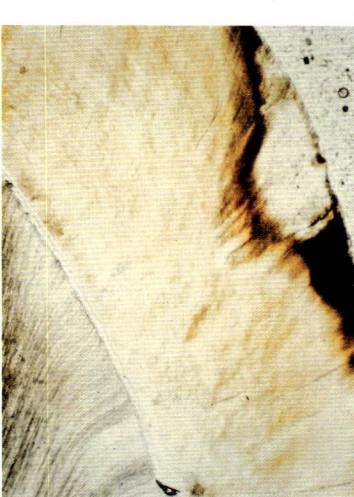

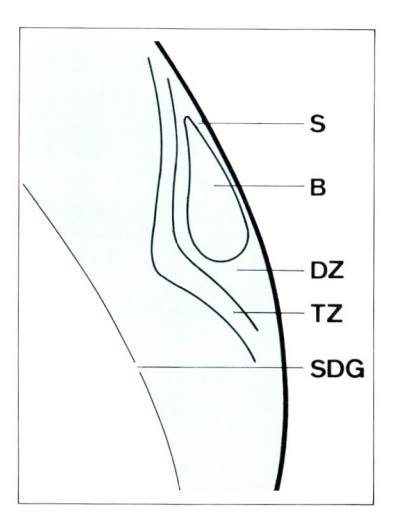

197 Schmelzläsion
Die Kontinuität der äußeren Schmelzschicht ist bei geringfügig demineralisierter Schichtdicke intakt (S).
„So weitgehend intakt ... ist diese Schicht ... nicht. Sie wird von penetrierenden Kanälen (,mikro pits' oder ,focal holes') von 1–10 µm Durchmesser durchzogen" (*König* 1987).
Es folgt das Zentrum der Läsion (B), die dunkle (DZ) und die lichtdurchlässige Zone (TZ).
SDG = Schmelz-Dentin-Grenze

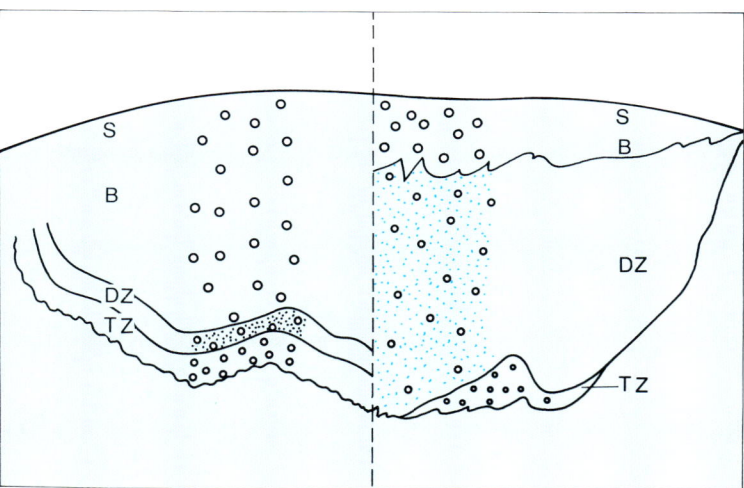

198 Entkalkungsgrade
Schematische Darstellung der Porengrößen (Entkalkungsgrade) in den vier Zonen einer Schmelzläsion. Nach Einwirkung einer Remineralisationslösung geht das Porenvolumen zurück. Nach Trennungsstrich nimmt die großporige Zone (B) den Charakter der kleinporigen Zone (DZ) an (nach *Silverstone* u. Mitarb. 1981 sowie *Schroeder* 1983).

Zahnkaries

199 Verteilung der Entkalkungsgrade (Porengrößen, Porenvolumen, Mikrolücken)
Intakte Oberflächenschicht (4–9% Poren), Zentrum der Läsion (25–50% Poren), dunkle Zone (2–4% Poren), helle Zone (1% Poren) (nach *Silverstone* u. Mitarb. 1981 sowie *König* 1987). Die Schmelzpartie rechts des Trennungsstrichs wurde remineralisierenden Bedingungen unterworfen.

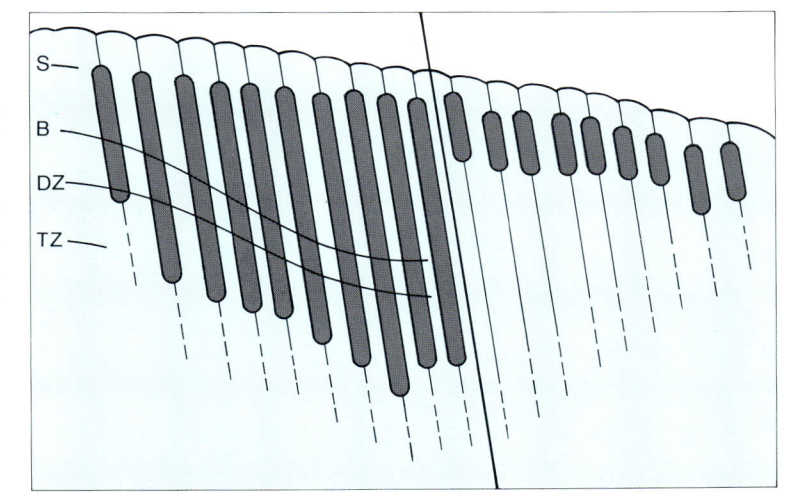

200 Schmelzentkalkung, Angriffswege – schematisch
a) Intakter Schmelz mit Pellikula und wenig Plaque,
b) primärer Säureangriff mit interprismatischer Entkalkung,
c) regelmäßige Reinigung führt zur Bildung einer Pellikula unter Speichelzutritt, und vornehmlich unter F-Zufuhr kommt es zur interprismatischen Remineralisation und Resistenzerhöhung (nach *König* 1987).

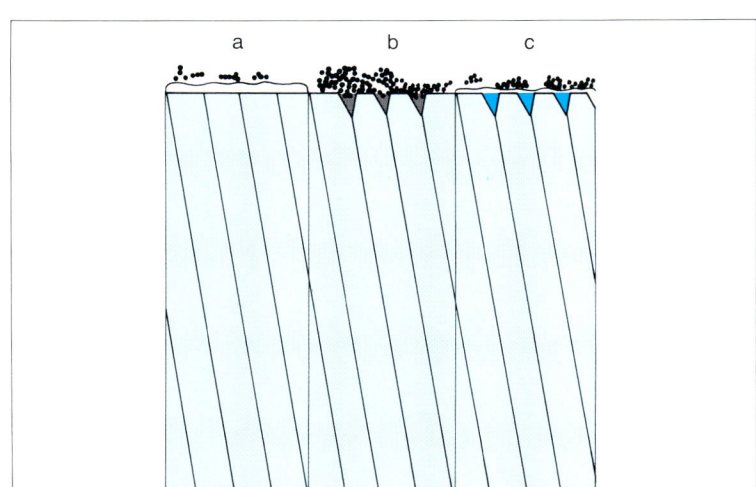

201 Auflösung von Prismenzonen
Neuer Säureangriff löst primär Prismenzentren auf und führt zur Schmelzläsion bei kontinuierlicher Säurewirkung und wachsender Plaque (d), wobei e) die interprismatischen Bereiche fungieren als bevorzugte Diffusionswege, aber es kann auch, wie in d) dargestellt, zur Tiefenentkalkung durch Prismenzentren kommen.
Zonen a–e (S. 50–65; nach *König* 1987).

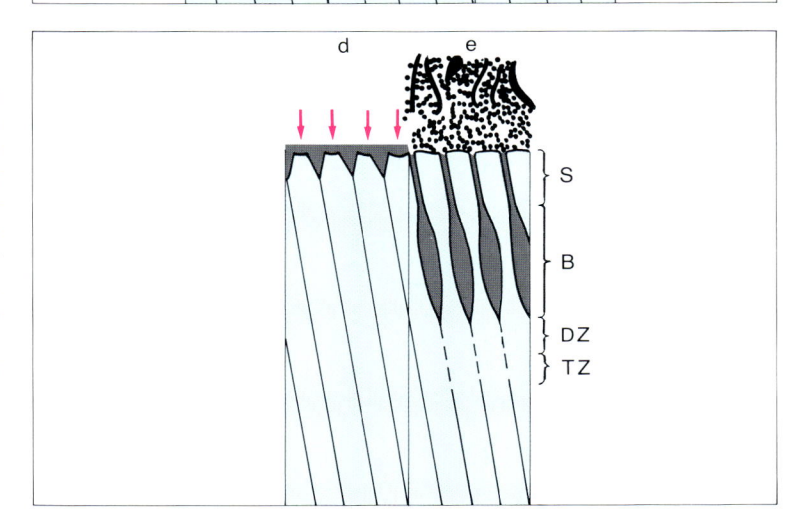

202 Ablauf kariöser Demineralisation bis zur Remineralisation
Aus elektronenmikroskopischer Sicht rekonstruiert (z.B. *Silverstone* u. Mitarb. 1981, *Arends* u. *Gelhard* 1983 a–c, *König* 1987).
a) Schmelz mit intakten Kristalliten.
b) Mineralisationslücken im Grenzbereich zwischen 2 Prismen und im Innern der Lücken (Diffusionswege). c) Unter zunehmendem Säureeinfluß werden die Lücken größer und Kristallite zerfallen.
d) Bei Übersättigung, Neutralisation und Verfügbarkeit von F^- wachsen wieder Kristallite: Remineralisation.

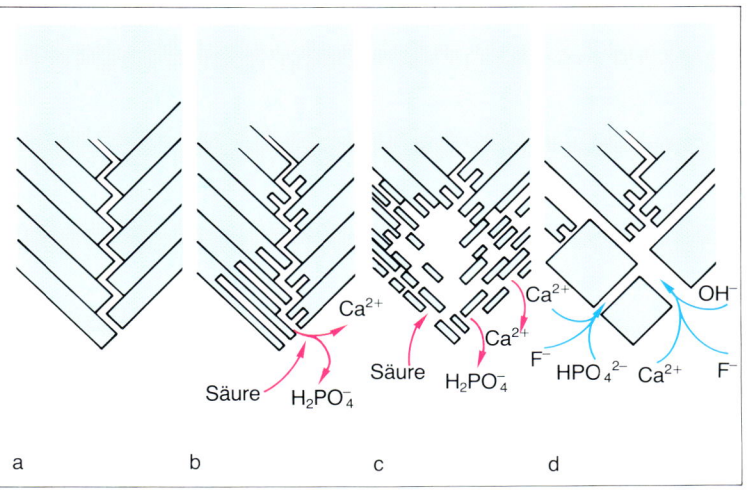

Schmelzläsion

Beginnende Karies (Schmelzläsion)

Die kariöse Läsion beginnt mit einem weißlich oder dunkel gefärbten Fleck, der klinisch nicht leicht festzustellen ist, obgleich er röntgensichtbar sein kann. Die Schmelzläsion wird nach *lichtoptischen Eigenschaften histopathologisch in fünf Zonen* eingeteilt (SILVERSTONE u. Mitarb. 1981, SCHROEDER 1983):

- *Zone I (lichtdurchlässige Zone):*
  im Durchlicht hell, strukturlos, im Auflicht dunkel.
- *Zone II (dunkle Zone):*
  im Durchlicht dunkel, im Auflicht hell; die Zone enthält Mikroporen (Kristallauflösung).
- *Zone III (Zentrum der Läsion):*
  stärkste Demineralisation und Kristallzerstörung, häufig klinisch sichtbar und röntgenluzent.
- *Zone IV (intakte Oberflächenschicht):*
  etwa 30 µm dick, relativ intakt bei 10% Mineralverlust und röntgenopak.
- *Zone V (Kavitationsdefekt):*
  Größen- und Tiefenausdehnung führt zur Schmelzkavitation. In diesem Stadium invadieren Mikroorganismen Schmelz und Dentin.

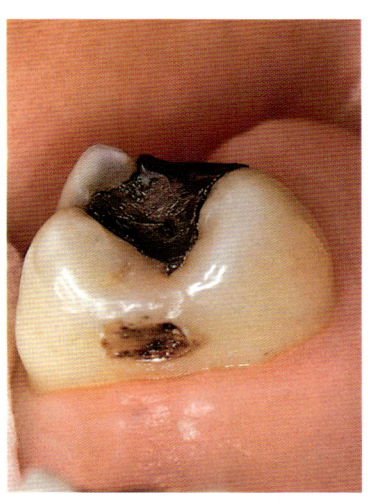

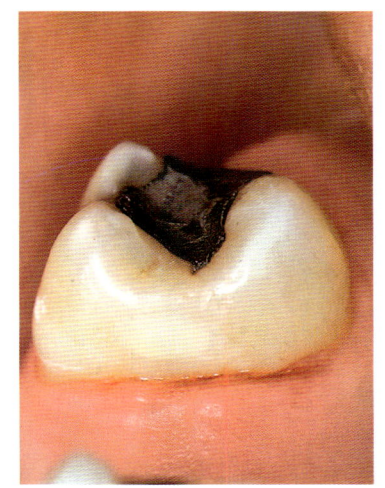

196 Schmelzläsion
Die Schmelzläsion imponiert als opaker Fleck (↑), der glänzend oder stumpf erscheint. Die *Schmelzläsion ist reversibel* durch „Vermeiden häufiger Entkalkungsschübe, relativ lange, neutrale Pausen, guten Zugang für calcium- und phosphatübersättigten Speichel, optimales Fluoridangebot" (König 1987).
Infolge exogener absorbierter Substanzen wird aus der „white spot" – eine „brown-spot"-Läsion. Bei Sondierung ist starker Sondendruck zu vermeiden, um eine Kavitation zu verhindern.

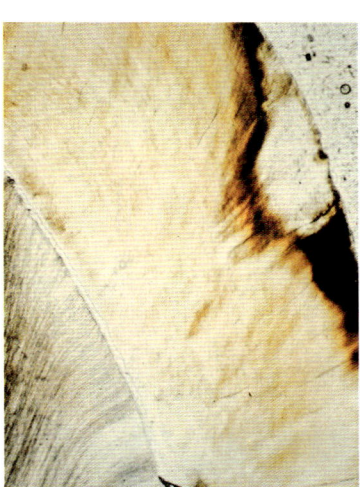

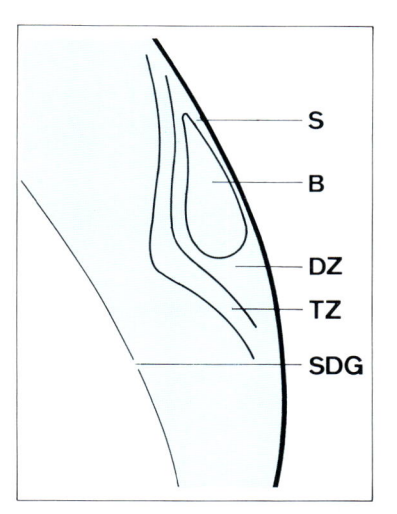

197 Schmelzläsion
Die Kontinuität der äußeren Schmelzschicht ist bei geringfügig demineralisierter Schichtdicke intakt (S).
„So weitgehend intakt ... ist diese Schicht ... nicht. Sie wird von penetrierenden Kanälen („*mikro pits*' oder ,*focal holes*') von 1–10 µm Durchmesser durchzogen" (König 1987).
Es folgt das Zentrum der Läsion (B), die dunkle (DZ) und die lichtdurchlässige Zone (TZ).
SDG = Schmelz-Dentin-Grenze

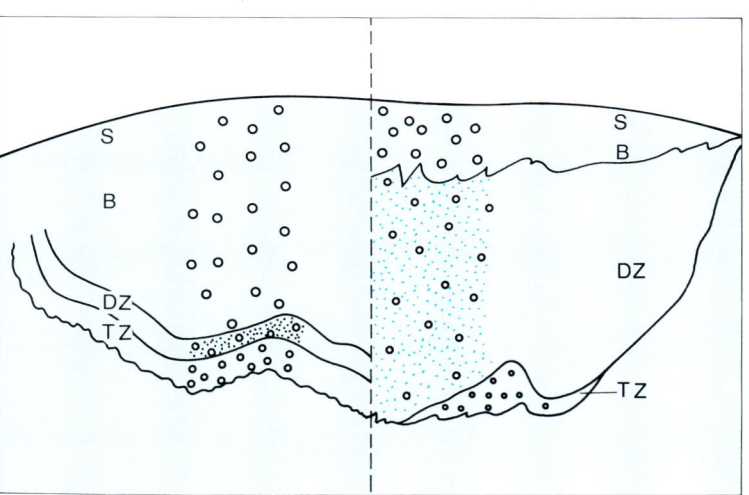

198 Entkalkungsgrade
Schematische Darstellung der Porengrößen (Entkalkungsgrade) in den vier Zonen einer Schmelzläsion. Nach Einwirkung einer Remineralisationslösung geht das Porenvolumen zurück. Nach Trennungsstrich nimmt die großporige Zone (B) den Charakter der kleinporigen Zone (DZ) an (nach *Silverstone* u. Mitarb. 1981 sowie *Schroeder* 1983).

Zahnkaries

199 Verteilung der Entkalkungsgrade (Porengrößen, Porenvolumen, Mikrolücken)
Intakte Oberflächenschicht (4–9% Poren), Zentrum der Läsion (25–50% Poren), dunkle Zone (2–4% Poren), helle Zone (1% Poren) (nach *Silverstone* u. Mitarb. 1981 sowie *König* 1987). Die Schmelzpartie rechts des Trennungsstrichs wurde remineralisierenden Bedingungen unterworfen.

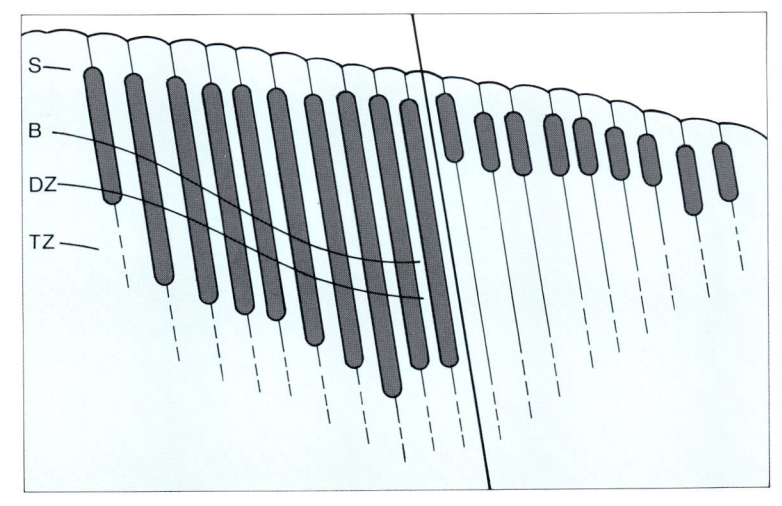

200 Schmelzentkalkung, Angriffswege – schematisch
a) Intakter Schmelz mit Pellikula und wenig Plaque,
b) primärer Säureangriff mit interprismatischer Entkalkung,
c) regelmäßige Reinigung führt zur Bildung einer Pellikula unter Speichelzutritt, und vornehmlich unter F-Zufuhr kommt es zur interprismatischen Remineralisation und Resistenzerhöhung (nach *König* 1987).

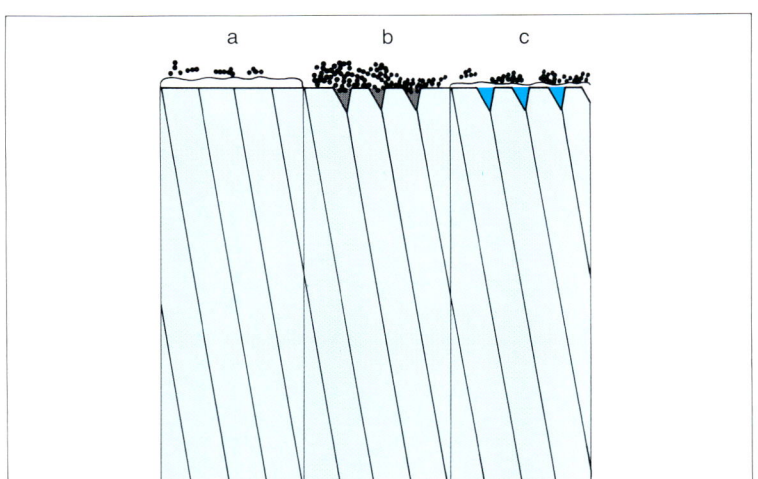

201 Auflösung von Prismenzonen
Neuer Säureangriff löst primär Prismenzentren auf und führt zur Schmelzläsion bei kontinuierlicher Säurewirkung und wachsender Plaque (d), wobei e) die interprismatischen Bereiche fungieren als bevorzugte Diffusionswege, aber es kann auch, wie in d) dargestellt, zur Tiefenentkalkung durch Prismenzentren kommen.
Zonen a–e (S. 50–65; nach *König* 1987).

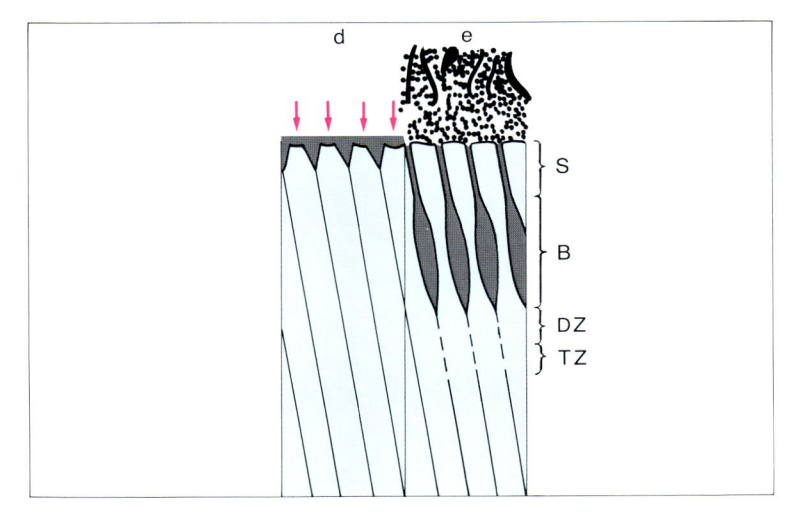

202 Ablauf kariöser Demineralisation bis zur Remineralisation
Aus elektronenmikroskopischer Sicht rekonstruiert (z.B. *Silverstone* u. Mitarb. 1981, *Arends* u. *Gelhard* 1983 a–c, *König* 1987).
a) Schmelz mit intakten Kristalliten.
b) Mineralisationslücken im Grenzbereich zwischen 2 Prismen und im Innern der Lücken (Diffusionswege).
c) Unter zunehmendem Säureeinfluß werden die Lücken größer und Kristallite zerfallen.
d) Bei Übersättigung, Neutralisation und Verfügbarkeit von F⁻ wachsen wieder Kristallite: Remineralisation.

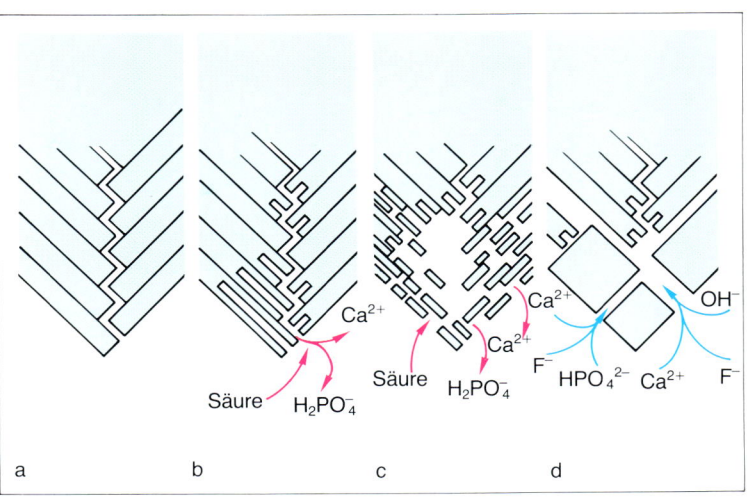

Klinische Karies (Dentinläsion)

Die Karies hat das Stadium einer Kavität erreicht und kann in der Regel klinisch (visuell – taktil) und röntgenologisch diagnostiziert werden. Mit fortschreitender Demineralisation folgt der Übergang der partiellen in die totale Schmelzentkalkung. Sie geht einher mit dem Verlust der Oberflächenkontinuität, bakterieller Invasion, Vermehrung der Mikroorganismen, Erreichen der Schmelz-Dentin-Grenze und deren Unterminierung. In der Folge führt die Demineralisation und Gewebeauflösung zur Dentinläsion.

Ausgehend von der Schmelz-Dentin-Grenze dringen die Mikroorganismen entlang den Dentinkanälchen in Richtung Pulpa vor. Der kariöse Dentinkegel breitet sich zunehmend aus. Ist der Prozeß bis zur Pulpa vorgedrungen, sprechen wir von *Caries profunda,* ein Begriff, der sich nicht exakt erfassen läßt und bei fehlenden Maßnahmen (indirekte Überkappung, S. 85) den Vitalitätsverlust der Pulpa nach sich zieht.

Die *Strukturveränderungen einer fortgeschrittenen Dentinkaries* lassen sich, ausgehend von der Pulpa, in *Zonen* beschreiben (FURRER 1922, SILVERSTONE u. Mitarb. 1981, SCHROEDER 1983):

– *Zone I (Tertiär-Dentin):*
  Das Tertiärdentin (irreguläres Sekundärdentin, Reizdentin) entsteht als Abwehrreaktion der kariösen Dentininfektion.

– *Zone II (normales Dentin):*
  Peripher des tertiären Dentins liegt bei mäßig fortgeschrittener Karies eine Zone normalen Dentins.

– *Zone III (sklerotisches Dentin):*
  Im Schliffpräparat erscheint die frühere „Zone der Transparenz" im Durchlicht hell (transluzent), im Auflicht dunkel. Klinisch ist die Zone relativ hart und schmerzlos präparierbar, häufig dünn und unregelmäßig strukturiert.

Dies trifft besonders für die akute Karies zu (rascher Verlauf bei geringer Abwehrreaktion, hellgelbliche Farbe). Bei chronischer (ruhender), einer zum Stillstand gekommenen Karies ist die dunkel-gelbbraun verfärbte Zone breiter. Das präparatorische Vorgehen läßt sich hier subtiler abgrenzen.

– *Zone IV (dead tract):*
  Mit fortschreitender bakterieller Invasion wird die Lichtreflektionszone kleiner und verschwindet allmählich.

– *Zone V (Zone der Demineralisation):*
  Im Bereich des ehemaligen Dead tract folgt ohne Übergang die Zone der Demineralisation, früher „Zone der Auflösung der Transparenz". In dieser wird normales und/oder sklerotisches Dentin durch mikrobielle Säuren entkalkt. Die Mikroorganismen dieser Angriffsfront sind vornehmlich azidogene Laktobazillen. Ihre Säuren diffundieren der Penetrationsfront voraus und demineralisieren das Dentin.

– *Zone VI (Zone der Penetration):*
  Peripher zur Zone der Demineralisation beginnt stärker infiziertes Dentin (früher „Zone der Vorpostenbakterien"), das strukturell noch relativ intakt sein kann. Die Mikroorganismen arbeiten sich durch Dentinkanälchen und Seitenäste unterschiedlich schnell vor. Erhöhter intratubulärer Druck führt zu Expansionen in den Kanälchen und verschiedenartigen pathologischen Veränderungen (Ampullen-Rosenkranz-Form, Kavernen- und Spaltbildung)

– *Zone VII (Zone der Nekrose):*
  Total zerstörter Dentinanteil, klinische Kavitation (Läsion) und erweichtes Restmaterial.

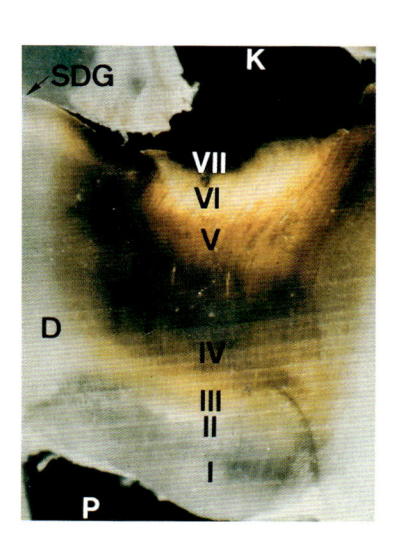

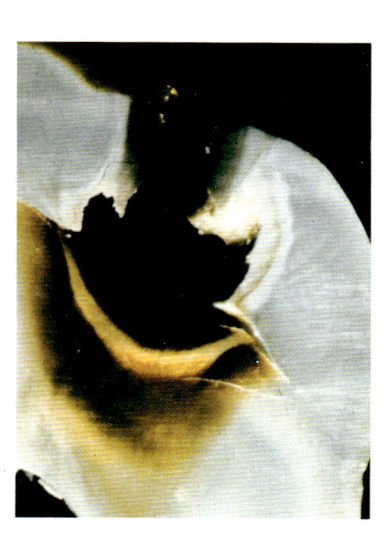

203 Zahnschliff, Dentinkaries
Zonenartige Strukturveränderungen bei fortgeschrittener Dentinkaries nach Schmelzkavitation.
I   Tertiärdentin,
II normales Dentin,
III sklerotisches Dentin,
IV Dead tract,
V   Demineralisationszone,
VI Penetrationszone,
VII Nekrosezone.
SDG = Schmelz-Dentin-Grenze,
D = Dentin, P = Pulpa, K = Karies.

74 Zahnkaries

204 Zahnschnitte, Tertiärdentin (Reizdentin)
Tertiärdentinbildung nach fortgeschrittener Karies, reduzierter Odontoblastensaum, Tertiärdentinbildung, sklerotisches Dentin, normales Dentin, fortgeschrittene Karies, Vergrößerung des Tertiärdentinsaums.
Atubulare und tubulare Tertiärdentinbildung, scharf abgegrenzt vom normalen (sklerotisierten) Dentin durch Permeabilitätsbarriere.

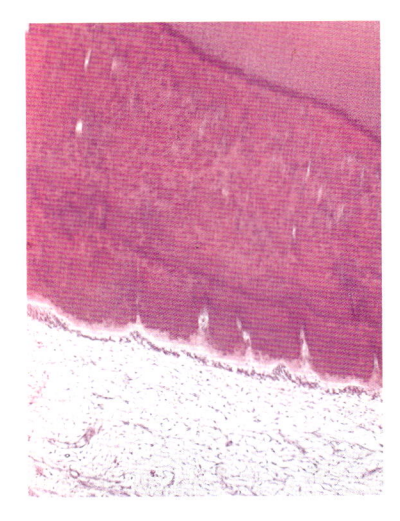

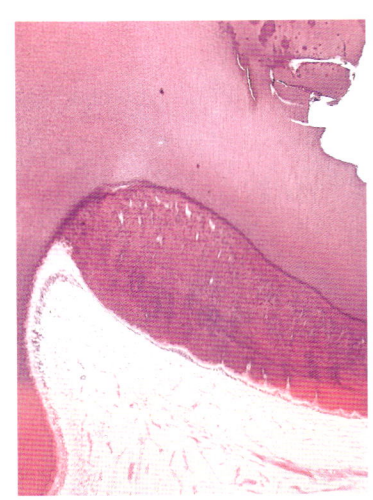

205 Zahnschnitt, Dentinkaries
Proteolytische Erweichung des Dentins.

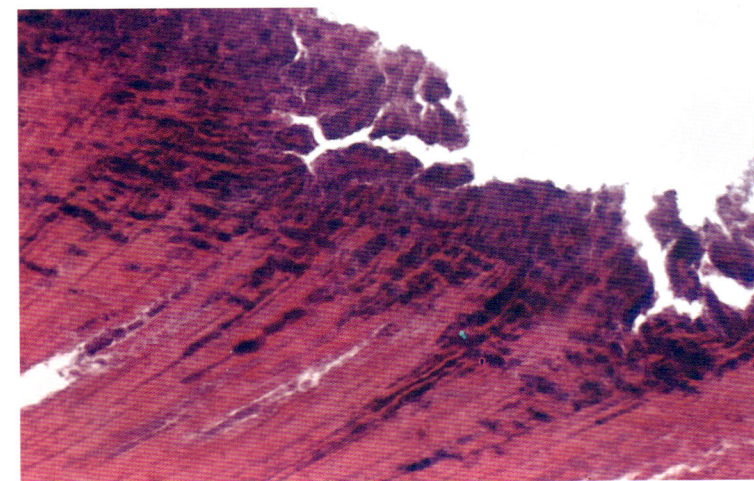

206 Bakterielle Invasion

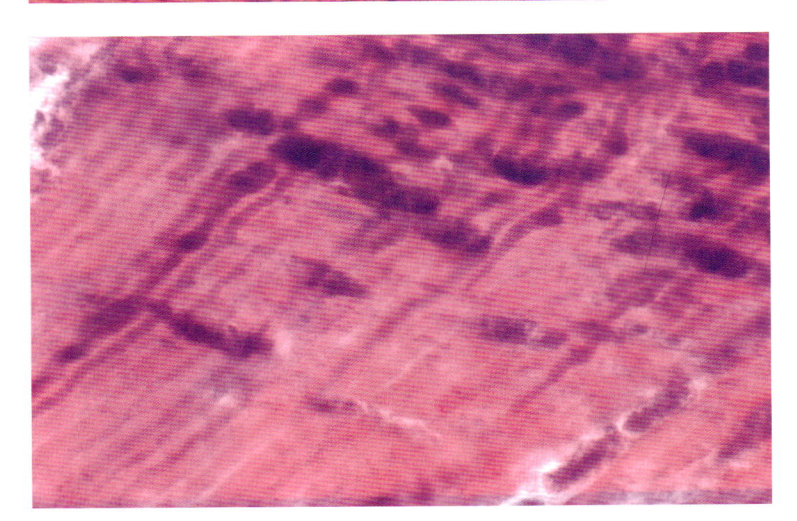

207 Kariesspezifische Veränderungen
Lokal kariesspezifische Veränderungen der Dentinkanälchen. Ampullenform, Rosenkranzform, Kavernen- und Spaltbildung.

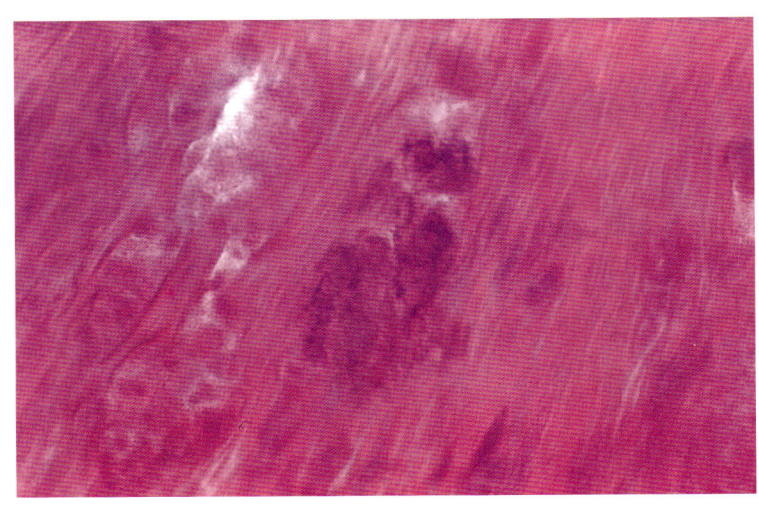

Zahnkaries – Definition von Begriffen

Der Ausdruck Karies bedeutet Verfall organischen Gewebes. Somit ist es notwendig, den Zahnverfall als Zahnkaries zu bezeichnen. Unter dieser Voraussetzung bedeutet der Begriff Karies in Permanenz immer Zahnkaries.

Die mit diesem Begriff *verbundene Bedeutung* wird nicht *in aller Ausführlichkeit* behandelt, sondern beschränkt sich auf *wesentliche, kariesspezifische Merkmale*. Der Begriff wird erklärt und gegen verwandte Begriffe abgegrenzt. Der Definition der Begriffe liegt der FDI-Bericht zugrunde (BAUME 1962).

Kariesrezidiv

Unter Kariesrezidiv wird die Aktivierung einer alten, zeitweise ruhenden Karies verstanden als Folge einer ungenügenden Entfernung des kariös erweichten Dentins am Kavitätenboden oder den Kavitätenwänden und bedingt durch mangelhafte Randdichte.

Das Kariesrezidiv *entwickelt sich unter der Füllungsoberfläche* und ist *klinisch* erst bei größerem Ausmaß (Schmelztransparenz) zu diagnostizieren.
Röntgenologisch kann es wesentlich früher festgestellt werden.

Sekundärkaries

Nach der Definition entspricht die Sekundärkaries einer mit Bestimmtheit diagnostizierbaren kariösen Läsion, die an einem Füllungsrand auftritt. Es kann sich um eine neue Läsion oder den verbliebenen Teil einer unzureichend exkavierten und gefüllten Läsion handeln. Die Entkalkung weist zwei Formen auf, eine oberflächliche, der Primärkaries entsprechende, und eine penetrierende Entkalkungszone entlang der Füllungs-Hartsubstanz-Grenze, die auf das Vordringen der Säure im Randspalt zurückgeführt wird (KIDD 1976).

Die Sekundärkaries ist *visuell, taktil und röntgenologisch* festzustellen. Als Ursachen lassen sich Spaltbildungen zwischen Füllkörper und Kavitätenrand ermitteln, die auf Fehler bei der Kavitätenpräparation und/oder auf ein materialspezifisches Verhalten zurückgeführt werden. Dies gilt sowohl für Restaurationen aus plastischem Material als auch für Gußobjekte. Diese neigen schon deshalb zu Mikrospalten, weil zu ihrer Befestigung Zement zwischen Restauration und Zahnsubstanz erforderlich ist.

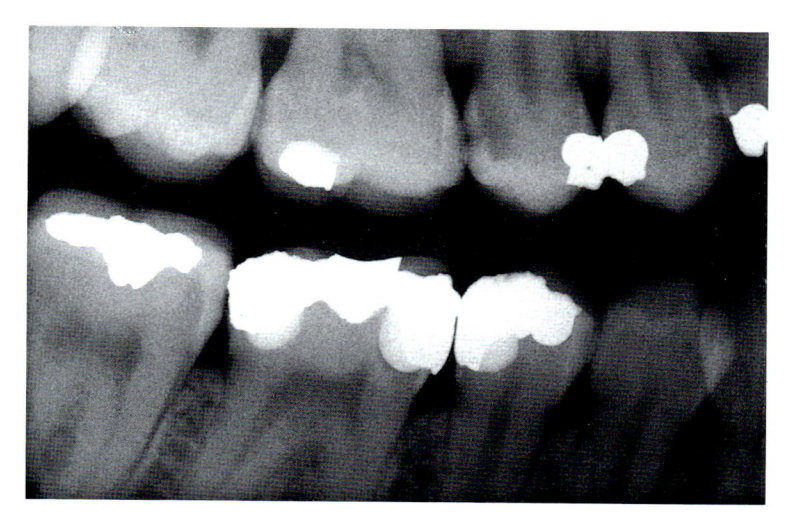

208 Kariesrezidiv
Das Kariesrezidiv ist ein Vorgang, der sich unter Füllungen, bedingt durch kariöses Restmaterial, entwickelt.
Kariesrezidiv (14, 15, 46), Entwicklung am Kavitätenboden.

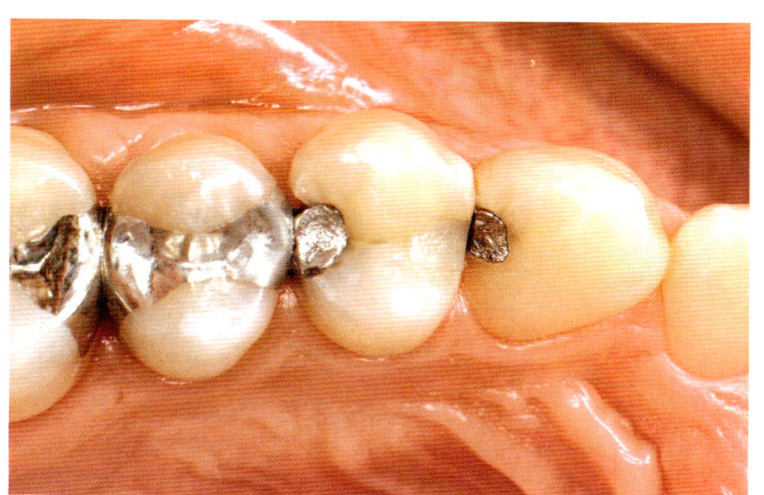

209 Sekundärkaries
Die Sekundärkaries beginnt regelmäßig im Füllungsrandgebiet (sekundäre Randkaries) und schreitet in die Tiefe fort.
Die Sekundärkaries ist ein *neuer Erkrankungsprozeß im Gegensatz* zum *Kariesrezidiv*.
14 = Sekundärkaries, Entwicklung am Füllungsrand.

Kariesstatus

Der Kariesstatus beschreibt den bei der zahnärztlichen Untersuchung festgestellten Umfang des Zahnverfalls einschließlich der Primärkaries (unbehandelte Karies) und der behandelten Karies (Füllungen), jedoch ausschließlich der durch Karies verlorengegangenen Zähne (Extraktionen). Bei der Klassifizierung einer Person spricht man von einem positiven (mit Karies) oder einem negativen (ohne Karies) Kariesstatus.

Kariesverbreitung, Kariesbefall

Gleichartige Begriffe zur Bezeichnung aller Zähne, Flächen oder Stellen, die von Karies befallen sind. Die Begriffe schließen den Kariesstatus der bei der Untersuchung vorhandenen Zähne und die durch Karies verlorengegangenen Zähne ein.
Der Begriff Kariesbefall bezieht sich auf den Gesamtumfang der Karies bei einer Person und der Begriff Kariesverbreitung auf die Karies in einer Gruppe oder Population.

210 Kariesstatus
Brücke,
Extraktion(en),
Füllungen,
Karies,
Krone,
Sensibilität,
Wurzelkanalfüllung,
Lockerungsgrade
(Taschentiefenmessungen sind nicht im Schema aufgetragen).

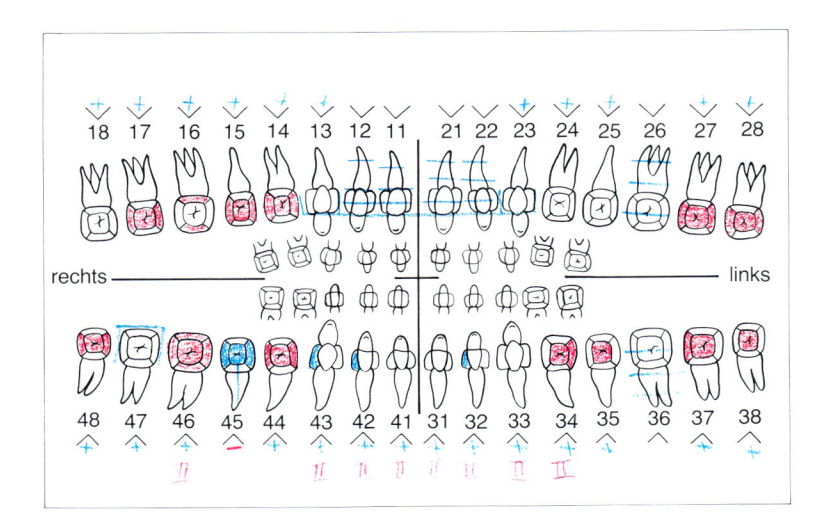

Kariesaktivität, Kariesinaktivität

Man sollte die Begriffe „Kariesanfälligkeit" und „Kariesresistenz" (BAUME 1962; vgl. auch KÖNIG 1974, 1987, MÜHLEMANN 1974) besser durch die Bezeichnungen „kariesaktiv" bzw. „kariesinaktiv" ersetzen.
„Der Grund der Kariesaktivität ist meist bei ein und demselben Individuum zu verschiedenen Zeiten verschieden. Im Kindesalter führt häufiges Naschen und schlechte Mundhygiene zu hoher Kariesaktivität; bei Besserung der ungünstigen Gewohnheiten kann später niedrige Kariesaktivität eintreten oder sogar völlige Inaktivität …" (KÖNIG 1987).

Kariesempfängliche Stellen (Prädilektionsstellen)

Die Lokalisation der kariösen Läsionen wird durch die Anatomie und die Beziehung der Zähne untereinander charakterisiert. Es sind dies die Prädilektionsstellen, die als habituell unsaubere Zonen der natürlichen und mechanischen Zahnreinigung schon zugänglich sind und mit hoher Wahrscheinlichkeit kariös werden. Hierzu gehören:
– Grübchen und Fissuren,
– freie (nichtapproximale) glatte und
– nichtfreie (approximale) glatte Stellen.
Fehlentwicklungen sind in besonders hohem Maße als kariesempfängliche Stellen bekannt.

Kariesfrei

Bezeichnung eines unversehrten Zahnes, einer unversehrten Fläche oder Stelle. Auf eine Person bezogen bedeutet der Begriff, daß keine aktive Karies vorliegt und keine ehemalige Karies (Füllungen, arretierte Karies) festzustellen ist.

Kariesanstieg, Karieszuwachs

Anzahl neuer Karies(läsionen) in Zähnen oder Zahnflächen, die sich bei einer Person oder Population innerhalb eines bestimmten Zeitraumes bildet.

Reversal (Umkehrdiagnose)

Ein Reversal ist dann gegeben, wenn ein Zahn, eine Zahnfläche oder eine Stelle bei einer Untersuchung als kariös diagnostiziert wird und bei einer darauffolgenden Untersuchung als kariesfrei. *Karies, bei der eine Kavität vorliegt, kann nicht aufgehoben werden, eine Schmelzläsion kann verschwinden* (S. 77). Karies wird heute nicht mehr als ein kontinuierlicher, fortschreitender Prozeß, sondern wegen des Wechsels zwischen de- und remineralisierenden Vorgängen an der Speichel-Schmelz-Grenzschicht isoliert betrachtet (NEWBRUN 1978, KÖNIG 1987, MENAKER 1980, SCHROEDER 1983, SILVERSTONE u. Mitarb. 1981).

Begriffe

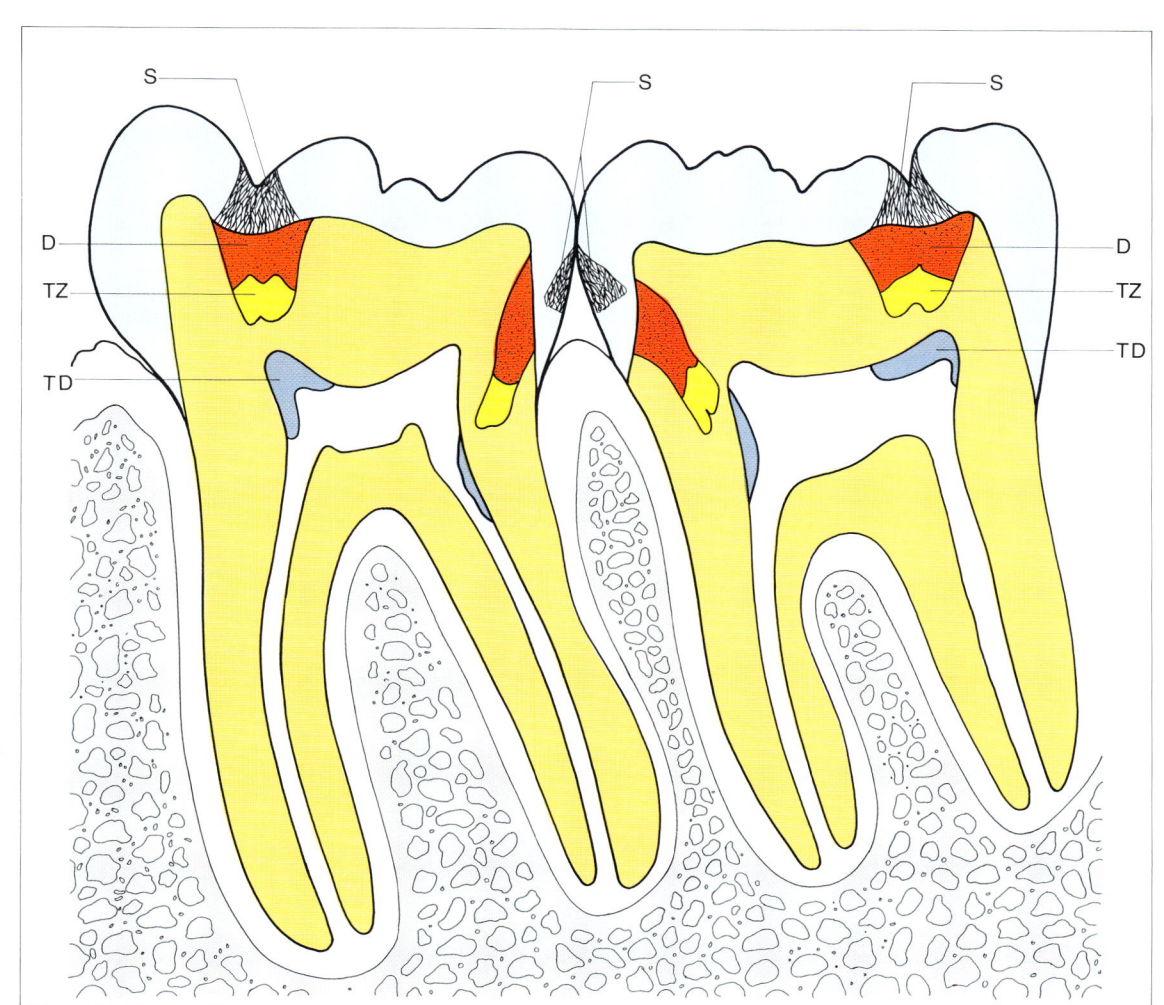

211 Graphische Darstellung der Prädilektionsstellen
S = Schmelzläsion,
D = Dentinläsion,
TZ = Transluzente Zone,
TD = Tertiärdentin
(nach *Silverstone* u. Mitarb. 1981).

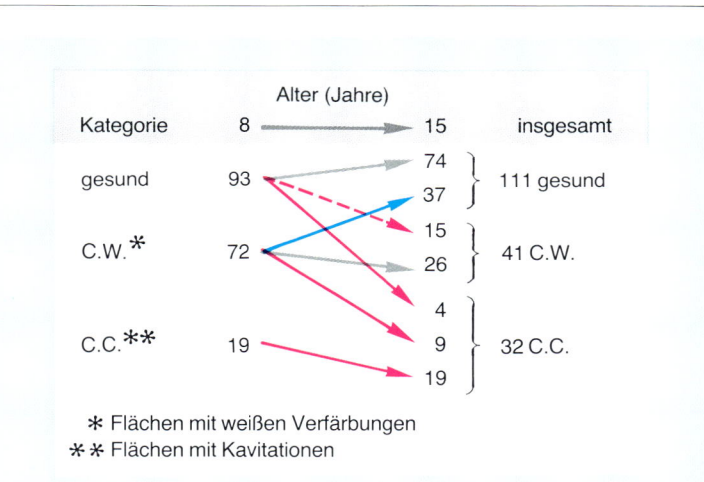

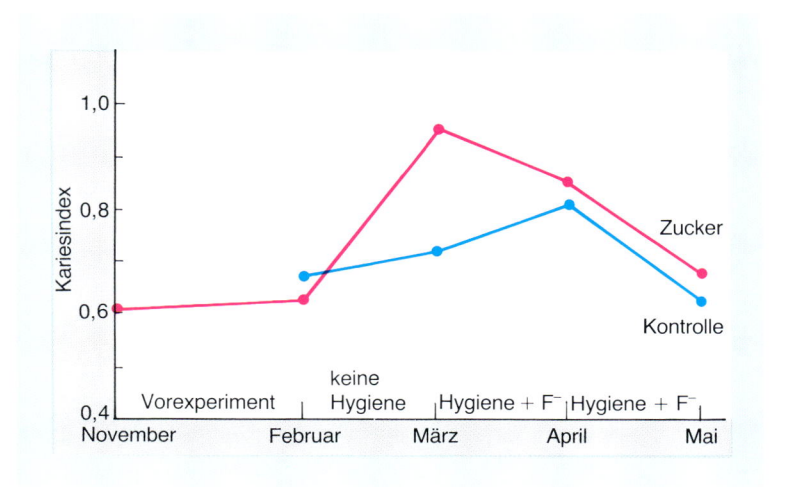

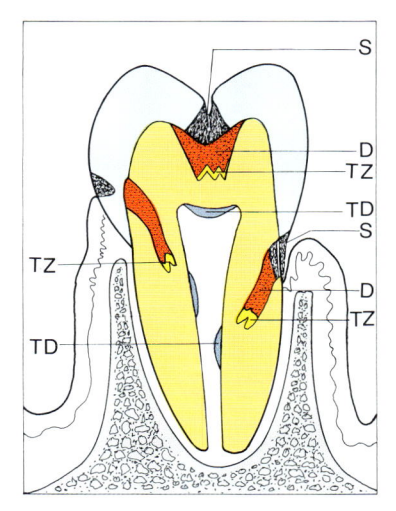

212 Umkehrdiagnose
An 184 bukkalen Flächen oberer erster Molaren von Probanden zwischen 8 und 15 Jahren wurden folgende Entwicklungen beobachtet: Bei den 8jährigen waren 93 Flächen intakt; 72 wiesen kreidige Verfärbungen auf 19 Kavitationen. Die Folgeuntersuchung der jetzt 15jährigen zeigte 111 gesunde Oberflächen, 41 „white spots" und 32 Kavitationen. Von ursprünglich 72 „white spots", die noch bei den 8jährigen diagnostiziert wurden, waren im Alter von 15 Jahren 37 Initialstadien klinisch nicht mehr nachweisbar (nach *Backer-Dirks*).

* Flächen mit weißen Verfärbungen
** Flächen mit Kavitationen

213 Reversal
Während 23 Tagen ohne Mundhygiene spülten 6 Probanden 9mal täglich mit 10 ml einer 50%igen Saccharoselösung. Die Gruppe wies danach einen höheren Kariesindex und mehr Frühläsionen auf als 6 Probanden einer Kontrollgruppe. Nach anschließenden 30 Tagen guter Mundpflege und täglicher Spülung mit 0,2%iger NaF-Lösung war der Kariesindex beider Gruppen ungefähr gleich. Die Ergebnisse zeigen, daß Frühveränderungen reversibel sind (nach *von der Fehr* u. Mitarb. 1970).

Zahnkaries

Kariesindizes

Ein *DMF-Index* ist die Summe der kariösen (D = decayed), fehlenden oder aufgrund von Karies extrahierten (M = missing) und gefüllten (F = filled) permanenten Zähne (T = teeth) oder Zahnflächen (S = tooth surfaces). Jeder Zahn oder jede Zahnfläche wird nur einmal gerechnet, entweder unter D, M oder F. Die DMF-Zahl hängt davon ab, wie D beurteilt wird.

DMF-T

Die WHO empfiehlt, im DMF-T-Index nur kariöse Läsionen (Kavitäten), nicht Initialläsionen zu zählen.

DMF-S

Der DMF-S-Index zählt nicht die erkrankten Zähne (T), sondern die erkrankten Zahnflächen (S). Das Maximum als DMF-S-Index beträgt (Weisheitszähne ausgeschlossen) 128:
– 4mal 2 Molaren mit je 5 Flächen = 40,
– 4mal 2 Prämolaren mit je 5 Flächen = 40,
– 4mal 1 Eckzahn mit je 4 Flächen = 16,
– 4mal 2 Schneidezähne mit je 4 Flächen = 32.
Meinungsverschiedenheiten: Je nach Untersucher werden bei Kronen oder extrahierten Seitenzähnen 3–5 F- bzw. 3–5 M-Einheiten eingesetzt.

dmf

Der dmf-Index entspricht dem DMF-Index. In die Bestimmung dieses Index werden nur Zähne einbezogen, die gemäß dem Alter der Testperson vorhanden sein sollen.

Df und df

Der DF- und df-Index sind Mengenausdrücke für die Anzahl der kariösen und gefüllten bleibenden Zähne (Milchzähne) oder Zahnflächen einer Person oder einer Gruppe (eines Kindes oder einer Gruppe von Kindern).

def

Der def-Index ist der quantitative Ausdruck für den erkennbaren Kariesverfall oder die Kariesverbreitung bei den Milchzähnen.
Er entspricht der Zahl der kariösen (d), zerstörten, d. h. extraktionsreifen (e = need to be extracted) und gefüllten (f) Milchzähne.
Der def-Index unterscheidet sich vom dmf-Index darin, daß die zur Zeit der Untersuchung fehlenden Milchzähne bei diesem berücksichtigt bleiben (Kariesindizes und MÜHLEMANN 1974).

214 DMF-T
„Kommt auf einem Zahn zugleich D und F vor (Zähne 47, 45 …), so ist der D+F-Zahn zu den D-Zähnen zu zählen. Noch zweckmäßiger ist es, … eine separate D+F-Kategorie zu bilden. Je nach der Fragestellung der Untersuchung können dann im DMF-Index die D+F-Zähne dem D oder F hinzugerechnet werden."
In dem dargestellten Quadranten gibt *Mühlemann* (1974) ein Beispiel für DMF-T = 7. Der Index setzt sich zusammen aus: D = 2, D+F = 2, F = 2, M = 1.

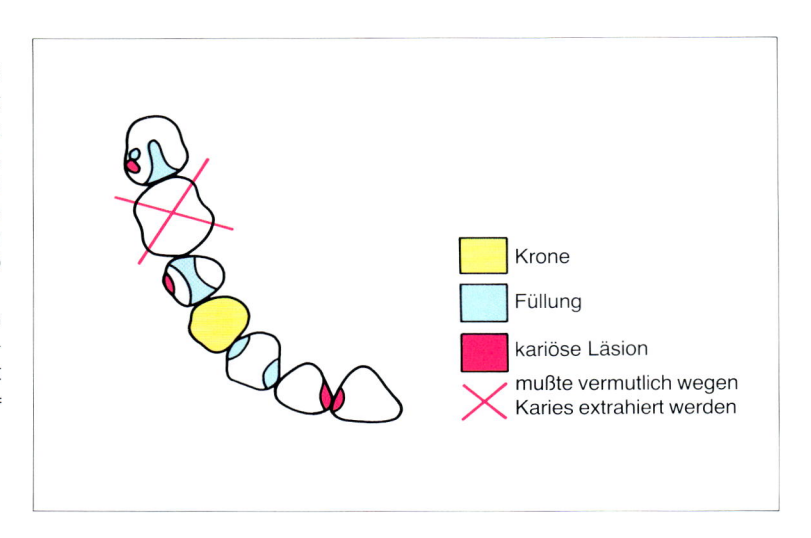

Krone
Füllung
kariöse Läsion
mußte vermutlich wegen Karies extrahiert werden

215 DMF-S
In dem unter Abb. 214 dargestellten Quadranten beträgt DMF-S = 21
D   = 3 (Zähne 45, 42, 41),
M   = 5 (Zahn 46),
F   = 12 (Zähne 47, 45, 44, 43),
D+F = 1 (Zahn 47).

Bestimmung des DMFS-Index (Bedingungen)

– Nichtberücksichtigung der Weisheitszähne.
– Maximale Zahl von Risikoflächen = 128.
– Klinische Diagnose (Spiegel, Sonde)
  an kariösen Defekten (Kavitation) und initialen Läsionen
  (Kreideflecken) vornehmen, unabhängig von radiologischem Befund.
– Radiologische Diagnose (kariöse Radioluszenzen approximaler
  Flächen), unabhängig vom klinischen Befund.
– Nach Eintrag in stilisiertes Schema erfolgt klinisch-radiologischer
  Vergleich, Kombinationsbefund.

Anamnese

Vor der ersten Konsultation werden vom Patienten unserer Klinik ausführliche Angaben über seinen *allgemeinen Gesundheitszustand* (Allergien, Rheuma, Herz-Kreislauf, Diabetes, Hepatitis [Typ B] und sonstige ernste Erkrankungen, in ärztlicher Behandlung, regelmäßige Medikamenteneinnahme u. a. einschließlich AIDS) in einem Aufnahme-(Gesundheits-)Fragebogen eingeholt.

Mit seiner Unterschrift dokumentiert der Patient alle Fragen zur allgemeinen Anamnese wahrheitsgemäß, um sich selbst und den Behandler vor anfallenden Risiken (forensische Bedeutung) zu sichern (LANG 1984). Nach der Feststellung des Gesamtbildes über frühere Erkrankungen und die Vorgeschichte der zu behandelnden Erkrankungen im Sprechzimmer erfolgt die *zahnärztliche Untersuchung*.

Der extraoralen (Muskeln und Kiefergelenke, Schleimhäute, Krebs-Screening u.a.) und intraoralen Befundaufnahme (lokale Symptome, Mundhygiene u.a.) schließen sich *Kariesstatus* und *Röntgenuntersuchung* sowie die *oralen prophylaktischen* und *therapeutischen Maßnahmen* an.

Diagnostische Maßnahmen

Vollständige Untersuchung

Mundspiegel, Zahnsonde und Pinzette gehören grundsätzlich als diagnostisches Hilfsmittel zur „vollständigen" Untersuchung.

Druckluft, ausreichende genormte Beleuchtung, Durchleuchtung, vollständiger Röntgenstatus, Perkussion- und Sensibilitätsprüfung der Zähne sowie Labortest ergänzen die Untersuchung.

Zweiziffriges Zahnschema

In diesem Schema bezeichnet die erste Ziffer den Quadranten, die zweite Ziffer gibt den einzelnen Zahn innerhalb des Quadranten an. Die Quadranten im bleibenden Gebiß werden mit den Ziffern 1–4 bezeichnet; im Milchgebiß tragen sie die Ziffern 5–8. Mit der Bezeichnung wird im Oberkiefer rechts begonnen und im Uhrzeigersinn fortgefahren, wenn man dem Patienten gegenübersitzt. Die Zähne innerhalb des gleichen Quadranten erhalten die Ziffern 1–8 (Milchzähne 1–5) von der Mittellinie nach rückwärts.

Röntgendiagnostik

Der Betrieb einer zahnärztlichen Röntgeneinrichtung ist genehmigungspflichtig. Zum Aufgabenbereich gehören Zahn-, Panorama- und Schädelaufnahmen.

Apparative Voraussetzungen: für *Zahnaufnahmen* Dentalröntgenapparate, Festanoden-Strichfokusröhre, Halbwellenschaltung, Brennfleck $0{,}8 \times 0{,}8$ mm, Gesamtfilterung 2 mm Al, meist unveränderliche Betriebsbedingungen 50–70 KV, 7–15 mA. Fokus-Haut-Abstand bis 50 KV 10 cm, über 50–75 KV 18 cm. Strahleneintrittsfeld maximal 6 cm $\varnothing$. Nur höchstempfindliche Filme (Speed Group D).

Teilschädelaufnahmen (Kiefergelenke) sind mit Dentalapparaten möglich, zusätzlich erforderlich Filmkassetten und Verstärkerfolien.

Für *Panorama-* und *Schädelaufnahmen* Spezialröntgeneinrichtungen mit intraoraler Röntgenführung bzw. Schichtaufnahmegeräte mit eng eingeblendetem Strahlenbündel, Kassetten mit Verstärkerfolien.

Beste Detailinformation zu Zahn und Umgebung auf Einzelmundfilmen. Größere Prozesse: Übersichtaufnahmen.

Strahlenbelastung des Patienten: Hautoberfläche/Gonaden je Mundfilm 10 / 0,0003 mSv, Panoramaschicht 2 / 0,00025 mSv.

Vollständiger Röntgenstatus

Eine Reihe diagnostischer und therapeutischer Maßnahmen erfordert die Erstellung eines Röntgenstatus. Man unterscheidet:
- Röntgenstatus des Gebisses mit apikaler Einstellung des Zentralstrahls;
- Bißflügelröntgenstatus mit limbaler Einstellung des Zentralstrahls zur Kariesdiagnostik, Diagnostik und Therapie progressiver Parodontopathien (Parodontolysen);
- Panorama-Röntgenaufnahmeverfahren zur kompletten Aufnahme beider Kiefer.

Indikationsbereich, Zahnerhaltung

- Kariesdiagnostik bzw. Ausdehnung und Lage approximaler Läsionen (Bißflügelröntgenaufnahmen);
- Füllungsrandkontrolle (Randspaltbildung), Über- und Unterschuß von Materialien (approximal);
- Pulpitisdiagnostik, Verdacht auf chronische Pulpitis (periapikale Veränderungen);
- Verdacht auf apikale Parodontitis;
- Wurzelkanalbehandlung (Meß-, Masterpoint- und Kontrollaufnahme), Instrumentenfraktur und Perforation (SONNABEND 1975).

Bißflügel-Röntgenaufnahme

Mit Bißflügelfilmen werden Zähne des Ober- und Unterkiefers einer Region in ihrem Kronen- und Halsanteil auf einem Film dargestellt. Der Bißflügel-Röntgenstatus wird in den Kursen der Zahnerhaltung im Format von 3×4 cm bei geschlossenen Zahnreihen vor jeder klinischen Untersuchung angefertigt. *Bei Radioluzenzen, die die Schmelz-Dentin-Grenze im Bißflügelröntgenbild nicht erreichen, wird keine Präparation durchgeführt, sondern exspektatives Verhalten und Recall empfohlen* (F⁻-Prophylaxe). Das Erreichen der schmelznahen Dentinhälfte rechtfertigt die Kavitätenpräparation.

Beurteilung der Läsionsgrade

0 = Keine Anzeichen kariöser Entkalkung,
1 = Läsion sichtbar nur in der äußeren Schmelzhälfte,
2 = Läsion sichtbar in der inneren Schmelzhälfte,
3 = Läsion sichtbar in der äußeren Dentinhälfte,
4 = Füllung, aber Aufhellung im Dentin unter der Füllung (Sekundärkaries, Kariesrezidiv),
5 = Füllung,
x = Fläche radiologisch nicht bewertbar (Überlappung u. a.).

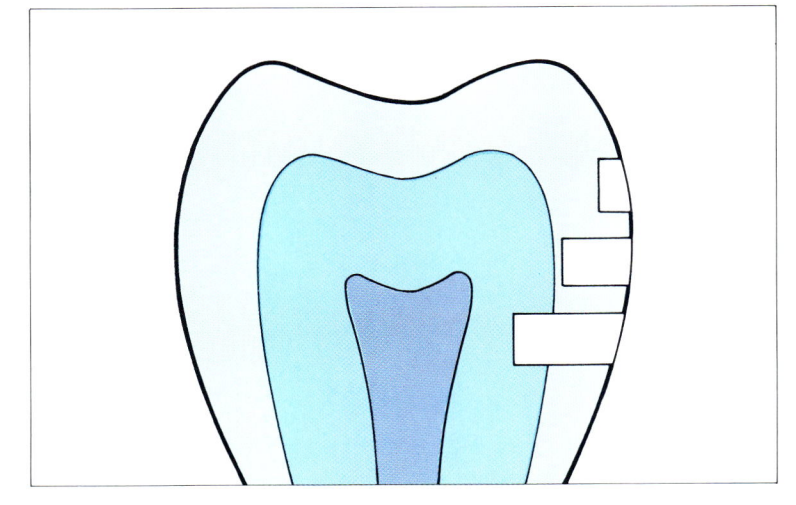

216 Beurteilung der Läsionsgrade
(von oben nach unten):
– Transluzenz in der äußeren Schmelzhälfte,
– Transluzenz bis in die innere Schmelzhälfte,
– Transluzenz im Dentin.

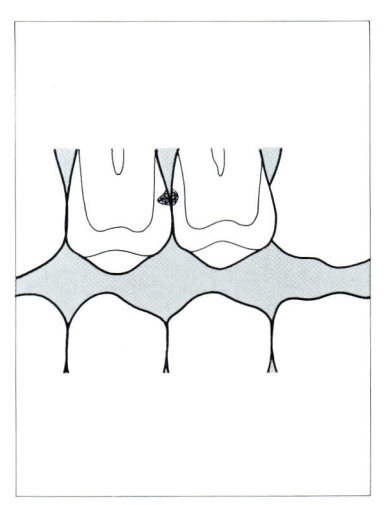

217 Bißflügelaufnahme und Schemata mit Dentinläsion ersten und zweiten Grades

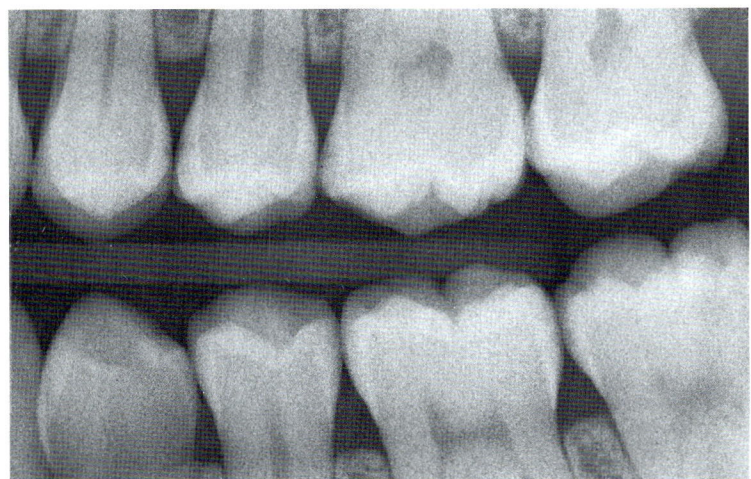

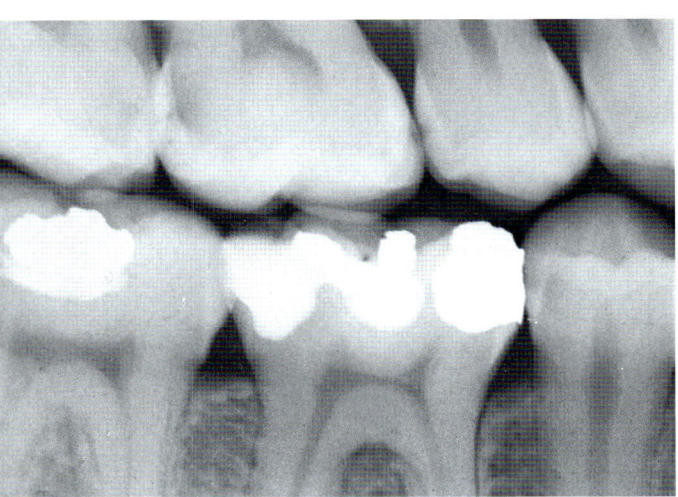

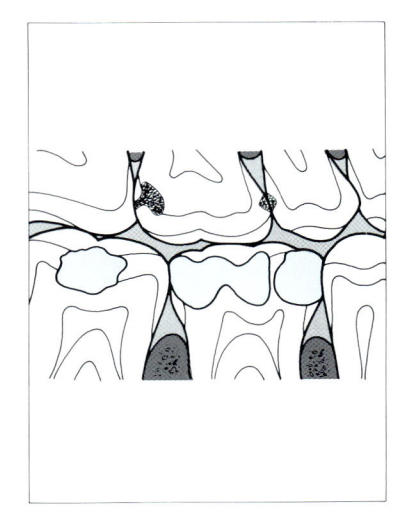

218 Bißflügelaufnahme und Schemata mit Dentinläsionen zweiten und dritten Grades

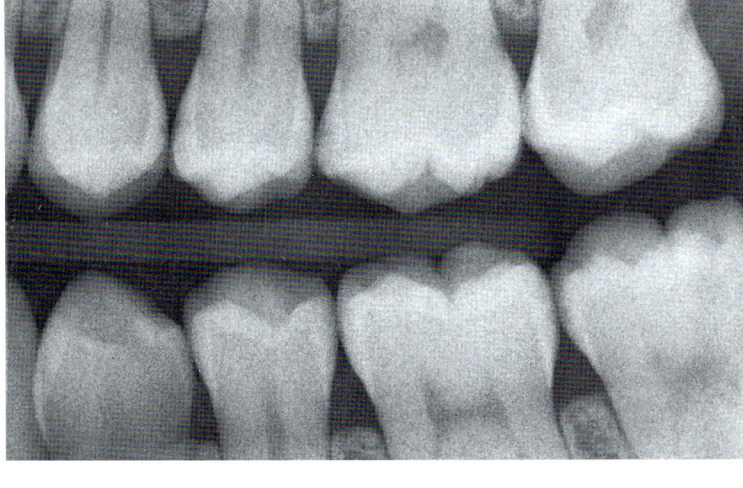

Strukturen des Pulpagewebes

„Das Pulpagewebe ist ein lockeres, spezifiziertes Bindegewebe und besteht aus Zellen einer interzellulären Grundsubstanz mit retikulären und kollagenen Fibrillen und Fasern sowie Gefäßen und Nerven. Den Zellen der Pulpa gehören verschiedene Populationen mit unterschiedlicher Funktion an" (SCHROEDER 1982).
Wir unterscheiden: Prädentinoberfläche, Odontoblasten und Odontoblastenfortsätze (S. 64), kernarme und kernreiche Zone, Fibroblasten, Ersatz- und Abwehrzellen, Fibrillen und Fasern, Gefäße, Nervenfasern (S. 67).

Pulpale Entzündung

Die Pulpitis wird durch Mikroorganismen, biochemische, mechanische und thermische Reize, vornehmlich durch eine Dentinkaries ausgelöst. Die klinischen Symptome korrelieren selten mit dem histopathologischen Befund (GRETH 1933).

Gesunde Pulpa

Ein Zahn, der symptomlos, kariesfrei, keiner parodontalen Erkrankung, nicht einer Abrasion oder einem Trauma ausgesetzt ist, besitzt eine gesunde Pulpa. Man kann daraus folgern, „unter welchen Bedingungen die in einer geschlossenen Hartgewebskammer lokalisierte Pulpa ihre Funktion zu erfüllen hat" (SCHROEDER 1982). Die gesunde, vornehmlich jugendliche Pulpa hat unter kariösen Läsionen oder traumatischen Läsionen Überlebenschancen, obwohl auch das jugendliche, intakte Pulpagewebe häufig pathologische Veränderungen (z. B. Verkalkungserscheinungen) aufweist.

Initiale Pulpareaktion

Die initiale Reaktion richtet sich gegen die bakteriellen Stoffwechselprodukte und mikrobielle Invasion.
Die *Dentinkaries entwickelt*
- eine primäre Infektionswelle (Frontwelle), bestehend aus grampositiven Laktobazillen, Stäbchen und
- eine sekundäre Infektionswelle (Mischinfektion).
- Die verschieden hohe Permeabilität des Dentins läßt bakterielle Enzyme, organische Säuren u. a. durch das Dentin via Pulpa passieren.
- Die Dentinauflösung setzt neben den bakteriellen Stoffwechselprodukten weitere Abbauprodukte frei.
- Die Pulpa-Dentin-Einheit leistet hinhaltenden Widerstand gegen die bakterielle Invasion (Sklerosierung, Tertiärdentin) (SCHROEDER 1983).

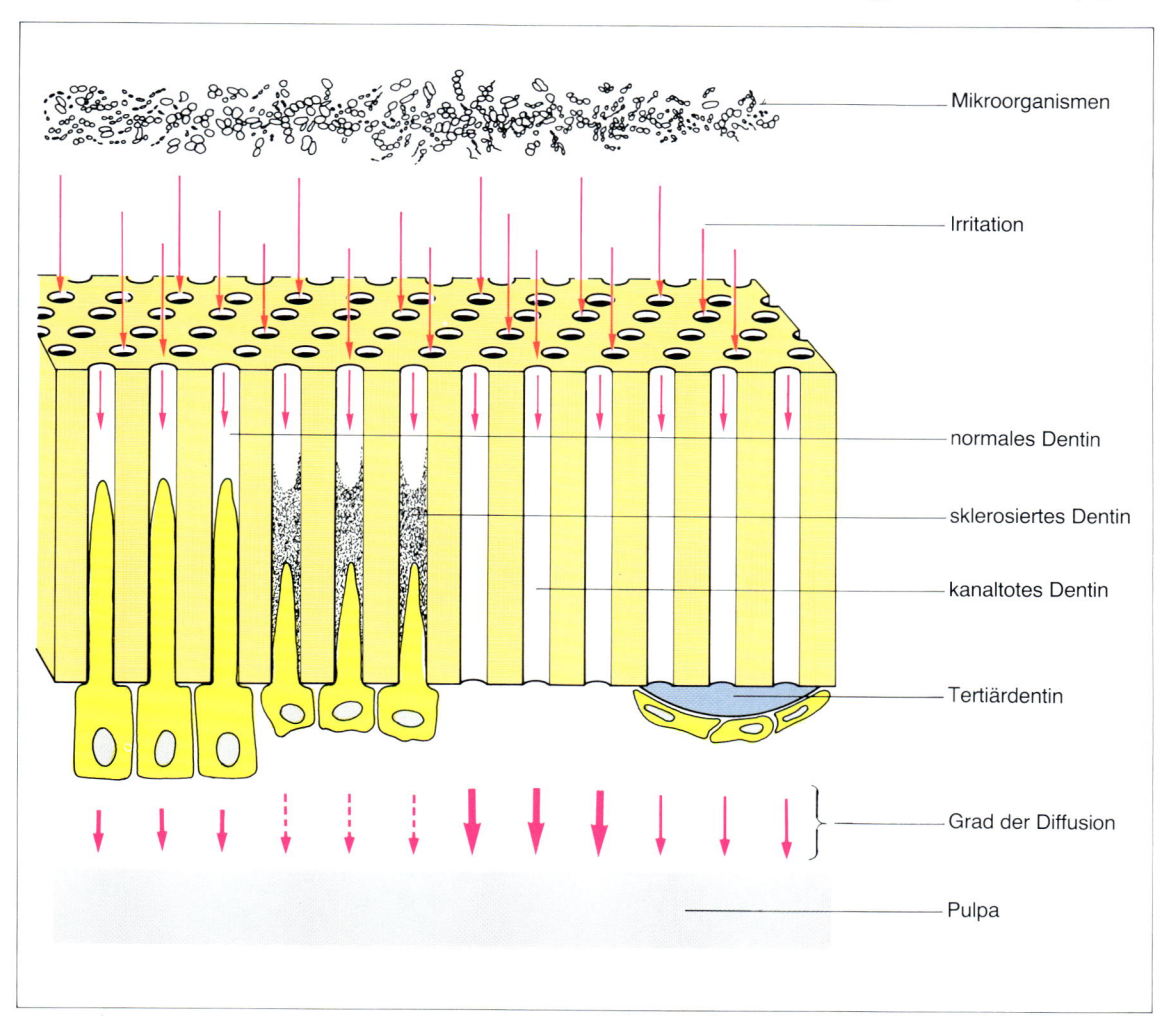

219 Schema
Darstellung der verschiedenen Grade (Stärke der unteren Pfeile) der Permeabilität bei normalem, sklerosiertem, kanaltotem und durch Tertiärdentin abgeschirmtem Primärdentin (nach *Trowbridge* 1981).

- Mikroorganismen
- Irritation
- normales Dentin
- sklerosiertes Dentin
- kanaltotes Dentin
- Tertiärdentin
- Grad der Diffusion
- Pulpa

Pulpareaktionsfolgen

- Pulpaveränderungen betreffen zunächst Odontoblastenschicht und periphere Pulparandzone. *Je näher die Pulpa, desto stärker Entzündung und Infiltrat* (Gefäßproliferation, lokal erhöhte Vaskularität, Ödeme, Odontoblastenaspiration).
- Erreichen Mikroorganismen (vorhandenes) Tertiärdentin und beeinflussen die Pulpa, kommt es zur akut abszedierenden Pulpaentzündung.
- *„Frische" Pulpaabszesse* sind wenige Tage alt und entstehen im peripheren Randbereich der Pulpa.
- *„Chronische" Pulpaabszesse* entwickeln sich aus frischen Abszessen und bestehen aus einem zentralen Nekroseherd, der resorbiert und durch derbes Bindegewebe ersetzt werden kann.

Bakterielle Infektion und Entzündungsreaktion können zur *Pulpanekrose* führen, auch wenn die Pulpakammer nicht eröffnet wird (SCHROEDER 1983). Wird der Abszeß eröffnet, kann der Eiter abfließen, und die Pulpa erhält Raum zur Expansion. Es kommt vorwiegend bei Milchzähnen und permanenten Zähnen Jugendlicher zu den Zustandsbildern der *Pulpitis chronica aperta ulcerosa und granulomatosa*.

220 Odontoblastenaspiration
Ein nach der Schmelz-Dentin-Grenze gerichteter Flüssigkeitsstrom (Dentinliquor) zieht nach gezieltem Luftstoß Odontoblasten (Kerne) in die Dentinkanälchen.

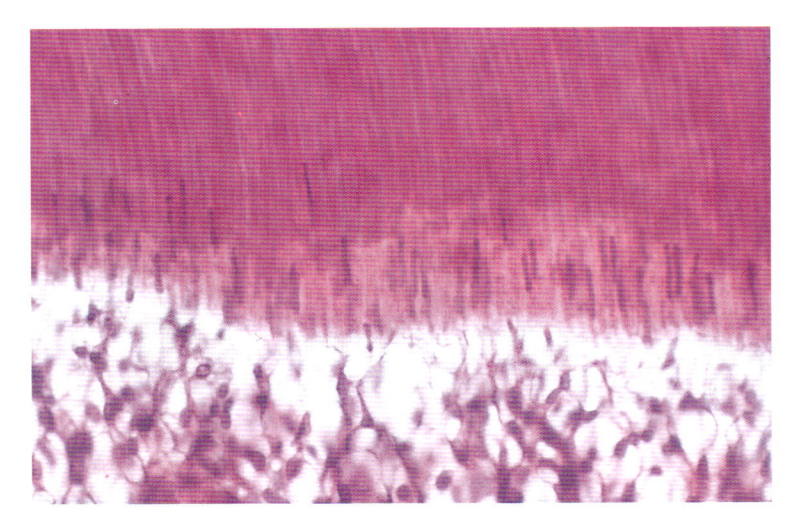

Veränderungen des Pulpagewebes

Die *alte und alternde Pulpa* verliert einen Teil ihrer Vitalität und ist physiologischen Veränderungen unterworfen. Klinisch von Bedeutung ist die Einengung der Pulpakammer durch Sekundär- und Tertiärdentin sowie regressive Veränderungen (Dentikel, Verkalkungen, Obliterationen).

Begriffe:
- *Primärdentin* entsteht als reguläres Dentin (Orthodentin in der Zahnbildungsperiode).
- *Sekundärdentin* entsteht als reguläres Orthodentin in kontinuierlicher Fortsetzung des Primärdentins peripulpär während der späteren Lebensdauer.
- *Tertiärdentin* entsteht im Anschluß an Primärdentin oder physiologisches Sekundärdentin, vornehmlich nach Freilegung der Pulpa.
- *Dentikel* sind verschieden große Hartgewebekörper, die isoliert (freie Dentikel) oder mit der Kronen- bzw. Wurzeldentinwand verwachsen (adhärente Dentikel) oder in dieser eingebettet (interstitielle Dentikel) gebildet werden können. Man unterscheidet auch echte von unechten (falschen) Dentikeln (GULDENER u. LANGELAND 1987, H. E. SCHROEDER 1983 u. a.).

221 Dentikel
Sekundärdentin mit adhärentem Dentikel (links).
Diffuse Verkalkungen, assoziiert mit Dentikeln im Bereich von Faserelementen und Gefäßen, einschließlich Verkalkung der Dentinwand (rechts).

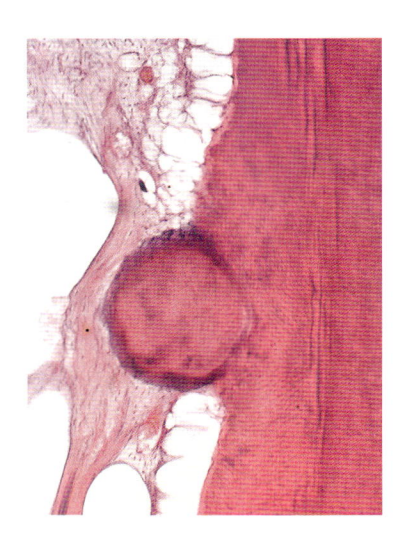

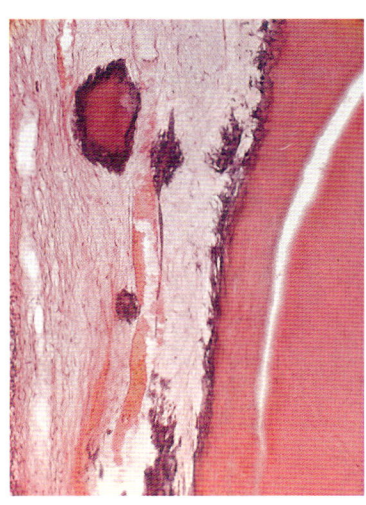

Pulpitiden

Die Reaktionen der Pulpa auf die kariöse Infektion entwickeln sich in einem geschlossenen System.
- Die *Hyperämie* (Gefäßerweiterung) steht am Anfang der entzündlichen Veränderungen. Sie umfaßt den gesamten Pulparaum.
- Die *Pulpitis acuta serosa* (seröse Entzündung) folgt dem Vorstadium der Entzündung. Sie wird durch den Austritt zellfreien Exsudats aus den Gefäßen charakterisiert. Sie kann klinisch nicht mit Sicherheit differenziert werden.
- Die *Pulpitis acuta purulenta* (eitrige Entzündung) schließt sich der serösen Entzündung an und wird durch die Infiltration zelliger Bestandteile (Leukozyten) aus den Gefäßen in das Gewebe markiert. Sie kann klinisch nicht mit Sicherheit differenziert werden.

Zwei Formen eitriger Entzündung werden unterschieden:
- „frischer" und
- älterer „chronischer" *Pulpaabszeß* (s. oben).

Die seröse und eitrige Pulpaentzündung kann einen Teil der Kronenpulpa (*Pulpitis partialis*) und das gesamte Gewebe (*Pulpitis totalis*) erfassen.

Die topographische Aufteilung in eine Entzündung der Kronenpulpa (*Pulpitis coronalis*) und eine der Wurzelkanalpulpa (*Pulpitis radicularis*) ist klinisch häufig möglich (HARNDT 1955).

Nach Eröffnung der Pulpakammer durch den kariösen Prozeß stimmen histopathologischer und klinischer Befund zweier Pulpaerkrankungen weitgehend überein.
- *Pulpitis chronica aperta ulcerosa* (Ulkus).
- *Pulpitis chronica aperta granulomatosa* (Pulpapolyp).

Man unterscheidet zwei Formen von Pulpapolypen:
- *junger Pulpapolyp* (hypoplastisches Granulationsgewebe) und
- *älterer Pulpapolyp* (derbes Bindegewebe, epithelialisiert).
- *Pulpitis chronica clausa* (geschlossene Entzündung) gilt als die häufigste Form der chronischen Pulpitis. Der *Pulpitis chronica clausa granulomatosa* wird als besondere Form das *interne Granulom* untergeordnet (KETTERL 1977, OTT 1983).

Die chronische Entzündung der Pulpa führt häufig zur Pulpanekrose, charakterisiert durch Zelltod und Gewebeverfall.

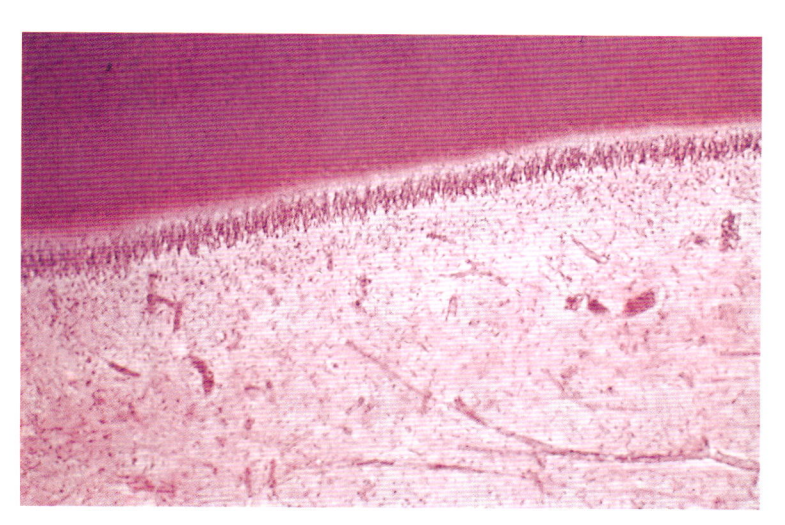

222 Hyperämie
In der Pulpaperipherie kommt es mit Beginn der Entzündung zu einer Gefäßerweiterung. Die ursprünglich nicht sichtbaren Gefäße sind mehr oder weniger stark mit Erythrozyten gefüllt.

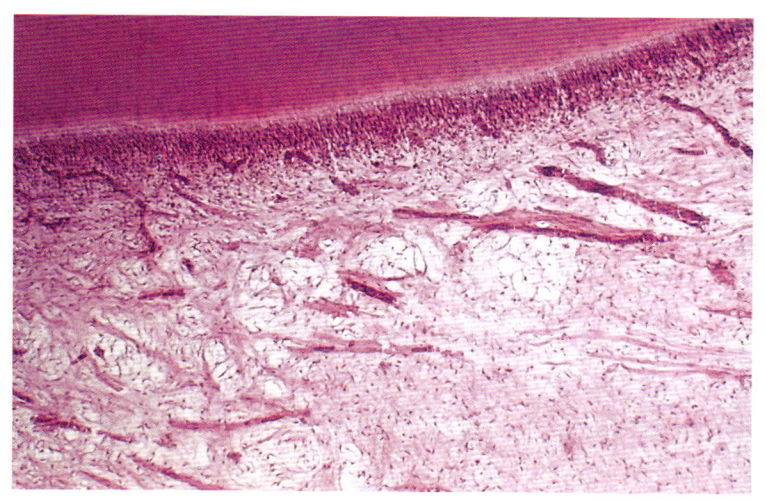

223 Pulpitis acuta serosa (partialis)
Die weitere Entwicklung der Entzündung ist charakterisiert durch prall gefüllte Gefäße, Austritt von serösem (zellfreiem) Exsudat und Hohlräumen zwischen den Pulpazellen, die mit Serum gefüllt sind.

84 Pulpitiden

224 Pulpitis acuta purulenta
Auf die seröse Entzündung folgt die eitrige mit annähernd kreisrunder Abszeßbildung und zelliger Infiltration unterhalb der Gewebeeinschmelzung (Pulpahorn).
Links: Pulpitis acuta purulenta partialis.
Rechts: Schema eines Abszesses (nach *Ketterl* 1977).
A = verflüssigte Leukozyten,
B = „Abszeßmembran",
C = Zone erweiterter Gefäße.
Die eitrige Entzündung kann sich kontinuierlich zur Pulpitis acuta purulenta totalis (seltener Phlegmone) bis zur Nekrose ausbreiten.

225 Pulpitis chronica aperta granulomatosa (polyposa)
Während die Pulpitis chronica aperta ulcerosa durch eine Geschwürsfläche charakterisiert ist, kann die vitale Pulpa zur Pulpitis chronica aperta granulomatosa (polyposa) proliferieren (Pulpenpolyp).
Die Abbildung zeigt einen älteren, epithelialisierten Pulpenpolypen.
Merke: Eine spezifische, nicht sicher eingeordnete Pulpenerkrankung ist die Pulpitis chronica clausa granulomatosa (internes Granulom).

226 Pulpa-Zahnfleisch-Polyp
Um den Pulpa- vom Gingivapolypen zu unterscheiden, ist eine Isolierung mittels Instrumenten angezeigt.

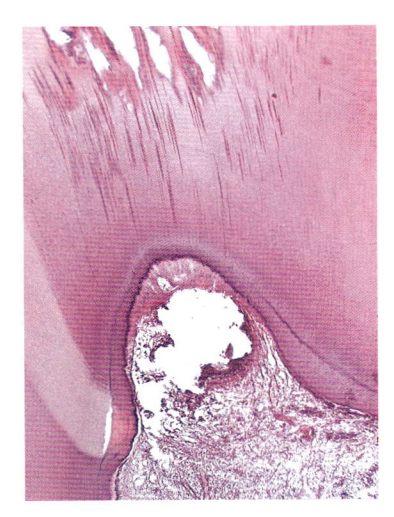

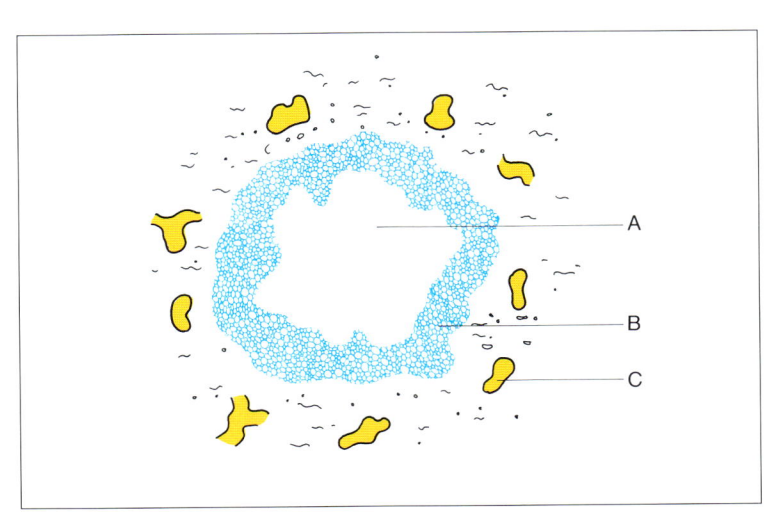

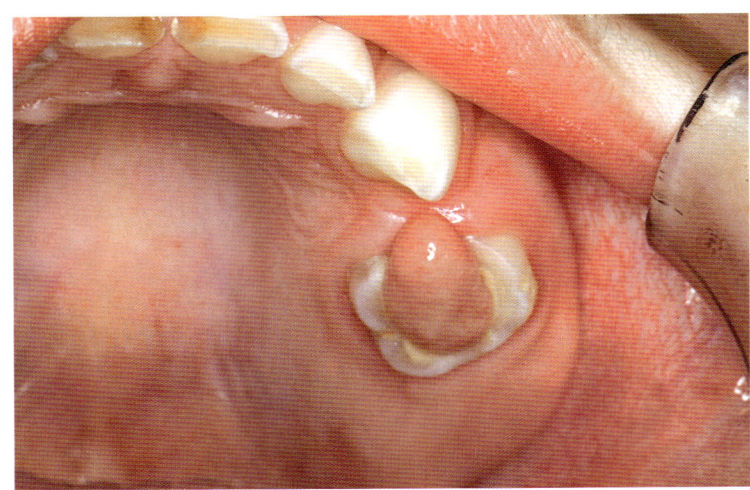

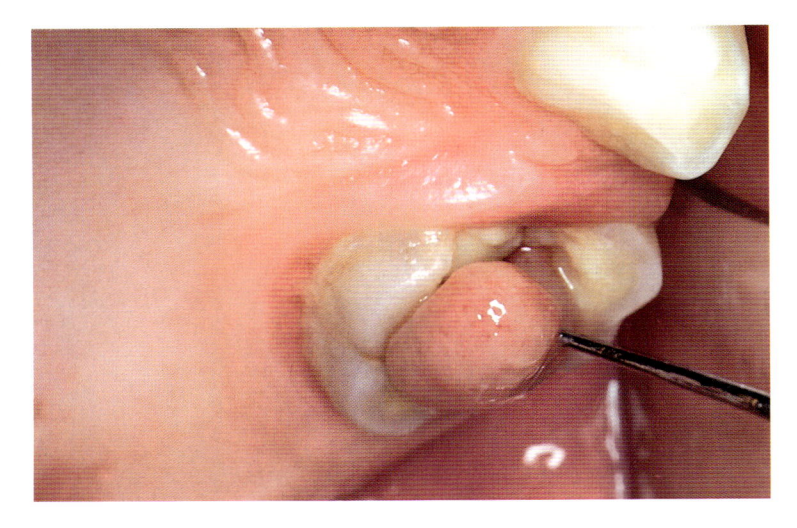

227 Pulpitiden
Übersicht

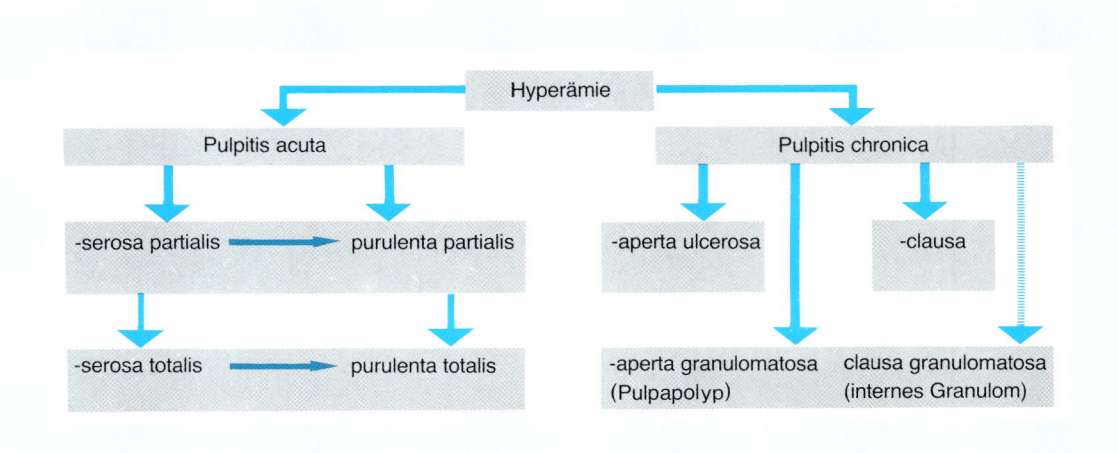

Vitalerhaltung der gefährdeten Pulpa

Indirekte Überkappung

Das Ziel ist, die Dentindecke zwischen Ausbreitung der Kavitation und dem Markraum ohne Schaden für die Pulpa zu konservieren.

Geht man „indirekt" vor, beläßt man zwischen Pulpa und Überkappungsmittel eine dünne Schicht sondenhartes bzw. noch festes, wenn auch partiell infiziertes Dentin.

Es schadet wahrscheinlich nicht, wenn ein kleiner Bezirk erweichten Dentins zur Erhaltung der Integrität der Pulpa über einer harten, geschlossenen Dentindecke liegen bleibt.

Die *Verantwortung im Einzelfall trägt der Behandler. Das Verfahren wird um so fragwürdiger, je großzügiger man es handhabt* (A. SCHROEDER 1981, H. E. SCHROEDER 1983, RIETHE 1985).

Die klinische Statistik lehrt, daß die Erfolgsquote der indirekten Überkappung bei richtiger Indikation und Verwendung geeigneter Mittel relativ hoch liegt.

Definition

Die indirekte Überkappung besteht in einer medikamentösen Beeinflussung der noch harten, geschlossenen Dentindecke, die durch diese Maßnahme vital erhalten und zur Hartgewebebildung angeregt werden soll.

Indikation

Zahn ohne Schmerzsymptom oder spontane Schmerzen auf kalt (süß, sauer, salzig) bei positiver Sensibilitätsprobe. Pulpa vital, Pulpakavum nicht eröffnet.

Kontraindikation

Zahn mit Schmerzsymptomen. Eindeutiger Schmerz auf warm (evtl. klopfend) bei negativer Sensibilitätsprobe. Alle Pulpitisformen.

Prognose

Eine bei fortgeschrittener Karies indirekt überkappte Pulpa kann, strenge Indikation vorausgesetzt, überleben.

Grenzen

– Die alte oder alternde Pulpa stellt eine Einschränkung für die indirekte Überkappung dar, doch ist für die Indikationsgrenze weniger das kalendarische als vielmehr das biologische Alter maßgebend (CASTAGNOLA 1953; REBEL 1958, SAUERWEIN 1985, A. SCHROEDER 1981 u. a.).

– Von einer *bereits vorgeschädigten Pulpa* können nur in *beschränktem Maß Heilungsvorgänge* erwartet werden. Eine im Bereich von *erweichtem Dentin eröffnete Pulpa ist infiziert* und kann *auf die Dauer nicht gehalten* werden.

Vorgehen

– Bißflügelröntgenaufnahme,
– Sensibilitätsprüfung,
– Terminal (Leitungs-)Anästhesie,
– Kavitätenpräparation,
– Trockenlegung,
– Kariesentfernung,
– Reinigung und Trockenlegung der Kavität,
– Applikation eines Calciumhydroxids auf das pulpanahe Dentin,
– Abdeckung mit Unterfüllungszement,
– definitive Füllung.

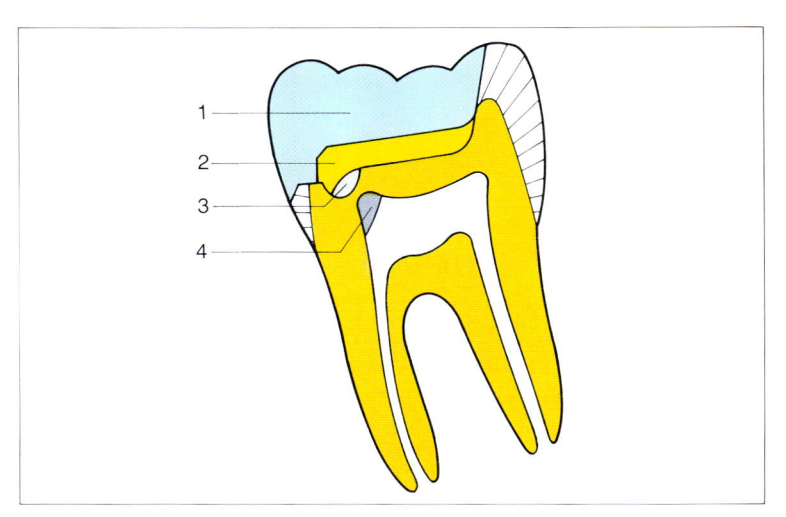

228 Indirekte Überkappung
Vorgehen (von unten nach oben):
4 Tertiärdentin,
3 indirekte Überkappung,
2 Unterfüllung,
1 definitive Füllung.

86 Vitalerhaltung

229 Klinischer Befund
Zahn 15: Alte Amalgamfüllung mesial, okklusal und approximale Karies distal (Häckchensonde). Röntgenbefund: distale Aufhellung bis ins pulpanahe Dentin; mesiale Aufhellung unter einer Amalgamfüllung.

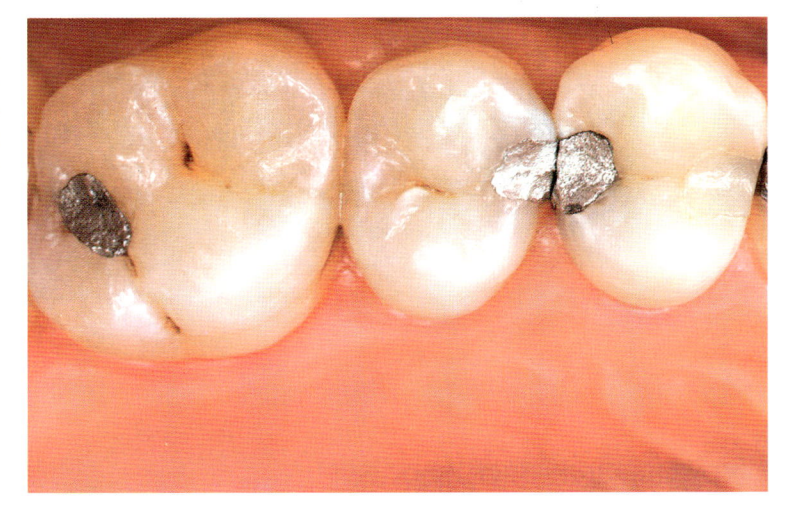

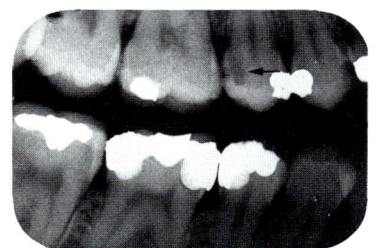

230 Kavitätenpräparation
Nach Sensibilitätsprüfung und Terminalanästhesie erfolgt die Eröffnung und Freilegung der kariösen Läsion und die Entfernung der Amalgamfüllung. Die ausgedehnten Defekte werden schadengerecht erweitert und die Karies mit neuen Rosenbohrern entfernt.

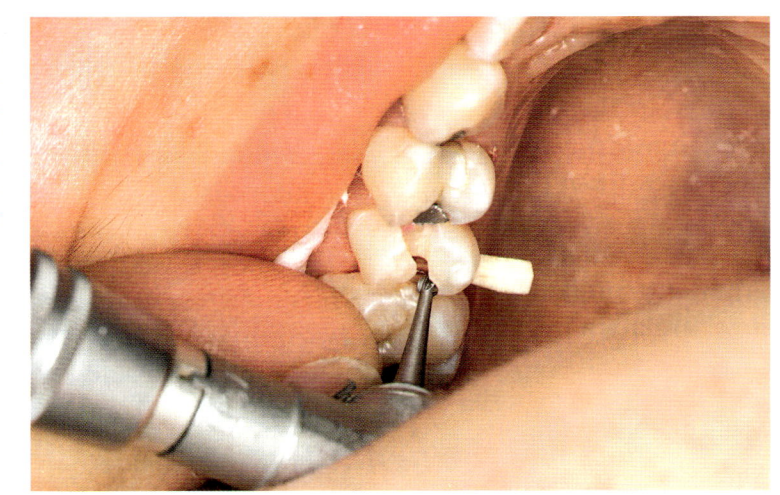

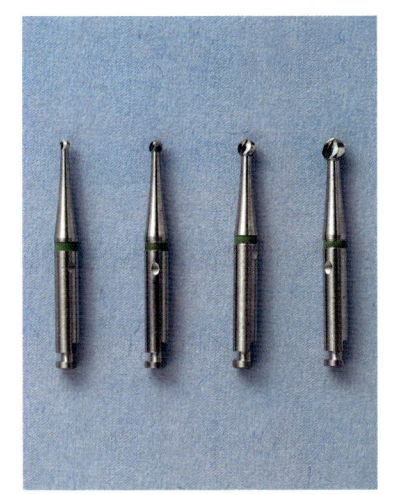

231 Pulpanahes, kariöses Dentin
Es wird mit Exkavatoren vorsichtig abgetragen.
Ein Holzkeil verhindert die Papillenblutung.
Exkavatoren.

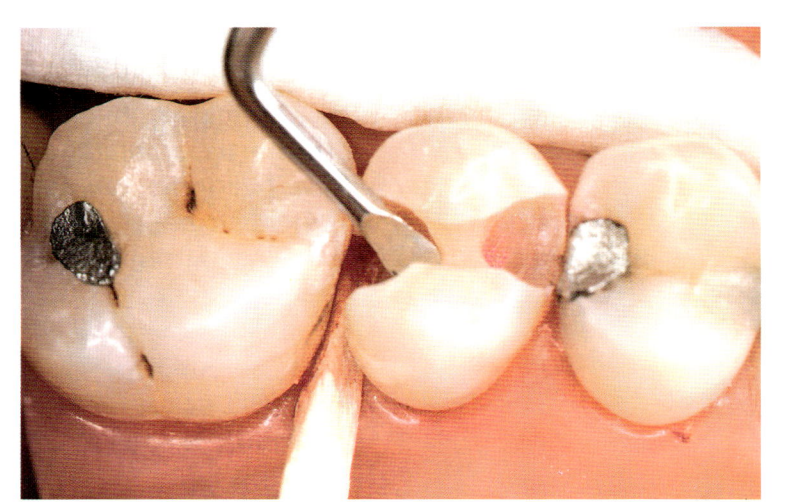

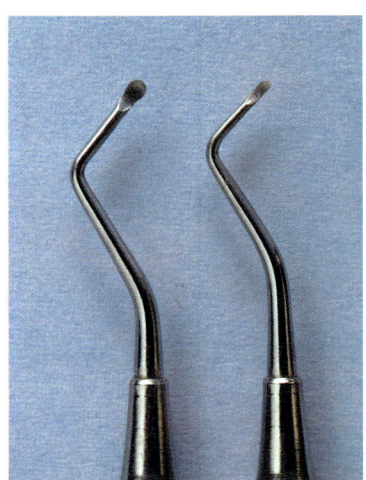

232 Kariöses Dentin
Entsprechend seinem histochemischen Charakter besteht es aus zwei Schichten: einer äußeren Schicht mit zerstörter Kollagenfaser und einer inneren Schicht mit intakter Kollagenfaser, wie das gesunde Dentin (*Fusayama* 1982).

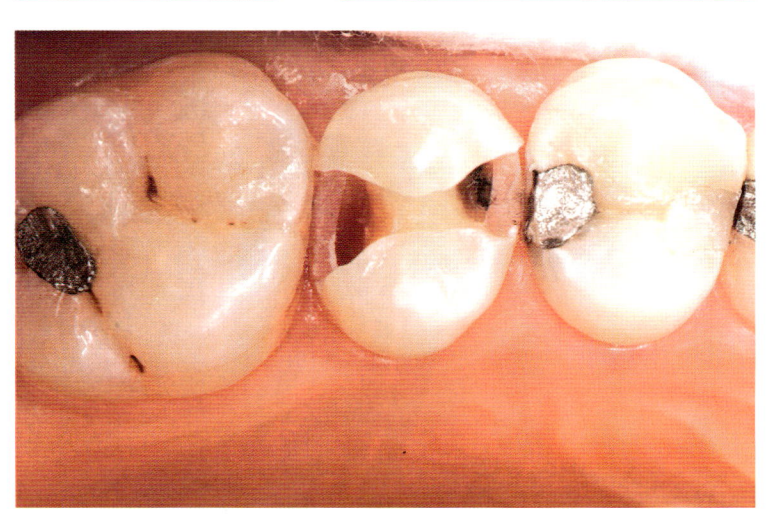

Indirekte Überkappung 87

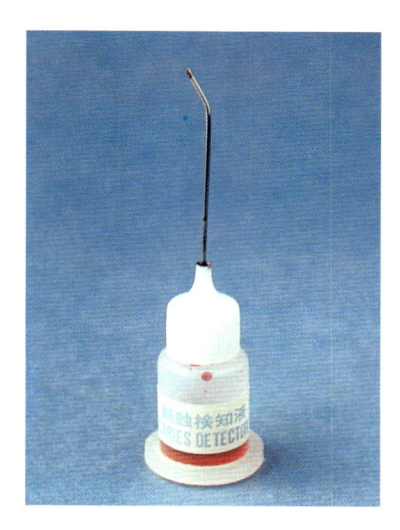

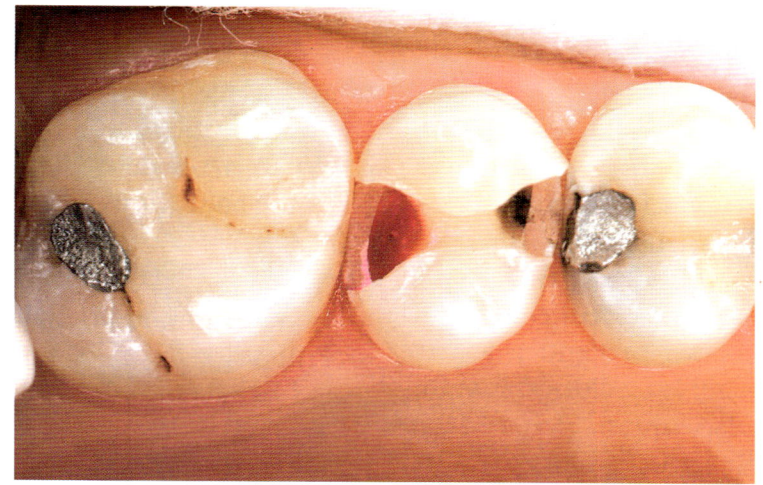

233 Äußeres, kariöses Dentin
Es färbt sich rot unter 0,5%iger Lösung von basischem Fuchsin in Prophylenglykol („Kariesdetektor"). Die innere Schicht des kariösen und normalen Dentins bleibt farbfrei. Nach Applikation des Kariesdetektors und anschließendem Absprayen zeigt die Kavität einen rot angefärbten Bereich, d. h. Restkaries.

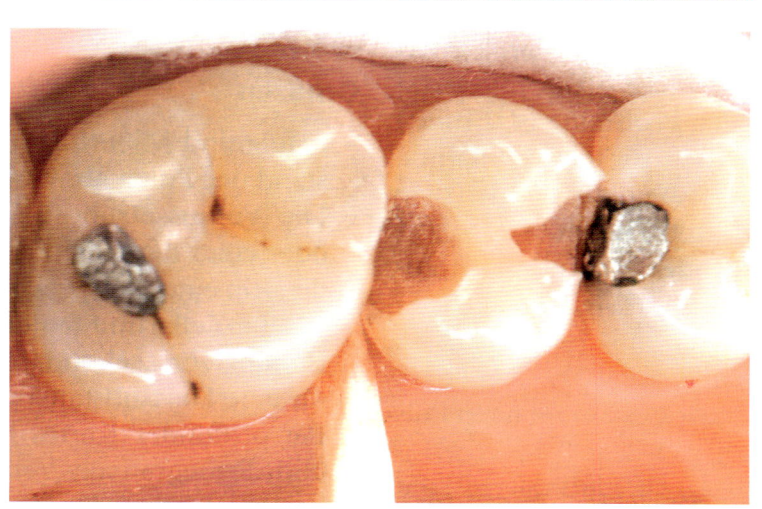

234 Kariöser Prozeß
Der kariöse Prozeß schreitet nicht fort, wenn innerhalb eines minimalen Bezirks (1 mm²) kariöses Dentin bei randdichter definitiver Füllung belassen wird. Zustand der mesialen und distalen Kavität nach Entfernung der Caries profunda.

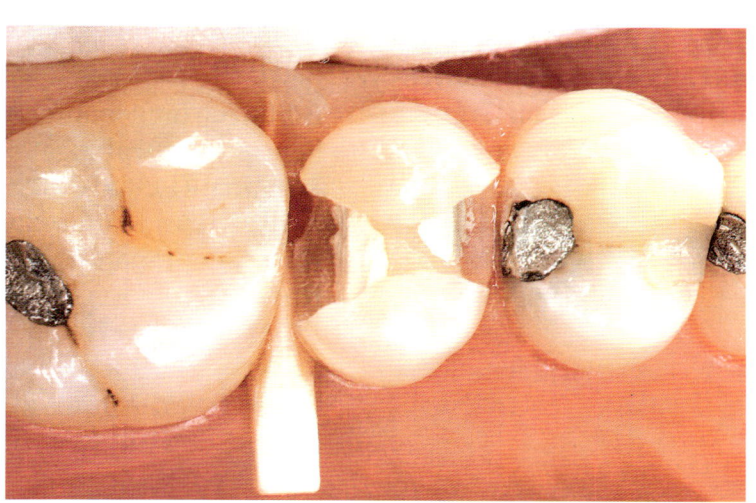

235 Kavitätenreinigung
Nach Reinigung der Kavität mit 0,1%igem Chlorhexidindigluconat („Chlorhexamed") wird die symptomfreie Pulpa indirekt mit einem nicht erhärtenden $Ca(OH)_2$-Präparat überkappt und mit Zinkphosphatzement abgedeckt.

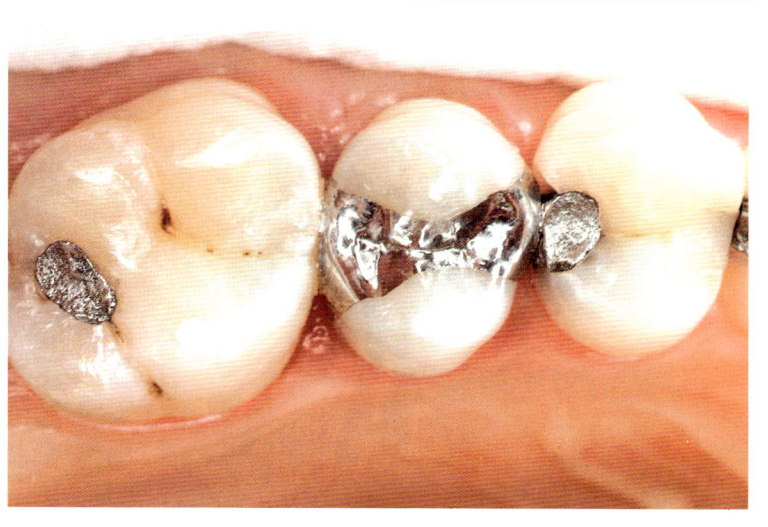

236 Definitive Amalgamfüllung
(Non-Gamma-2-Amalgam, „Amalcap").

Direkte Überkappung

Die direkte Überkappung im permanenten Gebiß dient der *Versorgung der freigelegten oder freiliegenden Pulpa* mit einem geeigneten Dentinwundverband. Der Erfolg hängt vom geweblichen Zustand der Pulpa unter Stimulation der Tertiärdentinbildung ab. Günstige *Voraussetzungen* ergeben sich bei den punktförmig freigelegten Pulpen jugendlicher Zähne, ungünstige bei einer eröffneten Pulpa nach Exkavation einer profunden Karies. Eine direkte Überkappung kann zu Schmerzsymptomen oder zu einer Pulpanekrose führen. Spätere klinische und röntgenologische Nachuntersuchung ist obligatorisch.

Die direkte Überkappung ist im *Milchgebiß* problematisch, weil technisch schwierig (oder Resorptionsstadium), und nur bei akzidenteller Eröffnung ($< 1\ mm^2$) angezeigt. Auf die Durchführung dieser Maßnahme sollte bei folgenden Situationen verzichtet werden:
– Eröffnung der Pulpa im kariösen Dentin,
– Zähne mit spontan auftretenden Schmerzsymptomen,
– röntgenologisch interradikuläre und periradikuläre sowie intrapulpale Veränderungen,
– starke Blutung, seröses oder eitriges Sekret nach Pulpaeröffnung (Camp 1982).

Definition

Die direkte Überkappung besteht in einer medikamentösen Versorgung einer artefiziell oder durch Trauma freigelegten bzw. freiliegenden Pulpa zur Erhaltung der Vitalität.

Indikation

– (Frontzahn-)Frakturen mit Eröffnung der Pulpa ($< 1\ mm^2$),
– artefizielle Eröffnung bei der Exkavation jugendlicher Zähne im gesunden Dentin,
– artefizielle Eröffnung bei der Exkavation jugendlicher Zähne im Kariösen mit noch nicht abgeschlossenem Wurzelwachstum (selten), Pulpotomie oder Pulpektomie angezeigt.

Kontraindikation

– Frakturen- und artefizielle Eröffnung ($< 1\ mm^2$),
– Pulpitis,
– bei Exkavation der Milchzahnkaries (s. oben).

Prognose

Bei strenger Indikation günstig.

Grenzen

– Erfolg und Mißerfolg hängen vom geweblichen Zustand der Pulpa ab.
– Die Voraussetzung für die Bildung neuen Dentins oder einer dentinähnlichen Substanz ist das Vorhandensein eines entsprechenden Zellreichtums der Pulpa. Bei Zellarmut fehlen die Vorbedingungen für die Bildung von „sekundären" Odontoblasten und damit für eine Hartsubstanzbildung.
– Bei profunder Karies ist immer mit entzündlichen und degenerativen Veränderungen der Pulpa, auch beim Fehlen von Schmerzsymptomen, zu rechnen.

Vorgehen

– Bißflügelröntgenaufnahme,
– Sensibilitätsprüfung,
– Terminal-(Leitungs-)Anästhesie,
– Anlegen des Kofferdams,
– Kavitätenpräparation,
– Kariesexkavation,
– Reinigung und Trocknung der Kavität,
– Applikation eines nicht erhärtenden und erhärtenden $Ca(OH)_2$-Präparates auf die Pulpa,
– Abdeckung mit Unterfüllungszement,
– definitive (keine provisorische) Füllung.

237 Direkte Überkappung
Schematische Darstellung.
1 definitive Füllung,
2 Zinkphosphatzement,
3 $Ca(OH)_2$, erhärtend,
4 $Ca(OH)_2$, nicht erhärtend.

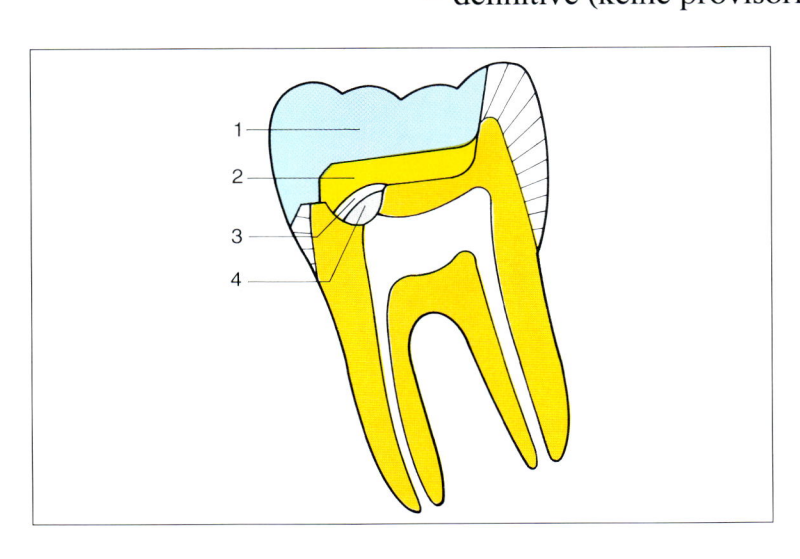

Überkappung

238 Direkte Überkappung
Übersicht: Narbengewebe. Ca(OH)₂ nach breitflächiger Freilegung der Pulpa. Reste von Überkappungsmittel. Anstelle des defektabschließenden Tertiärdentins ist ein derbes, kollagenes Narbengewebe entstanden.
Vergrößerung: Pulpa mit entzündlichen Infiltrationen, Artefaktbildung, partielle Reparationsdentinschicht und Narbengewebe.

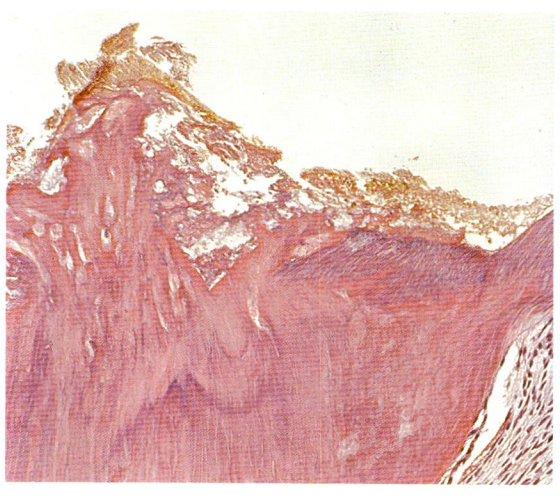

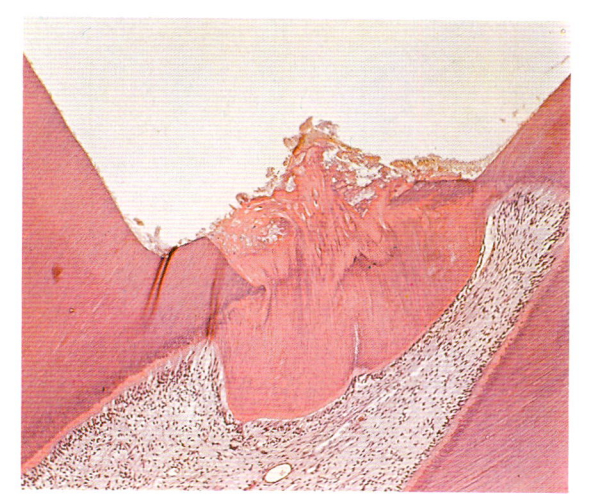

239 Direkte Überkappung
Übersicht: Überkappung mit Ca(OH)₂ (Liegedauer 80 Tage) nach akzidenteller Freilegung der Pulpa bei der Präparation einer Klasse-V-Kavität.
Vergrößerung: Der entzündungsfreien Pulpa schließen sich Odontoblastenreihe und Primärdentinzone an. Im Tertiärdentin erkennt man den Einschluß von Pulpagewebe. Mit Fibrodentinschicht und Nekrosezone ist die Reparationsbildung abgeschlossen.

Schrittweise Kariesentfernung

Mit der schrittweisen Kariesentfernung soll die Ablagerung von Tertiärdentin angeregt und die Freilegung der Pulpa verhindert werden.
Vorgehen:
– Diagnose (Sensibilitätstest positiv, Zahn nicht klopfempfindlich, Röntgenaufnahme).
– Kavitätenpräparation, Kariesentfernung bis unmittelbar über der Pulpa.
– Entfernung des pulpanahen Dentins.
– Applikation von Calciumhydroxid, Abdeckung mit Unterfüllungszement, definitive Füllung.
– Entfernung der definitiven Füllung nach 2–6 Monaten und Exkavation der Restkaries.
– Erneute Calciumhydroxidapplikation, Unterfüllungszement und definitive Füllung.

Wir befürworten eine Wiedereröffnung der Kavität nach definitiver Deckfüllung nicht. Hat sich zwischenzeitlich hartes Tertiärdentin gebildet, erübrigt sich die Elimination des kariösen Restdentins bei randdichter Füllung (Gefahr eines Kariesrezidivs gering). Bildet sich wegen fehlender Leistungsfähigkeit der Pulpa keine Dentinbarriere, eröffnet man die früher verschonte Pulpa (SCHROEDER 1981).

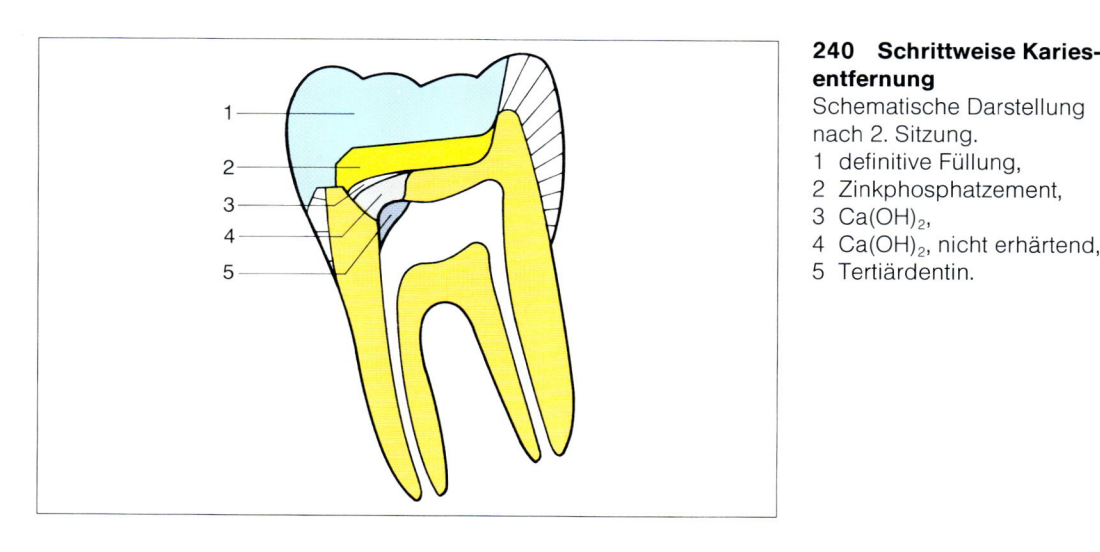

240 Schrittweise Kariesentfernung
Schematische Darstellung nach 2. Sitzung.
1 definitive Füllung,
2 Zinkphosphatzement,
3 Ca(OH)₂,
4 Ca(OH)₂, nicht erhärtend,
5 Tertiärdentin.

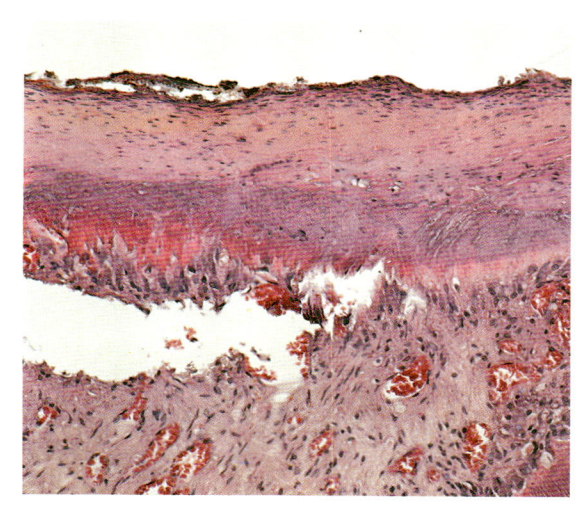

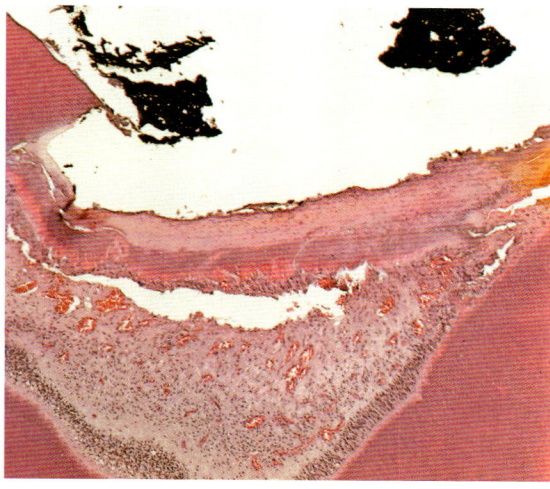

Pulpotomie

Die Pulpotomie (Vitalamputation) besteht in der Entfernung des noch vitalen, koronalen Pulpagewebes. Unter Anästhesie wird die verbleibende Wurzelkanalpulpa mit einem nicht erhärtenden $Ca(OH)_2$-Präparat an der Amputationsstelle abgedeckt.

Die Vitalerhaltung der Wurzelkanalpulpa stützt sich auf die Regenerationskraft des entzündungsfreien Wurzelkanalgewebes, die durch das offene, zirkulatorisch versorgte Foramen beim permanenten, jugendlichen Zahn begründet wird. Die Vitalamputation ist die Methode der Wahl für Milchzähne nach Eröffnung der Milchzahnpulpa durch Karies, artefiziell oder traumatisch.

Die Pulpotomie führt bei entsprechendem Vorgehen zur Ausbildung von Tertiärdentin, Weiterentwicklung des Wurzelwachstums und Normalisierung des apikalen Bereiches (GULDENER u. LANGELAND 1982). Neben der Anwendung von formaldehydhaltigen Präparaten (WIJNBERGEN-BUIJEN VAN WELDEREN u. Mitarb. 1979, CAMP 1982, HOTZ 1981) – Formokresol haben wir aufgegeben (MAGNUSSON 1981, PRUHS 1983) – finden auch N_2 (universal) nach Hannah (1971) und Corticoid-Antibiotikum-Präparate Anwendung (HARNDT 1976, KETTERL 1984, SCHROEDER 1985).

Definition

Entfernung der vitalen Kronenpulpa. Abwehr-, Heilungs- und Schutzphasen der mit $Ca(OH)_2$ überdeckten Wurzelkanalpulpa verlaufen adäquat der direkten Überkappung.

Indikation

Traumatische Freilegung der Pulpa beim jugendlichen permanenten Zahn mit noch nicht abgeschlossenem Wurzelwachstum und deren Eröffnung im kariösen Dentin bei klinisch symptomloser Pulpa, vornehmlich aber bei Milchzähnen mit entzündungsfreier Wurzelkanalpulpa.

Grenzen

Wird die Indikation für eine Pulpotomie nicht überzogen und nicht auf Pulpen mit klinischen Symptomen erweitert, kann die Restpulpa erhalten werden.
Die Aussicht auf Tertiärdentinbildung an mehreren Wurzelkanaleingängen sinkt mit zunehmender Einengung der Foramina. Der Mißerfolg ist schon gegeben, wenn einer der Wurzelkanäle nekrotisch wird. Die Erfolgskontrolle nach Sensibilitätsprüfung ist unsicher. Das Röntgenbild ist nur im negativen Sinne aussagekräftig, d.h., wenn sich die periapikale Veränderung abzeichnet (SCHROEDER 1981).

Kontraindikation

Permanente Zähne:
Mehrwurzelige Zähne mit abgeschlossenem Wurzelwachstum und eingeengten Foramina älterer Menschen.

Milchzähne:
- Zähne, die durch eine Restauration nicht wieder hergestellt werden können;
- spontane oder anhaltende Schmerzsymptome (Anamnese?);
- Zahn klopfempfindlich, Zahnbeweglichkeit;
- seröse und purulente Exsudation nach Pulpaeröffnung;
- Vorhandensein einer Fistel;
- bis zur Hälfte der anatomischen Wurzellänge fortgeschrittene Wurzelresorption;
- radiologisch sichtbare Aufhellung im Bereich der Wurzelspitze, bi- und trifurkale Veränderungen (interradikuläre, periapikale Ostitis).

Prognose

Bei indikationsgerechter und lege artis durchgeführtem Vorgehen ist die Prognose der Pulpotomie gut. Regelmäßige Kontrollen sind angezeigt.

Vorgehen

- Sensibilitätsprüfung.
- Röntgenaufnahme.
- Terminal-(Leitungs-)Anästhesie.
- Kariesentfernung, Kavitätenpräparation.
- Kofferdam, Desinfektion des Operationsfeldes.
- Restkaries mit sterilen Rosenbohrern entfernen.
- Pulpendach mit sterilem Fissurenbohrer oder Diamantschleifkörper unter Kochsalzlösung abtragen.
- Pulpotomie mit Löffelexkavator oder Diamant bis auf Wurzelkanaleingang ausräumen, Setzen einer „Schnittwunde".
- Reinigung des Kavums, Blutstillung mit sterilen Wattepellets (3% H_2O_2, Kochsalzlösung) und Trocknung.
- Abdeckung der Amputationswunde mit einem weichbleibenden $Ca(OH)_2$-Präparat (Calxyl).
- Zinkoxid-Eugenol-Zement (nicht obligatorisch, mit Abdichtungsvermögen, bakteriziden und kalmierenden Eigenschaften).
- Definitive Füllung.
- Röntgenkontrolle.

Merke: Wird eine Blutstillung nach 5 Minuten nicht erreicht, wird die Pulpektomie (Vitalexstirpation) angeschlossen. Blutgemisch zwischen Pulpa und Medikament vermeiden (CAMP 1982).

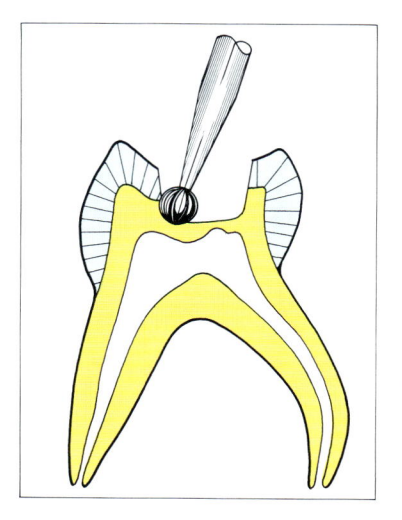

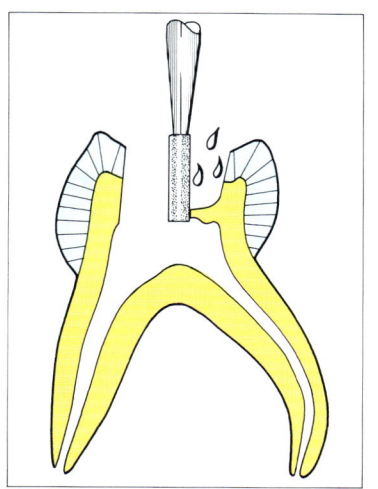

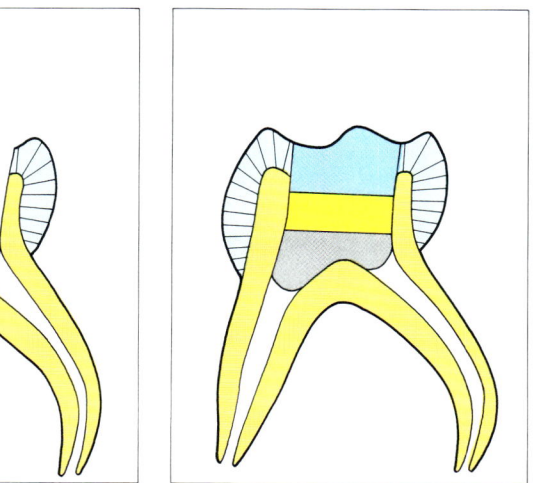

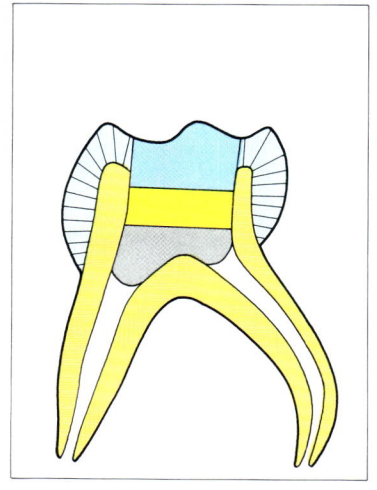

Pulpotomie

241 Pulpotomie, Zeichnung
Nach Entfernung der Karies bis in Höhe der Pulpa (links) erfolgt unter aseptischen Kautelen (Kofferdam, sterile Instrumente) die Trepanation des Pulpadaches (rechts).
Nach Abtragung des Pulpadaches und Ausräumung der Kronenpulpa (Löffelexkavator, Diamantschleifkörper und Kochsalzlösung) (links) erfolgt Reinigung, Trocknung, Ca(OH)$_2$-Überkappung, Unterfüllung und definitive Füllung (rechts).

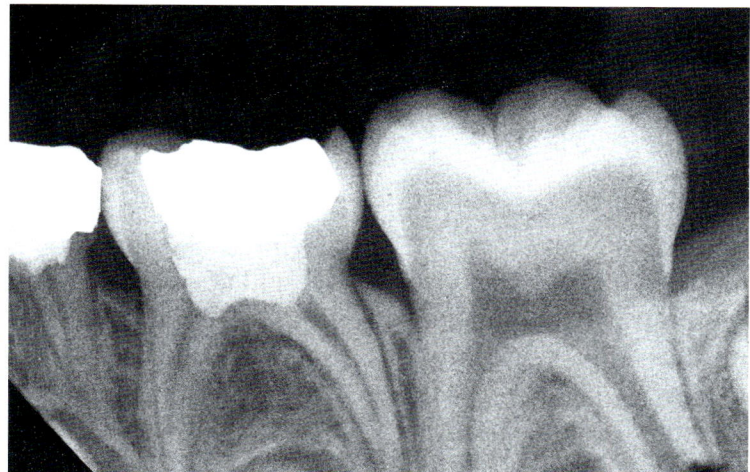

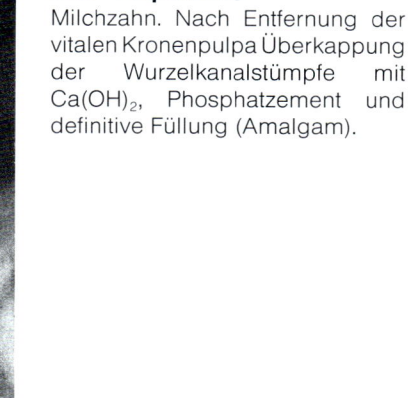

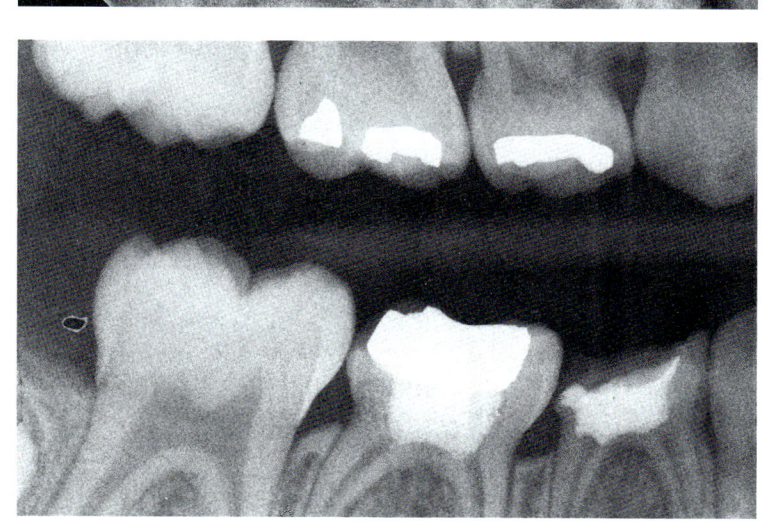

242 Pulpotomie
Milchzahn. Nach Entfernung der vitalen Kronenpulpa Überkappung der Wurzelkanalstümpfe mit Ca(OH)$_2$, Phosphatzement und definitive Füllung (Amalgam).

Pulpitistherapie

Pulpitische Symptome (Kälte- und Wärmereiz, spontan auftretende und längeranhaltende Schmerzen) lassen sich durch lokale Beeinflussung mit einem geeigneten Corticoid-Antibiotikum-Präparat (KAP) rasch zum Abklingen bringen.
Als Alternative zu einer sofortigen Pulpektomie bietet sich die Applikation eines solchen Präparates für den pulpitischen Notfall an.
Die Behebung des pulpitischen Schmerzes nach Applikation eines KAP im Falle der Caries profunda bedeutet nach A. Schroeder (1981), „daß die akute Phase gedrosselt wurde, nicht aber, daß damit die Gesamtheit aller entzündlichen Reaktionen abgeklungen ist. Der akute Schub wurde zwar unterbrochen, die vordem schon vorhanden gewesenen entzündlichen Alterationen bestehen aber vorerst nach wie vor weiter. Trotzdem läßt sich diese Behandlung verantworten, denn die Situation ist praktisch dieselbe wie bei einer Caries profunda ohne Symptome einer akuten Entzündung..."

Definition

Die Pulpitistherapie mit Corticoid-Antibiotikum-Präparaten dient einer schnellen Schmerzbeseitigung. Die Therapie versucht, die geschlossene und offene Pulpa medikamentös zu beeinflussen.

Indikation

Pulpitisnotfall

Kontraindikation

Nächtliche Schmerzen und Perkussionsempfindlichkeit (Pulpektomie Mittel der Wahl).

Prognose

Schmerzbeseitigung nach 1–2 Stunden. Umwandlung einer akuten in eine schmerzfreie chronische Entzündung (Harndt 1985).

Grenzen

Die Gefahr eines Rezidivs oder einer Pulpanekrose besteht immer, „sie ist jedoch relativ gering" (Schroeder 1981). Während Sauerwein (1985) eine reguläre Ausheilung der Pulpa bei mikroskopischen Kontrollen „fast stets vermißt", schreibt A. Schroeder (1981), daß die Pulpen die Entzündung und den pharmakologischen Eingriff „nicht unbeschadet überstanden haben, aber sie sind vital geblieben".

Vorgehen

Erste Sitzung

- Sensibilitätsprüfung (Reaktion verzögert).
- Anlegen von Kofferdam.
- Präparation und Exkavation der Karies.
- (Freilegung der Pulpa unvermeidbar).
- Reinigung und Trocknung der Kavität.
- Applikation eines KAP. Präparat mit Wattepellet auf das pulpanahe Dentin (bzw. die freigelegte Pulpa) applizieren.
- Verschluß mit dichtschließendem Füllungsmaterial (z. B. Zinkoxid-Eugenol-Zement).

Zweite Sitzung (1–3 Tage später)

- Sensibilitätsprüfung (Reaktion verzögert).
- Anlegen von Kofferdam.
- Entfernung des Füllungsmaterials mit KAP-Pellet.
- Reinigung und Trocknung der Kavität.
- Applikation eines nicht erhärtenden Ca(OH)$_2$-Präparats, darüber Zinkoxid-Eugenol-Zement und als Abschluß Zinkphosphatzement.
- Regelmäßige Kontrollen bis zur definitiven Füllung.

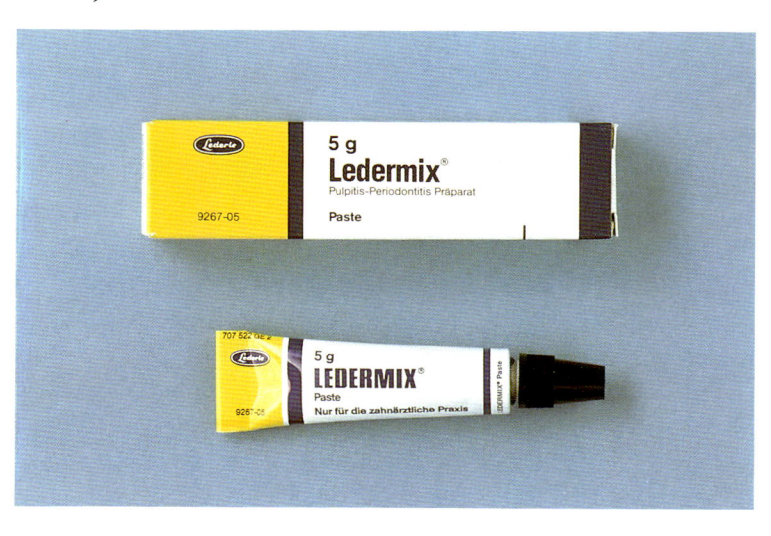

243 Pulpitisbehandlung mit einem Corticoid-Antibiotikum-Präparat
Ledermix z.B. enthält als wirksame Bestandteile das entzündungshemmende Cortisonderivat Delphicort (Triamcinolon-acetonid) in Kombination mit dem Breitspektrumantibiotikum Ledermycin (Demeclocyclin).
Klinischer Effekt: Schmerzbeseitigung bei akut entzündlichen Affektionen der Pulpa u.a. (*Triadan* u. *Schroeder* 1960, *Schroeder* 1981).

244 Schmerzsymptome akuter Pulpitis

Pulpitis	Schmerzsymptome
Hyperämie	Sofortschmerzen, *kalt–warm, süß–sauer*; wenn Reiz behoben, Schmerz abklingend
Pulpitis partialis	Spontanschmerzen mit Intermissionen je nach thermischem oder osmotischem Reiz
Pulpitis totalis	kontinuierliche Schmerzen, ausstrahlend, Zahn perkussionsempfindlich
Pulpitis purulenta	klopfende Schmerzen synchron mit Pulsschlag

245 Therapie der Caries profunda

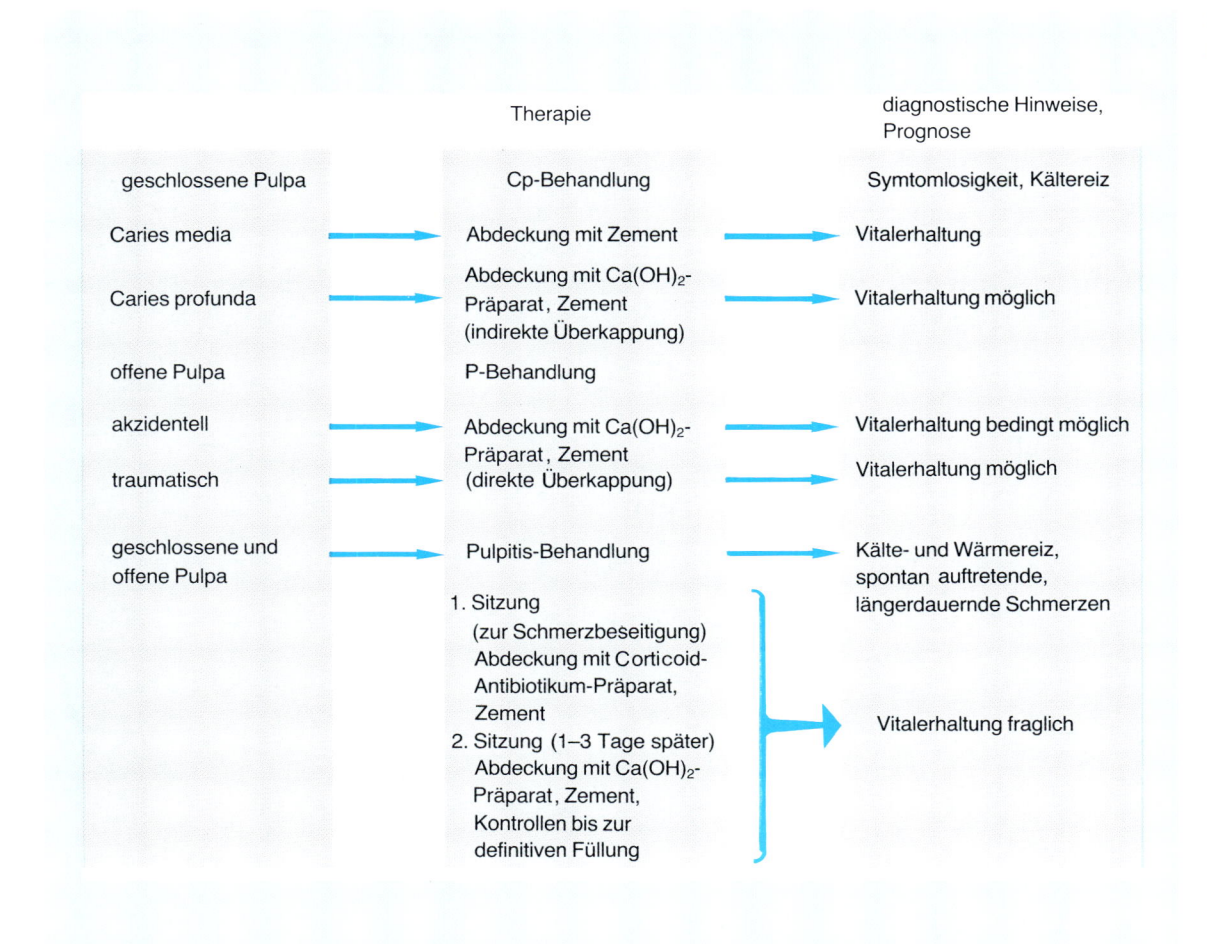

	Therapie	diagnostische Hinweise, Prognose
geschlossene Pulpa	Cp-Behandlung	Symtomlosigkeit, Kältereiz
Caries media	Abdeckung mit Zement	Vitalerhaltung
Caries profunda	Abdeckung mit Ca(OH)$_2$-Präparat, Zement (indirekte Überkappung)	Vitalerhaltung möglich
offene Pulpa	P-Behandlung	
akzidentell	Abdeckung mit Ca(OH)$_2$-Präparat, Zement (direkte Überkappung)	Vitalerhaltung bedingt möglich
traumatisch		Vitalerhaltung möglich
geschlossene und offene Pulpa	Pulpitis-Behandlung	Kälte- und Wärmereiz, spontan auftretende, längerdauernde Schmerzen
	1. Sitzung (zur Schmerzbeseitigung) Abdeckung mit Corticoid-Antibiotikum-Präparat, Zement	
	2. Sitzung (1–3 Tage später) Abdeckung mit Ca(OH)$_2$-Präparat, Zement, Kontrollen bis zur definitiven Füllung	Vitalerhaltung fraglich

Anästhesiebehandlung der Pulpitis

Versuche zur Vitalerhaltung entzündlich veränderter Pulpen durch Anästhesiebehandlung liegen vereinzelt vor. Während REHBERG (1955) koronale Entzündungen unter *lokaler Applikation* eines anästhesierenden Präparates (Falizid) untersucht, verwendet ROST (1957, 1961, u.a.) Oxyprocain und Hostacain als *infiltrative Anwendung*.
Die *Heilanästhesie* führte zu klinischen Erfolgen (PLATHNER 1959, EIFINGER 1963), ohne jedoch deren Wirkungsmechanismus ausreichend sichern zu können.

Beim Vorliegen einer Pulpitis coronalis und fortgeschrittener Karies wird unter Anästhesie (Hostacain o. V. 3%; EIFINGER 1963) das kariöse Dentin restlos entfernt, die Kavität gereinigt, mit Calciumhydroxid und Phosphatzement versorgt. Sind die pulpitischen Beschwerden nach 24–48 Stunden nicht abgeklungen, kann die Infiltrationsanästhesie wiederholt werden. Bei anhaltenden Schmerzen wird exstirpiert, bei Schmerzfreiheit kann die definitive Füllung unter Nachkontrollen gelegt werden. Die Heilanästhesie wird für die Praxis nicht empfohlen (SAUERWEIN 1985, HARNDT 1985).

Zusammenfassung

Datenerhebungen vermitteln, daß mit der Intensivierung der Kariesprophylaxe in zahlreichen Ländern *deutliche Reduktionen des Kariesvorkommens* einhergehen. Im Zusammenhang damit beobachtet man eine kontinuierliche Abnahme der Dentin-, nicht aber der Schmelzläsionen. Von dieser Entwicklung unberührt ist die Bundesrepublik.

Diagnostisch unterscheiden wir den kariös veränderten Schmelz ohne Kavitation und als fortschreitende *Schmelzkaries* die *Dentinkaries* mit Kavitationsdefekt.

Schmelzläsionen können remineralisieren nach verbesserter Mundhygiene, Änderung der Eßgewohnheiten und Zuführung von Fluoriden (Mundflüssigkeit als Remineralisationslösung). Bei Radioluzenzen im Schmelz, die die Schmelz-Dentin-Grenze im Bißflügelröntgenbild nicht erreichen, ist expektatives Verhalten und Recall angezeigt.

Radioluzenzen im Dentin rechtfertigen reparativtherapeutische Maßnahmen. In diesem Stadium invadieren Mikroorganismen Schmelz und Dentin, die zu den typischen strukturellen Veränderungen beider Hartsubstanzen führen.

Klinische und histologische Untersuchungen belegen, daß bei fortgeschrittener Dentinkaries ohne Schmerzsymptome und positive Sensibilitätsprüfung, harter und geschlossener Dentindecke die gesunde oder reversibel geschädigte Pulpa durch die *Methode der indirekten Überkappung* zu konservieren ist.

Die alternde oder vorgeschädigte Pulpa läßt keinen oder nur einen zeitlich beschränkten Heilungsvorgang erwarten. Partiell infiziertes Dentin kann, wenn dessen Entfernung die Eröffnung der Pulpa zur Folge hätte, innerhalb eines minimen Bezirkes zurückgelassen werden. Die im Bereich von erweichtem Dentin eröffnete Pulpa ist infiziert. In diesem Falle ist nach den Regeln der Vitalexstirpation zu verfahren.

Günstige Voraussetzungen für eine *direkte Überkappung* ergeben sich bei der akzidentell freigelegten oder einer traumatisch freiliegenden Pulpa jugendlicher Zähne. Die Voraussetzung für den Defektverschluß der Dentinwunde basiert auf einem entsprechenden Zellreichtum der Pulpa.

Die *Vitalamputation* ist die Methode der Wahl für Milchzähne nach Eröffnung der Pulpa. Auch im jugendlichen Gebiß bei noch nicht abgeschlossenem Wurzelwachstum und indikationsgerechtem Vorgehen ist die Prognose für eine Pulpotomie gut.

Die Erfahrungen der Praxis belegen, daß die Erfolgsquoten der indirekten und direkten Überkappung sowie der Vitalamputation bei strenger Indikation und einem geeigneten „*Wundverband*" (*Calciumhydroxid*) relativ hoch liegen.

Corticoid-Antibiotikum-Präparate dienen bei pulpitischen Initialbeschwerden (vornehmlich Pulpitisnotfall) einer schnellen Schmerzbeseitigung. Die Mißerfolgsquote der medikamentösen Beeinflussung wird unterschiedlich beurteilt. Da die Gefahr eines Rezidivs oder einer Pulpanekrose nicht ausgeschlossen werden kann, sind Kontrollen bis zur definitiven Restauration obligatorisch. Die Corticoidtherapie ist für den *Pulpitisnotfall*, *nicht* als *Routinebehandlung* zu empfehlen.

Die Behandlung partieller Pulpitiden mit lokalen oder infiltrativen Anwendungen spezieller Anästhetika (sog. *Heilanästhesie*) wird wegen der zweifelhaften Erhaltungsmöglichkeiten entzündeter Pulpen und der Unzulänglichkeit der Pulpitisdiagnose nicht oder nur selten praktiziert. Es wird empfohlen, die Infiltrationsanästhesie mit der Methode der indirekten Überkappung zu kombinieren, um die fortgeschrittene Karies als Ursache der Pulpitis auszuschalten. Eine generelle *Anwendung der Heilanästhesie* in der Praxis kann *nicht befürwortet* werden.

Restauration mit Kunststoffen

Im Frontzahnbereich wurden vornehmlich Silicatzemente als Füllungswerkstoffe für approximale Kavitäten herangezogen. Löslichkeit und Pulpenunverträglichkeit dieser Werkstoffe ließen nach neuen chemischen Grundsystemen suchen.

Als *Ausgangsbasis neuer Kavitätenfüllstoffe* dienten die selbsthärtenden Kunststoffe (Kaltpolymerisate). Die werkstoffmäßig nicht ausreichend erprobten PMMA-Kunststoffe (PMMA = polymeres Methylmethacrylat) führten zur Entwicklung der zusammengesetzten Füllungskunststoffe. Bei den *Kompositionsfüllungskunststoffen* handelt es sich um eine Verbindung von organischem Kunststoff (Matrix) und anorganischem Füllstoff, die durch einen Haftvermittler (Silan) gebunden sind. Diese Kunststoffe auf Bis-GMA-Basis (Bisphenol-A-Glycidylmethacrylat) sowie ein von BOWEN (1963) entwickeltes großes Monomermolekül (Bisphenol-A-Dimethacrylat) wiesen bessere Wirkstoffeigenschaften auf als das Methylmethacrylat-Monomer (MMA).

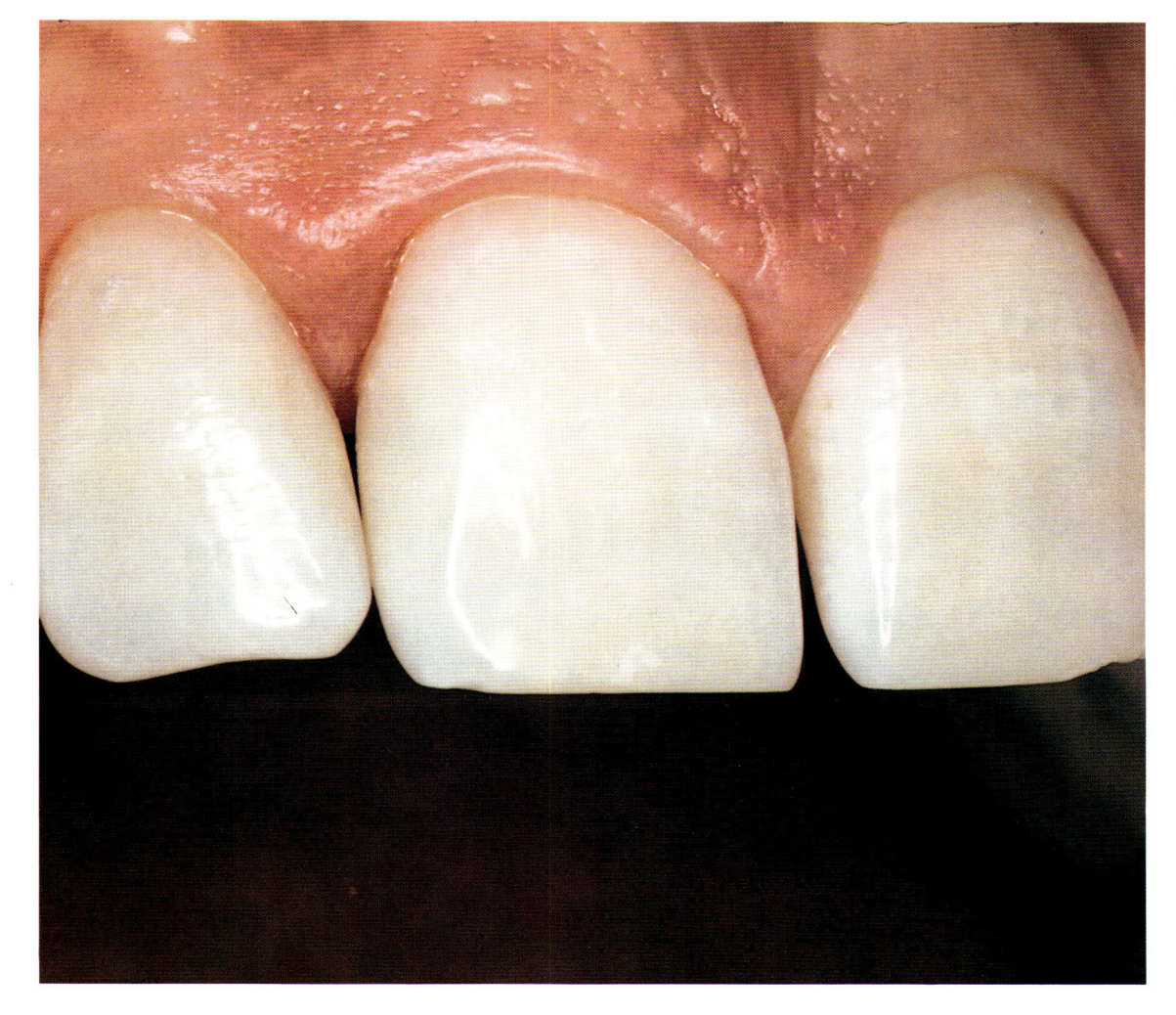

246 Restauration mit Kunststofffüllungen
Zähne 11 mesial und 21 distal (s. Serie Abb. 101 ff.).

Aufbau von PMMA-Füllungskunststoffen

Die PMMA-Kunststoffe aus Polymerpulver und Monomerflüssigkeit enthalten als Pulver Polymethylmethacrylat (PMMA) und wenig Polystyrol (PS) als Komonomer. Die Flüssigkeit enthält Methylmethacrylat (MMA) und Methacrylsäure (MMA) sowie als Komonomer häufig ein aliphatisches Dimethacrylat, z. B. Di- oder Triäthylenglycol-Dimethacrylat (DEDMA, TEDMA).

Die *Füllstoffe der PMMA-Komposits* bestehen aus *Quarz, Glas oder Silicaten*. Um einen chemischen Verbund an den Kunststoff zu erhalten, werden diese mit Silan als Haftvermittler vorbehandelt.

Initiator (Starter) und *Akzelerator* (Beschleuniger) verhindern die frühe Reaktion des Redoxsystems bei Raumtemperatur. Initiatoren sind anorganische und organische Peroxide, Akzeleratoren gehören zur Gruppe der tertiären aromatischen Amine, z. B. R = H N,N-Dimethylanilin, R = CH_3 Dimethyl-p-Toluidin (DMPT).

Der *Inhibitor* (Stabilisator) in der Mischung verzögert den frühzeitigen Polymerisationsstart des Initiator-Akzelerator-Systems. Inhibitoren sind Phenolderivate.

247 Organische Bestandteile
Herkömmlicher Füllungskunststoff.

Chemischhärtende Komposits

Die nach Bowen entwickelten Bisphenolkomposits werden in zwei Darreichungsformen angeboten:
– Paste-Paste-Systeme,
– Pulver-Flüssigkeits-Systeme.

Monomere

Die als Monomere bezeichneten Verbindungen sind Bisphenol-A-Derivate, die zur Gruppe der aromatischen Dimethacrylate gehören, wobei das Bowen-Monomer Bis-GMA = 2,2 Bis-[4-(2-hydroxy-3-methacryloxy-propyloxy-)phenol]-Propan das am häufigsten verwendete Monomer ist (VIOHL u. Mitarb. 1986).

Komonomere

Komonomere („Verdünner") beeinflussen die Eigenschaften des Kunststoffes und senken die Viskosität, was eine gute Verarbeitung ermöglicht. Komonomere werden als Mono-, Di- oder Trimethacrylate mit den Monomeren kopolymerisiert und in den Kunststoff eingebaut.

248 Darstellung von Bis-GMA

Füllstoffe

Die Überlegenheit der Komposits gegenüber herkömmlichen Füllungskunststoffen beruht auf dem Zusatz von über 50 Gewichtsprozent anorganischen, chemisch gebundenen Füllstoffen. Diese und die großen Monomermoleküle vermindern die Polymerisationsschrumpfung, den thermischen Ausdehnungskoeffizienten, erhöhen Zug- und Druckfestigkeit und verbessern Härte und Verschleißfestigkeit der Komposits. Ferner nehmen Form, Korngröße und deren Verteilung sowie die Art der Füllstoffpartikel Einfluß auf die physikalischen Eigenschaften (VIOHL 1980).

Kompositklassifikation

- Konventionelle Komposits (verschieden große Makrofüller + Matrix);
- hybride Komposits (verschieden große Makrofüller + Matrix mit Mikrofüllern);
- inhomogene Mikrofüllerkomposits (Vorpolymerisat mit Mikrofüllern und Matrix mit Mikrofüllern) inkl. Mikrofülleragglomerate (Matrix mit Mikrofüllern und dicht gepackten Agglomeraten von Mikrofüllern, die das Vorpolymerisat ersetzen);
- homogene Mikrofüllerkomposits (nur Mikrofüller + Matrix, z.B. Anwendung als Isosit-Inlay).

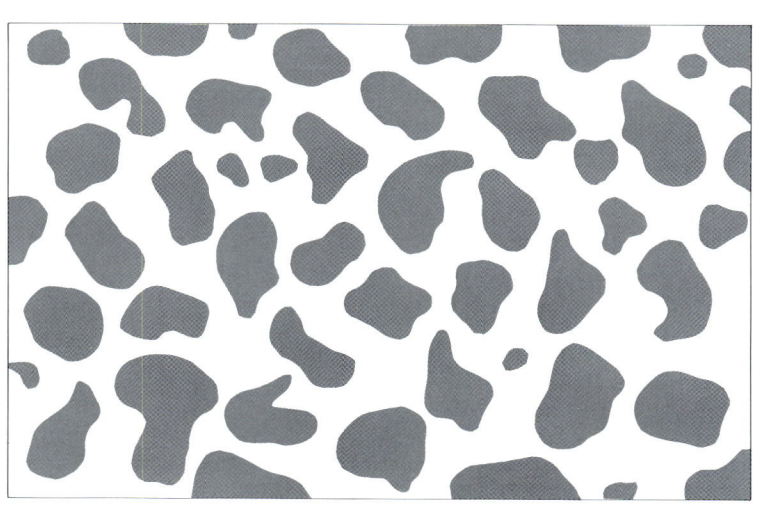

249 Konventionelle Makrofüller
Die groben Füllstoffe mit ursprünglichem mittleren Teilchendurchmesser mittleren Teilchendurchmesser von über 10 µm sind heute auf 2–5 µm mittleren Durchmesser optimiert. Die Verkleinerung der anorganischen und röntgenopaken Füllerpartikel verbessert die Polierbarkeit, die Beständigkeit des Oberflächenglanzes und der Ästhetik der Füllung. Die Füllstoffe sehen splitterförmig aus und bestehen aus Quarz-, Glas- oder Keramikpartikeln.

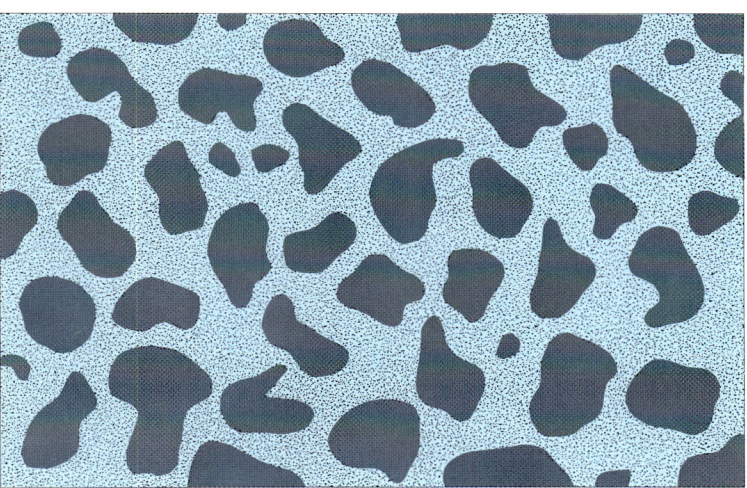

250 Mikrofüller (pyrogenes SiO_2)
Der mikrofeine Füllstoff ist ein durch Pyrolyse von Silanen und Siloxanen erzeugtes SiO_2 (Siliciumdioxid, pyrogene Kieselsäure). Der mittlere Teilchendurchmesser liegt bei 0,04–0,15 µm (40–150 nm). Die Füllstoffe enthalten u.a. amorphe Silicate, verschiedene Glasarten und radiopake Zusätze. Die Polierbarkeit ist sehr gut.

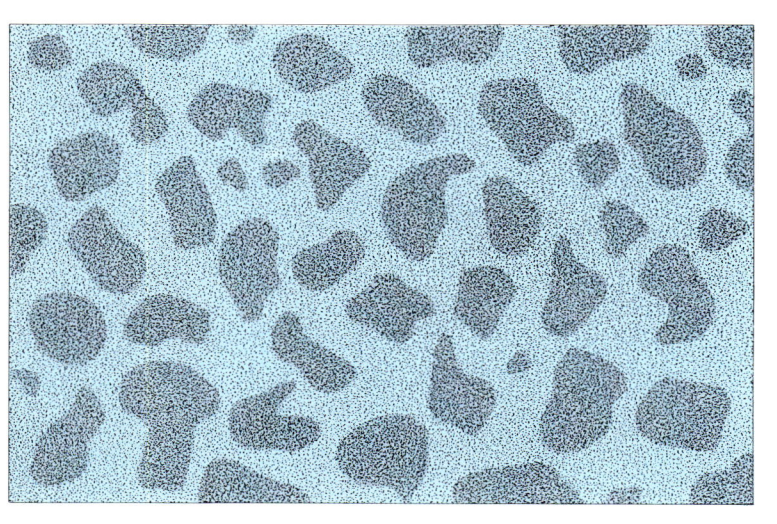

251 Mikrofüllerkomplexe
Wir unterscheiden drei Typen:
- splitterförmige, vorpolymerisierte (pyrogenes SiO_2 wird einer organischen Matrix beigemischt, Korngrößenverteilung 1–200 µm),
- kugelförmige, vorpolymerisierte (pyrogenes SiO_2 wird in unvollständig ausgehärtete Polymerkugeln inkorporiert, Partikelgröße 10–30 µm) und
- agglomerierte (pyrogenes SiO_2 wird künstlich agglomeriert, Teilchengröße 1–25 µm) Mikrofüllerkomplexe.

Säureätztechnik

Zur Vorbehandlung des Schmelzes finden vornehmlich anorganische (Orthophosphorsäure), weniger organische Säuren Verwendung. Die Säureätztechnik (SÄT) (Ätzdauer 1–2 min) führt zu einer Herauslösung von Schmelzanteilen aus der Zahnoberfläche. Der Substanzverlust geht einher mit Oberflächenvergrößerung und Bildung eines retentiven Ätzmusters, dessen Benetzbarkeit nach Absprühen und Trocknen gesteigert wird. Die *mikromechanische Haftung des Kunststoffes* wird durch geometrische und rheologische Effekte gewährleistet.

Um Nebenwirkungen der SÄT auf die Pulpa zu vermeiden, wird das Dentin mit einer säureresistenten, isolierenden Unterfüllung abgedeckt (Zinkoxiphosphatzemente). Alle Kunststoff-Füllungsmaterialien müssen, auch ohne Vorbehandlung des Schmelzes, eine Unterfüllung erhalten. Angeätzte, aber nicht mit Kunststoff erfaßte fluoridierte Schmelzoberflächen „remineralisieren" innerhalb weniger Tage. Es kommt zu einer hohen F-Konzentration in den entsprechenden Schmelzschichten (BUONOCORE 1955, 1975, LUTZ u. Mitarb. 1976, NOLDEN 1978, 1979, VIOHL u. Mitarb. 1986).

252 Retentives Ätzmuster
Mikromorphologisch zeigt sich ein nach Struktur und chemischer Zusammensetzung des Schmelzes (prismenfreier, fluoridierter, fluorotischer Schmelz) und Säurekonzentration unterschiedlich retentives Ätzmuster.
Schematische Darstellung: Ätzmuster mit weggelösten Prismenperipherien.

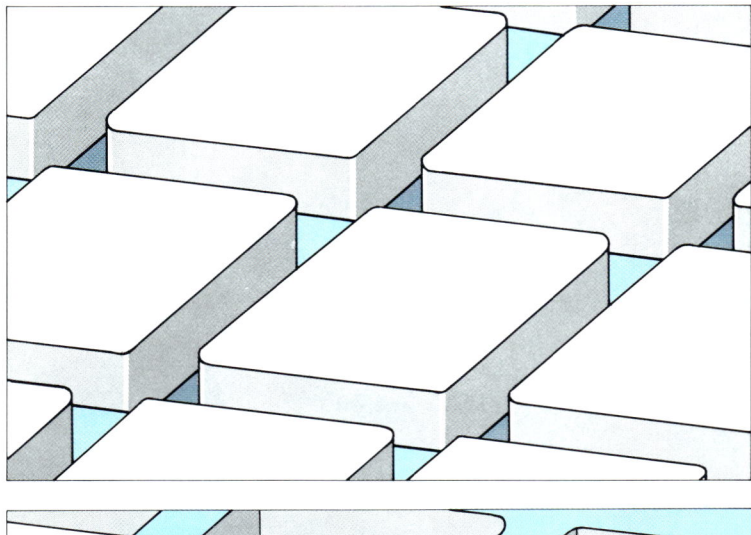

253 Ätzmuster mit weggelösten Prismenzentren
Schematische Darstellung.

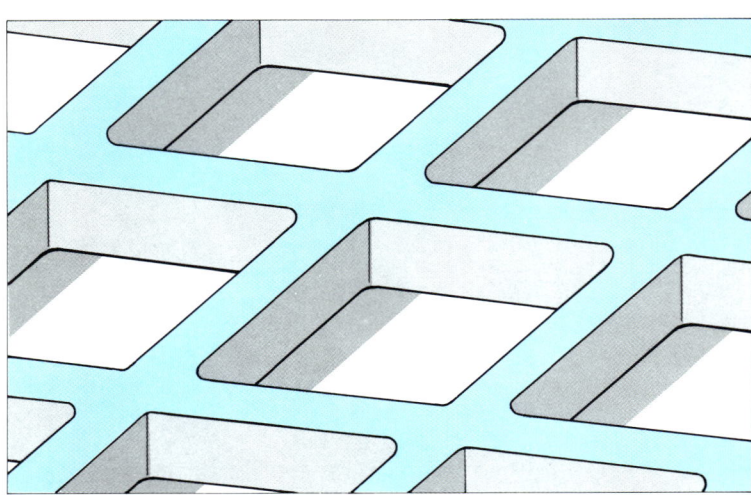

Behandlungstrends in der Säureätztechnik

Mit verschiedenem Maß messen renommierte Schulen das gegenwärtige Know-how in der Säureätztechnik. Man kann sich des Eindrucks nicht erwehren, daß viele verarbeitungstechnische Verfahren auf In-vitro-, weniger auf In-vivo-Wertungen basieren und objektive zahnärztliche Inhalte vernachlässigt werden.
Der Zahnarzt muß sich von dem Wunschdenken lösen, ein rasches Umsetzen materialspezifischer Fortschritte im Praxisalltag zu vollziehen. Der beständige und fortlaufende Entwicklungsprozeß bestimmt die Entwicklung der Säureätztechnik, aber auch deren Schwierigkeiten.

Unzweckmäßige okklusionstragende Seitenzahnkomposits stehen neben *zweckmäßig* kleinen, nicht okklusionstragenden adhäsiven Klasse-II-Restaurationen, die als „ästhetische Kompromisse" partial Amalgam ersetzen. Dentinhaftvermittler- und Umhärtungstechnik sind in vivo zu übertragen, unter Praxisbedingungen jedoch kaum realisierbar. Die Indikation für technisch und zeitlich aufwendige Komposit-Inlaysysteme ist begrenzt. Die vorhandenen Systeme bedürfen der Vereinfachung, um als Amalgamersatz eine Chance zu haben.

Kontraindikation

Okklusionstragende Restaurationen.

Polymerisation

Polymerisationsverfahren

Entgegen dem Initiator-Akzelerator-System (chemischhärtendes Zweikomponentensystem, Autopolymerisation) härtet das Photoinitiatorsystem (photochemische Härtung) unter der Einwirkung von Ultraviolettlicht (UV-A-Strahlung, Wellenlänge 390 nm) oder sichtbarem Licht (SL, Wellenlänge 460–480 nm). Das Photoinitiatorsystem eignet sich zur Härtung dünner Schichten oder Kunststofffilmen (z. B. Versieglertechnik, Restauration flacher Kavitäten). Das sichtbare Licht dringt tiefer in den Kunststoff ein.

Chemischhärtende Zweikomponentensysteme

Vorteil

– Material wird vollständig durchhärtet.

Nachteile

– Anmischen,
– Lufteinschlüsse, Porositäten,
– Verlust der Plastizität beim Erhärten,
– kurze Verarbeitungszeit,
– Modifikation der Füllungsfarbe und Morphologie vor dem Aushärten unmöglich.

Lichthärtende Einkomponentensysteme

Vorteile

– Kein Anmischen,
– keine Lufteinschlüsse, weniger Poren,
– lange Verarbeitungszeit,
– Schichttechnik,
– Modifikation der Füllungsfarbe und Morphologie vor dem Aushärten,
– rasche Härtung, optimale Oberflächenhärtung,
– Ausarbeiten sofort möglich.

Nachteile

– Empfindlich auf Verarbeitungsfehler,
– Polymerisation härtet unter Operationsleuchte,
– begrenzte Durchhärtungstiefe,
– zusätzliche Ausrüstung.

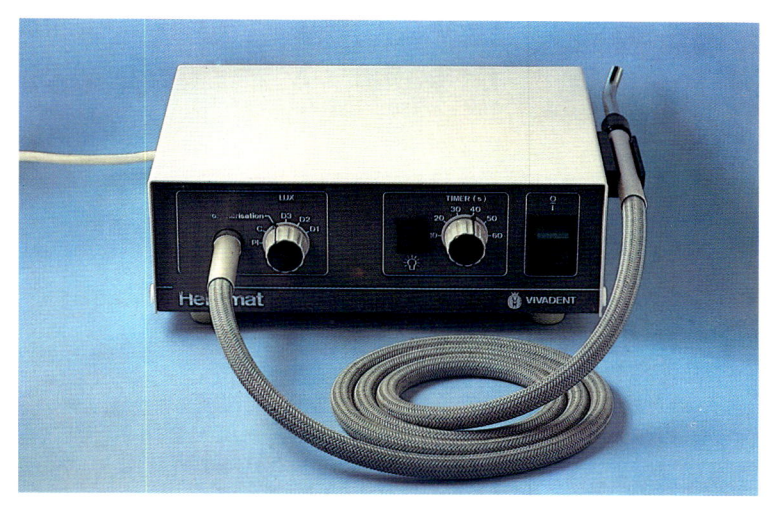

254 Lege-artis-Methode
Aufbau der Restaurationen in Schichten (Begrenzung der Polymerisationsschrumpfung). Es ist praktisch bedeutungslos, ob ein Gerät eine Durchhärtung von 3 oder mehr Millimetern aufweist, solange eine Mindestschichtstärke und Sicherheitsreserve polymerisiert wird. Zwischen den einzelnen Polymerisationslampen gibt es Unterschiede hinsichtlich Wärmeentwicklung, Blendwirkung usw. Polymerisationslampen, z. B. „Heliomat" u. a. (vgl. S. 100).

Gerät und Hersteller	Gesamtlichtausstoß (Watt/Steri-m²)	Blaulichtrisiko maximale Konzentration in Minuten (innerhalb 24 Stunden)	Wärmerisiko maximale Zeit in Minuten	Verhältnis der im nichtsichtbaren zu den im sichtbaren Bereich emittierten Strahlen	Durchhärtungsqualität: Sekunden, nach denen 3 mm Testkörper Ober- und Unterseite gleich hart sind
Optilux (Demetron)	13 000	2,4	23	0,04	40
Command (Sybron-Kerr)	7 500	8,9	31	2,40	50
Prisma Lite (Caulk)	4 800	6,2	120	0,65	40
Translux (Kulzer)	4 400	31	60	0,04	40
Heliomat (Vivadent)	3 000	10,5	über 120	0,00	40
Elipar (Espe)	3 000	7,9	über 120	0,04	30

255 Lichtausstoß
Durchhärtungsqualität sowie Blaulicht- und thermische Risiken verschiedener Halogenlicht-Polymerisationslampen (nach *Della Volpe* 1985).

Polymerisationsgeräte

Mit sichtbarem Licht arbeitende Polymerisationsgeräte sind fast ebenso zahlreich wie Hersteller von Kunststoffen. Nach Kondensierung und Konturierung des Materials erlauben die lichthärtenden Systeme eine ausreichende, wenn auch nicht unbeschränkte Arbeitszeit, bei beschränkter Durchhärtung in der Tiefe. Einfallendes Licht und die Operationsleuchte initiieren den Polymerisationsvorgang. Ausgewählte Eigenschaften verschiedener lichthärtender Geräte sind in Abb. 255 angegeben. Die Härtungszeiten verdeutlichen, daß mit keinem der SL-Polymerisationsapparate Kunststoffe in 10 Sekunden 2 mm tief durchzuhärten sind. Lichtgehärtete Restaurationen erfordern je nach Füllungsgröße eine Härtungszeit zwischen 20 und 60 Sekunden, um sofort ausgearbeitet werden zu können. Es wird empfohlen, *große Restaurationen nicht in einem Arbeitsgang* auszuhärten, sondern die Kunststoffe *schichtweise in einzelnen Arbeitsschritten* zu applizieren und zu polymerisieren. Die Schichttechnik verbessert die Randqualität der Füllung, optimiert deren Farbe, Opazität, Transluzenz und Morphologie.

256 Spektralkurven
Halogenlicht-Polymerisationsgeräte. Relative Intensität dreier Lampen (nach *Della Volpe* 1986).
Heliomat:
blau: UV- und retinagefährlich,
gelb: stark blendend,
rosa: Hitze.
Optimales Spektrum, wenig Emission unter 450 nm und praktisch keine unter 400 bzw. über 500 nm. Das Maximum sollte im Bereich ca. 460–480 nm liegen.

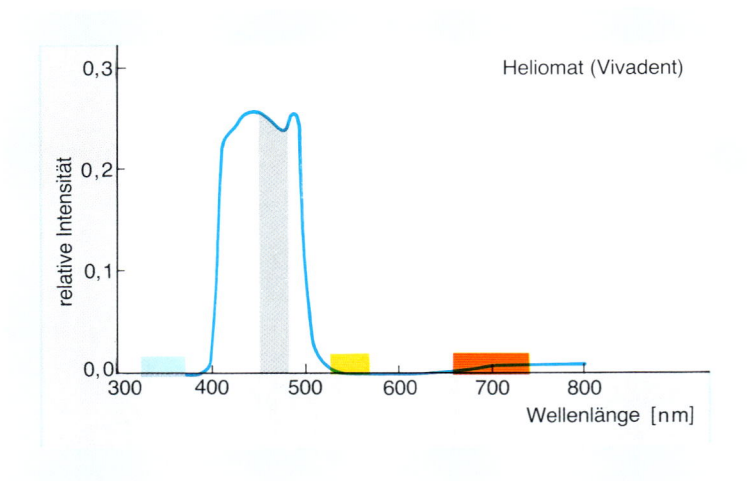

257 Translux

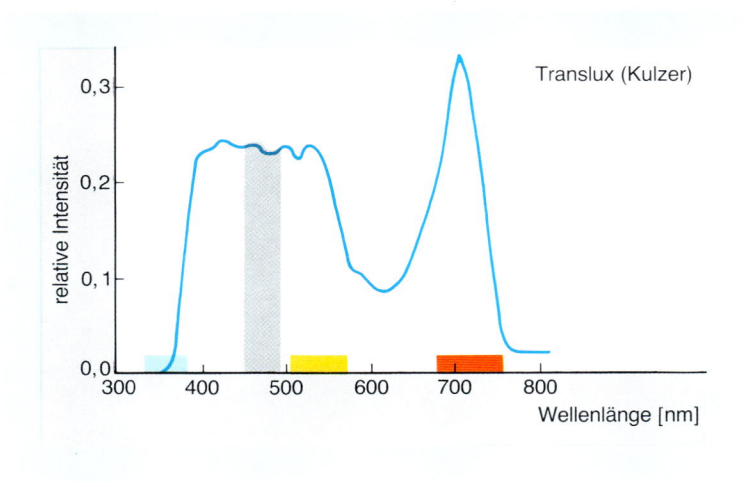

258 Optilux

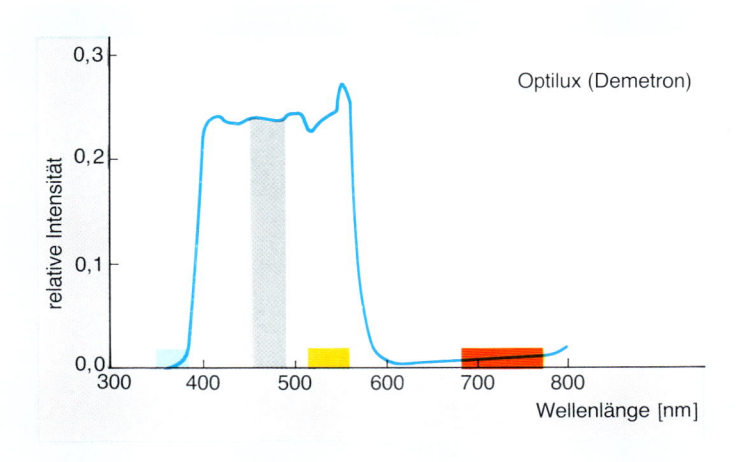

Versorgung approximaler Frontzahnläsionen

Bis zur Entwicklung der Adhäsionspräparation galten die klassischen Regeln für die Präparation von Frontzahnkavitäten (Klasse III). Für das Herstellen der Umriß-, Widerstands- und Retentionsform wurde reichlich Zahnhartsubstanz geopfert. Durch eine auf Schmelzhaftung ausgerichtete Kavitätenpräparation stellt sich eine *neue Füllungslehre* vor. Die *Adhäsionspräparation* stützt sich nicht mehr auf die Arbeitsgänge, die eine fertige Kavität nach Black ausmachen.

Die Entwicklung von Kompositsystemen in Verbindung mit der *Säureätztechnik* und der Adhäsionspräparation ermöglicht ästhetisch optimale und randspaltfreie Füllungen, die am Schmelz haften und die angrenzende Schmelzoberfläche versiegeln. Im folgenden werden die einzelnen Arbeitsschritte dargestellt und durch eine Auswahl speziell geeigneter Instrumente und Materialien ergänzt (LUTZ u. Mitarb. 1976 u. a.).

Indikationen für Adhäsionspräparationen und Säureätztechnik mit Komposits

- Versorgung approximaler Frontzahnläsionen,
- Versorgung approximaler, inzisaler Frontzahnläsionen und Frakturen,
- ästhetische Korrekturen,
- Versorgung zervikaler Läsionen, Erosionen und überlagerter keilförmiger Defekte,
- Erstversorgung nicht okklusionstragender und approximaler Läsionen im Seitenzahnbereich permanenter Zähne,
- Versorgung okklusaler und approximaler Läsionen an Milchmolaren,
- semipermanente Schienung von Zähnen durch Interdentalelemente,
- semipermanentes Schließen einer Zahnlücke,
- Stiftaufbauten,
- Reparaturen von Facetten und Brückenzwischengliedern aus Kunststoff.

Kontraindikation

- Okklusionstragende Restaurationen im Seitenzahngebiet (LUTZ u. Mitarb. 1976).

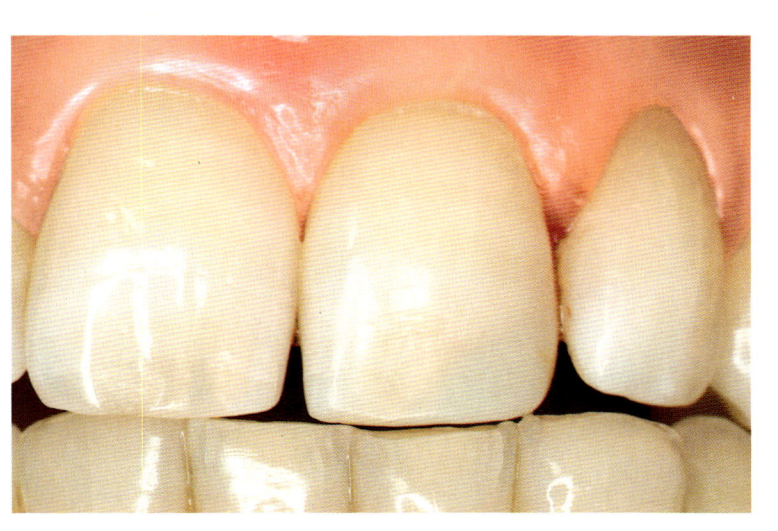

259 Schrägfraktur
Optimales ästhetisches und funktionelles Resultat nach Schrägfraktur eines linken oberen mittleren Schneidezahnes mit parapulpären Schraubstiften direkt nach Legen der Füllung.

102 Kunststoffe

260 Klassische Präparation
Das Grundprinzip bei der Versorgung der Frontzahnläsionen ist die Kastenform. Bei kleinen approximalen Läsionen hat man die „Federnutpräparation" bevorzugt. Die Retentionsform wurde durch das Anbringen von Unterschnitten im gingivalen und inzisalen Abschnitt verstärkt.
Approximale Frontzahnkavität:
1 = approximaler Kasten mit Retentions- und Widerstandsform,
2 = palatinaler Kasten.

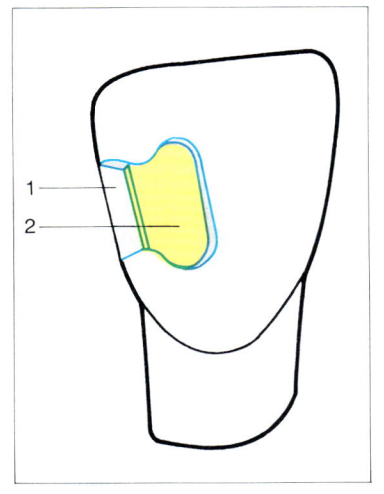

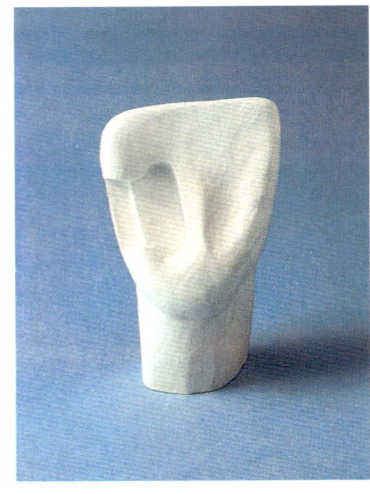

261 Große approximale Läsionen
Sie wurden durch einen Kasten mit palatinalen Ausläufern erfaßt, der gleichzeitig das Foramen caecum bei Grübchenkaries mit einschloß („Schwalbenschwanzpräparation"). Approximale Frontzahnkavität:
1 = approximaler Kasten,
2 = schwalbenschwanzförmiger Kasten.

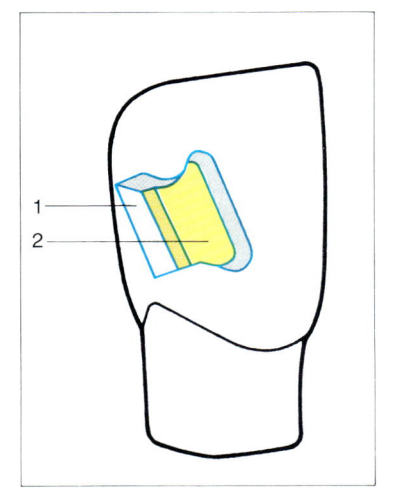

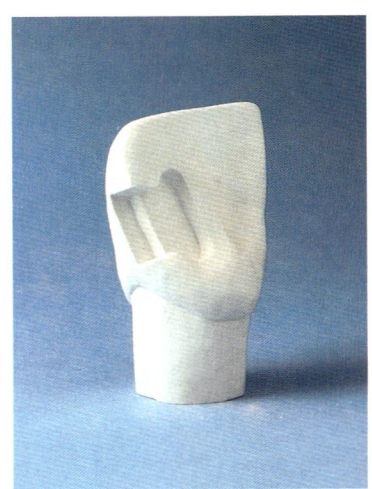

262 Adhäsionspräparation
Die Läsion wird *zahnsubstanzschonend* eröffnet und die Karies restlos entfernt.
Auf Retentionselemente der herkömmlichen Kastenpräparation kann verzichtet werden, weil die Retention der Füllung durch das Anschrägen der Schmelzränder gewährleistet ist.
Approximale Frontzahnkavität:
1 = angeschrägter Schmelz,
2 = unterminierter Schmelz,
3 = Kavität.

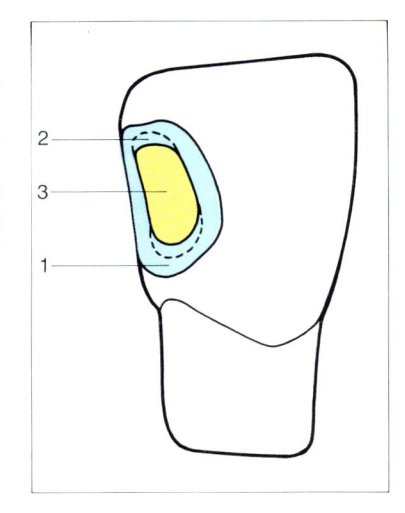

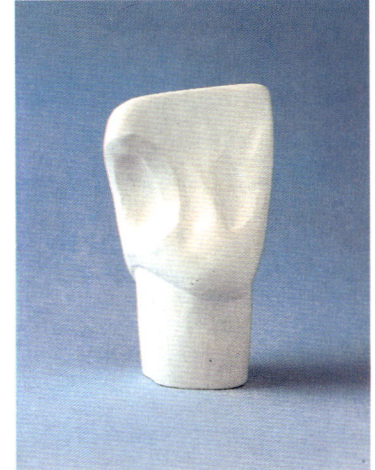

Systematik der Arbeitsschritte

Vorbereitung

- Bißflügelröntgenaufnahme,
- Terminalanästhesie,
- Reinigung des Zahnes und seiner Nachbarzähne,
- Adhäsionspräparation,
- Entfernung der Karies,
- Farbauswahl,
- absolute Trockenlegung.

Füllungstherapie

- Applikation der Unterfüllung,
- Anschrägen der Schmelzränder,
- Anätzen des Schmelzes,
- Spray- und Trocknungsvorgang,
- Applikation des Haftvermittlers,
- Applikation des Kunststoffes,
- Polymerisation des Kunststoffes,
- Ausarbeitung der Füllung,
- Fluoridierung.

Frontzahnläsionen **103**

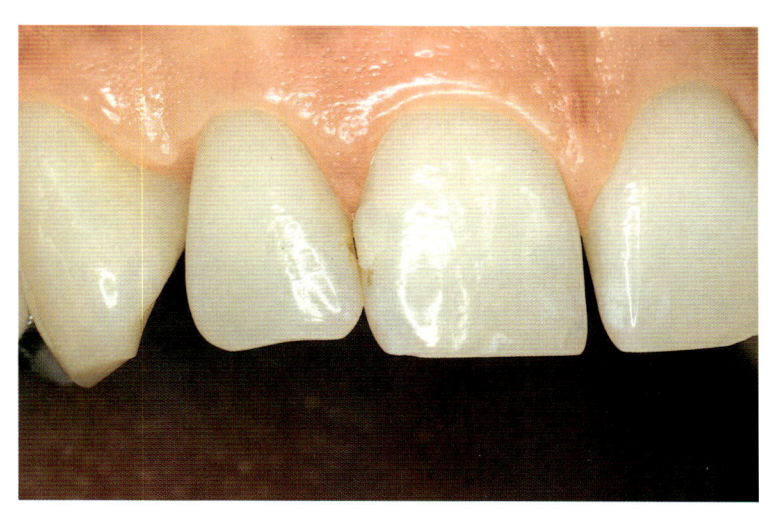

263 Ausgangslage
Bei jeder Kavitätenpräparation gibt die *Bißflügelröntgenaufnahme* Aufschluß über Lage und Ausdehnung der Pulpa.
Im vorgegebenen Falle:
- Kariesentfernung (12),
- Entfernung einer sekundären Randkaries (11),
- Entfernung der Restauration (11).

Nach vorbereitenden Maßnahmen erfolgt die Terminalanästhesie.

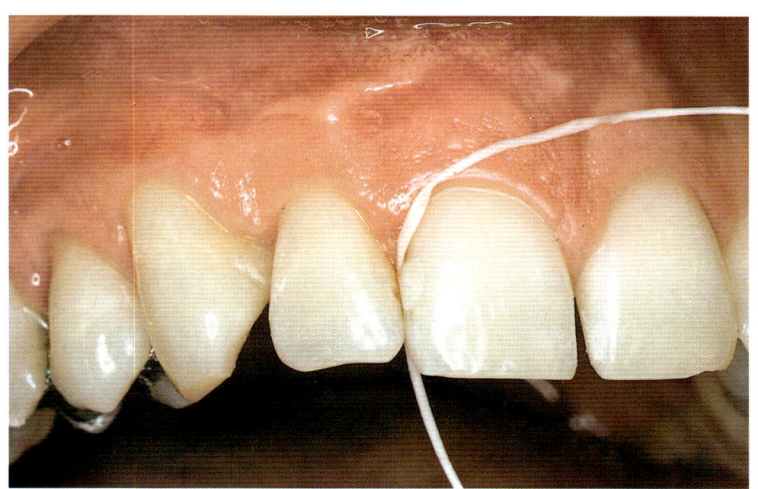

264 Zahnreinigung
Die Schmelzoberfläche der zur Behandlung vorgesehenen Zähne und der Nachbarzähne werden mit Bimsstein und Wasser (Nylonbürstchen, Gumminapf), interdental mit Strips oder Zahnseide von Belägen gereinigt.

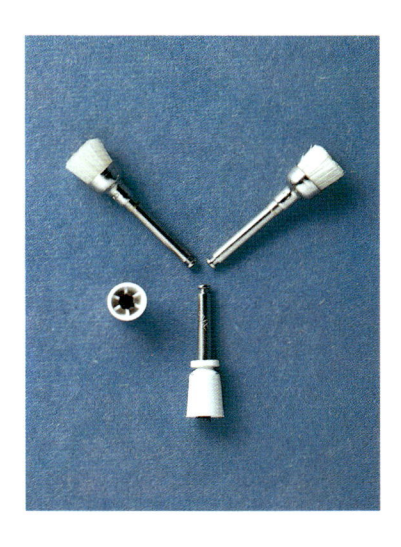

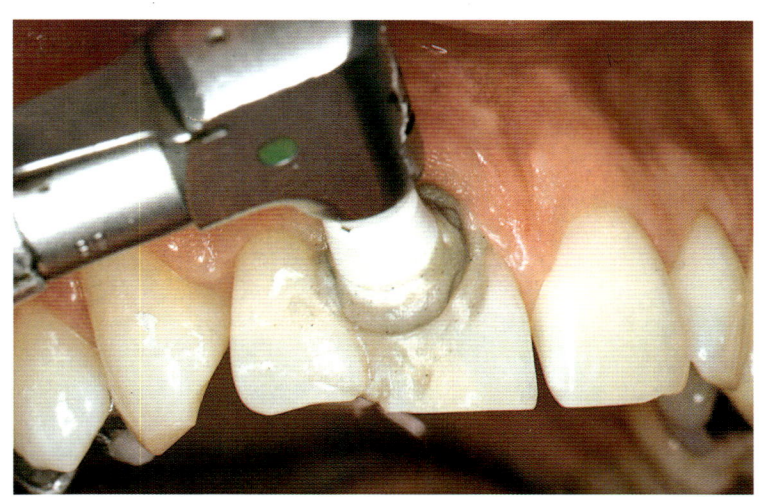

265 Reinigungspasten
Pasten, die Öle oder Fluoride enthalten, sollen nicht verwendet werden. Das Anätzen wird durch die Anreicherung des Schmelzes mit fluoridhaltigen Reinigungspasten beeinträchtigt.
Links Hilfsmittel: Bürstchen (Hawe) Rubber Polishing Cups.

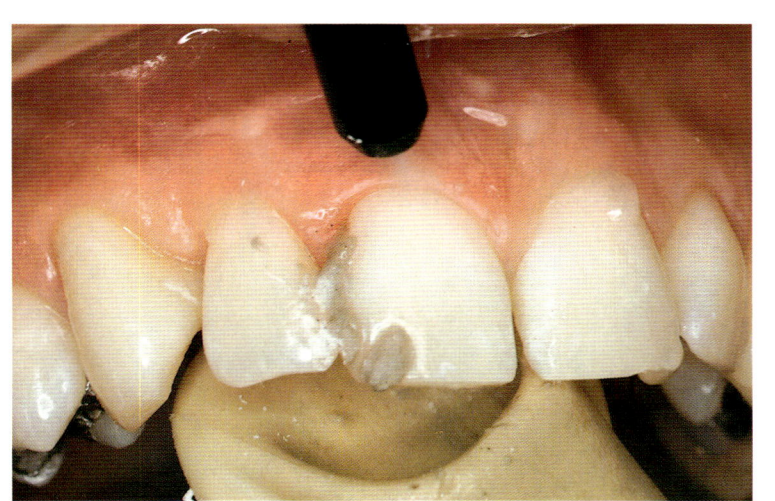

266 Spraybehandlung
Verbliebene Ablagerungs- und Reinigungsrückstände werden durch Spraybehandlung beseitigt, um die Schmelzvorbehandlung nicht zu gefährden.

104 Kunststoffe

267 Adhäsionspräparation
Das Aufziehen der Kavität geschieht mit einem kleinen Kugeldiamanten unter Schonung des Nachbarzahnes (hier: Tofflemire-Matrize). Bei der Adhäsionspräparation entfällt die breite Eröffnung der Kavität unter Entfernung aller nicht vom Dentin unterfütterten Schmelzpartien.

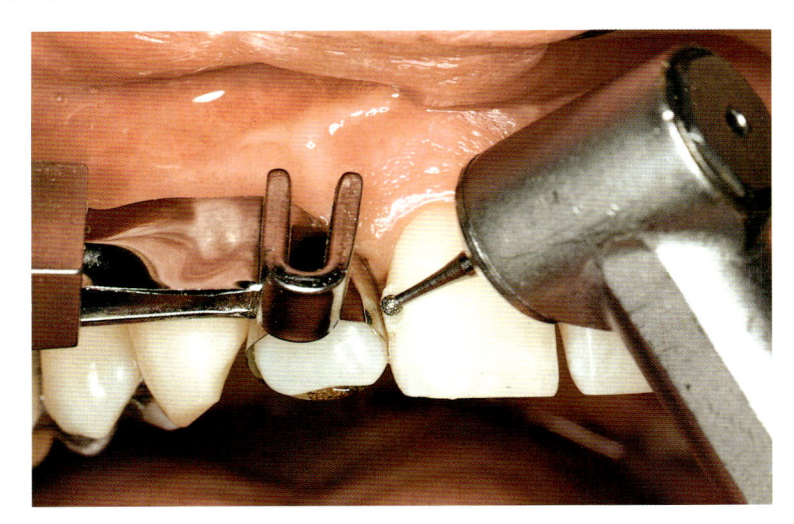

268 Entfernung der Karies
Unter Berücksichtigung und Schonung der gesunden Hartsubstanzen ist die Karies, auch bei der „neuen Füllungslehre", bis in das harte Dentin mit Rosenbohrern (Exkavator) zu entfernen. Der Kavitätenrand verläuft im intakten, unverfärbten Schmelz.

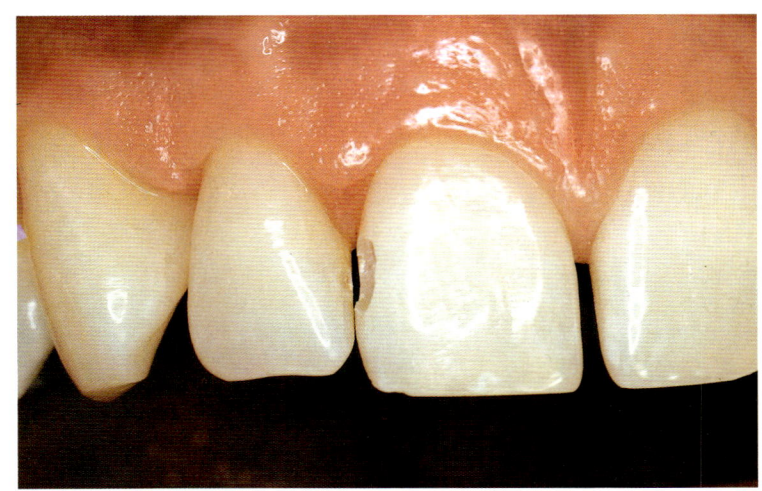

269 Farbauswahl
Die Farbauswahl erfolgt am gesäuberten, kariesfreien Zahn bei normalem Tageslicht und *nicht unter Kunstlicht*. Farbskalen sind für die Farbauswahl keine konstanten Parameter. Sie sind abhängig von der Zahnfarbe (Verfärbung), der Transparenz des Kavitätenbodens (Unterfüllung), Schichtstärke des Materials und dessen Eigenschaften.
Um eine spezielle Füllungsopazität und Transluzenz zu erreichen, lassen sich Farbanpassungen durch *Beigabe von Spezialfarben zu den Standardfarben* erzielen.

270 Farbring
Empfehlenswert ist die Herstellung eines eigenen Farbringes für die Restauration mit gängigen Kunststoffen, wie wir das in Tübingen handhaben.

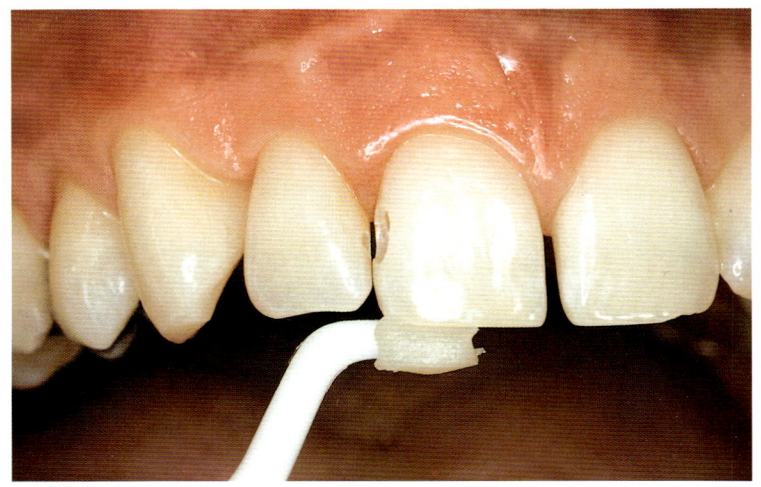

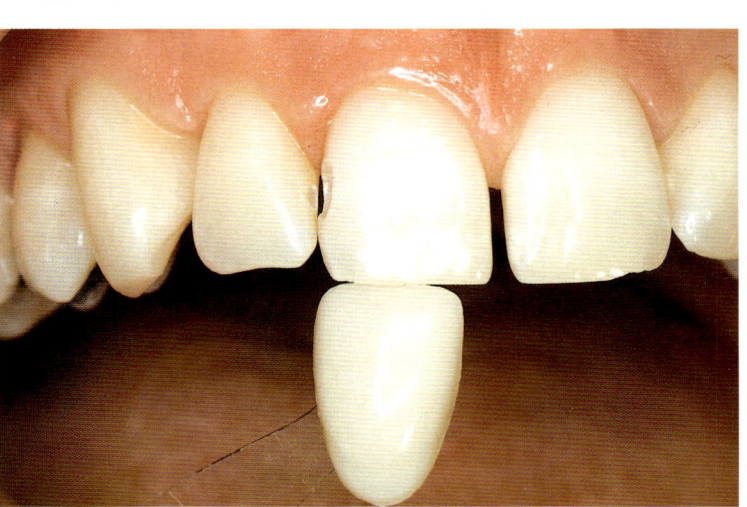

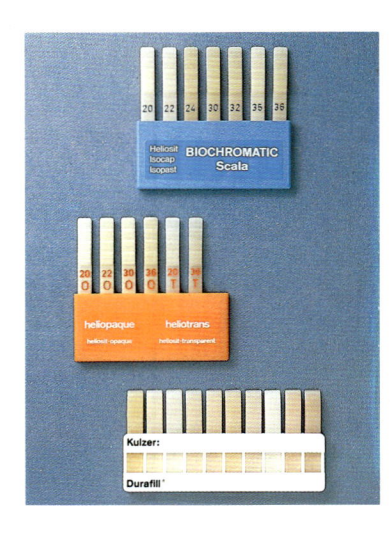

Frontzahnläsionen 105

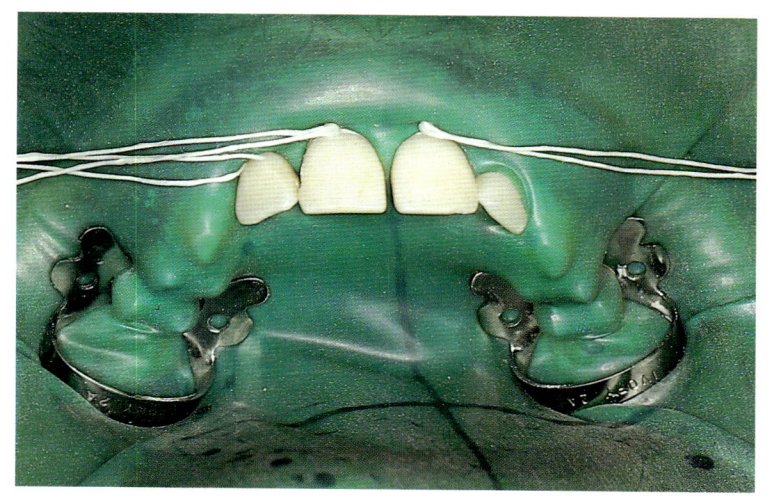

271 Absolute Trockenlegung
Für den exakten Behandlungsablauf ist die Anwendung des Kofferdams obligatorisch. *Vorteile des Kofferdams:*
- absolute Trockenhaltung des Operationsfeldes,
- Kontaminationsgefahren durch Feuchtigkeit (Atemluft, Speichel) weitgehend eliminiert,
- positive Beeinflussung der Materialeigenschaften durch absolut trockenes Milieu,
- optimale Sichtverhältnisse des Arbeitsbereiches.

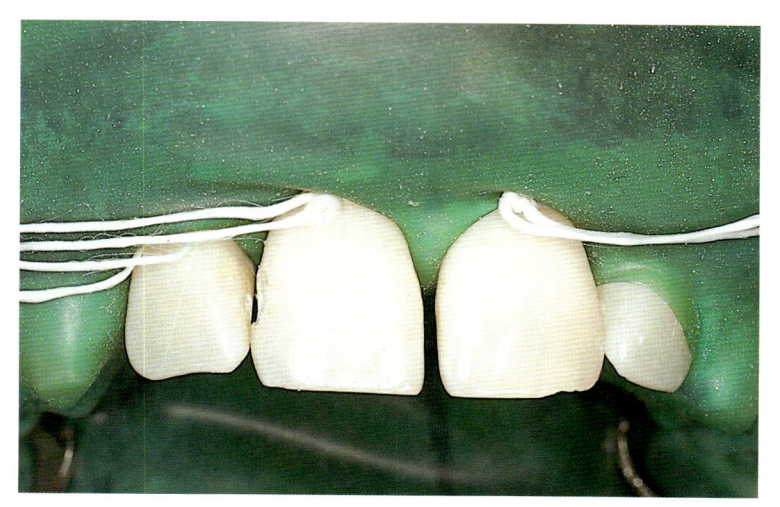

272 Kofferdam
Das Einbeziehen der Nachbarzähne mit Zahnseide gewährleistet eine gute Retention des Kofferdams, die noch durch das Erfassen der Prämolaren unter Kofferdamklammern gesichert und verstärkt wird.

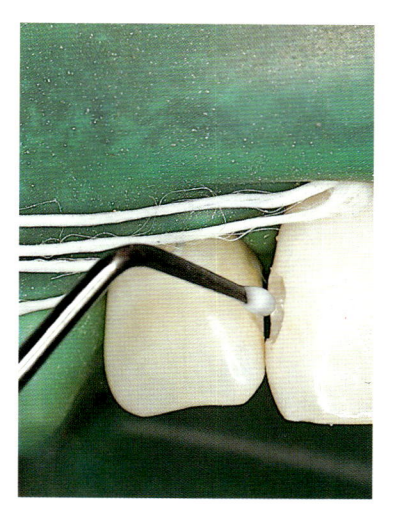

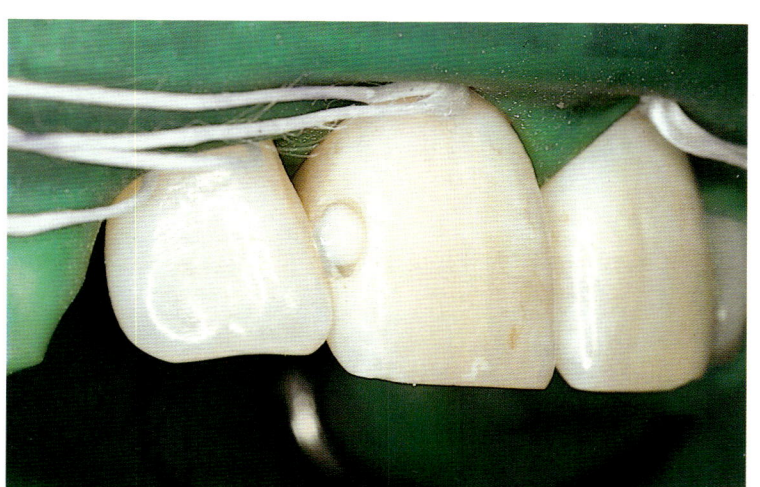

273 Applikation der Unterfüllung
Dem *Schutz der Pulpa* dienen:
- weichbleibendes $Ca(OH)_2$,
- erhärtendes $Ca(OH)_2$,
- Zink-Phosphat-Zement.

Nach Dichtheits- und Löslichkeitseigenschaften (Säureresistenz und Beständigkeit) sind folgende Zweipasten-Calciumhydroxid-Unterfüllungsmaterialien als Dünnschichtapplikation bei flachen Kavitäten zu empfehlen (*Mörmann* u. Mitarb. 1983): MPC (1mal), Reocap (1mal), Life (2mal) (S.173).
Kontraindikation: Zinkoxid-Eugenol-Zemente.

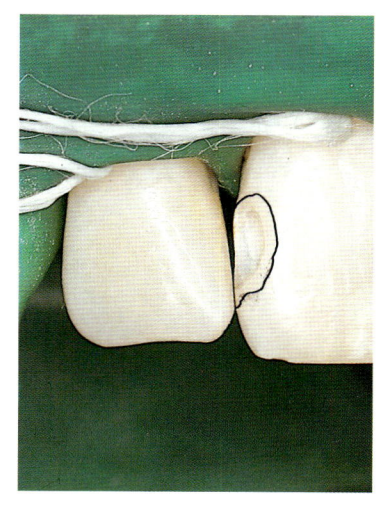

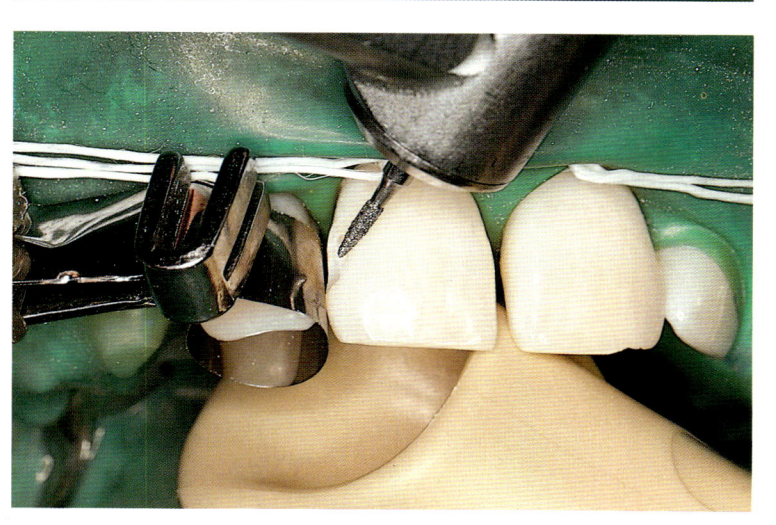

274 Anschrägen des Schmelzrandes
Das Anschrägen mit einem Finierdiamanten (0,5–1,0 mm) gewährleistet bei der klein gehaltenen Kavität eine ausreichende *Retention* der Füllung *ohne makromechanische Verankerung*. Die Schmelzprismen sollen möglichst senkrecht zu ihrem Verlauf angeschnitten werden. Die durch das Anschrägen entstandenen Haftflächen dienen auch dem allmählichen Übergang des Füllungsmaterials auf den Schmelz. Die Übergangszonen gestalten sich unsichtbar und sind randspaltfrei.

106 Kunststoffe

275 Anätzen des Schmelzes
Nach dem Anschrägen folgt der Ätzvorgang. Wir verwenden *Säure-Gel* mit wesentlichen *Vorteilen* gegenüber der Säure:
- exakte Applikation mit Pinsel oder Instrument,
- optimale Begrenzung und Beschränkung auf die zu versorgenden Schmelzanteile,
- Kontamination mit dem Dentin optisch zu vermeiden.

Die *Ätzdauer* beträgt bei permanenten Zähnen 60, bei stark fluoridiertem Zahnschmelz und bei Milchmolaren 120 Sekunden (säureresistente Schmelzoberfläche).

276 Spray- und Trockenvorgang
Eine *Adhäsionsschwächung* tritt ein, wenn die Schmelzoberfläche nicht sauber ist. Luftblasen, Calciumphosphatausfällungen und Präzipitate von in Lösung gegangenem Apatit können zurückbleiben, falls sie nicht sorgfältig mit dem Wasserspray weggespült werden. Man sollte mindestens 20 Sekunden sprayen.
Der behandelte Zahn wird dann für die Dauer von weiteren 20 Sekunden mit ölfreier Luft getrocknet. Das Operationsfeld darf nicht mehr mit Feuchtigkeit kontaminiert werden.

277 Retentives Ätzmuster
Makroskopisch wird eine grauweiße, matte Oberflächenveränderung, die mit einer Oberflächenvergrößerung einhergeht, beobachtet (S. 98).

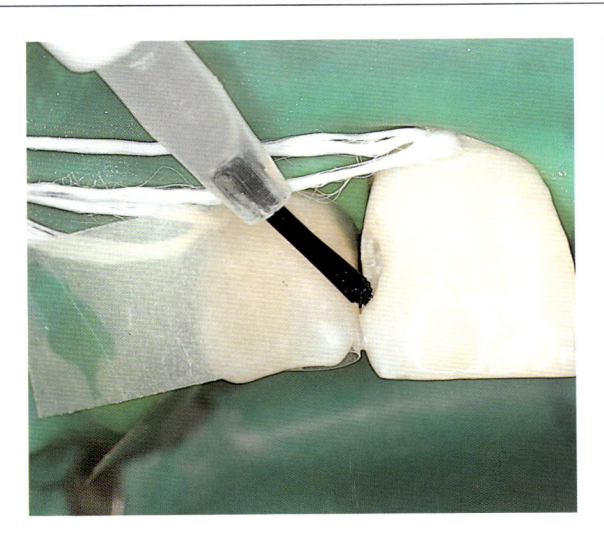

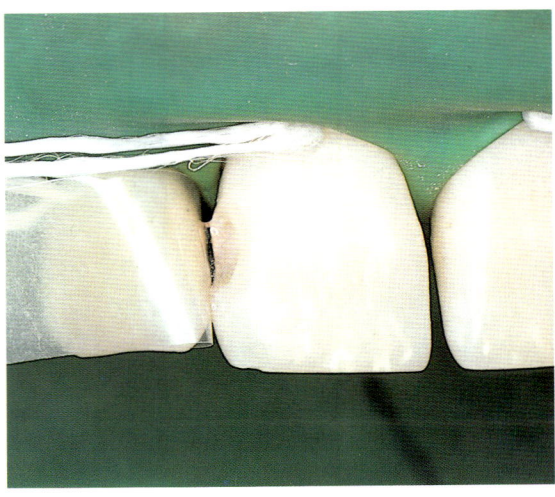

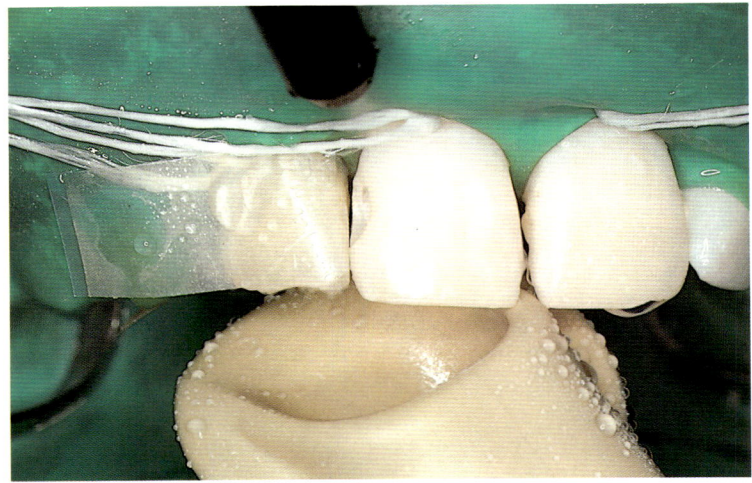

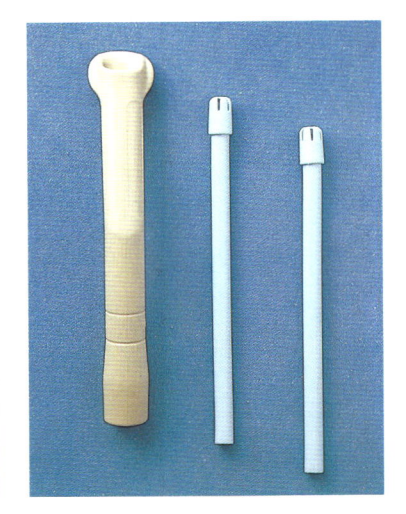

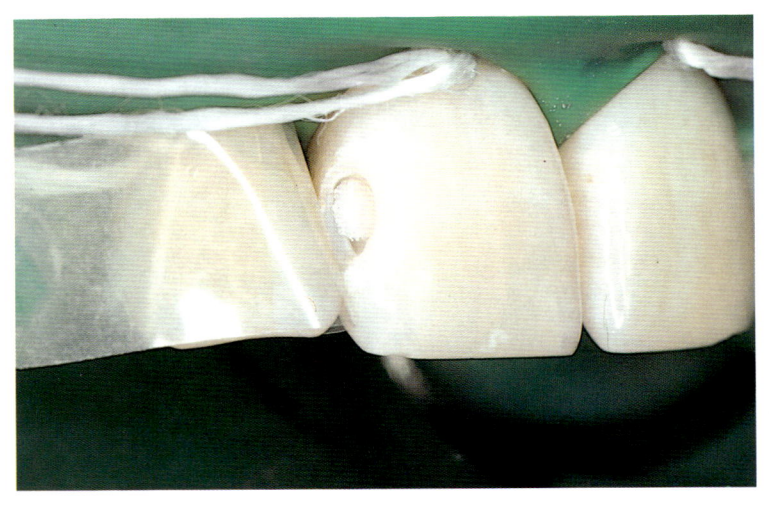

278 Haftvermittler
Der Haftvermittler bildet eine *molekulare Schicht zwischen geätztem Schmelz und Füllung*. Durch chemische Bindung an Apatit und Kunststoff trägt diese zur haftverbessernden Zwischenschicht und Randschlußoptimierung bei. Haftvermittler mit hohem Füllstoffanteil werden vor Applikation des Kunststoffes polymerisiert (lichthärtendes System). Bei ungefüllten Bondings wird der Haftvermittler mit dem Luftbläser dünnschichtig ausgeblasen und der darüber applizierte (geschichtete) Kunststoff ausgehärtet.

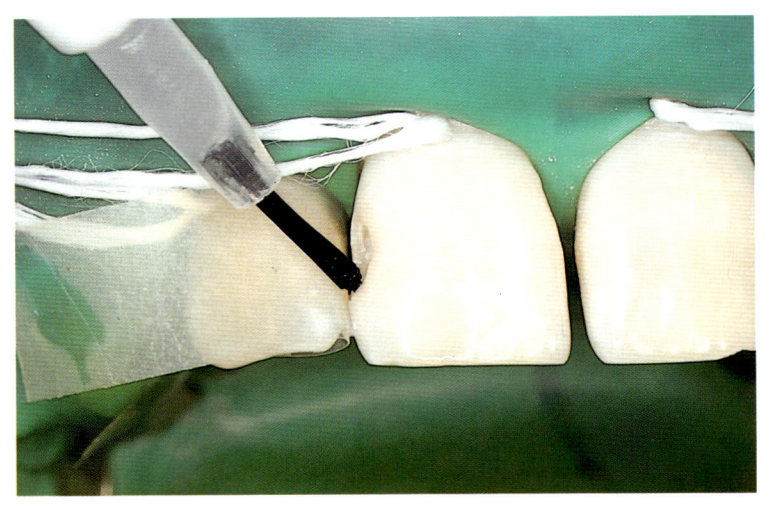

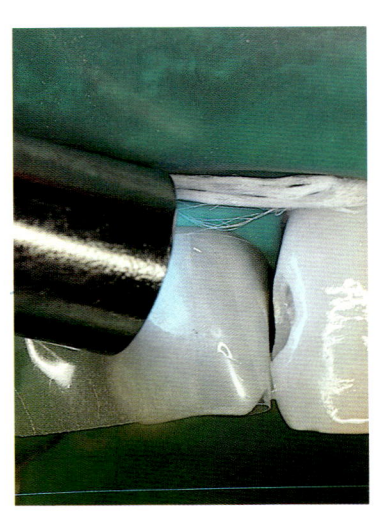

Frontzahnläsionen

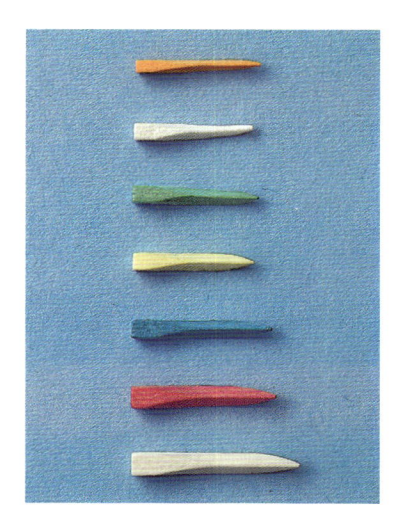

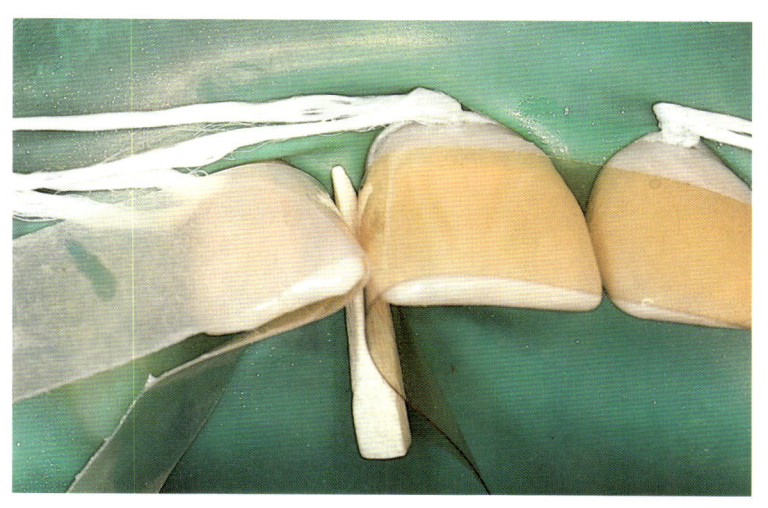

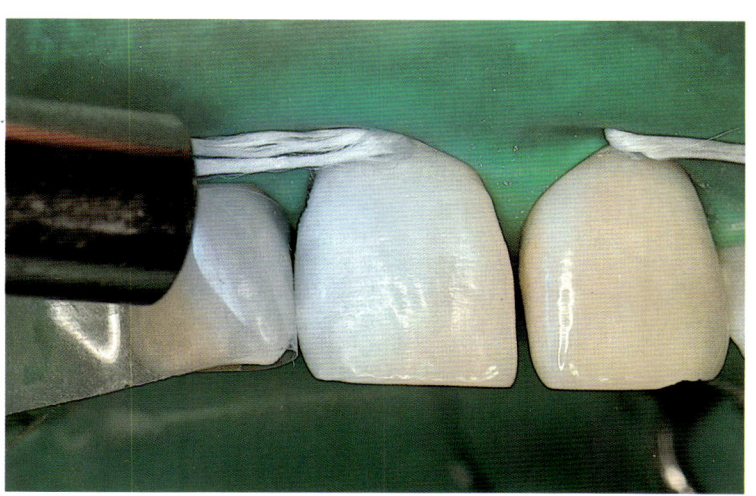

279 Applikation des Kunststoffes

Der Kunststoff soll kurz vor der Applikation der Dosierspritze entnommen werden, um bei lichthärtenden Materialien eine *frühzeitige Polymerisation durch Lichteinfall* (z. B. Operationsleuchte) zu vermeiden. Die Applikation erfolgt mit einem Kunststoffspatel. Die letzte Schicht bei schichtweisem Aufbau wird überstopfend appliziert und durch Matrize und Ahornkeil fixiert.

280 Polymerisation des Kunststoffes

Neben den empfohlenen Polymerisationszeiten (z.B. 20 s) ist der *Lichtleiterabstand* von der Restauration (etwa 5 mm) einzuhalten und der Kontakt des Lichtaustrittsfensters mit der Restaurationsoberfläche zu vermeiden (Verschmutzung, Schwächung der Lichtintensität).
Die Restauration im ganzen sollte immer zentral vom Licht erfaßt werden, um Polymerisationsschrumpfung weitgehend auszuschalten.

281 Ausarbeiten der Restauration

Grob-, Feinausarbeiten und Polieren geschehen mit flexiblen Discs, Finierdiamanten, diamantierten Feilen (Wasserkühlung), Strips.
Ein Konzept für rationelles, zahnhartsubstanz- und materialschonendes Ausarbeiten von Kunststoffrestaurationen haben *Krejci* u. *Lutz* (1984) gegeben.

Zahnfläche	Glattflächen, alle mit Discs zugänglichen Flächen	konkave Flächen, Okklusalflächen, Sulkusbereich, selektives Ausarbeiten	Approximalbereich
Arbeitsschritte			
Grobausarbeiten	flexible Discs[1,2] grob	Composhape[3] gelb H 40	Proxoshape[3] 1 blank
Konturieren	flexible Discs grob/mittel	Composhape gelb H 40	Proxoshape 2 gelb
Finieren	flexible Discs mittel, fein	Composhape rot H 15	Proxoshape 3 rot
Polieren	flexible Discs fein, superfein	flexible Discs fein, superfein	Strips[4,5] mittel, fein, superfein

[1] Sof-Lex Discs, 3M & Co., St. Paul, Minnesota (USA)
[2] Hawe-Discs, Hawe-Neos Dental, Gentilino-Lugano (Schweiz)
[3] Intensiv AG, Lugano (Schweiz)
[4] Sof-Lex Strips, 3M & Co., St. Paul, Minnesota (USA)
[5] Hawe-Strips, Hawe-Neos Dental, Gentilino-Lugano (Schweiz)

108 Kunststoffe

282 Flexible Discs und Finierdiamanten
Flexible Discs stehen in verschiedenen Rauheiten und Größen zur Verfügung. Sie sind für das Grob- und Feinausarbeiten sowie das Polieren geeignet.
Das Ausarbeiten mit flexiblen Discs beschränkt sich auf direkt zugängliche Füllungsflächen, während für Discs nicht zugängliche Areale mit feinen Finierdiamanten (z. B. Composhape rot H 15) ausgearbeitet werden.

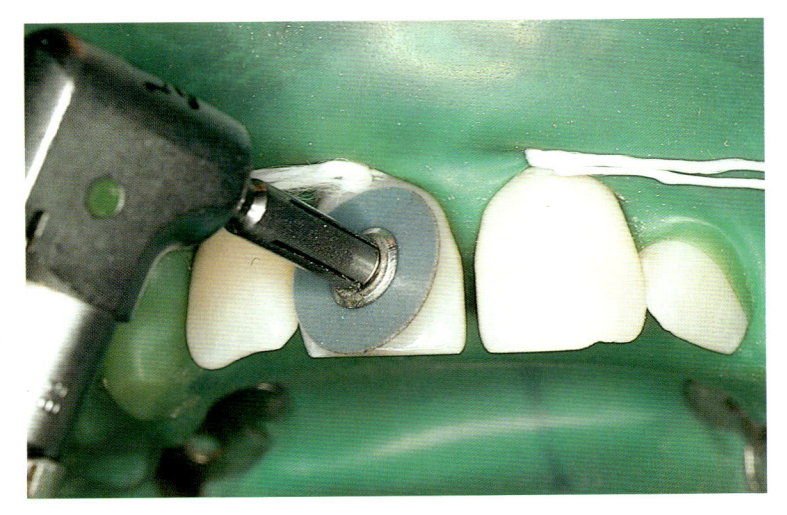

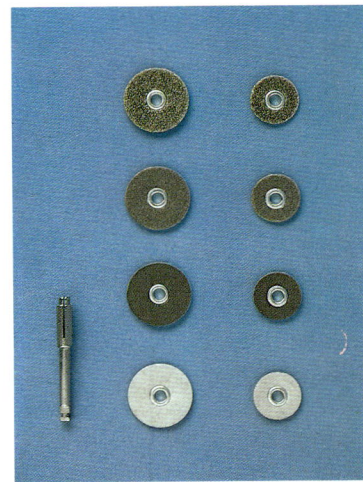

283 Bearbeitung von Approximalflächen
Es eignen sich sowohl die flexiblen diamantierten Feilen des Proxoshape-Sets als auch Strips zur Politur.

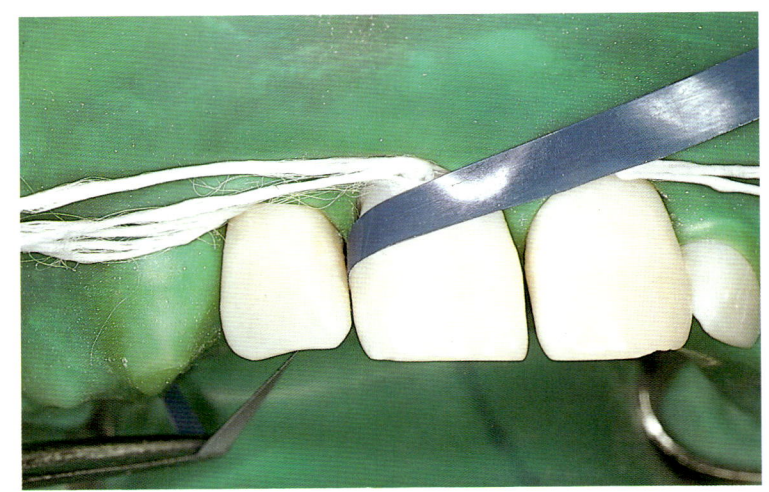

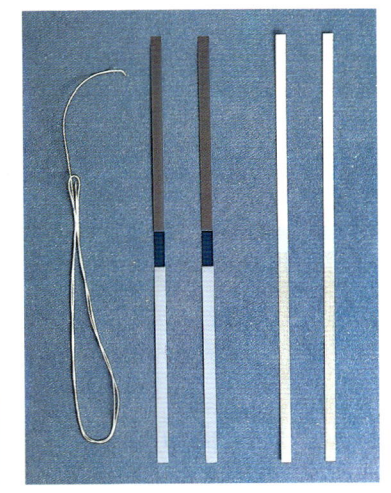

284 Fluoridierung
Nach dem Ausarbeiten der Restauration und vor der Abnahme des Kofferdams empfiehlt sich, den Behandlungsbereich zu fluoridieren (z. B. Duraphat, S. 57). Die Säurevorbehandlung des Schmelzes steigert die Fluoridaufnahme, die Maßnahme ergänzt die protektiven Eigenschaften der Restauration.

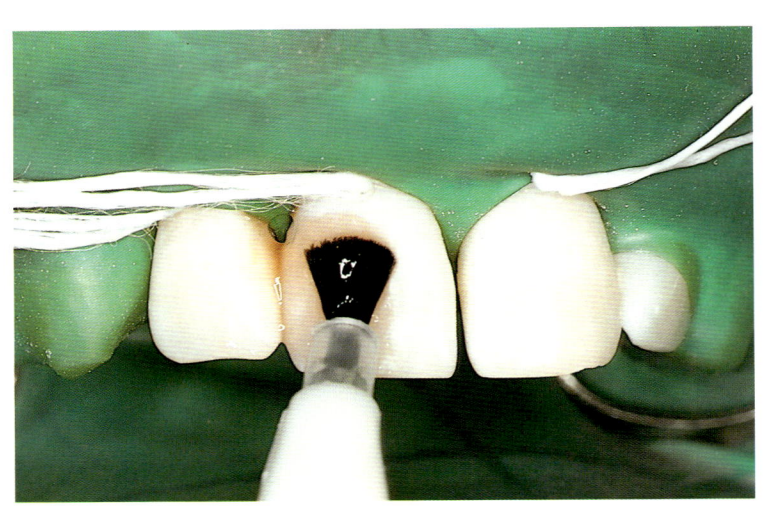

285 Füllungen 11 d und 21 m in situ

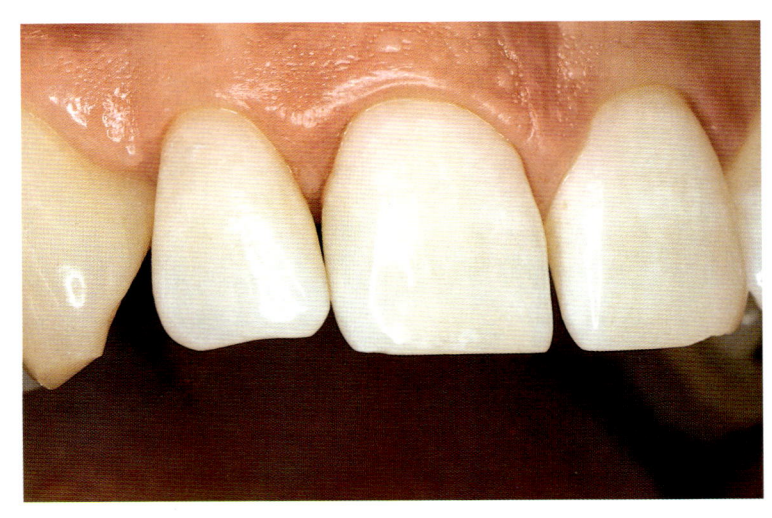

Approximal-inzisale Frontzahnkavitäten

Konventionelle Präparation

Bei diesen Kavitäten reichte die konventionelle Umrißform in den sichtbaren Kronenbereich. Zu den Widerstands- und Retentionsformen zählten solche der inneren und äußeren Verankerung: Schwalbenschwanz, Nut-Feder-Zapfen-Retention, parapulpäre Stifte u.a. Zahlreiche weitere Methoden und Varianten wurden angegeben, die prothetischen Lösungen nahe kamen bzw. eine spezielle Technik erforderten (OF-ENGEL 1973, SCHRAY u. FEZER 1963, SCHRAY 1965 u.a.).

Adhäsionspräparation

Für diese Klasse von Fällen können die besonderen Vorteile der Adhäsionspräparation voll ausgenutzt werden. Diese unterscheiden sich nicht oder nur unwesentlich von der Adhäsivpräparation bei approximalen Kavitäten an Frontzähnen ohne Verlust der Schneidekantenecke. Auf die verschiedenen Verfahren der Verankerung kann bei weitestgehender Schonung gesunder Zahnhartsubstanz verzichtet werden. „Da auch unterminierter Schmelz erwünscht ist, läßt sich die Inzisalkante meist fast vollständig erhalten" (LUTZ 1975).

Frontzahnfrakturen

Unkomplizierte Frakturen

Die unkomplizierten Frakturen der Zahnkrone, durch die das Dentin mitverletzt wurde, zählen zu den einschlägigen Verletzungsarten.

Für die Versorgung dieser Verletzungen, die gehäuft die oberen mittleren Schneidezähne betreffen, bietet sich die Adhäsivtechnik als Mittel der Wahl an. Bei sachgemäßem Vorgehen lassen sich optimale Ergebnisse erzielen.

Komplizierte Frakturen

Wurde das Pulpakavum geringgradig oder breitbasig eröffnet, kann bei frischen Sofortbehandlungsfällen die direkte Überkappung versucht werden.

Wir bevorzugen auch bei komplizierten Frakturen die *adhäsive Restauration,* weil die *Wiederherstellung in ästhetischer Hinsicht vollkommen* ist und sich *Pulpotomie und Pulpektomie* bei einem Nichtgelingen der direkten Überkappung *nahtlos anschließen lassen.*

Systematik der Arbeitsschritte (S. 110–114).

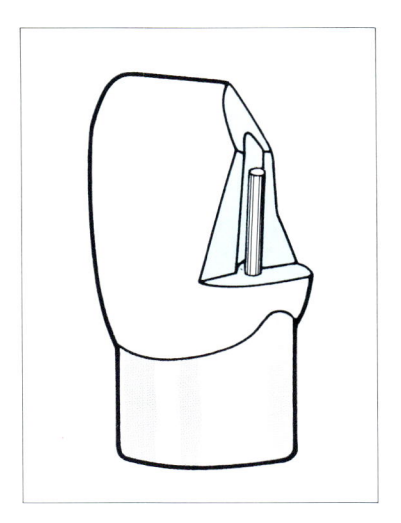

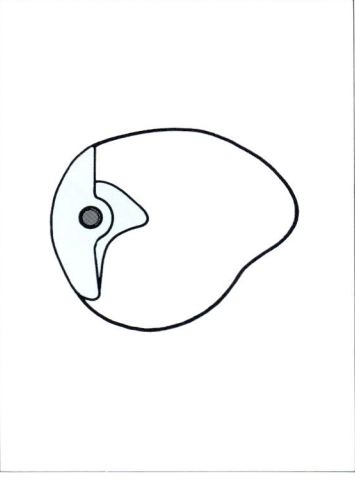

286 Approximal-inzisale Frontzahnkavität
Konventionelle (klassische) Kavitätenpräparation mit Retentionsstift, Haftrille im Dentin und starkem Substanzverlust bei ästhetischen Nachteilen.
Ansicht von labial-approximal und Querschnitt mit Stiftverankerung sowie Haftrille.

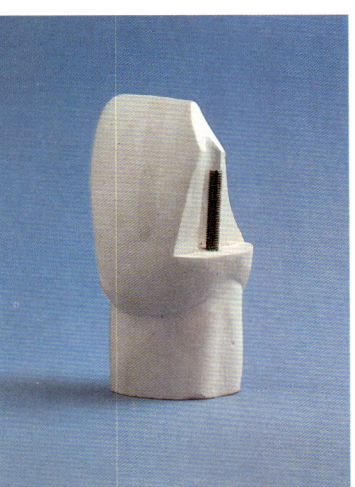

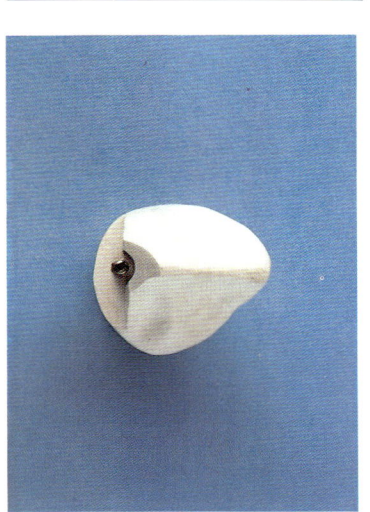

287 Modelle zur konventionellen Kavitätenpräparation.
Ansichten wie in Abb. 286.

110 Kunststoffe

288 Approximal-inzisale Frontzahnkavität, Adhäsionspräparation
1 = Kavität nach Entfernung des kariösen Dentins,
2 = angeschrägter Schmelz, Federränder für Haftung und Maskierung der Restauration.

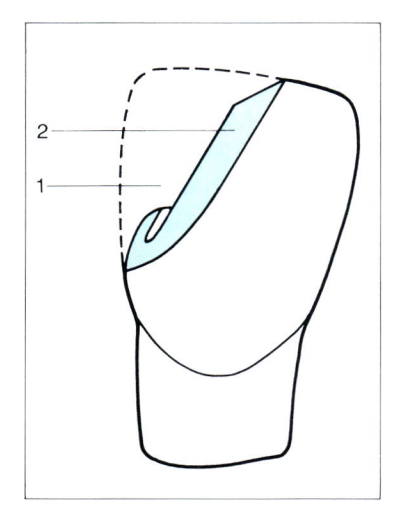

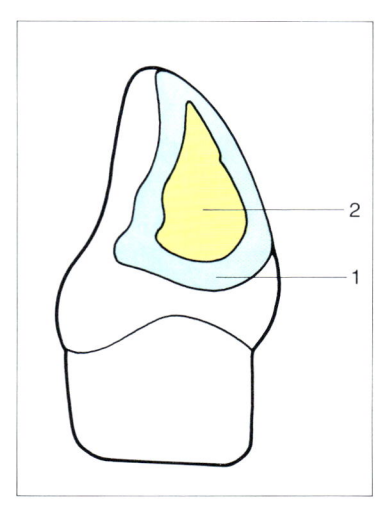

289 Modelle zur Adhäsionspräparation
Ansichten wie in Abb. 288.

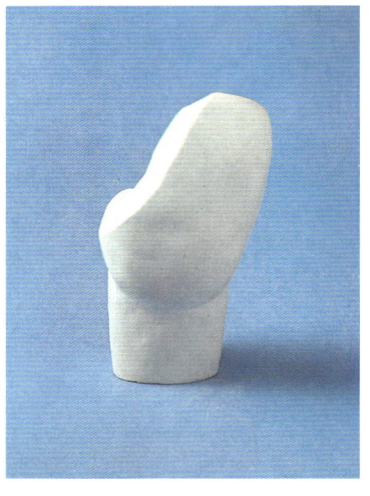

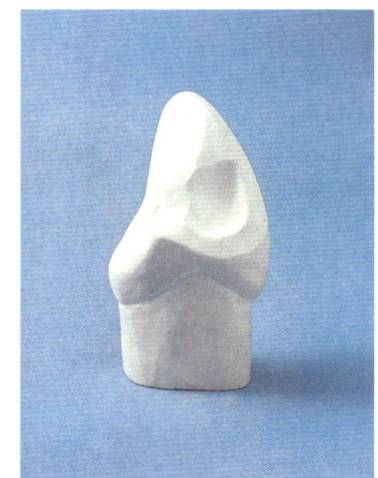

290 Frontzahnfraktur
Adhäsionspräparation, Aufsicht von labial-approximal.
1 = angeschrägter Schmelz,
2 = Dentinkern mit Unterfüllung.
Aufsicht von labial-okklusal.

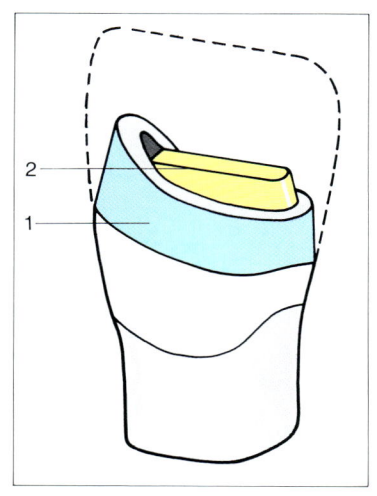

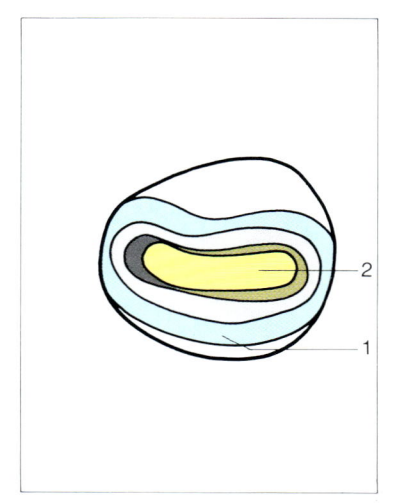

291 Modelle zur Frontzahnfraktur
Ansichten wie in Abb. 290.

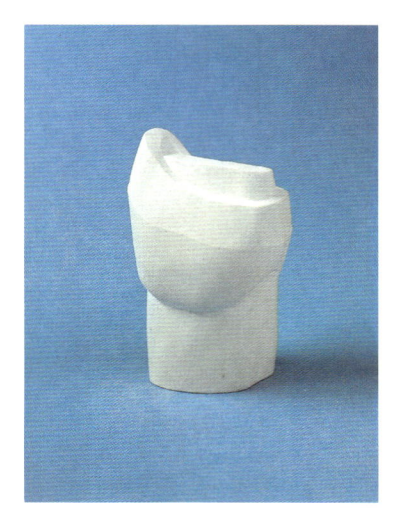

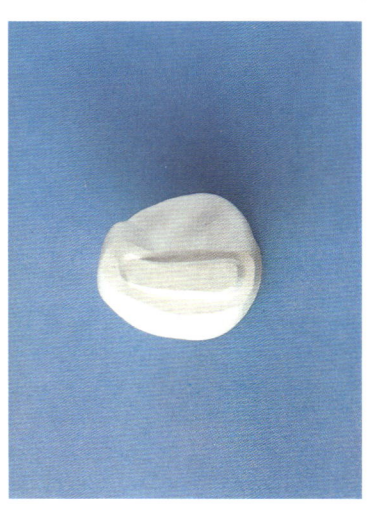

Frontzahnfrakturen

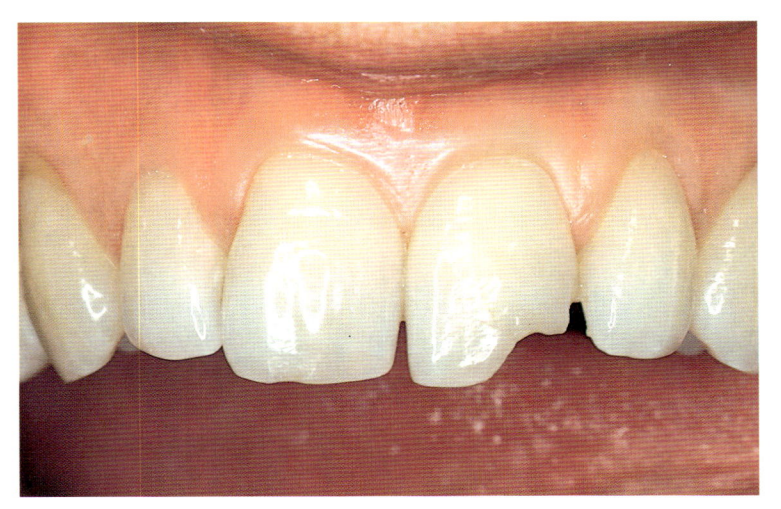

292 Unkomplizierte Kronenfraktur
Der linke obere mittlere Schneidezahn weist eine inzisal-approximale Fraktur mit Dentinbeteiligung auf. Der Zahn ist vital, ohne Mobilität und für die Restauration mittels Säureätztechnik geeignet, obwohl der Versuch einer Wiederherstellung in der freien Praxis ohne Erfolg blieb.

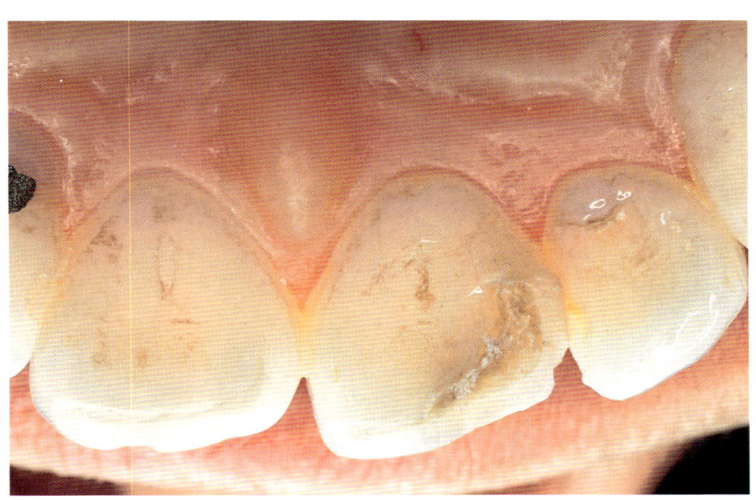

293 Palatinale Fläche
Die palatinale Fläche zeigt Plaqueretentionen und Bearbeitungsrückstände der früheren Restauration.

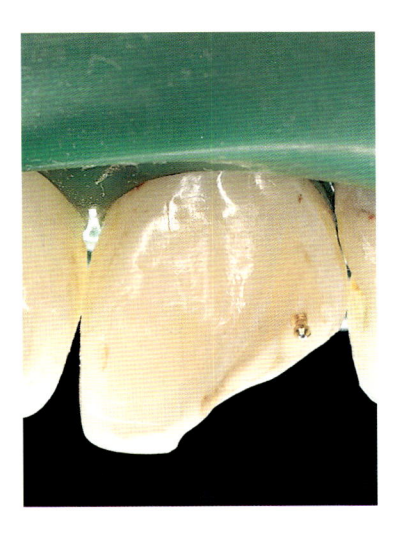

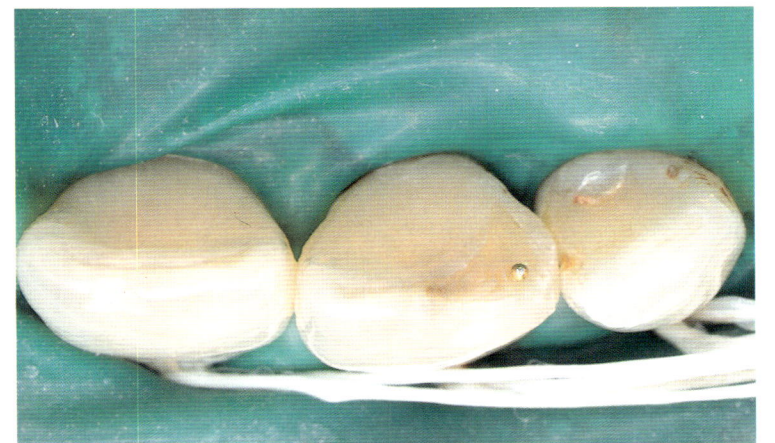

294 Stiftverankerung
Nach Terminalanästhesie, Reinigung des Zahnes und seiner Nachbarzähne folgt das Anlegen des Kofferdams (Standard). Das Ausmaß der Schrägfraktur macht die Applikation eines Retentionsstiftes erforderlich.
Ansicht der Stiftverankerung von palatinal und inzisal-palatinal.

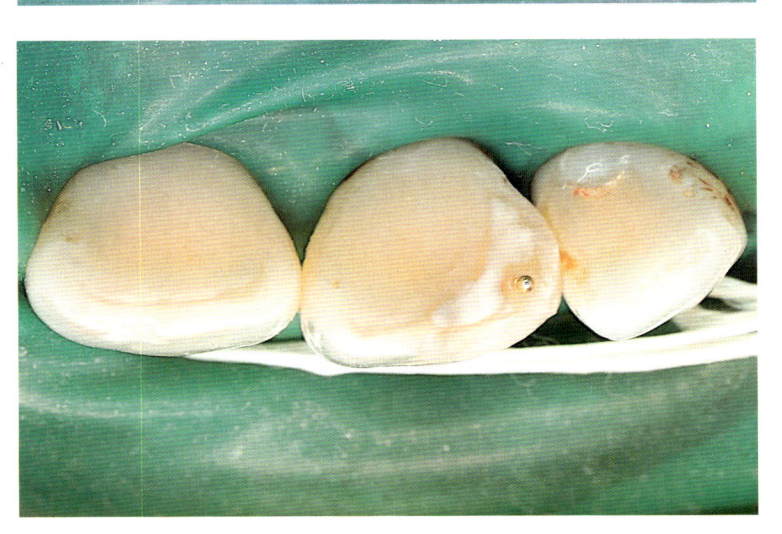

295 Unterfüllung
Der Bereich des freiliegenden Dentins um den Retentionsstift wird mit einem $Ca(OH)_2$-Präparat (Reocap) abgedeckt. Standard. Anschrägen der Schmelzränder.

Kunststoffe

296 Matrize
Ein Holzkeil separiert minim mittleren und seitlichen Schneidezahn, um die zugeschnittene zentrale Kunststoffkrone als Matrize (z.B. Frasaco-Strip-Krone) besser über Schrägfraktur und angeschrägte Schmelzflächen adaptieren zu können.
Ansichten von labial und palatinal.

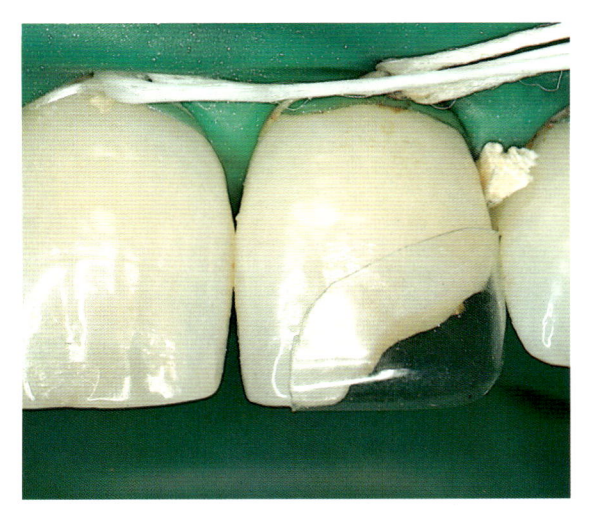

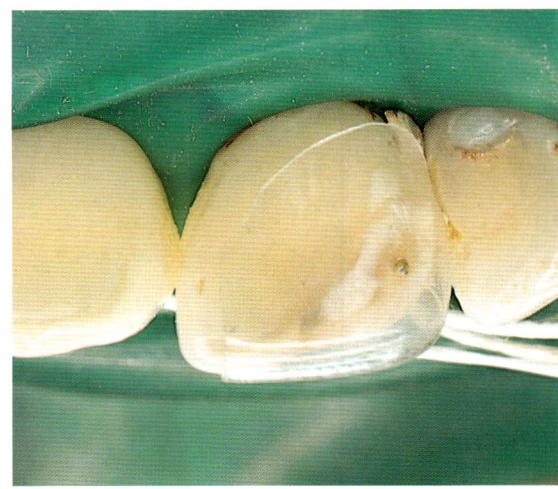

297 Kunststoffkrone
Nachdem die provisorische Krone inzisal mit einem minimen Loch (kleiner Rosenbohrer) perforiert wurde, um späteren Luftaustritt zu ermöglichen und Blasenbildung zu vermeiden, schließen sich die *Standardmaßnahmen* an: Anätzen des Schmelzes, Spray- und Trocknungsvorgang, Applikation des Haftvermittlers. Die mit einem Mikrofüllermaterial (z.B. Heliosit, Durafill) gefüllte Kunststoffkrone wird in situ gebracht und exakt angepaßt.
Ansichten von labial und palatinal.

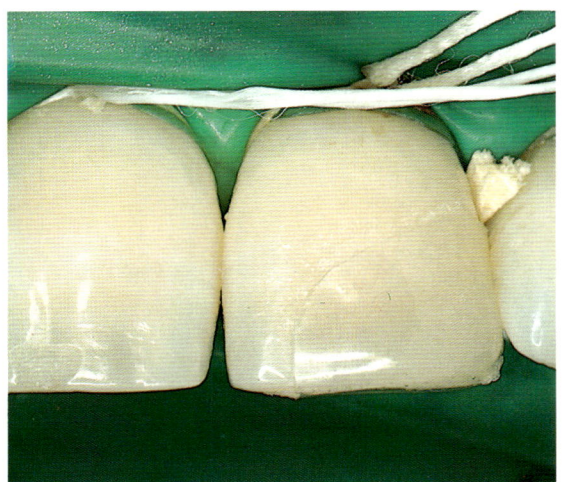

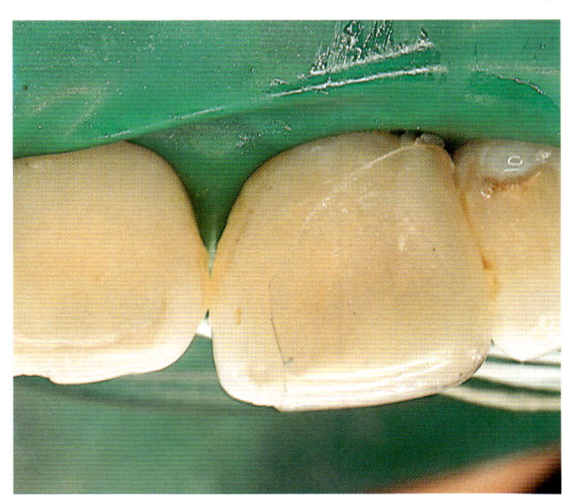

298 Polymerisation
Nach Polymerisation des Materials mit einem Halogenlichtgerät (z.B. Heliomat, Heliolux, Translux) werden Kronenmatrize und Kofferdam abgenommen. Das Ausarbeiten der Restauration erfolgt mit dem angegebenen rationellen Standardkonzept (S. 107).
Ansichten von labial und palatinal.

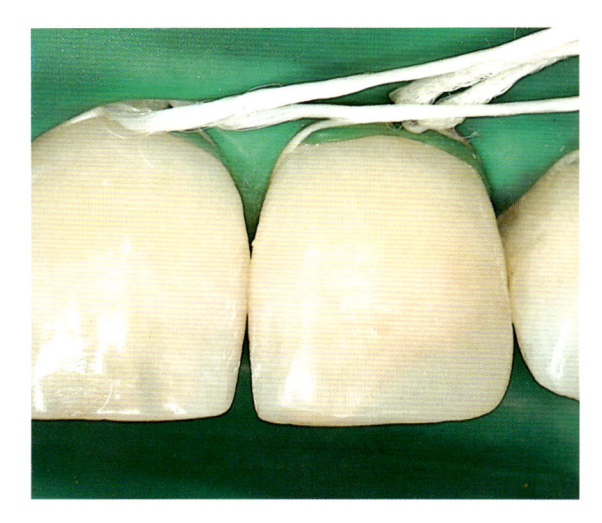

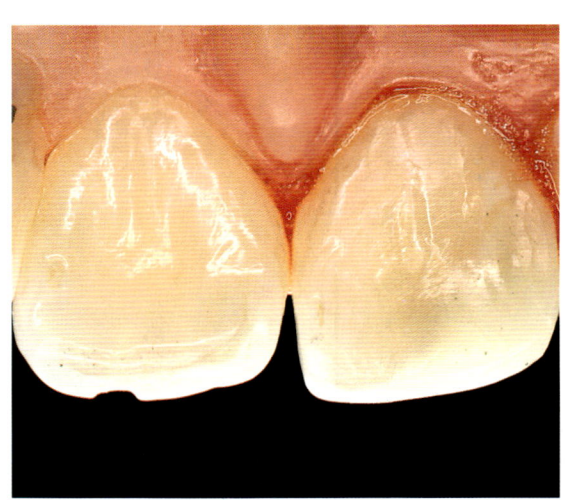

299 Okklusionsprüfung
Nach Prüfung der okklusalen Kontakte und Interferenzen (z.B. mit der GHM-Okklusionsprüfungsfolie nach Hanel) ist die Restauration abgeschlossen.
Übersichtsaufnahmen: Nach Abnahme des Kofferdams erscheint die Farbe der Restauration gegenüber dem Zahn dunkler. Das Phänomen erklärt sich durch den unter Kofferdam extrem ausgetrockneten Zahn, der nach einer „Erholungspause" seine natürliche Farbe zurückgewinnt.

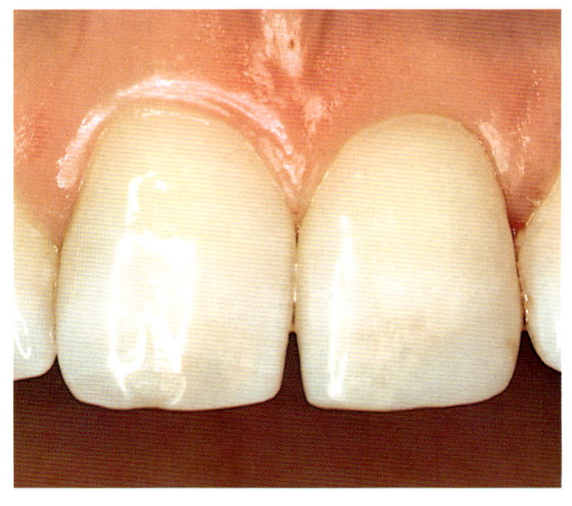

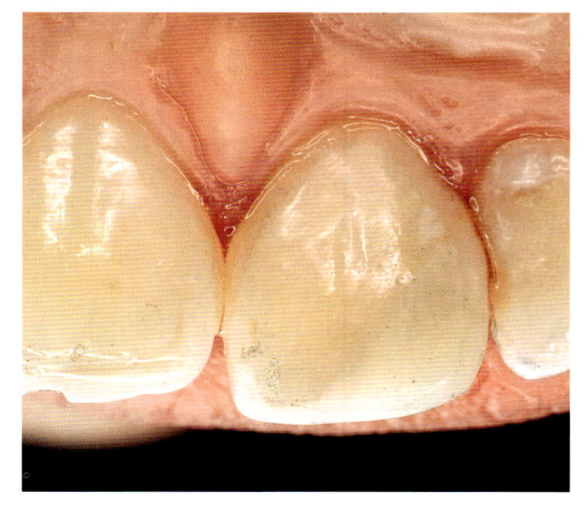

Frontzahnfrakturen 113

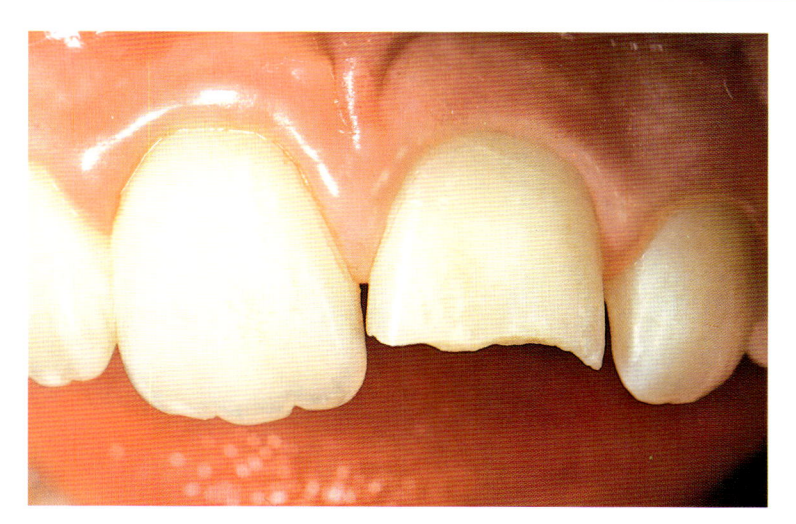

300 Kronenfraktur
Unkomplizierte Kronenquerfraktur eines linken mittleren Schneidezahnes. Das *Dentin liegt frei. Schmelzriß* im gingivalen Drittel. Direkte Folgen des Traumas konnten klinisch und röntgenologisch nicht festgestellt werden. Der Zahn ist vital.

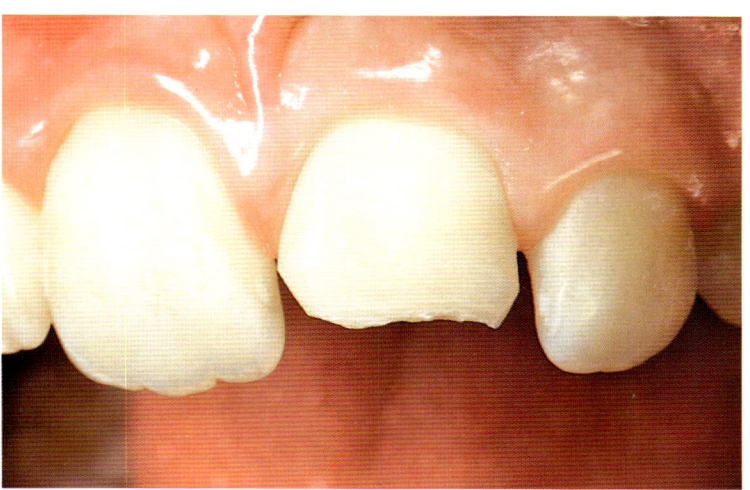

301 Anschrägung
Die Anschrägung, in einer Ausdehnung von etwa 2 mm (labial-approximal deutlich sichtbar), setzt sich palatinal in ungefähr gleicher Größe fort. Die koronale Anschrägung spiegelt eine Linie wider, bis zu der das Mikrofüllermaterial ausgearbeitet werden kann.

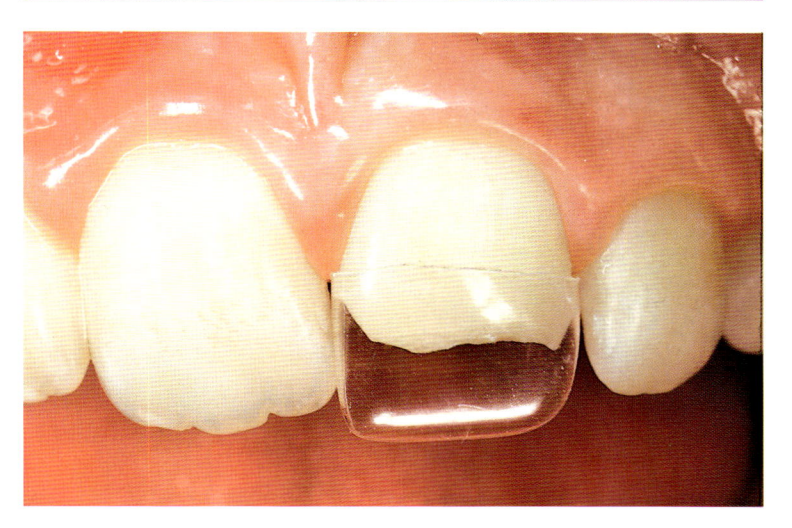

302 Vorgehen
Unter Verwendung einer glasklaren, dünnwandigen und elastischen Kunststoffkrone als Matrize (hier noch nicht exakt adaptiert, ohne inzisale Perforation) kann das systematische Vorgehen begonnen werden (S.102).

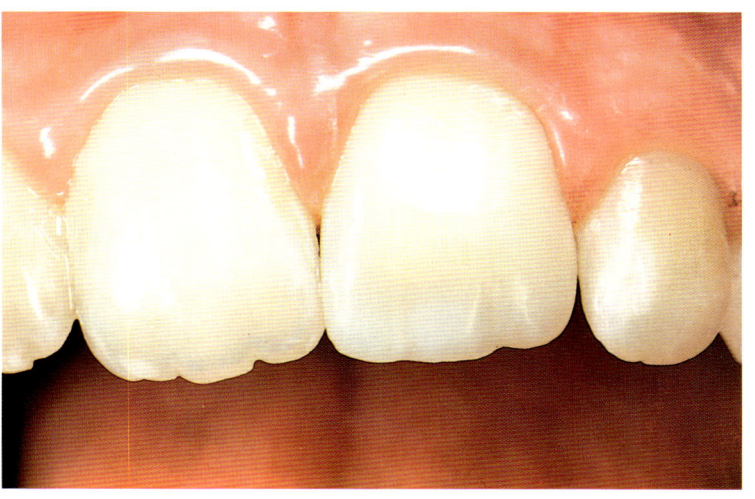

303 Fertigstellung
Die Restauration ist farblich und morphologisch optimal gelungen. Die Aufnahme entstand einige Tage nach der Füllungslegung. Der koronale Füllungsrand ist optisch von der natürlichen Zahnoberfläche kaum zu unterscheiden. Mesial-approximal erkennt man einen minimalen Füllungsüberschuß.
Der Schmelzriß wurde mit einem Haftvermittler (Heliobond) maskiert.

114 Kunststoffe

304 Querfrakturen
Stark zerstörte Zahnkronen im Frontzahnbereich. Ansicht von inzisal. Freiliegendes Dentin, Zähne 11 und 21 vital, aber leicht mobilisiert.

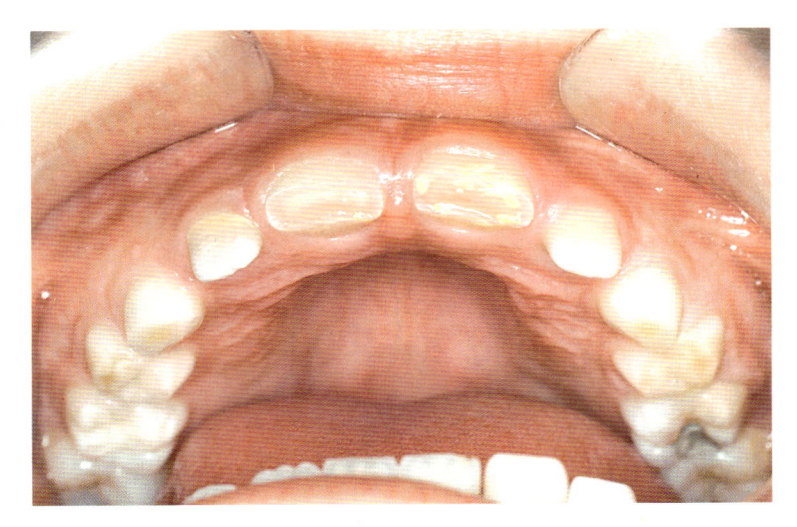

305 Stiftaufbauten
Für ausgedehnte Frontzahnaufbauten eignen sich *konfektionierte, parapulpäre Stiftchen* (z.B. TMS Link Plus). Nach Bohrung und Bestimmung der Bohrkanäle mit kleinem Rosenbohrer ankörnen. Bohrung des Stiftkanals mit Reduktionswinkelstück (grüne Farbmarkierung). Einsetzen des Stiftes in Reduzierwinkelstück und Positionierung über Kanaleingang. Maschinelles Einschrauben der Einzelstifte.
Ansicht von inzisal mit parapulpären Stiftchen.

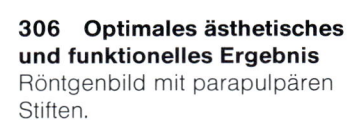

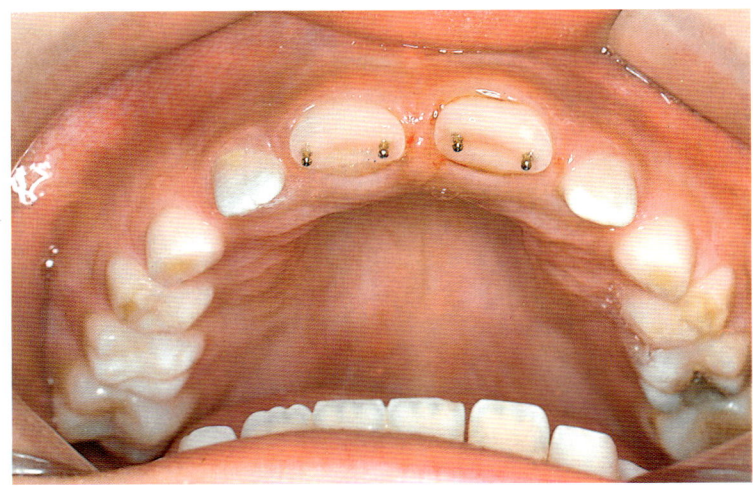

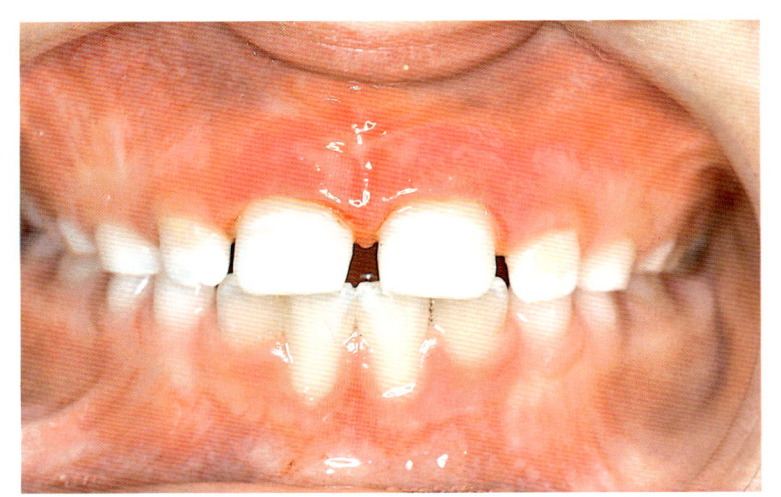

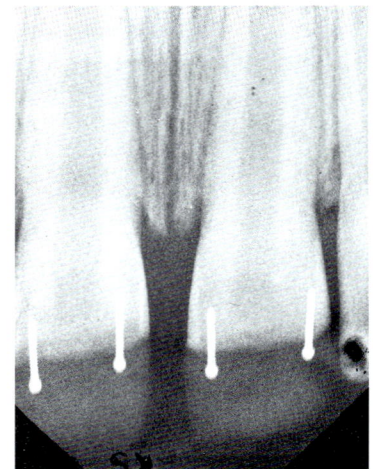

306 Optimales ästhetisches und funktionelles Ergebnis
Röntgenbild mit parapulpären Stiften.

307 Stiftverankerung
Links: TMS-Stifte.
Rechts: Bondent (Whaledent). Eine spezielle Stiftverankerung als Ergänzung der Komposittechnik.

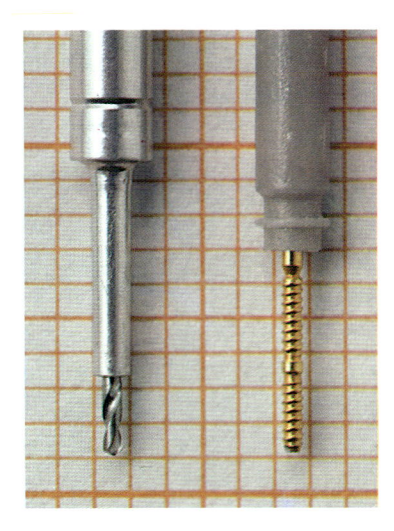

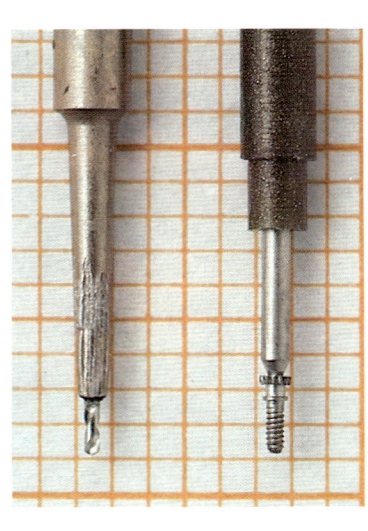

Ästhetische Korrekturen

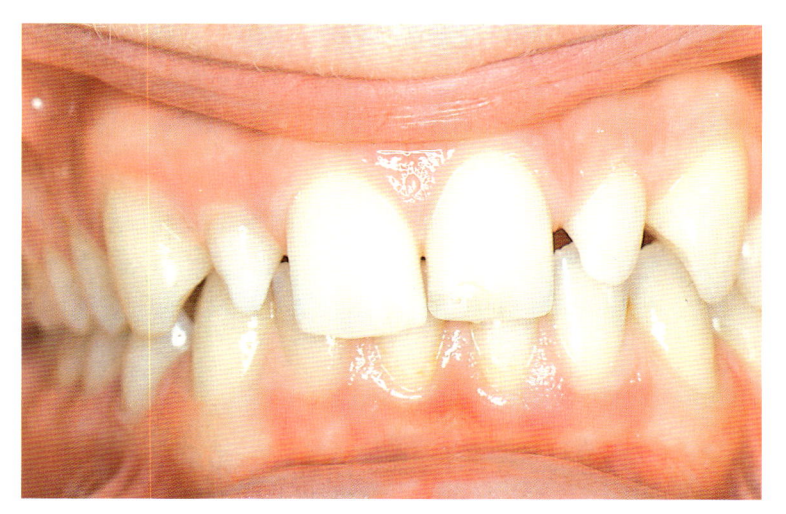

308 Zapfenzähne
Aus dem Spektrum des Indikationsbereiches zwei Beispiele für *ästhetische Korrekturen*.
Zapfenzähne:
Die Restauration entwicklungsbedingter Defekte läßt sich mit Hilfe der Säureätztechnik und entsprechenden Komposittypen ästhetisch gut bewerkstelligen. Die Arbeitsschritte verlaufen ähnlich denen auf S. 102. Im folgenden finden nur besondere Maßnahmen Erwähnung.

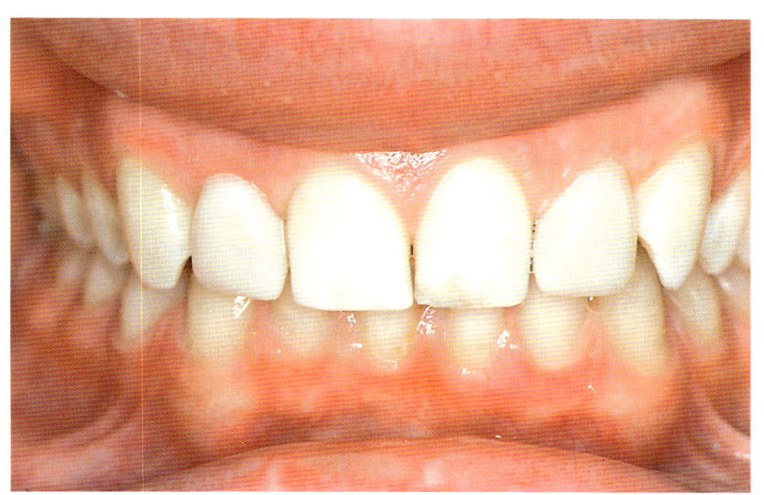

309 Formhilfen
Nach dem Anpassen zweier nach Größe und Form ausgewählter und insbesondere im zervikalen (schwierigen) Bereich zurechtgeschnittener *Stripkronen* werden diese – nach Reinigung der Zähne, Farbauswahl, absoluter Trockenlegung – komplett geätzt. Nach Spray- und Trockenvorgang, einschließlich Haftvermittler, erfolgt das Füllen der Matrizenkronen und deren Adaptation an die Zapfenzähne.

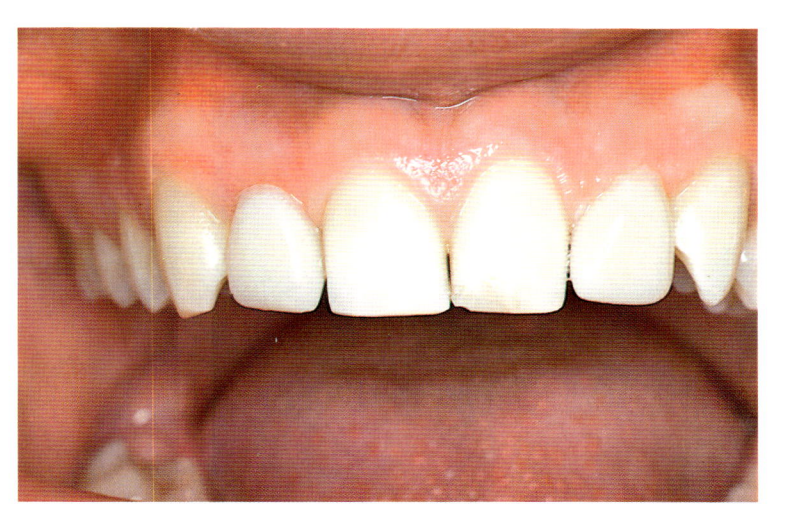

310 Ästhetische Korrektur
Umwandlung von lateralen Zapfenzähnen in laterale Schneidezähne. Ansicht von labial.
Für die Entfernung des subgingivalen Überschusses eignen sich feine, flammenförmige Finierdiamanten.

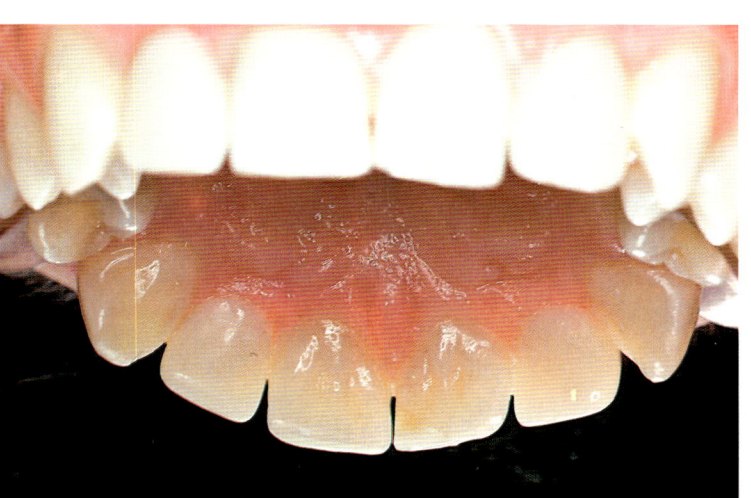

311 Ästhetische Korrektur
Ansicht von palatinal.

116 Kunststoffe

312 Schließung eines Diastemas
Dem Schließen des Diastemas nach Nichtanlage des Zahnes 22 gehen wieder die Standardarbeitsschritte voraus. Für den mesialen Teilersatz verwendet man den aus- und zugeschnittenen Teil einer Stripkrone oder einer Angulusmatrize (Hawe). Die Stripkrone umfaßt etwa die Hälfte der Labial- und Palatinalfläche des Zahnes 23. Die Anwendung weggewinkelter Matrizenstreifen und transparenter Strips gestalten das Konturieren schwieriger.
Ansicht: Lücke zwischen 21 und 23.

313 Rekonturierung
Ansicht: Schließung des Diastemas, Änderung der Grundform des oberen linken Eckzahnes, verbesserte Ästhetik.

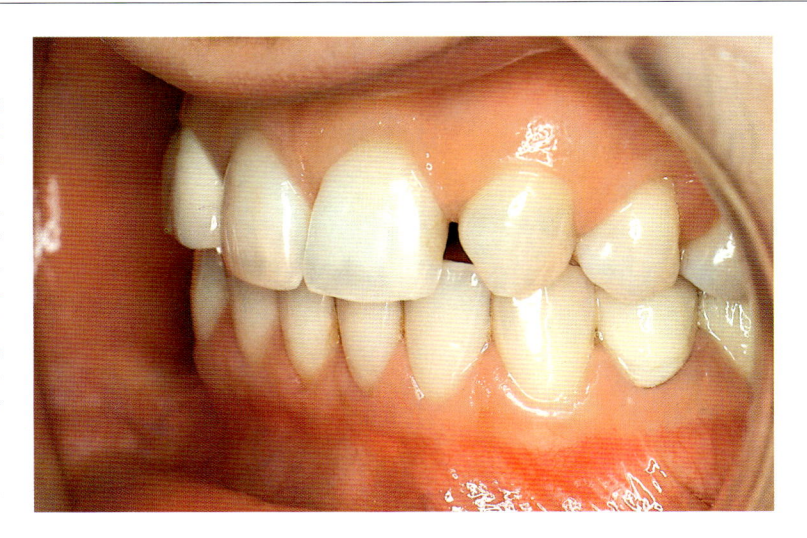

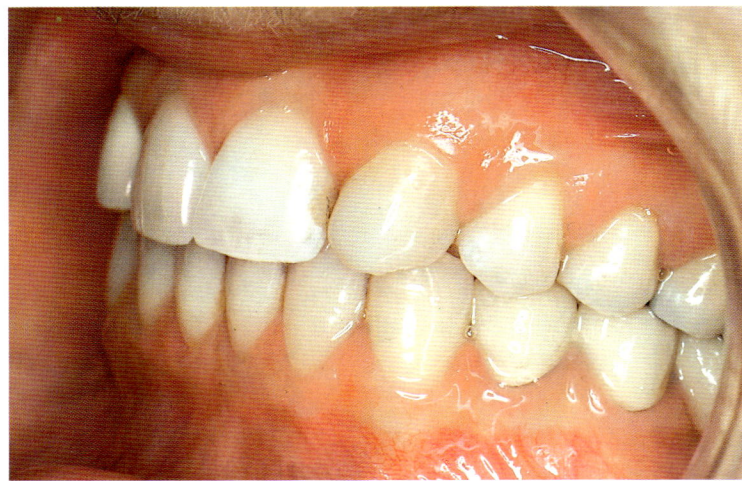

314 Stumpfaufbau
Parapulpärer Stiftaufbau einer tief zerstörten Zahnkrone (Zahn 16) mit anschließender Stumpfpräparation und Überkronung mit Kavitätenrändern im Schmelzbereich.

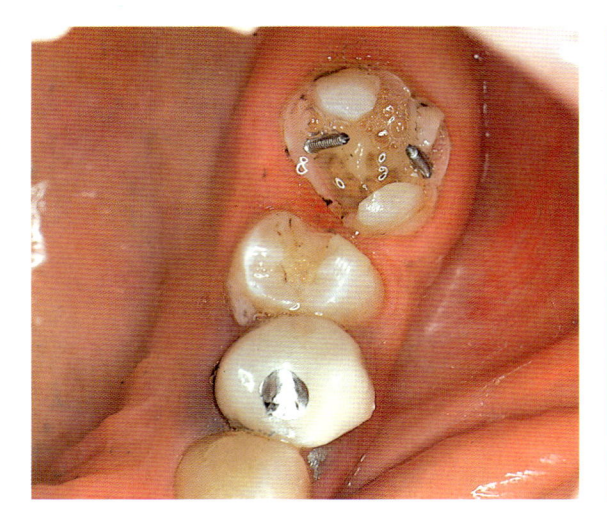

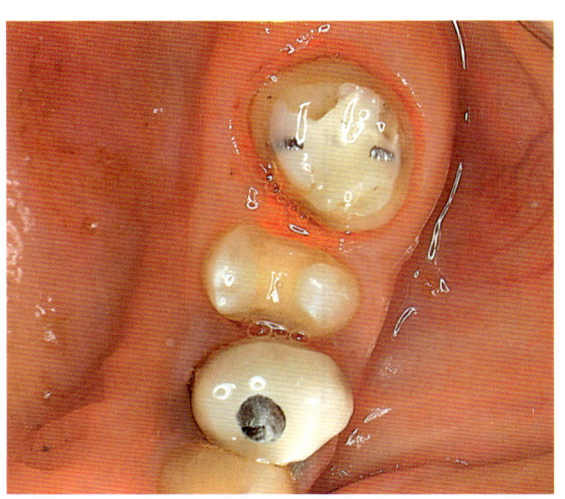

315 Wurzelkanalstiftaufbau
Zahnform und Farbe des Aufbaus sind optimal gelungen.
Definitive Krone mit Kavitätenrändern im Schmelzbereich.

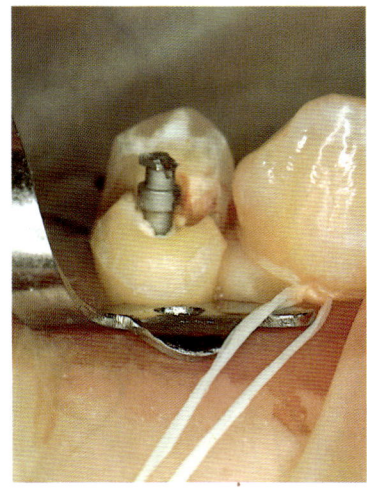

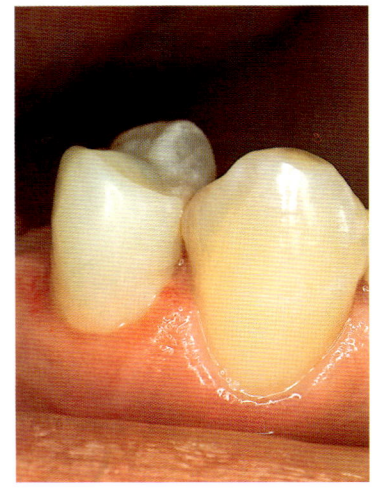

Versorgung von zervikalen Läsionen, Erosionen und keilförmigen Defekten

Adhäsive, die chemisch-physikalisch eine Dentinhaftung vermitteln sollen, werden direkt aufgetragen.
Bei einer zervikalen Kavität wird am Prinzip der Adhäsionspräparation – breit angeschrägtem Schmelz, Schmelzvorbehandlung, Dentinpräparation mit Unter- und Kompositfüllung – festgehalten. Bei der Versorgung von Erosionen und überlagerten, keilförmigen Defekten ergeben sich Modifikationsmöglichkeiten unter Heranziehung von Dentinadhäsiven.

Dentinhaftvermittler

Unter diesen (z. B. Clerafill, Bond-System, Dentin Adhesit, Durafill-Dentin-Adhäsiv, Scotchbond u. a.) haben wir *Dentin-Adhesit*, ein Einkomponentenadhäsiv aus ca. 25 Gewichtsprozent Kunststoff auf Urethanbasis und ca. 75 Gewichtsprozent Methylchlorid als Lösungsmittel wegen seiner Gewebeverträglichkeit herangezogen.
Adhäsionswirkung: chemische Reaktion des Polyurethans mit den Hydroxylgruppen im Dentin (Schmelz), physikalische Adsorption und Van-der-Waals-Kräfte.

Zervikale Läsionen

Entkalktes und erweichtes Gewebe wurde bis auf das harte Dentin entfernt und zunächst unter Verzicht auf die Schmelzätztechnik Dentin-Adhesit aufgetragen sowie Heliosit aufgebracht. Klinisch zeigte sich zunächst eine gute Bindung zwischen Dentin-Adhesit und dem Füllungsmaterial.
Aus den Ergebnissen einer ersten klinischen Studie kann man folgern, daß trotz der „vorschriftsmäßigen" Verarbeitung beider Materialien in allen Punkten das *Prinzip der adhäsiven Restauration nicht vernachlässigt werden darf,* um Füllungsverluste zu verhindern.
Die Mißerfolge erklären sich aus der nicht erfolgten Anschrägung des Schmelzes (Federrand), der fehlenden Schmelzätztechnik und der makromechanischen Verankerung im klassischen Sinne. Probleme der Trockenlegung spielen ebenso eine Rolle wie die Nichtanwendung der Schichttechnik mit dem Füllungsmaterial, die das Dimensionsverhalten kompensiert. Sicher lassen sich die Mißerfolge nicht mit den ästhetisch hochwertigen lichthärtenden Füllungsmaterialien erklären. Auch die Aushärtung durch das Halogenlichtgerät erscheint optimal. Unter Anwendung der Schichttechnik führte eine weitere Versuchsreihe zu besseren Ergebnissen.

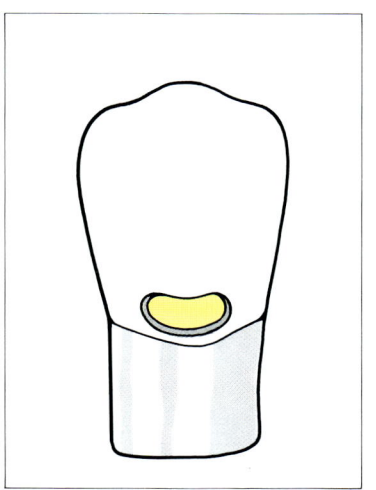

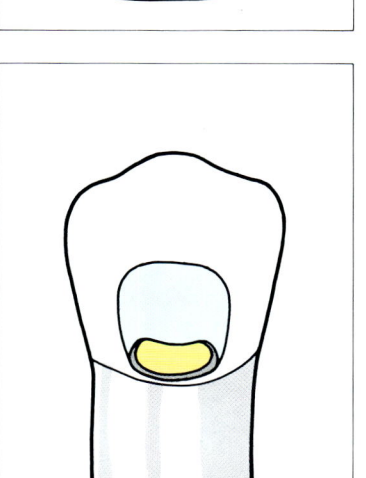

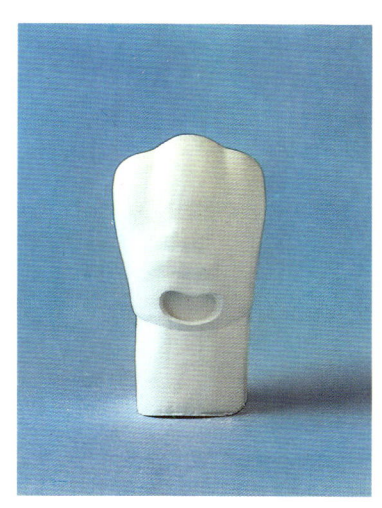

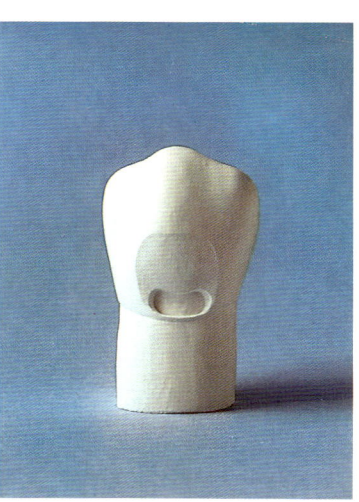

316 Zervikale Kavität
Klassische (konventionelle) Präparationsdentinkavität (Nieren-Bohnen-Form), makromechanische Verankerung.
Zeichnung und Modell.

317 Adhäsionspräparation
Entfernung des kariösen Dentins. Breit angeschrägter Schmelz dient Haftung und Markierung. Makromechanische Verankerung und mikromechanische Retention.
Zeichnung und Modell.

Erosionen

Erosionen sind Säureschäden, hervorgerufen durch jahrelange Einwirkung starker Säuren (Fruchtsäuren und -säfte, Joghurt u. a.) und anderer Ursachen (falsche Bürsttechnik, stark scheuernde Zahnpasten). Labiale und bukkale Erosionen an exponierten Partien der Front- und Seitenzähne sind von unterschiedlicher Größe und Tiefe, variabel in der Form und supra-gingival manifestiert. *Früherosionen* betreffen nur den Schmelz (Schmelzerosion), *Späterosionen* gehen mit Dentinbeteiligung einher (Schmelz-Dentin-Erosion) (KÖNIG 1987, MÜHLEMANN 1962, SCHROEDER 1983).

Ätiologie der keilförmigen Defekte

- Sekundäre Überlagerungen der Erosion durch fehlerhaftes Zähnebürsten (SCHROEDER 1983, RATEITSCHAK 1985);
- Symptome funktioneller Störungen (LUTZ u. Mitarb. 1976), „hohe und exzentrische Belastung", geringe Auflockerung durch „Biegebeanspruchung" (OTT u. PRÖSCHEL 1985).

Die *Substanzverluste* zeigen im *Initialstadium* eingeschnittene Kerben und Mulden, während der *fortgeschrittene Prozeß* mit mehr oder weniger stark ausgeprägten Keilformen einhergeht.

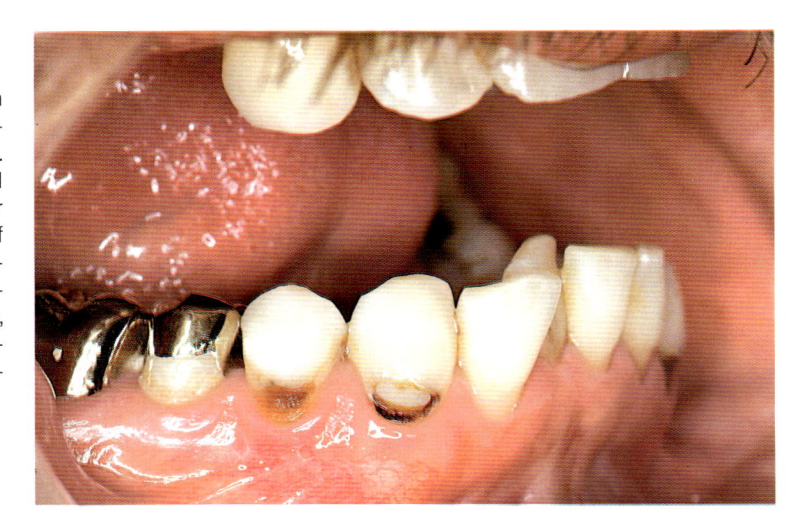

318 Versorgung zervikaler Läsionen
Bei einer rein zervikalen Läsion wird am *Prinzip der Adhäsionspräparation und -technik* festgehalten. Nach Entfernung der Karies und Abdeckung mit Ca(OH)$_2$ wurde der Dentinkleber in dünner Schicht auf die nicht mehr kontaminierte Oberfläche aufgetragen (absolute relative Trockenlegung, Contur-Strip, transparente Zervikalfolien). Mangelhafte Füllung; Zahn 44 mit Sekundärkaries, Zahn 45 mit Karies.

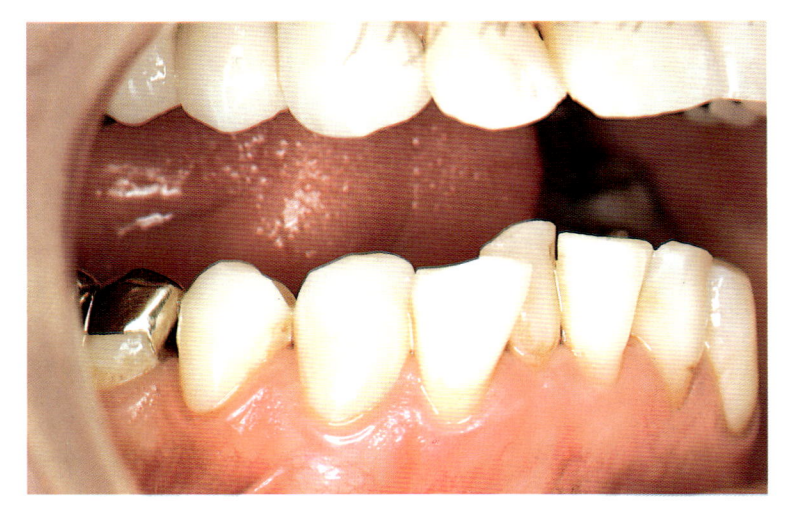

319 Kontrolle
Kontrollaufnahme nach zwischenzeitlich erfolgter prothetischer Versorgung. Ästhetische und marginale Adaptation der Füllungen mit Heliosit, Heliomat.

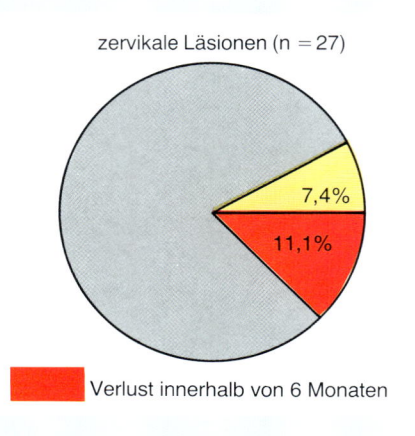

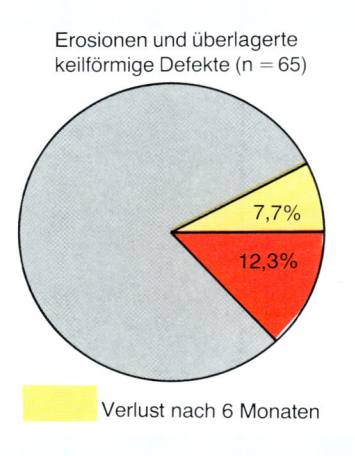

320 Ergebnisse der 1. Untersuchung
Sie stützt sich auf eine primär *chemische Haftung* des Dentin-Adhesits mit dem lichthärtenden Heliosit. Der Mißerfolg wird zurückgeführt auf den Dentin-Pulpa-Schutz, der mögliche Pulpairritationen ausschließen sollte, aber den Haftmechanismus des Dentinadhäsionsmittels einschränkte.
Fehlende Retentionen, fehlende Schmelzvorbehandlung und nicht durchgeführte Schichttechnik beeinflussen den Verbund Zahn- und Füllungswerkstoff.

zervikale Läsionen (n = 27)
7,4 %
11,1 %

Erosionen und überlagerte keilförmige Defekte (n = 65)
7,7 %
12,3 %

■ Verlust innerhalb von 6 Monaten
■ Verlust nach 6 Monaten

Zervikale Läsionen 119

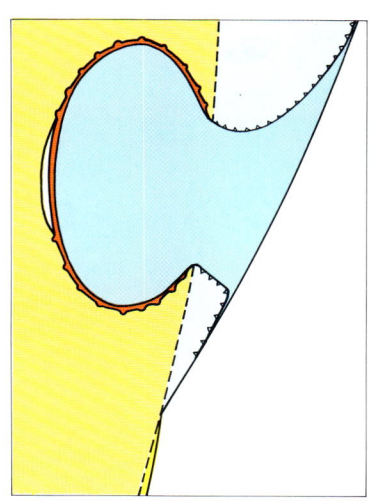

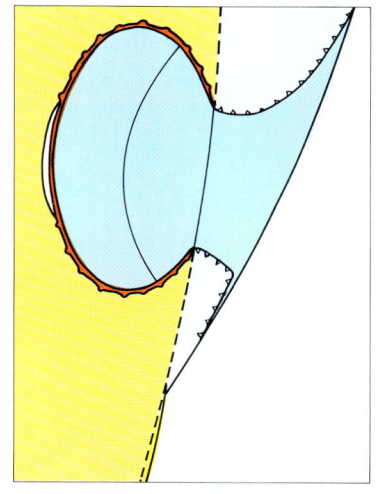

321 Schematische Darstellung
Exkavierte Karies, von links nach rechts:
- Ca(OH)$_2$,
- Mikromechanische Verankerungen im Dentin,
- Dentin-Adhesit,
- Anschrägung des Schmelzes, Säureätztechnik,
- Heliosit mit Schichttechnik.

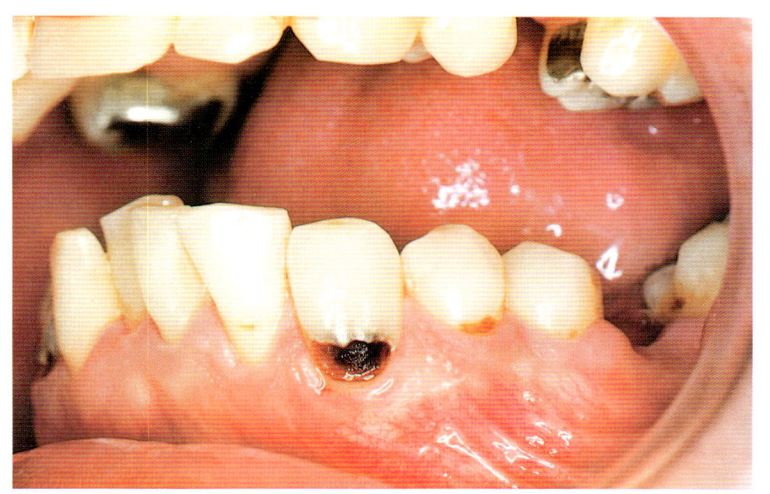

322 Zervikale Karies
Die zervikale Karies der Zähne 33 und 34 wird bis ins harte Dentin exkaviert und eine konventionelle Widerstandsform präpariert. Neben der mikromechanischen Verankerung wird eine weitere Retention der Füllungen durch Anschrägen des Schmelzrandes erreicht.

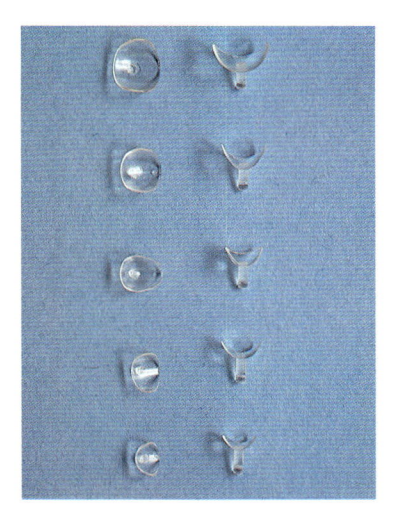

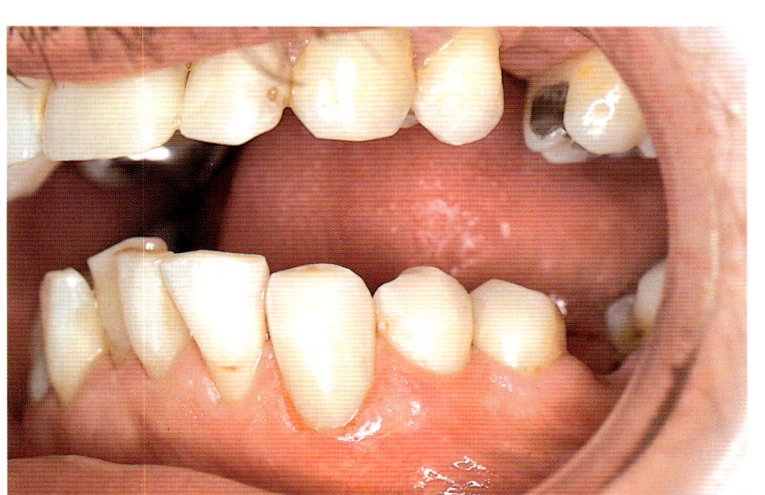

323 Versorgung
Versorgung der Zähne 33 und 34 mit Dentin-Adhesit und Heliosit. Aushärtung mit dem Heliomat. Ausarbeitung direkt nach Füllungslegung.

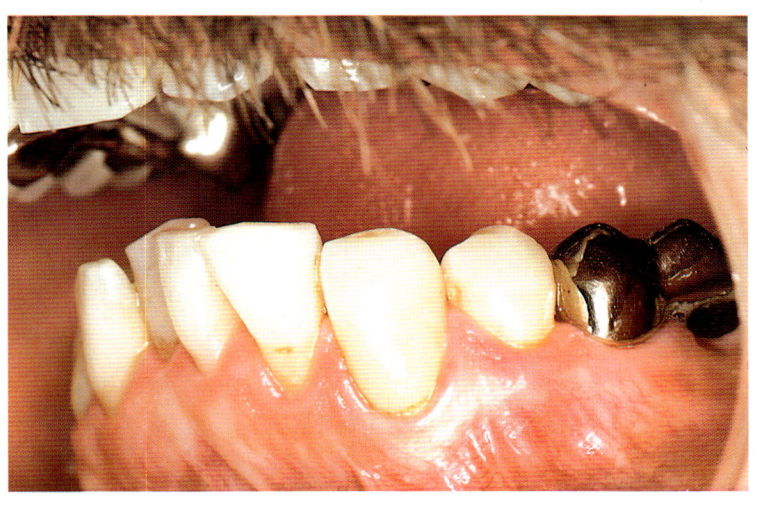

324 Kontrollaufnahme
1 Jahr nach prothetischer Versorgung.

120 Kunststoffe

325 Erosion mit überlagertem, keilförmigen Defekt
I und II = Schichttechnik.

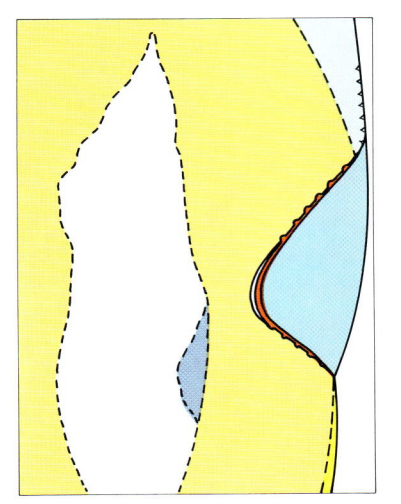

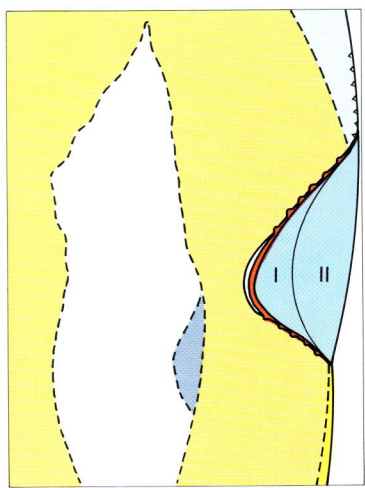

326 Erosionen und überlagerte, keilförmige Defekte
Nach mikromechanischer Verankerung (Retentionen im Dentin) der Zähne 16–11 erfolgt die Anschrägung des Schmelzes und das Auftragen des Dentinhaftvermittlers in dünner Schicht, danach die intensive Trocknung mit dem Luftbläser.

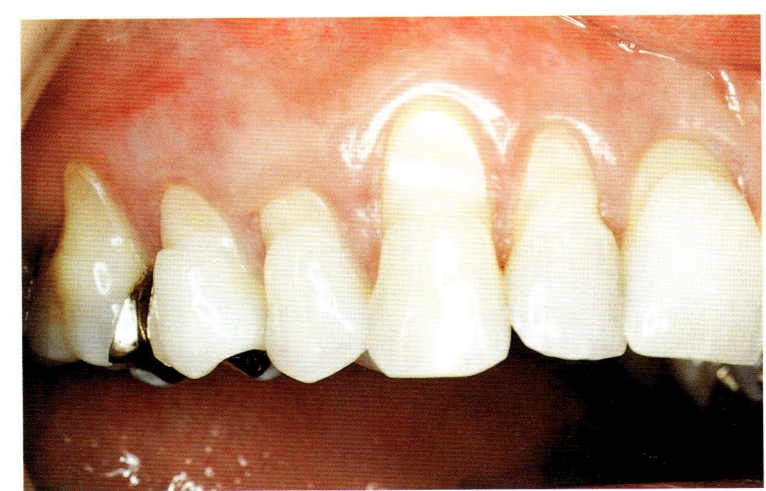

327 Füllungen nach 1 Jahr Liegedauer
Nebenwirkungen der Dentin-Adhesit-Applikation (negative Pulpareaktionen) wurden nicht beobachtet. Zellkulturtest und histologische Beurteilung bestätigen die Pulpaverträglichkeit.

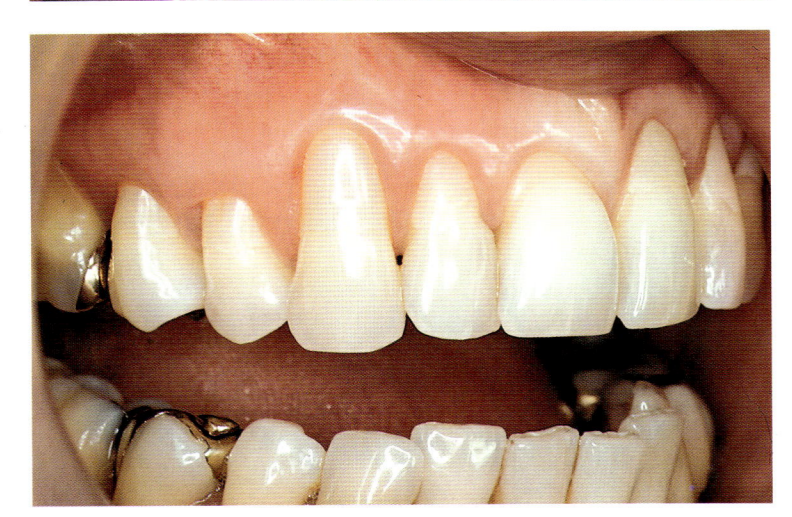

328 Ergebnisse der 2. Untersuchungsreihe

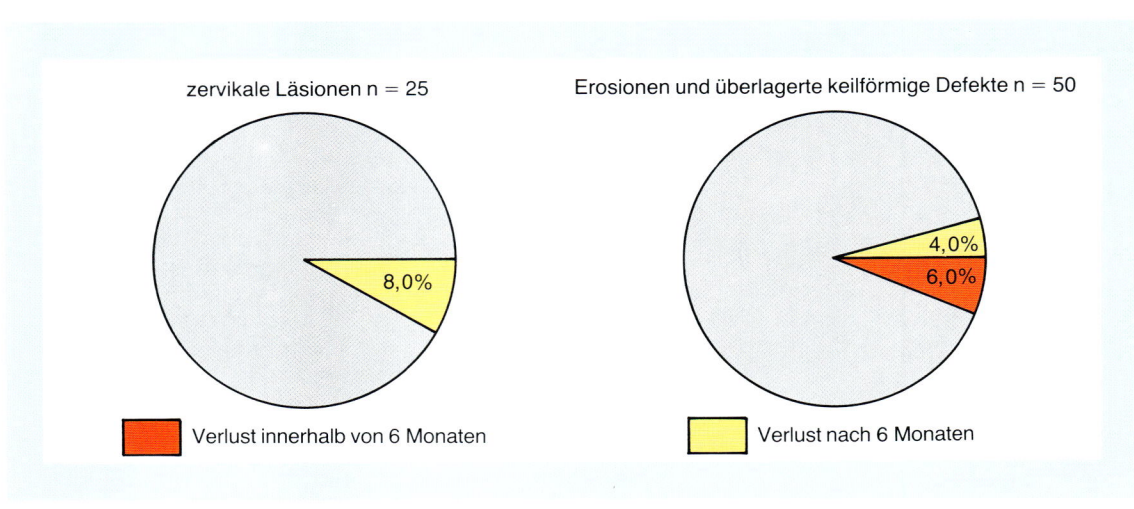

zervikale Läsionen n = 25: 8,0%

Erosionen und überlagerte keilförmige Defekte n = 50: 4,0% / 6,0%

Verlust innerhalb von 6 Monaten
Verlust nach 6 Monaten

Erosionen **121**

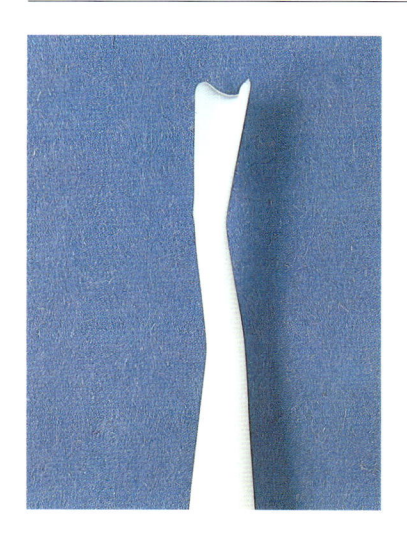

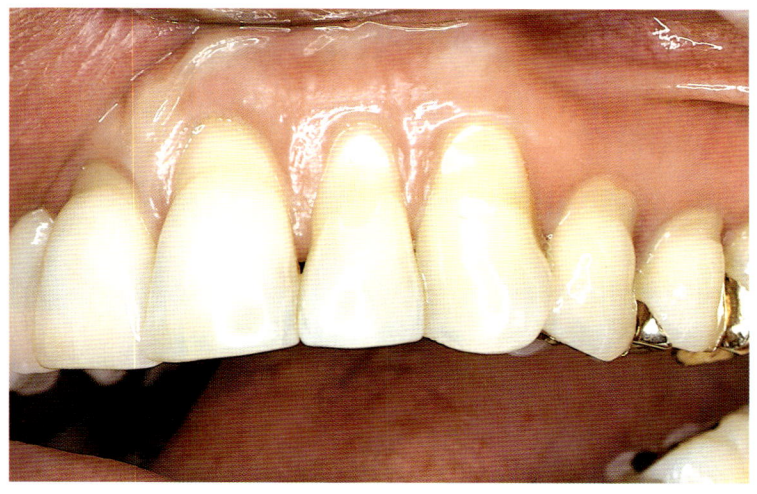

329 Erosionen und keilförmige Defekte
Vorgehen wie in Abb. 326. Verbieten morphologische Gegebenheiten das Anlegen von Kofferdam, werden die Defekte mit Chlorhexamed behandelt und relativ trockengelegt (Gingivaabheber, Retraktionsfäden).
Versorgung der Zähne 21–26.

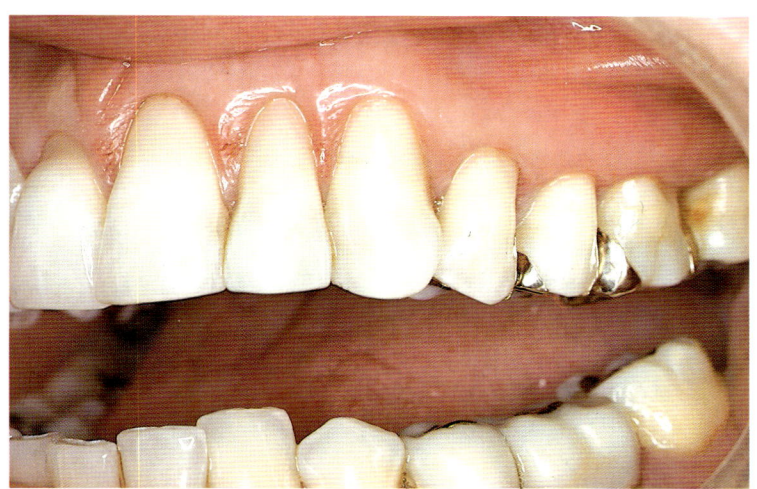

330 Versorgung mit Heliosit
Klinisch zeigt sich nach der Applikation eine gute Bindung zwischen Dentin-Adhesit und Kunststoff. Die Füllungen sind ästhetisch perfekt.

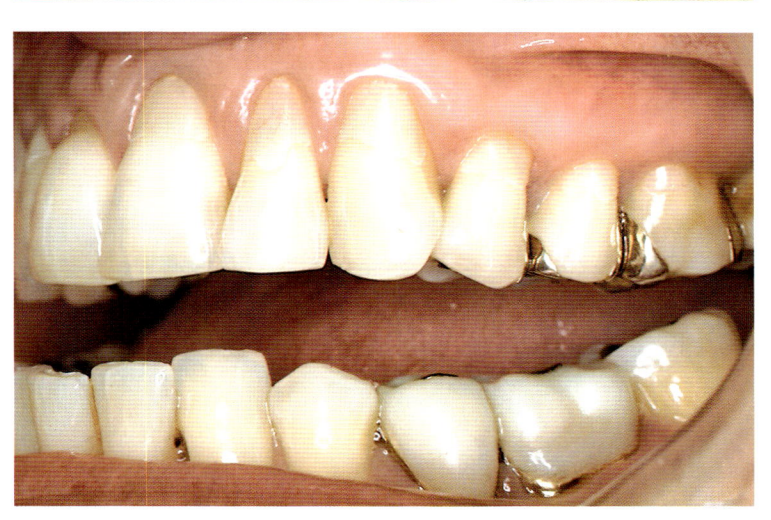

331 Kontrollaufnahme
Nach einer Liegedauer von 12 Monaten läßt sich ein nicht ganz spaltfreier Verbund im marginalen Bereich der Zähne 21, 22 feststellen (Sondenprüfung). Risse im Restaurationsmaterial konnten bei den Kontrollen nicht verfolgt werden.

Schlußfolgerungen

Bei der gebotenen Zurückhaltung neuen Materialien und Füllungstechniken gegenüber lassen sich die Ergebnisse der zweiten Studie auf eine bessere Dentinadhäsion, bedingt durch mikromechanische Retentionen, Schmelzätztechnik im Bereich inzisaler Schmelzanteile sowie die durchgeführte Schichttechnik zurückführen.
Anamnese, histologische Untersuchungen und Sensibilitätstests ergaben keinen Hinweis auf Pulpairritationen. In der Regel kann nicht auf einen Dentin-Pulpa-Schutz verzichtet werden. Bei Verzicht wird die Haftfläche für das Adhesit-Kunststoff-System vergrößert (KULLMANN 1985).
Sklerotisiertes Dentin scheint den Haftmechanismus zu unterstützen. Der apikalwärts verlaufende Defekt ist hinsichtlich seiner marginalen Adaptation und Begrenzung schwieriger zu beherrschen als der koronale Überhang mit zusätzlicher Schmelzvorbehandlung. *Beim derzeitigen Stand der Dentinhaftvermittler sollten sie in praxi nicht herangezogen werden.*

Erstversorgung nicht ausgedehnter okklusaler und approximaler Läsionen im Seitenzahnbereich

Das Statement der Deutschen Gesellschaft für Zahnerhaltung (DGZ) und der Deutschen Gesellschaft für Zahn-, Mund- und Kieferkrankheiten (DGZMK) von 1981 führt unter Ziff. 3 aus: *„Composites sind im Seitenzahnbereich auch angesichts der bisherigen technologischen Fortschritte nicht angezeigt."*

Dieses Statement deckt sich mit dem „Status Report" der American Dental Association (ADA). Der aktuelle Stand experimenteller und klinischer Untersuchungen von Kunststoffen im Seitenzahngebiet erlaubt keine uneingeschränkte Verwendung als okklusionstragende MOD-Restauration. Die Forderung einer amalgamähnlichen Verschleißfestigkeit, adäquater marginaler Adaptation bei ausreichender Röntgenopazität wird noch von keinem verfügbaren Kunststoffsystem in ausreichendem Maße erfüllt. Nach einem Jahr und darüber hinaus zeigen Messungen der Verschleißfestigkeit Substanzverluste in den Vertikalen, die von der Füllungsgröße abhängen und bei direktem Kontakt mit den Antagonisten im Bereich des okklusalen zentrischen Stopps und Kontaktpunktes zunehmen.

Klinische Untersuchungen bestätigen aber, daß *nichtokklusionstragende,* kleine *Füllungen* mit optimierten, verschleißfesteren Mikrofüllern für Restaurationen im Seitenzahnbereich *geeignet* sind.

Übereinstimmend referiert man gute Ergebnisse kontaktfreier Restaurationen unter den Begriffen:
– „erweiterte Fissurenversiegelung", – „präventive Resin-Restauration",
– „Adhäsivfüllungen Klasse I und II".

Der Restaurationstyp eignet sich für nicht okklusionstragende, aber kleine ein- bis zweiflächige Prämolaren- und Molarenfüllungen in einem kariesintakten Gebiß. Gute Mundhygiene sowie optimale Verarbeitungs- und Applikationstechnik des Materials sind Voraussetzung. Restaurationen dieser Art werden auch aus rein ästhetischen Gründen toleriert (LUTZ 1980 u.a.).

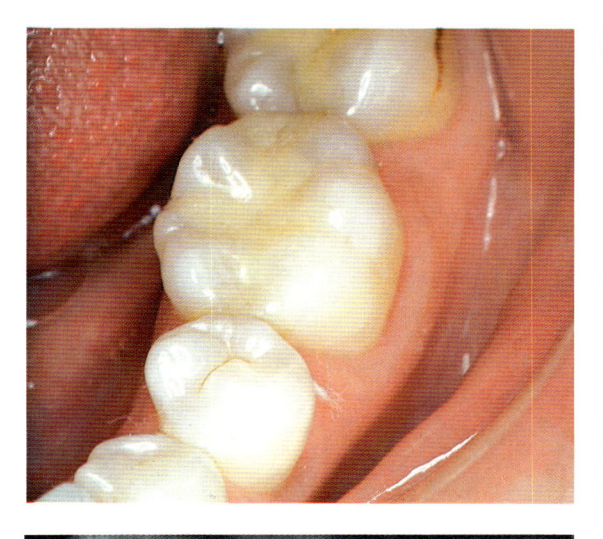

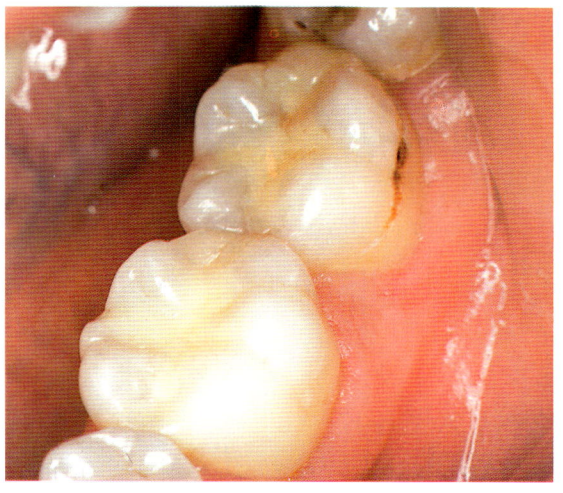

Seitenzahnbereich

332 Restaurationen im Seitenzahnbereich
Die Anwendungsmöglichkeiten zweier Mikrofüllerkomposits als okklusionstragende Restaurationsmaterialien bei je 25 Klasse-I-und -II-Füllungen.
Das klinische Vorgehen orientierte sich an den Prinzipien der adhäsiven Restauration bei modifizierter Kavitätenpräparation (Meint u. Mitarb. 1984).
Zahn 36:
– definitive Kompositfüllung (links) und
– Kontrolle nach einjähriger Tragezeit (rechts).

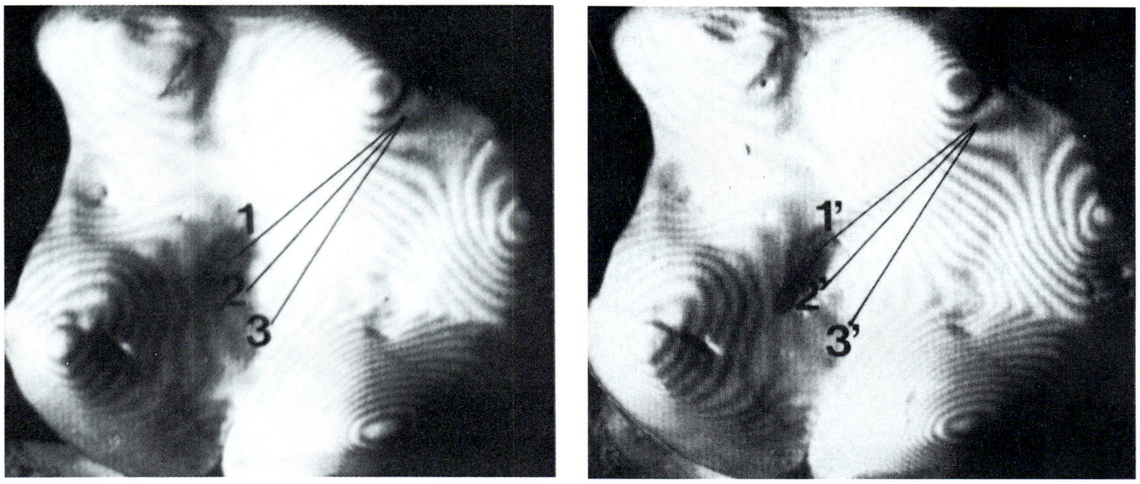

333 Verschleißfestigkeitsmessungen
Moiréphotographie des Erstmodells einer mod-Füllung mit eingezeichneten Graden zur Ermittlung von Profilkurven in einem Verschleißbereich (links).
Füllungsoberfläche nach einjähriger Tragezeit (rechts)(Meint u. Mitarb. 1984).

334 Resultate
Ergebnisse nach einem Jahr.
Rechts: Nachuntersuchung bei 25 Seitenzahnfüllungen mit Estic-Microfill.
Links: Nachuntersuchung bei 25 Seitenzahnfüllungen mit ISO-V.

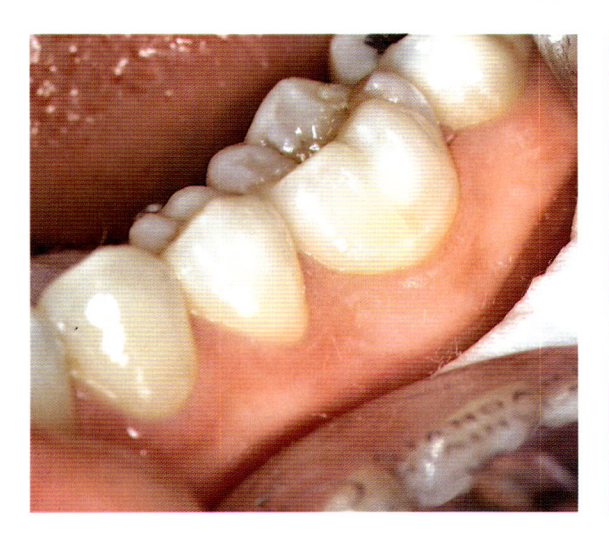

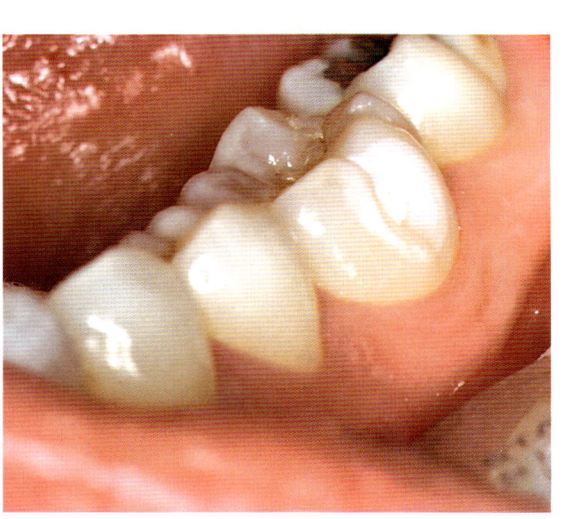

Füllungsart	o	mo	do	mod	gesamt
Begutachtungskriterien					
klinisch unveränderte Füllungen	2	1	3	8	14
Füllungsfrakturen	–	–	–	–	–
Randspalten	–	–	–	–	–
Substanzverlust im okklusalen Bereich	–	–	1	6	7
Verlust des okklusalen Kontaktes	–	–	–	3	3
punktförmige farbige Einlagerungen	1	–	–	4	5

Füllungsart	o	mo	do	mod	gesamt
Begutachtungskriterien					
klinisch unveränderte Füllungen	2	2	7	2	13
Füllungsfrakturen	–	1	–	1	2
Randspalten	–	1	–	–	1
Substanzverlust im okklusalen Bereich	–	1	–	3	4
Verlust des okklusalen Kontaktes	–	1	–	–	1
punktförmige farbige Einlagerungen	1	1	–	4	6

335 Erstversorgung
Typisches Beispiel für Erstversorgung einer nicht ausgedehnten bukkalen Kavität im Seitenzahnbereich
Vor und nach Restauration mit Säureätztechnik und Komposit.

336 Inhaltsstoffe kommerzieller Füllungskunststoffe
Die Produktnamen und deren Inhaltsstoffe betreffen sowohl frühere, herkömmliche Kunststoffe und PMMA-Komposits als auch konventionelle Komposits und photopolymerisierende Komposits neuesten Standes.

Einen Auszug gelisteter Produktnamen und Inhaltsstoffe zeigt das breite Spektrum der Füllungskunststoffe (nach *Viohl* u. Mitarb. 1986).

Die Auflistung erhebt weder Anspruch auf Vollständigkeit, noch stellen die Handelsnamen eine Empfehlung oder Wertung der genannten Produkte dar.

Produktname	Organische Inhaltsstoffe (Gewichtsprozent) Monomere, Komonomere	In/A/Ib (Gewichtsprozent)	Anorganische Inhaltsstoffe Füllstoff (Gewichtsprozent)
Herkömmliche Füllungskunststoffe (ungefüllt)			
Palavit 55	MMA, PMMA	DBP, TS	–
Sevriton simplified	Fl: 81% MMA, 15% MAA, 4% EDMA P: PMMA	DBP, TS	–
PMMA-Komposits	(Fl/P)	Ib: HQ oder HQME	
Palakav	79% MMA, 21% Tedma/PMMA	0,8% DBP, Tri-n-Butylboran	Al-Silicat-Glas (Perlen)
TD 71	72% MMA, 28% MAA/PMMAA	DBP, Mercaptan	
Komposits		Ib: HQME oder BHT (Ionol)	
Adaptic	B: 67% Bis-GMA, 11% Bis-MA 22% TEDMA C: 62% Bis-GMA, 13% Bis-MA 25% TEDMA	1% DMPT 1,25% DBP	67% Al-Silicat 77% Quarz
Concise	B/C: 64% Bis-GMA, 36% TEDMA	DBP, DMPT	76% Quarz
Estic microfill	B: 53% Bis-GMA, 46% TEDMA C: 34% TEDMA, 66% UDMA	DHEPT DBP	53% pyrogene Kieselsäure
Silar	B/C: 35% Bis- +Iso-Bis-GMA 55% TEDMA	DBP 3,9% DHEPT	55% pyrogene Kieselsäure
Vytol	B/C: 39% Bis-GMA, 10% Bis-MA 22% Iso-Bis-GMA, 29% TEDMA	DBP, DHEPT	Al-Silicat Aerosil
Non-Komposits			
Isopast	B: 100% UDMA C: 97% Dibutylphthalat	0,4% DHEPT DBP	30% pyrogene Kieselsäure
Superfil MFR	B/C: Bis-GMA, TEDMA	DBP, DHEPT	35% Aerosil
Photopolymerisierende Komposits		In: BAE oder CC	
Durafill	35% Bis-GMA, 33% TEDMA 29% UDMA	Licht	52% Aerosil
Estilux microfill	39% Bis-GMA, 35% TEDMA 24% UDMA	UV	51% Aerosil
Heliosit	Bis-GMA, TEDMA, UDMA	Licht	Aerosil
Heliomolar	Bis-GMA, TEDMA, UDMA	Licht	Aerosil

Abkürzungsverzeichnis

B/C	= Basispaste/Katalysatorpaste		Bis-GMA	= Bisphenol-Diglycidyl-methacrylat
P/Fl	= Pulver-/Flüssigkeitssystem			
K	= Kapsel		TEDMA	= Triäthylenglycol-Dimethacrylat
In	= Initiator		UDMA/DUDMA/	
A	= Akzelerator		TUDMA	= Di-/Tri-Urethandimethacrylat
Ib	= Inhibitor		DBP	= Dibenzoylperoxid
MMA	= Methylmethacrylat		DMPT	= NN-Dimethyl-p-Toluidin
MAA	= Methacrylsäure		DLP	= Dilauroylperoxid
PMMA	= Polymethylmethacrylat		DHEPT	= NN-Dihydroxyäthyl-p-Toluidin
Bis-MA	= Bisphenol-Dimethacrylat		TS	= p-Toluolsulfinsäure

Inlaysysteme **125**

Direktes und indirektes Inlaysystem...

Sogenannte Seitenzahnkomposits werden heute von fast allen Herstellern von Füllungskunststoffen angeboten. Trotzdem ist mit Seitenzahnkomposits nach heutigem Wissensstand keine definitive Versorgung der Klassen I und II möglich. Die Hauptprobleme bleiben die mangelhafte marginale Adaptation durch die Polymerisationsschrumpfung, die ungenügende Verschleißfestigkeit und die fehlende Unterscheidbarkeit zwischen Zahn und Kompositfüllung während der Ausarbeitung. *Direkt oder indirekt hergestellte Komposit-Inlays bieten eine Möglichkeit, die Polymerisationsschrumpfung auszugleichen.* Beiden Techniken gleich sind Vorteile gegenüber herkömmlichen Restaurationen. So läßt sich mit Hilfe der Säureätztechnik ein Verbund zwischen Kunststoff und Zahnschmelz erzielen, der die Frakturgefahr reduziert. Ferner kann häufig mehr Zahnsubstanz bei der Präparation belassen werden, und schließlich erlaubt die Komposit-Inlay-Technik eine in ästhetischer Hinsicht voll befriedigende Lösung. Aussagen über die Verschleißfestigkeit bleiben klinischen Langzeitstudien vorbehalten.

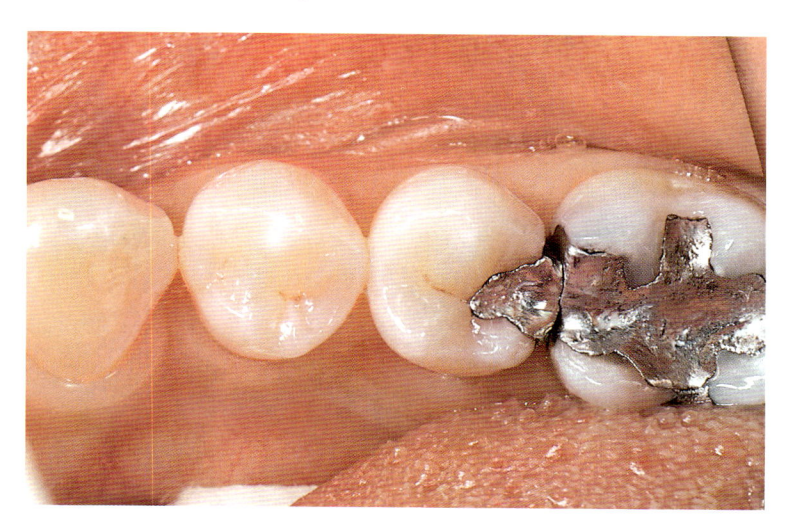

337 Ausgangssituation
Zahn 45 vor der Präparation zur Aufnahme eines direkt hergestellten Inlays. Ein Komposit-Inlay an Zahn 46 ist nicht mehr indiziert. Dieser Zahn wird zu einem späteren Zeitpunkt konventionell mit einer Teilkrone versorgt.

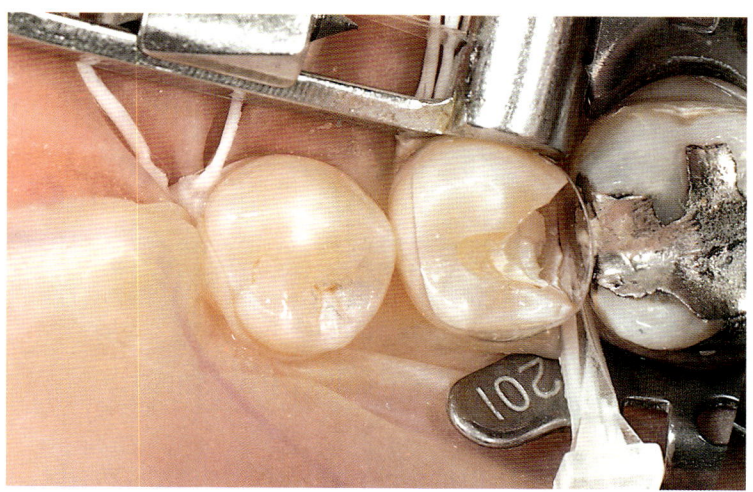

338 Präparation und Unterfüllung
Reinigung und Farbauswahl erfolgen vor Anlegen des Kofferdams. Nach Entfernung der Karies und Versorgung des Dentins (Calciumhydroxid und Glasionomerzement) wird die Kavität ohne Anschrägung der Schmelzränder präpariert und finiert. Die approximalen Schmelzränder verlaufen dabei rechtwinklig zur Zahnoberfläche.

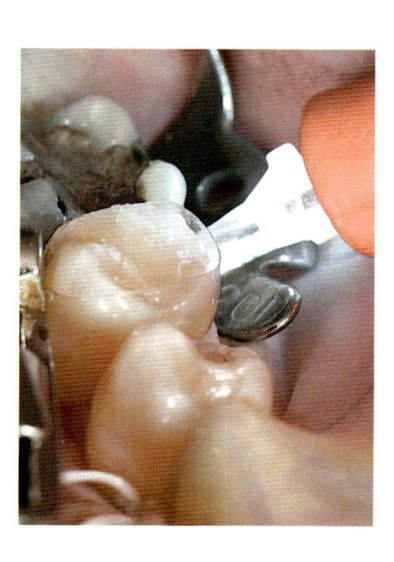

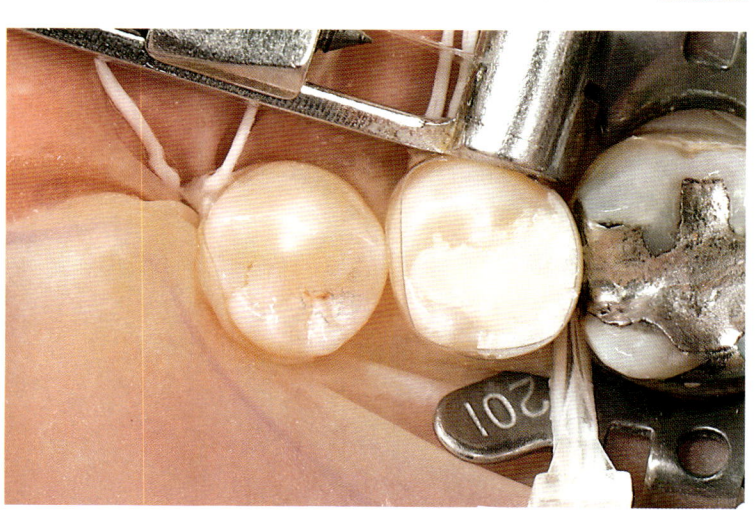

339 Herstellen des direkten Inlays
Nach dem Isolieren der Kavität, dem Anpassen und Verkeilen der Transparentmatrize mit Lichtkeilen wird das D.I. Condensable Composite (Coltene) mit abriebfesten Stopfinstrumenten eingebracht. Anschließend erfolgt die Polymerisation von approximal über die Lichtleitung des Keils (40 s) und von okklusal (40 s).

Kunststoffe

... und der klinische Vergleich

Direktes Inlaysystem (Coltene Brillant)

- Modifizierte Inlaypräparation;
- Provisorium entfällt;
- Abdruck entfällt;
- Modelle entfallen;
- Herstellung des Inlays am Patienten. Einschleifen der Fissuren und Approximalflächen zeitaufwendig;
- 2 Grundfarben;
- verlängerte Behandlungszeit, obwohl nur eine Sitzung notwendig ist.

Indirektes Inlaysystem (SR-Isosit-Inlay/Onlay)

- Modifizierte Inlaypräparation;
- provisorische Versorgung notwendig;
- Abdruck mit herkömmlichen Materialien. Voraussetzung: Mehrmaliges Ausgießen muß möglich sein;
- Modelle erforderlich;
- okklusales Relief und approximale Gestaltung werden unter Laborbedingungen hergestellt;
- 3 Grundfarben, 6 Intensivfarben für individuelle Charakterisierung;
- kürzere Gesamtbehandlungszeit, obwohl zwei Sitzungen notwendig sind.

340 Entfernung der Überschüsse
Nach der Entnahme des Inlays aus der Kavität wird das Inlay im Lichtofen vergütet (7 min). Anschließend werden die approximalen Überschüsse entfernt und das okklusale Relief eingeschliffen. Zur Kontrolle wird das Inlay in die Kavität zurückgesetzt.

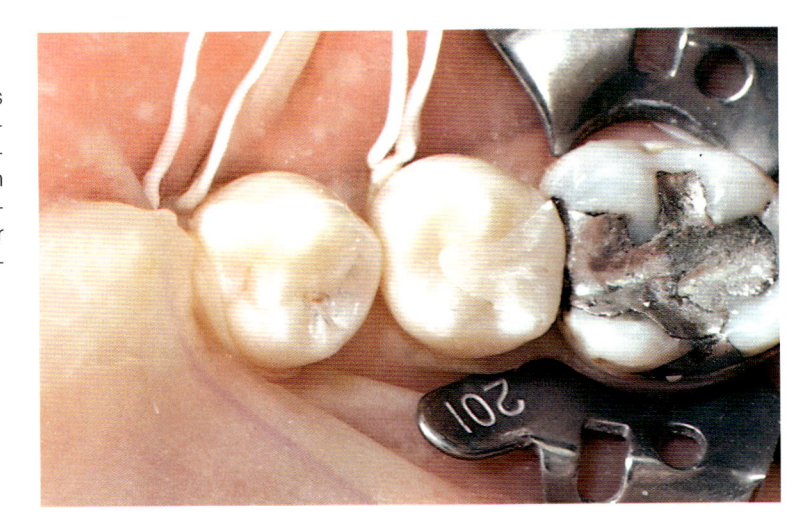

341 Einsetzen des Inlays
Transparentmatrize und Lichtkeil werden erneut fixiert. Der geätzte Schmelzrand wird mit einer dünnen Schicht Bonding Agent (D.I. Duo Bond, Coltene) und die gesäuberte Inlayinnenfläche mit Kompositzement (D.I. Duo Zement, Coltene) beschickt. Mit einem Spatel wird das Inlay anschließend in seine Position gedrückt. Die Polymerisation erfolgt von jeder Fläche (s. Abb. 339).

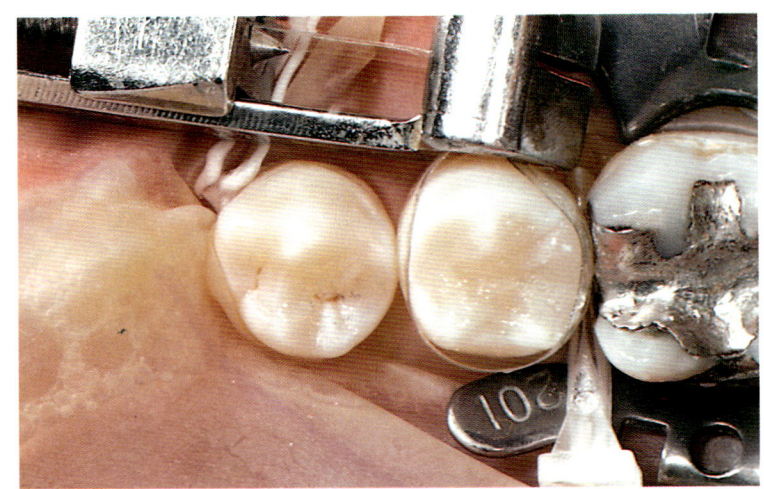

342 Ausarbeiten des eingesetzten Inlays
Lichtkeile, Transparentmatrize und Kofferdam werden entfernt. Flexible Discs und feine bzw. superfeine Diamanten eignen sich zum Ausarbeiten. Die Unterscheidung zwischen Zahn und Inlay ist während der Ausarbeitung mit Wasserspray fast immer ein Problem. Abschließend Okklusionskontrolle und Politur.

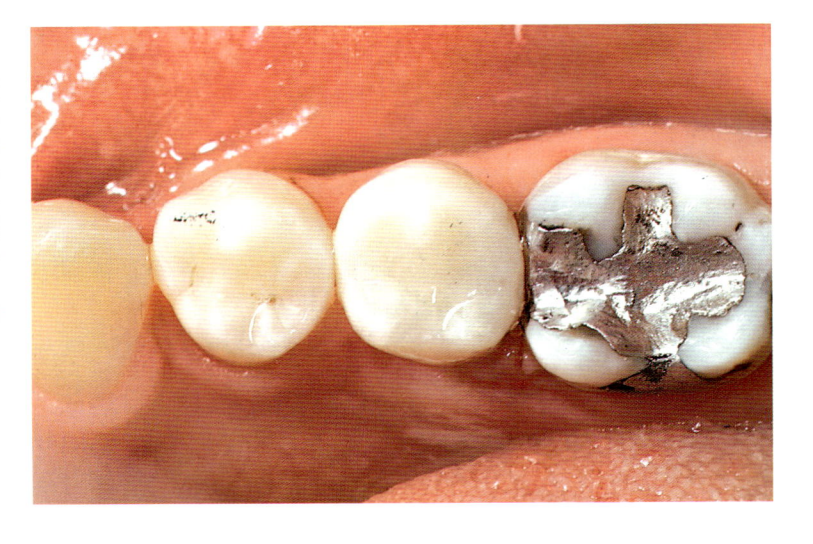

Inlaysysteme **127**

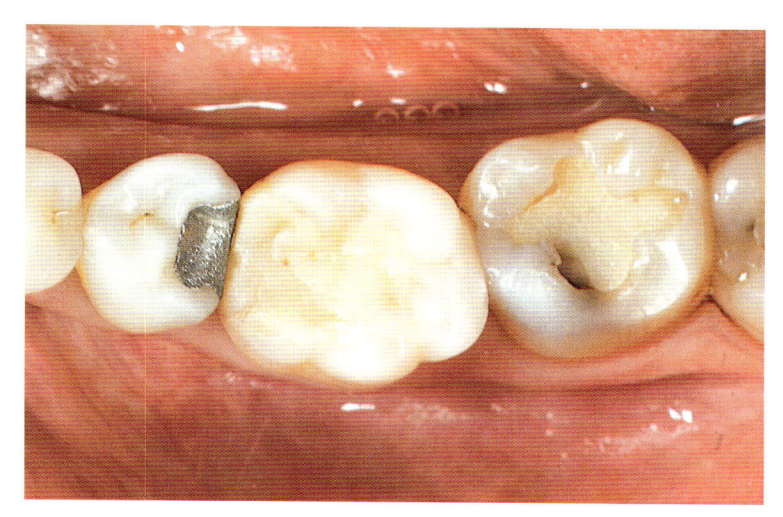

343 Ausgangssituation
Die Zähne 35, 36, 37 vor der Präparation zur Aufnahme von indirekt hergestellten Komposit-Inlays.
Indikation: Die okklusionstragenden Höcker sind teilweise noch erhalten.

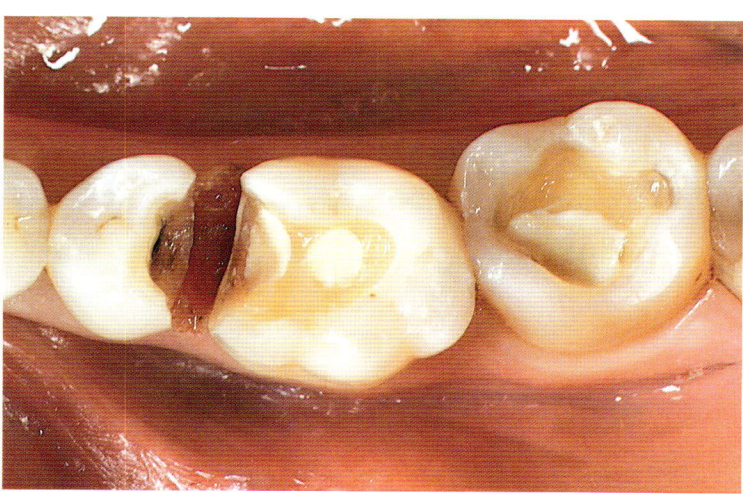

344 Präparation und Unterfüllung
Nach der Kariesentfernung erfolgt die Abdeckung der tiefen Stellen mit Calciumhydroxid und Glasionomerzement. Die Abdeckung des freien Dentins mit Dentin-Adhesit (Vivadent) hat sich bewährt. Zur Abdrucknahme empfiehlt sich ein Material, das mehrmals ausgegossen werden kann (Silicon usw.).
Cave: Die provisorische Versorgung darf nicht mit eugenolhaltigen Materialien erfolgen.

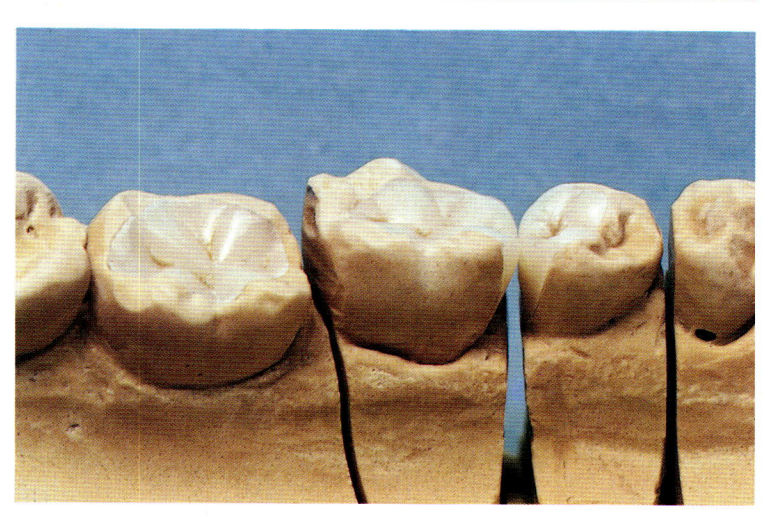

345 Arbeitsmodell
Die Abschrägungen dienen nur der Schmelzätztechnik und nicht wie beim Gold-Inlay zur Verringerung des Randspaltes. Approximal-zervikal erfolgt keine Abschrägung. Fertige Arbeit auf dem Modell.
Die Kontaktfläche zwischen Zahn 35 und 36 ist auf dem Modell kontrollierbar. Der interdentale Bereich ist durch den Patienten leicht sauberzuhalten.

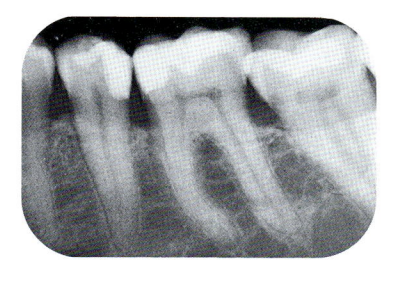

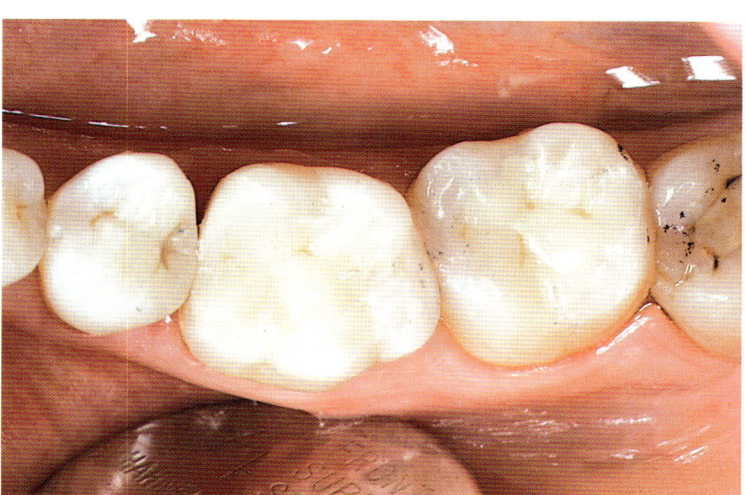

346 Eingesetzte Restauration
Nach dem Anlegen von Kofferdam, Transparentmatrize und Leuchtkeilen erfolgt das Einsetzen. Die geätzten Schmelzränder werden mit Bonding Agent (Heliobond) und die gesäuberten Inlays mit Kompositzement (Dual-Zement, Vivadent) beschickt und mit Druck eingesetzt. Die Ränder werden vom Überschuß gereinigt und jeder Randbereich und jede Fläche für 40 Sekunden ausgehärtet. Anschließend erfolgen Okklusionskontrolle und Politur.
Röntgenbild: Die Röntgenopazität ermöglicht eine Kontrolle.

Keramik

Computer-Inlays – Cerec-System

Natürlich aussehende Seitenzahnfüllungen sind vom Patienten begehrt. Die Forderung nach zahnschmelzähnlicher Ästhetik, dauerhafter Kaustabilität und Abrasionsresistenz stellt an nichtmetallische zahnfarbene Werkstoffe hohe Materialanforderungen.

Grundlage für die Realisierung einer völlig neuen Restaurationstechnik (MÖRMANN u. BRANDESTINI 1985) war die Überlegung, daß Kunststoffe, Kompositmaterialien, Porzellane und Keramik optimierbar sind, wenn sie unter kontrollierten Bedingungen vorgefertigt werden. Dieses Konzept wurde anhand von Studien mit Komposit-Inlays verifiziert (MÖRMANN 1982).

Die Bioingenieur-Arbeitsgruppe der Brians AG entwickelte in der Folge eine dreidimensionale optische Abdruckmethode und eine integrierte Konstruktion (CAD) und Fertigungseinheit (CAM), das Cerec-System, mit dessen Hilfe Inlays aus Materialrohlingen innerhalb von Minuten, direkt am Patienten, einsetzbereit gefertigt werden können.

347 Funktionsschema des Cerec-Systems
Der Abtastkopf (scan head) erzeugt den „optischen Abdruck" innerhalb von 0,2 Sekunden. Die Meßdaten werden als kontrastverstärktes Videobild (video processing) mit 8facher Vergrößerung dargestellt. Die Abtastung wird kontrolliert (monitor) und ist beliebig wiederholbar. Der Umriß der Rekonstruktion wird im Monitorbild eingezeichnet und gespeichert (contour memory). Der Rechner steuert die Schleifmaschine (milling machine) entsprechend der Konstruktion.

348 Mundkamera, Bildverarbeitungs- und Produktionsstation
Das Kameraobjektiv wird über die Präparation gehalten. Mit Hilfe des Videobildes läßt sich die Kamera so ausrichten, daß der Blickwinkel der Einschubachse des zu fertigenden Inlays entspricht. In dieser Position löst der Zahnarzt die dreidimensionale Vermessung aus. Die Kamera wird durch Abstützen auf dem distalen Nachbarzahn und durch die bimanuelle Führung stabilisiert.
Die Cerec-Einheit ist fahrbar.

349 Vermessungsprinzip
Im Sinne aktiver Triangulation wird ein Streifenmuster auf die Zahnpräparation aufprojiziert. Innerhalb von 0,2 Sekunden wird es seitlich verschoben, und es werden vier unterschiedliche Bildmuster vom Bildsensor in Form von Helligkeitswerten registriert. Die Höhen und Tiefen der Zahnpräparation führen auf der Beobachterseite zu tiefentypischen Verzerrungen des Projektionsmusters, aus denen die Tiefeninformation berechnet wird.

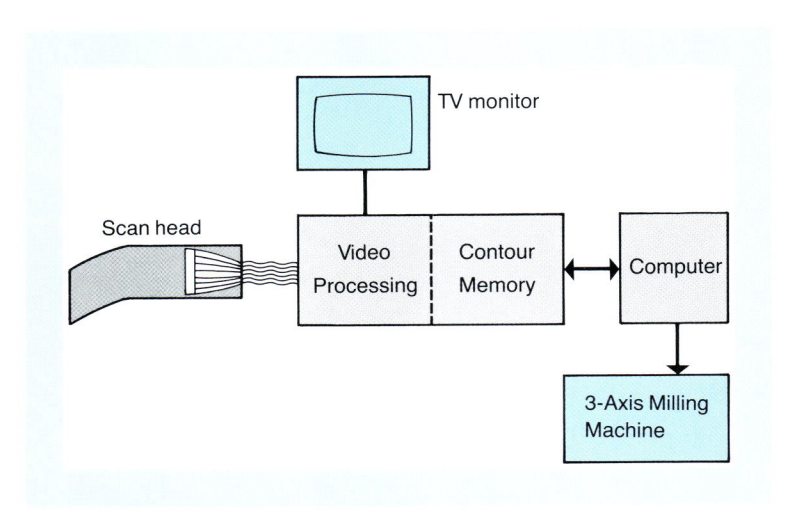

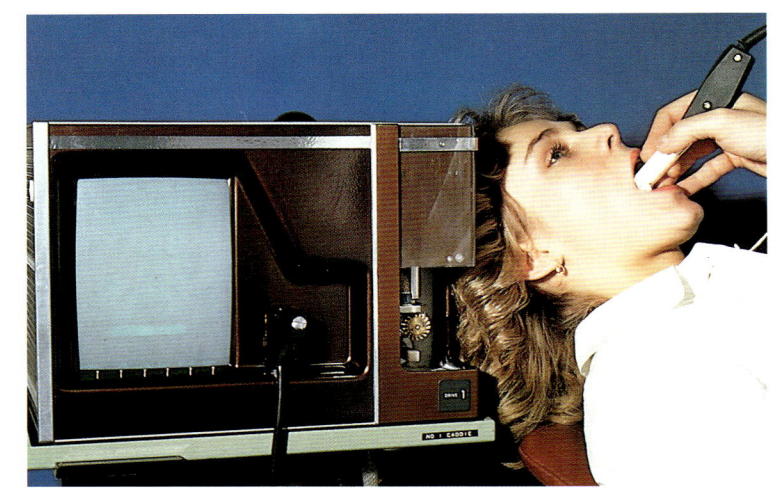

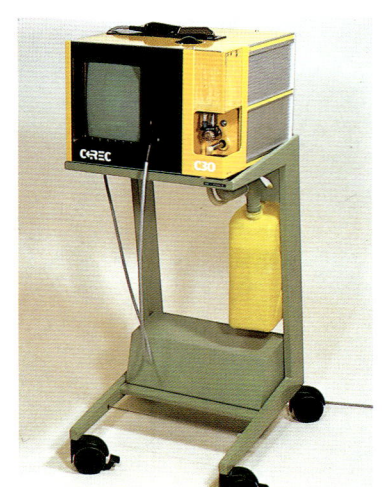

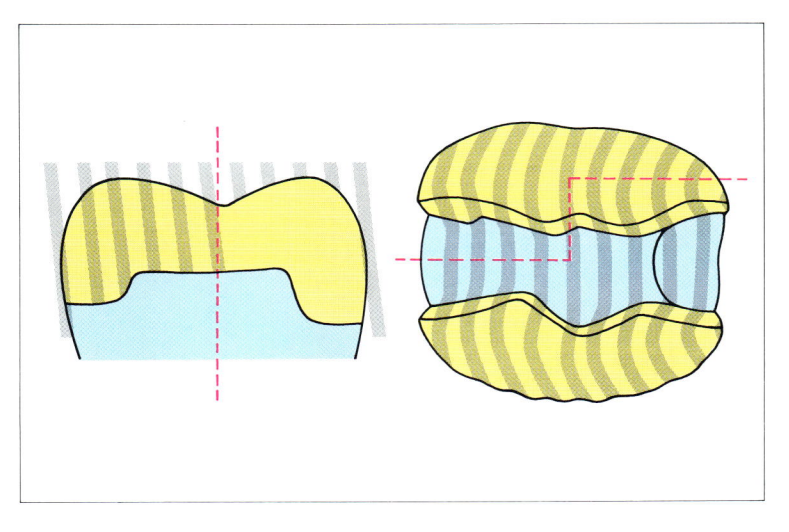

Inlaysysteme

Inlaykonstruktion auf dem Bildschirm

Bei der Aufnahme wird für alle 300 000 Bildpunkte sofort die Tiefe berechnet. Das kontrastverstärkte pseudoplastische Videobild repräsentiert die volle dreidimensionale Information. Der Prozessor kann während der Konstruktionsphase auf jeden in XYZ definierten Bildpunkt zugreifen. Mit Hilfe der Zeichenkugel, der Tastatur und des Fußpedals zeichnet der Zahnarzt in das Videobild die wesentlichen Rahmenkonturlinien ein, die vom Rechner automatisch ergänzt und dreidimensional zugeordnet werden.

Einfach okklusale, zwei- und dreiflächige Inlays bis zum Onlay mit Einbezug eines oder mehrerer Höcker, zervikale Inlays und einfache Frontzahnverblendungen können so konstruiert werden. Im Fügungsbereich des Füllungskörpers mit der Präparation paßt sich die Konstruktion optimal an die Oberflächendaten an. Approximal und okklusal werden die Flächen anhand der gezeichneten Konturlinien synthetisch aufgebaut.

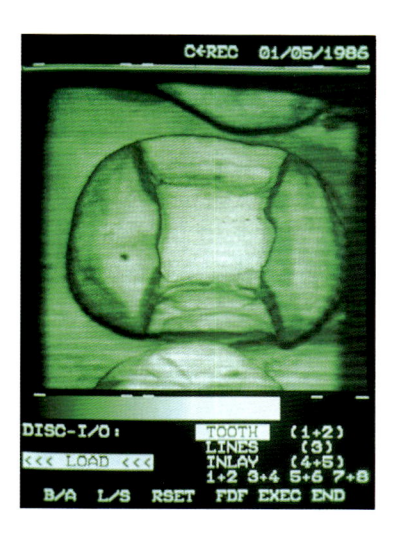

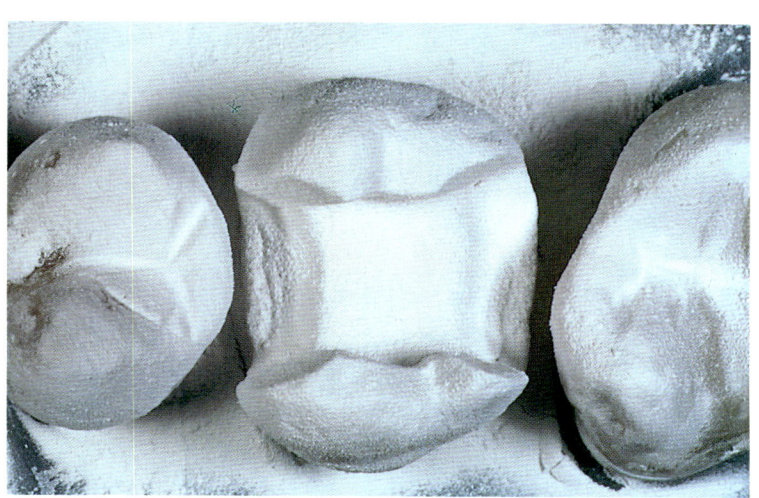

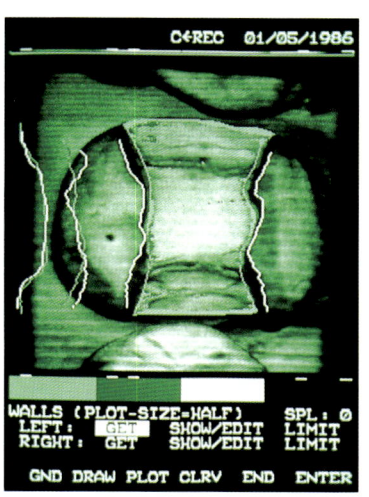

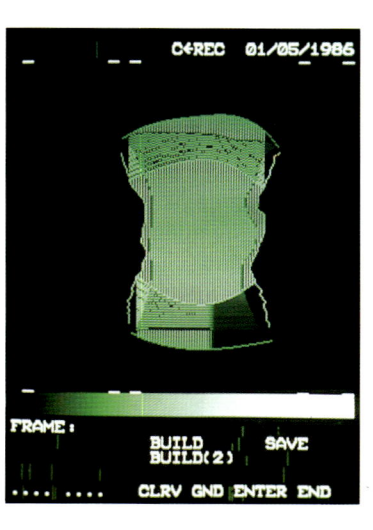

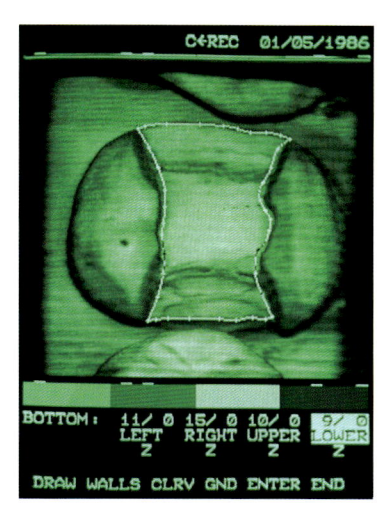

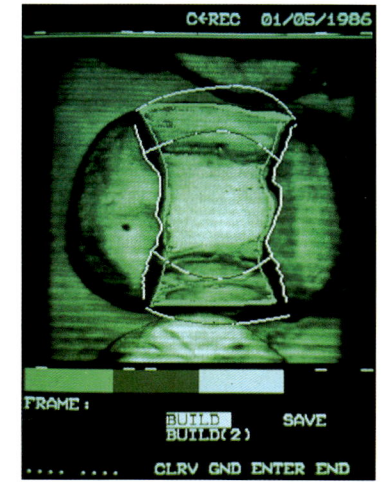

350 Aufnahme
Der gesamte Aufnahmebereich muß zur Herstellung von Reflexfreiheit und optimalem Kontrast mit Hilfe eines Puders opazifiziert werden. Der Puder ist inert und rückstandslos abspraybar.
Die Kavität wird zunächst über das Videobild der Kamera begutachtet (Vergr. 8fach). Bei zufriedenstellender Präparation wird die Kamera so gehalten, daß sich das Videobild der Kavität in einem der zukünftigen Einschubachse entsprechenden Blickwinkel darstellt. In dieser Position wird die Aufnahme getätigt.

351 Konstruktion eines Inlays
Sie gliedert sich in drei Abschnitte
- Abgrenzung des Kavitätenbodens: Die distozervikale Kavitätenecke (links oben) wird zuerst mit dem Kursor markiert und danach der Verlauf der linken Boden-Wand-Grenze. Nach Eingrenzung des gesamten Bodens folgt die
- automatische Findung der linken und der rechten okklusalen Randlinien. Bei unklarer Präparation können diese auch manuell eingegeben bzw. korrigiert werden.

352 Approximalbeziehung, Äquator und Randleiste
Im Interdentalraum werden die Approximalflächen zwischen der zervikalen Grenzlinie, einer Äquator- und einer Randleistenlinie durch Interpolation aufgebaut. Der Äquator setzt die äußere Kontur des Zahnes fort und berührt die Approximalfläche des Nachbarzahnes im Kontaktbereich. Die Äquatorhöhe wird automatisch anhand von Erfahrungswerten eingestellt. Die Randleiste schließt den Approximalbereich nach okklusal ab. Die Konstruktion ist abgeschlossen und wird gespeichert.

Keramik

Fertigungsprozeß, Füllungsqualität

Die fabrikgefertigten Keramikkörper sind mit einem präzisen Träger- und Verbindungsteil verbunden, welches als Adapter in einer definierten Position in das Spannfutter des Werkstückhalters eingeschoben wird. Bei der Bearbeitung wird dieser Rohling gedreht und gleichzeitig gegen die Scheibe vorgeschoben. Der Füllungskörper wird in 300–400 Umgängen gefertigt, was einer Dauer von 4–6 Minuten entspricht.

Die Keramikfüllkörper werden mit verdünnter Flußsäure (HF 5%) allseitig geätzt (60 s) und die Approximalflächen vor dem Einsetzen mit Discs poliert. Die adhäsive Zementierungstechnik unter Verwendung von kombiniert licht- und chemischhärtenden Kompositwerkstoffen ergab in Laborstudien eine signifikant ($p < 0,001$) bessere marginale Adaptation als bei vergleichbaren Kontrollrestaurationen aus Amalgam und Gold (MÖRMANN u. Mitarb. 1985, 1986).

353 Fertigung des Paßkörpers
Werkzeug (Diamantscheibe) und Werkstück (Keramik) sind je durch eine Spindel geführt, was eine Rotation und Translation ergibt. Das Werkstück wird vom freien Ende her entlang einer schraubenförmigen Bahn bearbeitet. (Funktion des Wassers als Antriebs- und Kühlmedium.) Der Schleifprozeß läuft vollautomatisch in einer Aufspannung ab und wird adaptiv mit Hilfe einer berührungsfreien Drehzahlmessung kontrolliert.

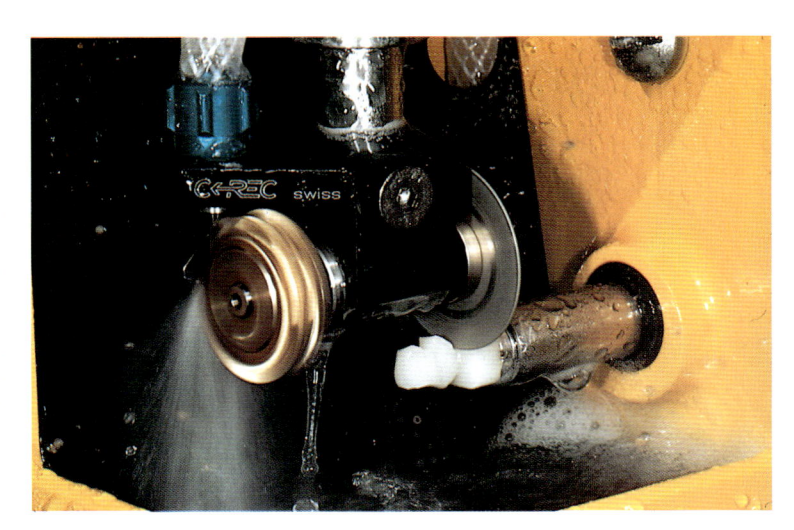

354 Adhäsives Einsetzen
Die Kavität mit den geätzten Schmelzrändern und die geätzte Keramik wurden mit einer dünnen Versieglerschicht (Bonding Agent) beschichtet; Boden und Wände wurden mit Kompositzementierungsmaterial bedeckt. Zur Optimierung der marginalen Adaptation wurde in diesem Fall eine Transparentmatrize gelegt und mit sog. Leuchtkeilen gesichert. Sie garantieren die optimale Polymerisation des lichthärtenden Komposits im Bereich der zervikalen Zementierungsfuge bei Bestrahlung mit der Polymerisationslampe.

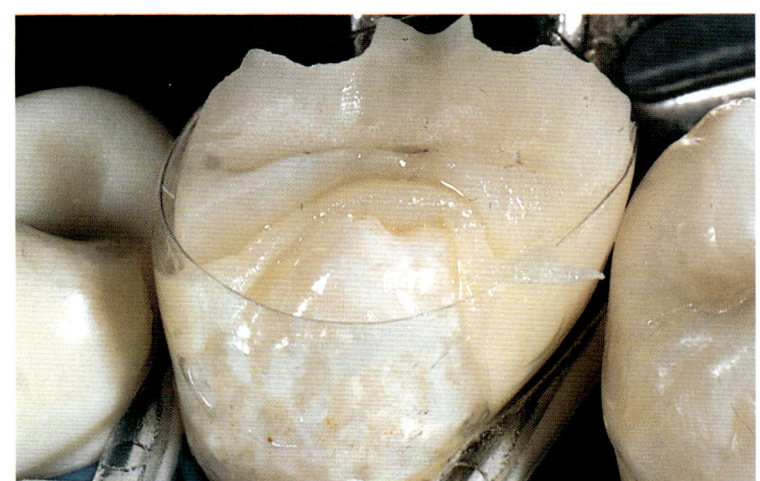

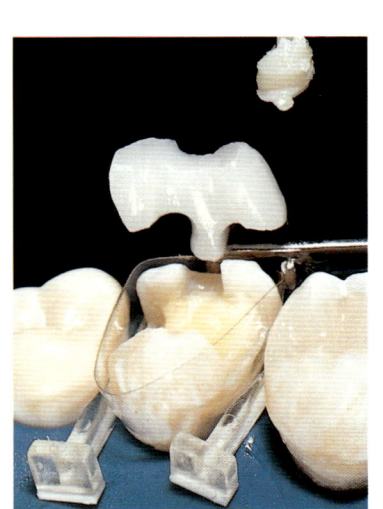

355 Füllungsqualität, Ergebnis einer Laborstudie
Gemessen wurde die prozentuale Länge des perfekt adaptierten Füllungsrandes bei 200- bis 400facher Vergrößerung im Rasterelektronenmikroskop pro Approximalfläche bei Amalgam-, Goldguß- und Cerec-Füllungen vor und nach einem Temperaturwechseltest. Der adhäsive Verbund beim Keramik-Inlay zwischen geätzter Keramik, Komposit und geätztem Schmelz zeigte die beste Randqualität vor und nach dem Test.

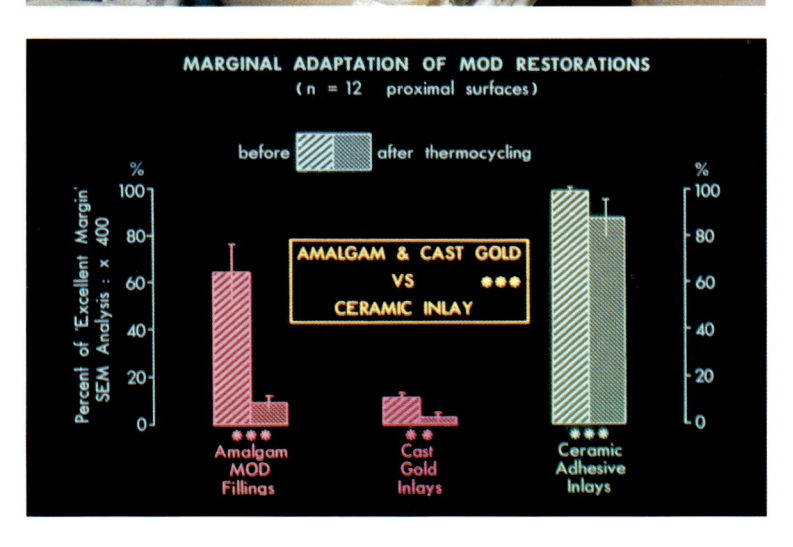

Kavitätenpräparation

„Unter dem Ausdruck ‚Exkavieren' oder ‚Kavitätenpräparation' verstehen wir jene instrumentelle Behandlung der den Zähnen durch Karies zugefügten Schäden, die den restlichen Teil des Zahnes am besten in Stand setzt, eine die ursprüngliche Zahnform wiederherstellende Füllung zu tragen, dieser Widerstandsfähigkeit sichert und ein Wiederauftreten der Karies an derselben Zahnfläche verhindert" (BLACK 1914, S. 120).

Nach den Grundvoraussetzungen der Ätiologie der Karies und der Parodontopathien sowie angemessenen *Mundhygienemaßnahmen* ist die *„extension for prevention"* und die *klassische Kastenpräparation überholt*. Das heutige „Konzept" fordert ein *schadengerechtes, zahnsubstanzschonendes Vorgehen* aus den Zonen der *Selbstreinigung* heraus in die der *mechanischen Zahnreinigung*.

Grundlagen des Konzeptes von Black

Klassifikation der Kavitäten nach Black

Der Einteilung nach einem künstlichen Einteilungsprinzip (Klasse I–V) schloß BLACK die Reihenfolge der Regeln an, deren Beobachtung die Maßnahmen der Präparation vereinfachen und erleichtern sollen.
- Fissuren- und Foramen-caecum-Kavitäten (Klasse I),
- approximale Kavitäten an Prämolaren und Molaren (Klasse II),
- approximale Kavitäten an Frontzähnen ohne (Klasse III) und mit Verlust der Schneidekantenecke,
- Zahnhalskavitäten (Klasse V).

Reihenfolge der Kavitätenpräparation

Nach BLACK ergeben sieben Arbeitsgänge eine fertige Kavität, die mit Bohrmaschine und Handinstrumenten hergestellt wird.
- Umriß-, Widerstands-, Retentions- und Erleichterungsform,
- Entfernen des noch vorhandenen kariösen Dentins,
- Finieren der Schmelzwände und -ränder,
- Reinigen der Kavität.

Der Zusammenhang zwischen der klinischen und technischen Situation, z. B. das unter Spraymatik ablaufende hoch- und höchsttourige Präparieren mit rotierenden Instrumenten oder der Übergang vom kantigen zum runden sowie vom Stahl zum Diamant- und Hartmetallinstrument (KIMMEL u. Mitarb. 1986), führt zwangsläufig zur *Erledigung mehrerer Arbeitsschritte in einem Arbeitsgang*.

Extension for prevention

Die vorbeugende Ausdehnung der Kavität über die Prädilektionsstellen für Karies hinaus in Bereiche der natürlichen Selbstreinigung, schon früher gelehrt (DE BOER 1965), wird von BLACK nachdrücklich gefordert.

Kastenform

Die klassische Kastenform wird durch eine ebene Kavitätenfläche und parallele Seitenwände charakterisiert, die im rechten Winkel gegen die Bodenfläche abgesetzt sind.

Okklusale Kavitäten der Prämolaren und Molaren

Der Okklusalbereich der Prämolaren und Molaren bietet durch das Einbeziehen morphologischer Strukturen Raum für eine Präparationstechnik, die mit den Läsionen, Grübchen und Fissuren eng zusammenhängt.
Das Eröffnen und Freilegen der Läsion ist neben dem Entfernen der erkrankten Hartsubstanz im Bereich der Schmelz-Dentin-Grenze in der Regel mit dem Herstellen der Präparationsformen, entgegen dem systematischen Vorgehen nach Black, *ineinandergreifend* zu gestalten.

Das „extension for prevention" führt zur *Schwächung des Zahnes* und *erschwert* die morphologische und funktionelle *Wiederherstellung der Kaufläche*. Die radikale Extension *ohne routinemäßige Mundhygienemaßnahmen* schützt nicht vor *Sekundärkaries*. Das Blacksche Konzept postulierte auch bei beginnender Läsion die Extension bis zu einer Standardgröße. *Initiale Läsionen* werden heute durch grazile Präparation und -techniken versorgt, und eine Stabilisierung der Okklusion wird durch Schonung transversaler Schmelzleisten erreicht.

356 Klasse-I-Kavität, Umrißform
Bei Fissurenkavitäten müssen nach *Black* die Ausläufer der Fissuren in die Umrißform mit einbezogen werden.

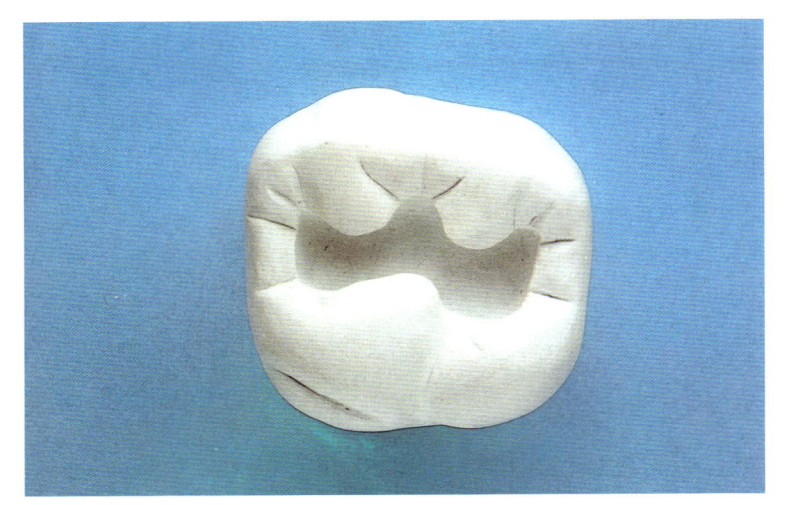

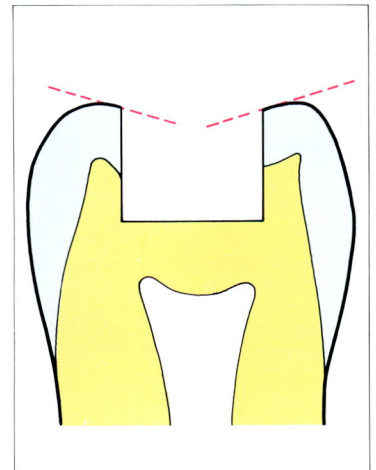

357 Ausgedehnte Läsionen
Während in Fällen ausgedehnter Läsionen bei extremer Kariesanfälligkeit eine schaden- und mundhygienegerechte Extension angezeigt ist, kann bei günstigen topographischen Verhältnissen, erwiesener Kariesinaktivität und guter Mundhygiene das Prinzip „extension for prevention" verlassen werden.

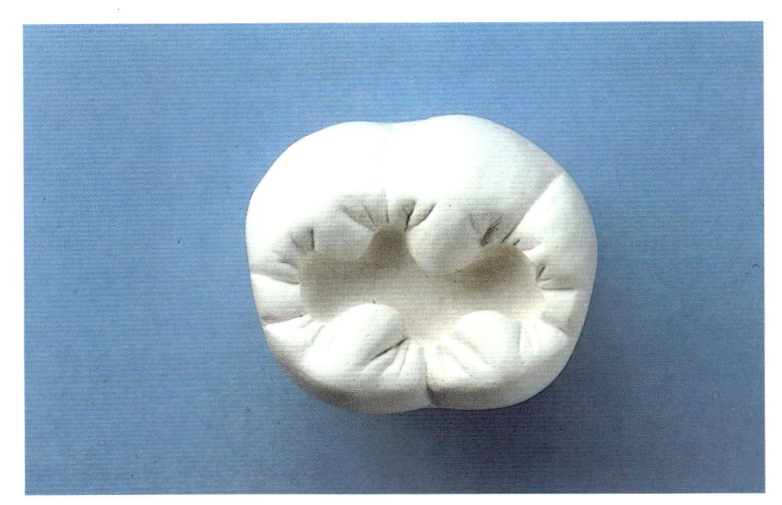

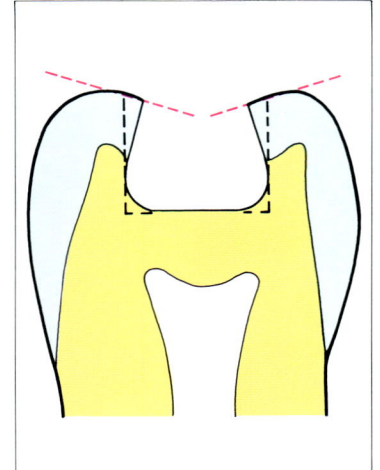

358 Erstversorgung nicht ausgedehnter Läsionen
Grazile Füllungen sollten substanzschonend in die Zone der Zahnbürstenreinigung und deren Hilfsmittel gelegt werden. Für die *Erstversorgung* nicht ausgedehnter Läsionen sind präventiv extendierte, zahnsubstanzschonende Verfahren unter vollständiger Entfernung der Karies indiziert.

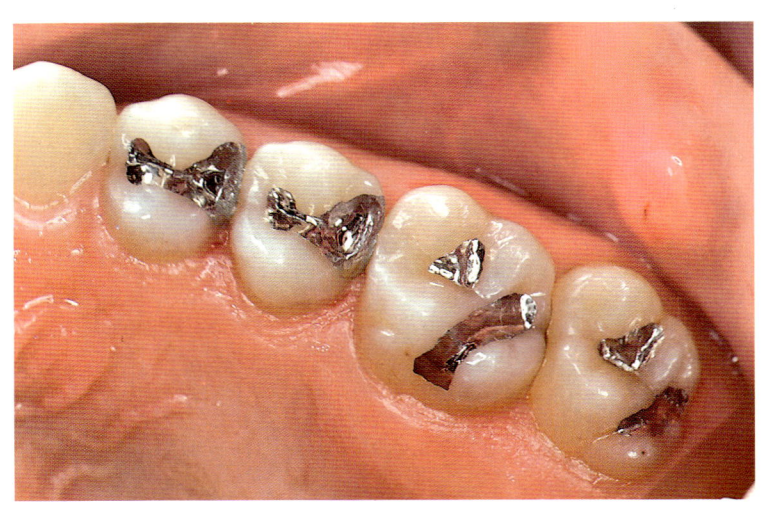

Seitenzahnbereich 133

359 Untere Prämolaren
Häufig weisen erste Prämolaren im Unterkiefer keine okklusale Fissur auf infolge eines *massiven transversalen Schmelzwulstes*. Jedoch zeigen die beiden Grübchen oft initiale Karies. Die Versorgung kann ohne „Ausdehnung über die Prädilektionsstelle hinaus" durch kleine Amalgamfüllungen erfolgen, aber auch durch Adhäsivpräparation und -technik versorgt werden (*Lutz* u. Mitarb. 1976).

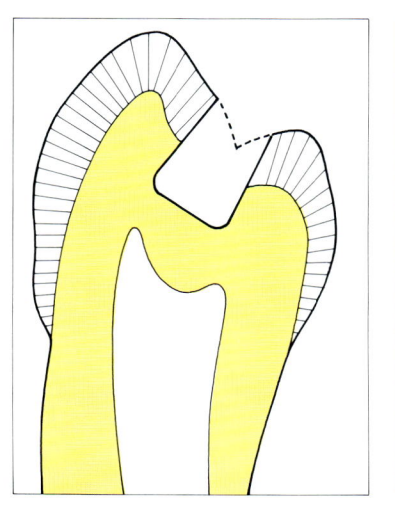

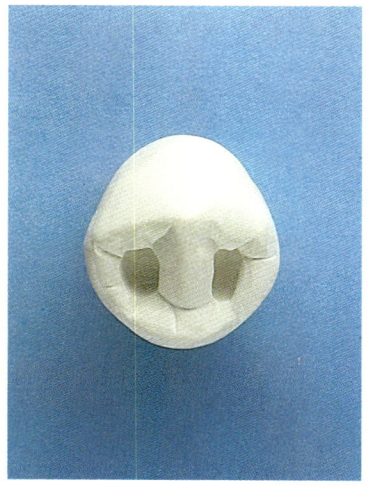

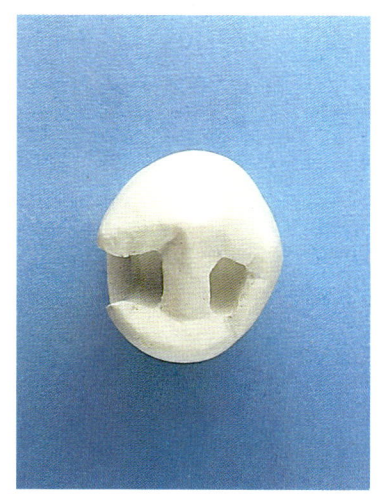

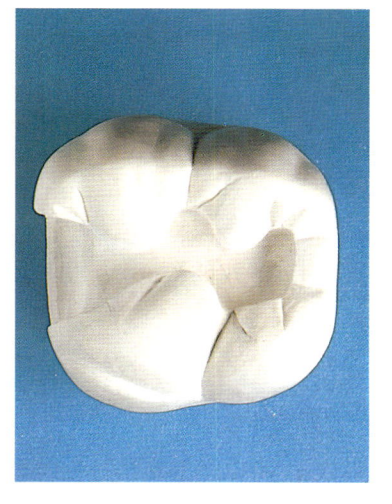

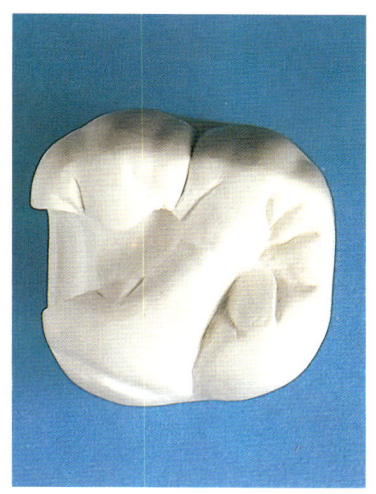

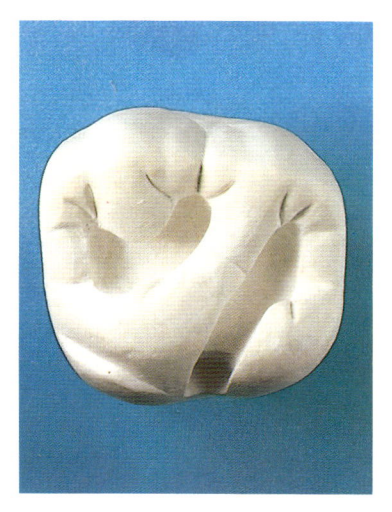

360 Obere Molaren
Ist im Okklusalbereich der oberen Molaren die *Crista transversa* unterminiert, wird ohne Rücksicht auf die Querleiste extendiert. Wenn es sich um eine intakte transversale Verbindung handelt, wird das mesiale und distale Fissurenmuster unter Schonung des Transversalwulstes isoliert versorgt (*Harndt* 1973, *Riethe* 1987, *Klaiber* 1986).

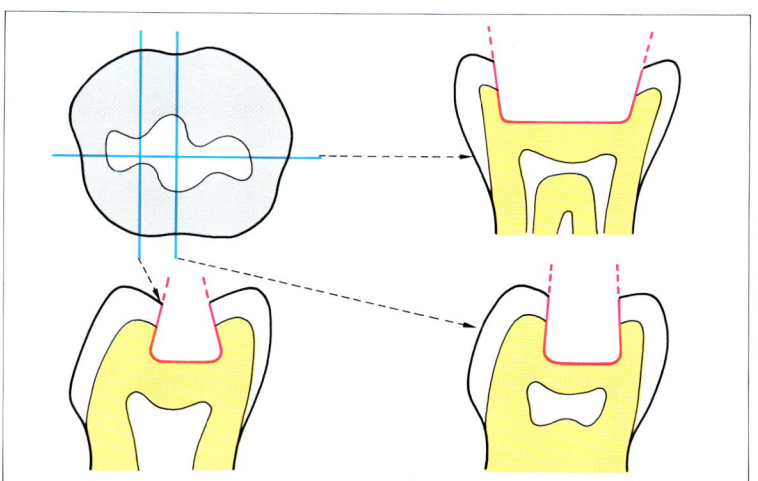

361 Widerstands- und Retentionsform
Damit ist die Resistenz der Füllung gegen den Kaudruck gemeint. Den Widerstand erhält die Füllung durch die Kastenform. Die Retentionsform deckt sich teilweise mit der Widerstandsform. Die approximalen Kavitätenwände werden *konvergierend in okklusaler Richtung* im Bereich der *Randleisten divergierend* angelegt. Unterschiedliche Konvergenz der approximalen Wände in Abhängigkeit von der Kavitätenbreite, divergierende Wände im Randleistenbereich (nach *Klaiber* 1986).

362 Spannungsoptische Modellversuche
Sie ergaben, daß die Kastenform „mit *flachem Boden* und *scharfen inneren Winkeln*" *revidiert* werden muß. „Die Gestaltung der Kavitäten mit abgerundeten Ecken und eventuell leicht ausgemuldetem Boden bringt im Modellversuch eine so offensichtliche Verbesserung der Spannungsverteilung in der Zahnhartsubstanz, daß wir diese Form in der Praxis fordern müssen..." (*Schreiber* u. *Motsch* 1968).

Approximale Kavitäten der Prämolaren und Molaren

Die Parallelität der approximalen Kavitätenwände stimmte bei BLACK weitgehend mit der okklusalen Extension überein. Bei approximalen Kavitäten streben wir eine *Konvergenz der Seitenwände in okklusaler Richtung* an. *Retentionselemente* können die eigenständige Retention unterstützen.

Vorteile:
- geringer Substanzverlust,
- verbesserte Retention,
- verminderte okklusale Belastung,
- verbesserte Ästhetik.

In der Regel ist die *approximal-zervikale Stufe supragingival* zu plazieren. Die Lage ergibt sich aus parodontalprophylaktischen Aspekten und ist der schlechteren Mineralisation zervikaler Schmelzanteile übergeordnet.
Subgingival reichende Präparationsgrenzen erfordern eine *lokale Papillektomie*.

Anstelle scharfer Kanten und Winkel bei BLACK treten präparationstechnisch abgerundete Übergänge, um „internal stress" zu reduzieren sowie Belastungen von Füllungen und Zahn zu vermindern.

363 Klasse-II-Kavität, Umrißform
Bei Glattflächenkavitäten (Klasse II–V), die an einer „glatten aber gewöhnlich nicht rein gehaltenen Fläche entstehen und die Tendenz zeigen, sich flächenhaft auszubreiten", wird die Umrißform so gewählt, daß die „ganze habituell unsaubere Zone" in die Präparation mit einbezogen wird.
Nach *Black* (1914) stimmt die Parallelität des approximalen Kastens weitgehend mit der okklusalen Extension überein. Im Gegensatz zu *Black* streben wir eine *Konvergenz der Seitenwände* an.

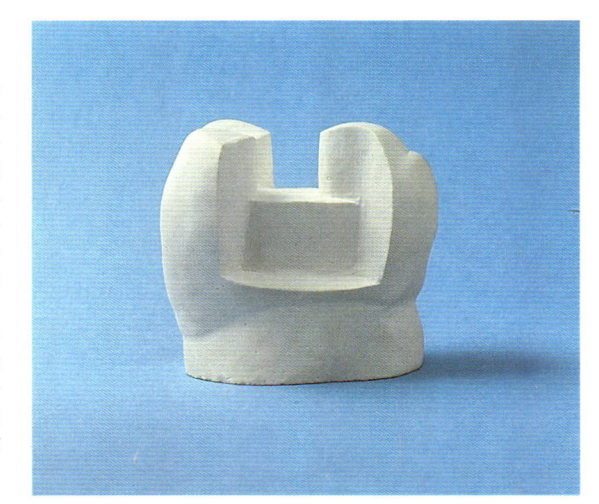

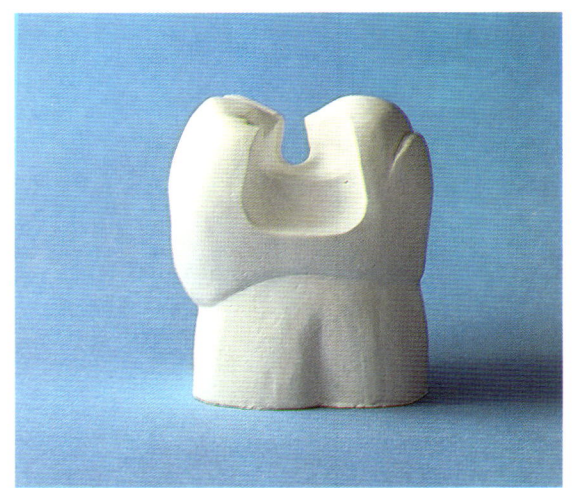

364 Zervikale Stufe
Aus kariesprophylaktischen Gründen sollte nach Black die Stufe unter dem schützenden Saum der Gingiva liegen. Wegen der minderwertigen Beschaffenheit des kariesdisponierten, zervikalen Schmelzes ist diese Plazierung zeitweise gefordert worden (*Sauerwein* 1965). Parodontal *optimal* wird die *Begrenzung* beurteilt, wenn sie *keinen Kontakt zur Gingiva* hat und *supragingival* zu liegen kommt (*Renggli* 1974) bzw. in Höhe des Gingivalsaumes (*Gainsford* 1983) (von links nach rechts).

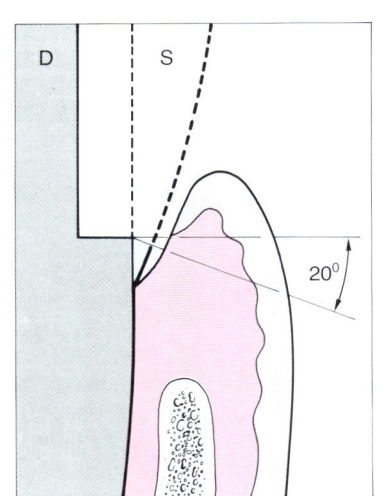

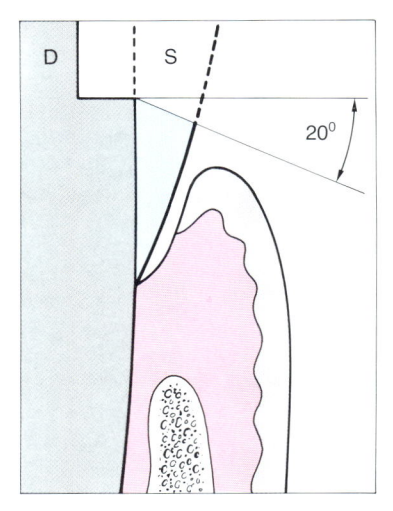

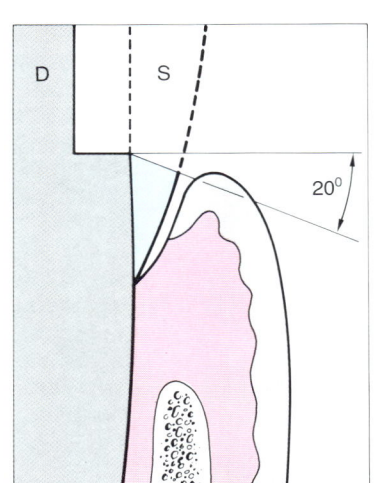

365 Approximale Kavitätengrenzen
Die Extension der approximalen Kavitätengrenzen ergibt sich aus der Lokalisation der Karies, der morphologischen Struktur des Zahnes und seinem Kontaktbereich. Ein seitliches Herausziehen der Kavitätenwände im Sinne von *Black* (1914) u. *Pichler* (1949) ist überholt. Als Tübinger *Kriterium* gilt die Kontrolle mit der Sondenspitze, die ca. 1 mm in den approximalen Raum eindringen kann. Je optimaler die *Mundhygienemaßnahmen*, desto geringer die *approximale Extension*.

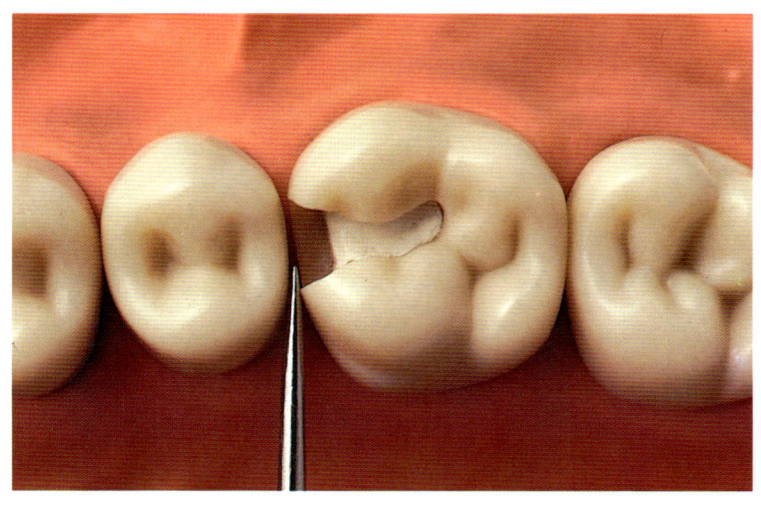

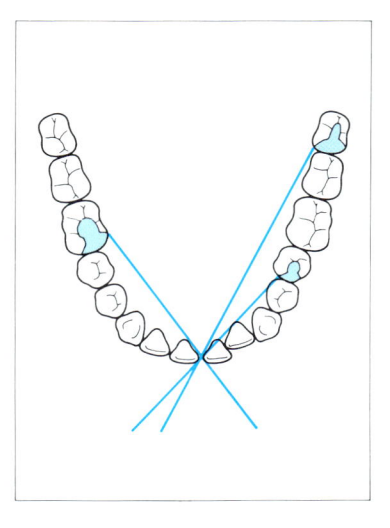

Seitenzahnbereich

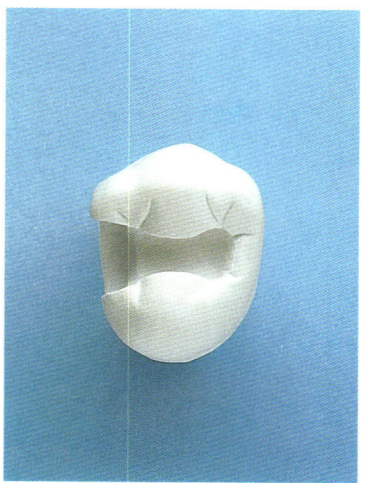

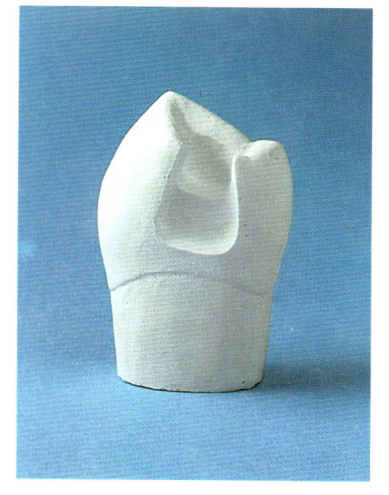

366 Nebenkavität
Black hat der Nebenkavität (okklusaler Kasten, Schwalbenschwanz) nur die Aufgabe des Füllungshaltes zugesprochen
Da die Nebenkavität eo ipso retentiv ist, muß wegen der Insuffizienz des Isthmus die Hauptkavität (approximaler Kasten) per se retentiv gestaltet werden, um ein Ausweichen der Füllung nach okklusal und über die approximal-zervikale Stufe zu verhindern.

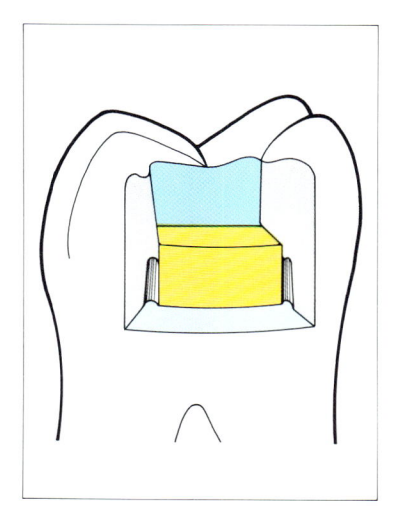

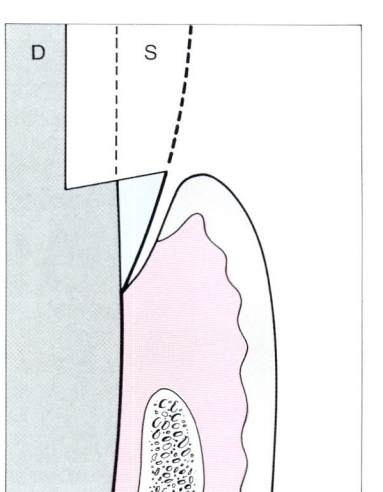

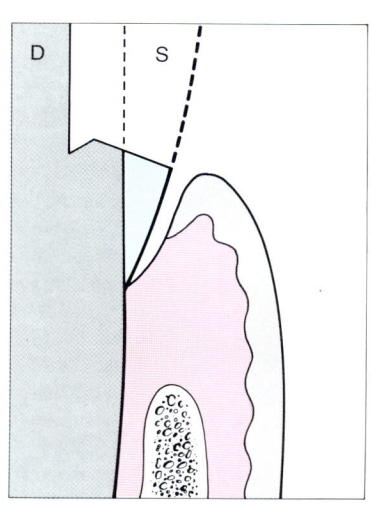

367 Retentionselemente
Neigung der approximal-zervikalen Stufe nach approximal-pulpal (retentive Stufe mit mäßiger *Bronner*-Neigung (Mitte), sattelförmiger Stufe nach *Gabel* (rechts). Die von *Black* vertikal in die Ecken der lateralen Kavitätenwände eingelassenen *Nuten* (links), die auch als Rillenverankerung herangezogen werden, dienten dem Halt der ersten Pellets bei der Goldhämmerfüllung und waren keine Retentionselemente für eine Füllung.

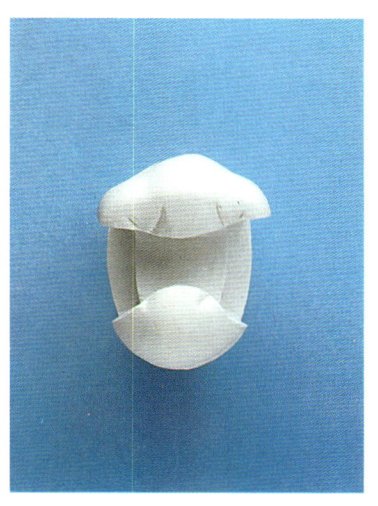

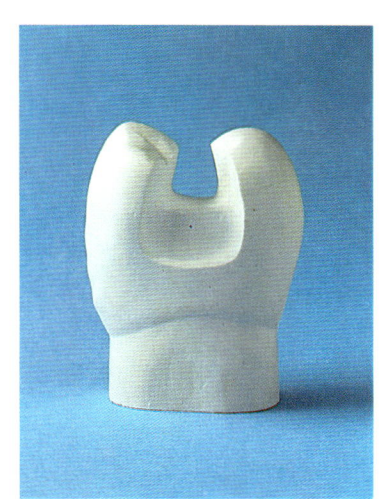

368 Widerstands- und Retentionsform
Sie sind ausreichend durch die Konvergenz der approximalen Kavitätenwände, die Aus- und Abrundung präparativer Übergänge (z. B. approximal-zervikale Stufe, Isthmus) gegeben. Im übrigen kann eine exakte Präparationsform wegen der Enge des Approximalraumes nur mit *Handinstrumenten* (z. B. Gingivalrandschräger Typ Tübingen, Fa. Komet, mit verkleinertem Arbeitsende) erfolgen.

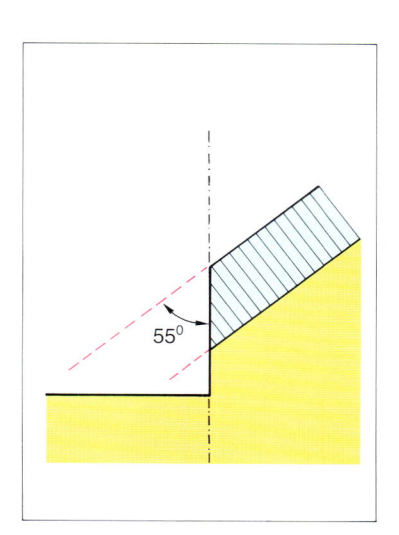

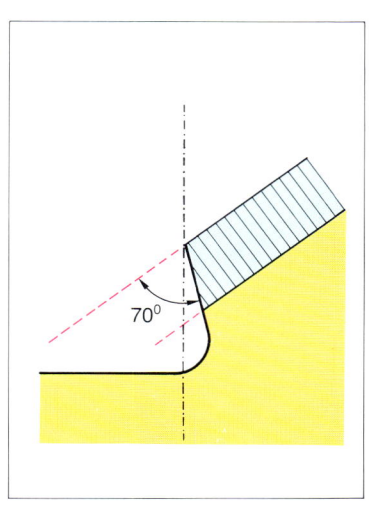

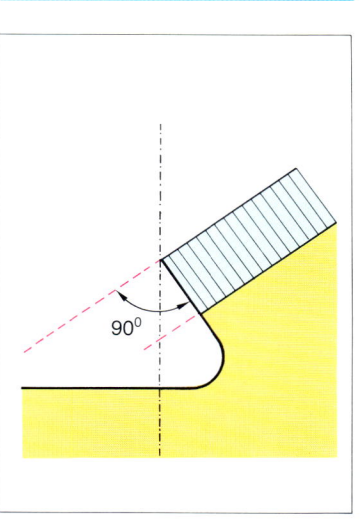

369 Finieren der Schmelzwände und -ränder
Black fordert das Abtragen eines Viertels der Schmelzleiste in einem Winkel von 22–36° (Goldhämmerfüllung).
Bei plastischen Füllungsmaterialien geben *Howard* u. *Møller* (1981) einen *Winkel* von wenigstens 70° an: Das kommt auch der von uns bevorzugten „Birnenform" entgegen.

Schadengerechte ...

Entgegen BLACK (1914) ist das Eröffnen und Freilegen der kariösen Läsion neben dem Entfernen der erkrankten Hartsubstanz im Bereich der Schmelz-Dentin-Grenze in der Regel mit dem Herstellen der Präparationsformen *ineinandergreifend* zu gestalten.

Das Blacksche Konzept postulierte auch bei beginnender kariöser Läsion das „extension for prevention" bis zu einer *Standardgröße,* um einer Sekundärkaries vorzubeugen. Dies führt zu einer Schwächung des Zahnes und erschwert die morphologische und funktionelle Wiederherstellung. Auch eine radikale Extention ohne routinemäßige Mundhygienemaßnahmen schützt nicht vor sekundärer Karies.

Ausgedehnte kariöse Läsionen beanspruchen im klassischen Sinne eine *schaden- und mundhygienegerechte Extension,* wobei beginnende Kavitationen sich heute durch grazile, amalgamspezifische Präparationen und Adhäsionspräparationen *substanzschonend* versorgen lassen.

Die klassische Kastenform ist überholt.

An die Stelle scharfer Kanten und Winkel treten abgerundete Übergänge, um Belastungen von Füllung und Zahn zu vermindern *(internal stress)*. Bei approximalen Kavitäten der Prämolaren und Molaren sollten die approximalen Seitenwände in okklusaler Richtung konvergieren. Wenn möglich, ist die approximal-zervikale *Stufe supragingival* zu legen. Die Lage der Stufe ergibt sich aus parodontalprophylaktischen Aspekten. Dagegen spricht nach heutigen Gesichtspunkten auch nicht die schlechtere Mineralisation zervikaler Schmelzanteile. Nach subgingival reichende Präparationsgrenzen erfordern eine lokale Papillektomie.

...zahnsubstanzschonende Kavitätenpräparation

Bei plastischen Füllungsmaterialien (z. B. Non-Gamma-2-Amalgamen) ist ein Kantenwinkel von 70° geeignet.

Wir pflichten BLACK bei, die Entfernung der *pulpennahen Karies* getrennt von den übrigen Arbeitsgängen vorzunehmen.

Beim Stand der *materialspezifischen Entwicklung* zur Versorgung von kariösen Läsionen und Defekten im sichtbaren Bereich sind die Regeln der Kavitätenpräparation für die Klassen III und IV nicht mehr vertretbar. Im Zervikalbereich wird die klassische Präparation (Klasse V) bevorzugt, aber auch die Kombination von Adhäsions- und konventioneller Präparation ist möglich.

Modifizierte, amalgamspezifische Präparationsformen, Adhäsionspräparation und -technik mit *Kompositmaterialien schmälern die Verdienste von* BLACK *nicht,* sie bestätigen vielmehr die Richtigkeit seiner materialspezifischen Regeln, die auf die Verwendung von Stopfgold als Füllungswerkstoff bezogen waren.

Nach den Grundvoraussetzungen der Ätiologie der Karies und der Parodontopathien bei angemessenen Mundhygienemaßnahmen sind die „extension for prevention" und die klassische Kavitätenpräparation überholt. Das *heutige „Konzept"* fordert ein schadengerechtes, zahnsubstanzschonendes Vorgehen mit Begrenzung der Kavitätenränder aus den *Zonen* der *Selbstreinigung* heraus in die der *mechanischen Zahnreinigung.*

Amalgam- und Goldfolienfüllung Anno Domini 1601

Im Jahre 1965 fand in der Stadtkirche zu Crailsheim (Württemberg) eine systematische Ausgrabung statt. Man stieß dabei auf eine historisch bekannte Gruft unter dem Hochaltar. Diese wurde anläßlich des Todes der Prinzessin Anna Ursula von Braunschweig und Lüneburg errichtet. Von der Prinzessin wußte man, daß sie am 22.3.1573 geboren worden und im Alter von 28 Jahren am 9.2.1601 in Kirchberg (Württemberg) gestorben war (RIETHE u. CZARNETZKI 1983).

In einem oberen ersten Molaren der Anna Ursula diagnostizierten wir eine Amalgam- und eine Goldfolienfüllung. Die Füllungen müssen in zeitlichem Abstand voneinander appliziert worden sein, sonst hätte nur eine Legierungsart Verwendung gefunden. Mit gebotener Vorsicht darf angenommen werden, daß die *Applikation der beiden Füllungen in die Jahre zwischen 1580 und 1600* fällt. Der frühe Tod läßt sich nachweislich auf mehrere Leiden zurückführen.

Medizinschulen

Im Todesjahr der Prinzessin (1601) erschien der erste Druck der „Empirica ...", herausgegeben von TOBIAS DORNKREILIUS, Stadtarzt in Lüneburg, der mit dem Titel „Practica ...", einer Handschrift des Ulmer Arztes JOHANNES STOCKER von 1528, identisch war. Die Jahreszahl kann ein Zufall sein oder auch auf die Heranziehung norddeutscher Stadt-(Leib-)Ärzte hinweisen, die vor der Kirchberger Zeit der Prinzessin (1594–1601) mit dem Fürstenhaus verbunden waren. Andererseits zeichneten sich gerade die Reichsstädte im Süden Deutschlands durch Medizinalordnungen nach italienischem Vorbild aus, die eine strenge Reglementierung der Rechte und Pflichten der Stadtärzte u.a. enthielten. Sie mußten in freier Disputation Wissen und Können vor einem Collegicum medicum (z.B. Ulm seit 1533) unter Beweis stellen. Theorie und Praxis wurden gleichermaßen in den italienischen Medizinschulen von Bologna, Padua u.a. gelehrt. Eine brauchbare Hypothese zu finden, wer unter den Medici der damaligen Zeit die Amalgam- und die Goldfolienfüllung gelegt haben könnte, ist trotz verschiedener Zusammenhänge bisher nicht gelungen (RIETHE 1966, STRAUB 1978, RIETHE u. CZARNETZKI 1983).

Hypothesen zur Applikation der beiden Füllungen

Nach der Überlieferung müßte das Amalgamrezept seit J. STOCKER bekannt, die Goldfolienfüllung seit D'ARCOLI in der einschlägigen Literatur zugänglich gewesen und von einzelnen Spezialisten praktiziert worden sein. Es ist unbekannt, in welcher (Reichs-)Stadt die Füllungen gelegt wurden. Unbekannt sind das Datum ihrer Applikation und der Arzt, der sie veranlaßt bzw. gelegt hat. Die Situation der medizinischen Ausbildung im 16. und 17. Jahrhundert läßt den Schluß zu, wie die „Medici" der Anna Ursula sich ihre Kenntnisse an italienischen Universitäten angeeignet haben. Das Amt der Stadtärzte von Ulm war durch „Bildungstradition" in hohem Maße ausgewiesen. Man darf annehmen, daß die Ulmer Ärzte die medizinischen Schriften Johann Stokkers (RIETHE 1966, STRAUB 1978) nicht nur kannten, sondern auch die Therapievorschläge einschließlich der frühen Empfehlungen des Amalgamrezeptes berücksichtigten. Eine Darstellung der Lebensläufe Ulmer Stadtärzte von 1377–1733 enthält keinen Hinweis, ob einer oder mehrere aus ihren Reihen Anna Ursula betreut haben oder qualifizierte Stadtärzte anderer freier deutscher Reichsstädte (Augsburg, Nürnberg, Heilbronn) bzw. Leibärzte süddeutscher Fürsten nach Kirchberg gerufen wurden.

Historische Entwicklung 139

Füllungsarten	
Amalgam	Goldfolien
	– Giovanni d'Arcoli († 1460 oder 1484) (Bologna, Padua, Ferrara)
– Stocker (Ulm, † 1513)	– Giovanni de Vigo (1450–1525)
– ... (Crailsheim 1601)	– Fabrizio d'Acquapendente (um 1530–1619) (Padua)
Fusible metal – Newton (1643–1727)	– Schultes (Scultetus) (1595–1645) (Ulm)

370 „Amalgam"- und „Goldfolien"-Füllungen
Entwicklung in Europa von den Anfängen bis zum 17. Jahrhundert.

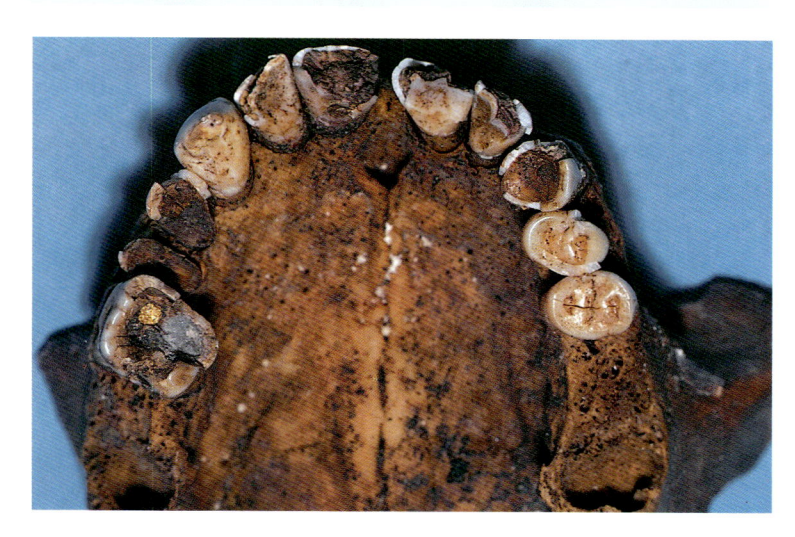

371 Ober- und Unterkiefer
Beide Kiefer zeigen die an historischem Material zu beobachtenden typischen Merkmale von Abbauvorgängen, die sich von der Schmelz-Zement-Grenze wurzelwärts ausbreiten. Das Gebiß zeigt Attritions- bzw. Demastikationserscheinungen unterschiedlichen Grades und post mortem entstandene Schmelz- und Kronenfrakturen, vornehmlich im Oberkiefer.

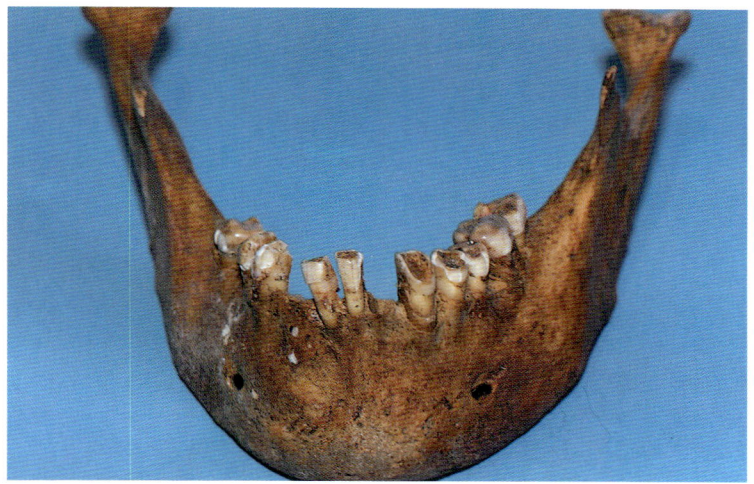

372 Intra vitam verlorene Zähne
Diese sind als kariös anzusehen, wenn nicht die Wahrscheinlichkeit besteht, daß Atrophie, parodontale Erkrankungen, Trauma u. a. die Ursache des Fehlens waren. Nach Inspektion, Sondierung und Röntgenbild lassen sich außer einem verlagerten Eckzahn (43) keine Anhaltspunkte für entsprechende Veränderungen nachweisen. Daraus folgt, daß die Zähne 17, 26, 27 und 46 aller Wahrscheinlichkeit nach als kariös einzustufen sind und während des Lebens verloren wurden.

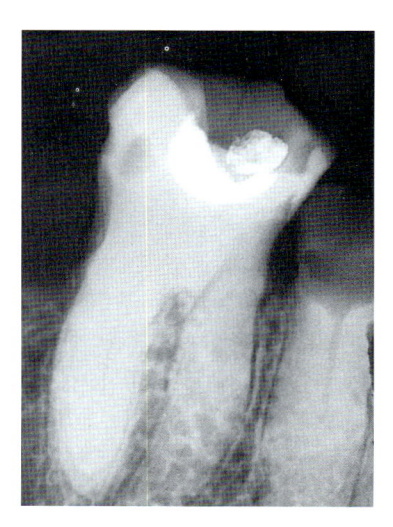

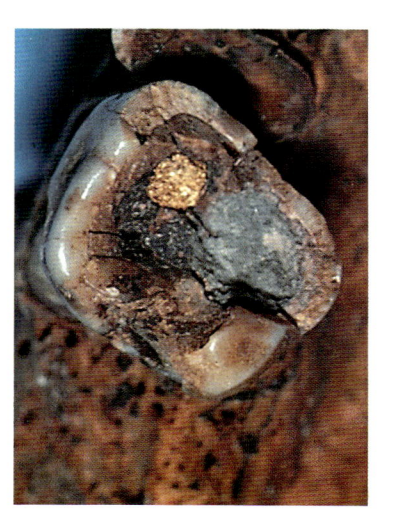

373 Post mortem entstandene Verluste
Sie sind auch röntgenologisch dokumentiert und betreffen die oberen Weisheitszähne, die unteren zweiten Inzisivi sowie die leere Alveole des ersten unteren linken Molaren (das Photo täuscht ein Fehlen des Zahnes 47 vor).
Auf Details von Kiefer und Zähnen, die dem Untersuchungsmaterial dieser Zeitstufe entsprechen, soll hier nicht eingegangen werden; es dominieren eine größere Amalgamfüllung und die kleinere Goldfolienfüllung im ersten oberen rechten Molaren.

Restauration mit Amalgam

Die *Anwendung von Amalgam* bei der Versorgung kariöser Läsionen oder der Erneuerung von Füllungen *ist von zentraler Bedeutung in der Zahnerhaltungskunde.* Die Stellung des Amalgams für okklusionstragende Füllungen des Seitenzahnbereichs ist, trotz verschiedener Füllertypen auf Kunststoffbasis, ungefährdet. Der Anwendungsbereich der Amalgame erstreckt sich auf Klasse-I-Kavitäten, wenn die okklusale Kariesläsion eine „erweiterte Fissurenversiegelung" nicht erlaubt, und auf solche der Klasse II.
Aus ästhetischen Gründen scheidet Amalgam im sichtbaren Frontzahnbereich bei Klasse III und IV aus. Die klassischen Empfehlungen für die Klasse-V-Präparation haben auch bei der bevorzugten Anwendung von Kompositfüllungsmaterialien oder Glasionomerzementen uneingeschränkt Gültigkeit. Der Kronenaufbau aus Amalgam ist ein temporärer Wiederherstellungsversuch. Größere Defekte werden optimal durch Onlay, Overlay oder Krone versorgt.

Normbeschreibung

Die Aufstellung von Normen geht in den USA auf das Jahr 1919, die der Spezifikation für Zahnamalgame auf das Jahr 1931 zurück.
Ihre Anerkennung durch die American Dental Association (ADA) erfolgte 1934, eine Revision im Jahre 1977. 1957 wurde von der Fédération Dentaire Internationale (FDI) eine leicht modifizierte Spezifikation beschlossen. Sie wurde 1960 als „ADA-Spec. No 2" für die USA übernommen und 1965 auch vom Bundesverband der Deutschen Zahnärzte (BDZ) anerkannt.
Die ersten FDI-Spezifikationen über zahnärztliche Werkstoffe wurden 1970 zunächst unverändert von der International Standards Organisation (ISO) als ISO-Empfehlungen einschließlich denen über Amalgam und Quecksilber übernommen, überarbeitet und verändert. Dies gilt auch für die Entwürfe ISO/DIS 1559 „Alloy for dental amalgam" (1984) und ISO/DIS 1560 „Dental Mercury" (1982) (KROPP 1984).
Neben diesen ISO-Normen bestehen zum Teil noch abweichende nationale Normen, z. B. die deutschen Normen: DIN 13904, Legierungen zum Herstellen von Amalgam, hochsilberhaltige Legierungen, vom November 1982, und DIN 12905, Quecksilber, vom August 1974.

Legierungen zum Herstellen von Amalgam

Gamma-2-Amalgame

Amalgam ist eine Legierung aus Quecksilber mit mindestens 65% Silber, deren Partikelform unterschiedlich oder auch verschiedenartig sein kann.
Silber, Zinn und Zusatzmetalle (Kupfer, häufig auch Zink, selten andere Metalle) werden nach einem Legierungsrezept abgewogen, zusammengeschmolzen und in Formen gegossen.

Chemische Zusammensetzung

Mindestens 65% Silber, maximal 29% Zinn, 15% Kupfer, 3% Quecksilber und 2% Zink.

Abbindevorgang

Die hochsilberhaltigen Legierungen bestehen im wesentlichen aus der intermetallischen Verbindung Ag_3Sn, auch Gamma-(γ-)Phase genannt, die mit Quecksilber wie folgt reagiert:
$$8\,Ag_3Sn(\gamma) + 33\,Hg \dashrightarrow 8\,Ag_3Hg_4(\gamma_1) + Sn_8Hg(\gamma_2)$$

Nachteile

Aus der Gammaphase der Ausgangslegierung und dem Quecksilber entstehen nach der Reaktionsgleichung die festen Amalgame Gamma 1 und 2. Das Quecksilber wird unter Abbindung und Erhärtung des Amalgams aufgebraucht. Ein Überschuß aus unverbrauchtem Gamma, der durch die Kondensation entsteht, wird von beiden Phasen (γ_1 und γ_2) aufgenommen.

Von den drei Phasen ist die Gamma-2-Phase wegen ihres Gehaltes an unedlem Zinn das korrosionsanfälligste, gleichzeitig mechanisch schwächste Glied der Reaktion. Sie bestimmt das Korrosionspotential des ganzen Amalgams.

Non-Gamma-2-Amalgame

Chemische Zusammensetzung

Neue Rezepturen gelangen durch Erhöhung des Kupferanteils, als man der Ag_3Sn-Feilung feinverdüste Kugeln des Ag-Cu-Eutektikums (72% Ag, 28% Cu) beimischte. Diese Mischungen bilden beim Abbinden mit Quecksilber keine Gamma-2-Phase mehr aus bzw. nur kurzfristig, um dann wieder zu verschwinden. Eine neue Phase wurde beobachtet, die sich ring- bzw. schalenförmig um die Ag-Cu-Kugeln legt. Diese Umhüllung – auch Etaphase genannt – besteht aus intermetallischen Verbindungen Cu_6Sn_5. Diese Phase ist härter und korrosionschemisch edler.

Abbindereaktion

Die Abbindereaktion ist wie folgt zu ergänzen:
$$Sn_8Hg + Ag/Cu \longrightarrow Cu_6Sn_5 + Ag_3Hg_4$$
Als Summenformel ergibt sich:
$$Ag_3Sn + Ag/Cu + Hg \longrightarrow Cu_6Sn_5 + Ag_3Hg_4$$
„Nach Ausschaltung der Gamma-1-Phase ist nunmehr die Cu_6Sn_5-Phase die unedelste im Gefüge. Da sie aber kein Quecksilber enthält, wäre selbst im Falle einer Korrosion die Gefahr einer merkuroskopischen Expansion ausgeschaltet" (KROPP 1984).

Vorteile

Allen Non-Gamma-2-Amalgamen unterschiedlicher Entwicklung (Dispersalloy, Luxalloy [Amalcap], Tytin, Sybralloy, Ana 2000, Epoche 2000) ist der hohe Kupfergehalt und der Ersatz der Gamma-2-Phase durch die Etaphase nach Aufgabe der alten Forderung der FDI-Spezifikation (maximal 6% Kupfer) gemeinsam.

Alle Non-Gamma-2-Amalgame zeichnen sich durch *hohe Korrosionsbeständigkeit* und ein *edleres Korrosionspotential* aus.

Die physikalischen Eigenschaften, die sich auf das kondensierte Amalgam beziehen und vom Zahnarzt unbeobachtet ablaufen, sind bei diesen Amalgamen deutlich verbessert:

– Kriechen (creep; der Probekörper darf nicht mehr als 3% Längenabnahme aufweisen; der Creep-Test ersetzt sowohl in der DIN 13904 als auch in der ISO/DIS 1559 den früher gebräuchlichen Flow-Test der FDI-Spezifikation Nr. 1);

– Längenänderung während des Erhärtens (nach dem Erhärten des Probekörpers darf keine größere Längenänderung als –10 bis +20 µm/cm eingetreten sein;

– Druckfestigkeit (Laborwerte: Die Druckfestigkeit muß nach 1 Stunde mindestens 50 N/mm^2 und nach 24 Stunden mindestens 300 N/mm^2 betragen).

Mit den Non-Gamma-2-Amalgamen ist eine Reihe von klinischen Untersuchungen über mehrere Jahre durchgeführt worden. Neben den *Qualitätsverbesserungen in chemisch-physikalischer Hinsicht* sind heute *schwarze metallische Verfärbungen, herausgewachsene* und *gebrochene Ränder* bei Anwendung dieser Amalgame *klinisch weitgehend zu vermeiden*.

Quecksilber

Quecksilber (Hg, Hydrargyrum) bildet mit zahlreichen Metallen Legierungen. Der Zahnarzt stellt das Amalgam aus Legierungspulver und Quecksilber her. In einer fertigen Amalgamfüllung ist das Quecksilber mit 40–45 Gewichtsprozent der erste Bestandteil. Da dieses Element als toxisch bekannt ist, wiederholt sich die Frage nach seinen Nebenwirkungen seit STOCK (1939). Das für die Herstellung von Amalgam verwendete Hg muß der DIN-Norm 13905 entsprechen.

Die im Handel erworbenen und geprüften Quecksilberchargen erfüllen die Norm. Umstritten sind die Prüfmethoden und ihre Wertung.

Entwicklung von Non-Gamma-2-Amalgamen

Die ersten Non-Gamma-2-Amalgame Dispersalloy und Luxalloy (Amalcap Non-Gamma-2) bestehen aus einer Mischung konventioneller Ag-Sn-Feilung und Ag-Sn-Kugeln. Ihr Kupfergehalt liegt bei 12%, während der Silbergehalt über dem Maximum von 65% der Spezifikation (um 70%) liegt. In der weiteren Entwicklung wurde der Silbergehalt unter ein Minimum von 65% der Spezifikation (55–60%) gesenkt und der Kupfergehalt erhöht (12–15%), z.B. bei Tytin.

Ferner wurden Legierungen mit reduziertem Silber- (40–50%) und hohem Kupfergehalt entwickelt, z.B. Ana 2000 (Epoche). Pulvermischungen, bei denen einer 20–30% Kupfer enthaltenden Legierung Anteile von Spänen zugemischt werden, z.B. Duralloy Non-Gamma-2, sind entwickelt worden (KROPP 1984). Eine neue Entwicklung auf dem Markt ist Vivalloy-HR, ein Niedrigsilberamalgam (46%) mit hohem Kupfergehalt (24%).

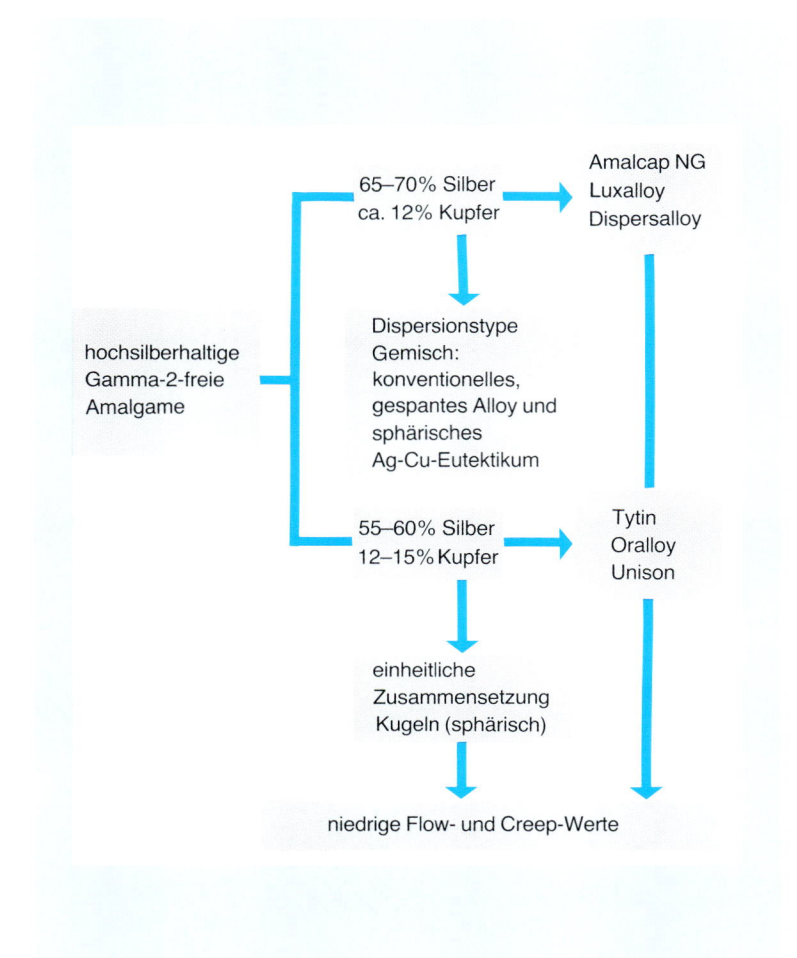

374 Entwicklung von Non-Gamma-2-Amalgamen.
Schematische Darstellung.

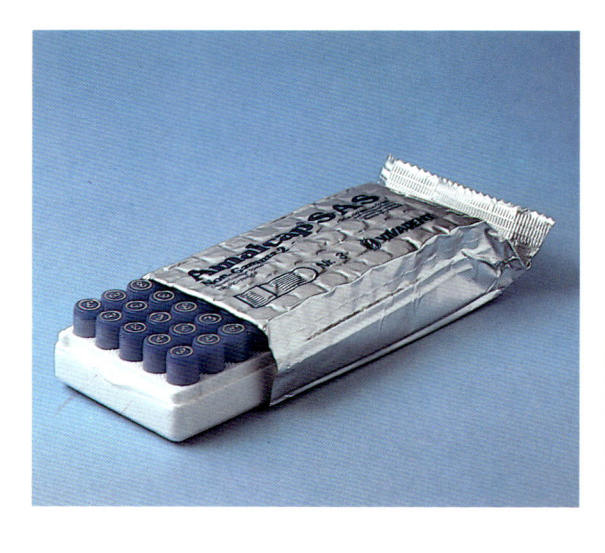

375 Amalgamkapseln
Die Forderung nach Normung von Anmischverhältnis, Anmischmethode und -zeit führte zur Entwicklung mechanischer Mischer (Amalgamatoren).
Im Zeichen einer zunehmenden Rationalisierung und Standardisierung sind mit Hg und Feilung vordosierte Mischkapseln zur mechanischen Trituration im Handel. Mehrere Kapseltypen sind auf dem Markt, z.B. die Kapseln von Vivadent und die von Johnson & Johnson.

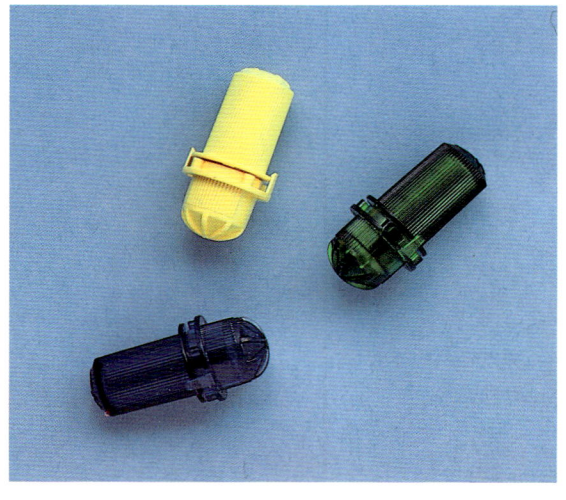

Amalgam **143**

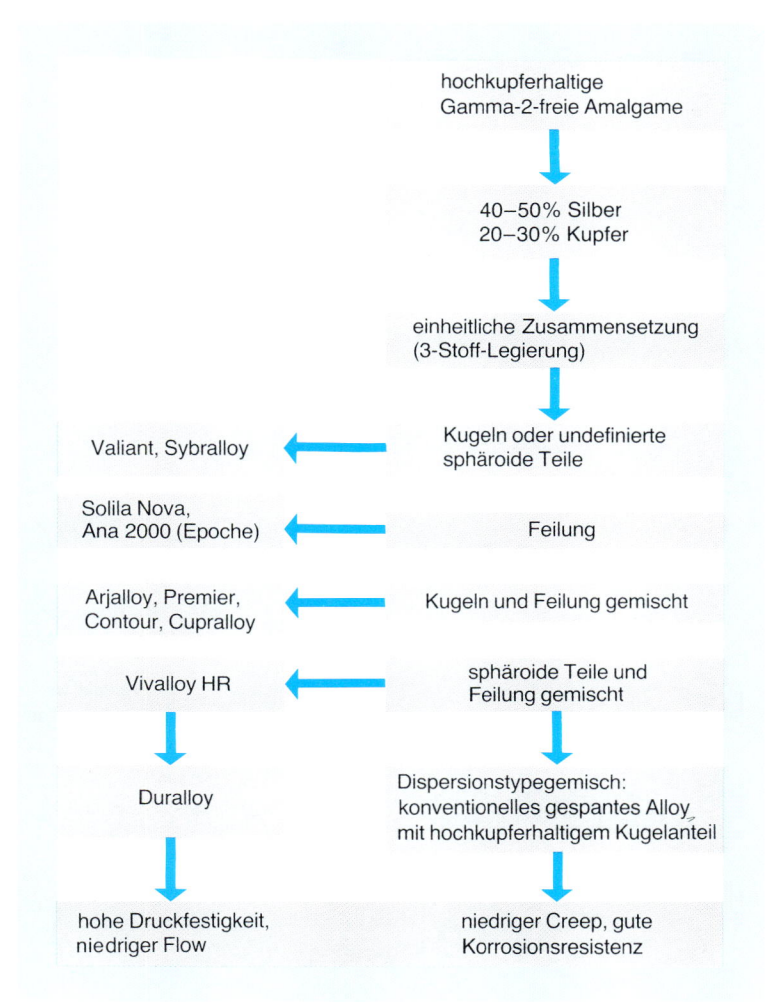

376 Entwicklung von Non-Gamma-2-Amalgamen
(Fortsetzung von Abb. 374)

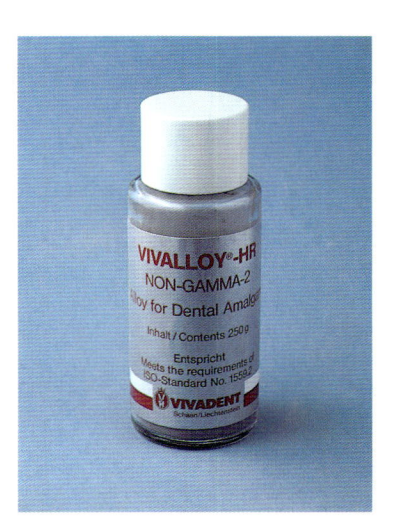

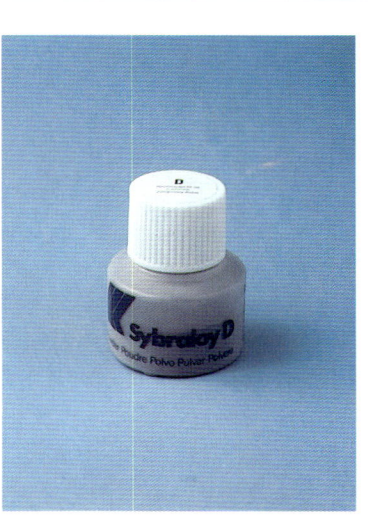

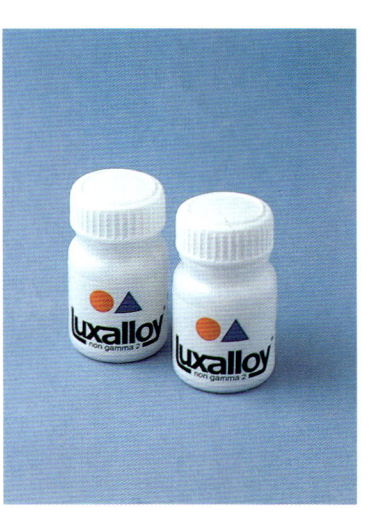

```
                    hochkupferhaltige
                    Gamma-2-freie Amalgame
                              ↓
                    40–50% Silber
                    20–30% Kupfer
                              ↓
                    einheitliche Zusammensetzung
                    (3-Stoff-Legierung)
                              ↓
Valiant, Sybralloy  ←   Kugeln oder undefinierte
                        sphäroide Teile

Solila Nova,
Ana 2000 (Epoche)   ←   Feilung

Arjalloy, Premier,
Contour, Cupralloy  ←   Kugeln und Feilung gemischt

Vivalloy HR         ←   sphäroide Teile und
                        Feilung gemischt
        ↓                       ↓
    Duralloy            Dispersionstypegemisch:
                        konventionelles gespantes Alloy
                        mit hochkupferhaltigem Kugelanteil
        ↓                       ↓
hohe Druckfestigkeit,   niedriger Creep, gute
niedriger Flow          Korrosionsresistenz
```

377 Verschiedene Amalgamlegierungen

144 Amalgam

378 Gammaphase+Etaphase/ Gamma-2-Amalgam
Entsprechend der Reaktionsgleichung bleiben Restpartikel von Ag₃Sn-Pulver zurück. Sie sind in eine hellere Matrix von Gamma 1 eingebettet, die von Gamma-2-Bezirken durchbrochen wird.
Anstelle der Gamma-2-Phase entsteht eine *neue Phase*, die sich ringförmig um die Ag-Cu-Kugeln legt (Gleichung). Die Umhüllung (Etaphase) besteht aus der intermetallischen Verbindung Cu_6SN_5.

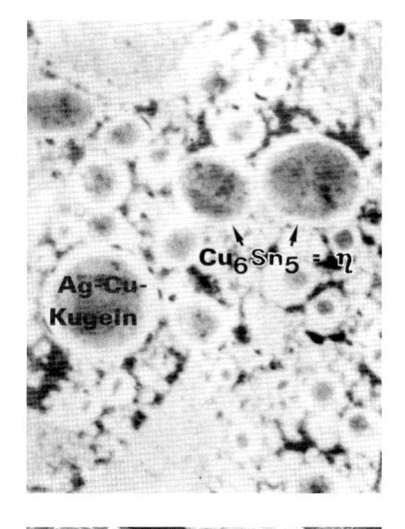

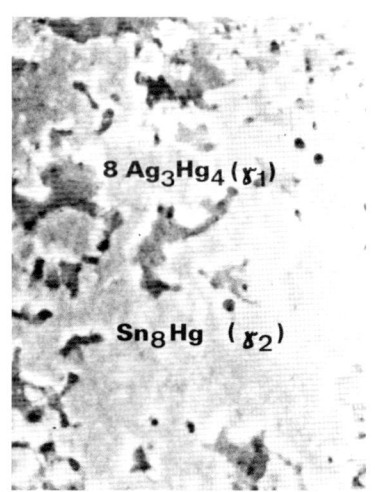

379 Partikelformen
Die Legierungen bestehen aus unterschiedlich spanförmigen und/ oder kugeligen Partikelformen. Die Spantypen sind nach Form und Partikelgröße verschieden.
Mischung von Spänen mit feinen Ag-Cu-Kugeln.

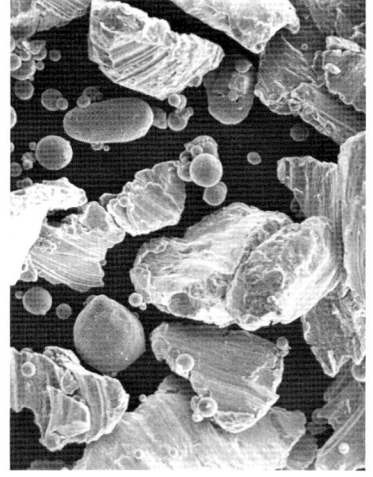

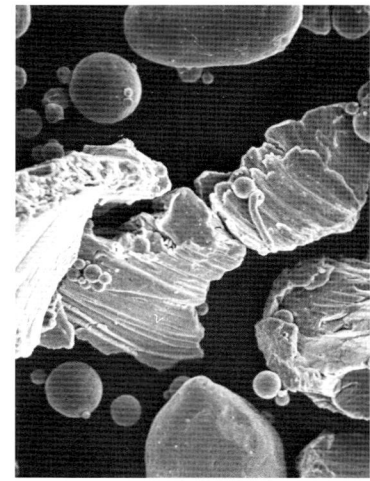

380 Partikelgröße
Die Spantypen sind nach Form und Partikelgröße verschieden. Die Partikelgröße beeinflußt nicht unwesentlich die physikalischen Daten der Amalgame. Partikel mit einer maximalen Spandicke von 20 μm werden als fein, solche über 30 μm als grob eingestuft.
Kugelpulver fast einheitlicher Zusammensetzung.

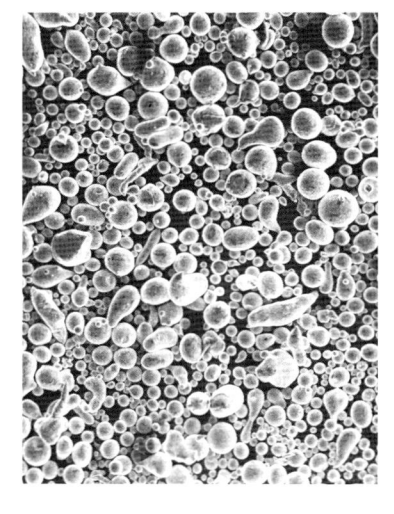

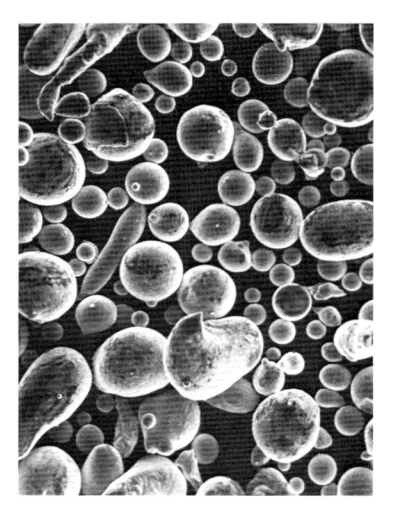

381 Mischung
Eine Mischung aus verschiedenen Partikelformen wird auch als „Blend" bezeichnet. Pulvermischung mit Beimengung kleinerer Anteile von gleichen oder verschiedenen Partikelformen.

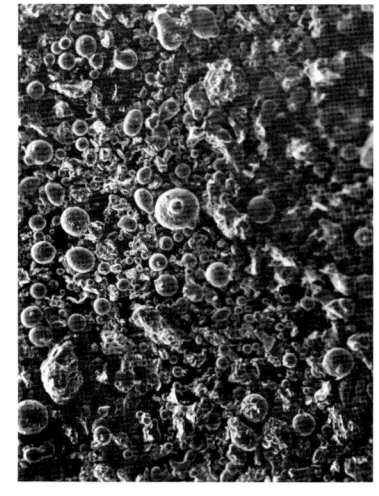

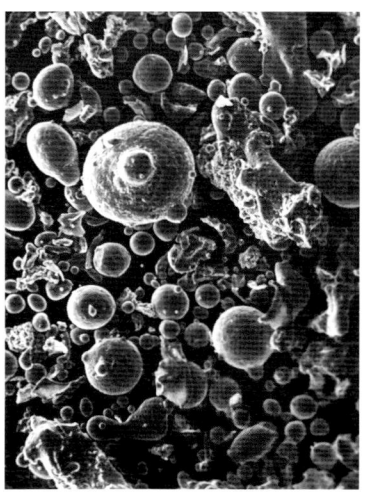

Kavitätenpräparationsübungen

Ein didaktisches Hilfsmittel, das im Phantomkurs der Zahnerhaltungskunde als *„Auto-Prep-Trainer"* eingesetzt wird, ist das *CAVIDRILL-Kunststoffplättchen.* Bei diesem handelt es sich um eine dreischichtige Kunststoffplatte von 5,5 × 5,5 cm Kantenlänge und 3 mm Dicke. Farbe und Härte der drei Schichten sind dem Aufbau eines natürlichen Zahnes nachempfunden.

– 1. Schicht (Schmelz) weiß, transparent und sehr hart,
– 2. Schicht (Dentin) gelblich, opak und weniger hart,
– 3. Schicht (Pulpa) rot und weich.

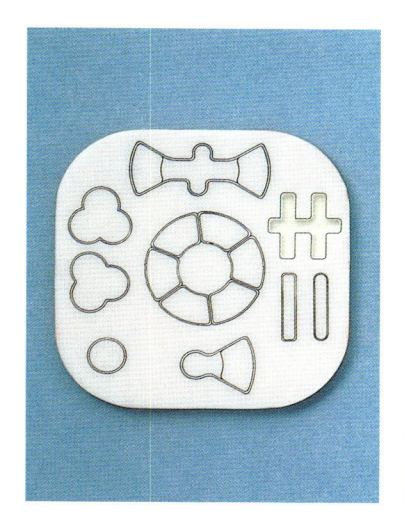

Auf der Oberfläche sind durch zwei dünne Linien Formen aufgezeichnet, die auf präparationstechnische Probleme hinweisen. Mit diesen Präparationshilfen lassen sich entsprechende Schwierigkeiten bei den Präparationsübungen an einem Kunststoffzahn vermindern. Durch die *unterschiedliche Farbgebung und Härte* dieser Präparationsplättchen wird sowohl das *Farbempfinden* als auch die *taktische Sensibilität des Studenten geschult.* Die Präparationen werden mit Hartmetallinstrumenten und Diamanten durchgeführt (OELOFF-WIEGMANN u. KOY 1981, SCHWÄRZLER 1983, LÖSCHE u. Mitarb. 1985).

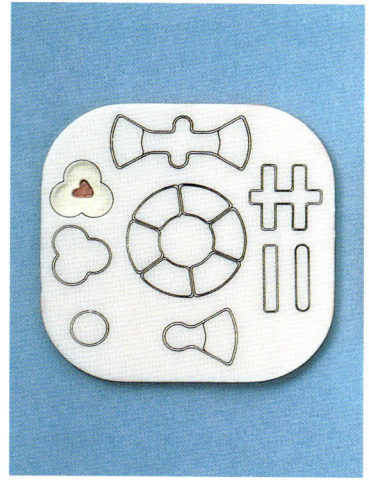

382 Präparationen
Cavidrill-Kunststoffplättchen (Hersteller: *Ivoclar* Vivadent, Liechtenstein).

Arbeitsmittel für die Präparationstechnik

Die von KIMMEL (1981) herangezogenen „markanten Beispiele" deprimierender Erfahrungen und Erkenntnisse einer Situationsanalyse über Antrieb-, Hand- und Winkelstücke, Instrumenten- und Präparationsformen können nicht darüber hinwegtäuschen, daß Klinik und Lehre an regionale Gegebenheiten gebunden sind und unter harten finanziellen Engpässen leiden im Blick auf eine optimale *Arbeitssystematik.*
Während nach DAHLIN (1981) einige Kollegen „mit drei bis vier Bohrern" auskommen, weisen die EDV-Listen des Großhandels „... Hunderte verschiedener Bohrertypen" aus. Die gegenwärtige Situation in der *Arbeitspraxis* läßt Ansätze für eine bestmögliche Arbeitssystematik erkennen.
KIMMEL hat in langjährigen Untersuchungen Präparationstechnik und Vielfalt der rotierenden Instrumente dargestellt. Aus diesem Grundlagenkomplex leitet sich die *Forderung* ab, ein *möglichst kleines Sortiment von Instrumentenformen* zur Systematik der Präparationstechnik auszuwählen.

Instrumenten- und Präparationsformen

Weil maximal fünfundvierzig Instrumente für eine systematische Präparationstechnik, Politur und Nebenarbeiten genügen sollen (KIMMEL 1980), hat sich *unsere „Schule"* analog dem gegenwärtig empfohlenen Entwicklungsstand ein reduziertes Sortiment an Instrumentenformen als *Standardausrüstung* zugelegt, um eine „ausschweifende Individualität" einzudämmen.
Zusätzliche Instrumente, mit denen einzelne Präparationsdetails erreicht werden, ergänzen die Hauptformen und können bei Bedarf angefordert werden.
Nach Meinung vieler Autoren sind bei den Präparationsformen scharfe Unterschnitte und Kanten nicht erwünscht, um eine Schwächung der Hartsubstanzen und irreversible Schäden in Pulpanähe zu vermeiden.
Abgerundete Instrumente sind biologisch-klinisch und auch technisch-funktionell *günstiger* als *kantige Instrumente,* was auch für die entsprechenden Präparationsformen gilt.

383 Antrieb und Übertragungsinstrumente
(Poliklinik für Zahnerhaltung)
Farbmarkierung: 3 rote Ringe,
Übertragung: 1:4,
Drehzahlbereich:
ca. 16 000–160 000 min^{-1},
rotierende Instrumente:
mit FG-Schaft (1,6 mm).

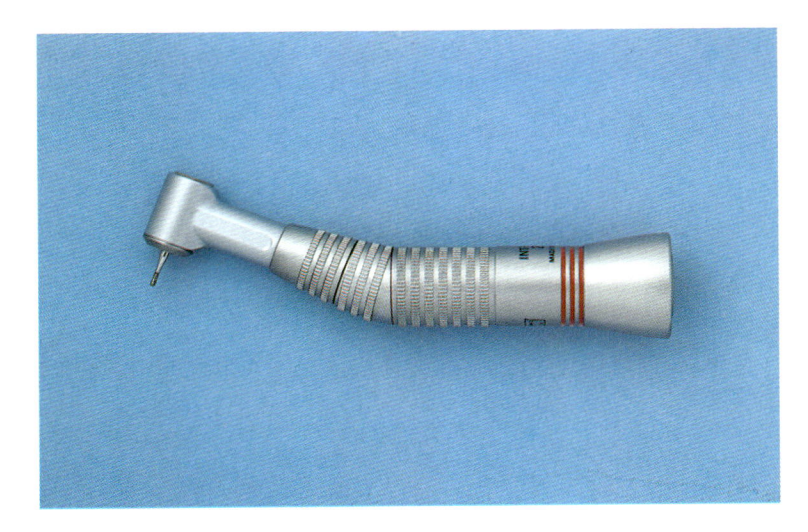

384 Turbine Super-Torque 630 B
Farbmarkierung: 3 gelbe Ringe,
Drehzahlbereich:
ca. 300 000 min^{-1},
rotierende Instrumente:
mit FG-Schaft,
Gesamtlänge bis 26 mm.

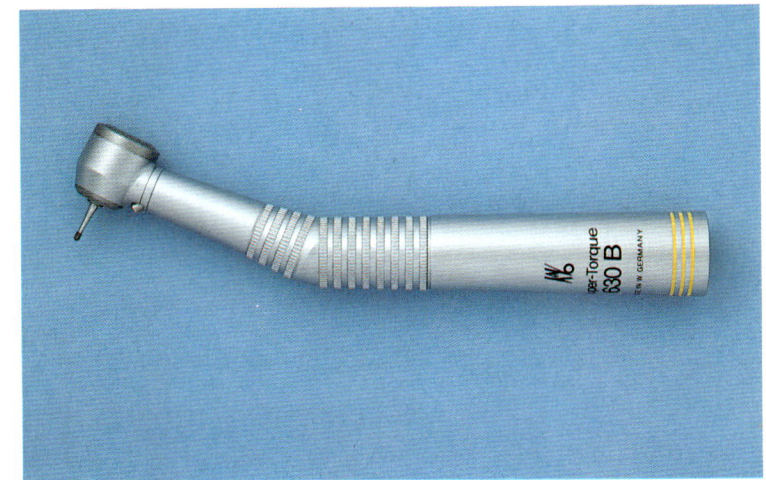

385 Intra-Unterteil 20 C
mit Intra-Kopf 68 GD.
Farbmarkierung: 1 blauer Ring
bzw. blauer Punkt,
Übertragung: 1:1,
Drehzahlbereich:
ca. 4000–40 000 min^{-1},
rotierende Instrumente:
mit Winkelstückschaft (2,35 mm).

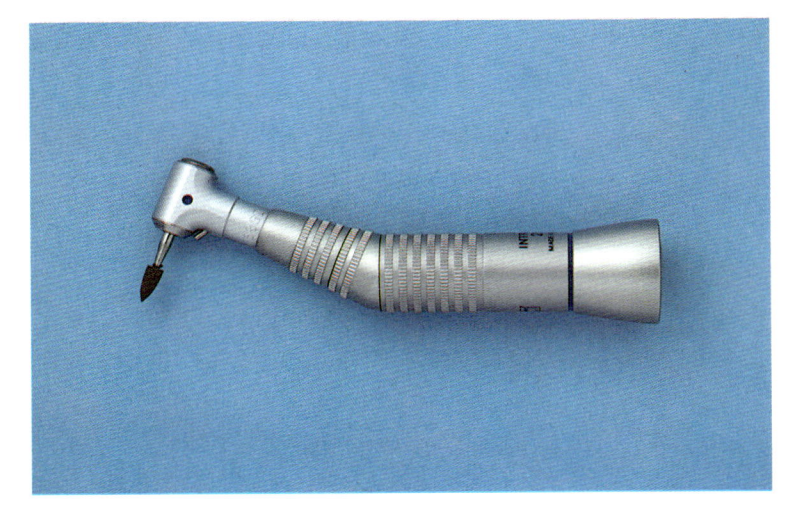

386 Intra-Unterteil 29 C
mit Intra-Kopf 67 GD.
Farbmarkierung: 2 grüne Ringe
bzw. grüner Punkt,
Übertragung: Unterteil: 7,4:1,
Kopf: 2,0:1,
Drehzahlbereich:
ca. 280:2800 min^{-1}.

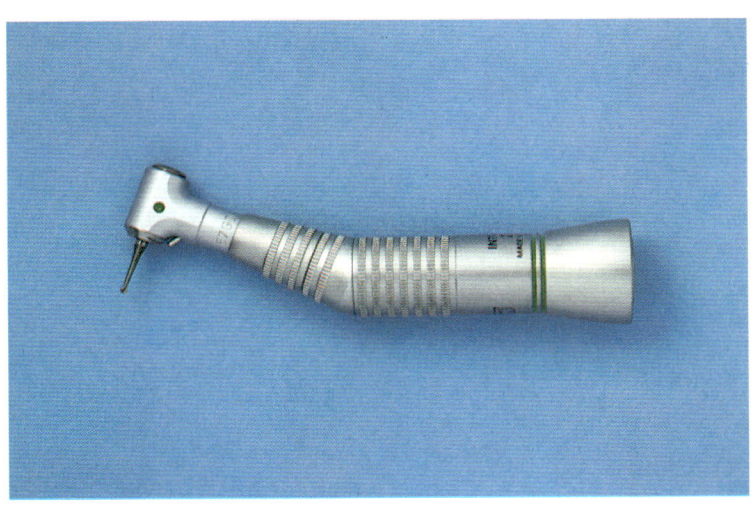

Rotierende Instrumente 147

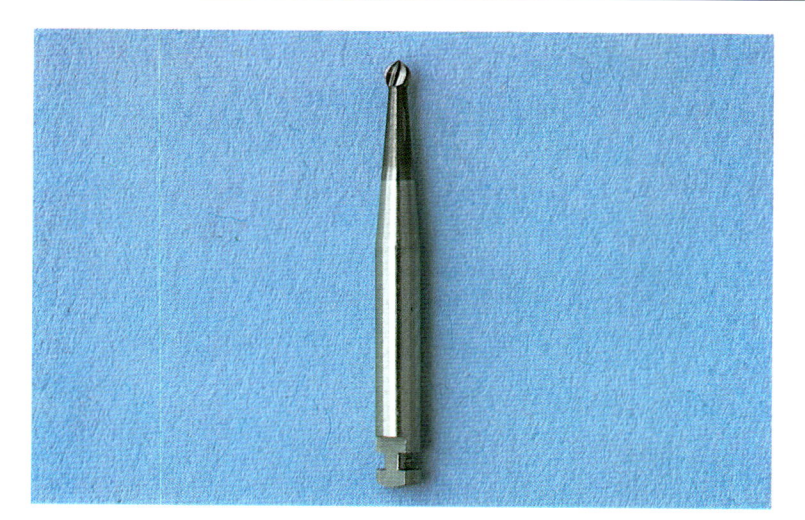

387 Stahlbohrer
Bohrer aus einer *Wolfram-Vanadium-Legierung* sind geeignet für Dentin und zum Entfernen noch vorhandenen kariösen Dentins, für Stiftretentionen und für die Materialbearbeitung (z. B. Amalgam). Drehzahl: 500–600 min^{-1}.

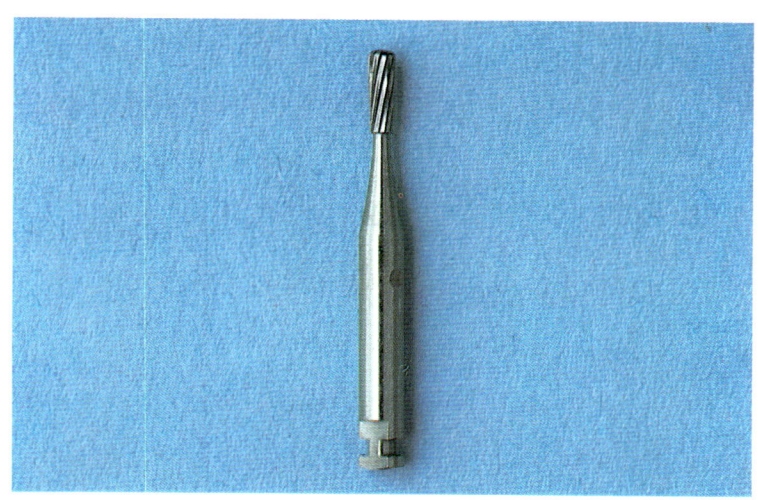

388 Hartmetallinstrumente
HM-Instrumente finden als birnenförmige Finierer bei der Kavitätenpräparation Verwendung.

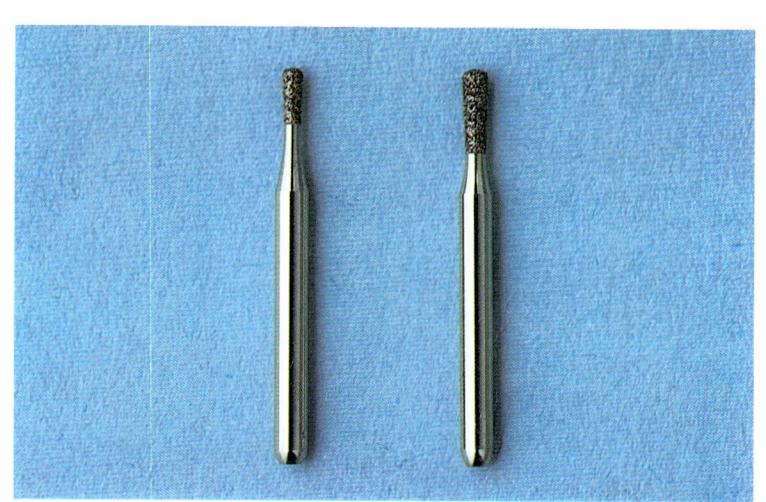

389 Diamantinstrumente
Sie eignen sich zum Entfernen alter Restaurationen, für die Kavitätenpräparation von Schmelzpartien und zur Gesamtpräparation.

Instrumentensätze

blend-a-mant:
- biotechnisches Präparationssystem (21),
- biotechnischer Präparationssatz Nr. 1 zur Kavitätenpräparation (für plastische Füllungen),
- biotechnischer Präparationssatz Nr. 2 für Inlay- und Onlaypräparation usw. (blend-a-med-Forschung, 6500 Main, Postfach 158).

Dahlin-Satz:
- Komet ergonomisches Präparationssystem (Gebr. Brasseler GmbH u. Co. KG, 4920 Lemgo).

Goffert-Satz:
- Rio-Satz (= rationelle Inlay- und Onlaypräparation) Hager & Meisinger GmbH, 4000 Düsseldorf, Postfach 3925).

Lustig-Satz:
- Komet RCB II und RCB II K Satz (Gebr. Brasseler GmbH u. Co. KG, 4920 Lemgo).

Zweiflächige Kavitätenpräparation

Kavitäten der Klasse II entwickeln sich aus einer approximalen Glattflächenkaries oder infolge einer ausgedehnten Läsion des okklusalen Grübchen- und Fissurensystems, wenn präparationsbedingt die Randleiste geopfert werden muß. Der Zugang zur approximalen Karies führt zwangsläufig über die Einbeziehung der Okklusalfläche. Die wichtigsten Kriterien für eine zweiflächige Kavitätenpräparation sind:
- die Lage der zervikal-approximalen Stufe und
- die eigenständig approximal-okklusale Retentionsform.

Aus *parodontalprophylaktischen Gründen* ist die Präparation der *zervikalen Stufe im klinischen Sulkus* zu vermeiden. Die Zervikallage wird oberhalb (RENGGLI 1974) oder auf gleicher Höhe mit dem Gingivalsaum gefordert (GAINSFORD 1983).
Die Konvergenz der approximalen Kavitätenwände nach okklusal führt zur:
- ausreichenden Extensions- und Retentionsform,
- Schonung der Zahnhartsubstanzen,
- Entlastung der Restauration und
- Verbesserung der Ästhetik in den Grenzen der mechanischen Zahnreinigung.

390 Schonung der Randleiste
Unter Schonung der Randleiste wird mit einem nierenförmigen Schnitt auf der okklusalen Fläche die Präparation eingeleitet. Das Diamantinstrument (Birnenform) wird an der Innenseite des Schmelzes geführt, um den Abstand zur Pulpa zu sichern.
Diamantbirne ISO-Größen 010–012 (Fa. Komet).

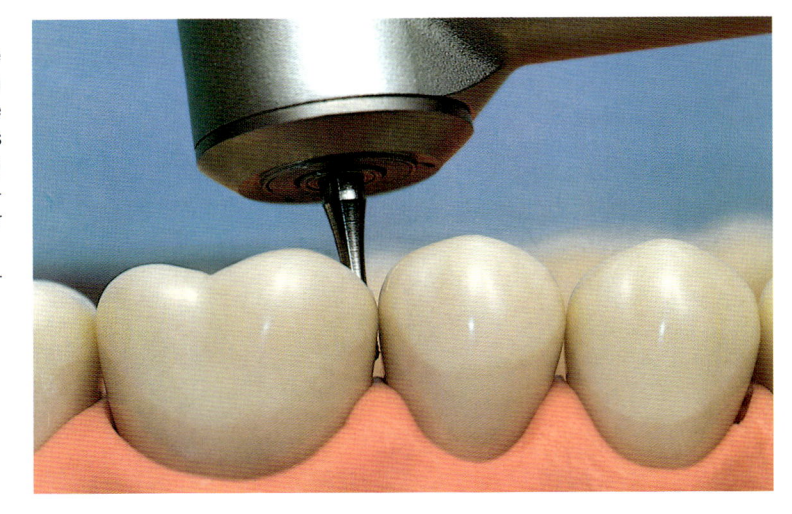

391 Diamantbirne
Die Diamantbirne wird vorsichtig in die approximale Fläche hineingedrückt und senkrecht versenkt. Ist die angestrebte Kavitätentiefe erreicht – wenn möglich ist die Stufe supragingival zu legen –, wird substanzschonend in bukkopalatinaler Richtung weiterpräpariert.

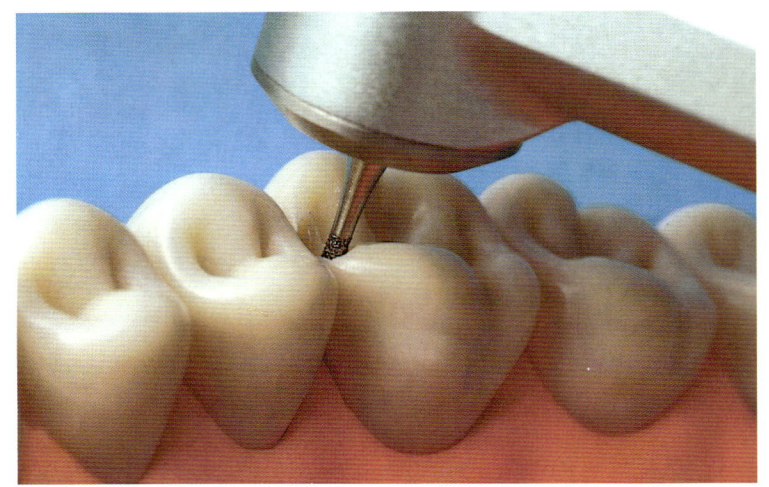

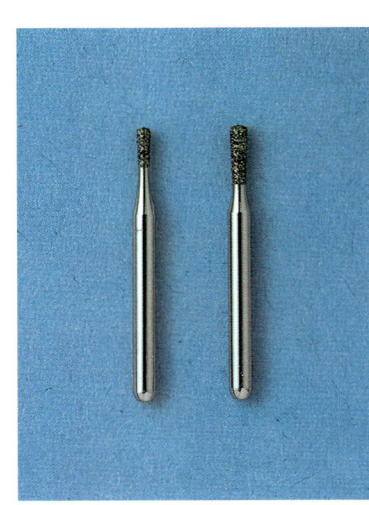

392 Tübinger Präparationsverlauf
Das Vorgehen orientiert sich zunächst am Ausmaß der approximalen Läsion. Während die Mehrzahl der Autoren die Präparation der Läsion mit der Nebenkavität (okklusaler Kasten) beginnt, leiten wir die Präparation unter besonderer Berücksichtigung der Lokalisation der approximalen Karies mit Eröffnung der Läsion von okklusal her ein. Nach der Eröffnung liegt eine schadensgerechte Präparation unter Schonung des Nachbarzahnes vor.

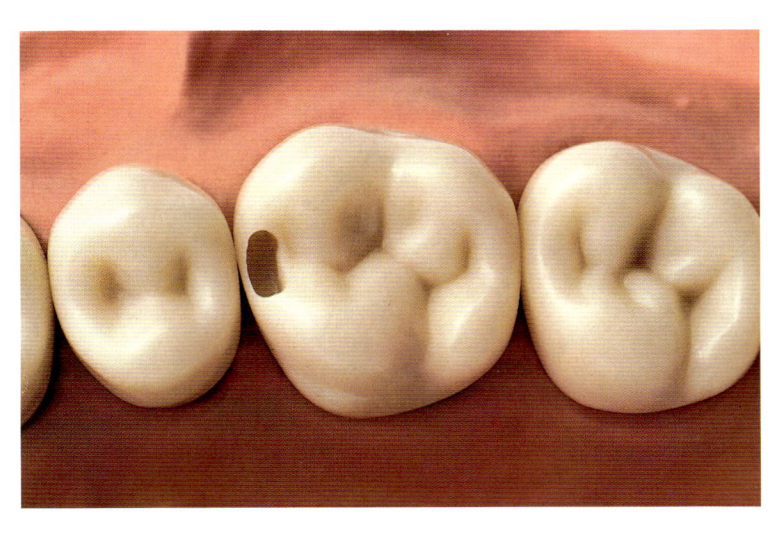

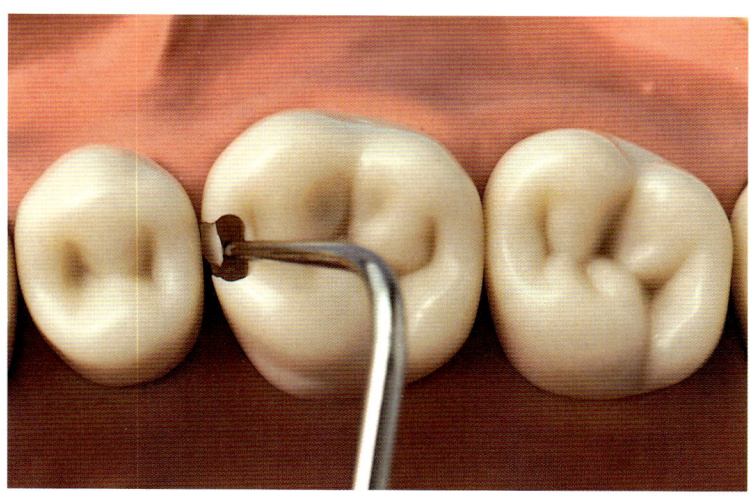

Hauptkavität

393 Isolierung des approximalen Schmelzes
Die Präparation schwächt den verbliebenen Schmelz. Tritt das Ende des Instrumentes an die Oberfläche, ist die gewünschte Tiefe der approximal-zervikalen Stufe erreicht. Ist die Extension ungenügend, wird diese nach gingival fortgesetzt.
Der isolierte, noch nicht entfernte Schmelz dient der Führung des Instrumentes, um eine Beschädigung des Nachbarzahnes auszuschließen. In diesem Stadium bricht das verbliebene Schmelzstück häufig ab.

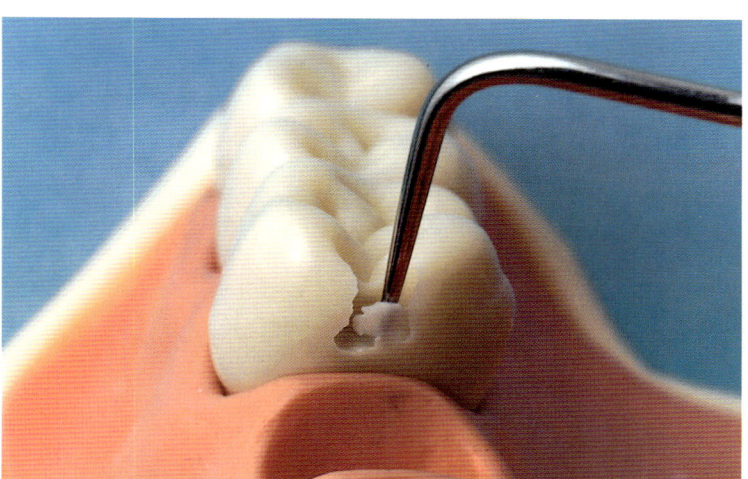

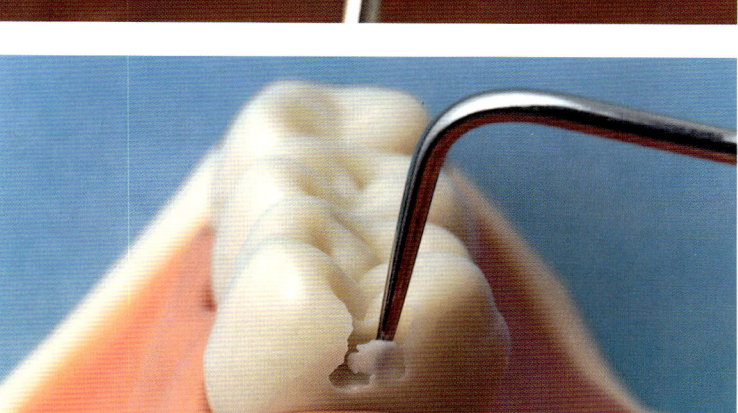

394 Entfernen des approximalen Schmelzes
Wenn der isolierte Schmelz noch vorhanden ist, wird er mit einem löffelförmigen Exkavator oder ähnlichem (Schmelzbeil) herausgebrochen.

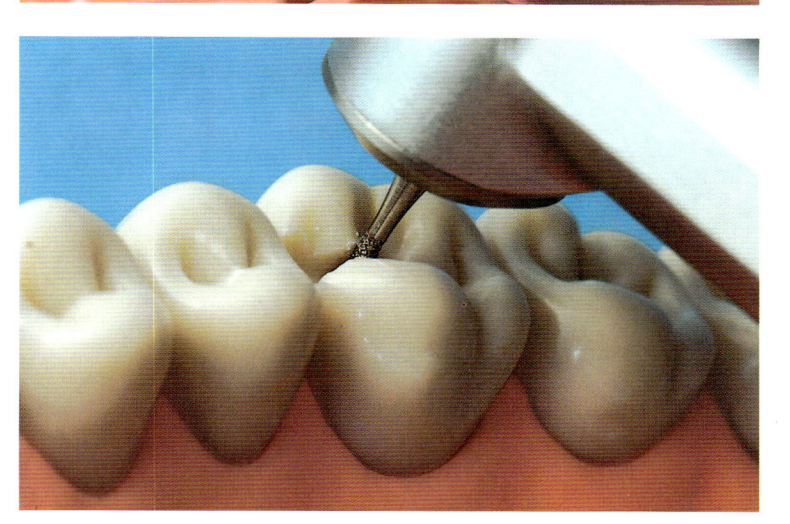

395 Okklusale Präparation
An die Präparation der Hauptkavität (approximaler Kasten) schließt sich die Präparation der Nebenkavität an. Bleibt die kariöse Läsion vornehmlich auf approximal beschränkt, wird die okklusale Präparation unter Schonung der Crista transversa durchgeführt.

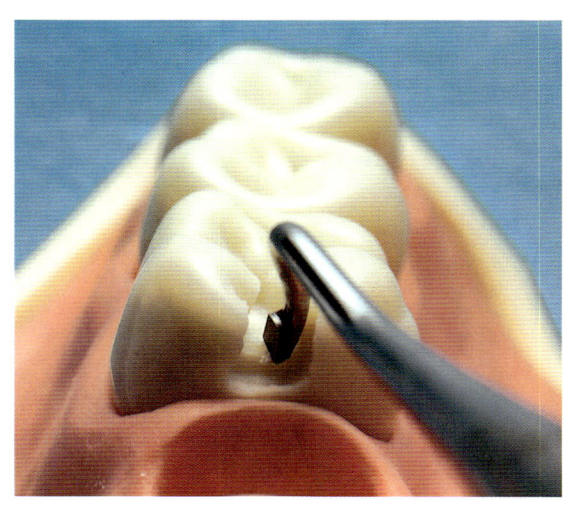

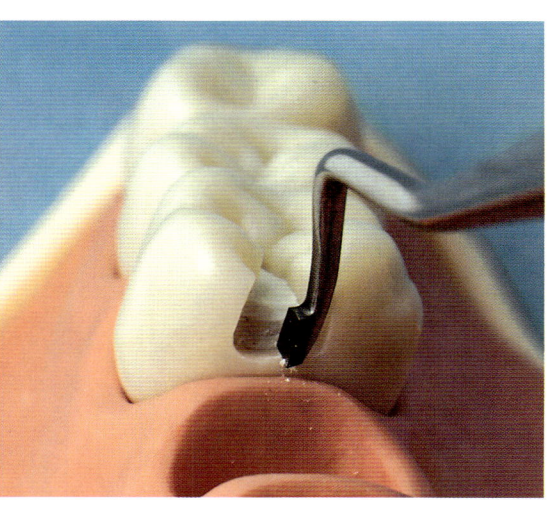

396 Isolierung des approximalen Schmelzes
Wenn die Isolierung des approximalen Schmelzes korrekt durchgeführt wurde, kann der approximale „Kasten" leicht mit Handinstrumenten fertiggestellt werden. Rotierende Instrumente haben die Notwendigkeit des Präparierens mit Handinstrumenten weitgehend eingeschränkt; jedoch sollte der Wert scharfer Handinstrumente nicht unterschätzt werden.

150 Kavitätenpräparation

397 Handinstrumente
Die approximal-zervikale Stufe ist mit gehärteten oder hartmetallbelegten *Gingivalrandschrägern* zu glätten.
Zum Beispiel hartmetallbelegte Gingivalrandschräger (Gebr. Brasseler), Typen 150,5 M und 150,4 D; Margin Trimmer, gehärtete Stahlinstrumente (Fa. Hu-Friedy), UFM T1/T2.

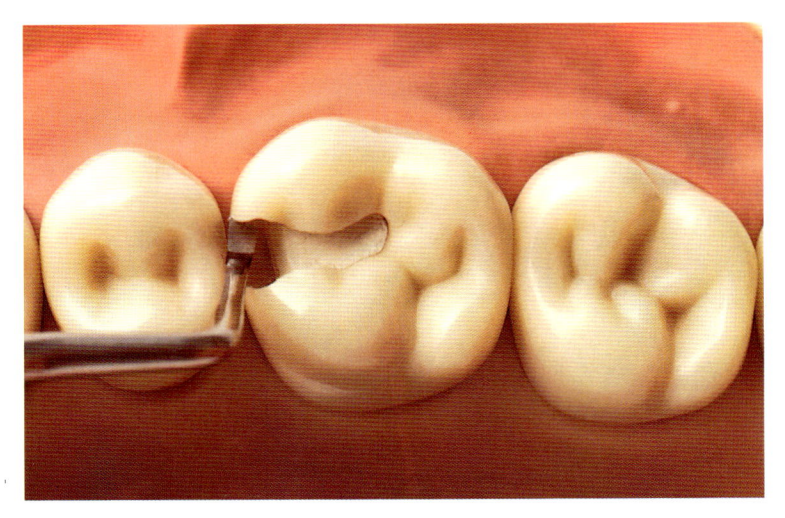

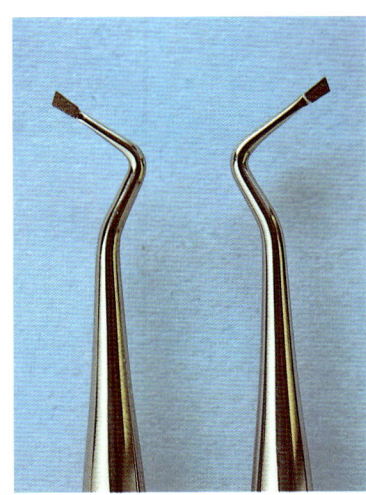

398 Glättung der rauhen Präparationsränder
Die Glättung erfolgt im Okklusalbereich mit birnenförmigen, zylindrisch gewendelten *Hartmetallfinierern*. Sie sollten in Form und Größe mit den Birnen identisch sein, um die Kavitätenwände entsprechend nacharbeiten zu können (*Stachniss* 1986).

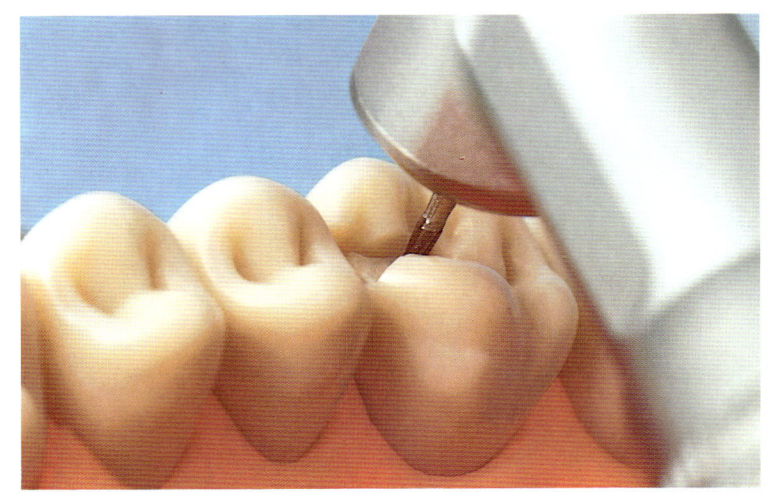

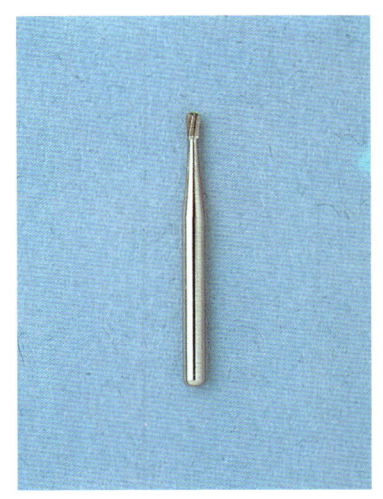

399 Unterfüllung
Unter dem Gesichtspunkt der „Vitalerhaltung des Zahnes" (Modellpräparation) ist die Versorgung des Dentins mit einer Unterfüllung (S. 172–175) nötig, um pulpale und präparationsbedingte Veränderungen weitgehend zu eliminieren und die thermische Leitfähigkeit des Restaurationsmaterials (Amalgam) zu reduzieren.

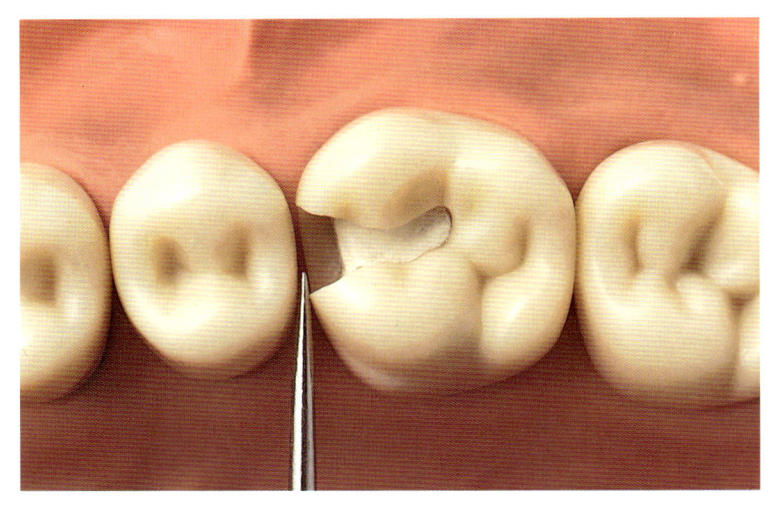

400 Fertige Kavität mit Unterfüllung

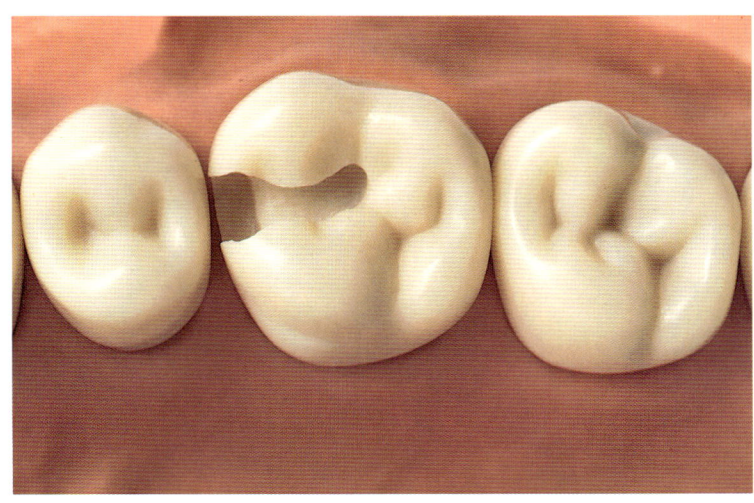

Matrize

Für die Wiederherstellung mehrflächiger Kavitäten ist das Matrizensystem von therapeutischer Bedeutung.

Das Metallband dient:
- der Wiederherstellung der Kontur fehlender Approximalflächen bei Kavitäten der Klasse II,
- der Wiederherstellung des Kontaktbereiches mit dem Nachbarzahn,
- dem Schutz des Parodonts gegen Über- und Unterschuß durch einwandfreien Randschluß,
- der schichtweisen Adaptation und Kondensation der Amalgame unter ausreichendem Druck,
- der Reduktion der quecksilberreichen oberen Schicht,
- der relativen Trockenhaltung der Kavität.

Prämolaren und Molaren erfordern unterschiedliche Größen an Matrizen und Matrizenbändern. Untersuchungen verschiedener Matrizensysteme auf ihre Eignung für die Füllungstherapie von Approximalkavitäten zeigen, daß die federnden Systeme ungeeigneter sind als verschraubbare. In Tübingen verwenden wir fast ausschließlich das *Tofflemire-Matrizensystem*.

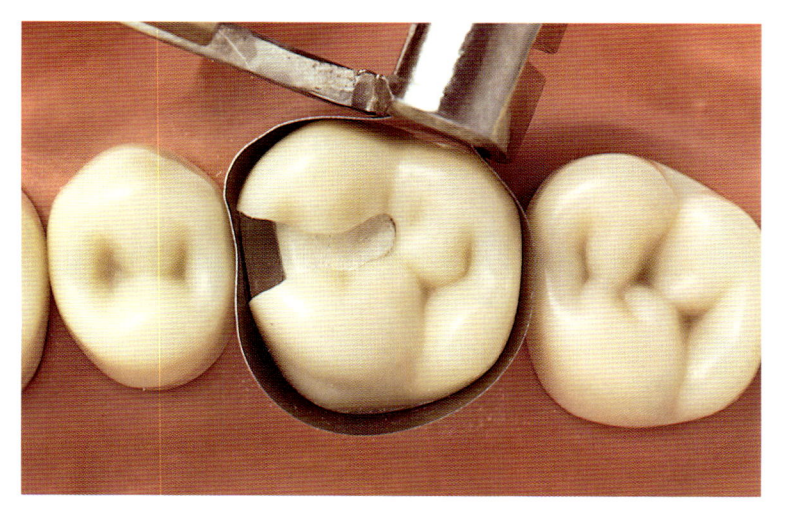

401 Matrizenhalter
Er gibt dem Matrizenband einen festen Halt, ist einfach in der Handhabung, zieht das Band konisch zusammen und spannt die Matrize zervikal enger als im okklusalen Bereich. Die konische Spannform ist wichtig, um approximal eine ausreichend große Kontaktfläche zum Nachbarzahn zu schaffen. Er kann bukkal und lingual (palatinal) angelegt werden; für lingual braucht man einen abgewinkelten Halter.

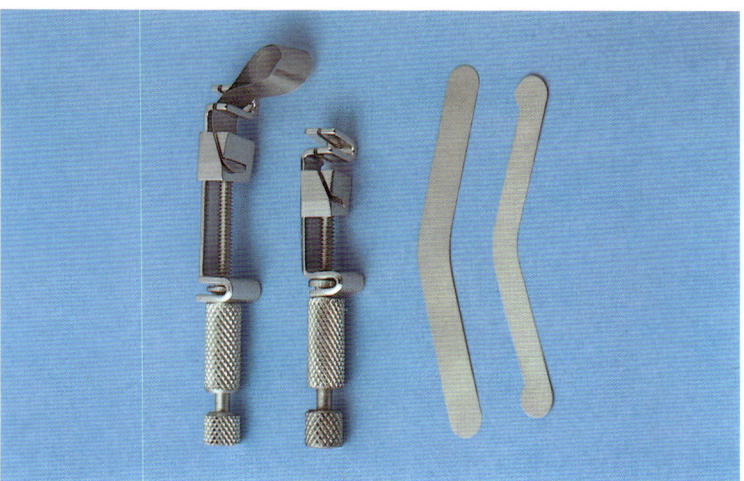

402 Tofflemire-Ringband-Matrizenhalter
Junior (Nr. 1120 Fa. Hawe Neos Dental),
Senior (Nr. 1130 Fa. Hawe Neos Dental).

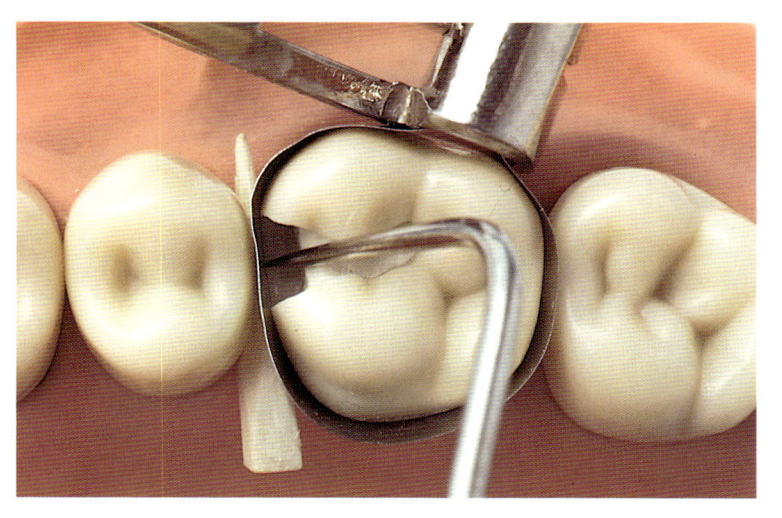

403 Matrizenband
Die handelsüblichen Stahlbänder auf Rollen und geformten Matrizenbänder nach Tofflemire sind mit verschiedenen okklusogingivalen Abständen und in unterschiedlichen Stärken erhältlich. Das konturierte Band soll so geformt werden, daß es beim Zusammenziehen eine konische Form annimmt, die dem Gingivalrand folgt und approximal den zervikalen Kavitätenrand überlappt.

Kavitätenpräparation

404 Interdentalkeile
Zahlreiche Typen von Interdentalkeilen sind im Handel. Sie bestehen aus einem relativ harten und gleichzeitig geschmeidigen Material. *Optimal* sind *Keile aus Hartholz*, die in der Längsrichtung leicht konkav und im Querschnitt trapezförmig beschnitten sind. Das *Nichtverkeilen* ist ein *großer und häufiger Fehler*. In vielen Fällen genügen ein standardisiertes Matrizensystem und die Verwendung eines Keils für gute zervikale Adaptation und Wiederherstellung des Kontaktes.

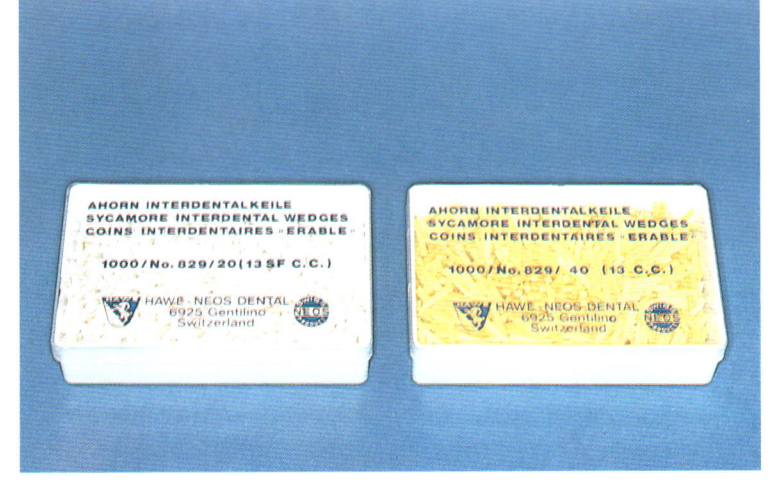

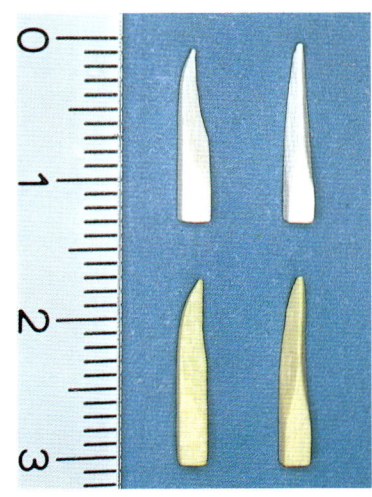

405 Formveränderungen des Matrizenbandes
Diese können mit der Rückseite eines Kugelpolierers vorgenommen werden. Nachdem die Matrize angelegt wurde, wird das Band kräftig gegen die Kontaktflächen des Nachbarzahnes gepreßt, wodurch eine passende Form zur Aufnahme der Füllung entsteht.

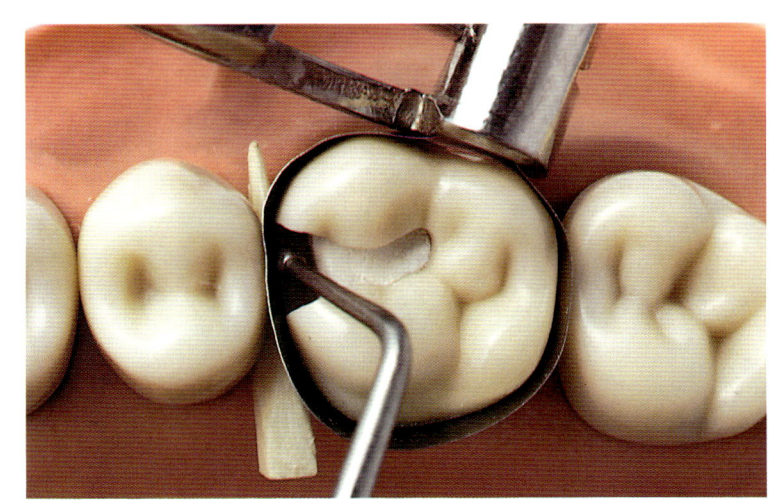

406 Entfernung von Zahnstein
Vor dem Anlegen der Matrize werden supra- und subgingivale Ablagerungen entfernt, die ein exaktes Anlegen des Bandes hemmen. Das in Position gebrachte Matrizenband liegt ungefähr 1 mm unterhalb des Gingivalrandes. Der okklusale Rand des Bandes sollte nicht weniger als etwa 1 mm okklusal über die daneben liegende Randleiste ragen, um nach dem Abtragen des okklusalen Überschusses noch genügend fest kondensiertes Amalgam zur Verfügung zu haben.

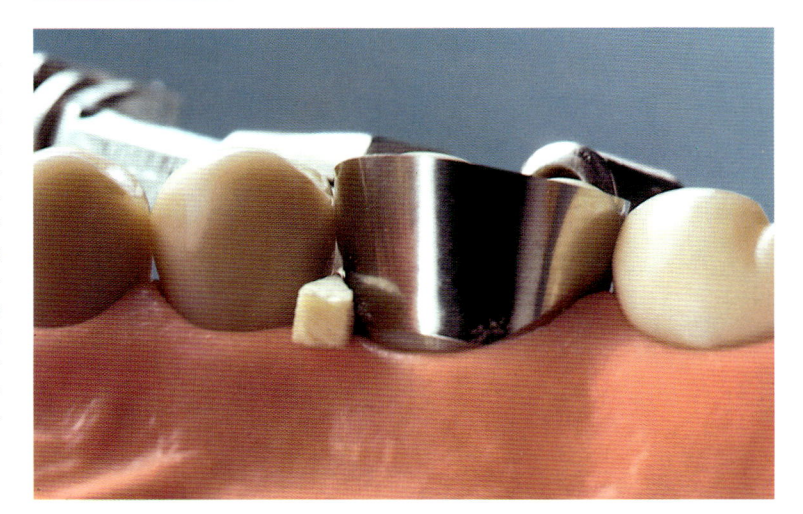

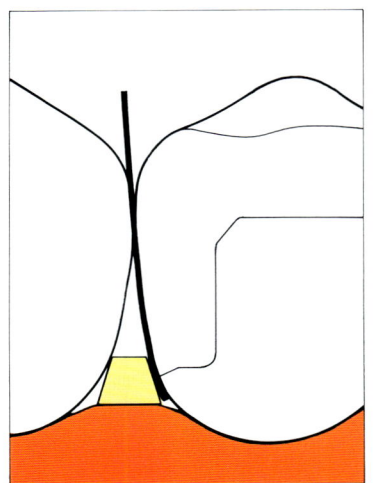

407 Verkeilen des Matrizenbandes
Der gingivale Keil soll fest anliegen, um einen zervikalen Überhang an Amalgam zu verhindern. Zusätzlich soll die Verkeilung eine genügend große Separation der Zähne bewirken, die die Dicke der Matrize kompensiert. Die Verkeilung stellt eine enge Kontaktbeziehung sicher, wenn nach der Verdichtung des Amalgams die Matrize entfernt wird. Amalgamüberschuß zerstört das Parodont und kann nur unter großen Schwierigkeiten entdeckt und beseitigt werden.

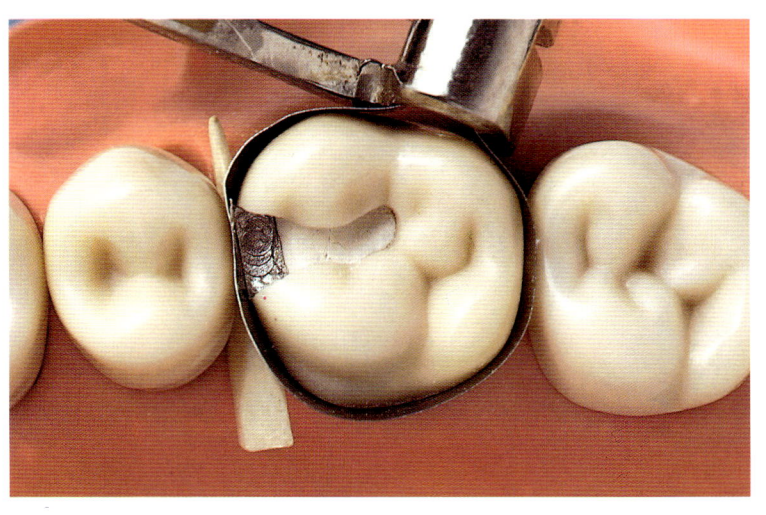

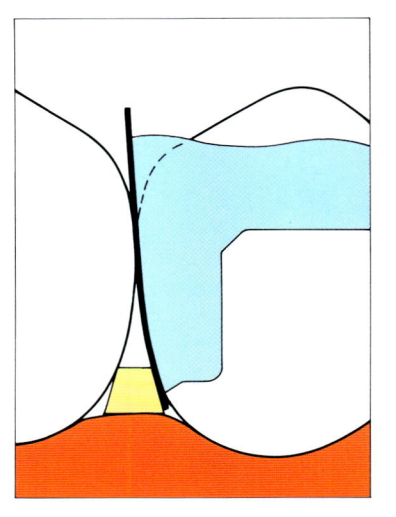

Kondensation

Um eine Amalgamfüllung unter gleichen mechanischen Bedingungen und bei gleichem Quecksilbergehalt optimal adaptieren zu können, wird das Amalgam schichtweise kondensiert, da die Tiefenwirkung des Kondensierungsdruckes wesentlich geringer ist als die Kavitätentiefe. Bei kräftigem manuellem oder mechanischem Kondensierungsdruck ist es möglich, ein Amalgam ohne mikroskopisch sichtbare Schichtenteilung zu kondensieren. Da die Bodenfläche der Kavitäten variiert, sind solche Portionen zu kondensieren, deren Größe der Bodenfläche entsprechend proportional ist, damit die Dichte der fertig kondensierten Schichten etwa 3–4 mm beträgt (DREYER-JØRGENSEN 1977).

In Tübingen wird die *mechanische Kondensation* gelehrt. Zur Verfügung stehen der Amalgamvibratorkopf (Bergendal) vornehmlich aber der KaVo-Intra-Amalgamkondensatorkopf 66 GD mit verschiedenen Einsätzen. Den Vorteil sehen wir in der Verbesserung der physikalischen Eigenschaften der Gamma-2-freien Amalgame und der physischen Erleichterung für den Studenten. Die Ultraschallkondensation lehnen wir ab (Hg-Dämpfe, Pulpairritationen).

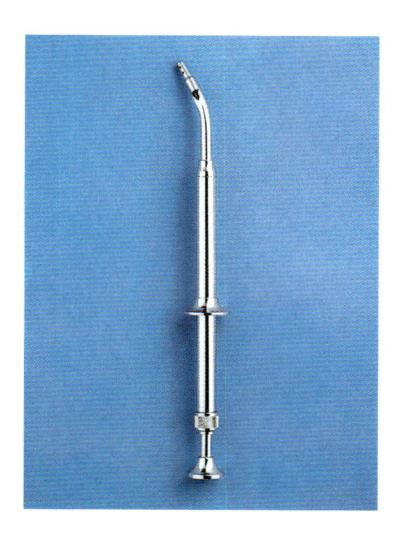

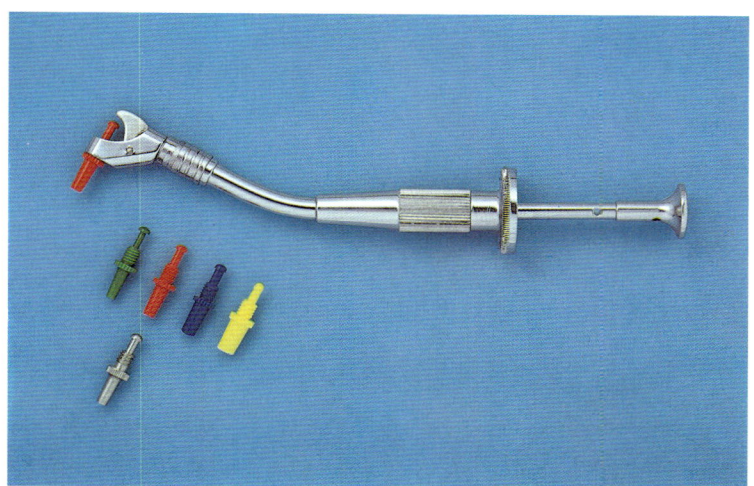

408 Amalgampistolen
Amalgampistolen dienen der Aufnahme der Amalgampaste, die nach der Trituration in die von Blutfraktionen, Mikroorganismen und Speichel gereinigte Kavität eingebracht wird. Entsprechende *Pistolenansätze* passen sich den einzelnen Kavitätenformen bei höchstmöglicher Dosierungsgenauigkeit an. Da die Größe der Portionen variiert, erscheint es zweckmäßig, über auswechselbare Arbeitsenden (Arbeitsspitzen) zu verfügen.

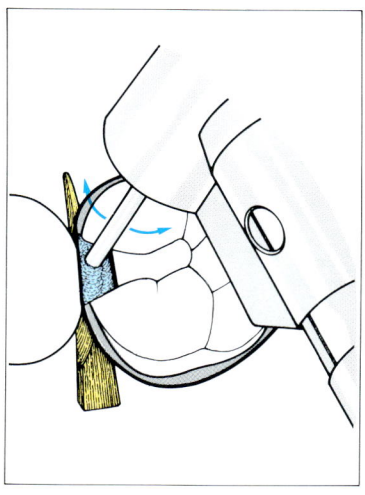

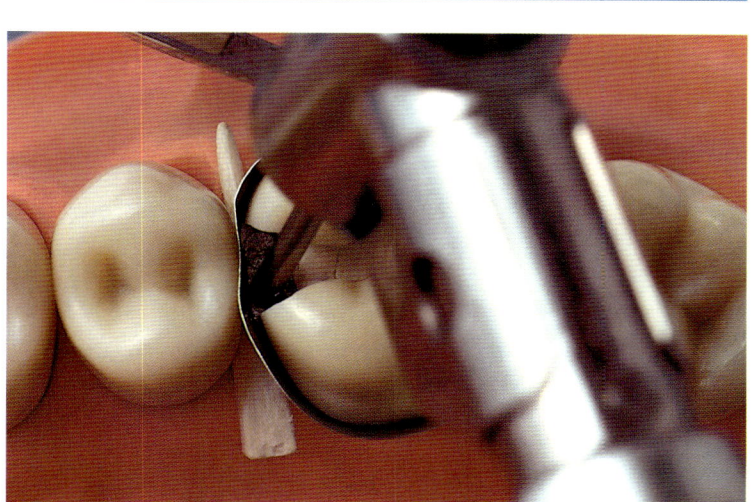

409 Kondensationsdruck
Der Kondensationsdruck beim manuellen und mechanischen Stopfen soll senkrecht auf den Kavitätenboden gerichtet sein.

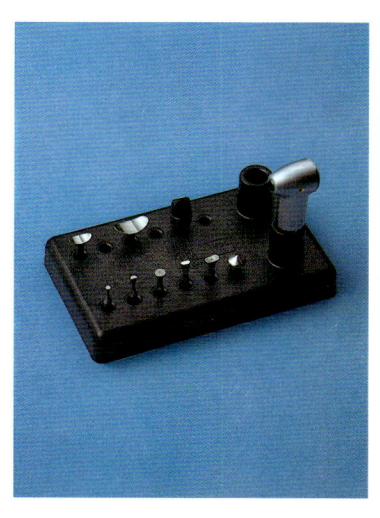

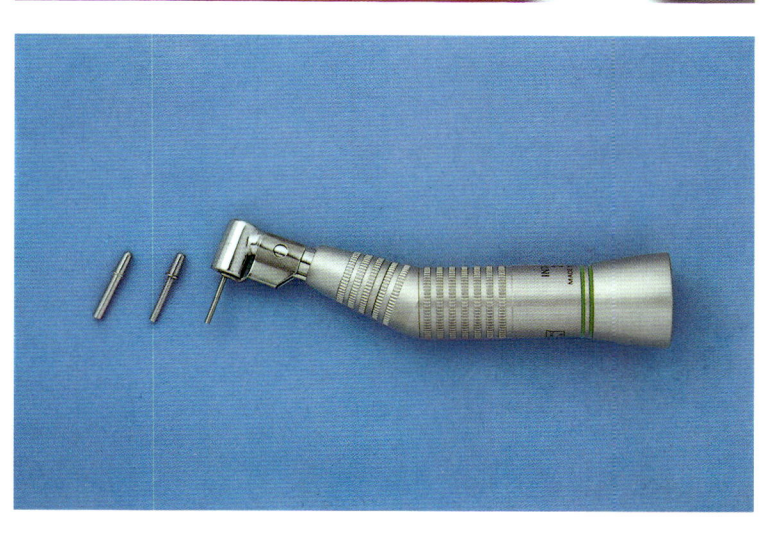

410 Mechanische Kondensierung
Bei der mechanischen Kondensierung können die Köpfe mit verschiedenen *Kondensierungseinsätzen*, je nach Größe und Lage der Kavität, beschickt werden. Die rotierende Instrumentenbewegung wird in eine Axiale umgesetzt. Der Kondensierungseinsatz soll zwischen jedem Kondensierungsdruck vollständig vom Amalgam abgehoben werden.

154 Kavitätenpräparation

411 Einsätze für den Kondensierkopf
Für das Arbeiten im rechten oder annähernd rechten Winkel zur Okklusionsfläche des Zahnes sind die der Kavitätenform entsprechenden Kondensierdurchmesser zu wählen (Einsätze Nr. 1–5). Im Bereich der supra(sub-)gingivalen Stufe können nur kleine Stopfportionen appliziert und in dünnen Schichten ausreichend kondensiert werden.

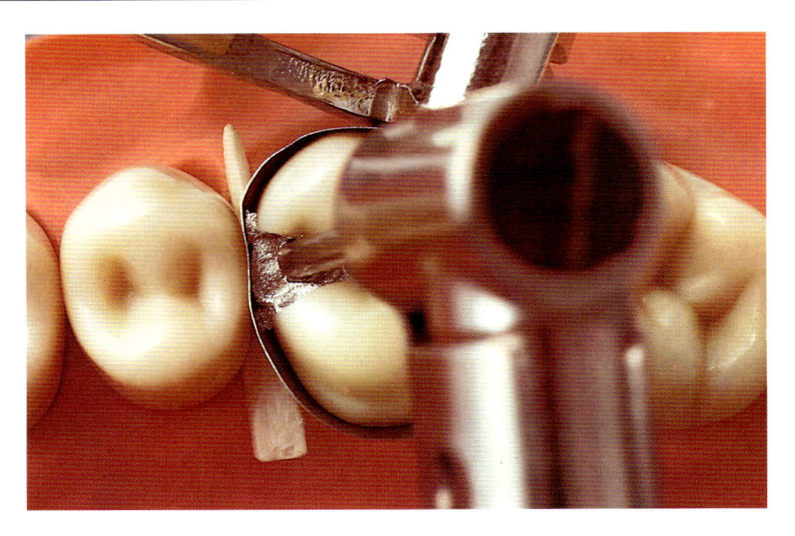

412 Auswahl der Einsätze
Durch gezieltes Ansetzen der unterschiedlichen Kondensierungseinsätze kann die Masse des Amalgams optimal in allen Kavitätenrundungen kondensiert werden.

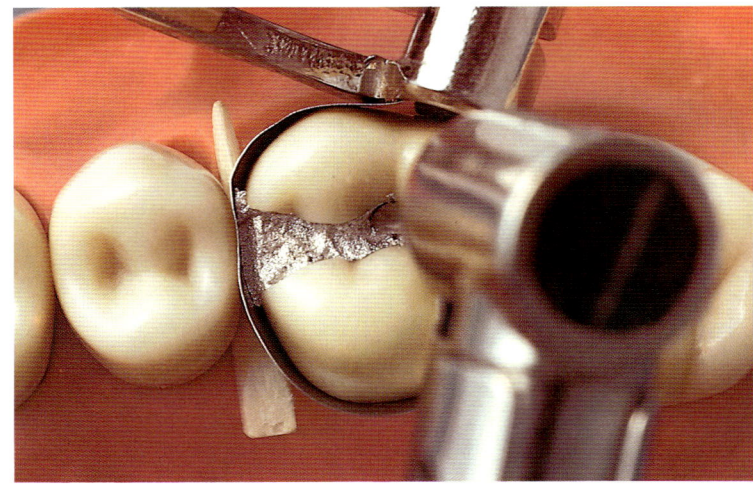

413 Kondensierungsbewegung
Die axiale Instrumentenbewegung verdichtet das Amalgam direkt unter dem Kondensierungseinsatz und verschiebt die umliegende Amalgammasse. Um die Verschiebung bereits kondensierten Amalgams zu verhindern, wird „überlappend" gestopft.

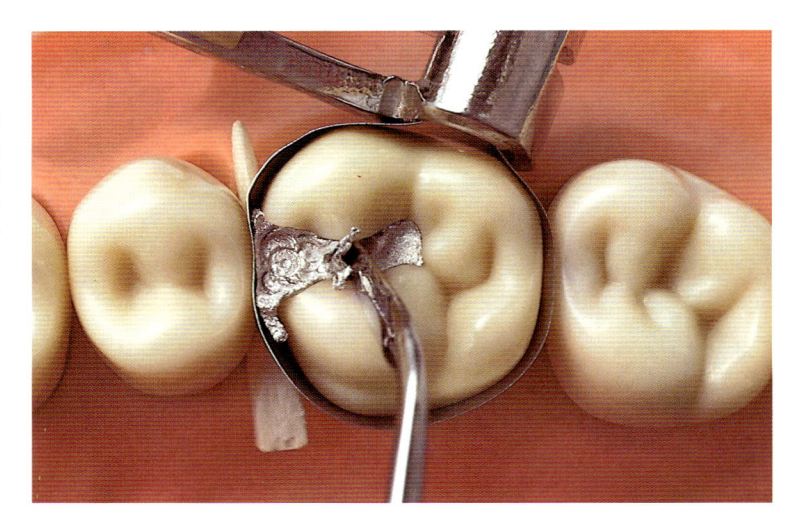

414 Überstopfen
Die Kavität wird genügend überstopft (½–1 mm) und mit den Einsätzen Nr. 6 und 9 unter hohem Druck hart entkondensiert. Es soll damit erreicht werden, daß die oberen Schichten ärmer an Quecksilber sind als die unteren. Der sich anschließende Schnitzvorgang beseitigt den unvermeidbaren quecksilberreichen Amalgamüberschuß.

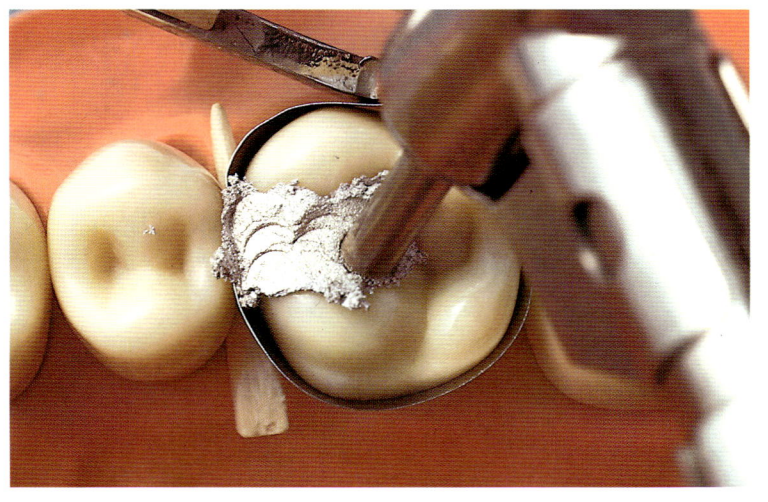

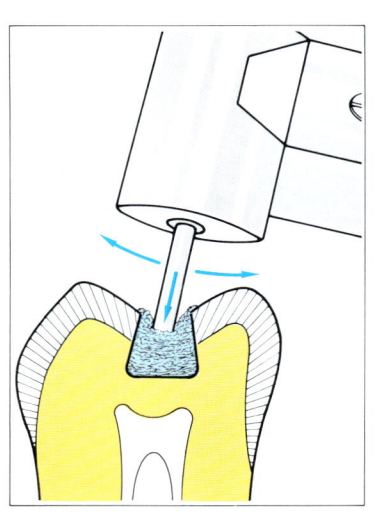

Kauflächengestaltung

Nach dem Kondensieren kann man mit dem „Carven" beginnen. Warum die Kaufläche einer Amalgamfüllung morphologisch und funktionell bis ins Detail ausgearbeitet werden muß, hat MOTSCH (1980) begründet. Entgegen dem in einschlägigen Werken dargestellten optimalen okklusalen Kontaktmuster halten wir uns an die anatomischen und physiologischen Gegebenheiten der Kaufläche und ihrer antagonistischen Beziehungen und gehen erforderliche Kompromisse bei der Kauflächengestaltung ein. Breite okklusale Flächen, solche ohne Höcker, fehlende Höckerabhänge, Grübchen und Fissuren sind unphysiologisch und führen zu Okklusionsstörungen. Das Kauflächenrelief wird abgeschwächt rekonstruiert. Die Nachbildung extrem tiefer und scharfer Fissuren führt unter Belastung zu Spannungskonzentrationen im Gefüge der Füllung (Kerbspannungen), die Risse und Sprüngen zur Folge haben können. Neben den Höckerabhängen sind auch die Randleisten von funktioneller Bedeutung. Sie müssen deutlich herausgearbeitet und dem Niveau des Nachbarzahnes angeglichen werden. Mesiale und distale Grübchen liegen tiefer als die Randleisten.

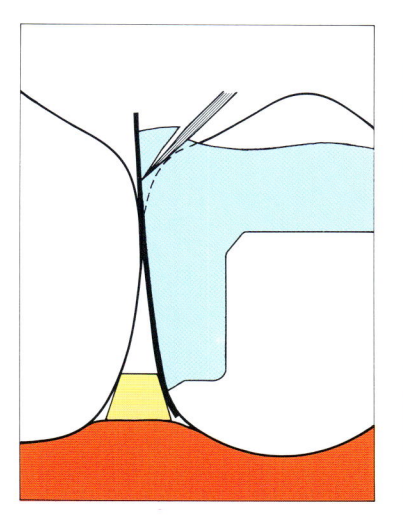

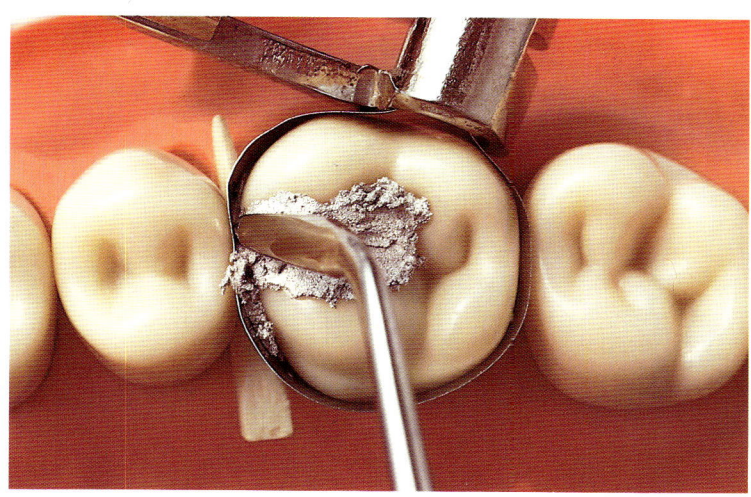

415 Carven der Füllung
Nach dem Kondensieren wird der Füllungsüberschuß entfernt und mit dem Carven der Füllungsoberfläche begonnen, die mit einem Instrument grob vorgeschnitzt wird (Frahm-Instrument, Aesculap DF 55). Die Korrektur der Füllung auf das Niveau des Kavitätenrandes wird ebenfalls mit dem *Frahm-Instrument* entlang der Amalgam-Schmelz-Grenze vorgenommen. In dieser und der folgenden Phase bleibt das Matrizenband in seiner Position.

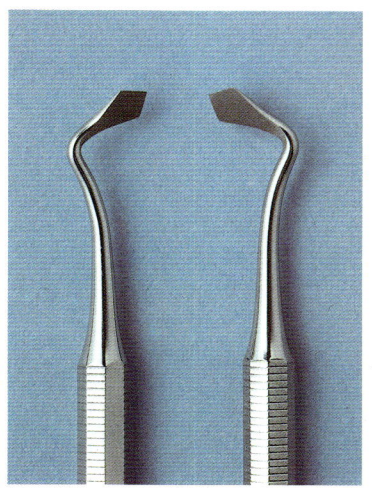

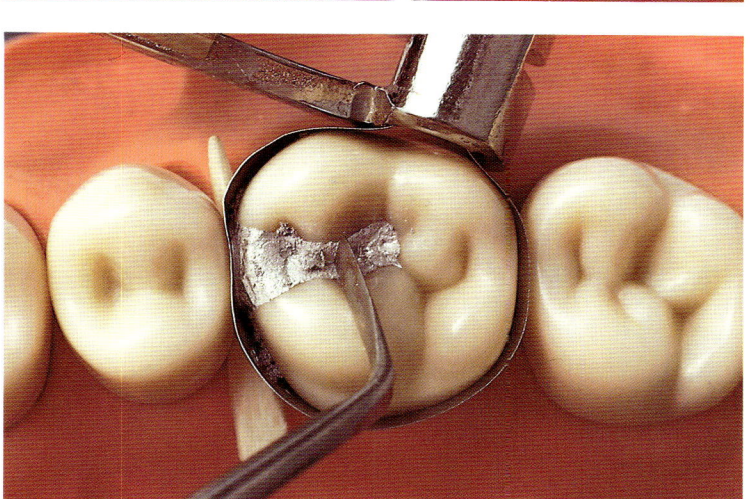

416 Schnitzinstrumente
Das weitere Vorgehen erstreckt sich auf das Carven der Kauflächenelemente mit feinen *Schnitzinstrumenten* (Approximal-Carver nach P. *Nyström,* Stainless Nr. 1, naturbelassen und zurückgeschliffen). Die Rekonstruktion der Kaufläche ist hier problemlos, da Höcker-Fossa- und Höcker-Randleisten-Beziehungen durch die grazile Kavitätenpräparation weitgehend erhalten bleiben.

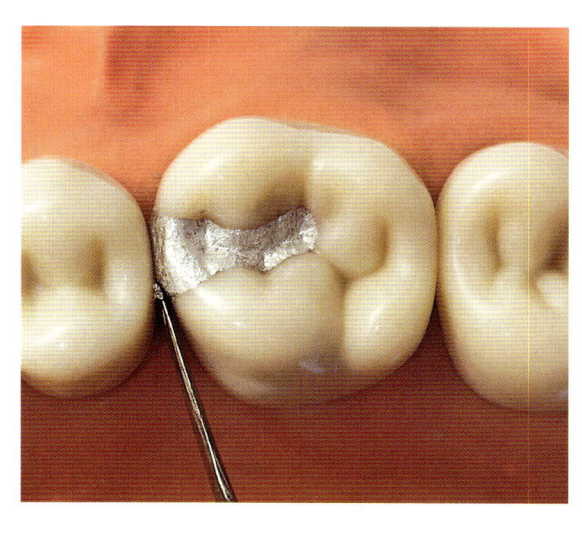

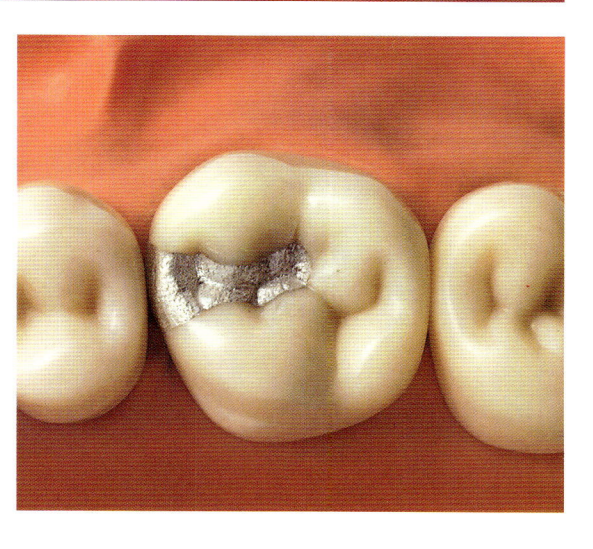

417 Überschuß
Vor dem Entfernen des Matrizenbandes bringt man okklusal das Carven zum Abschluß. War die Matrize richtig angelegt, sollte der Umfang des approximalen Überschusses minimal sein. Man überprüft den gingivalen Rand mit der Sonde. Wenn Überschuß vorhanden ist, kann man diesen mit einer Kürette beseitigen. Für die anschließende Politur soll auf der mit Schnitzinstrumenten bearbeiteten rauhen Oberfläche ein leichter Überschuß belassen werden, der die Okklusion nicht stört und beim Polieren eingeebnet wird.

Politur

Nach dem Schnitzen und Erhärten des Amalgams entsteht eine rauhe Oberfläche, die in verschiedenen, aufeinander abgestimmten Arbeitsschritten poliert wird.

Für die Politur sprechen folgende Gründe:
- Die Politur vermindert die Anlagerung von Plaque.
- Die Politur führt zu einer materialspezifischen Verbesserung.
- Die Politur beseitigt funktionelle Störungen einzelner Kauflächenelemente.
- Die Politur wird aus ästhetischen Gründen verlangt.

Eine optimale Politur läßt sich erreichen, wenn die Reihenfolge der rotierenden Instrumente so gewählt wird, daß jeweils die Spuren der vorausgegangenen durch die nachfolgenden beseitigt werden. Ist die Politur fertiggestellt, sollte die Spitze der Sonde, wenn man sie von der Zahnoberfläche und umgekehrt führt, weder einen Sprung machen noch sich verhaken. Eine *gut gelegte, unpolierte Amalgamfüllung bleibt schlecht,* während eine *durchschnittliche Amalgamfüllung mit Hilfe einer guten Politur an Wert gewinnt* (GAINSFORD 1983, RIETHE 1971, STACHNISS 1980). Die folgenden Arbeitsschritte vermitteln das Tübinger Vorgehen; von anderen Schulen unterschiedlich gehandhabt.

418 Erster Arbeitsschritt
Im ersten Arbeitsgang werden die approximalen Flächen, soweit sie zugänglich sind, mit einem Hartmetallfinierer gewendelter Verzahnung (Sapin-System, Gebr. Brassler) bzw. einem Polierdiamanten unter Spraykühlung bearbeitet.

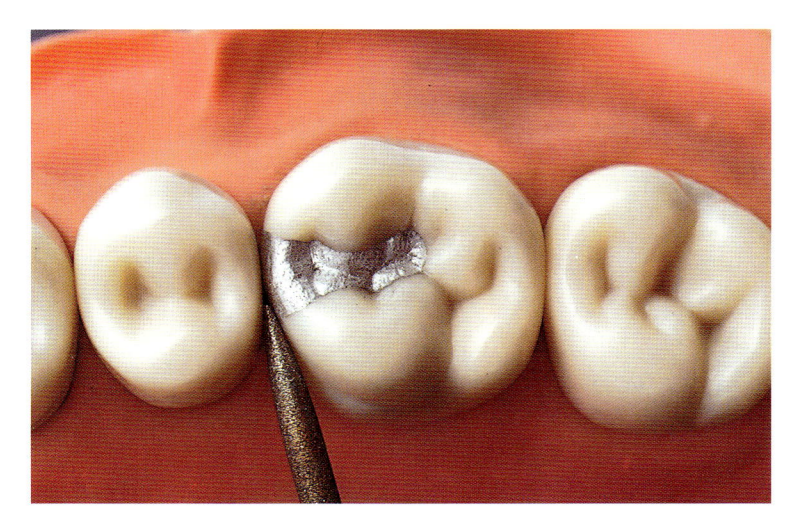

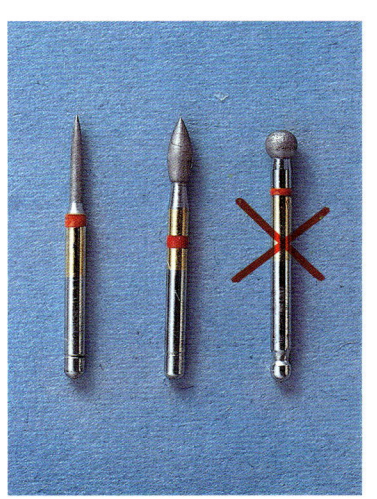

419 Zweiter Arbeitsschritt
Anschließend werden der Verlauf der Fissurenmuster, die okklusalen Höckerabhänge und die Randleiste mit dem Hartmetallfinierer in den Bearbeitungsvorgang einbezogen.

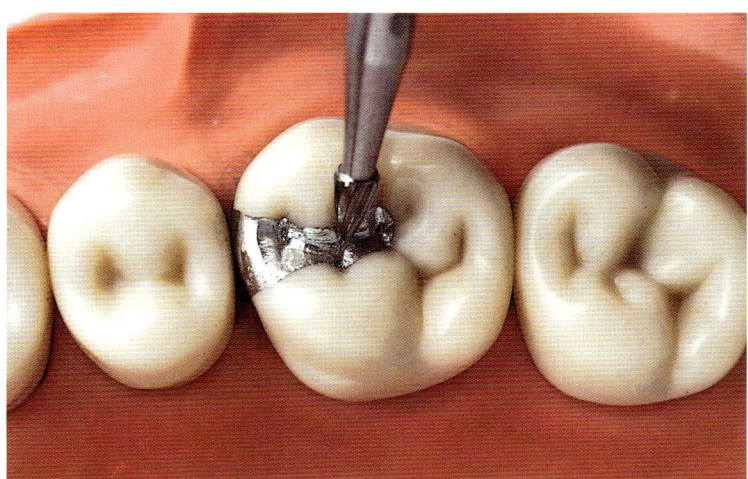

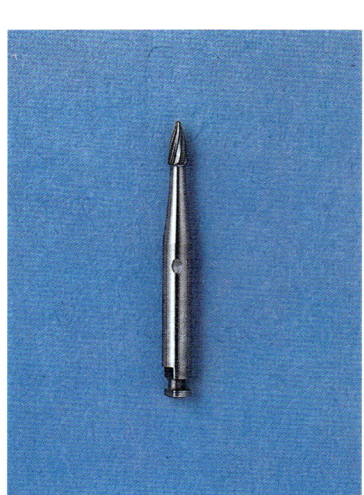

420 Dritter Arbeitsschritt
In einem weiteren Arbeitsschritt finden braune Gummipolierer in Kelchform (Brownies, Fa. Shofu) im Approximal- und Randleistenbereich Anwendung.

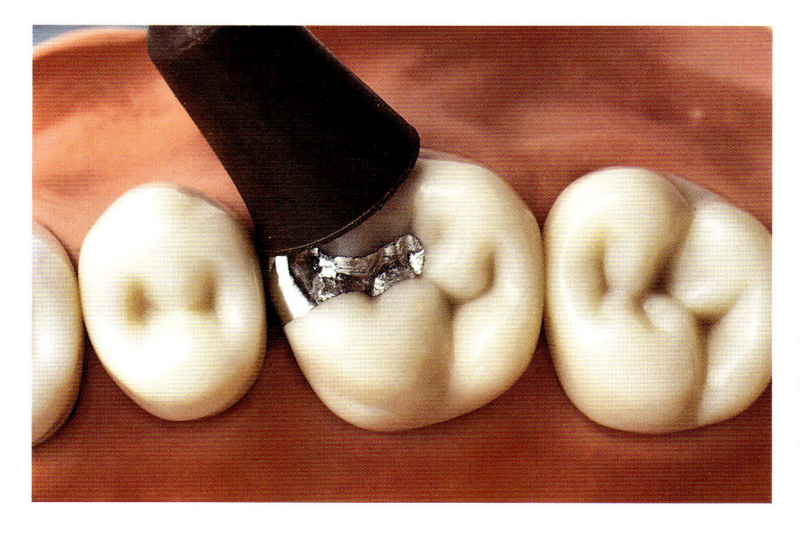

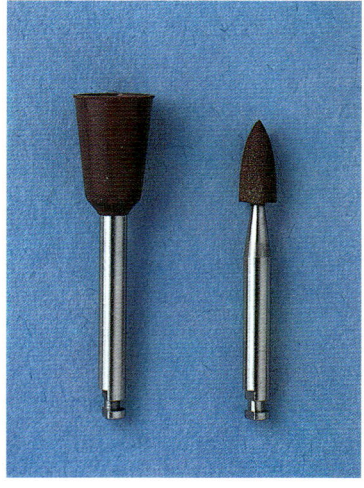

Politur

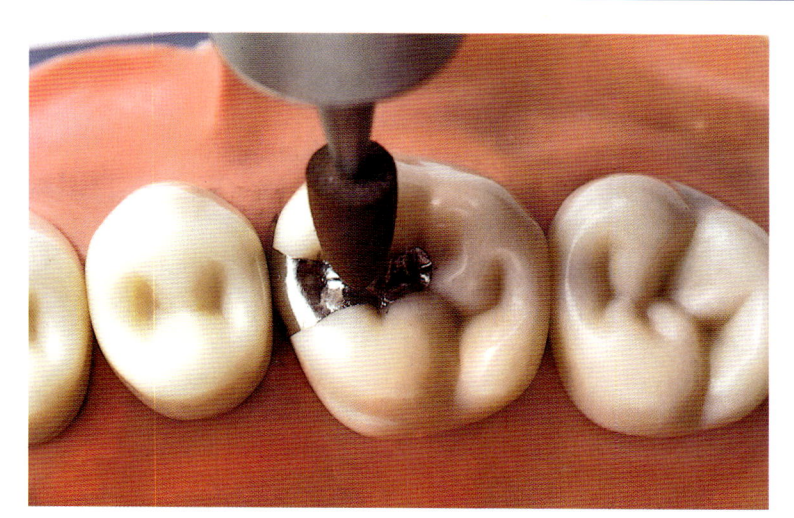

421 Vierter Arbeitsschritt
Die okklusale Fläche wird mit Brownie-Spitzen bearbeitet.

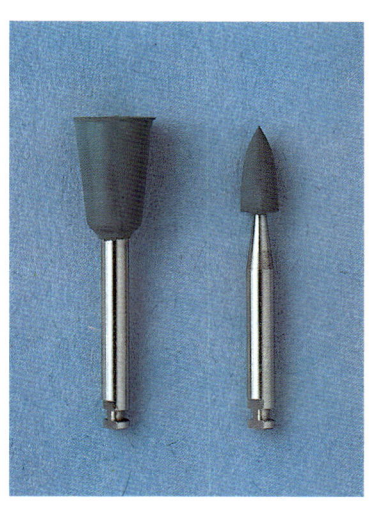

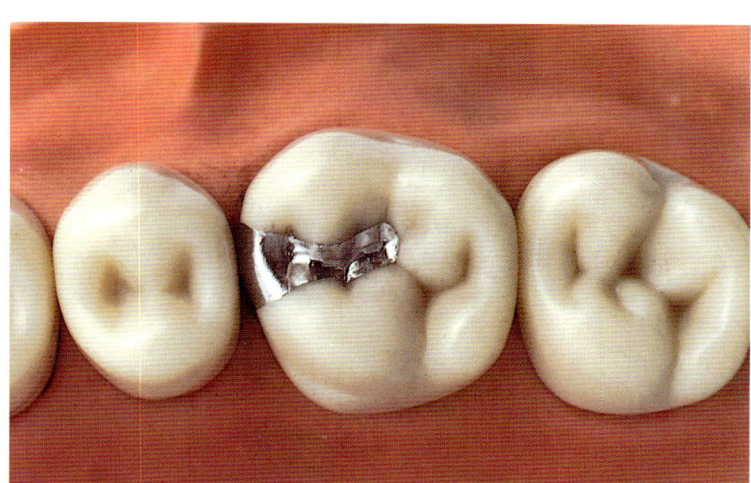

422 Poliereffekt
Nach diesen Arbeitsgängen zeigt sich klinisch eine gleichmäßige Oberfläche okklusaler und zugänglicher approximaler Füllungsanteile mit mattem Poliereffekt.

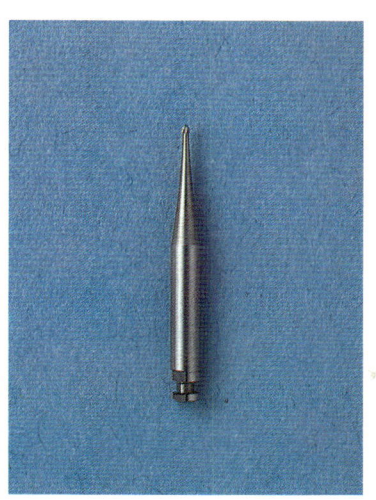

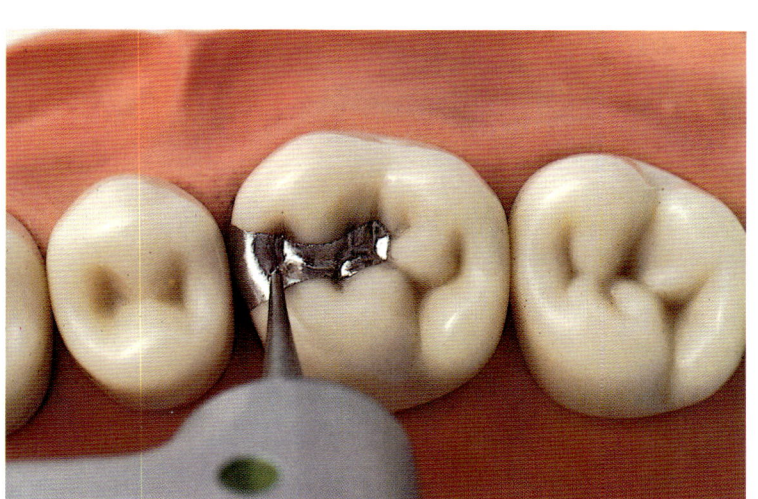

423 Fünfter Arbeitsschritt
Mit einem abgestumpften Rosenbohrer (ISO-Größe 006) werden die Fissuren finiert.

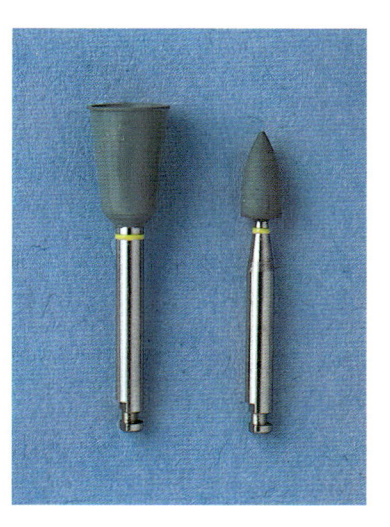

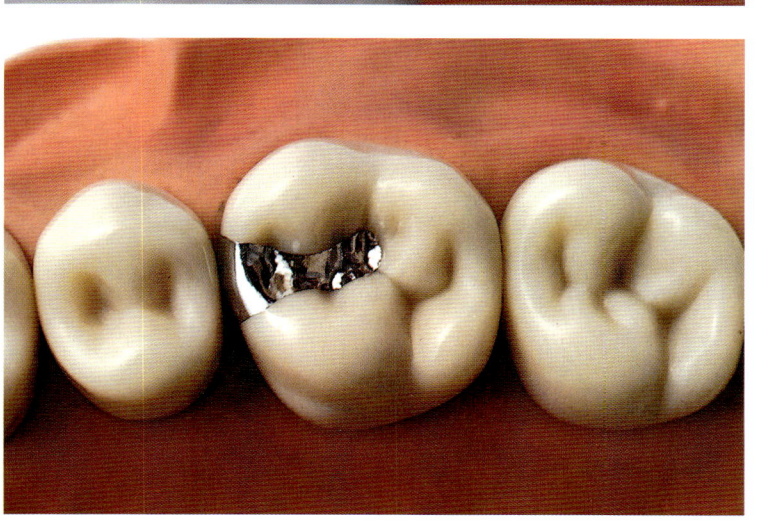

424 Letzte Arbeitsgänge
Die weitere Bearbeitung der Amalgamoberfläche wird mit grünen Gummipolierern (Grennies und Super Greenies, Fa. Shofu) durchgeführt, um eine Hochglanzpolitur der Amalgamfüllung zu erreichen: Das Ergebnis der einzelnen Arbeitsschritte führt zu einem ästhetisch optimalen Glanzeffekt.

Kavitätenpräparation

Präparation ...

Die Pulpa ist Reizen verschiedenster Art ausgesetzt und unterliegt in unterschiedlichem Grade diesen Einwirkungen. Werden bestimmte physiologische Grenzen überschritten, können diese Reize die Odontoblasten mit ihren Fortsätzen schädigen (Odontoblastenaspiration). Der Reiz kann aber nicht nur eine Schädigung solch differenzierter Zellen verursachen, sondern auch zu Gefäßveränderungen führen. Treffen die Reize, die eine Hyperämie verursacht haben, in verstärktem Maße und wiederholt die Pulpa, so kommt es zur Entzündung.

Die Entzündung führt zum Untergang des ganzen Organs, wenn der Reiz fortbesteht. Ein Reiz kann auch sofort, ohne daß sich eine Entzündung erst entwickelt, zum Tod der Pulpa führen. Hierbei spielen die anatomischen Eigenarten des Pulpagewebes, die wenig deutliche Lymphversorgung, die Stellung als Endorgan mit einem geringen Kollateralkreislauf und die Abhängigkeit von lokalen Reizen in einer starren, unnachgiebigen Begrenzung eine Rolle. *Je näher die Pulpa, desto niedrigere Drehzahl,* steht in Beziehung zum Ausmaß der Irritationen.

425 Dentin
Als unmittelbare Präparationsfolgen stellen sich bei Dentin, das mit turbinengetriebenen Instrumenten bei mangelnder Spraykühlung bearbeitet wird, Veränderungen des Dentins ein. Neben bandförmigen Verbrennungszonen am Kavitätenboden erzeugt die Präparation eine aufgelockerte, unscharf begrenzte Dentinschicht, die im Präparat mit färberischen Besonderheiten in Erscheinung tritt.

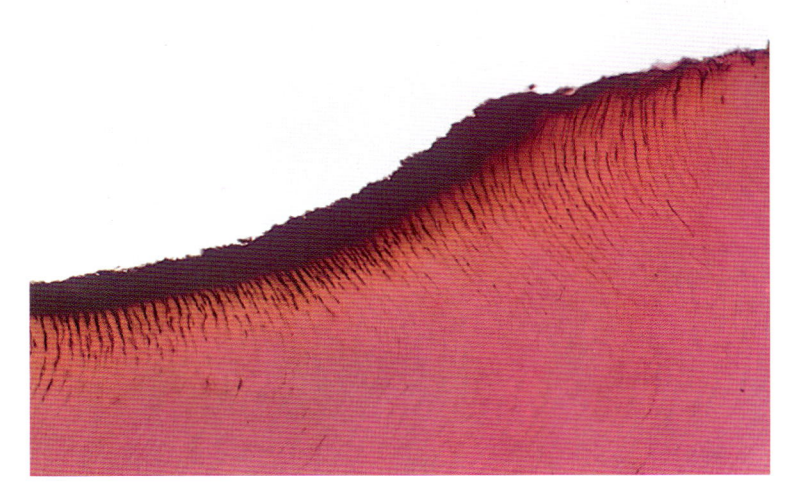

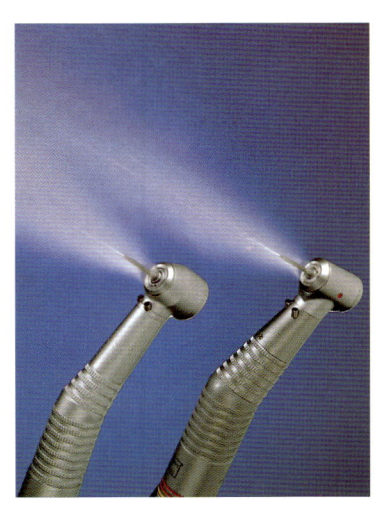

426 Odontoblastenschicht
Das histologische Bild zeigt eine intakte Odontoblastenschicht. Die Odontoblasten sind dicht und unregelmäßig hintereinander gelagert.
Histologische Technik: Nach der Fixation (10%ige Formalinlösung) erfolgte die Entkalkung (5%ige Salpetersäure). Die Schnittebene (Gefrierschnittechnik) wurde sagittal gewählt und die Schnitte in Hämatoxylin-Eosin gefärbt. Die histologische Technik gilt für alle Präparate ...

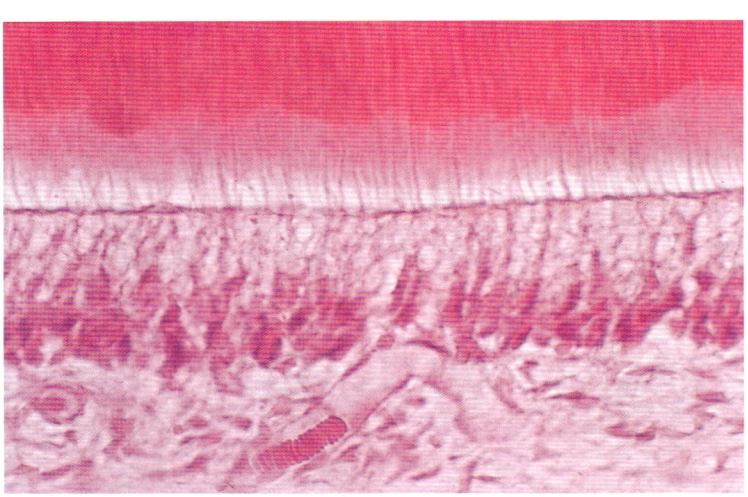

427 Odontoblastenaspiration
Als sicheres Kriterium für das Vorliegen eines Präparationstraumas gilt für *Langeland* (1957 u.a.) die Anwesenheit von Odontoblastenkernen in den Dentinkanälchen. Ob die Odontoblastenaspiration das wichtigste Merkmal einer präparationsbedingten Pulpaschädigung ist, bezweifelt *Brännström* (1960 u. a.). Neben aspirierten Odontoblasten zeigt sich eine partielle Auflockerung der Odontoblastenschicht.

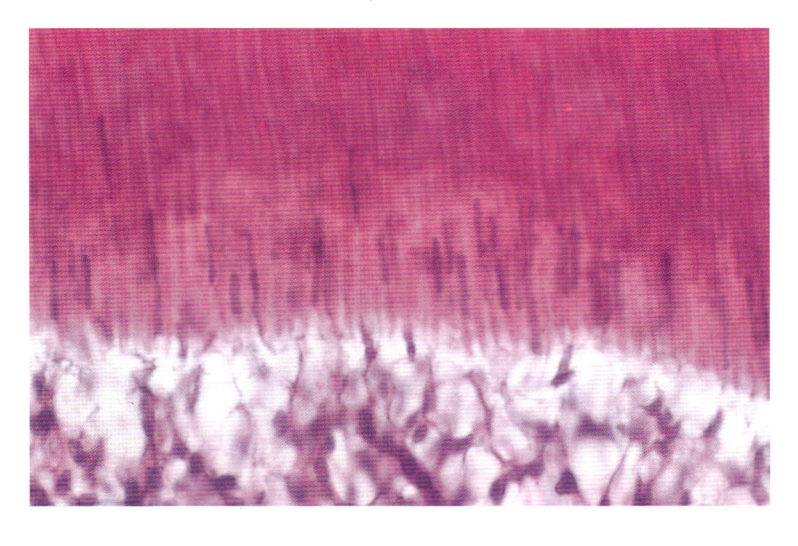

... und Präparationsfolgen

Seit dem hoch- und höchsttourigen Bohren wurde die Präparationstechnik als komplexes Trauma zum vieldiskutierten Problem. Dies hängt von einer Reihe unterschiedlicher *Reizfaktoren* auf die Pulpa ab:

- Art der rotierenden Instrumente,
- Drehzahlbereich,
- ausreichende Spraykühlung im Hochtourenbereich,
- Präparationsform, Präparationsdruck,
- räumliche Beziehung zwischen Kavitätenboden und Pulpa, Nachbehandlung u. a.

Restaurative Maßnahmen, die die Pulpa irritieren und das Markorgan gefährden, lassen sich histologisch sichern. So konnten als unmittelbare Folgen eines Präparationstraumas pathohistologische Veränderungen des Dentins, der Odontoplasten und des Pulpagewebes ermittelt werden. Das Auftreten von Odontoblastenkernen in Dentinkanälchen wird als unmittelbare Reaktion und Schädigung von Odontoblasten verstanden, mit dem Phänomen der Odontoblastenaspiration. Vaskuläre Veränderungen werden ebenfalls als Merkmal einer Pulpareaktion angesehen.

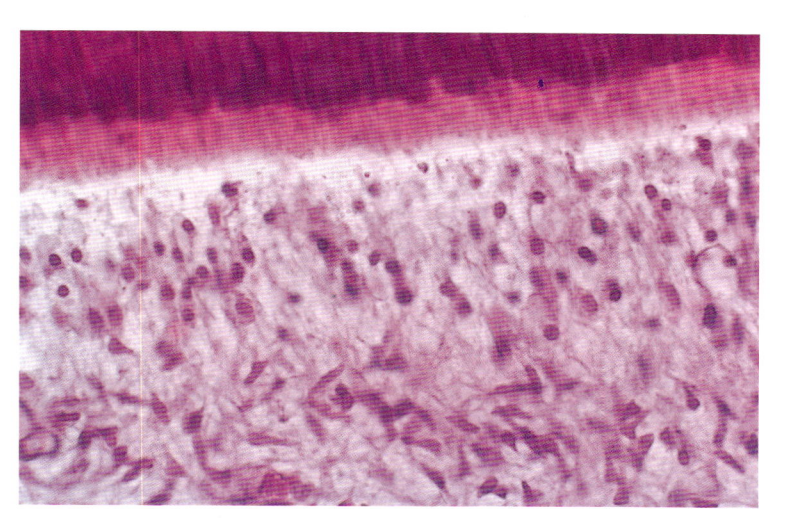

428 Auflockerung, Reduktion der Odontoblastenschicht
Im Vergleich mit Kontrollpulpen ergeben sich sichere Anhaltspunkte für direkte Beziehungen zwischen partieller Auflockerung, Reduktion oder fehlender Odontoblastenschicht in unmittelbarer Nähe des Kavitätenbodens.
Daneben finden sich Karyorhexis und Karyolyse der Odontoblastenschicht.

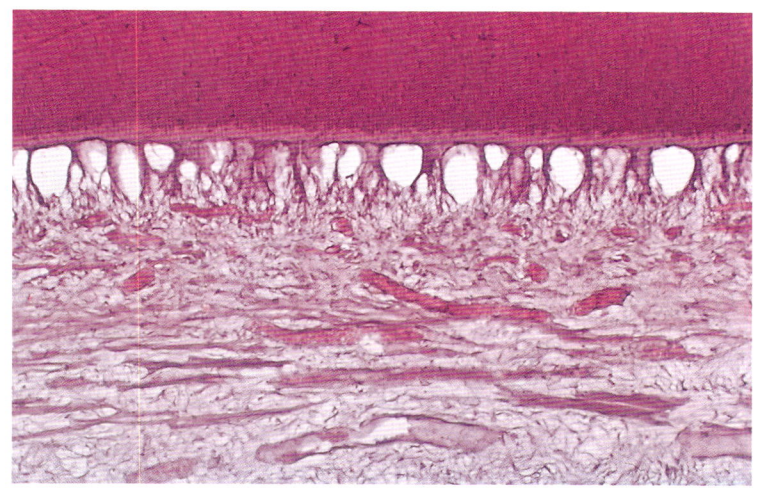

429 Dilatation peripherer Kapillaren
Mit der Odontoblastenaspiration häufig vergesellschaftet sind erweiterte und gefüllte Gefäße in der Odontoblasten- und Subodontoblastenschicht.

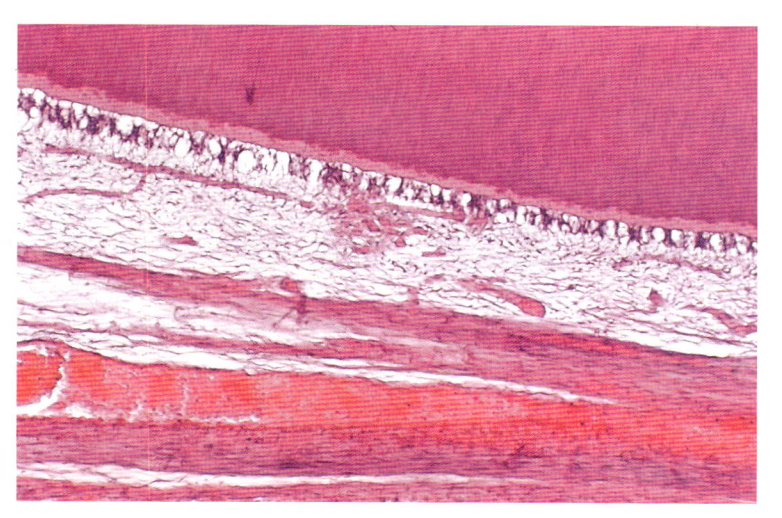

430 Veränderungen des Pulpagewebes
In der unterhalb der Kavität liegenden Pulpazone werden diffuse Hyperämien mit dilatierten, prall gefüllten Gefäßen beobachtet. Diapedese per rhexin als kleine frische Blutungen, die einzeln oder auch in Mehrzahl auftreten, zeigt sich vornehmlich am Ort der Reizwirkung.

Kavitätenpräparation

431 Restauration mit Amalgam
Voraussetzung für eine einwandfreie Restauration ist die Verwendung einer bewährten Legierung (S. 142–144), die exakte Kavitätenpräparation und die vorschriftsmäßige, scheinbar so leichte Verarbeitung des Amalgams (*Gainsford* 1983, *Riethe* 1985).
Übersicht: diverse Amalgamfüllungen mit Fissuren- und Approximalkaries bzw. Sekundärkaries.

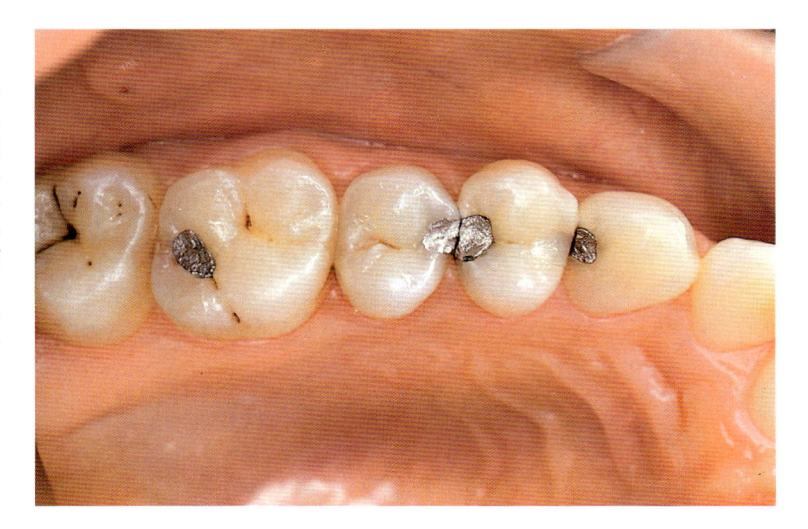

432 Oberer erster Molar
Zahn 16 mit Fissuren- und mesialer Approximalkaries. Das distale Fissurenmuster weist eine alte Amalgamfüllung mit einer kariösen Läsion auf.

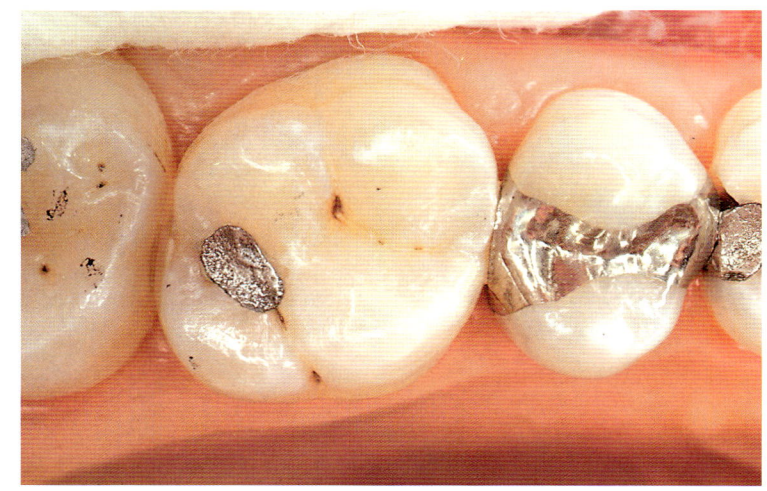

433 Crista transversa
Nach früherer indirekter Überkappung und Versorgung des Zahnes 15 (S. 187) wird jetzt die Karies einschließlich der Amalgamfüllung unter Erhaltung des Transversalwulstes entfernt.
Die palatinale braune Verfärbung (keine Kavitation) wird nicht bis in ihren terminalen Ausläufer präparativ entfernt.

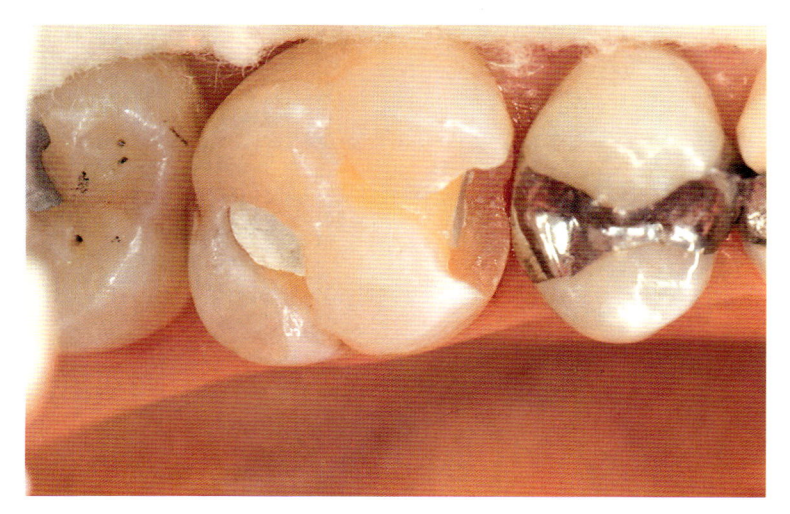

434 Restauration Zahn 16
Restauration der Läsionen mit getrennten Amalgamfüllungen unter Schonung der Crista transversa.

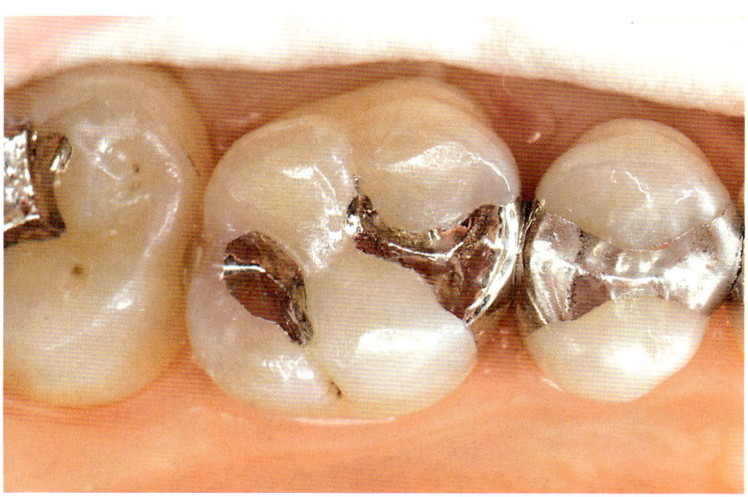

Amalgamrestauration

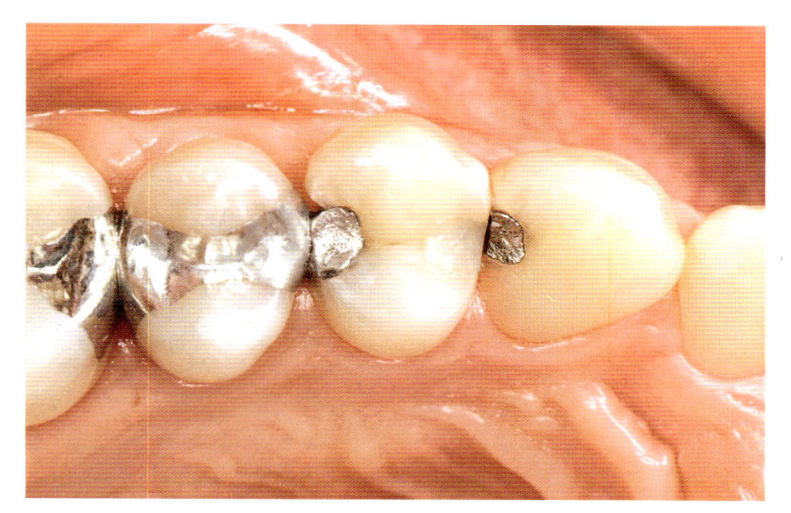

435 Ausgangslage Zahn 14/13
Nach der Restauration der Zähne 16 und 15 zeigt das klinische Bild Sekundärkaries an den distalen Amalgamfüllungen der Zähne 14 und 13 und einen Materialverschleiß auf der okklusalen Fläche einer mesialen Kunststoffüllung (Zahn 14).

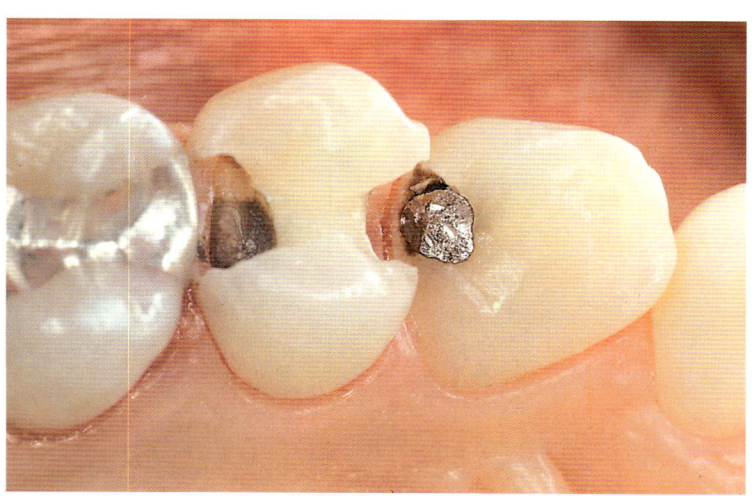

436 Restauration Zahn 14
Die mesiale Kunststoffüllung des Zahnes 14 und die alten Amalgamfüllungen werden mit einem diamentierten Instrument bzw. Hartmetallbohrer entfernt und das kariöse Dentin mit einem langsam rotierenden großen Rosenbohrer und scharfem Hartmetallexkavator exkaviert (Standard S. 103 ff.).

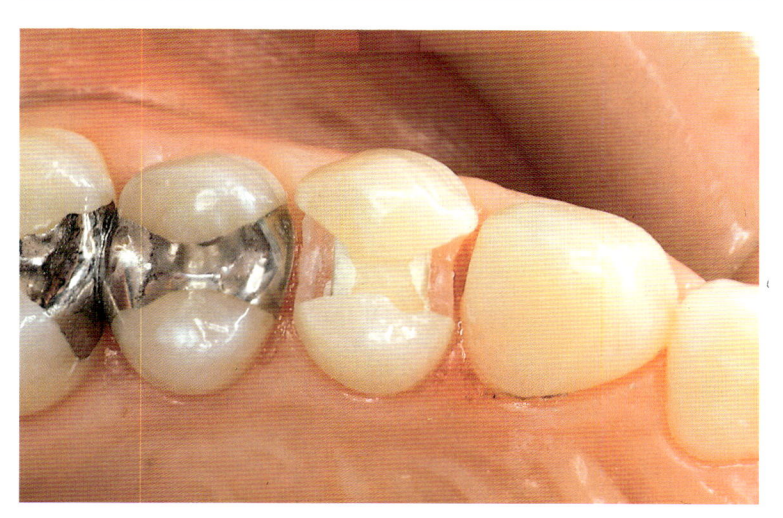

437 Restauration Zahn 13
Nach Entfernung der alten Amalgamfüllung (Zahn 13) erscheint die Kavität im Sinne der Versorgung einer approximalen Frontzahnkavität (S. 103 ff.) mit Adhäsionspräparation und Säureätztechnik-Komposit geeignet. Nach der Restauration zeigt sich ein optimal ästhetisches Bild.

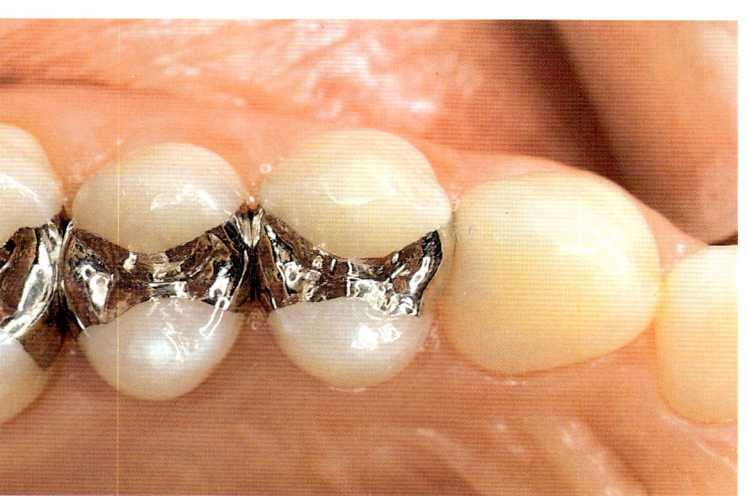

438 Restauration der Zähne 14 und 13 nach Politur
Nach Reinigung der Kavität und indirekter Überkappung mit $Ca(OH)_2$-Präparat und Zinkphosphatzement wird Zahn 14 mit einer definitiven „Amalgamrestauration" versorgt und poliert.

Klasse-V-Kavität

Im Seitenzahnbereich werden Klasse-V-Kavitäten, abgesehen von möglichen Restaurationen aus gebrannter Keramik oder Glaskeramik, aus Gold und Amalgam hergestellt. Die Goldhämmerfüllung hat neben den unbestreitbar qualitativen Vorteilen den Nachteil, daß an das manuelle Geschick des Zahnarztes und die Geduld des Patienten höchste Anforderungen gestellt werden. Trotz jüngster „Rehabilitation" (WILLIAMS u. INGERSOLL 1984, SMITH u. Mitarb. 1985, SCHNEPPER 1985) wird die gehämmerte Füllung selten geübt. Die gegossene Metallfüllung ist eine relativ aufwendige Lösung, dagegen verlockt die scheinbar so leichte Anwendung des Amalgams bei dieser Restauration. Auch spielen die zahnfarbenen Komposits und Glasionomerzemente oder die Kombination beider eine wichtige Rolle, die auch im Seitenzahnbereich mehr und mehr toleriert werden (S. 175). *Zurückhaltung vor der konventionellen Präparation,* die Zahnsubstanz opfert und das Parodont gefährdet, ist angezeigt, wenn im gingivalen Drittel des Seitenzahnbereiches bei der Inspektion weißliche, kalkartige Streifen über den Gingivalsaum beobachtet werden.

439 Remineralisation
Erreicht die Glattflächenläsion noch keine Diskontinuität der Oberflächenstruktur, kann es durch Remineralisationsvorgänge zum Stillstand der Schmelzläsion kommen (S. 72).

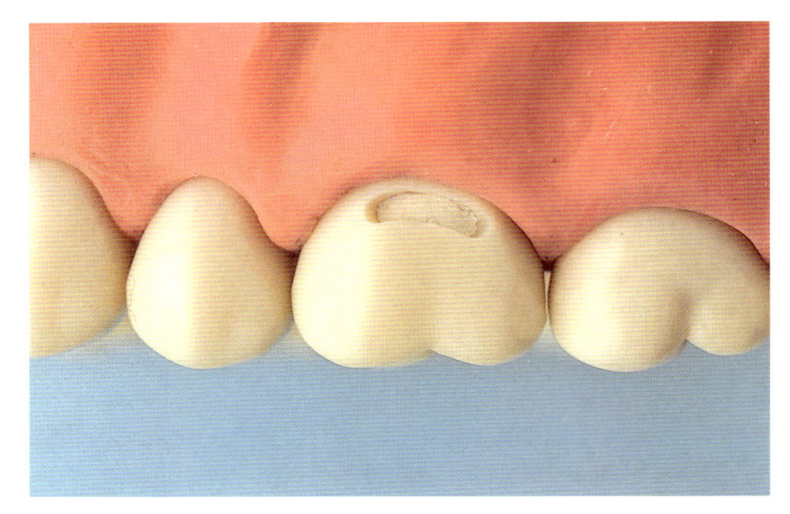

440 Umrißform
Die Umrißform der Klasse-V-Kavität wird bestimmt durch das Ausmaß der Läsion. Koronal erstreckt sich die Präparation bis in die intakte Zahnsubstanz. Der zervikale Kavitätenrand liegt wenn möglich supragingival und nicht unter dem Niveau der marginalen Gingiva, um Irritationen des Parodonts zu verhindern. Es bieten sich für die Umrißform zwei Prototypen an, die Präparation nach *Markley* und nach *Ferrier*. Letztere lehnen wir ab, weil sie präparatorisch erheblich Zahnsubstanz opfert und die marginale Gingiva tangiert.

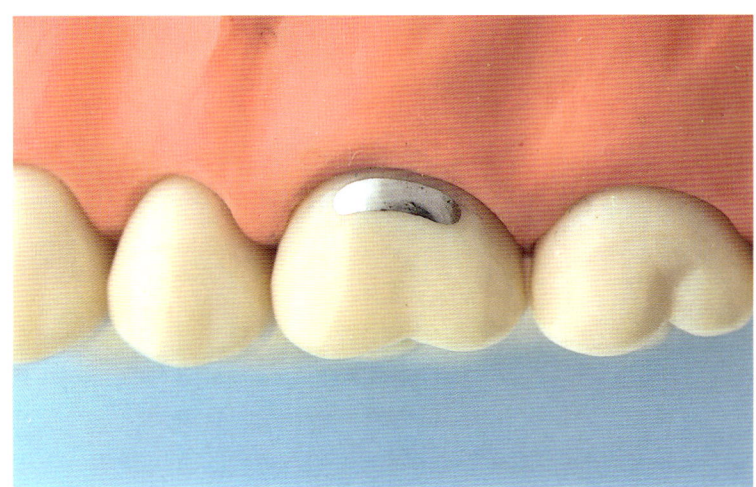

441 Widerstands- und Retentionsform
Die Bodenfläche der Kavität kann plan oder konvex präpariert werden. Die konvexe Präparation ist substanzschonender, gefährdet die Pulpa nicht und bietet Retentionselementen genügend räumliche Tiefe. Die Wände sind parallel zu den Schmelzprismen anzulegen. Dentinale Retentionen werden häufig partiell oder total durch eine Unterfüllung eliminiert.

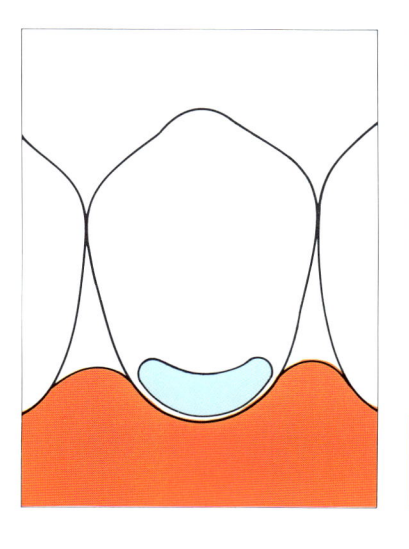

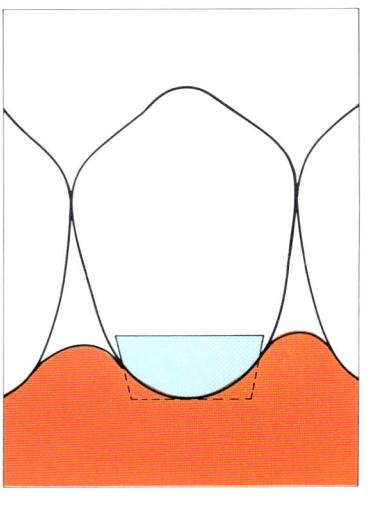

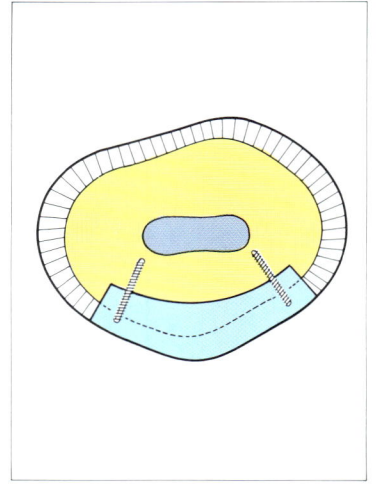

Restauration stark zerstörter Zähne mit Amalgam

Die Indikationsbereiche für Amalgam- und Gußrestaurationen überschneiden sich weitgehend. Aus verschiedenen Gründen haftet der Amalgamrestauration der Makel einer Zweitklassigkeit an. Von Patientenseite wird dabei neben einer Verunsicherung durch unsachgemäße Diskussionsbeiträge über angebliche Nebenwirkungen die unschöne Farbe und die geringere Verweildauer als Nachteil gegenüber einer gegossenen Restauration angeführt.

Aber auch Zahnärzte vertreten diese Auffassung, möglicherweise ohne die materialspezifischen Voraussetzungen und die daraus sich ergebenden Techniken und deren Anwendung zu kennen oder um der gegossenen Restauration aus Wirtschaftlichkeitserwägungen den Vorzug zu geben. Die Versorgung stark zerstörter Zähne mit Amalgam ist bei einer prognostischen Verweildauer von bis zu zehn Jahren durchaus möglich, sorgfältige Arbeitsweise und entsprechende Kenntnisse vorausgesetzt.

Die speziellen Probleme bei umfangreicheren Restaurationen sind durch die physikalischen und chemischen Eigenschaften zu begründen.
Die *Amalgamrestauration* erfordert einen *homogenen, in sich stabilen Materialkörper*. Anders als bei Gußrestaurationen, bei denen Materialfrakturen nahezu ausgeschlossen sind, können Amalgamanteile an Schwachstellen brechen. Es gelten daher für jeden einzelnen Teil einer Amalgamrestauration folgende Forderungen:
– stabile Übergänge zum zentralen Füllungskörper;
– eigenständige Verankerung durch spezielle Retention;
– alle intrakoronalen Verankerungsmöglichkeiten nutzen, da perikoronale Umfassungen nicht möglich sind.

Bei stark zerstörten Zähnen treten außerdem noch strukturell bedingte Schwierigkeiten mit der Zahnhartsubstanz auf, und zwar durch:
– breite okklusale Defekte, die die Höcker gefährden;
– Approximalkavitäten, die so weit lateral extendiert sind, daß kein Kasten möglich ist;
– Verlust von Höckern;
– wurzelkanalbehandelte Zähne.

Technik der Höckerüberkuppelung bei breiten Okklusaldefekten

Bei unterminiert breiten okklusalen Defekten sind bei der konventionellen Kavitätengestaltung folgende Aufgaben nicht zu lösen:
– Stabilisierung der frakturgefährdeten Höcker,
– Randabschluß im geforderten Winkel zum Schmelzprismenverlauf und zur Zahnoberfläche.
Durch *Überkuppeln der Höcker* können diese Probleme gelöst werden, wenn dabei die materialbedingten Forderungen durch folgende Präparationsmaßnahmen erfüllt werden:
– horizontale, plane Reduktion der Höcker um 3–4 mm (GAINSFORD 1983, STURDEVANT u. Mitarb. 1968);
– Möglichkeiten der eigenständigen Retention des Überkuppelungsteiles nutzen.

Die Forderung nach einer Höckerreduktion bis zu 4 mm scheint überzogen, ist jedoch für eine langfristige Erfolgsprognose unverzichtbar.
Auf spezielle Teilretentionen eines peripheren Füllungsteils kann unter Umständen dann verzichtet werden, wenn dieser mit dem gut verankerten, zentralen Füllungsteil eine massive Einheit ohne bruchgefährdete Stellen (Isthmus) bildet.

Kavitätenpräparation

442 Mißerfolgsmöglichkeiten bei breiten Okklusaldefekten
Wenn der okklusale Füllungsrand weit nach lateral extendiert ist, ist es mit einer reinen intrakoronalen Kastenpräparation nicht mehr möglich, den geforderten Winkel zum Schmelzprismenverlauf und zur Zahnoberfläche einzuhalten, so daß entweder spitz auslaufende Ränder im Amalgam, oder Schmelzprismen ausbrechen (1). Unterminierte Höcker halten dem Kaudruck und der Wärmeexpansion nicht stand und brechen (2).

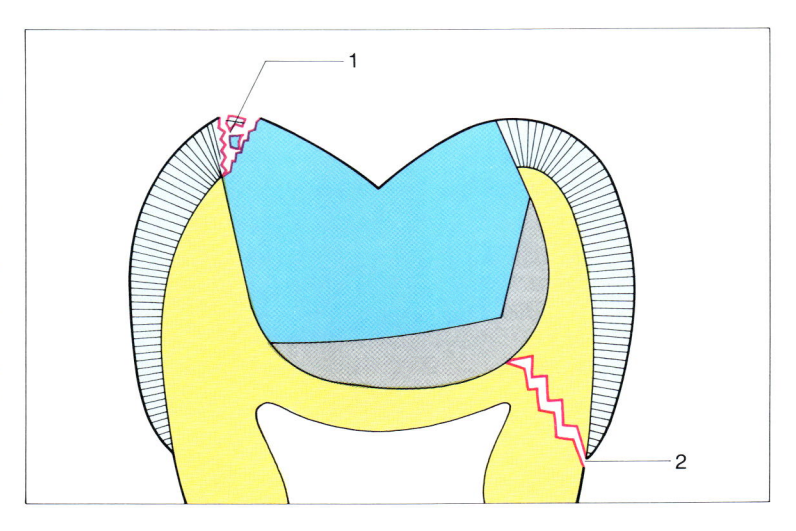

443 Prinzip der Höckerüberkuppelung
Um einen stabilen Amalgamblock auch über den zu schützenden Höckern zu erzielen, müssen diese um 3–4 mm reduziert werden.
Ideal ist es, wenn zusätzlich im Dentin noch Platz für eine Zapfenretention vorhanden ist, die sowohl den Aufbau extra verankert als auch den Höcker zusätzlich sichert (S. 166).

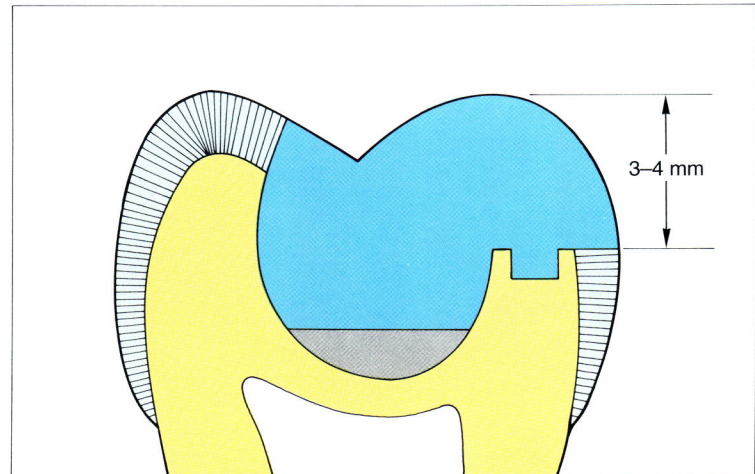

Partieller Höckerersatz bei lateral weit extendierten Approximaldefekten

444 Mißerfolgsmöglichkeiten
– Durch die weite Extension ist keine retentive Kastenform möglich.
– Die Stopfinstrumente können am spitz auslaufenden Rand nicht exakt kodensieren (1), was zum Bruch des Randes im Amalgam führt (2).
– Unterminierte Höcker können brechen (3).

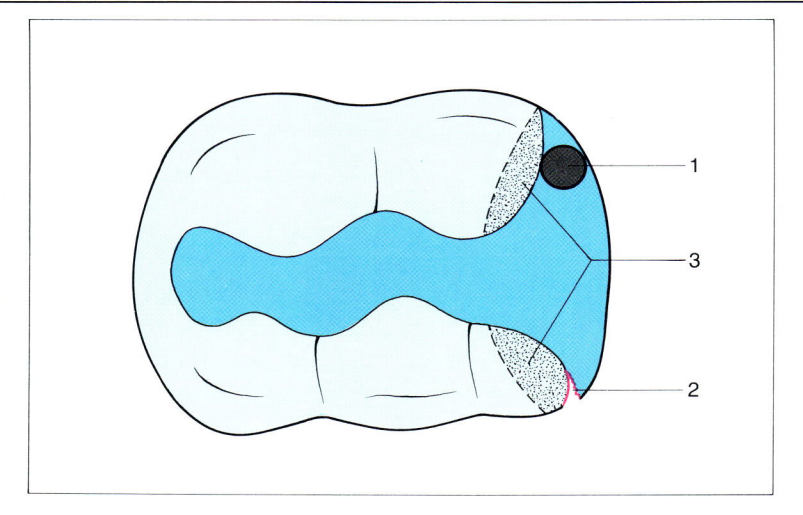

445 Abhilfe durch partiellen Höckerersatz
Der gefährdete Höcker wird partiell so weit abgetragen, daß der Resthöcker und der abdeckende Amalgamblock den Kaufkräften standhalten können. Die Problematik am Füllungsrand ist dabei durch rechtwinklige Abschlüsse gelöst (nach *Gainsford* (1983) (S. 167).

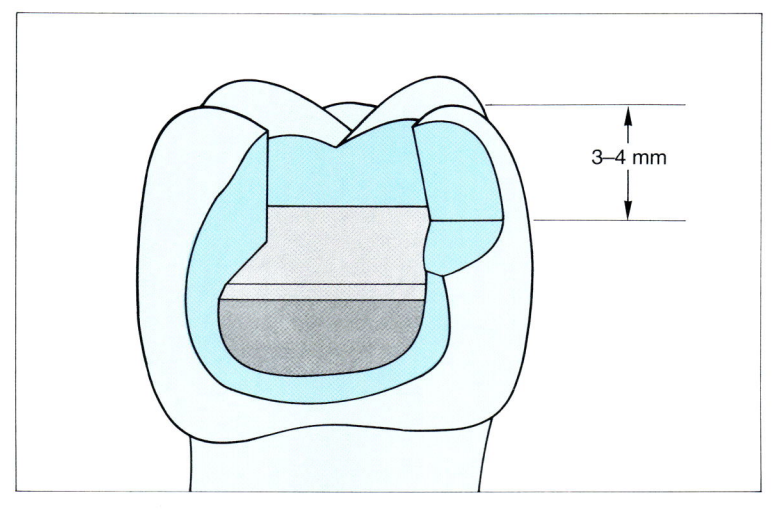

Totalersatz von Höckern mit Amalgam

Bei vollständigem Verlust eines Höckers entfällt in diesem Teil der Zahnkrone die intrakoronale Retentionsmöglichkeit durch okklusalen und approximalen Kasten vollständig. Daher müssen beim Ersatz von Höckern spezielle Verankerungen angebracht werden in Form von Schrauben oder Stiften, Zapfen oder einem System von mehreren Rillen.

Regel: für jeden zu ersetzenden Höcker eine spezielle Retention.

Schrauben und Stifte beanspruchen wenig Platz, nachteilig ist, daß sie den Amalgamaufbau nicht armieren, sondern schwächen.

Retentionszapfen garantieren die Homogenität des Aufbaus, verbrauchen jedoch einiges an Platz, wenn ein sicherer Abstand zur Pulpa und zur Zahnoberfläche gewährleistet sein soll.

Rillenpräparationen als alleinige Verankerung sind den Zapfen und Stiften unterlegen und werden daher mit diesen korrespondierend als akzessorische Retentionen angelegt (zur Anwendung und Lokalisation von parapulpären Schrauben s. S. 208 f. u. S. 112 ff.).

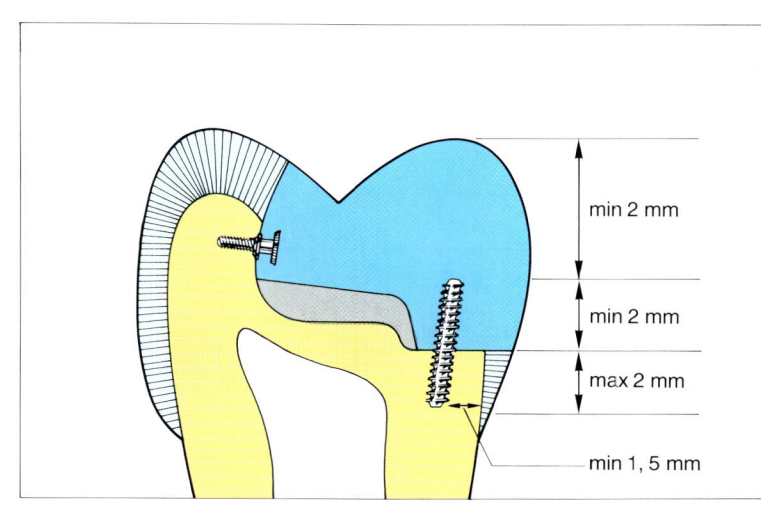

446 Parapulpäre Schrauben
Da die Schraube sowohl den Aufbau als auch die Zahnhartsubstanz strukturell schwächt, müssen die angegebenen Abstände eingehalten werden.

Schrauben mit kurzem Retentionskopf schwächen den Amalgamaufbau weniger und müssen nicht gebogen werden (Bondent, Fa. Whaledent) (S. 168).

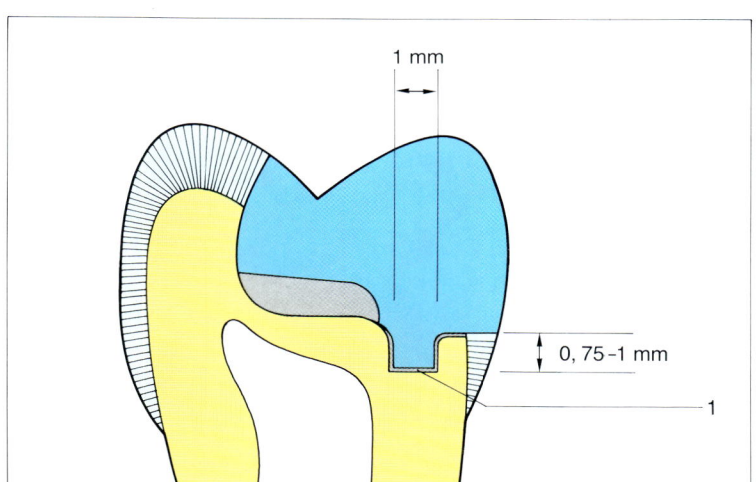

447 Zapfen
Zum exakten Auskondensieren und Erreichen der geforderten Stabilität des Amalgams müssen die Zapfen eine bestimmte Mindestgröße haben (s. Abb. 457).

Kavitätenisolierungsfilm (1).

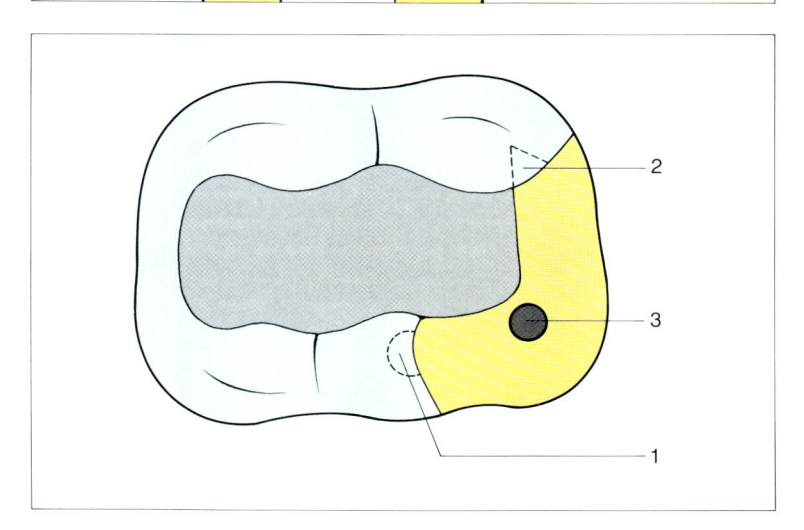

448 Rillen
Ein System von Rillen retiniert zusammen mit Zapfen oder Schraube (3) den Höckeraufbau.
Die Rillen müssen vollständig im Dentin liegen und können entweder rund (1) mit zylindrischen Schleifern oder Rosenbohrern oder winklig (2) mit Gingivalrandschrägern angelegt werden (s. Abb. 453).

Restauration marktoter Zähne mit Amalgam

Durch die Sprödigkeit der Zahnhartsubstanzen ist die Indikation für definitive Amalgamrestaurationen als eingeschränkt zu beurteilen.

Im Rahmen einer endodontischen Behandlung ist eine stabile Restauration des Zahnes sowohl während und zwischen den einzelnen Sitzungen als auch für Zeit bis zur definitiven Versorgung erforderlich. Diese Aufgabe kann ein Amalgamaufbau erfüllen, wenn folgendes beachtet wird:

- Überkuppelung aller Höcker, die nicht vollständig von Dentin unterlegt sind;
- gesonderte parapulpäre Retention für die einzelnen Segmente, so daß eine Trepanation ohne Stabilitätsverlust der Gesamtrestauration möglich ist.

(Zur definitiven Versorgung durch gegossene Restaurationen s. S. 218 ff.).

Beispiel: Aufbau vor endodontischen Maßnahmen

449 Reduzierung der Höcker
Bei MOD-Kavitäten marktoter Zähne sollen alle Höcker stabil überkuppelt werden.

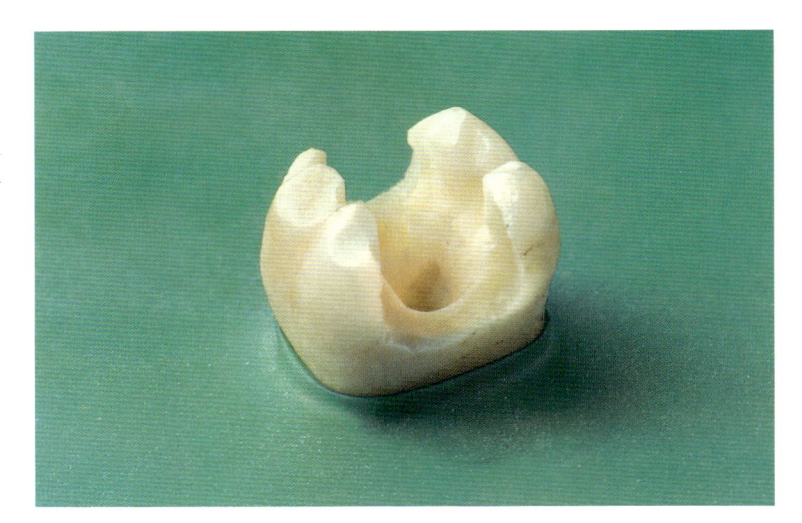

450 Präparation mit speziellen Retentionen
Werden Retentionsschrauben (1) verwendet, dürfen sie den Zugang zu den (abgedeckten) Wurzelkanälen nicht behindern.
Als weitere Hilfskavitäten sind Ausleger (2) und Rillen (3) angelegt.

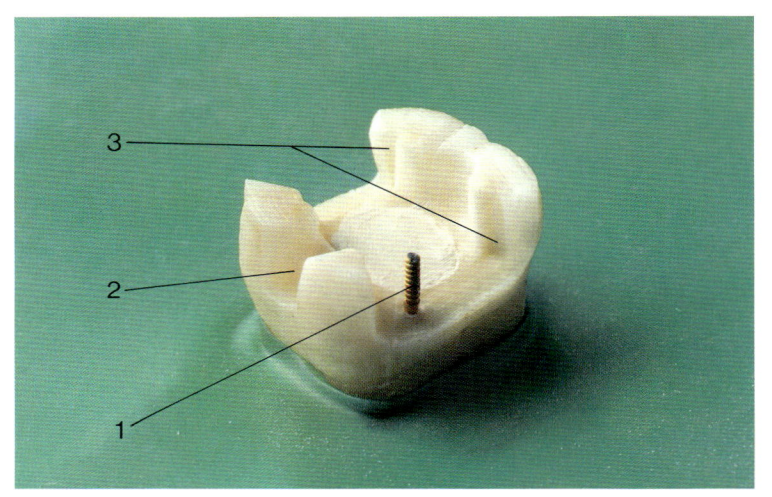

451 Restauration und Trepanation
Auch nach Anlage der Trepanationsöffnung ist die Stabilität des Aufbaues und der Zahnkrone gesichert.
Nach Abschluß der endodontischen Behandlung werden die Öffnung mit Amalgam verschlossen und der Aufbau poliert.

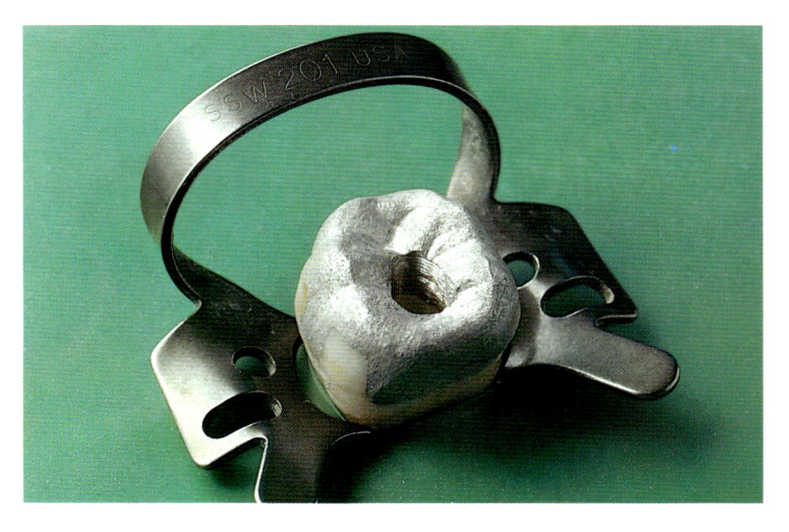

Restauration stark zerstörter Zähne 167

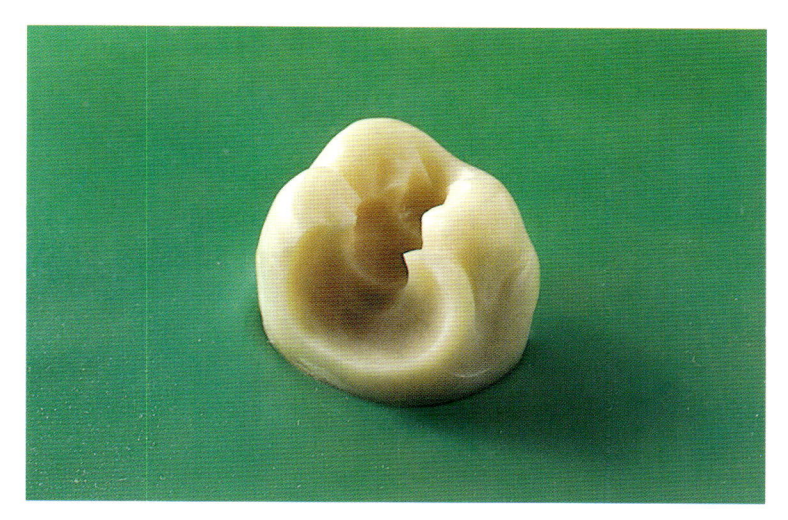

Beispiel für partiellen Höckerersatz

452 Situation
Im Bereich des kleinen tragenden distopalatinalen Höckers am oberen ersten Molaren ist, wenn die Karies unterminierend verläuft, nur mit Einschränkungen eine Standardkavitätenpräparation möglich.

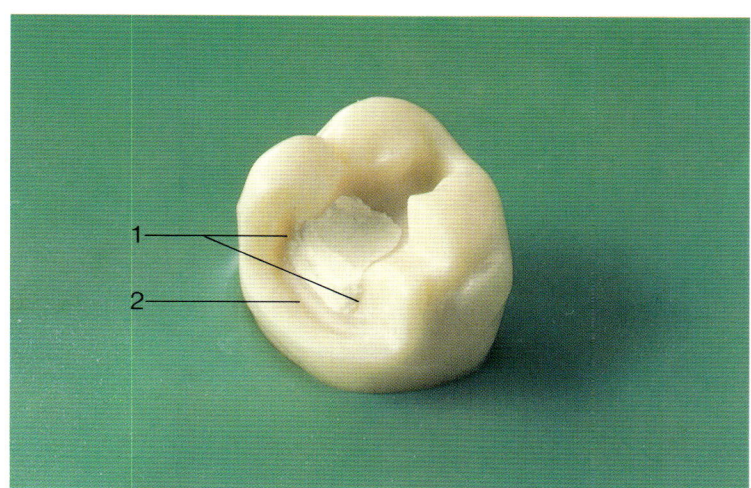

453 Präparation für partiellen Höckerersatz
Zur Verbesserung der Retention des distalen Füllungsteiles sind im Dentin axiale (1) und gingivale (2) Haftrillen angelegt.

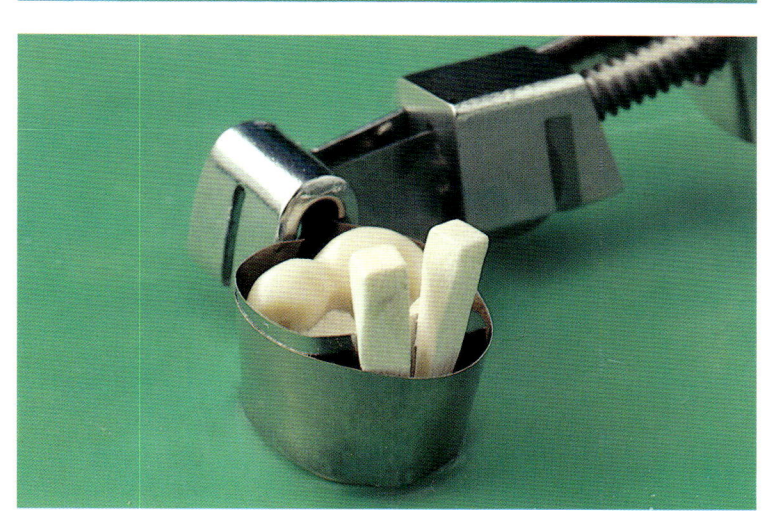

454 Formhilfe
Zur Optimierung der Formhilfe und Materialersparnis ist ein separates Stück Matrizenband in die gespannte Tofflemire-Matrize eingelegt und mit zwei Holzkeilen gegen den Stopfdruck gesichert (nach *Klaiber* 1986).

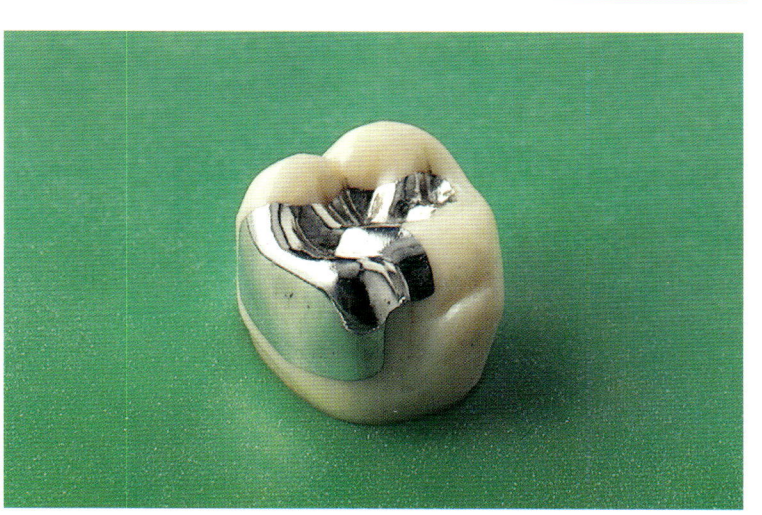

455 Fertige Füllung, poliert

168 Kavitätenpräparation

Beispiel für totalen Höckerersatz mit Schrauben- und Zapfenretentionen

456 Situation
Klinisch entsteht die gezeigte Situation häufig durch Fraktur von nicht überkuppelten, unterminierten Höckern.

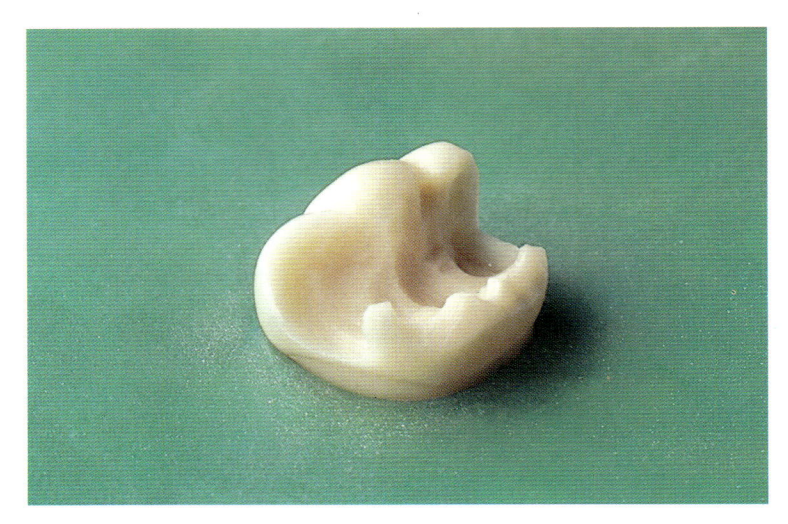

457 Präparation
Die Präparation zeigt am Phantom die verschiedenen Möglichkeiten der Retentionsverbesserung nebeneinander:
lange parapulpäre Schraube (1) (Link plus, Fa. Whaledent),
kurze parapulpäre Schraube mit Retentionskopf (2) (Bondent, Fa. Whaledent),
parapulpärer Zapfen (3),
Rille (4),
partieller Höckerersatz zur strukturellen Stabilisierung von Aufbau und Zahnsubstanz (5).

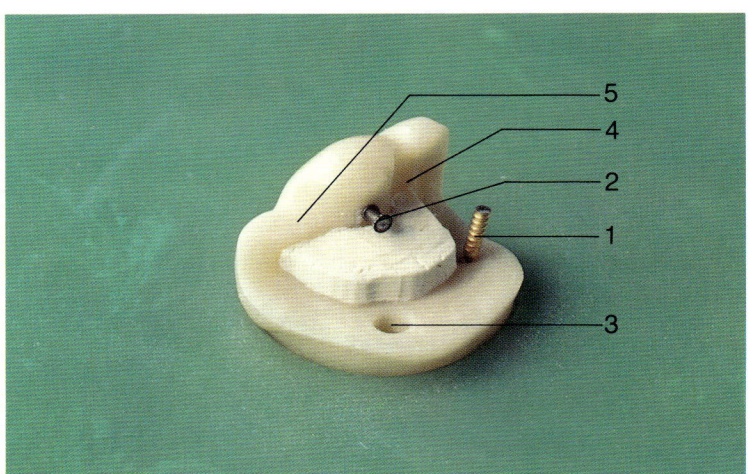

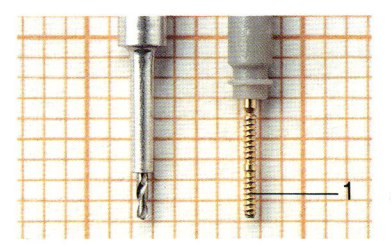

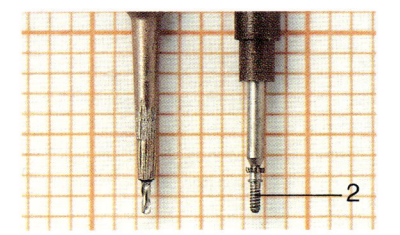

458 Formhilfe
Auto-Matrix-Matrize mit verkeiltem, eingelegten Matrizenbandstück.

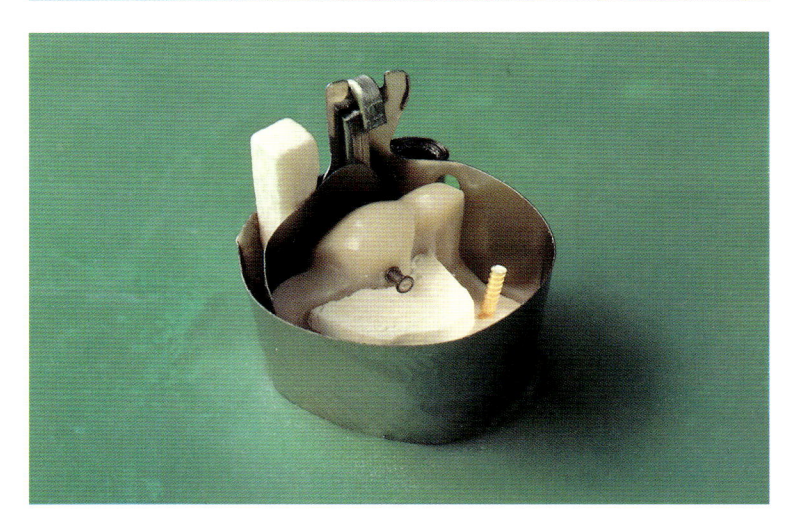

459 Fertiger Aufbau, poliert

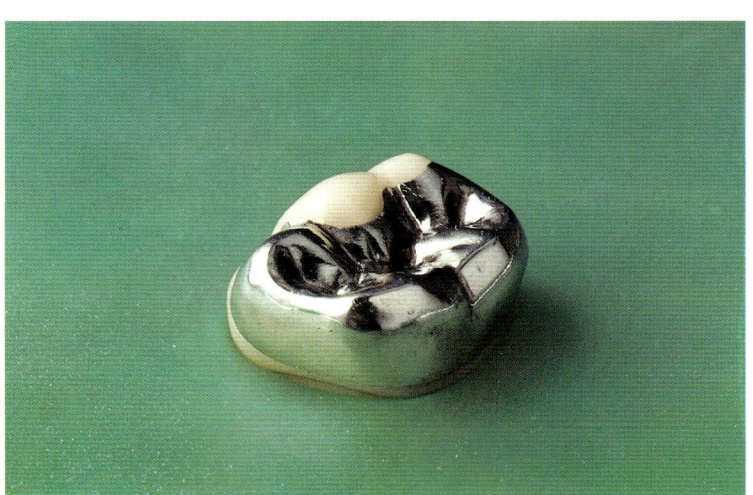

Abbildungen 449–459 von *J. Beran*.

Defekte bei Amalgamfüllungen

Als defekte Amalgamfüllungen werden solche definiert, „deren Zustand ein Risiko für das Auftreten sekundärer Schäden ... in den angrenzenden Geweben darstellt" (DREYER-JØRGENSEN 1977).

Zur Analyse der Defektentstehung zählen:
- Füllungsdisplazierung,
- Makrofrakturen,
- Korrosionsverhalten,
- marginale Defekte.

Displazierung

Eine Displazierung wird in Verbindung mit atypischen Präparationen der Klasse II bei ungenügender Retention und okklusaler Belastung beobachtet.

Makrofrakturen

Isthmusfraktur zeigen Klasse-II-Füllungen bei:
- ungenügender Umriß-, Widerstands- und Retentionsform,
- Entfernung des Matrizensystems,
- im Randleistensystem zu hoch angelegter Füllung,
- nach den ersten Stunden der Füllungslegung,
- bei Erweiterung der Klasse I zur Klasse II.

Periphere Flächenkorrosion

Bei Flächenkorrosion wirkt die Füllungsoberfläche bei galvanischer Korrosion als Anode, der restliche Anteil der Oberfläche als Kathode.
Solche Bereiche beziehen sich auf:
- Plaqueansammlung des gingivalen Teils von Füllungen, während die Okklusionsfläche frei von Belägen bleibt;
- Plaqueakkumulationen des approximalen Anteils einer Klasse-II-Füllung, gegenüber dem okklusalen belagfreien Füllungsanteil.

Wir empfehlen Gamma-2-freie Amalgame, um die Korrosionsneigung so gering wie möglich zu halten.

Marginale Defekte

Der Begriff wird bei DREYER-JORGENSEN (1977) auf „jede Form einer morphologischen Diskontinuität am Übergang zwischen der freien Füllungsoberfläche wie der unpräparierten Zahnoberfläche" bezogen.

Marginaler Überschuß

Bei Klasse-II-Präparationen kommt es häufig zu einem Füllungsüberschuß entlang der approximalen Präparationsstufe. Als Ursache werden angegeben:
- technische Schwierigkeiten bei der Applikation des Matrizensystems,
- konkave Einziehungen unterhalb des Kontaktes,
- Übersichtsverhältnisse.

Marginale Spalten

Man unterscheidet Displazierungs-, Expansions- und Korrosionsspalten.

Displazierungsspalten

Diese können beim abschließenden Kondensieren oder beim Zusammenbeißen auf eine zu hohe Füllung nach der Kondensierung erfolgen.

Kontraktionsspalten

Kontraktionsspalten treten infolge Abbindekontraktionen auf. Man vermeidet sie durch Materialien, die keine Tendenz zu höherer Kontraktion zeigen.

Expansionsspalten

Vornehmlich bei konventionellen, selten bei Non-Gamma-2-Amalgamen beobachtet.

Korrosionsspalten

Sie entstehen durch galvanische Korrosion und merkuroskopische Expansion in den Kantengebieten Gamma-2-Amalgamen.

Druckbelastungsfrakturen

Druckbelastungsfrakturen von Amalgamkanten kommen auf belasteten Füllungsoberflächen vor.

Zugbelastungsfrakturen

Im Gegensatz zu den Kantenfrakturen durch Druckbelastung ist der Frakturwinkel bei den relativ seltenen Zugbelastungen stumpf. Auftreten: beim Ausarbeiten der abgebundenen Amalgamfüllung und bei Kauen stark klebender Nahrungsmittel (Kaugummi).

Marginale Defekte und sekundäre Karies

Die Amalgamfüllung mit Sekundärkaries ist nach KRÖNCKE (1982) „ein alltäglicher Befund". Es gibt nach dem Autor keine Entscheidung darüber, ob eine Amalgamfüllung mit Sekundärkaries ganz entfernt werden muß oder ob es genügt, die kariöse Läsion auszuräumen und wie eine neue Kavität zu behandeln.
Die Entscheidung wird von folgenden Kriterien beeinflußt:
- Ausdehnung der sekundären Karies nach Tiefe und Unterminierung der alten Füllung,
- Retentionsmerkmal der noch verbleibenden Füllung,
- Zustand der alten Amalgamfüllung.

Nebenwirkungen der Amalgamrestauration

Für den Zahnarzt

Neue Entwicklungen haben die korrosionsanfällige Gamma-2-Phase der konventionellen Silber-Zinn-Quecksilber-Legierungen eliminiert. Nach diesem Ergebnis sind zwingend nur die Non-Gamma-2-Amalgame zu verwenden, deren klinische und technische Eigenschaften, exakte Verarbeitung vorausgesetzt, optimal sind.

Kupferamalgam wird nicht mehr verwendet.

Das Mischen von Hand mit Mörser und Pistill (Dosieren und Zubereiten), die Verwendung von mechanischen Dosier- und Anmischgeräten (Nachfüllen von Quecksilber und Feilung) und nicht vordosierten Kapseln (Nachprüfung auf Dichtigkeit) sind zur Vermeidung von Quecksilberdampf-Konzentrationen überholt.

Im Zeichen der Rationalisierung und Standardisierung bietet sich die Vibration mit dichtschließenden vordosierten Kapseln an, eine Gewähr für die Undurchlässigkeit von Quecksilber beim Mischvorgang, um Gefahren für den Zahnarzt und seine Umgebung zu vermeiden. Gebrauchte vordosierte Kapseln sollten in einem Plastikbehälter gesammelt, Amalgamreste und überschüssiges Quecksilber sofort beseitigt und in einem wassergefüllten unter Verschluß stehenden Gefäß aufbewahrt werden.

Fugenloser Fußboden wegen verschütteten Quecksilbers ist erwünscht. Quecksilber nicht aufkehren. Wenige Tropfen zerfallen in kleinste Tröpfchen, dadurch wird das Ausmaß der Verdampfung durch Oberflächenvergrößerung erhöht. Quecksilber nicht mit Staubsauger beseitigen. Zweckmäßig den Bereich des verschütteten Quecksilbers mit aktiver Alaunerde bestreuen, um das ummantelte Quecksilber an Verschmutzung zu hindern.

Die Amalgamportionen sollten maschinell gestopft und das überschüssige Quecksilber sorgfältig entfernt werden. Die Kondensation mit Ultraschallgeräten wird verworfen, weil die Umgebung der Kavität mit Quecksilber stärker angereichert wird.

Restaurationen alter Amalgamfüllungen oder ihre Entfernung sollten unter Spraybehandlung bei niedriger Umdrehungszahl ohne Druck- und Wärmeentwicklung durchgeführt werden. Die Arbeitsräume sollten regelmäßig und mehrmals gelüftet bzw. eine gute Durchlüftung sichergestellt werden. Eine gesundheitliche Gefährdung des Zahnarztes und seines Personals durch Quecksilber ist nicht zu erwarten, weil bei genügender Sorgfalt im Umgang mit Quecksilber Dämpfe in der zahnärztlichen Praxis in einem tolerierbaren Bereich gehalten werden können.

Im Druck konnten nicht mehr berücksichtigt werden die Arbeiten über Art, Menge und Zusammensetzung Hg-haltiger Praxisabfälle und deren „Entsorgung" (FISCHER 1987) und die über „Toxikologie der Amalgame" (LUSSI 1987).

Für den Patienten

Die aus Silberlegierungen abgegebenen minimalen Quecksilberspuren werden durch die Non-Gamma-2-Amalgame erheblich reduziert. Sie sind in Publikationen nicht immer in der richtigen Größenordnung dargestellt worden. Im Vergleich zur Aufnahme des Quecksilbers durch die Nahrung ist die Kontamination durch Quecksilber aus Amalgamfüllungen bedeutungslos.

Für die Annahme einer Quecksilberallergie sind drei Voraussetzungen maßgebend:
– die positive Anamnese,
– die positive Testreaktion und
– ein klinisch sichtbares, objektivierbares Krankheitsbild (akute Hautreaktion, selten Schleimhautreaktion) in Zusammenhang mit der Amalgamanwendung.

Die Allergiediagnose wird mittels Epikutantests gesichert.

Allergische Reaktionen auf Quecksilber aus Amalgamfüllungen sind selten. Deshalb keine Amalgamfüllungen mehr zu legen, käme der Forderung gleich, keine Rezepte mehr für solche Arzneimittel auszustellen, von denen allergische Reaktionen bekannt sind bzw. erwartet werden können.

Meldungen über Risiken für Feten infolge der geringen freigesetzten Quecksilberteile aus Amalgamfüllungen von Schwangeren wurden durch den Bericht einer vom schwedischen Gesundheitsministerium eingesetzten Expertengruppe im Mai 1987 ausgelöst.

Bezogen auf elementares Quecksilber kann Hg als Dampf über die Atmungsorgane resorbiert werden, aber auch im Speichel gelöst, feinverteilt verschluckt und aus dem Magen-Darm-Kanal in die Blutbahn aufgenommen werden.

Resorbiertes Hg wird physikalisch im Plasma gelöst, aber auch in den Erythrozyten aufgenommen. Es kann die Blut-Hirn-Schranke und die Plazentabarriere passieren und sich im Gehirn und im Fetus anreichern (OHNESORGE 1984). In der schwedischen Studie (Übersetzung) heißt es u. a.:

„... Was das metallische Hg angeht, so sind Voraussetzungen für schädigende Einflüsse auf den Fetus vorhanden. Dieses potentielle Risiko ist jedoch weder experimentell noch epidemiologisch nachgewiesen. Sowohl Methylquecksilber, ein in der aquatischen Nahrungskette aus organischem Hg gebildetes Methyl-Hg, als auch metallisches Hg, geht in die Brustmilch über. Methyl-Hg kann via Milch für das Kind schädlich sein."

Die Expertengruppe schlägt in ihrer Expertise dem schwedischen Gesundheitsministerium vor, „... von umfangreichen Amalgamarbeiten während der Gravidität abzuraten ... und alternative Füllungswerkstoffe" anzuwenden. Unsere Arzneimittelkommission (Zahnärzte) akzeptierte zunächst die „risikoverhindernde Maßnahme für die Schwangere und das Kind" (ZM 77 [1987] 1814).

Eine Epidemiologiestudie von BRODSKY u. Mitarb. (1985, zit. nach KNOLLE 1987), die das sachverständige Gutachten aus Schweden nicht berücksichtigte, weist jedoch nach, daß die minimalen Hg-Belastungen zu „keiner erhöhten Frequenz von Spontanaborten und/oder angeborenen Mißbildungen" führte. Neben der sehr seltenen Hg-Allergie ist die krankhafte Angst vor Amalgamnebenwirkungen unbegründet. Bei der Diskussion in der Öffentlichkeit meint KNOLLE (1987), müsse man das Wort „Quecksilber" einmal gegen „Alkohol" austauschen. „Die Alkohol-Embryopathie ist epidemiologisch durch eine Vielzahl geschädigter Kinder belegt."

Auf ihrer Jahrestagung in Berlin (1987) publizierte die Deutsche Gesellschaft für Zahnerhaltung folgendes Statement:

„Eine Schädigung des Kindes durch das Legen, Vorhandensein oder Entfernen von Amalgam-Füllungen bei Schwangeren oder während der Stillperiode ist nicht auszunehmen. Andererseits ist das gesundheitliche Risiko anderer Behandlungsmethoden beim Vorliegen einer Karies schwer abzuschätzen. Aus den vorgenannten Gründen kann somit von der Anwendung von Amalgam auch während der Schwangerschaft und Stillperiode nicht abgeraten werden."

Es kann kein Zweifel bestehen, daß Millionen von Menschen Abermillionen von Amalgamfüllungen ohne Folgen tragen.

Treten allergische Reaktionen auf, ist die Amalgamfüllung durch Goldgußobjekte (wirtschaftliche Gründe) bzw. temporär durch Seitenzahnkompsits zu ersetzen. Der Zahnarzt ist verpflichtet, bei seinen Maßnahmen eine allergische Reaktion seiner Patienten in Erwägung zu ziehen.

Die Entwicklung eines Amalgamersatzes auf Kunststoffbasis ist ein Hauptziel der zahnärztlichen Forschung. Geltende Qualitätsansprüche und technische Realitäten erlauben z. Z. keine „weißen" Füllungsmaterialien.

Amalgam als Füllungswerkstoff im Seitenzahngebiet ist noch immer das Mittel der Wahl (RIETHE 1981 u. a.).

Nicht erhärtende Calciumhydroxid-Unterfüllungsmaterialien

Weichbleibende Ca(OH$_2$-Unterfüllungsmaterialien (UFM) sind indiziert zur Versorgung pulpanaher Dentinwunden und artefiziell eröffneter, freiliegender Pulpa (indirekte und direkte Überkappung). Mit dem Ca(OH)$_2$-UFM erreicht man eine Alkalisierung des sauren Dentins und eine Umstimmung der sauren Entzündungsbezirke der Pulpa (normal pH 7,4–7,6; im Entzündungsbereich pH 6,6–6,8).

Es konnte nachgewiesen werden, daß die erhärtenden im Vergleich mit den nicht erhärtenden Ca(OH)$_2$-UFM unterschiedliche Stärken von Tertiärdentin bilden können, wobei die weichbleibenden hinsichtlich der Qualität des neugebildeten Dentins und dem Zustand der Restpulpa dominieren (LIARD-DUMTSCHIN u. Mitarb. 1984, HOPPE u. STAEHLE 1986).

Produktbeispiele für nicht erhärtende Calciumhydroxid-Unterfüllungsmaterialien

- Calxyl (Otto & Co. Nachf., Dirmstein, BRD),
- Cp-Cap (Lege artis Pharma, Dettenhausen, BRD),
- Pulpdent (Bona dent, Frankfurt, BRD),
- Reogan (Vivadent AG, Schaan, Liechtenstein).

460 Weichbleibende Calciumhydroxid-Unterfüllungsmaterialien

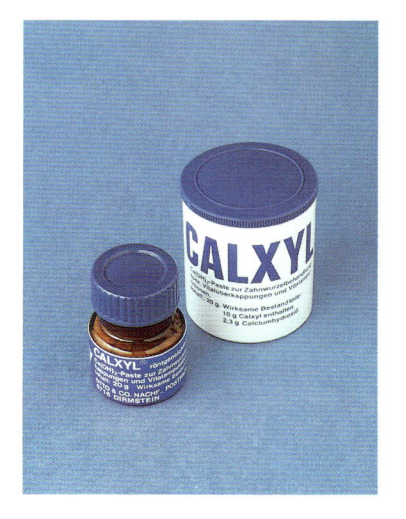

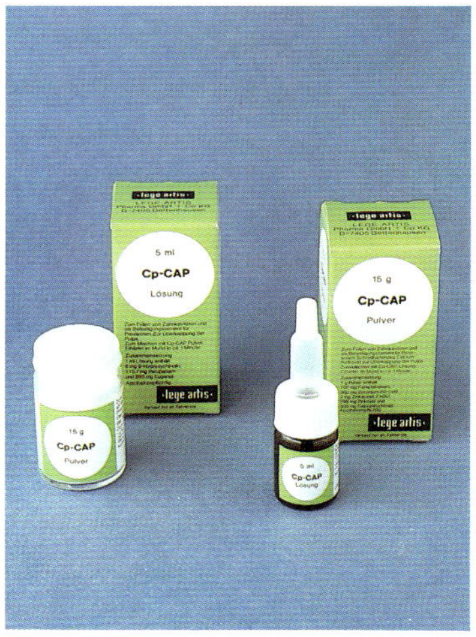

Erhärtende Calciumhydroxid-Unterfüllungsmaterialien

Innerhalb der erhärtenden Calciumhydroxid-Unterfüllungsmaterialien – CA(OH)$_2$–UFM – bestehen materialtypische Unterschiede in der Lösungsbereitschaft. Lösungserscheinungen der hart abbindenden Zweipastenmaterialien werden nach längerer Liegezeit unter Amalgamrestaurationen beobachtet. Ihre geringe chemische Beständigkeit führt zur Frakturanfälligkeit von Amalgamfüllungen (HOPPE u. STAEHLE 1984, 1986). Wegen ihres Löslichkeitsverhaltens, folgern MÖRMANN u. Mitarb. (1985b), sind erhärtende Ca(OH)$_2$-UFM nur unter okklusionstragenden Restaurationen zu verwenden, wenn sie mit Zement abgedeckt werden.

Unter Adhäsivfüllungen werden erhärtende Ca(OH)$_2$-UFM mit guter Löslichkeits- und Säureresistenz empfohlen.

Produktbeispiele für erhärtende Calciumhydroxid-Unterfüllungsmaterialien

- Dycal AF (Caulk Comp., Milford, Delaware, USA),
- Life (Sybron Kerr, Kerr Europe, Basel, Schweiz),
- MPC (Sybron Kerr, Kerr Europe, Basel, Schweiz),
- Reocap (Vivadent AG, Schaan, Liechtenstein).

461 Erhärtende Calciumhydroxid-Unterfüllungsmaterialien

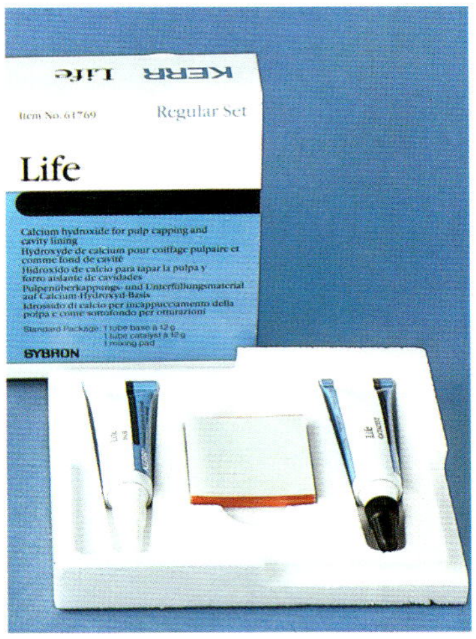

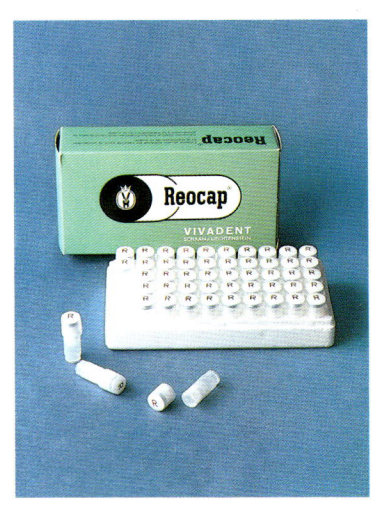

Kavitäten-Liner

Flüssig applizierte Kavitätenlacke werden zur Isolierung von Dentinkanälchen in dünner Schichtapplikation herangezogen. Der Einsatz der Kavitäten-Liner wird kontrovers diskutiert (KERSCHBAUM 1983, KLÖTZER 1984, MÖRMANN u. Mitarb. 1983).

Experimentelle Untersuchungen verschiedener Kavitätenlacke lassen den Schluß zu, daß die Anwendung nach Präparationen „einen dicken, säureresistenten und beständigen Dentinschutz" liefert (COMBE 1984, MÖRMANN u. Mitarb. 1983) bzw. „Vorteile mit sich bringt" (CHRISTODOULOU u. EIFINGER 1986). In der Beurteilung der Ergebnisse wird der Ca(OH)$_2$-haltige Lack-Liner „New Cavity Lining" optimal bewertet.

Kavitäten-Liner sind Dentin-Isolierungsstoffe, kein Unterfüllungsersatz.

Produktbeispiele für Kavitäten-Liner

– Civity-Liner (Dental Therapeutics AG, Schweden),
– Copalite (Bosworth, Chicago, USA),
– New Cavity Lining (De Trey AG, Zürich, Schweiz),
– Thermelect (Voco Chemie, Cuxhaven, BRD).

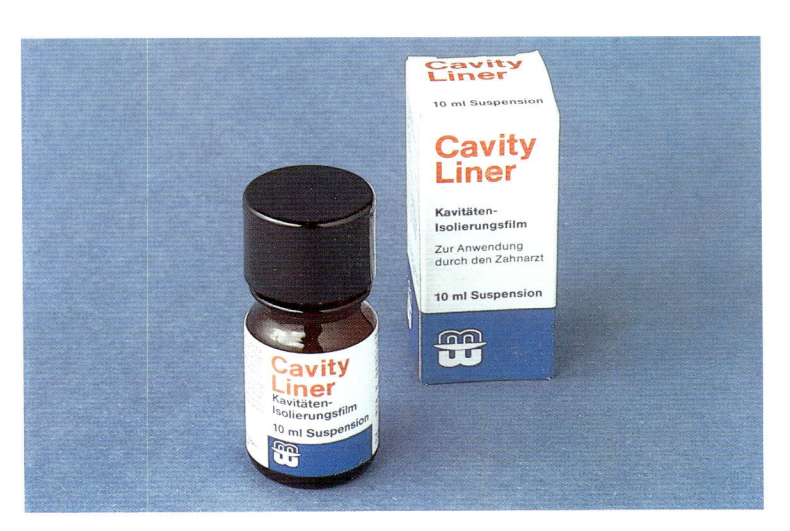

462   Cavity-Liner

Zemente

Die chemisch-physikalisch beständigsten Zemente, die als Unterfüllungsmaterial zum Schutze der Pulpa vor thermischen und chemischen Reizen, zum Ausfüllen und Stabilisieren tiefer Kavitäten vor der definitiven Restauration und schließlich zur Abdeckung von Ca(OH)$_2$-UFM herangezogen werden, sind:
– Zinkphosphatzemente,
– Zinkoxid-Eugenol-Zemente,
– Carboxylatzemente,
– Glasionomerzemente.

Zinkphosphatzemente

Zinkphosphatzemente werden ohne Komplikationen vertragen. Doch können niedriger pH-Wert und Säurefreisetzung bei fehlerhaftem Pulver-Flüssigkeits-Verhältnis die Pulpa irreversibel schädigen.

Die Versorgung der Dentinwunde kann bei tiefen Kavitäten (Cp-Behandlung) nach HOPPE u. STAEHLE (1986) in drei Schichten vorgenommen werden:

– Nichterhärtendes Ca(OH)$_2$-UFM in unmittelbarer Pulpennähe (Cp-Behandlung) auftragen, darüber
– Zinkoxid-Eugenol-Zement-Schichten, und mit
– Zinkphosphatzement als eigentliche Unterfüllung das Vorgehen beenden.

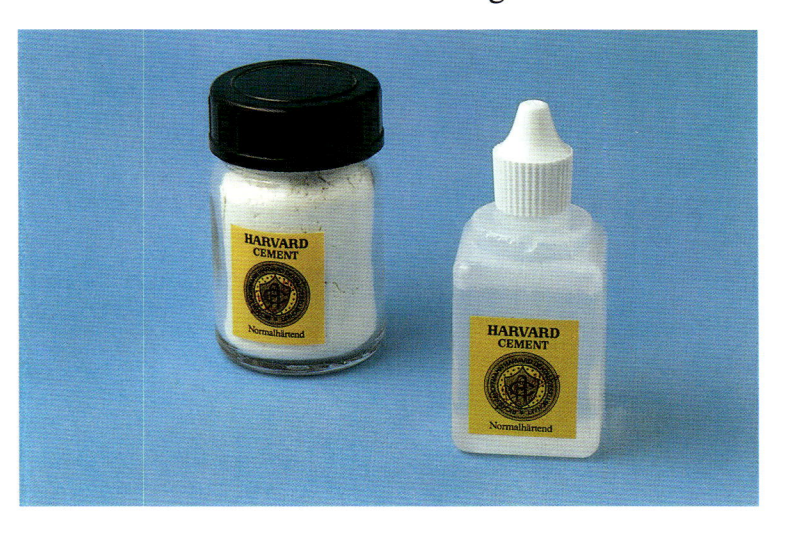

463   Havard Cement
(Richter & Hoffmann, Berlin-West).

Zinkoxid-Eugenol-Zemente

Zinkoxid-Eugenol-Zemente dienen vornehmlich als Langzeitprovisorium für Kavitäten, seltener als definitive Unterfüllung. Ihre Weiterentwicklung durch Zusätze von Äthoxybenzoesäure (EBA-Zemente) oder Hexylavanillate hat zur Verbesserung der mechanischen Eigenschaften und geringerer Löslichkeit im Mundmilieu beigetragen sowie zur Erweiterung des Indikationsbereiches geführt (BRAUER 1976, HOPPE u. STAEHLE 1986, VIOHL 1981).

Carboxylatzemente

Carboxylatzemente sind pulpaverträglich (KLÖTZER u. Mitarb. 1970, PLANT 1970, SPANGBERG u. Mitarb. 1974). Ihr pH-Wert ist dem der Zinkphosphatzemente bei geringerer Säurefreisetzung ähnlich. Die Abbindungsschrumpfung ist hoch, was zu Spaltbildungen und Ablösung von den Zahnflächen führen kann. Die Haftung am Dentin ist größer, die Festigkeit geringer und die Löslichkeit (Auflösungserscheinungen) stärker, bezogen auf die Zinkphosphatzemente (VIOHL 1981). Unter klinischen Gesichtspunkten stellen sie keine Verbesserung gegenüber den klassischen Zinkphosphatzementen dar (HOPPE u. STAEHLE 1986).

464 Zinkoxid-Eugenol-Spezialpaste (Speiko, Münster, BRD), Durelon (Espe, Seefeld/Oberbayern, BRD).

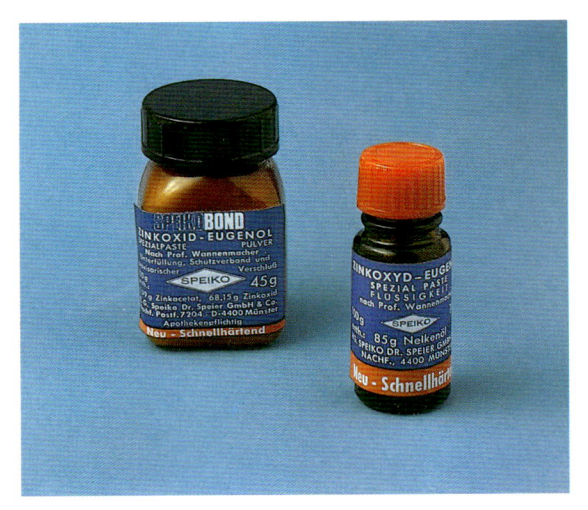

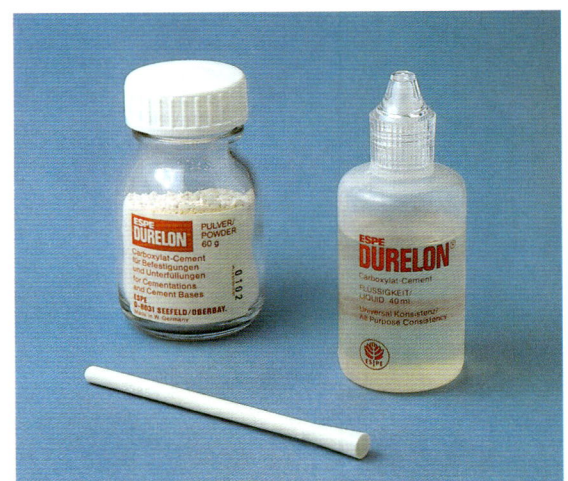

Glasionomerzemente

Glasionomerzement (GIZ) ist ein Gel aus Glas (Calcium–Aluminium-Fluorosilicat) und polymeren Carbonsäuren. Ein Zusatz von Weinsäure verlängert die Verarbeitungszeit des Zementgemisches und verkürzt die Erhärtungszeit. Ausgehärtet enthält GIZ Glaspartikel, die als Füllstoff in dessen Struktur zurückbleiben. Fluoridionen wandern aus der Zementstruktur aus und wirken kariesprophylaktisch. Durch die polymeren Carbonsäuren haftet das Material an Schmelz und Dentin. Die physikalischen Eigenschaften der GIZ hängen vom Pulver-Flüssigkeits-Verhältnis ab. Dosierung der Komponenten und deren mechanische Anmischung in Kapselsystemen (z. B. Ketac-Fil) lösen das sonst schwierige Dosierungsproblem. Durch Zumischung von Röntgenkontrastmitteln werden GIZ (z. B. Ketac-Silver, Ketac-Bond) röntgenopak, eine wichtige Voraussetzung für ihre Anwendung unter Kompositen. Metall und Legierungen (z. B. Silber) verbessern die mechanischen Eigenschaften der GIZ. Sie lassen sich direkt mit Glas verbinden (Ceramic-Metal = Cermet) (GASSER 1987). Der Indikationsbereich der GIZ und metallverstärkten Cermets ist beschränkt. Es sind keine „Allroundmaterialien" (EBNETER 1987).

Indikationen

Nach klinischen Erfahrungen ergeben sich für Glasionomerzemente folgende Indikationen:
– als Füllungsmaterial für Zahnhalsläsionen im Dentin,
– als Unterfüllung unter Amalgam und Kompositrestaurationen,
– als Befestigungszement;
für Glas-Cermet-Zemente:
– Restaurationen von Milchzähnen,
– Ausblocken von Stumpfdefekten und -aufbauten.

Kontraindikation

– Versorgung von Klasse-I-IV-Kavitäten permanenter Zähne.

Produktbeispiele für Glasionomerzemente

– Chemfil I, II, exp. (De Trey/Dentsply Ltd.),
– Ceramfil B (PSP Dental Mfg. Co. Ltd.),
– Everbond (Kerr Div. of Sybron Corp.),
– Fuji I, II, III (GC Dental Industrie Corp.),
– Fujicap 2 (GC Dental Industrie Corp.),
– Hy Bond F (Shofu Dental Mfg. Co.),
– Ketac-Präparate (s. Abb. 465) (Espe GmbH, Seefeld/Oberb.),
– Miracle Mix (GC Dental Industrie Corp.).

Glasionomermaterialien

465 Glasionomermaterialien (Espe)

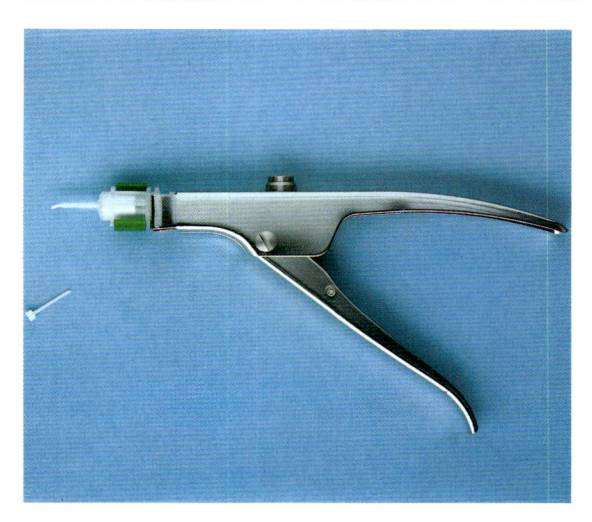

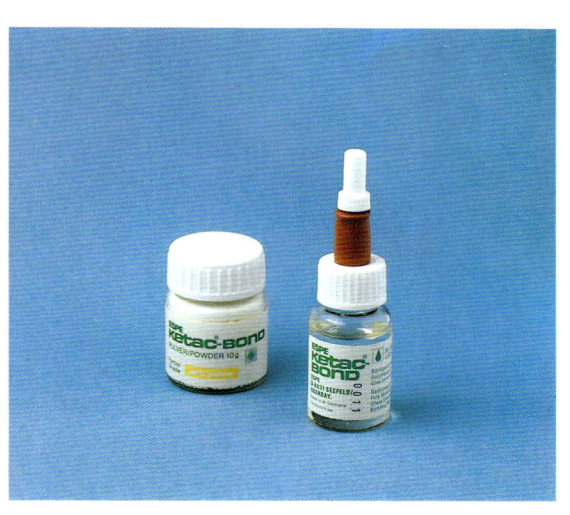

Glasionomermaterialien (Espe)

	Ketac-Fil	Ketac-Silver	Ketac-Bond	Ketac-Cem
Indikation	Versorgung von Zahnhalsläsionen	Milchzahnrestaurationen, Stumpfaufbauten	Unterfüllung unter Amalgam- und Kompositrestaurationen	Befestigungszement, z. B. KFO-Bänder
Vorzüge	Ästhetik, Adaptation an die Zahnfarbe	verbesserte physikalische Eigenschaften röntgensichtbar	ätzbar für Kompositmaterial („Laminiertechnik") röntgensichtbar	geringe Filmstärke, längere Verarbeitungszeit
Anmischen	in Kapselanmischer 10 s	in Kapselanmischer 8–10 s	Handanmischen (Pulver/Flüssigkeit) nach Dosierungsanweisung	Handanmischen (Pulver/Flüssigkeit) nach Dosierungsanweisung
Verarbeitungszeit ab Anmischbeginn bei 23°C	2 min	2 min	2 min	3.30 min
Abbindezeit ab Anmischbeginn bei 23°C	15 min	5 min	4 min	7 min

466 Ketac-Fil
Das Material wird aus einer im Aktivator und Hochfrequenzmischer vorbereiteten Kapsel über den sog. Applier direkt in die Kavität appliziert.

467 Ketac-Bond
Das Material ist pulpatolerant, haftet am Dentin, setzt Fluorionen frei, ist röntgensichtbar, anätzbar und somit für die „Doppelschichttechnik" geeignet. Ketac-Bond findet vornehmlich als Unterfüllungsmaterial unter Amalgam- und Kompositrestaurationen Verwendung.

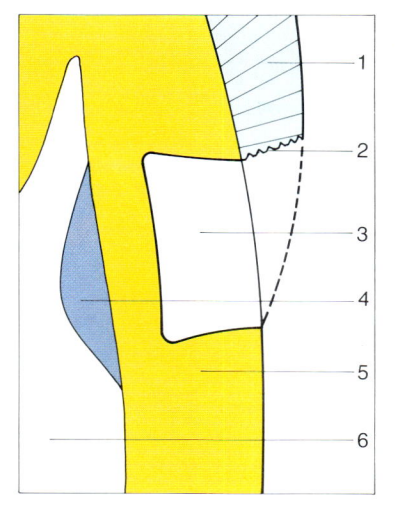

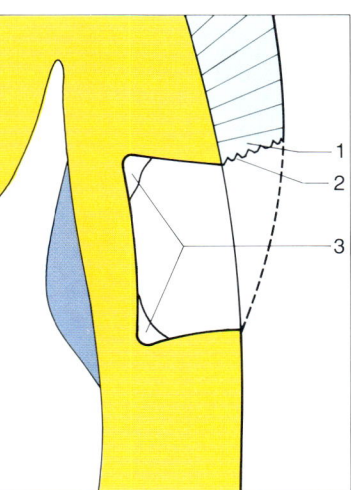

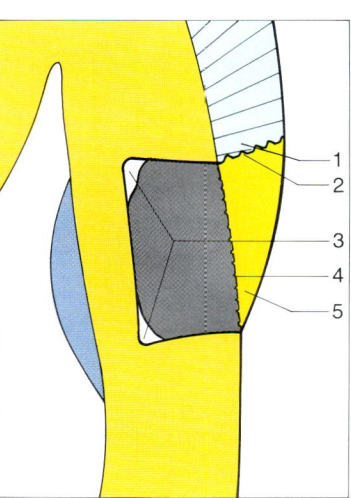

468 GIZ-Säureätztechnik
Schemata (biominetische-, Laminier-, Sandwich-Technik).
Links: Bei Zahnhalsläsionen wird die Karies vollständig entfernt und der inzisal gelegene Schmelz angeätzt. 1 = Schmelz, 2 = Anschrägung, 3 = Kavität, 4 = Tertiärdentin, 5 = Dentin, 6 = Pulpa.
Mitte: Reinigung des Zahnes und Versorgung der pulpanahen Dentinwunde mit $Ca(OH)_2$ (3).
Rechts: „Dentinersatz" mit GIZ-Unterfüllung, SÄT (4) und Komposit (5).

469 GIZ-Säureätztechnik
Klinischer Fall. Zahnhalsläsion nach herausgefallener Füllung.

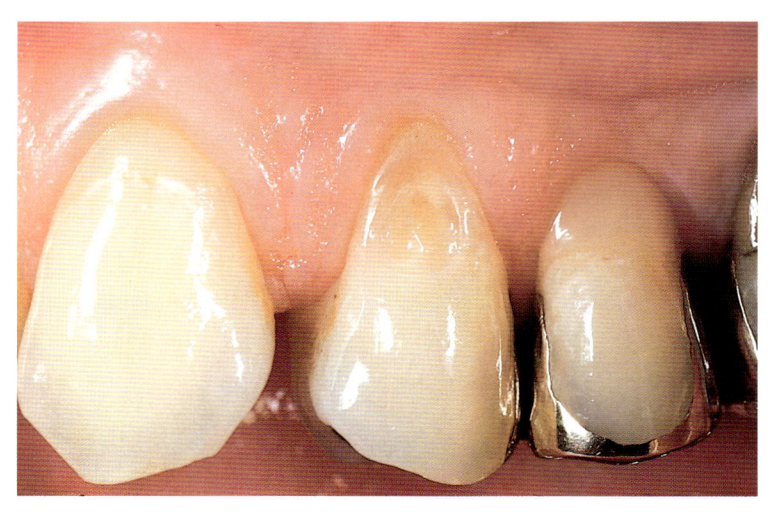

470 „Sandwich-Technik"
Der Zement wird zurückgeschliffen, um für das Komposit genügend Platz zu schaffen. Angeschrägter Schmelz und GIZ-Unterfüllung werden mit Säure (H_3PO_4 oder Gel) für die Dauer von nur 30 Sekunden angeätzt, um eine größere Oberflächendestruktion zu vermeiden. Nach Wegspülen und Trocknen entsteht ein retentives Ätzmuster für das Komposit (mikromechanische Verankerung), (*McLean* u. Mitarb. 1985, *Smith* 1986). Sprung- und Rißbildung (Krakelüre) durch Dehydrierung werden beobachtet.

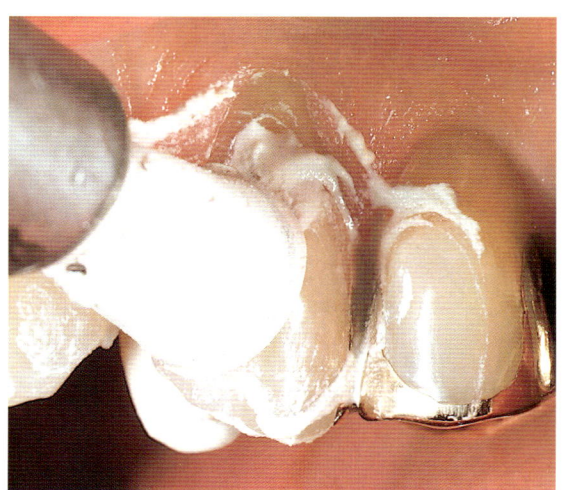

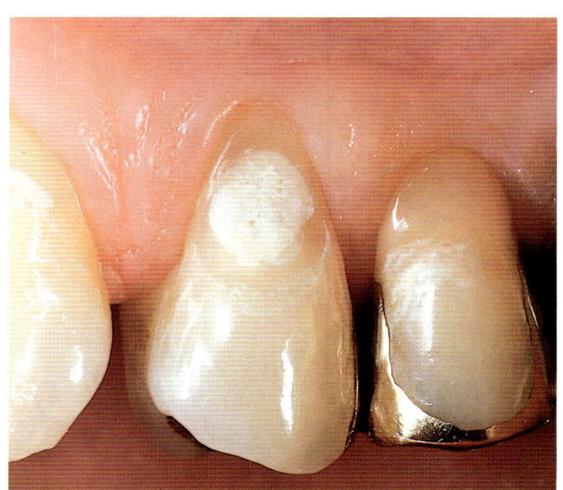

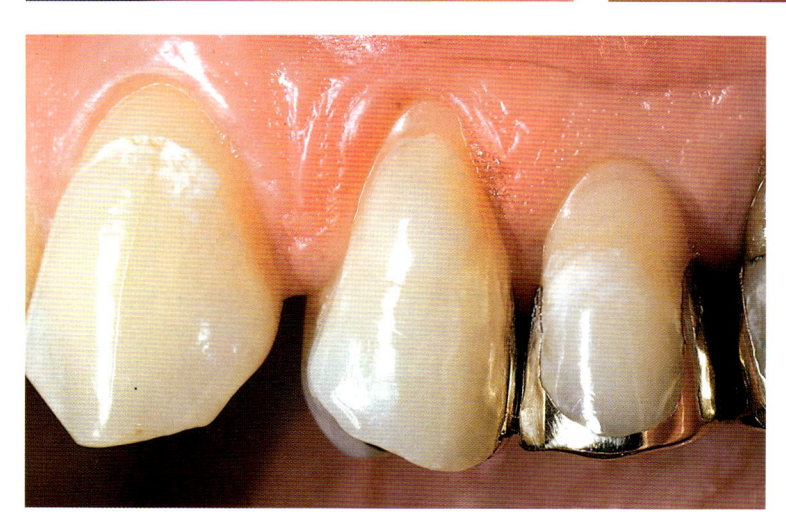

471 Poliermethode

Glas-Cermet-Zement

Der klinische Anwendungsbereich der Glas-Cermet-Zemente (Ketac-Silver, Espe) ist von MCLEAN (zit. nach SALM 1987) wie folgt umrissen worden:
Stumpfaufbauten vitaler Zähne, Amalgamunterfüllung, Fissurenversiegelung, Versorgung von Fissurenkaries und Sekundärkaries bei Inlays und Kronen, Klasse-I- und kleine Klasse-II-Füllungen, Milchzahnfüllungen und Abdichten endodontisch versorgter Wurzelreste.
Während das Ausblocken von Stumpfdefekten und Stumpfaufbauten mit parapulpären Stiftchen ausreichender Länge, Füllungen im Milchgebiß, Unterfüllung unter Amalgam und unter Kompositen der Klasse V mit Säureätztechnik und Galsionomerätzung sowie Zementierungen von Goldgußobjekten und orthodontischen Bändern zu verantworten sind, ist die übrige Indikationsbreite nicht überzeugend.
Trotz verbesserter physikalischer Eigenschaften kann der Verbundwerkstoff die Amalgamfüllung nicht ersetzen. Die „Tunnelpräparation" ist ein Experiment, die Versorgung von Sekundärkaries im Bereich von Rekonstruktionen ein fauler Kompromiß und die Versiegelung mit lichthärtenden Komposit-Versiegelungsmaterialien noch immer das Mittel der Wahl.

Gegossene Restaurationen: Gußfüllungen und Teilkronen

Einleitung

Der Herstellung von materialstrukturell hochwertigen oder umfangreichen Restaurationen für stark zerstörte Zähne sind im Mund durch die erschwerte Zugänglichkeit des Arbeitsfeldes und durch das feuchte Milieu Grenzen gesetzt. Viele zahnärztlichen Werkstoffe lassen sich ausschließlich unter Laborbedingungen verarbeiten, andere extraoral optimieren.
Die Metallgußtechnik ist die klassische Methode zur indirekten Herstellung von Restaurationen. Sie kann zum heutigen Zeitpunkt als ausgereift beurteilt und mit einem Höchstmaß an Präzision durchgeführt werden. Obwohl neue Methoden zur indirekten Herstellung von Füllungen in Zukunft zur Praxisreife gelangen werden, ist z. Z. noch die plastische Füllungstherapie mit Amalgam als Alternative zur gegossenen Restauration im Seitenzahngebiet zu betrachten. Häufig werden größere kariöse Defekte mit Vollkronen „überversorgt". Die Methode der Teilüberkronung bietet oft eine zahn- und parodontiumschonende Alternative.

Die Übergänge zwischen den einzelnen Formen von Gußrestaurationen sind fließend. Eine exakte Einteilung ist somit schwierig, eine Unterscheidung folgender Formen erscheint jedoch sinnvoll:

Gußfüllungen:
– Inlay
– Pinledge
– Onlay
– Overlay

Kronen:
– Stufenkrone (auch Stufenteilkrone)
– Teilkrone
– Vollkrone

Die folgenden Ausführungen sollen sich mit den Anwendungsmöglichkeiten von Gußfüllungen und Teilkronen befassen. Der Schwerpunkt liegt dabei auf der Präparationstechnik unter dem Aspekt der Kariestherapie.

Andere Indikationsgebiete für Gußfüllungen und Teilkronen sind:
– als Halte- und Stützelement für festsitzenden und abnehmbaren Zahnersatz,
– zur Neugestaltung der Kauflächen als Teil einer Therapie funktioneller Störungen des stomatognathen Systems.

Indikationen

Zahnerhaltung – Prothetik – Gnathologie

Die *prothetische Anwendung* von Gußfüllungen und Teilkronen soll im folgenden nicht im Vordergrund stehen, obwohl die Präparationstechniken und andere Arbeitsgänge die gleichen sind. Die Bände „Kronen- und Brückenprothetik", „Partielle Prothetik" in dieser Atlantenreihe bringen hierzu Ausführungen.

Durch die *Gnathologie* hat die Anwendung von Overlay, Stufenkrone und Teilkrone eine weite Verbreitung erfahren und wichtige Impulse erhalten.

Die funktionsgerechte Ausgestaltung der Kauflächen, auch bei kariestherapeutischen und -prophylaktischen Maßnahmen, ist eine elementare Forderung an jede gute Restaurierung. Die Kenntnisse über die *instrumentelle Funktionsanalyse* und *Registriertechniken* werden in der entsprechenden Literatur vermittelt und sollen im folgenden nicht ausführlich dargestellt werden (BAUER u. GUTOWSKY 1975, LAURITZEN 1973).

Plastische oder gegossene Restauration?

In welchem Fall ist *noch eine Amalgamfüllung* und wann ist *schon eine Gußfüllung* angezeigt? Oder anders gefragt: Erfordert eine bestimmte Ausdehnung der vorgegebenen Läsion der Zahnhartsubstanz aus statischen Gründen eine ganz bestimmte Art der Versorgung? Die Frage ist nicht eindeutig zu beantworten, denn mit einer aufwendigen Technik (Höckerüberkuppelung, Retentionshilfen) kann der Geübte auch tiefzerstörte Zähne mit Amalgam dauerhaft versorgen (S. 163 ff.).

Die Art der konservierenden Versorgung wird sich eher an ökonomischen und ergonomischen Kriterien von seiten des Behandlers und versicherungstechnischen und persönlichen Aspekten von seiten des Patienten orientieren.

Die gegossene im Vergleich zur plastischen Restauration aus Amalgam

Vorteile GF:
- korosionsbeständig und formstabil,
- schwierige Restaurationen von tiefzerstörten und marktoten Zähnen sind eher möglich,
- durch Neugestaltung der Kauflächen im justierbaren Artikulator ist das Durchsetzen einer funktionellen Gesamtkonzeption möglich,
- für den Zahnarzt: ergonomisch und wirtschaftlich, besonders bei quadrantenweiser Sanierung.

Nachteile GF:
- Randspalt immer vorhanden,
- Mißerfolg bei mangelnder Sorgfalt und Präzision, auch bei nur einem Arbeitsschritt,
- geht bis zur Fertigstellung durch mehrere Hände,
- Kaufläche kann sich nicht selbstregulierend einschleifen,
- durch weite Extension ungünstigere Kosmetik,
- für den Patienten: kostenintensive und aufwendige Behandlung.

472 Indikationsbereiche
Die Anwendungsmöglichkeiten für Amalgam- und Gußrestaurationen überschneiden sich in weiten Bereichen; d. h., für ein und denselben Defekt hat sowohl die Gußtechnik als auch die Amalgamtechnik eine Methode parat. Es gibt nur wenige Indikationen, die ausschließlich einer Methode vorbehalten sind.

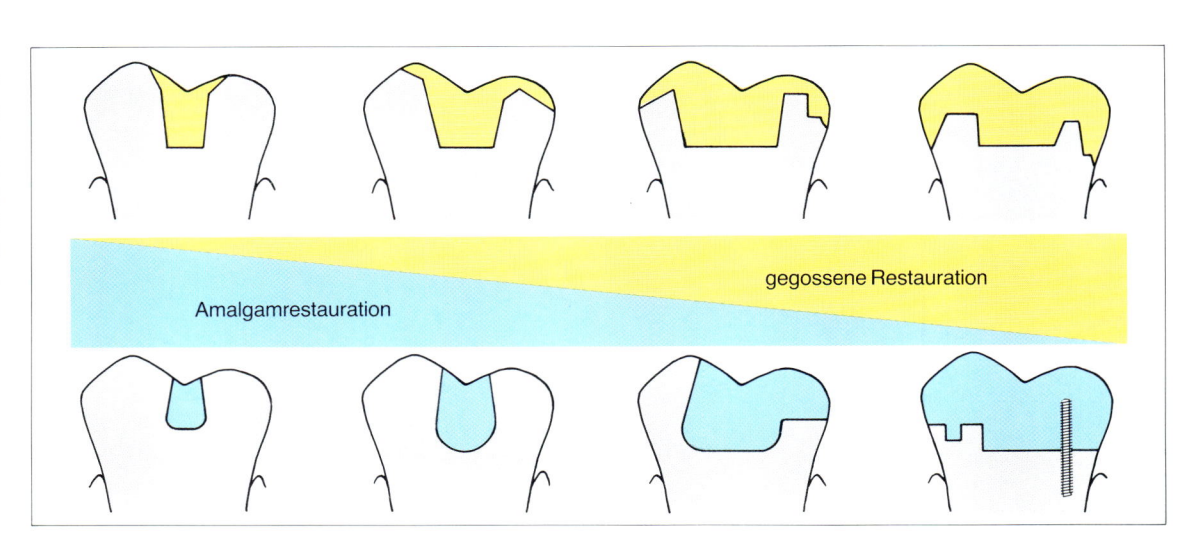

Nomenklatur

In der Bundesrepublik ist die Einteilung in Gußfüllungen und Kronen aus Gründen der Abrechnung von einiger Bedeutung. Während Gußfüllungen (Inlay, Onlay, Overlay, Pinledge) nach der Gebührenordnung als außervertragliche Leistungen gelten und dem Patienten privat in Rechnung gestellt werden, werden Kronen (Stufenkronen, Teilkronen) als vertragliche Leistungen anteilmäßig von den RVO- und Ersatzkassen übernommen. Die Benennung und Einteilung wird häufig nach der Ausdehnung im Kauflächenbereich und nach Art und Ausdehnung der Höckerüberkuppelung vorgenommen (KLAIBER 1986a, b, MOTSCH 1977). Ein weiteres Kriterium zur Einteilung ist die Art der Retention am Zahn. Ein Merkmal von Füllungen ist, daß sie im Zahn verankert sind: *intrakoronale Retention*; Kronen halten durch Umgreifen des Stumpfes: *perikoronale Retention*. Teilkronen und Stufenkronen sind Zwitterformen, bei denen beide Retentionsarten vorkommen. Die Umfassung ist dabei ein notwendiges Retentionselement, bedeckt aber die oralen und vestibulären Flächen nicht ganz.

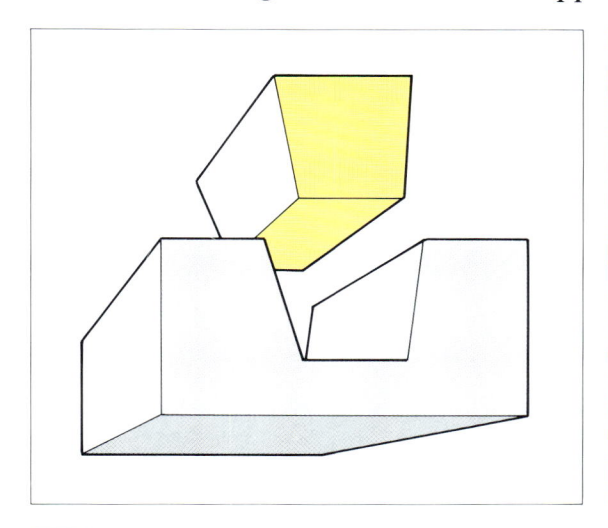

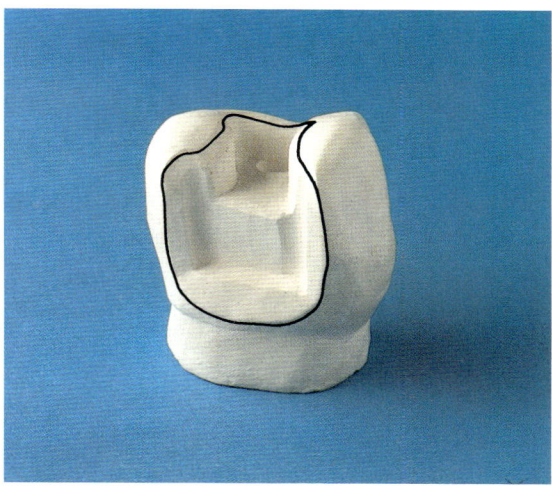

473 Inlay
Gegossene Metalleinlage im Bereich von okklusalen Fissuren und Grübchen oder Zahnhalskavitäten. Die approximalen Flächen können einbezogen sein. Die Kaufläche ist nicht vollständig bedeckt.

Retention: nur intrakoronal (rechts nach *Sturdevant* u. Mitarb. 1968).

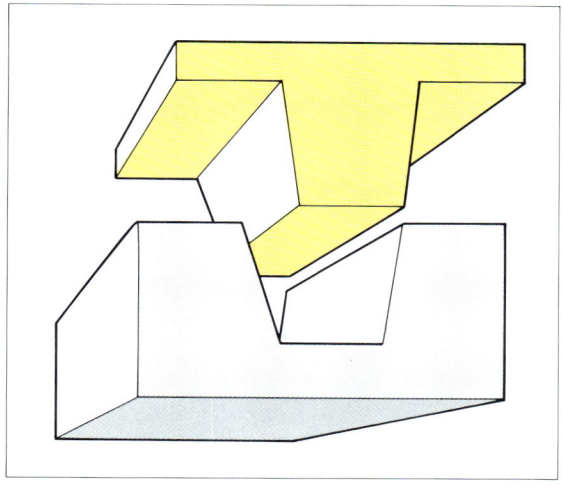

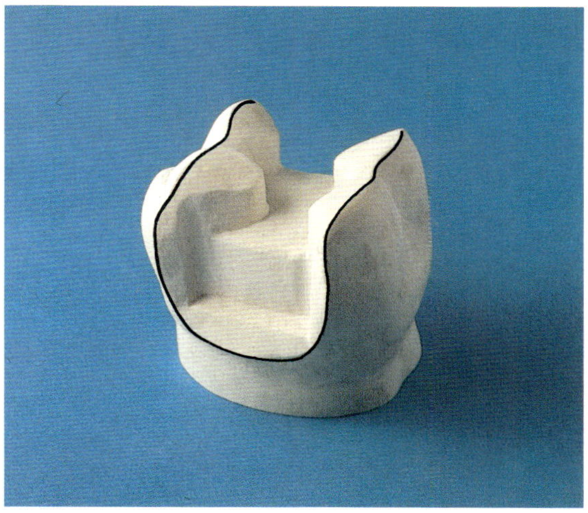

474 Onlay
Gegossene Metalleinlage mit Bedeckung der gesamten Kaufläche und beider Approximalflächen und der Höckerspitzen durch einen mehr oder weniger steilen Innenschliff.

Retention: nur intrakoronal.

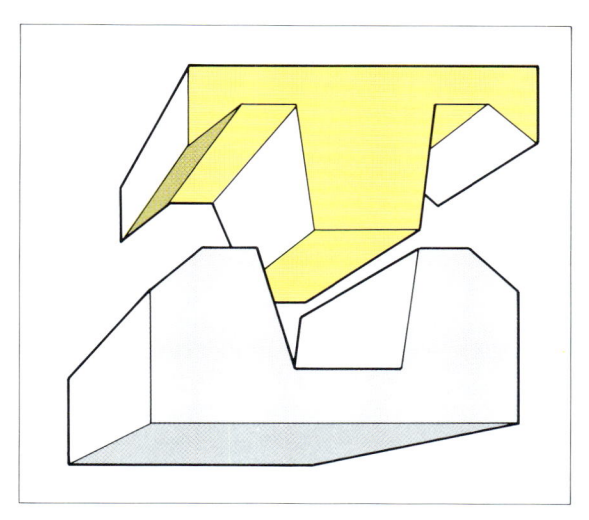

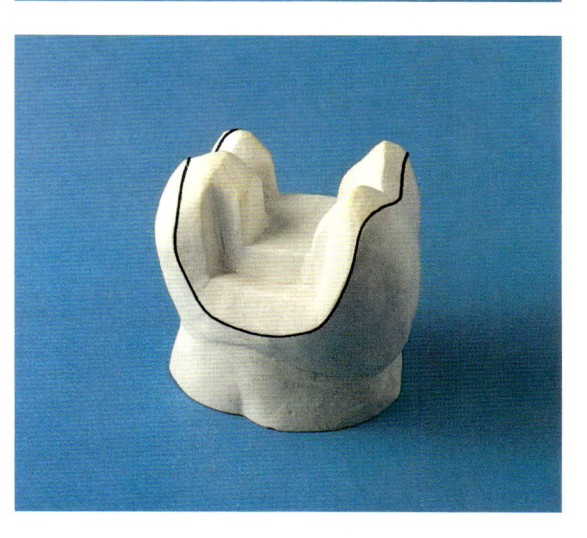

475 Overlay
Gegossene Metalleinlage mit Bedeckung der gesamten Kaufläche und beider Approximalflächen. Die Höckerspitzen sind mit einem Innen- und einem Außenschliff überkuppelt.

Retention: nur intrakoronal; Randabschrägungen, hier Außenschliffe, sind keine Retentionselemente.

180 Gegossene Restaurationen

**476 Stufenkrone
(oder Stufenteilkrone)**
Gegossene Restauration mit weitreichender, jedoch deutlich supragingivaler Überkupplung aller Höcker. Die tragenden Höcker sind mit abgeschrägter Stufe überkuppelt (1). Die nichttragenden Höcker können ebenfalls mit einer abgeschrägten Stufe, mit einem Innenschliff (2) oder mit einem Innen- und Außenschliff (3) gefaßt sein (Standardstufenkrone).

Retention: intrakoronal und perikoronal.

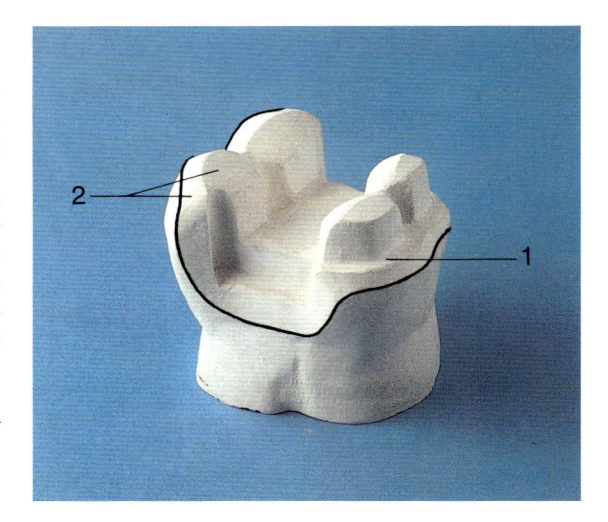

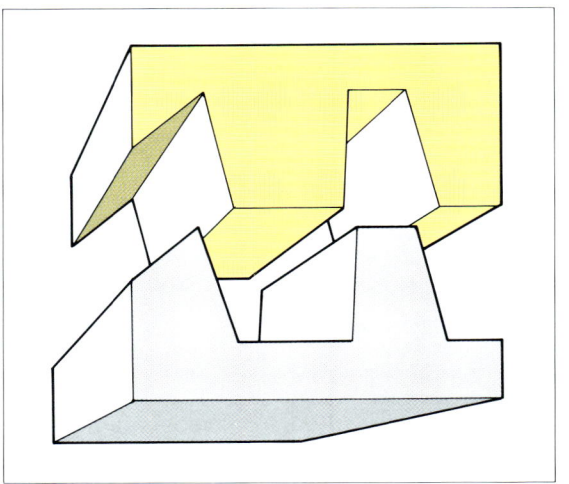

477 Teilkrone
Gegossene Restauration mit teilweiser zirkulärer Umfassung, die oral und fazial stellenweise deutlich unter dem Zahnäquator liegt.

Retention: intrakoronal und perikoronal.

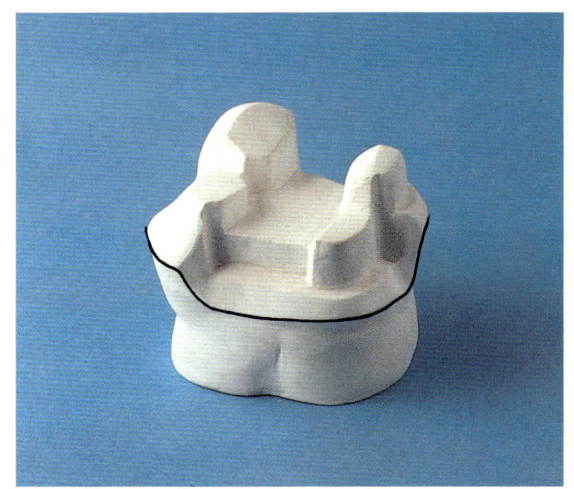

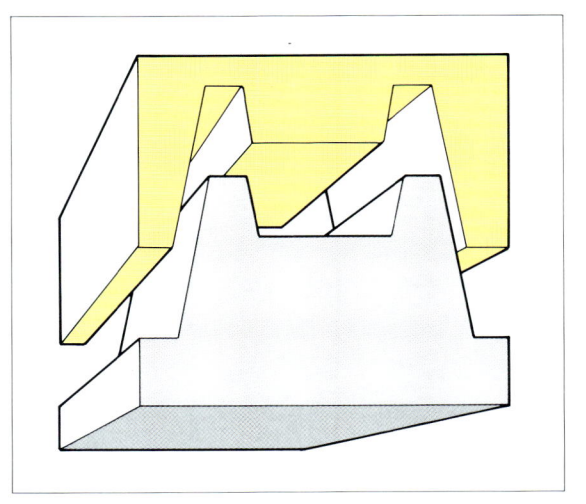

478 Krone
Restauration mit weitreichender zirkulärer Umfassung. Der Rand kann leicht supra- oder subgingival liegen und ist entweder als Stufe mit oder ohne Abschrägung, als Hohlkehle oder als verlaufende Form ausgestaltet.

Retention: nur perikoronal.

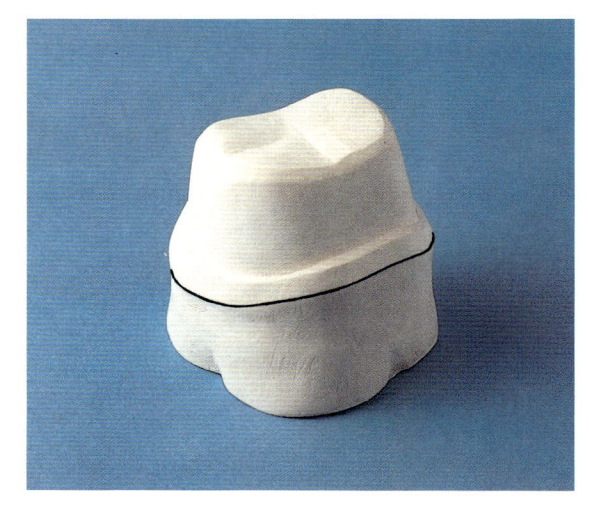

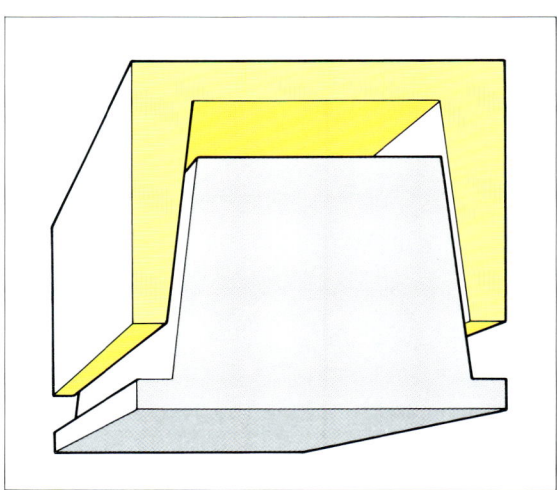

479 Pinledge
Gegossene Metallein- oder -auflage mit Stiftverankerung.

Retention: intrakoronal.

Die angegossene Stiftverankerung ist als zusätzliche Retention bei allen Formen von Restaurationen möglich (S. 204 f. u. S. 214 f.).

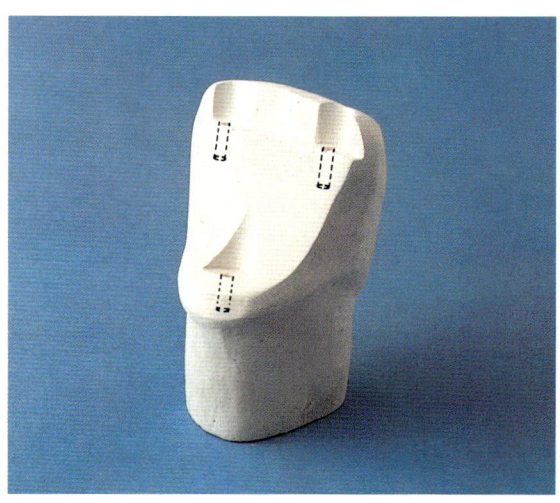

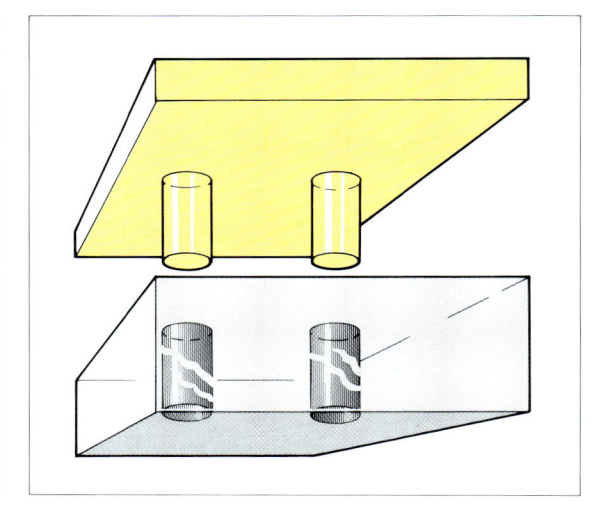

Retention

Die Retentionskraft hält die aufzementierte Gußrestauration gegen axiale Abzugskräfte auf dem Stumpf. Sie wird bestimmt durch
– den Befestigungszement,
– die geometrische Form des beschliffenen Stumpfes.
Die Klebekraft der Befestigungszemente ist jedoch viel zu gering, um eine falsch gestaltete Restauration auf Dauer zu fixieren.

Viel wichtiger für die Retention ist die geometrische Form. Entscheidend ist dabei der Winkel (Konvergenzwinkel), in welchem korrespondierende Flächen zueinander stehen.

Dabei bilden zwei Flächen miteinander ein perikoronales (Klammer) oder ein intrakoronales Retentionselement. Bei den Standardpräparationen sind dies die Wände der okklusalen und approximalen Kästen sowie die senkrechte Stufenwand oder andere umgreifende Flächen. Die Gesamtheit dieser Flächen, von denen je zwei einen Konvergenzwinkel bilden, ist das *Retentionsareal*. Seine Größe ist abhängig von der Länge der präparierten Flächen und vom Durchmesser des Zahnes.

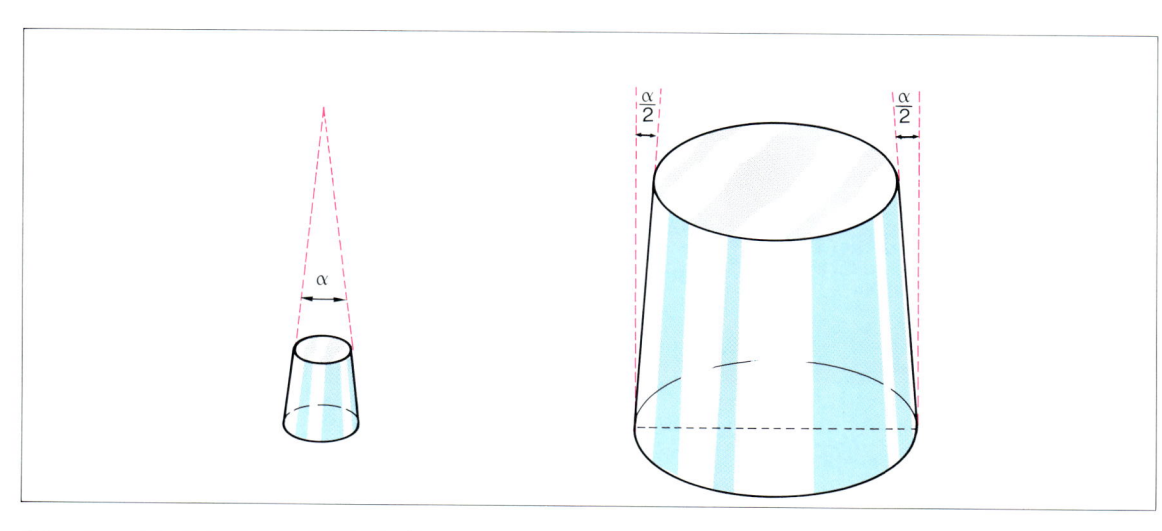

480 Konvergenzwinkel und Konuswinkel
Der *Konvergenzwinkel* α wird gebildet von zwei korrespondierenden Flächen.
Der *Konuswinkel* $\frac{\alpha}{2}$ ist die Steigung *einer* Fläche.

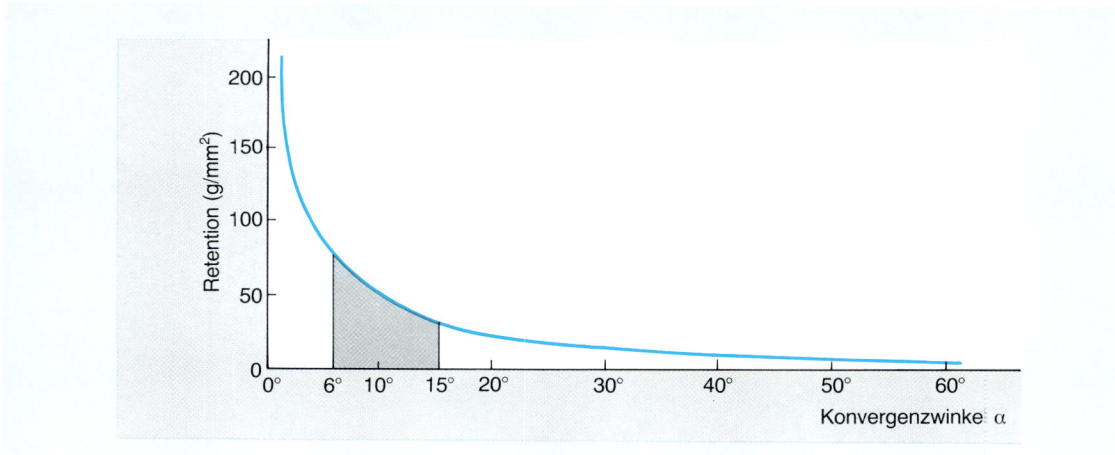

481 Konvergenz und Retention
Die Retention ist bei 0° am größten und nimmt mit größer werdendem Winkel ständig ab.
Eine Konvergenz von 6° ergibt noch eine große Haftung und kann klinisch präpariert und mit dem Auge abgeschätzt werden.
Bis 15° ist die Retention bei großem Areal noch akzeptabel.
Bei Konvergenz über 20° besteht fast keine Haftung mehr.
Je nach Höhe und Anzahl der präparierten Flächen sollte daher der Konvergenzwinkel im Bereich zwischen 6 und 15° liegen (nach *Shillingburg* u. Mitarb. 1986).

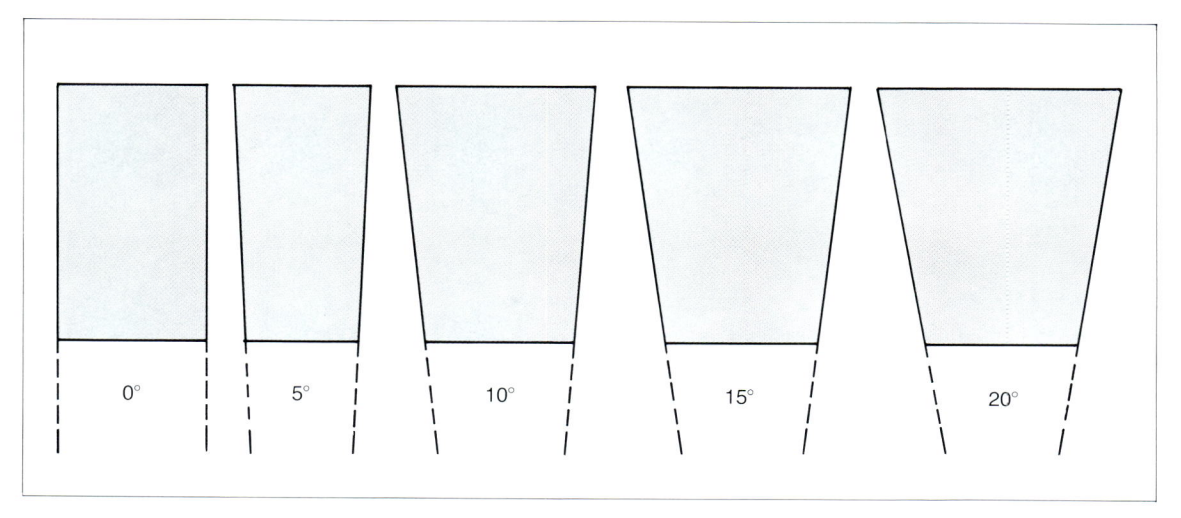

482 Verschiedene Konvergenzwinkel
Für die Schulung des Augenmaßes bei der Beurteilung im Patientenmund sind verschiedene Winkel und ihre Indikation gezeigt (nach *Einfeldt* 1983):
0° Stiftkanal,
5° Zapfen und Rillen,
6°–15° meist indiziert,
20° nur bei großem Retentionsareal zur Harmonisierung der Einschubrichtung.

Gegossene Restaurationen

483 Harmonisierung der Retentionselemente
Bei Gußfüllungen und Teilkronen gibt es im Gegensatz zur Krone mehr als zwei korrespondierende Flächen, die den Konvergenzwinkel bilden.
Die verschiedenen intrakoronalen und perikoronalen Retentionselemente müssen in der Gesamtheit ihrer Flächen (rot) miteinander harmonisieren, d.h., es muß *eine gemeinsame Einschubrichtung* geben ohne unterschnittene Areale. Bei parallelen Wänden mit 0° Konvergenz ist dies praktisch nicht möglich.

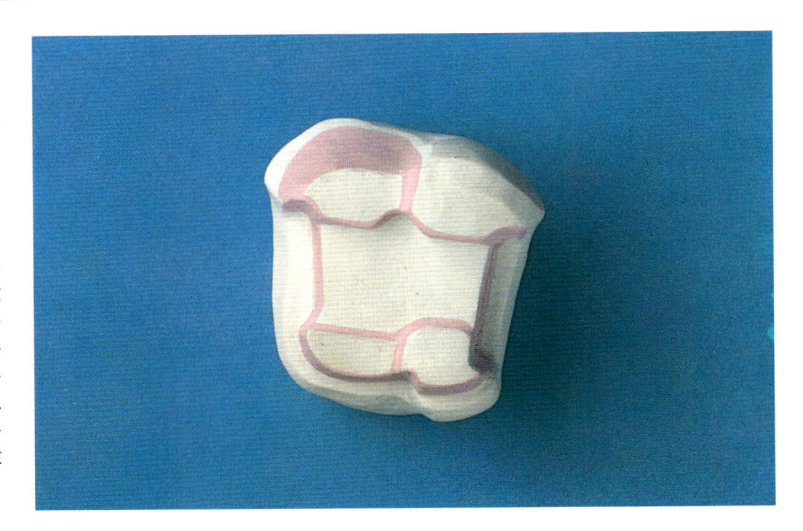

Retention und Stabilität

Die *Retention* verhindert ein Abgleiten der Restauration entgegen der Einschubrichtung.
Die *Stabilität* sichert die Restauration gegen Kräfte, die schräg oder horizontal angreifen, also Kippungen, Kaukräfte usw. Retention und Stabilität stehen in einer Wechselbeziehung. Das heißt, daß eine Restauration nur *eine* definierte Einschubrichtung haben darf, auch wenn sie mehrere Retentionselemente in sich vereinigt.

Bei Gußfüllungen und Teilkronen ist das Retentionsareal oft nicht groß genug, um eine ausreichende Stabilität zu erreichen, auch wenn der Konvergenzwinkel klein gewählt wurde. In solchen Fällen, wo die Oberfläche zur Vermeidung einer Vollkronenpräparation nicht mehr vergrößert werden kann, muß die Bewegungsmöglichkeit der Restauration eingeschränkt werden durch Präparation von zusätzlichen Stabilisierungshilfen wie Rillen, Zapfen, Stiftkanälen.

484 Stabilität und Länge
Bei Hebelkräften, die nicht entlang der Einschubrichtung auftreten, spielt die Länge eine entscheidende Rolle. Die Seitenwände müssen genügend hoch sein, um ein Abkippen des Gußstückes zu vermeiden (nach *Shillingburg* u. Mitarb. 1974).

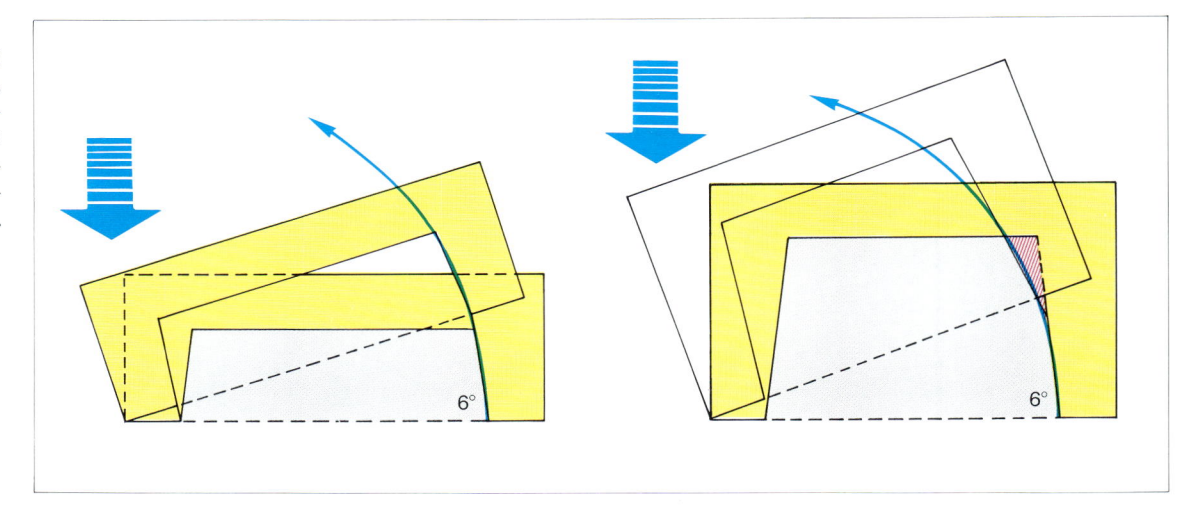

485 Abhilfe
Das Abkippen der Restauration durch zu kurze Wände kann durch zusätzliche Stabilisierungshilfen verhindert werden. Dabei wird gleichzeitig der Kippradius (r) verkürzt und das Retentionsareal vergrößert.

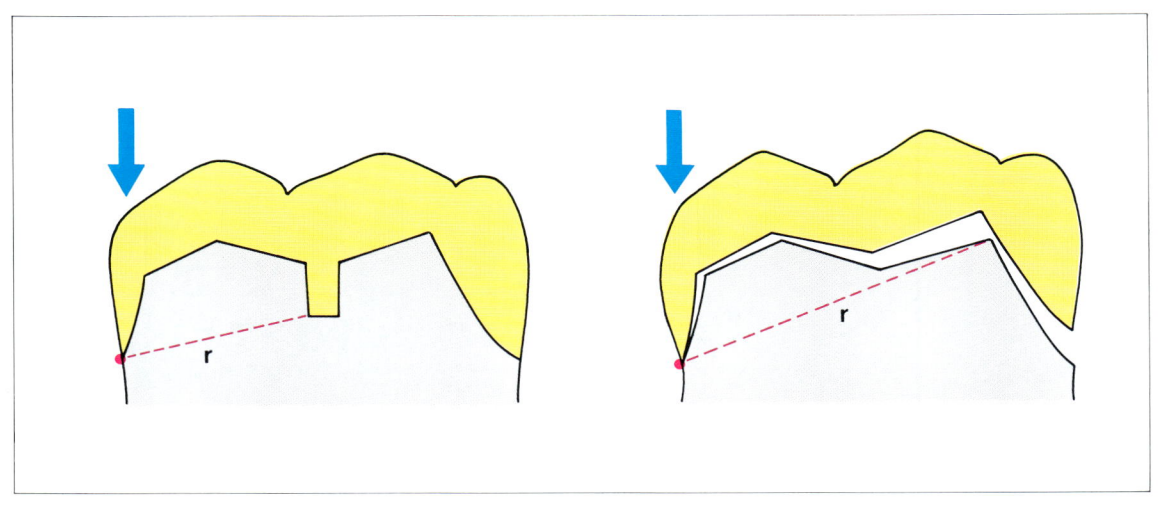

Retention und Stabilität

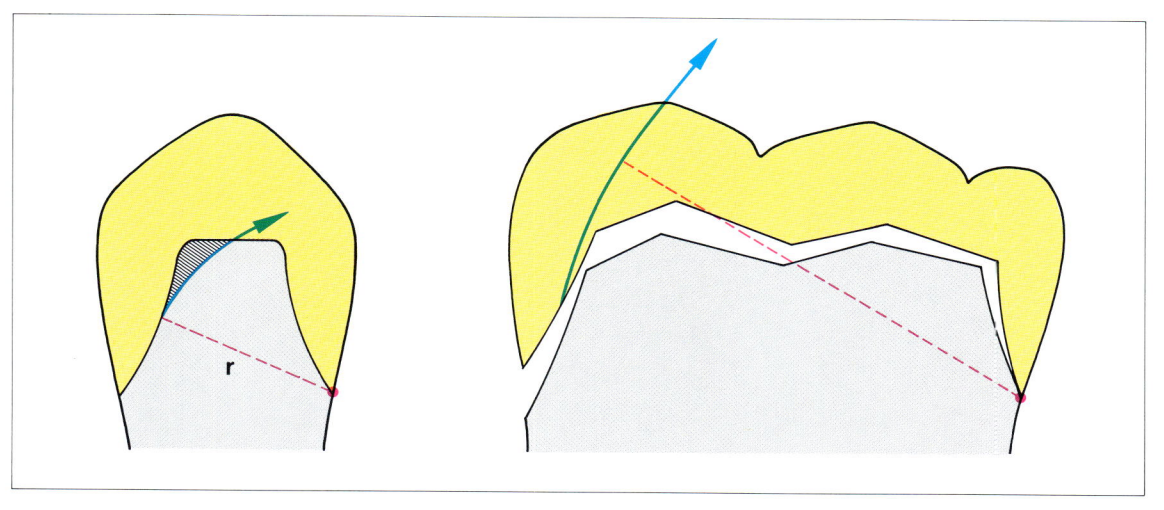

486 Kippradius und Stabilität
Eine Krone auf einem dünneren Zahn widersteht Kippbewegungen besser als eine gleich hohe Krone auf einem breiten Stumpf, obwohl diese ein größeres Retentionsareal besitzt.
Der kleine Kippradius (r) läßt eine Rotation nicht zu (nach *Shillingburg* u. Mitarb. 1986).

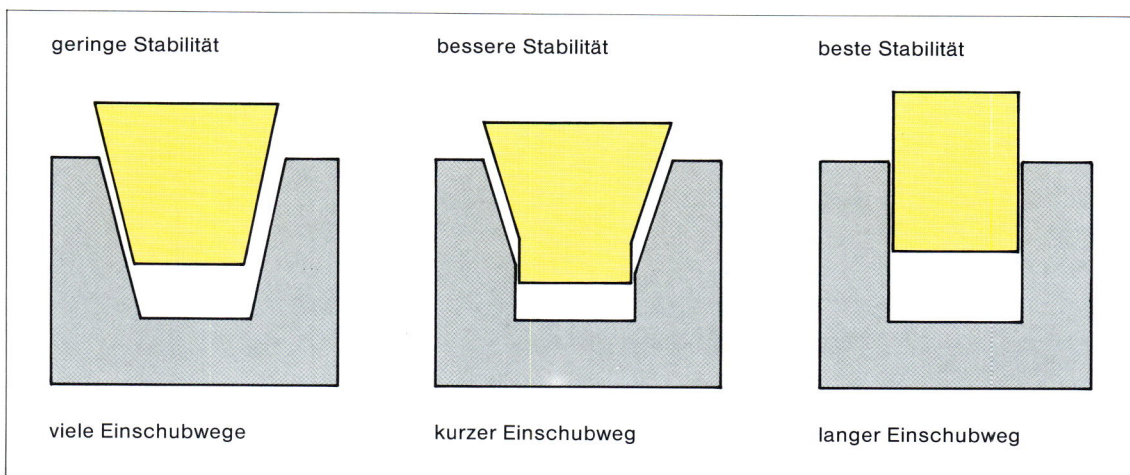

487 Bewegungsfreiheit
Die Kippung aus intrakoronalen Formen, wie einem okklusalen oder approximalen Kasten, ist von der Anzahl der möglichen Einschubwege abhängig. Die optimale parallele Retention mit langem Einschub ist klinisch jedoch nicht möglich (nach *Shillingburg* u. Mitarb. 1974).

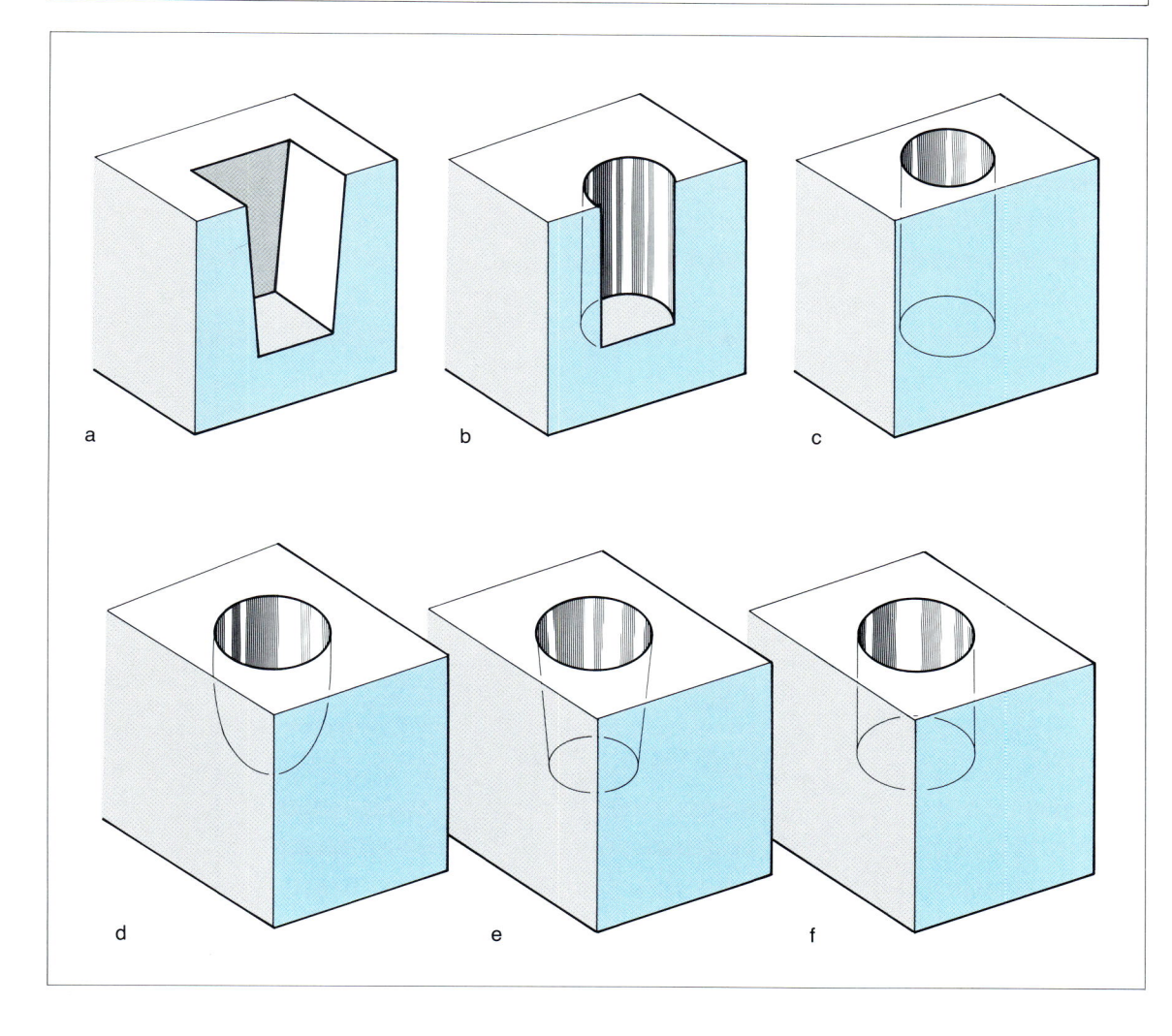

488 Zusätzliche Retentions- und Stabilisierungshilfen
– vergrößern das Retentionsareal,
– verringern den Kippradius,
– engen die Bewegungsfreiheit ein.
a) Kasten
   6°–15° Konvergenz.
b) Rille,
   je nach Länge 0°–6° Konvergenz.
c) Stiftkanal,
   0° Konvergenz zur Aufnahme eines vorgefertigten Stiftes.
d) Kurzer Zapfen, torpedoförmig.
e) Kurzer Zapfen, kegelstumpfförmig.
f) Kurzer Zapfen, zylinderförmig.

Präzision und Passung

Es ist technisch nicht möglich, eine spaltfreie, gegossene Restauration auf einen Zahnstumpf zu fertigen: Die Vielzahl der Arbeitsgänge und Materialien bei der indirekten Herstellungsmethode beinhaltet viele Fehlermöglichkeiten. Es ist jedoch bei exakter und präziser Arbeitsweise möglich, die Dicke des Spaltes zu steuern und auch durch Variieren im gußtechnischen Bereich zu kleine oder zu große Restaurationen zu fertigen. Diese Möglichkeiten erfordern die Verwendung von Begriffen für verschiedene Passungsarten, wie sie auch in der Technik verwendet werden: *Preßpassung, Übergangspassung* und *Spielpassung*. Das wirft auch die Frage auf, ob es sinnvoll ist, eine spaltfreie Restauration anzustreben, oder ob es besser ist, für den Befestigungszement Raum zu lassen (S. 237, 239, 242 f.). Da die Spaltbreite auch vom Konvergenzwinkel abhängig ist (S. 187), bietet sich zur Erläuterung der verschiedenen Passungsarten der technische Konus an (EINFELDT 1983).

489 Fehlermöglichkeiten der indirekten Methode
Von Beginn bis Ende der Herstellung einer gegossenen Restauration müssen viele Arbeitsphasen durchlaufen werden. Bei jeder Phase können sich Fehler einschleichen, die die Präzision beeinträchtigen.

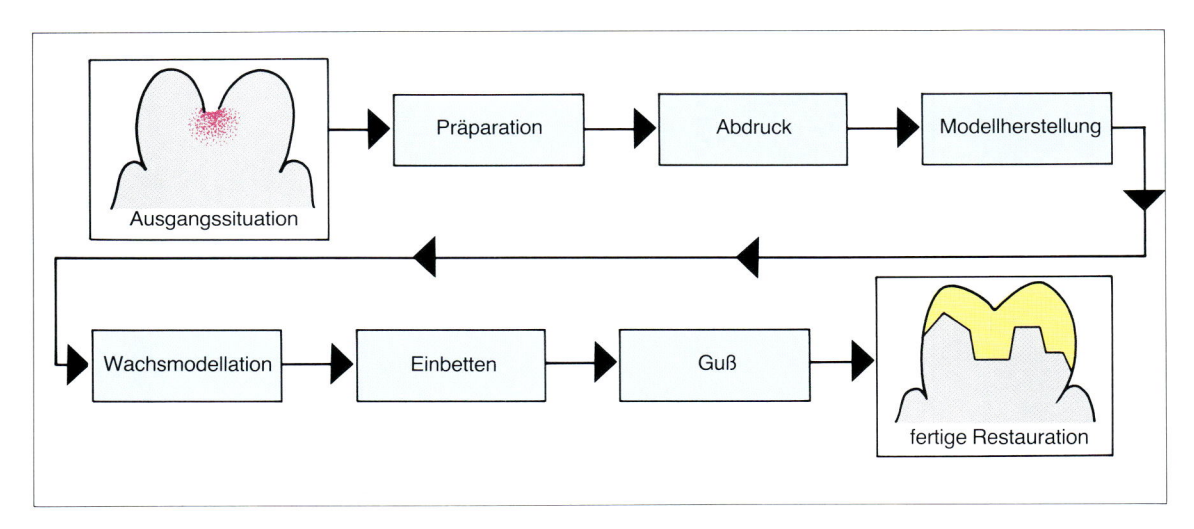

Preßpassung

Bei Preßpassung besteht zwischen den Wänden zweier konischer Werkstücke praktisch kein Spalt. Beim Aufschieben tritt bereits eine *Friktion* ein, die zunimmt, wenn sich die Werkstücke dem definitiven Sitz nähern. Diese Position kann nur mit starkem Druck oder Schlag erreicht werden. Je kleiner der Konvergenzwinkel ist, um so stärker ist die Friktion.

Das Erreichen der Preßpassung erfordert äußerste Präzision, die jedoch bei der Gußtechnik nicht erreicht werden kann. Durch das Fehlen einer Platzhalterschicht für den Befestigungszement ist eine Preßpassung auch nicht wünschenswert.
Goldhämmerfüllungen und spaltfrei liegende plastische Füllungen entsprechen etwa den Anforderungen der Preßpassung.

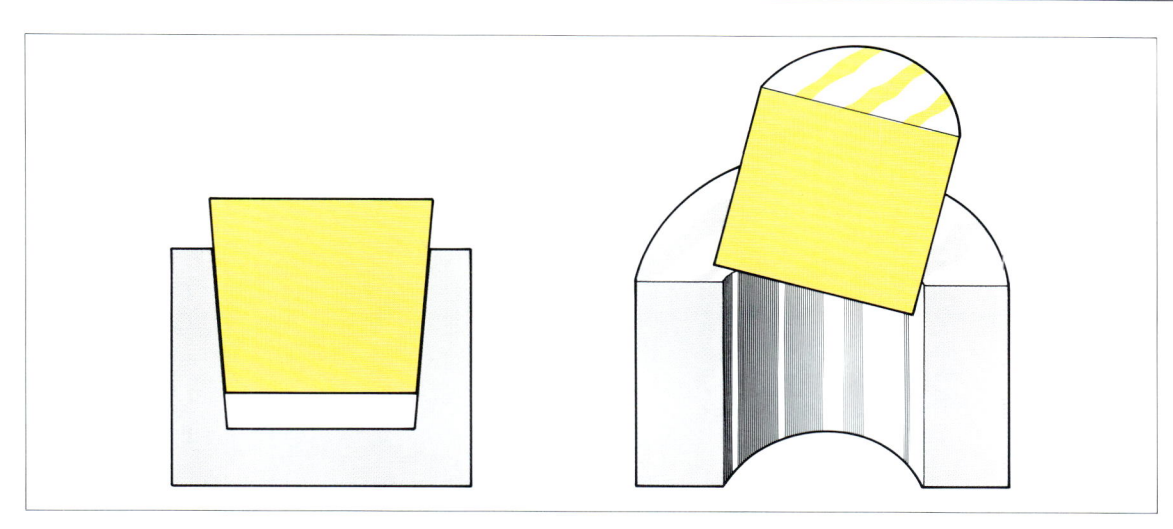

Passung

490 Preßpassung und Dimensionierung

Geringste Überdimensionierung eines inneren Passungsteiles (z.B. Inlay) führt zur Preßpassung mit Klemmwirkung bei Konizität.
Für einen Außenkonus (z.B. Krone) gilt dies bei Unterdimensionierung.
Bei 0° Konvergenz und geringer Überdimensionierung ist der innere Passungsteil nicht mehr einzuführen (nach *Körber* 1983 und *Einfeldt* 1983).

Übergangspassung

Die Übergangspassung ist erreicht, wenn sich die Flächen zweier konischer Paßteile soeben anlagern können. Es ist ein glattes, druckloses Einführen möglich ohne Friktion. Lediglich beim Erreichen des definitiven Sitzes tritt eine geringe *Friktionshaftung* auf.
Bei präziser Arbeitsweise ist es in der Gußfüllungs- und Kronentechnik möglich, eine Übergangspassung zu erreichen. Die Wände der Präparationen müssen dann allseits glatt sein, und das Gußobjekt darf weder über- noch unterdimensioniert sein. Der Nachteil dabei ist, daß für eine ausreichend dicke Zementschicht kein Platz ist und durch die glatten Flächen der Zement auch schlechter haftet.
Bei einer exakten Übergangspassung führen schon geringste Dimensionsveränderungen sowie Oberflächenunebenheiten am Gußobjekt zu Paßungenauigkeiten, deren Beseitigung sehr mühsam ist.

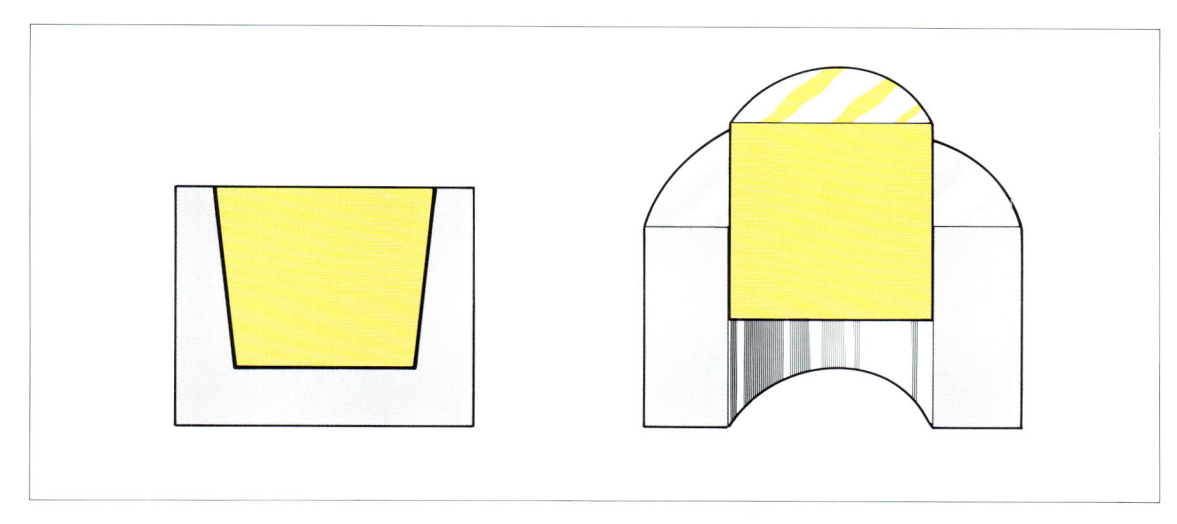

491 Übergangspassung und Dimensionierung

Ein inneres konisches Passungsteil hat Übergangspassung, wenn es weder über- noch unterdimensioniert ist. Es muß weder eingepreßt werden, noch hat es Bewegungsfreiheit.
Das gleiche gilt für den Außenkonus.
Beim zylindrischen Passungsteil gilt das gleiche, es hat an den Wänden jedoch durch Berührung eine Friktion (nach *Körber* 1983 und *Einfeldt* 1983).

Spielpassung

Bei einer Spielpassung ist nach dem Zusammenschluß der Paßteile immer Spiel vorhanden. Ist das Spiel groß, so kommt es lediglich zu einer sehr lockeren Passung *ohne jede Haftung*. Ist das Spiel klein, so kann, in Abhängigkeit von der Präzision der Oberflächen beider Paßteile, eine geringe Friktion auftreten (KÖRBER 1983). In der Gußfüllungstechnik ist die Spielpassung mit einer definierten Spaltbreite zwischen Zahnstumpf und Gußobjekt anzustreben. Der Spalt soll der für die Klebekraft optimalen Dicke der Zementschicht entsprechen und wird vor der Wachsmodellation durch Auftragen von Lack auf das Stumpfmodell in einer Dicke von ungefähr 35 µm erreicht (S. 237).
Außerdem können in dieser Platzhalterschicht geringe Dimensionsabweichungen des Gußteils und Oberflächenrauhigkeiten von beiden Paßteilen ausgeglichen werden. Die Spielpassung ist also die ideale Passungsart für gegossene Restaurationen, und sie ist technisch auch gut machbar.
Ausnahme: Im Bereich der Randabschrägungen soll ein möglichst geringer Spalt, also Übergangspassung angestrebt werden (S. 242).

186 Gegossene Restaurationen

492 Spielpassung und Dimensionierung

Ein *Innenkonus* hat Spielpassung ohne Haftung bei Unterdimensionierung. Bei Gußrestaurationen entspricht der Spalt dem Raumbedarf des Befestigungszementes. Ein *Außenkonusteil* hat Spielpassung bei Überdimensionierung.

Ein zylindrisches Passungsteil kann ohne Druck eingeschoben werden.

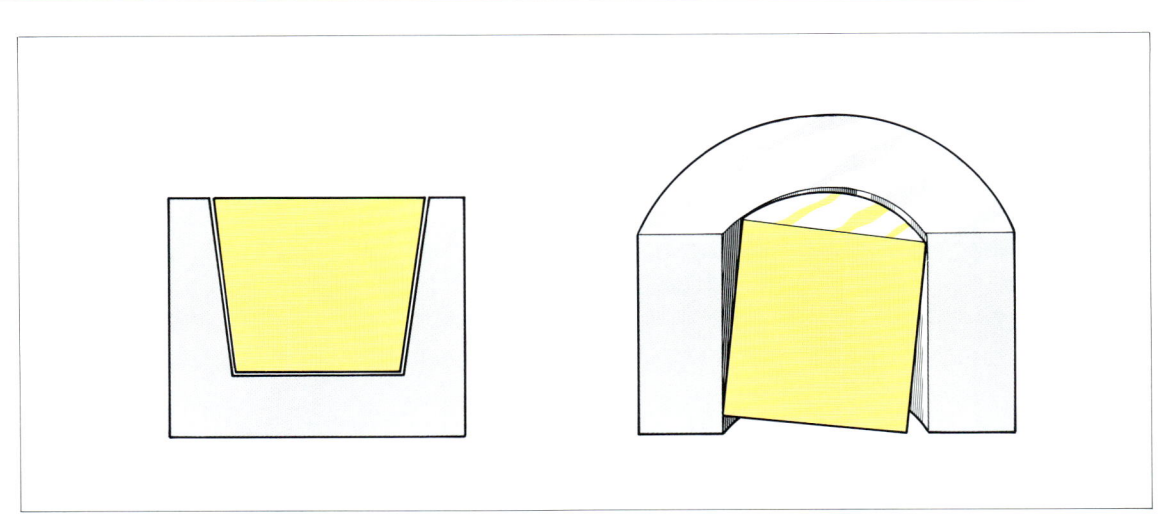

493 Beispiele
a) Preßpassung: Einbringen durch Druck oder Schlag – starke Friktion.
b) Übergangspassung: Einbringen ohne Druck – geringe Friktion.
c) Spielpassung: Das Papier entspricht der Zementschicht – Friktion je nach Härte der Zwischenschicht und Aufpreßdruck.

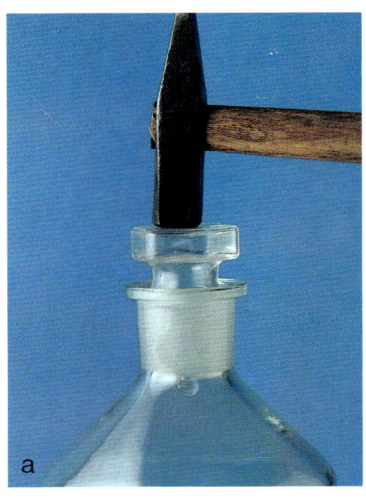

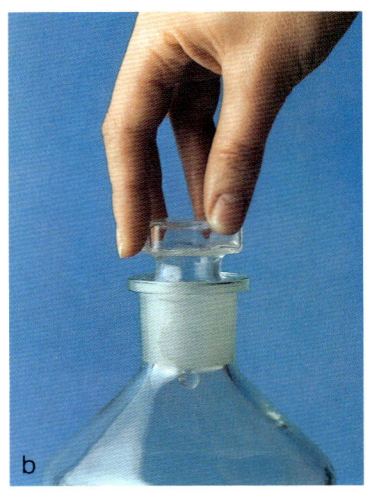

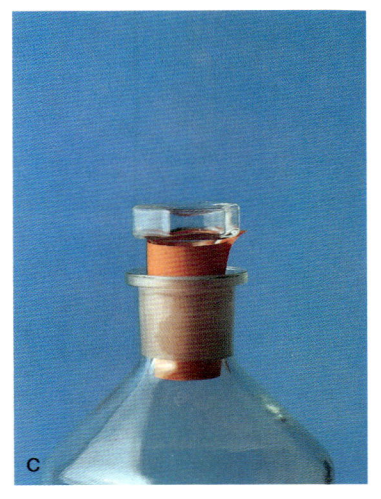

494 Zusammenfassung: Retention, Stabilität, Passung

Die intrakoronalen Teile (Kästen) und die perikoronalen Teile (Höckerüberkuppelungen) sind die Retentionselemente, die durch zusätzliche Hilfsteile (Rillen, Zapfen) stabilisiert werden.

Im Bereich dieser haftunggebenden Areale der Präparation wird *Spielpassung* angestrebt durch Schaffung einer *Platzhalterschicht* bzw. einer partiellen Über- oder Unterdimensionierung.
Eine gußtechnisch machbare Gesamtdimensionsänderung kommt wegen des gleichzeitigen Auftretens von Innen- und Außenpaßteilen für Teilkronen nicht in Betracht.

Innen- und Außenschliffe sind keine Retentionselemente. Sie sollen einen dichten Abschluß erzielen und erhalten eine *Übergangspassung* durch Weglassen der Platzhalterschicht (S. 185, 237, 242).

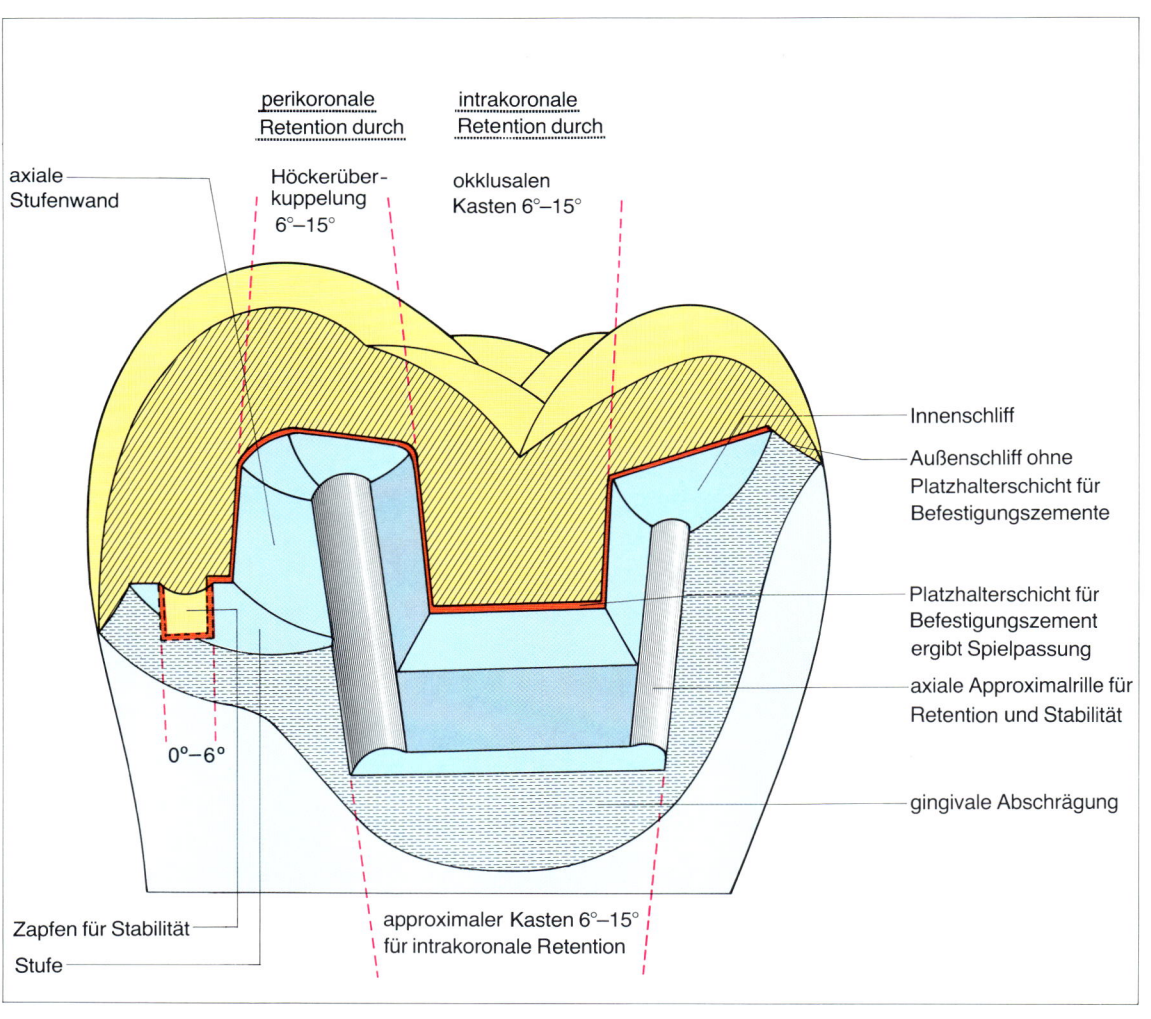

Randgestaltung

Anders als bei Vollkronen liegt der Rand von Gußfüllungen und Teilkronen größtenteils im sichtbaren Bereich. Dort ist er eher einer kritischen Begutachtung ausgesetzt als subgingival versteckte Kronenränder. Dort ist er auch für die Präparation und eine nachträgliche Bearbeitung des Metalls besser zugänglich.

Das Problem des Randspalts, früher als das Kardinalproblem der Gußrestauration angesehen, ist durch präzise Labortechnik und die Anlage der Randabschrägung als Außenschliff im geforderten spitzen Winkel zur Einschubrichtung beherrschbar geworden.

Die Anforderungen an den Randabschluß sind:
– Randspalt möglichst klein,
– nicht zu lang oder zu dick (Überdimensionierung),
– nicht zu kurz oder zu dünn (Unterdimensionierung),
– nach Möglichkeit supragingival,
– zugänglich für Hygienemaßnahmen,
– ästhetisch möglichst wenig störend,
– kurze zirkuläre Länge (wenig Kurven),
– technikerfreundlich durch klar definierte Präparationsgrenze,
– abdruckfreundlich durch glatte Oberfläche.

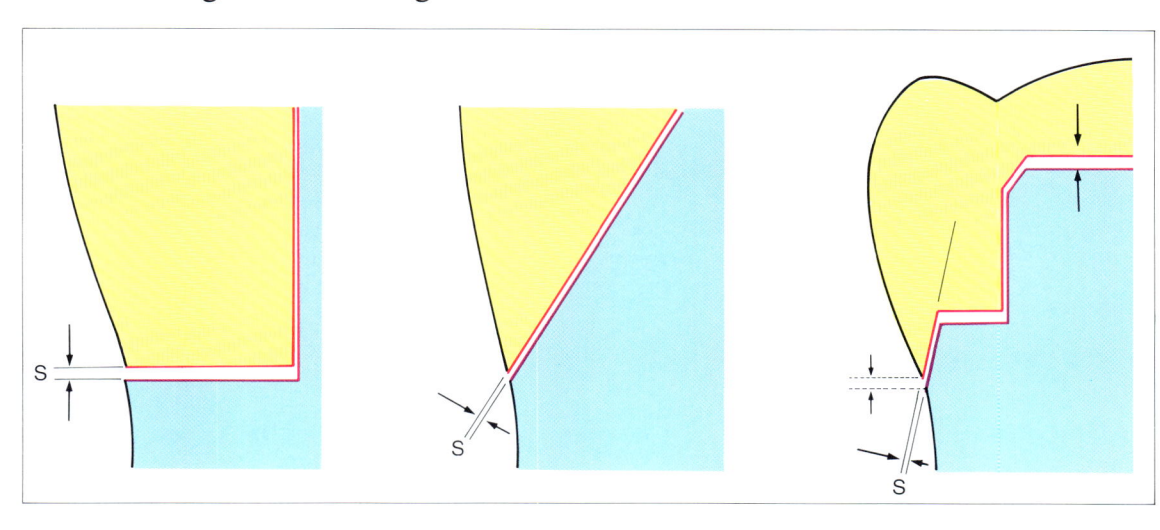

495 Winkel und Spalt
Die Dicke des Spaltes ist abhängig vom Winkel zwischen Schlifffläche und Einschubrichtung.
Im Bereich kleiner Winkel ist der Spalt ebenfalls klein. Im Bereich großer Winkel ist er ebenfalls groß, am größten bei rechtwinkliger Stufe. Die Steigung der Außenschliffe beeinflußt den Randspalt. Sie wird durch die Wahl des Präparierinstrumentes und dessen Kippung bestimmt und bewegt sich zwischen 15° und 45° (S.190).

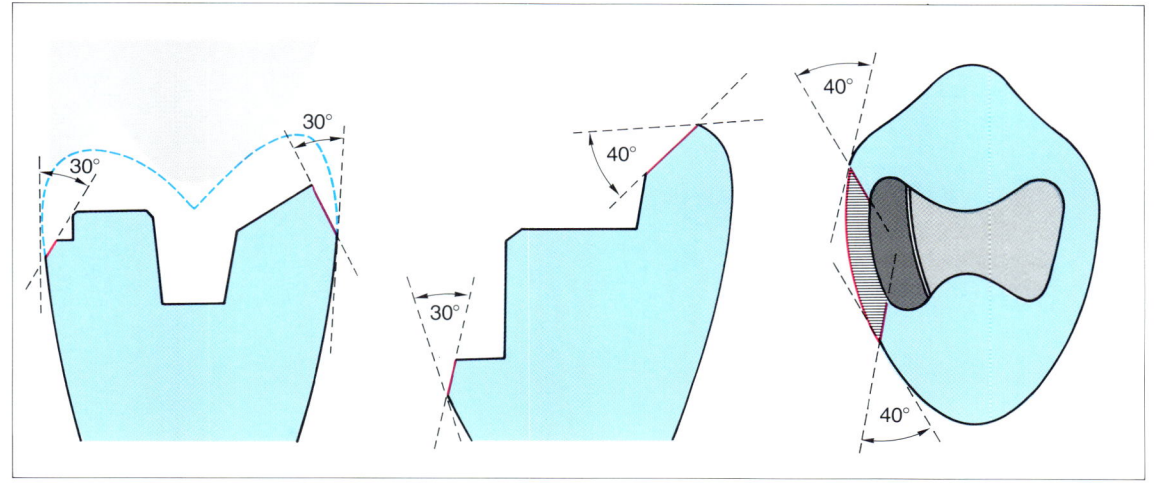

496 „Federrand"
Spitzwinklig auslaufende Metallränder lassen sich unabhängig vom Schliffwinkel zur Einschubrichtung brünieren und finieren und schützen außerdem die Prismenstruktur des Schmelzes. Daher kann die Neigung von Randschliffen auch als Winkel zur Tangente an die gewölbte Zahnoberfläche angegeben werden, je nach Lage des Schliffs zwischen 15° und 45° (nach *Riethe* u. Mitarb. 1985).

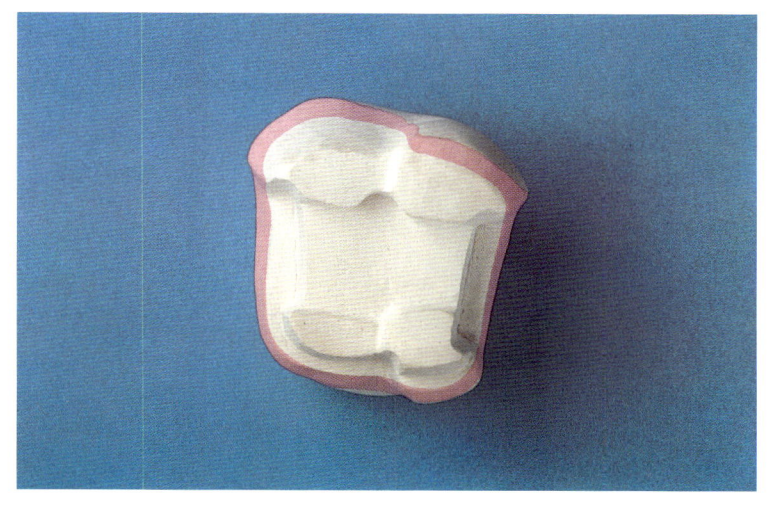

497 Breite der Randabschrägung (bevel)
Die zirkuläre Randabschrägung umgibt die Präparation wie ein glattes Band. Sie ist im Idealfall etwa 1 mm breit und sollte 0,5 mm nicht unterschreiten.
Beim Betrachten aus der Einschubrichtung mit *einem* Auge muß der Rand (rot) im gesamten Verlauf voll sichtbar sein.

Spezielle Präparationsformen

Präparation im okklusalen Bereich für Inlay und Onlay

Als intrakoronales okklusales Retentionselement kommt fast ausschließlich der Kasten in Betracht. Problematisch ist es, die Forderungen nach einem *guten Randschluß* durch die Abschrägung zu erfüllen:
- Die Abschrägungsfläche sollte möglichst groß sein und sich deutlich von der Zahnoberfläche abheben (FUCHS u. MAYER 1970).
- Der Winkel der Abschrägung zur Einschubrichtung sollte nicht größer als 45° sein.
- Der Antagonistenkontakt soll voll auf Schmelz, nicht aber auf dem Rand stattfinden.

Diese Forderungen sind beim Inlay nur dann zu erfüllen, wenn die okklusale Fläche kariesfrei ist oder der Defekt nicht mehr als ein Drittel der orofazialen Kauflächenbreite beträgt.

Die *Kaubelastungen* sind beim Inlay ungünstig auf die noch stehenden Höcker verteilt. Durch Extension des Randes auf die Höcker und noch besser durch Überkuppeln der Höcker werden bessere Ränder und die Zahnsubstanz schützende Restaurationen geschaffen (MOTSCH u. NOBMAN 1971).

498 Okklusale Präparation und Belastung
Bei zentraler Belastung der Restauration werden die Kavitätenwände beim Inlay hauptsächlich auf *Biegung* (gerade Pfeile), beim Onlay auf *Biegung* und *Stauchung* (gewellte Pfeile) und beim Overlay fast nur noch auf *Stauchung* beansprucht (nach *Klaiber* 1986b).

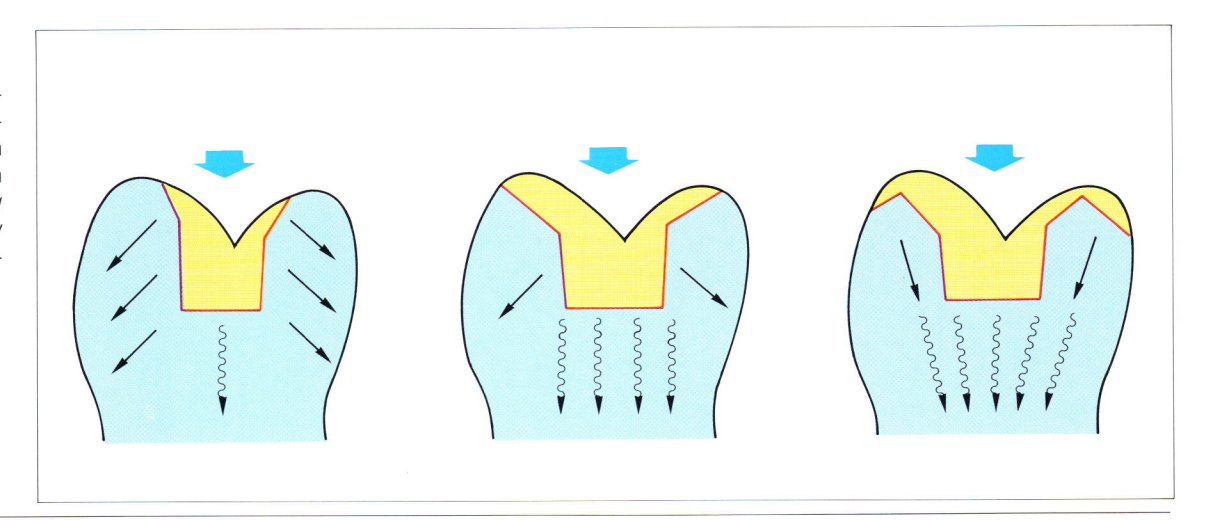

Technik der okklusalen Präparation

499 Präparation des okklusalen Kastens
Der Kasten wird möglichst schmal, ausreichend tief (≈ 2 mm) und leicht konisch aufgezogen.
Ist ein kariöser Defekt vorhanden, werden Überhänge von Schmelz und Dentin entfernt.

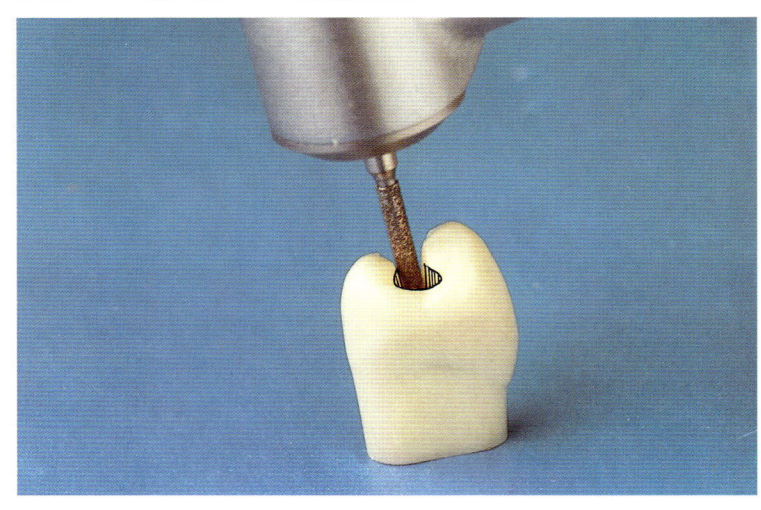

Spezielle Präparationsformen **189**

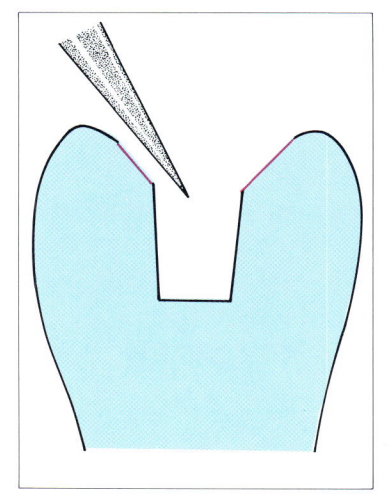

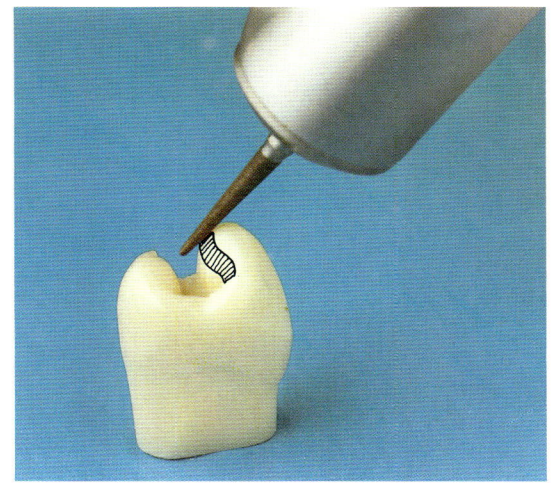

500 Okklusale Randabschrägung für Inlaypräparation
Bei steilen Höckerabhängen und Schleifern mit nicht gekrümmter Oberfläche hebt sich der Schliff nicht besonders deutlich von der Oberfläche ab.
Abhilfe: auf Abschrägung verzichten und Übergangspassung anstreben oder Hohlschliff präparieren (s. unten).

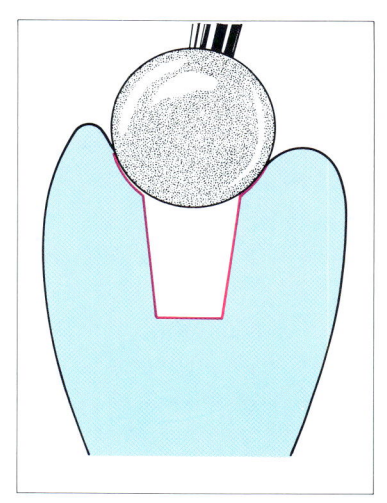

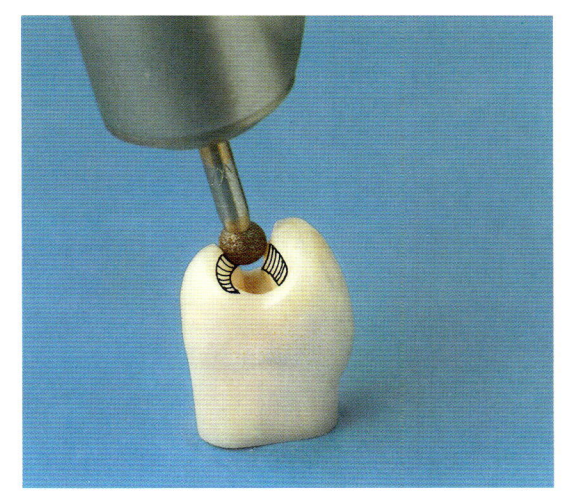

501 Okklusale Hohlschliffpräparation für Inlay mit kugelförmigen Schleifern
Die Präparation des Randes mit einem kugelförmigen Instrument ergibt einen sehr definierten Rand.

Der Abschlußwinkel ist unter Umständen jedoch kleiner oder gleich groß wie der Winkel, den die Kastenwand mit der Einschubrichtung bildet. Deshalb sollten insbesondere bei steilen Höckerabhängen große Kugeln verwendet werden.

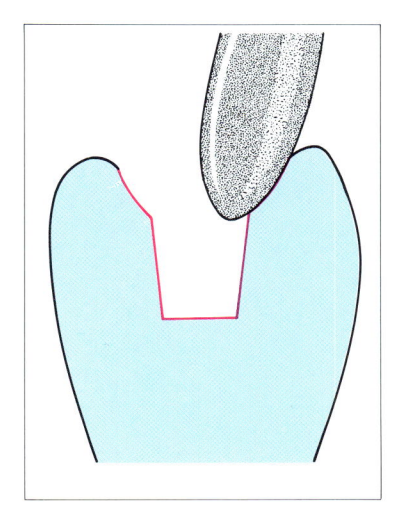

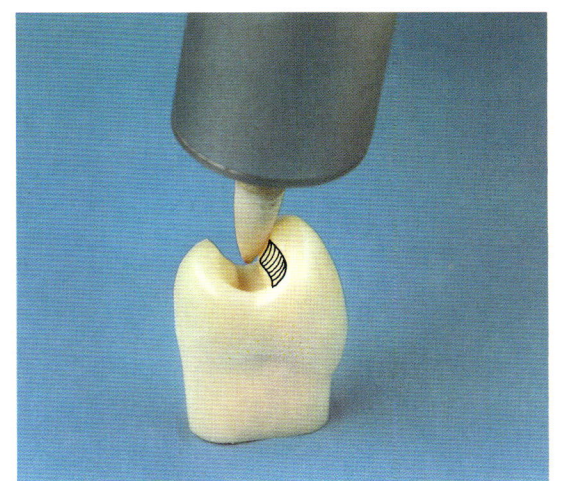

502 Hohlschliffpräparation mit flammenförmigen Schleifern
Anstelle eines Kugelschleifers kann für einen okklusalen Hohlschliff auch ein flammenförmiger Schleifer verwendet werden.
Die Flamme sollte eher eine kurze dicke, als eine gestreckte Form haben.
Möglich sind Arkansassteinchen, gewendelte Finierer oder Wolframkarbidfinierer.

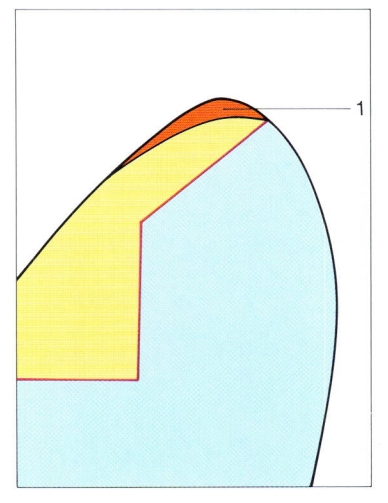

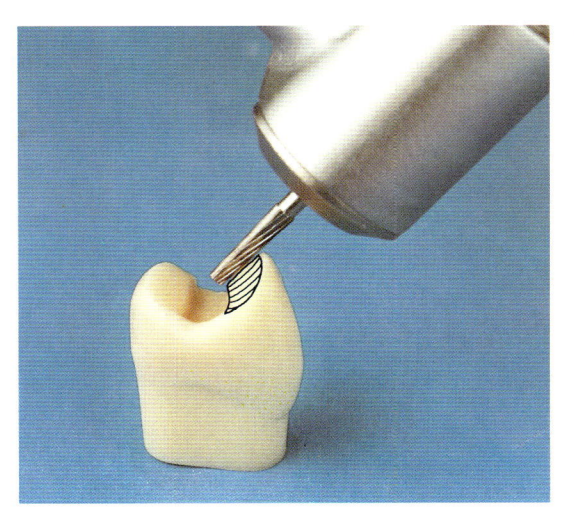

503 Okklusale Randabschrägung bis zur Höckerspitze für Onlaypräparation
Wenn der Rand für eine geplante Inlaypräparation nicht genügend zentral plaziert werden kann, sollte er besser bis ganz auf die Höckerspitze extendiert werden.
Vorteil: kosmetisch günstiger als Überkuppelung.
Nachteil: kein Kantenschutz, großer Abschlußwinkel.

Der Techniker trägt eventuell zuviel Material auf. Das bedingt Artikulationsstörungen und den Verlust des kosmetischen Vorteils (1).

Überkuppeln der Höcker für Overlay und Stufenkrone

Die Versorgung größerer, dreiflächiger Kavitäten mit einem Inlay ist nicht nur wegen der problematischen okklusalen Randgestaltung kritisch.

Da die Höcker nicht gekürzt werden, sind sie bei größeren Defekten nach der Präparation schmal und hoch, ohne Kantenschutz und damit frakturgefährdet. Die Indikation für MOD-Inlays muß demnach sehr eng gestellt werden.

Für die Höckerüberkuppelung gibt es folgende Indikationen (MOTSCH 1975):
- Bei marktoten Zähnen sollten grundsätzlich alle Höcker überkuppelt werden; die Zahnhartsubstanzen sind hier besonders spröde und frakturgefährdet.
- Wenn bei vitalen Zähnen durch unterminierende Karies der Dentinkern weitgehend zerstört ist, bleibt nach Entfernung der Überhänge von den Höckern nicht genügend stabile Substanz übrig. Der okklusale Kasten ist dann breiter als ein Drittel der Kaufläche.
- Aus statischen und funktionellen Gründen sollten die tragenden Höcker der Seitenzähne immer überkuppelt werden.
- Die nichttragenden Höcker der Seitenzähne müssen nicht so umfangreich eingefaßt werden. Der Kavitätenrand soll jedoch mindestens bis zur Höckerkante reichen.

Die Überkuppelung bringt folgende Vorteile (KLAIBER 1986b):
- keinen Antagonistenkontakt im Randbereich der Restauration,
- Verhinderung von Höckerfrakturen,
- Reduktion der durch elastische Verformung und Temperaturausdehnung hervorgerufenen Spaltbildung,
- bessere Paßgenauigkeit durch günstigeren Schliffwinkel,
- verbesserte Retention und Stabilität (nur bei abgeschrägter Stufe),
- Randverlegung in habituell saubere Zonen.

Satteldachförmige Höckerüberkuppelung

Die nichttragenden Höcker, auch Scherhöcker genannt (UK lingual, OK bukkal), können durch Anlegen eines Innen- und Außenschliffes überkuppelt werden, so daß ein satteldachförmiger Kaukantenschutz entsteht. Beim Anlegen des Innenschliffes muß unbedingt darauf geachtet werden, daß im Bereich der antagonistischen, funktionellen Bewegungsbahnen ausreichend gekürzt wird, um dem Techniker Platz für Material zu geben: mindestens 0,5 mm.

Der Innenschliff wird eher flach, der Außenschliff zur Verkleinerung des Randspalts eher steil angelegt.

In Ausnahmefällen können auch tragende Höcker (UK bukkal, OK palatinal) nur mit Schliffen überkuppelt werden (Overlaypräparation).

Voraussetzung dafür ist, daß die intrakoronalen Retentionselemente die Restauration allein halten und stabilisieren können (S. 206).

Dabei ist darauf zu achten, daß der tragende Höcker ausreichend gekürzt und der Außenschliff als Hohlkehle präpariert wird, um genügend Platz für die Funktion zu erhalten.

504 Außenschliffe
Der Außenschliff muß sich deutlich von der Zahnoberfläche abheben, sein Winkel sollte 45° (in bezug zur Einschubrichtung) nicht überschreiten.
a) Bei günstiger Wölbung ist ein relativ kurzer Außenschliff von ca. 30° möglich.
b) Bei ungünstiger Zahnwölbung kann es sein, daß sich ein Schliff von 45° erst bei sehr weiter Ausdehnung deutlich abhebt.
Ein Schliffwinkel von 75° (rot) reduziert zwar die Außenschlifffläche, vergrößert aber den Randspalt (nach Klaiber 1986b).

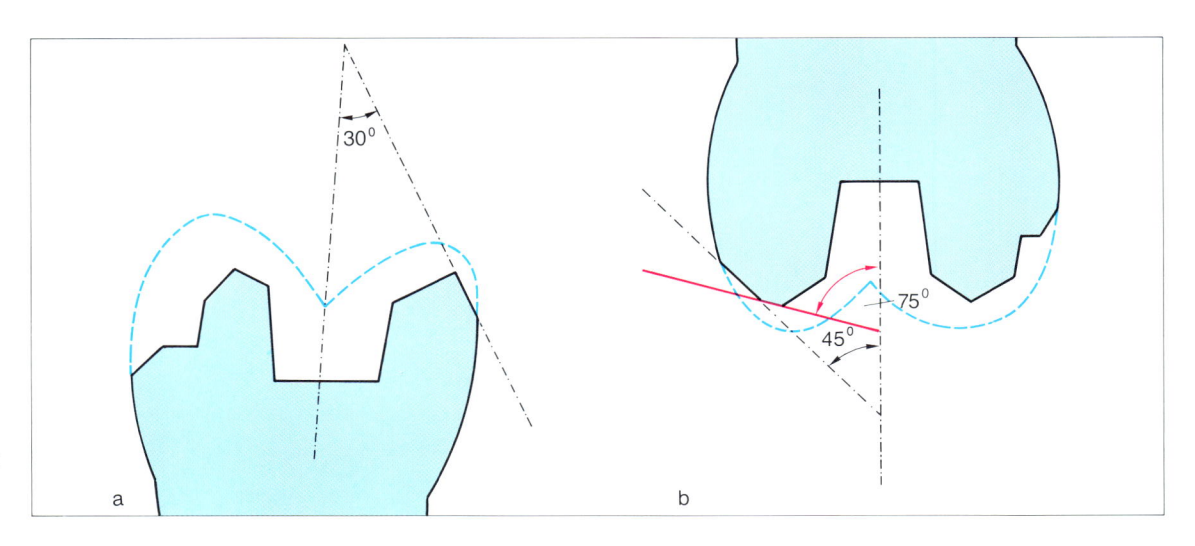

Spezielle Präparationsformen

Höckerüberkuppelung durch Stufe mit Abschrägung („shoulder and bevel")

Die tragenden Höcker, auch Stützhöcker genannt, greifen mit ihren zentrischen Stopps in die Gruben der Antagonisten. Da sie bei den Funktionsbewegungen auch noch störungsfrei über deren Kaufläche ausgleiten sollen, kommt ihrer Gestaltung eine große Bedeutung zu. Die tragenden Höcker müssen stabil gefaßt werden, und außerdem muß kontrolliert Platz für eine funktionell gestaltete Modellation reserviert werden. Diese Anforderungen erfüllt die Präparation einer abgeschrägten Stufe am besten (Stufenkrone).

Im Vergleich zum Außenschliff bietet die abgeschrägte Stufe folgende Vorteile:
– zusätzlicher Gewinn an Retention und Stabilität,
– mehr Platz für funktionelle Gestaltung,
– sauber erkennbare Präparationsgrenze,
– gußtechnisch besser durch Materialversteifung.
Zum Teil bietet auch ein *tiefer Außenhohlschliff* diese Vorteile. Die Stufenpräparation wird von uns bevorzugt, weil sich an ihr sichtbar die Erkenntnisse von Konvergenz, Retention und Stabilität umsetzen lassen.

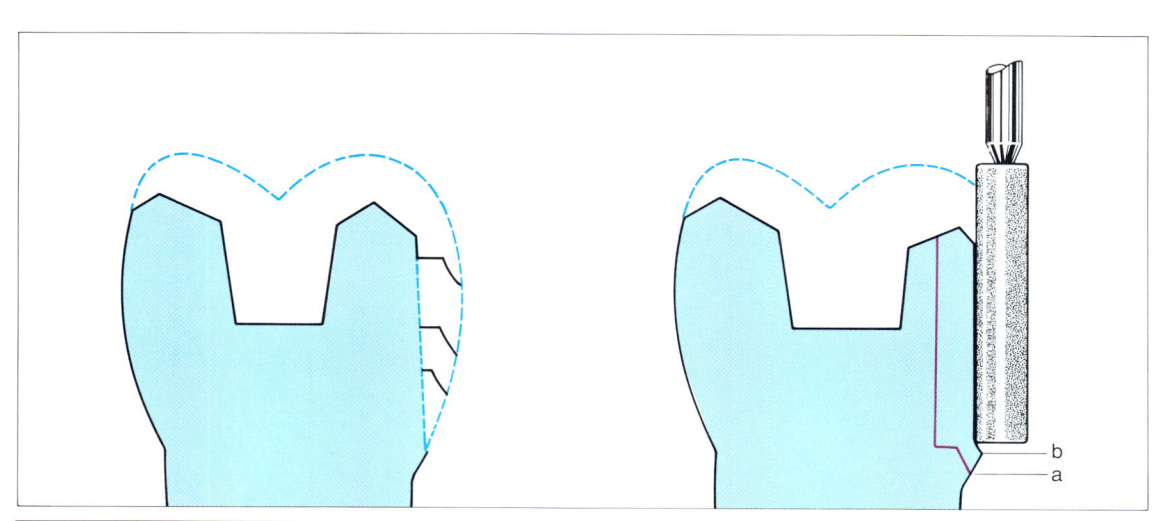

505 Stufenbreite und Lage der Präparationsgrenze
Die Stufe, im Bereich der größten Zirkumferenz relativ breit, wird nach zervikal hin schmaler. Bei subgingival gelegener breiter Stufe ist der Höcker gefährdet (a). In diesem Fall wird die Stufe nur schmal angelegt, sozusagen als Zielhilfe für die Abschrägung. Nach dem Abschrägen muß die Stufe selbst nicht mehr erkennbar sein. Es ist eine Art Hohlkehlpräparation entstanden (b) (nach *Klaiber* 1986 b).

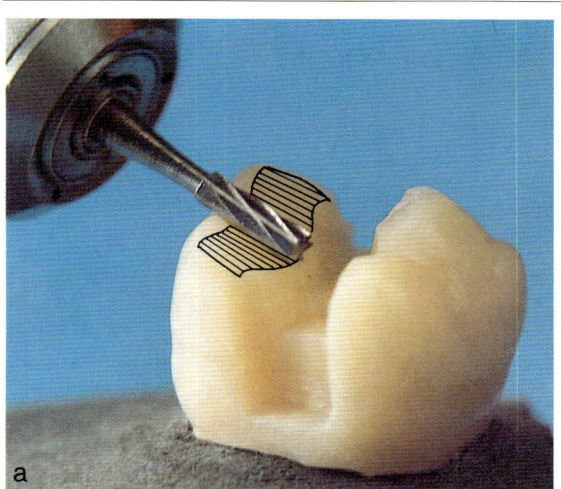

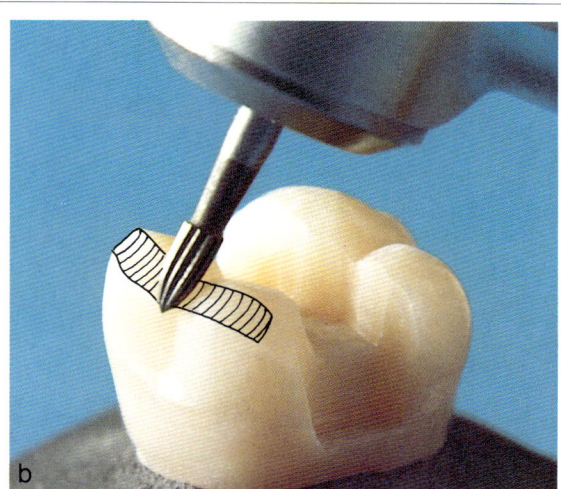

Technik der Höckerüberkuppelung

506 Scherhöcker
a) Innenschliff, flach.
b) Außenschliff, steil.

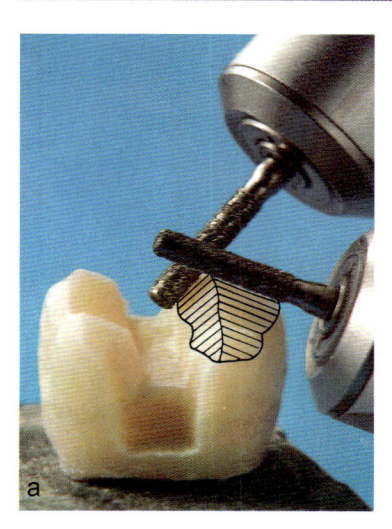

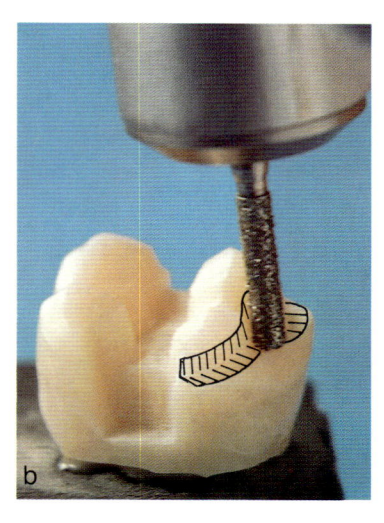

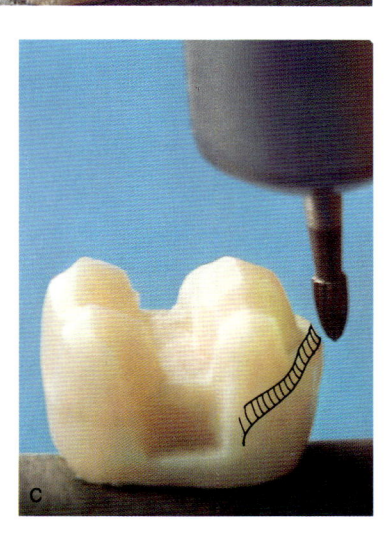

507 Stützhöcker
a) Reduktion im funktionellen Bereich beider Höckerabhänge.
b) Anlegen der Stufe.
c) Abschrägung.

Präparation im approximalen Bereich

Für die Approximalfläche stehen mehrere Möglichkeiten der Präparation zur Verfügung.
Vier klassische Grundformen können unterschieden werden (KLAIBER 1986b):
– Kasten (ohne oder mit gingivaler Abschrägung),
– Scheibenschliff oder Scheibenschnitt,
– Hohlschliff,
– Kasten mit Hohlschliff.

Folgende Punkte müssen Beachtung finden:
– Retention und Stabilität,
– Parodontalhygiene,
– präventive Extension,
– Kosmetik.
Diese Anforderungen erfüllt die approximale Kastenpräparation mit Hohlschliff am besten, sie ist für uns die Methode der Wahl.

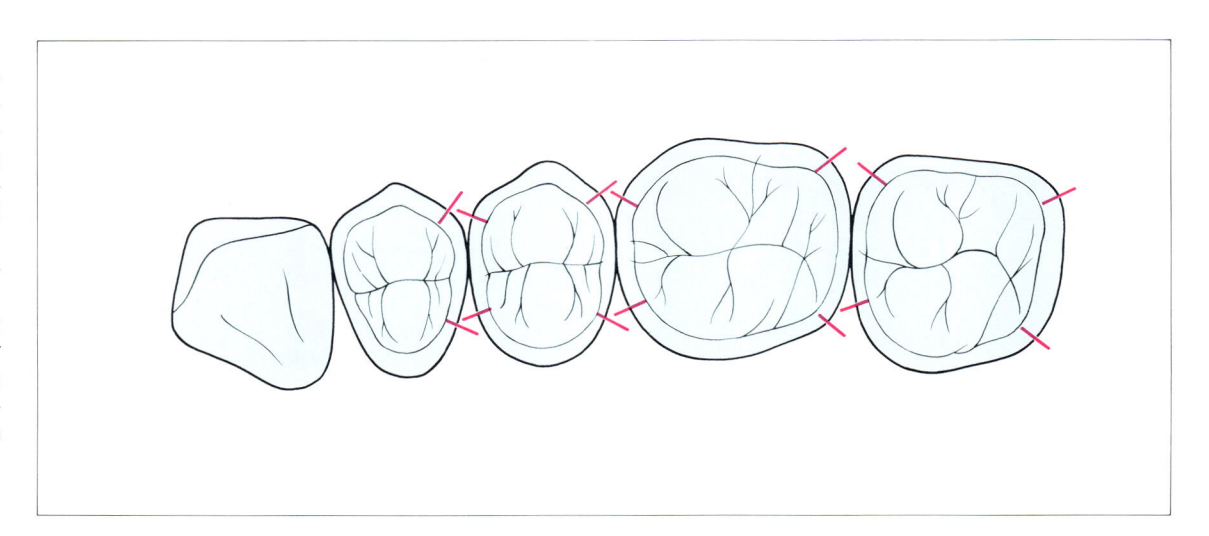

508 Präventive Extension
Wegen des hohen Herstellungsaufwandes muß eine Gußrestauration eine lange Tragedauer erwarten lassen. Die Ränder müssen daher in die *Zonen der Bürstenreinigung* extendiert werden, distal mehr als mesial.
Es sollten nur MOD-Kavitäten präpariert werden.
Ausnahme: Bei kariesresistenten Patienten kann am ersten Prämolar ein DO-Inlay präpariert und an endständigen Molaren auf den distalen Kasten verzichtet werden (S. 206) (nach *Motsch* 1975).

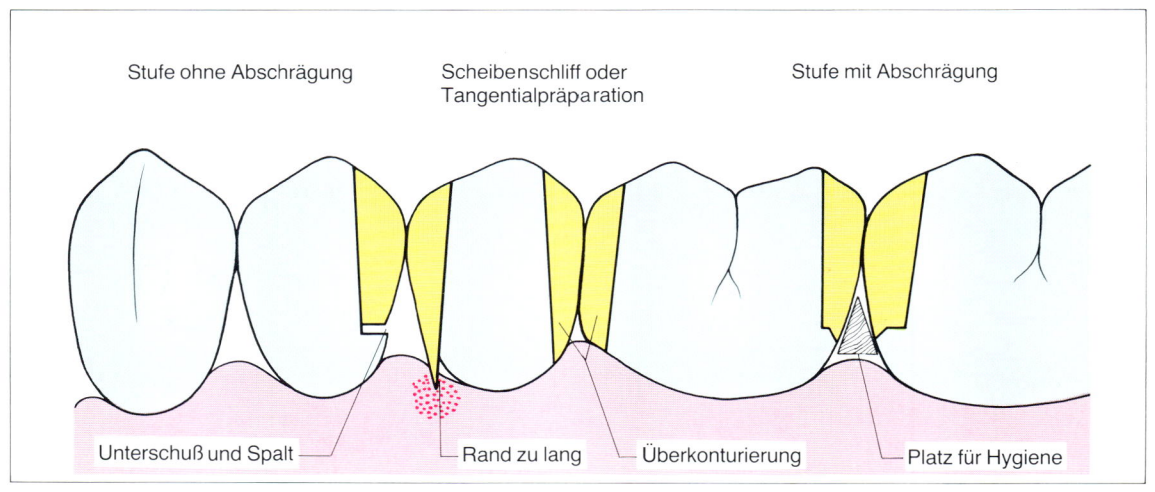

509 Parodontalhygiene und Präparationsform
Manche Präparationsformen bedingen typische marginale Irritationen.
Der ideale approximale Abschluß liegt *supragingival* und läßt ausreichend Platz für Hygienemaßnahmen (Zahnhölzchentest).
Merke: Es darf nicht mehr Material aufgebracht werden, als Zahnsubstanz entfernt wurde. Diese Forderung ist durch die Stufenpräparation mit Abschrägung am besten zu erfüllen.

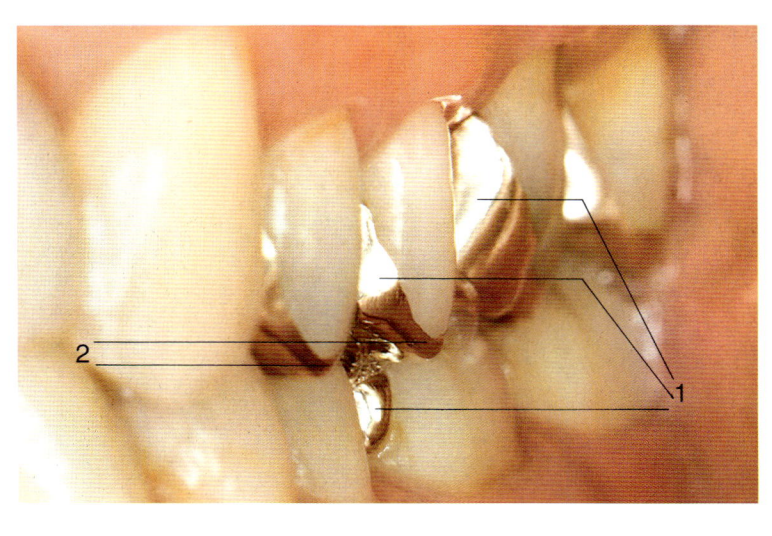

Stufe ohne Abschrägung — Scheibenschliff oder Tangentialpräparation — Stufe mit Abschrägung

Unterschuß und Spalt — Rand zu lang — Überkonturierung — Platz für Hygiene

510 Kosmetik
Die Abbildung zeigt typische Scheibenschliff-Overlays mit zu weit extendierten mesialen Schliffen (1). Es dominiert in der optischen Wirkung stets der approximale Anteil einer Restauration, während die Höckerüberkuppelung recht dezent wirkt (2).
Bei einem Kasten mit Hohlschliff kann der Rand gezielter gesetzt werden, so daß er hinter der Wölbung des mesialen Nachbarzahnes verschwindet.

Spezielle Präparationsformen

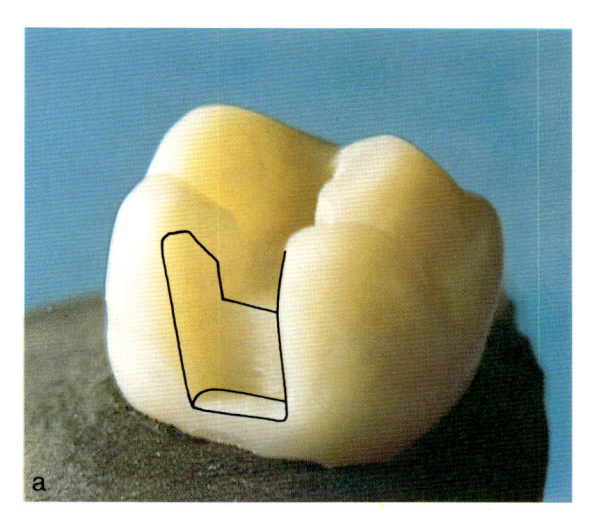

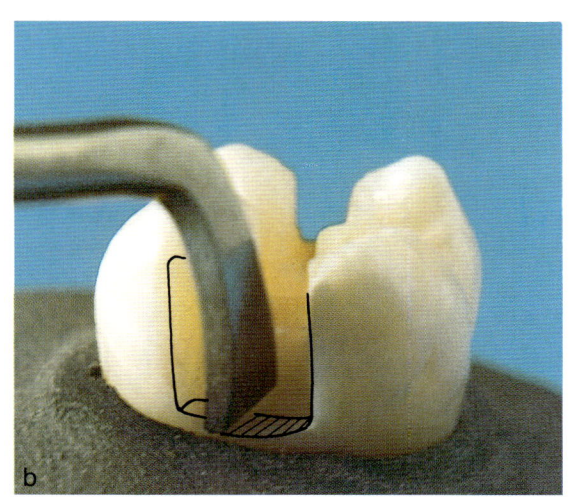

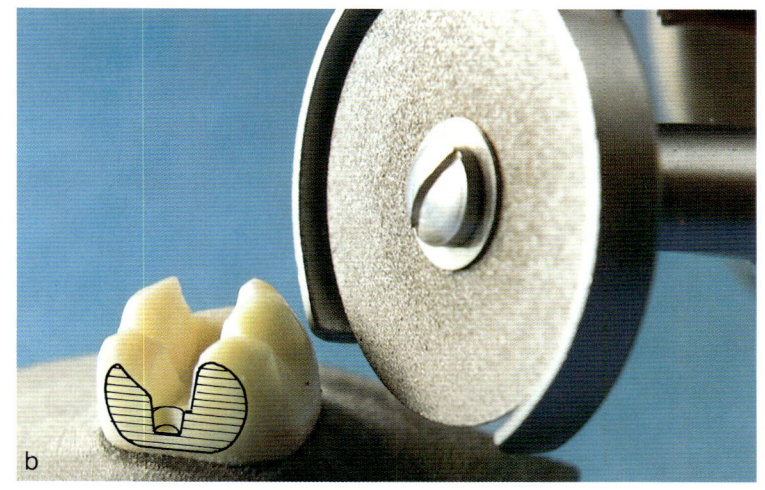

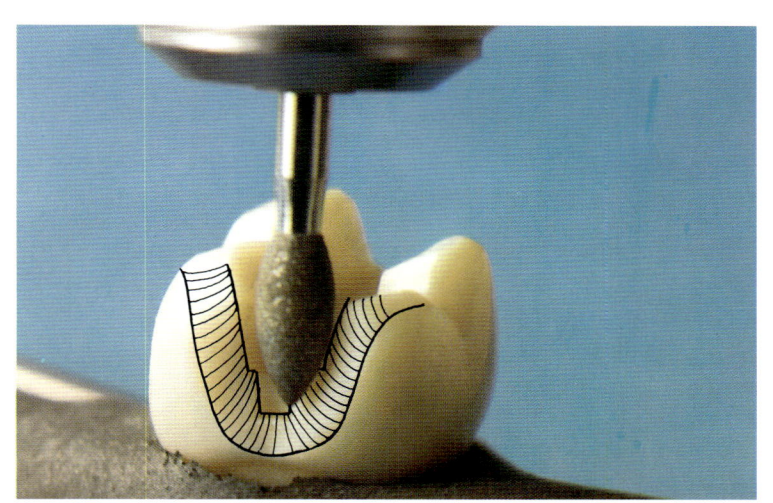

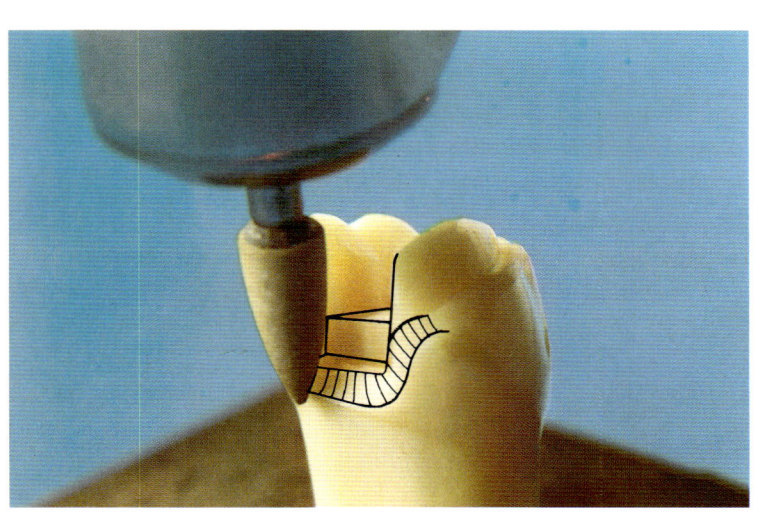

Technik der Präparation im approximalen Bereich

511 Kasten
a) ohne gingivale Abschrägung,
b) mit flacher gingivaler Abschrägung.
Instrumente: walzen- oder konusförmiger Schleifer, Gingivalrandschräger oder flammenförmiger Schleifer.
Indikation: bei sehr tiefen Defekten in Knochennähe.
Vorteil: definierte Präparationsgrenze.
Nachteil: Randspalt.
Wertung: nur in Ausnahmefällen geeignet.

512 Scheibenschliff (mit Hilfskavität)
Instrumente: zunächst Schnitt mit starrer Scheibe (a) zum Öffnen, danach als Schliff mit flexibler Scheibe (b).
Indikation: kariesfreie oder nur initial befallene Fläche.
Vorteil: großes Retentionsareal.
Nachteil: Gefahr der Überextension und Verletzung von Papille und Knochen. Rand läuft dünn aus und kann aufbiegen oder vom Techniker übermodelliert werden und den subapproximalen Raum verschließen (Abb. 510).
Wertung: wenig geeignet.

513 Hohlschliff
Instrumente: flammenförmiger Schleifer oder sphärische Scheibe.
Indikation: kariesfreie oder initial befallene Fläche, distale Fläche von endständigen Zähnen.
Vorteil: definierte, gezielt plazierbare Präparationsgrenze, stabiler Rand, Platz für parodontalhygienische Gestaltung.
Nachteil: ohne Separation nicht möglich.
Wertung: bedingt geeignet.

514 Kasten mit Hohlschliff
Instrumente: Walze oder Konus; für Hohlschliff: Flamme.
Indikation: universell, insbesondere bei mittleren bis großen Defekten.
Vorteil: Materialversteifung, stabiler Rand gezielt plazierbar (Kosmetik). Platz für Material (Parodontalhygiene), leicht zu handhabendes Instrumentarium.
Nachteil: wenig substanzschonend.
Wertung: bevorzugte Methode.

Kariöse Läsion und klinische Präparationstechnik

Das aufwendige Herstellungsverfahren und die hohen Kosten einer gegossenen Restauration verpflichten den Zahnarzt zu größter Sorgfalt schon bei der Planung. Die Arbeit muß so angelegt sein, daß sie eine zeitliche Prognose hat, die der des Parodontiums, der Zahnhartsubstanz und des Edodonts mindestens gleichkommt.

Es gibt zwei Möglichkeiten des Vorgehens bei der Planung einer Präparation für eine gegossene Restauration.

Die eine Methode nimmt eine *ideale Form* als Vorbild und versucht im klinischen Fall diesem Ideal möglichst nahe zu kommen, etwa so wie ein Student am Phantom einen Kunststoffzahn nach einer Vorlage bearbeitet. Die andere Methode nimmt die *kariöse Läsion* oder den schon vorhandenen *Defekt* als Ausgangspunkt der Überlegung und versucht, daraus eine für den individuellen Fall optimale Präparationsform zu entwickeln.

Bei der „Idealformmethode" besteht die Gefahr, daß sich der Behandler auf eine Präparationsform festlegt und alle Situationen in dieses Schema preßt. Beispiel: Das Inlay als substanzschonendste Restauration kann als Idealform nur für Zähne mit wenig Kariesbefall gelten. Alles, was nicht mehr als Inlay geht, wird dann vollüberkront werden müssen, wenn keine individuell variierbaren Zwischenformen zur Verfügung stehen. In der Kariestherapie stehen uns außerdem keine Idealzähne zur Verfügung. Die Defekte sind oft so umfangreich, daß Idealformen nicht verwirklicht werden können. Die Vollüberkronung sollte erst nach Ausschluß der alternativen Möglichkeiten der Teilüberkronung in Betracht gezogen werden.

Daher ist es besser, die vorgegebene Situation, also den *Defekt,* als Ausgangspunkt der Präparationsplanung zu nehmen.

Nach SHILLINGBURG u. Mitarb. (1986) sind die bestimmenden Grundlagen zur Gestaltung der Präparationsform:

- Erhaltung der Zahnstruktur,
- Retention und Stabilität,
- strukturelle Haltbarkeit,
- einwandfreier Randschluß.

Ergänzend können noch angefügt werden:

- Parodontalhygiene,
- Ästhetik,
- funktionelle Gestaltung,
- präventive Extension.

Diese Grundlagen sind in den vorausgehenden Kapiteln dargestellt worden. Im folgenden soll nun gezeigt werden, wie, ausgehend von der individuellen Situation, klinisch relevante Präparationsformen nach diesen Vorstellungen entstehen.

Präparationstechnik

Vorgehen bei der Präparationsplanung

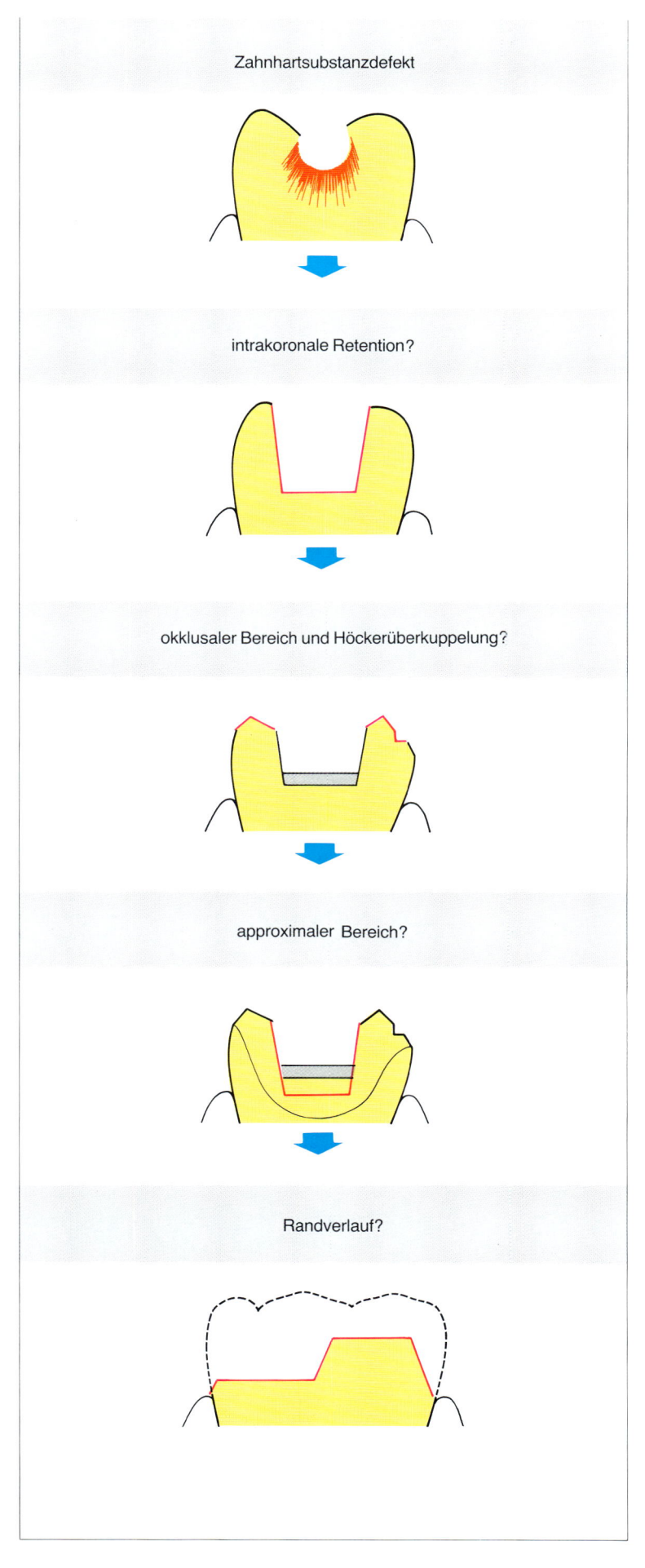

Zahnhartsubstanzdefekt

intrakoronale Retention?

okklusaler Bereich und Höckerüberkuppelung?

approximaler Bereich?

Randverlauf?

515 Ausgangspunkt: der Defekt
Der Zahnhartsubstanzdefekt liegt entweder für eine Probepräparation als Gipsmodell vor oder ist klinisch durch Entfernung alter Füllungen oder Karies dargestellt.

516 Frage 1: Ist der Defekt für eine ausreichende intrakoronale Retention zu nutzen?
Wenn ja, dann wird durch Entfernung der unterminierten Hartsubstanz ein okklusaler und approximaler Kasten in Tiefe und Ausdehnung geplant.
Wenn nein, ist zu entscheiden, ob eine perikoronale Retention, Kernaufbau oder Stiftverankerung geplant wird.

517 Frage 2: Müssen die Höcker überkuppelt werden?
Art und Ausdehnung der Höckerüberkuppelung werden jetzt geplant, nachdem durch das Entfernen der Überhänge nur noch gesunde Hartsubstanz steht.
Ebenso wird jetzt entschieden, ob eine Unterfüllung erforderlich ist.

518 Frage 3: Wie soll die approximale Präparation aussehen?
Zu berücksichtigen sind hier besonders die Grundlagen der Parodontalhygiene, präventiven Extension und Ästhetik.

519 Frage 4: Wie wird der Randabschluß gestaltet, und wo wird er plaziert?
Hier sind die Grundlagen für Ästhetik, Funktion, präventive Extension und Randschluß anzuwenden.

Vorgehen bei der Präparation

Reihenfolge – Instrumente

Vor Beginn des Beschleifens ist der Zahn durch Revision alter Füllungen, Kariesentfernung und eventuell endodontische Therapie vorbehandelt und provisorisch versorgt worden. Eine funktionelle und parodontologische Vorbehandlung hat je nach Indikation ebenfalls stattgefunden. Die Präparationsform ist geplant und in groben Zügen festgelegt.
Die Reihenfolge der klinischen Präparation in einzelnen Schritten:

– Defektübersicht schaffen und Unterkonstruktion erstellen,
– Höcker im funktionellen Bereich reduzieren,
– okklusaler Kasten,
– approximaler Kasten,
– Höckerüberkuppelung,
– Randabschrägung.

Das Instrumentarium sollte, um einen ständigen Wechsel zu vermeiden, auf wenige Formen beschränkt bleiben, es genügen zylinder- und flammenförmige Schleifer.

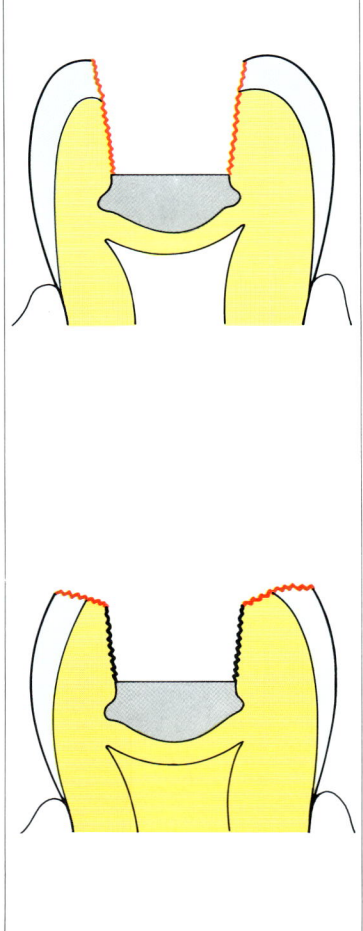

520 Defektübersicht schaffen
Okklusalen und approximalen Kasten grob darstellen, dabei Überhänge über Defekt bzw. über provisorischer Füllung mitentfernen.
Falls noch nicht geschehen: Jetzt Karies entfernen und Unterfüllung oder Kernaufbau verankern.

Instrumentarium: Turbine mit Wasserkühlung, grob- bis mittelkörnige Diamantwalze.

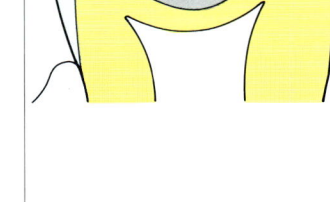

521 Höcker im funktionellen Bereich reduzieren
Scherhöcker mit Innenschliff, Stützhöcker mit Innen- und Außenschliff, mindestens 0,5 mm reduzieren.

Instrumentarium: Turbine mit Wasserkühlung, grob- bis mittelkörnige Diamantwalze.

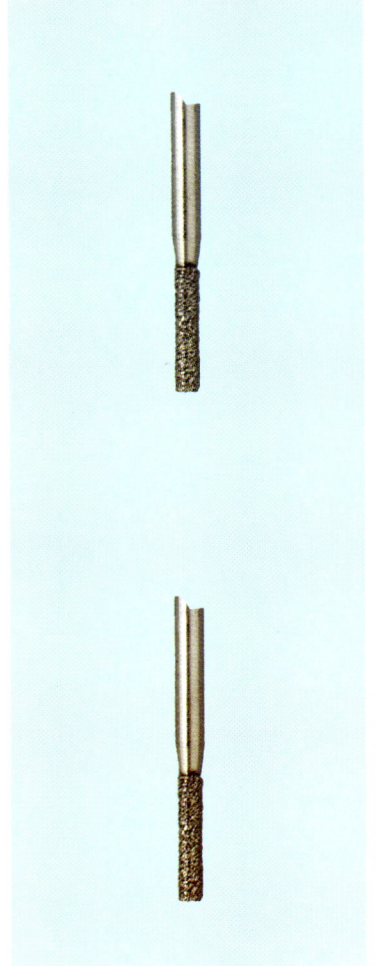

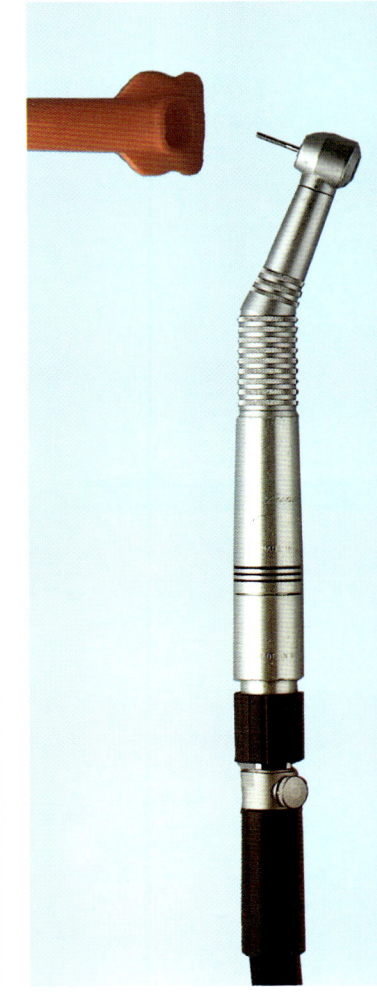

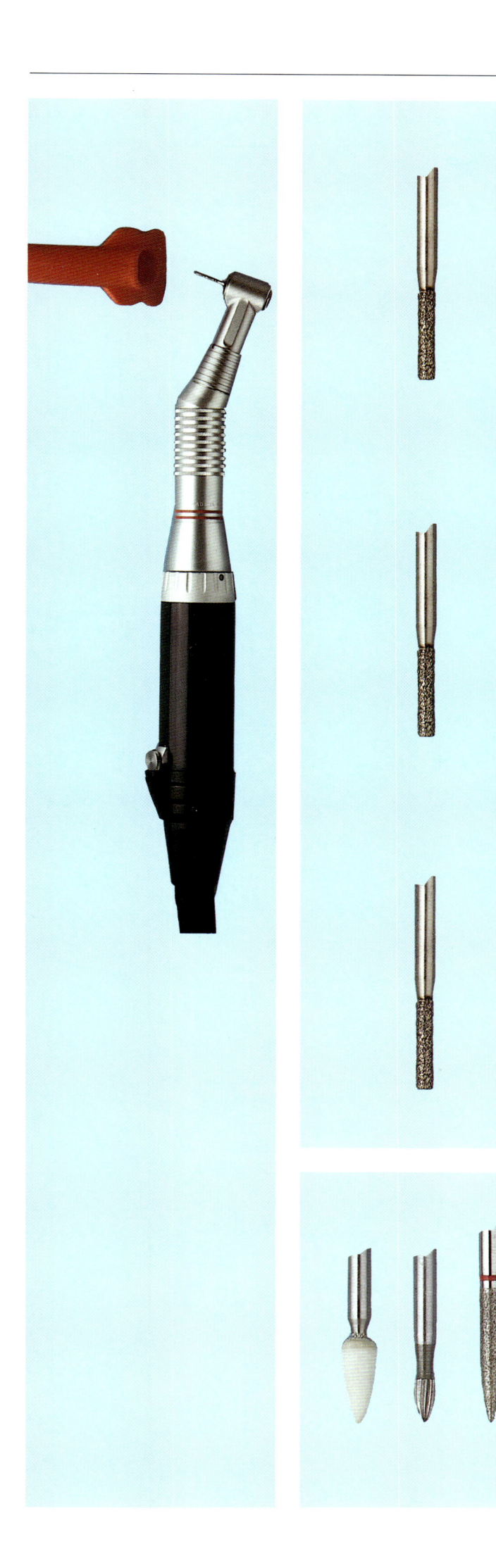

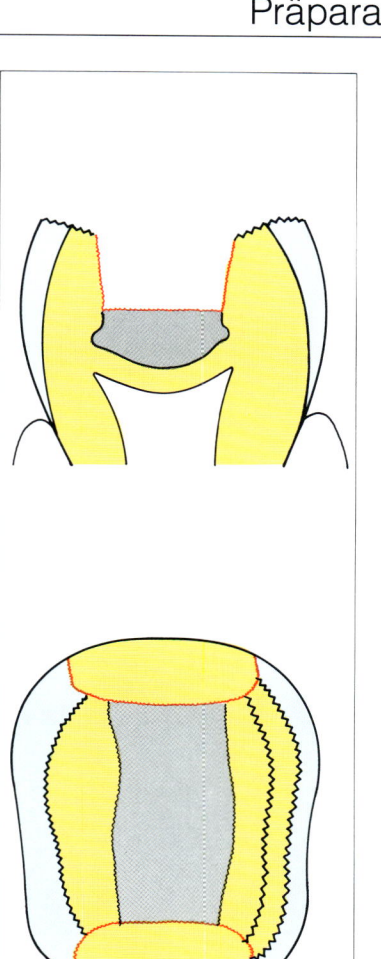

Präparationstechnik 197

522 Okklusaler Kasten
Konvergenzwinkel beachten. Retentionsareal durch Kastentiefe erzielen, keine Überhänge belassen.

Instrumentenwechsel: jetzt: Mikromotor mit Klemmbohrfutter (FG) und Wasserkühlung. Diamantwalze mittlerer Körnung.

523 Approximaler Kasten
Laterale Anteile als nach okklusal divergierende Rillen.

Instrumentarium: Diamantwalze mittlerer Körnung.

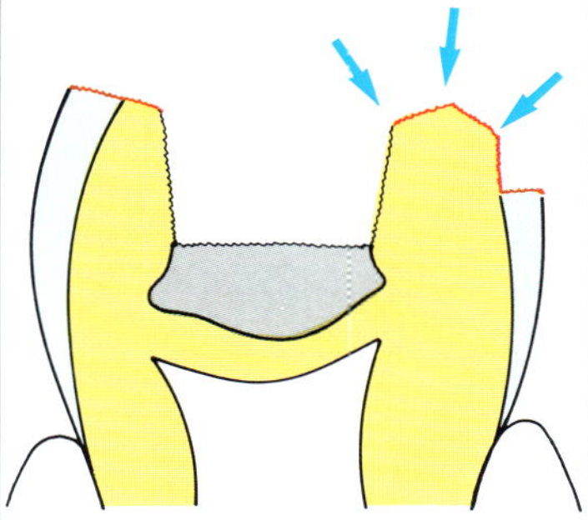

524 Höckerüberkuppelung und Hilfsretentionen
Anlegen der Stufenwand in Konvergenz zu den lateralen, okklusalen und approximalen Kastenwänden. Überarbeiten der Schliffe, dabei scharfe Kanten runden.
Falls erforderlich: zusätzliche Hilfsretentionen als Rillen, Zapfen usw.

Instrumentarium: Diamantwalze mittlerer Körnung.

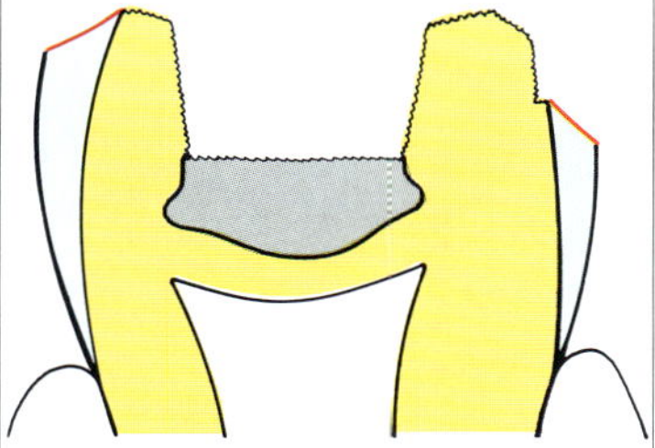

525 Randabschrägung
Glatte Oberfläche erzielen!
Wenn aus Platzgründen möglich, als Hohlschliff in einem Arbeitsgang mit einem Instrument. Übergang vom approximalen in den lateralen Teil fließend gestalten.

Instrumentarium: Mikromotor FG, Kühlung (an schwierigen Stellen langsamdrehend auch ohne Kühlung). Flammenförmiger Arkansasstein oder flammenförmiger Hartmetallfinierer.
Bei engem Approximalraum: flammenförmiger, feinkörniger Diamant.

Beispiele für Präparationen

Es folgen nun verschiedene Präparationsvorschläge für Situationen, die klinisch häufig vorkommen, jeweils *unter einem besonderen Aspekt*. Der besseren Darstellbarkeit wegen sind die Fälle zum Teil am Phantom nachgestellt. Als Ausgangspunkt der Überlegung wird dabei immer der *Zahnhartsubstanzdefekt* genommen und daraus eine für diesen Fall optimale Präparation entwickelt. Dabei kann es durchaus zu Abweichungen von den Standardformen kommen, wie sie auf S. 179 f. dargestellt sind. Eine Vollüberkronung wird immer nur als letzte Möglichkeit der Restaurierung in Betracht kommen. Gußfüllungs- und Teilkronenpräparationen haben jedoch häufig ihre Grenzen dort, wo die kosmetische Wirkung der Restauration von Bedeutung ist oder dem Schutz vor Karies durch präventive Extension mehr Bedeutung als der Substanzschonung und Parodontalhygiene beigemessen werden muß.

Beispiel 1: Stufenkrone unterer Molar

Besonderer Aspekt: Vorbereitung des Zahnes und Probepräparation

Abgesehen von der funktionellen und parodontalen Vorbehandlung des gesamten Gebisses ist die Vorbereitung des Einzelzahnes für die Präparation immer dann unabdingbar, wenn eine Karies, Verdacht auf Karies oder Unklarheit über den Zustand der Pulpa besteht. Die unangenehme Situation, in der Präparationssitzung endodontische Maßnahmen entscheiden und durchführen zu müssen, ist unbedingt zu vermeiden. In der vorbereitenden Sitzung werden alte Füllungen mit Verdacht auf Sekundärkaries revidiert, Karies entfernt, Caries-profunda-Behandlungen durchgeführt und eventuell auch eine endodontische Therapie eingeleitet.

Wenn eine *Probepräparation* geplant ist, wird jetzt ein *Defektabdruck* genommen und die Kavität verschlossen.

Das Probepräparieren ist als Trainingsmaßnahme, nicht nur für Studenten, eine wertvolle Hilfe. Vor dem eigentlichen Präparieren im Patientenmund wird die Präparation auf dem Gipsmodell geplant und mit den Originalinstrumenten geübt. Ideal ist die Montage des Probemodells auf einen Behandlungsstuhl in einer der Behandlungsposition nachempfundenen Stellung.

526 Ausgangssituation und Vorbehandlung
Sekundärkaries nach Entfernung einer insuffizienten Füllung okklusal-distal. Zusätzlich mesial und bukkal Kariesbefall.
– Kariesentfernung,
– Defektabdruck mit Palgat,
– Versorgung der Dentinwunde und
– temporärer Verschluß je nach Dauer mit Zement oder plastischem Füllungsmaterial.

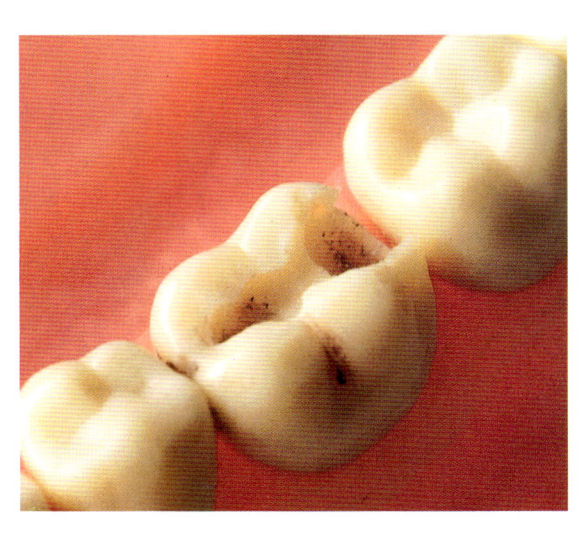

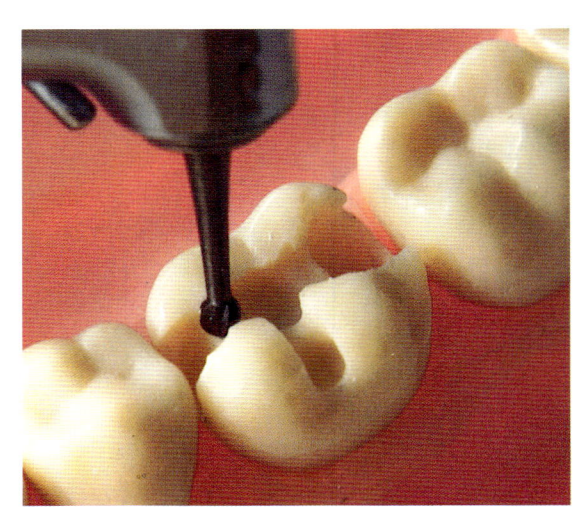

Beispiele **199**

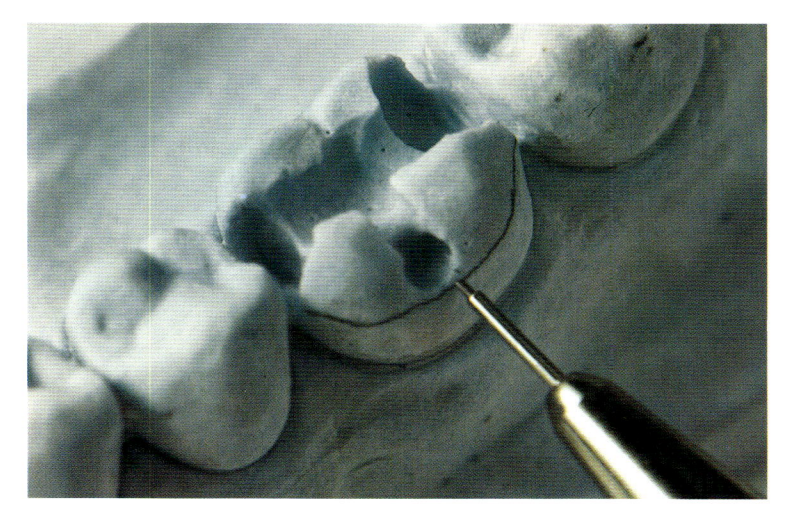

527 Gipsmodell des Defekts
Planung: Defekt läßt sich okklusal und approximal gut für intrakoronale Retention nutzen.
Die teilweise unterminierten Höcker müssen überkuppelt werden unter Einbeziehung des bukkalen Fissurendefekts.

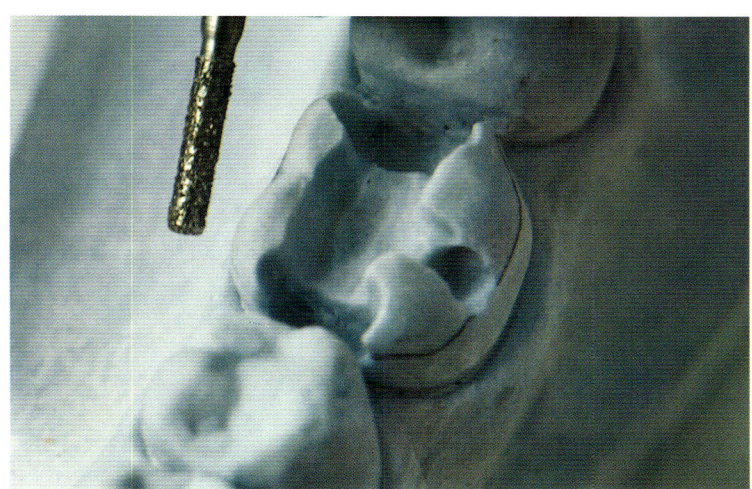

528 Übersicht und intrakoronale Retention
Durch Entfernen der Überhänge und Anlage von Flächen und Rillen im Konvergenzwinkel von ≈ 6° bis 10° werden okklusaler und approximaler Kasten präpariert. Jetzt erst kann die Art der Höcküberkuppelung festgelegt werden.
– *Präparationsvorschlag:* Stufenkrone.
– *Mögliche Alternative:* Overlay.
– *Nicht mehr möglich:* Inlay und Onlay.

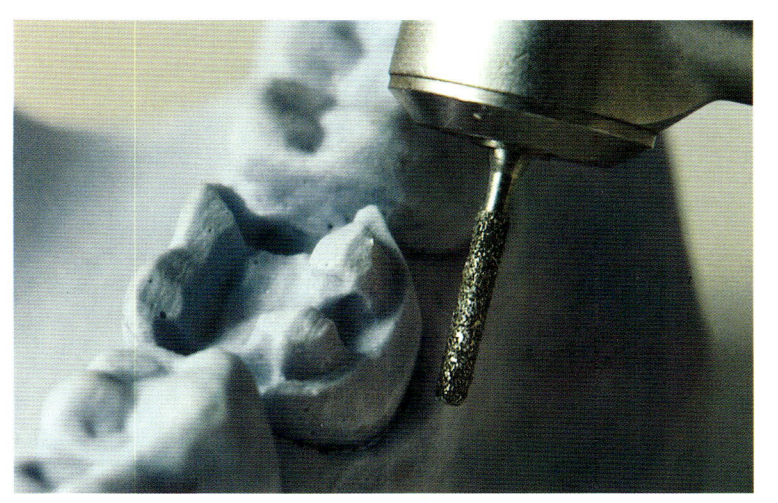

529 Höckerreduktion
Im Bereich der funktionellen Antagonistenkontakte werden der nichttragende Höcker durch einen Innenschliff, der tragende Höcker durch einen Innen- und Außenschliff reduziert.
Am tragenden Höcker wird die Stufe angelegt und dabei der bukkale Fissurendefekt exakt als Rille ausgeformt.

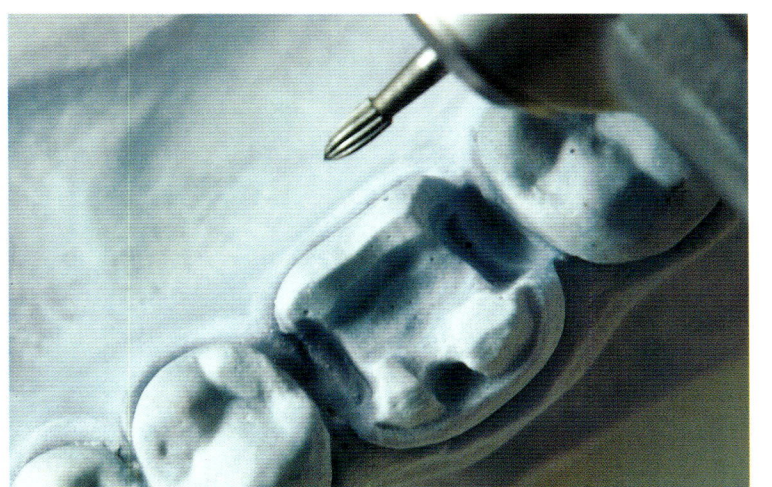

530 Rand
Die zirkuläre Randabschrägung wird angelegt als Außenhohlschliff. Die zervikal-approximale Abschrägung des Kastens muß bei tiefen Defekten in den Gips wie eine Furche eingeschliffen werden.

Gegossene Restaurationen

Beispiel 2: Stufenkrone oberer Prämolar

Besonderer Aspekt: tiefe Karies und Unterfüllung

Bei den „Unterkonstruktionen" zu gegossenen Restaurationen muß deutlich zwischen Unterfüllung und Kernaufbau unterschieden werden.
Der *Kernaufbau* ersetzt Zahnhartsubstanz zur Vervollständigung und Vergrößerung des Retentionsareals und besteht aus gegossenem Metall oder plastischen Füllstoffen wie z. B. Amalgam oder Komposit (s. Beispiel 8 und 10, S. 212 f. u. 216 f.).

Die Funktion einer *Unterfüllung* (z. B. aus Zinkphosphatzement) ist eine andere, nämlich wie unter plastischen Füllungen soll sie
– pulpennahes Dentin vor chemisch-toxischen und thermischen Reizen schützen,
– nach einer Überkappungsmaßnahme (P oder Cp) das Überkappungsmaterial dicht abdecken und fixieren.

Wenn keine tiefen Dentinschichten eröffnet wurden, wird auf eine Unterfüllung verzichtet. Das heißt, wenn die Standardpräparation (S. 179 f.) im gesunden Dentin erreicht ist, wird keine Unterfüllungsschicht aus Zement aufgetragen: gesundes Dentin ist die beste Unterfüllung.

Wenn pulpennahes Dentin eröffnet worden ist, wird es nach den Regeln der Caries-profunda-Behandlung versorgt und bis zum Erreichen der geplanten Präparationsform eine Unterfüllung appliziert, die je nach Defektgröße den gesamten Kavitätenboden, oft jedoch nur einen Teil davon bedeckt (partielle Unterfüllung, s. Abb. 532, 536, 560, 563).
Im Gegensatz zum Kernaufbau kann eine Unterfüllung keine Retentionselemente wie Rillen, Zapfen usw. aufnehmen, da sie nicht stabil im Dentin verankert werden kann und materialbedingt zu wenig Festigkeit bietet.
Die Unterfüllung zu applizieren gehört zu den Aufgaben des Zahnarztes. Es ist nicht lege artis, die Dentinwunde eines tiefen Defektes zunächst nicht zu versorgen, um vom Techniker eine „Unterfüllung" legen zu lassen und das fehlende Volumen beim Einzementieren durch Befestigungszement zu ersetzen. Mögliche Folgen sind Retentionsverlust und Sekundärkaries durch Luftblasen sowie ein Säureschaden der Pulpa durch den deutlich dünnflüssiger angemischten Befestigungszement.

531 Ausgangssituation
Nach dem Entfernen von Karies stellt sich der Defekt so dar, daß eine indirekte Überkappung indiziert ist.

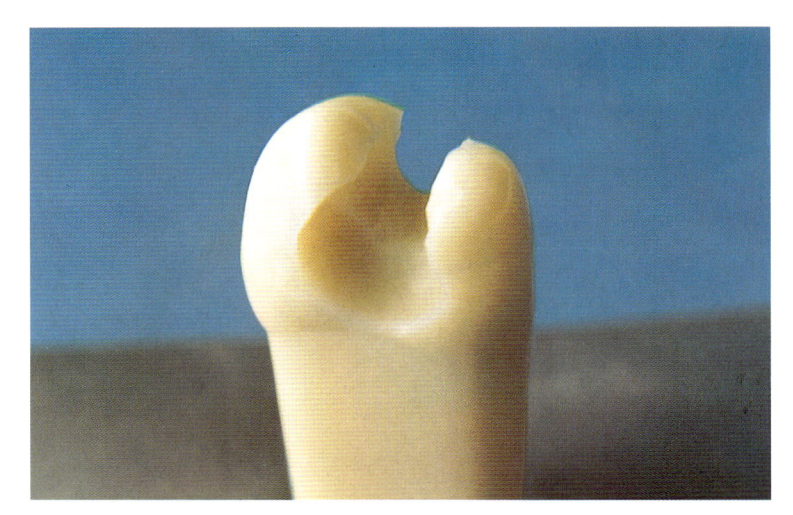

532 Indirekte Überkappung und Verankerung der Unterfüllung
Um die folgenden Arbeitsschritte überstehen zu können, muß die Unterfüllung (2), die das Überkappungsmaterial (3) abdeckt, bei ungenügender Retention durch kleine Hilfskavitäten (1) verankert werden. Mit einem Rosenbohrer Größe 0 oder 1 werden kleine Druckknopfretentionen in das parapulpäre Dentin präpariert.

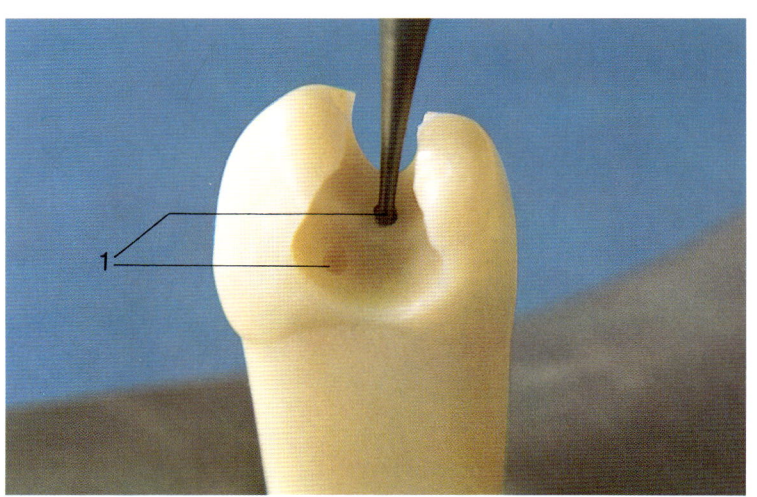

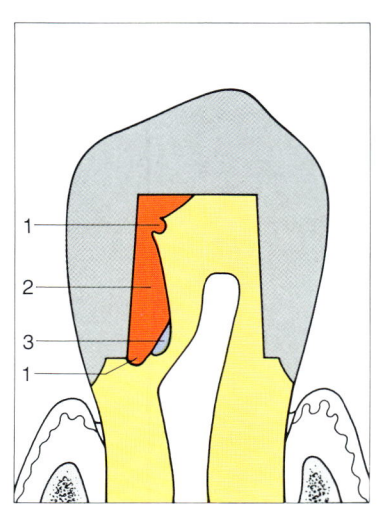

Beispiele

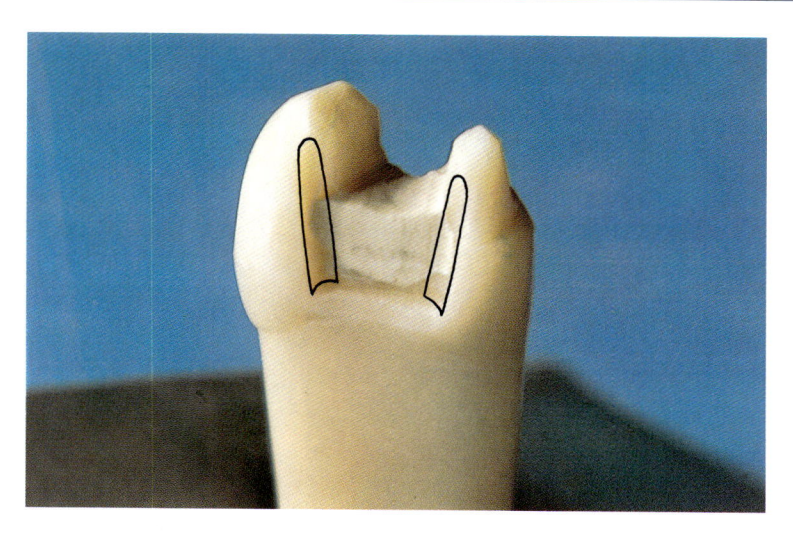

533 Unterfüllung und Fertigstellung der Präparation
Die Unterfüllung soll ihrer Funktion gemäß nur tiefere Dentinschichten schützen. Das beschränkt ihre Ausdehnung in diesem Fall auf den okklusalen Kastenboden und die zentrale approximale Kastenwand. Da strenggenommen diese Fläche aus Zement als Retention entfällt, müssen die lateralen Kastenanteile deutlich als Rillen in das Dentin präpariert werden.

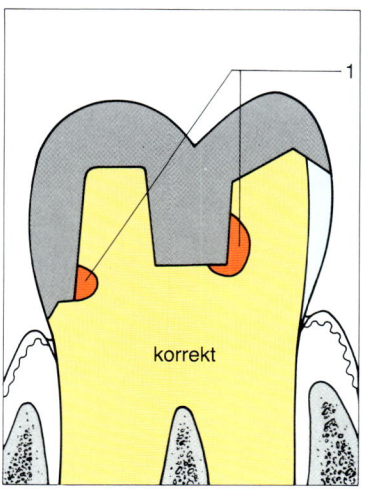

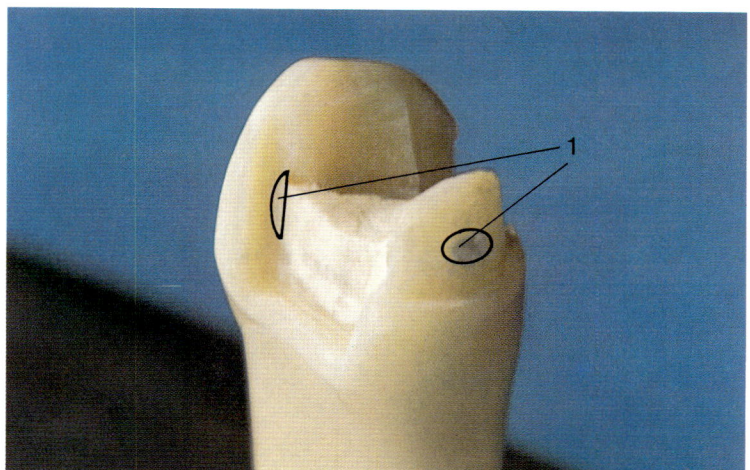

534 Überschliffene Unterfüllung
Als Ausnahme von der Regel, alle überhängende Hartsubstanz über einem Defekt zu entfernen, kann gelten: Eine solitäre, mit einer gut verankerten Füllung oder Unterfüllung verschlossene Kavität *allseits im gesunden Dentin* kann überschliffen werden (1).

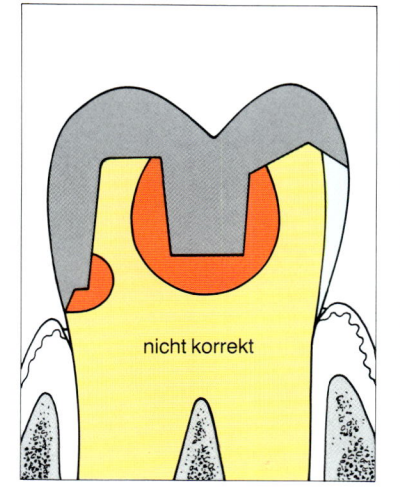

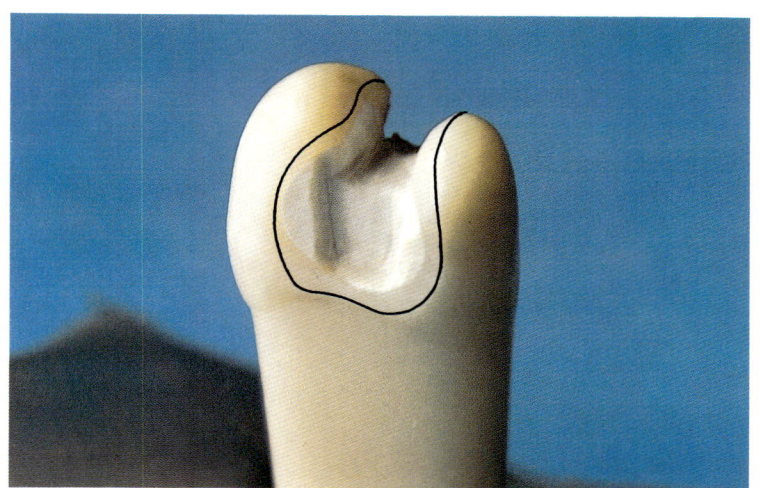

535 Falsch verstandene Unterfüllung
Wegen ihrer physikalischen Eigenschaften, insbesondere ihrer Löslichkeit, können mit Unterfüllungszementen keine „Unterstützungen" für geschwächte Höcker gebaut werden, um damit eine vermeintlich ideale substanzschonende (hier Inlay-)Präparation zu erreichen.
Merke: keine Zementfüllung mit Goldauflage!

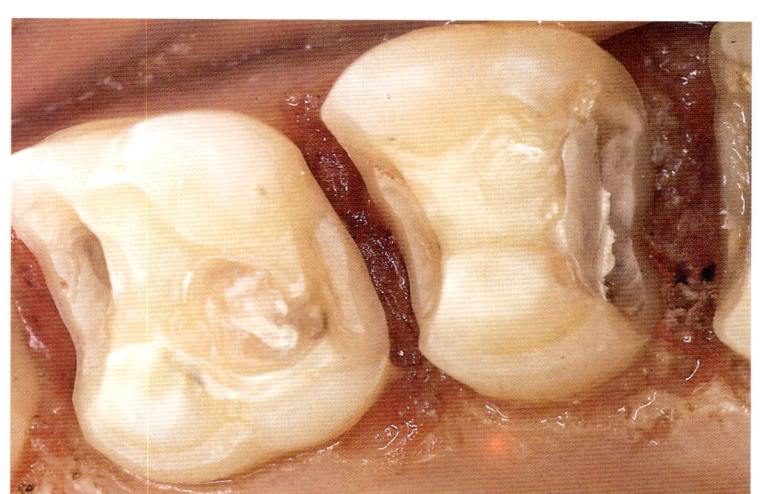

536 Beispiel
Im klinischen Beispiel ist am ersten oberen Molar die geplante Präparation einer Stufenkrone im gesunden Dentin erreicht worden, ohne tiefe Schichten zu tangieren: Eine Unterfüllung ist nicht erforderlich. Am Nachbarzahn mußte distal ein tiefer Defekt partiell mit einer Unterfüllung bis zum Erreichen der Standardform appliziert werden.

Beispiel 3: Zweiflächiges Inlay

Besonderer Aspekt: Indikation und Kontraindikation

Nach den Erkenntnissen über die optimale Randgestaltung und Lage des Randes unter dem Aspekt der Prävention sowie der Kaukraftverteilung auf den Zahn muß die Indikation für Inlays generell sehr eng gestellt werden (S. 188). Noch eingeschränkter sind die Möglichkeiten für ein- oder zweiflächige Inlays zu sehen. Das Auftreten einer Karies an einer in eine Gußfüllung nicht mit einbezogenen Approximalfläche ist als Mißerfolg für die Gußfüllung zu werten, auch wenn diese selbst noch eine gute Prognose hätte. Zweiflächige Inlays sind daher aus vorwiegend kosmetischen Gründen *nur an ersten Prämolaren indiziert,* wenn die auszusparende mesiale Fläche klinisch und röntgenologisch *absolut kariesfrei* ist und der Patient bei guter Mundhygiene nicht kariesanfällig ist.

Eine weitere Ausnahme von der Regel, nur dreiflächige Gußfüllungen zuzulassen, ist, bei ebenfalls guter Mundhygiene, eine kariesfreie distale Fläche bei endständigen Zähnen (S. 206).

537 Indikation
Zweiflächiges Inlay am ersten Prämolaren.
Voraussetzung:
Kein Kariesbefall der mesialen Fläche,
günstige Prognose gegen künftige Kariesanfälligkeit durch gute Mundhygiene.

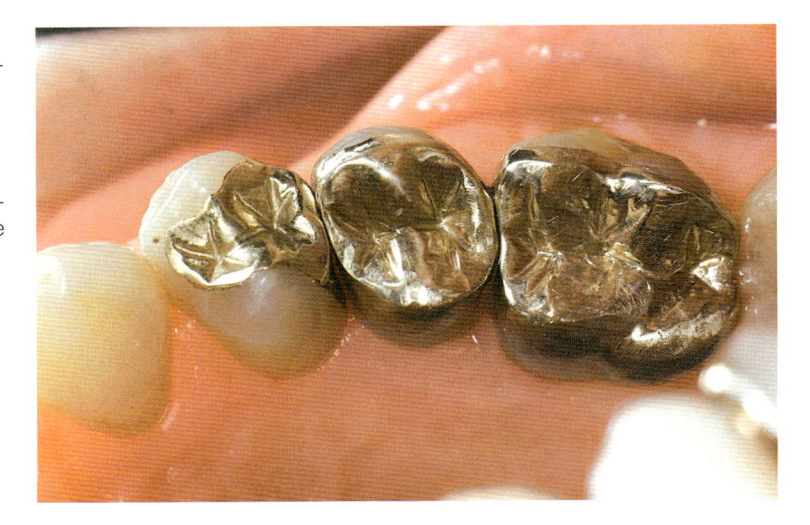

538 Bedeutung der Röntgendiagnose
Hier wurde ohne vorherige Erstellung und richtige Interpretation eines Röntgenbildes eine so nicht indizierte zweiflächige Gußfüllung am Zahn 46 eingegliedert, die kurz danach durch eine Stufenkrone ersetzt werden mußte.

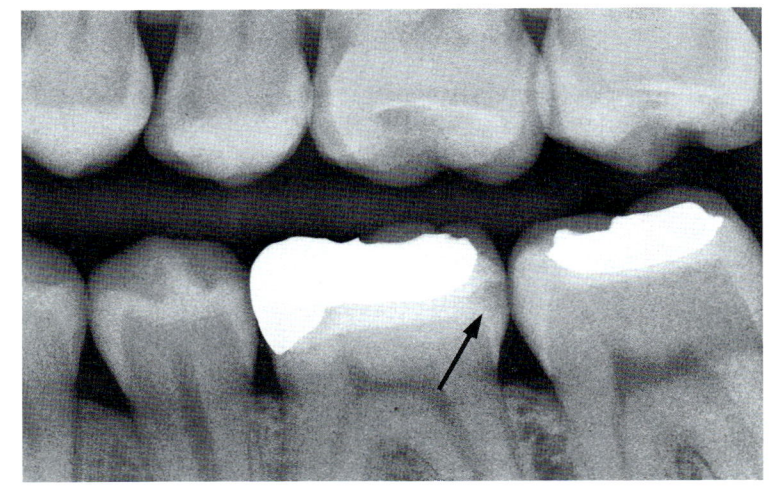

539 Kontraindikation
Diese nicht einbezogene Karies am oberen ersten Molaren hätte aufgrund des Kariesbefalls der Nachbarzähne vermutet und röntgenologisch sowie mit einer feinen Sonde aufgespürt werden können.

Selbst bei einer momentanen Kariesfreiheit dieser distalen Fläche wäre eine zweiflächige Gußfüllung kontraindiziert.

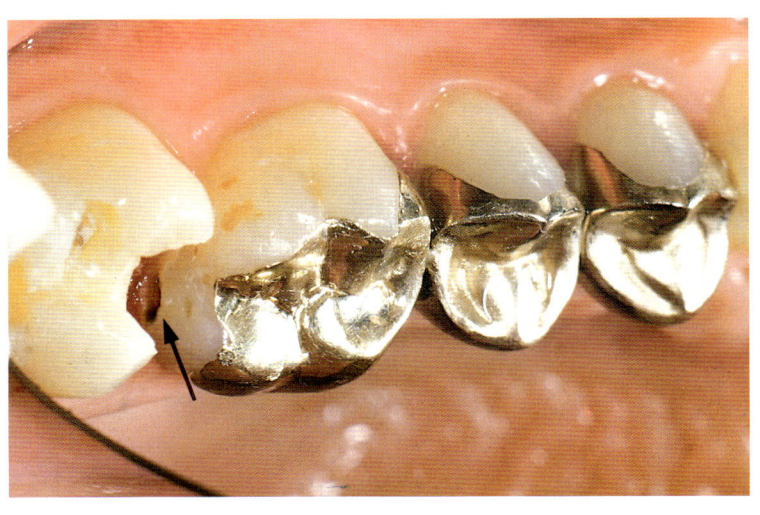

Beispiele 203

...und spezielle Retention

Retention und Stabilität fordern, daß eine Gußfüllung nur eine Einschubrichtung haben darf, d. h., ein OD-Inlay darf nur nach okklusal und nicht auch noch nach distal ausgleiten, was durch Fehlen einer MOD-Klammerverankerung möglich wäre. Es muß deshalb ein zusätzlicher Verschluß oder eine Sicherung angebracht werden, der die möglichen Einschubwege auf einen einzigen reduziert.

Dies ist möglich durch
- eine okklusale Schwalbenschwanzretention,
- einen parapulpären Zapfen oder Stiftkanal,
- axiale und gingivale Rillen im approximalen Kasten.

Dabei muß immer eine okklusale mit einer approximalen Verankerung zusammenwirken, um den am gingivalen Rand ansetzenden Abzugskräften (z. B. Zahnseide) widerstehen zu können.

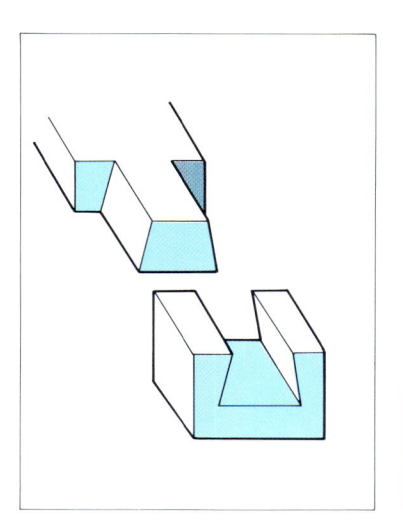

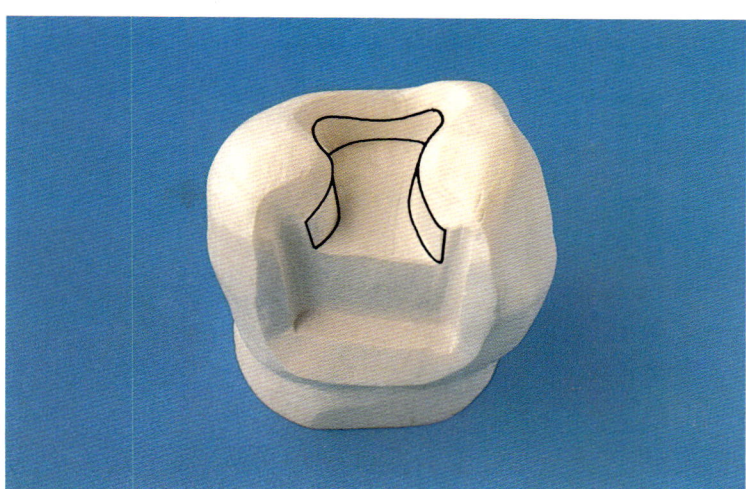

540 Schwalbenschwanz
Bei schmalem Isthmus ist ein Schwalbenschwanz als okklusales Schloß ein einfach zu präparierendes Retentionselement.
Bei breitem Isthmus und zierlichen Prämolaren sind Zapfen oder Stiftkanal substanzschonendere Möglichkeiten (nach *Sturdevant* u. Mitarb. 1968).

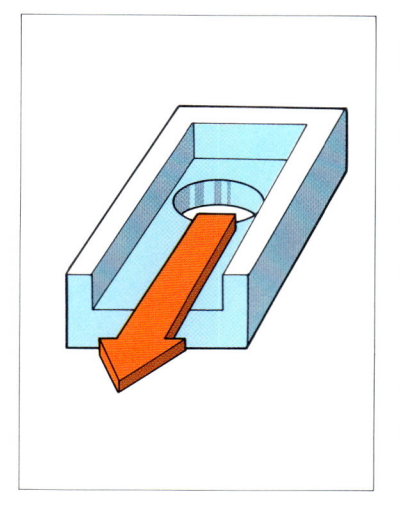

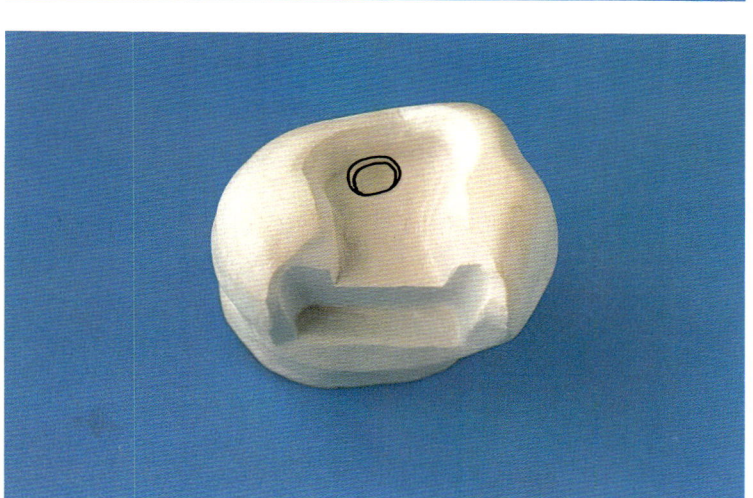

541 Parapulpärer Zapfen
Der Zapfen kann als zylindrische Bohrung parallel zur Einschubrichtung angelegt werden. Tiefe und Durchmesser sollten nicht weniger als 1 mm betragen.
Torpedoförmige oder kegelstumpfförmige Zapfen (S. 211) sind besser abformbar, ergeben jedoch bei gleicher Tiefe weniger Retention (*Motsch* 1975).

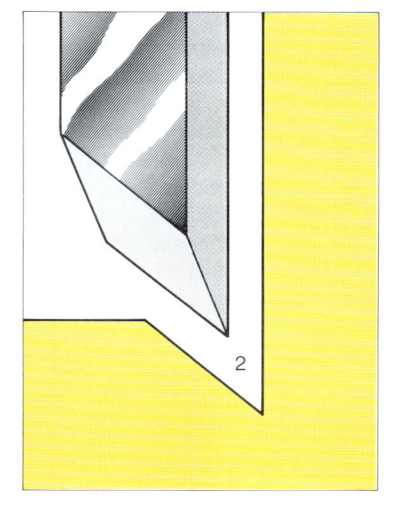

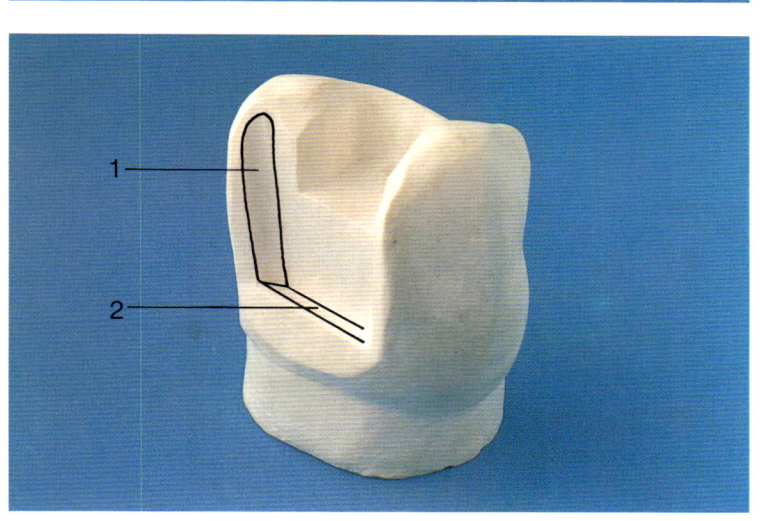

542 Approximale Rillen
Axiale Rillen (1),
gingivoaxiale Rille (2).
Die Rillen können mit einem seitenverdrehten Gingivalrandschräger besonders schonend präpariert werden.

Gegossene Restaurationen

Beispiel 4: Einflächiges Zahnhalsinlay (Klasse V)

Besonderer Aspekt: direkte Methode und spezielle Retention

Die Indikation für Inlays am Zahnhals ist nach der Einführung der Adhäsionsfülltechnik als eingeschränkt zu beurteilen, insbesondere in sichtbaren Bereichen, wo Inlays deutliche *kosmetische Nachteile* gegenüber Kompositfüllungen aufweisen.

Zusätzlich besteht am Zahnhals eine spezielle *Retentionsproblematik* durch die Krümmung der Zahnoberfläche und das Auftreten von Scherkräften, die nicht selten den vorzeitigen Verlust von nicht optimal gesicherten Restaurationen bewirken. Als wirksame Retentionshilfe bieten sich parapulpäre Stiftverankerungen oder Zapfen an. Bei einflächigen Inlayrestaurationen ist neben der indirekten auch die *direkte Herstellungsmethode* möglich. Bei dieser wird unter Umgehung des Abdrucks und der Modellherstellung die Modellation der Gußform direkt intraoral hergestellt. Der Rand von direkt hergestellten Restaurationen kann erst nach dem Guß intraoral nach den beschriebenen Methoden abschließend bearbeitet werden (S. 241).

543 Retentionsform
Um den Schmelz nicht zu unterminieren, wird ein walzenförmiger Schleifer so geführt, daß die Kavitätenwände allseits *im rechten Winkel zur Zahnoberfläche* stehen und eine nierenförmige Umrißform entsteht.

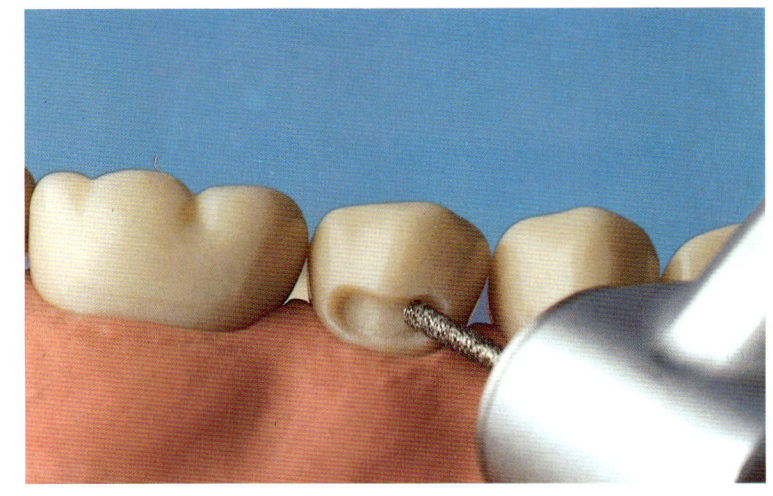

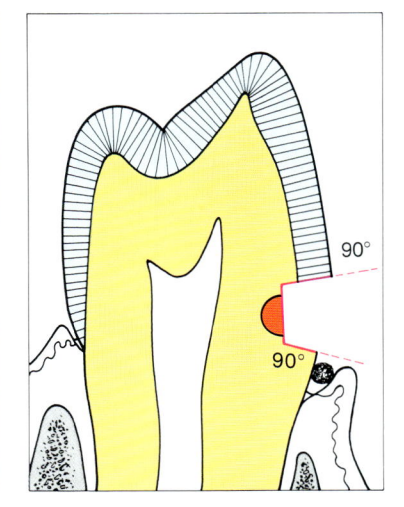

544 Stiftkanälchen
Durch den rechten Winkel der Kastenwände zu einer stark gekrümmten Oberfläche wird der Konvergenzwinkel größer als 20° und damit für die Retention unwirksam. Als Retentionshilfen werden parapulpäre *Stiftkanälchen* für angußfähige Retentionsstifte angelegt.
Zur besseren optischen Kontrolle wird in den zuerst gebohrten Kanal ein Plastikpin als Zielhilfe eingesetzt (nach *Sturdevant* u. Mitarb. 1968).

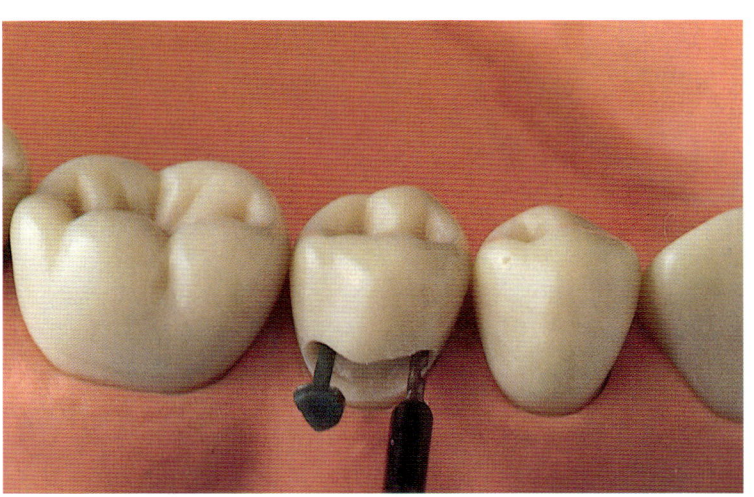

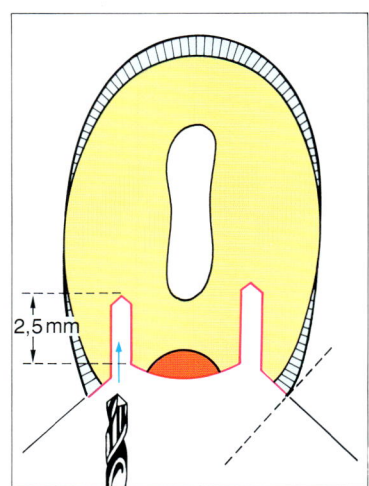

545 Randabschrägung
Sie wird am schonendsten mit Handinstrumenten, ansonsten mit den üblichen Schleifern angelegt. Der zur Spaltverkleinerung anzustrebende Winkel α von mindestens 45° oder kleiner zur Einschubrichtung wäre nur bei sehr weiter Extension des Randschliffes zu erreichen. Um den Umriß klein zu halten, einen bearbeitbaren Rand zu erzielen und die Schmelzprismen zu schützen, wird daher eine Abschrägung im Winkel β = 40°, gemessen zur Zahnoberfläche, empfohlen (nach *Sturdevant* u. Mitarb. 1968).

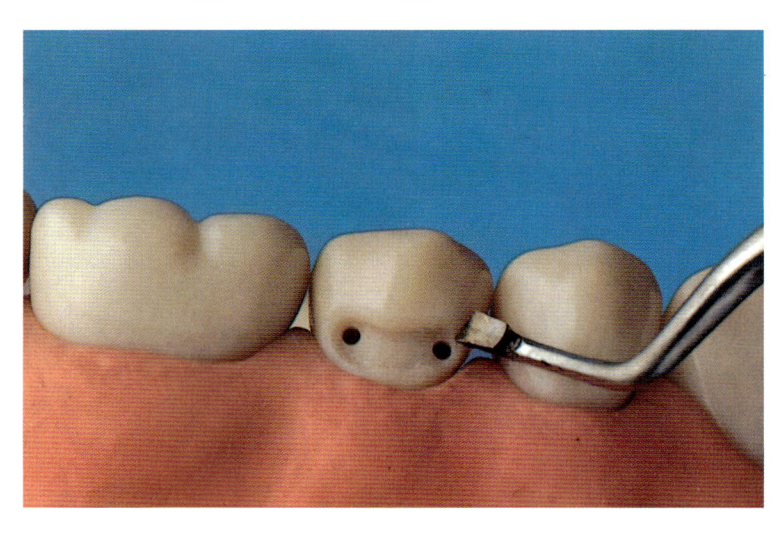

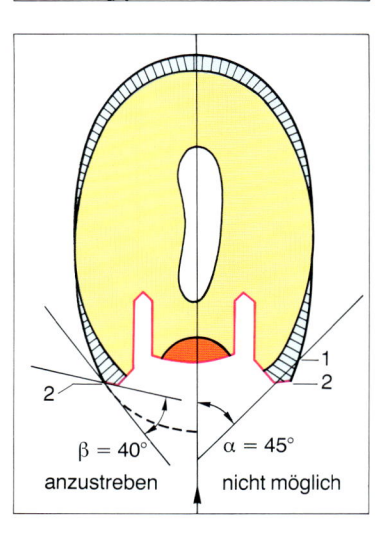

Beispiele **205**

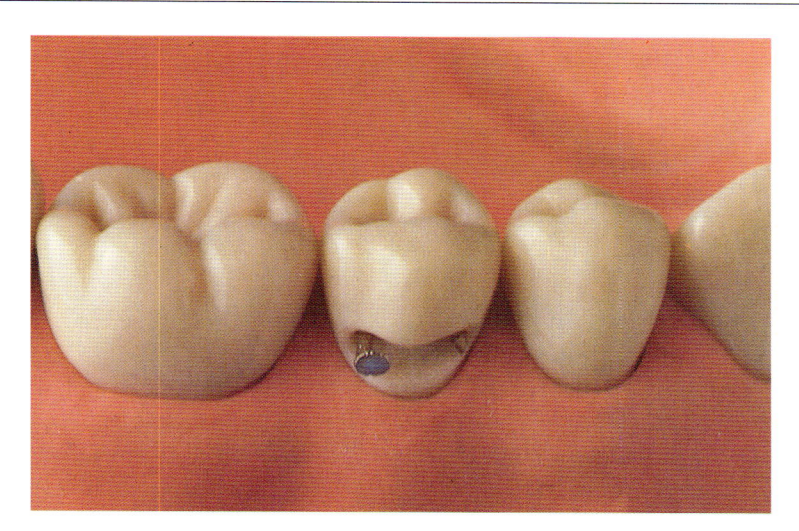

546 Angußfähige Retentionsstifte
Angußfähige Retentionsstifte mit einem um 0,04 mm geringeren Durchmesser als der Stiftkanal werden, nachdem sie auf das richtige Längenmaß gebracht sind, in diese eingesetzt.

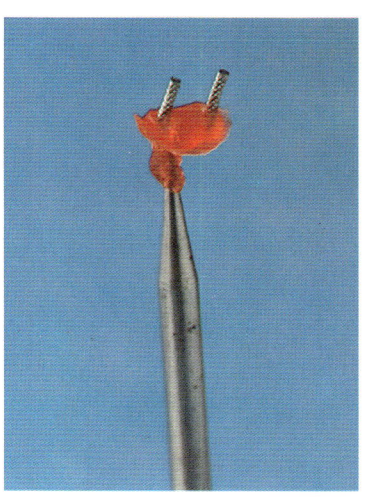

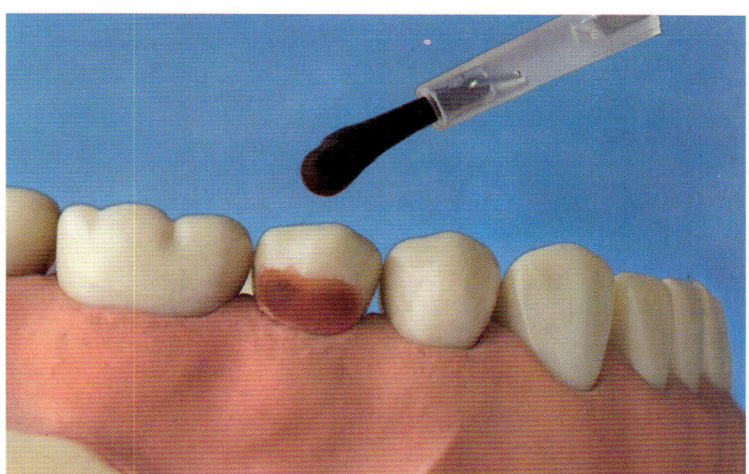

547 Modellation
Mit einem speziellen Modellierkunststoff (z. B. Palavit G) wird das Inlay in die Kavität direkt einmodelliert und an einem Rosenbohrer, der später als Gußkanal dient, fixiert. Nach dem Abziehen kann es eingebettet und gegossen werden.

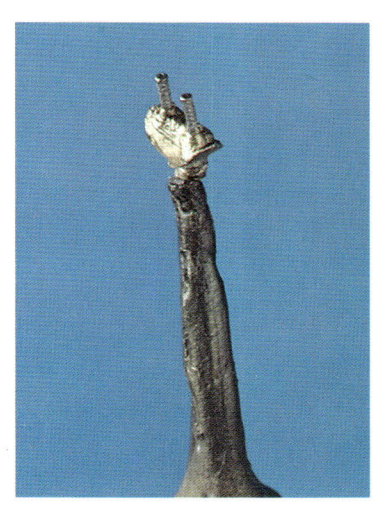

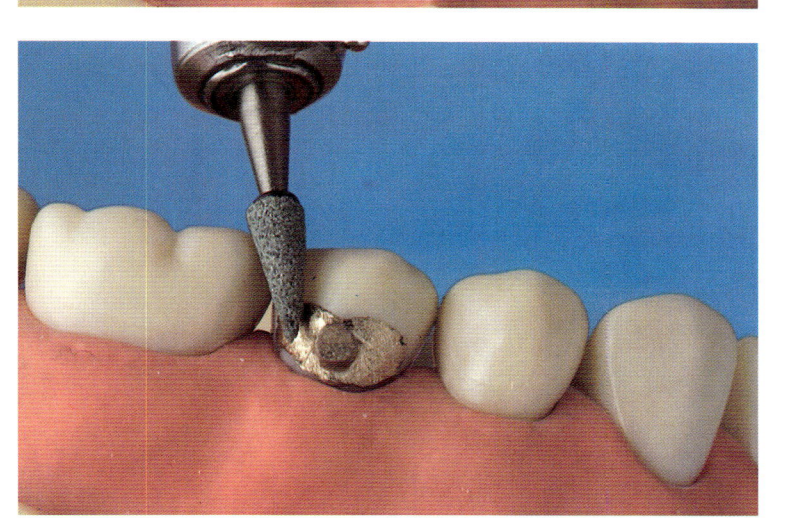

548 Einprobe
Mit einem Rest des Gußkanals als Halter wird das Inlay einprobiert und kann bereits jetzt am Rand finiert und brüniert werden (s. auch S. 238 f. u. 241).

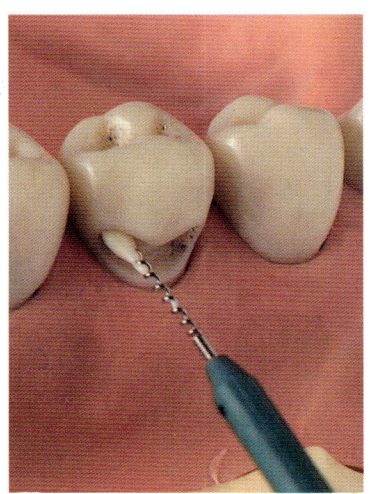

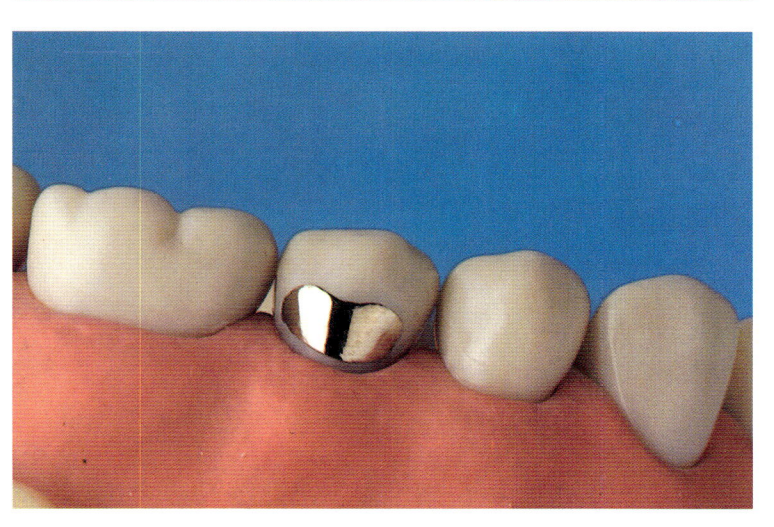

549 Einsetzen und abschließende Bearbeitung
Beim Einsetzen müssen die Stiftkanäle gesondert mit Zement beschickt werden. Der Rest des Gußkanals wird erst nach dem Einsetzen entfernt und die gesamte Oberfläche abschließend poliert.

Beispiel 5: Overlaypräparation unterer Molar

Besonderer Aspekt: Substanzerhaltung

Die stufenförmige Präparation am tragenden Höcker ist die beste Möglichkeit zur Überkuppelung und vorwiegend anzuwenden.

Bei einem sehr breiten und tiefen okklusalen Defekt kann jedoch durch das Anlegen der Stufe der Höcker in seiner Substanz so gefährdet werden, daß die Gefahr einer Fraktur besteht und die Retentionsfunktion der Höckerwände nicht mehr gewährleistet ist. In diesem Fall kann die *satteldachförmige Überkuppelung* als Overlaypräparation angezeigt sein.

Eine kariesfreie distale Fläche eines endständigen Zahnes kann bei sonst ausreichender Retention nur mit einem knappen, die Randleiste überdeckenden Außenhohlschliff versehen werden. Der distale Kasten wird dabei eingespart.

550 Ausgangssituation
46: sehr breiter und tiefer Defekt. Die Höcker sind zwar unterminiert, doch in der Höhe voll erhalten.
47: ähnliche Situation, jedoch distale Fläche kariesfrei.

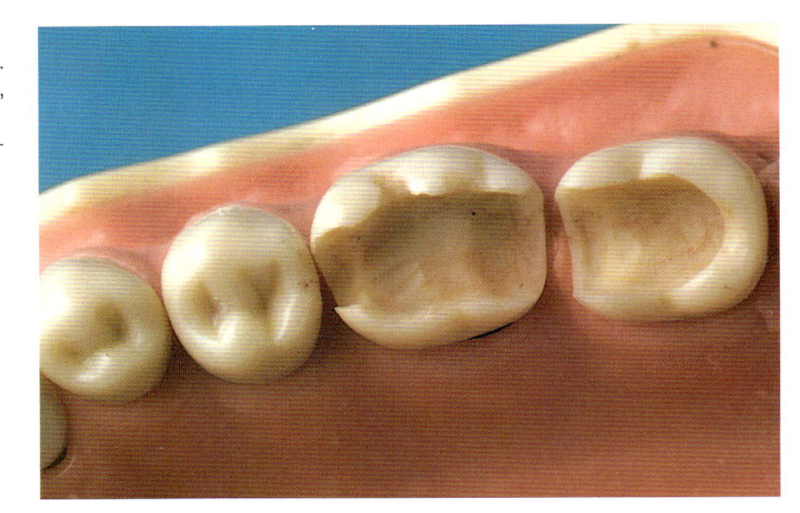

551 Planung und Probepräparation
Der Defekt läßt sich durch die hohen okklusalen Kastenwände optimal zur intrakoronalen Retention nutzen.
Bei der Probepräparation als Stufenkrone stellt sich heraus, daß alle bukkalen Höcker gefährdet sind, wenn eine Stufe angelegt wird.
Alternativen: Krone oder Overlay.

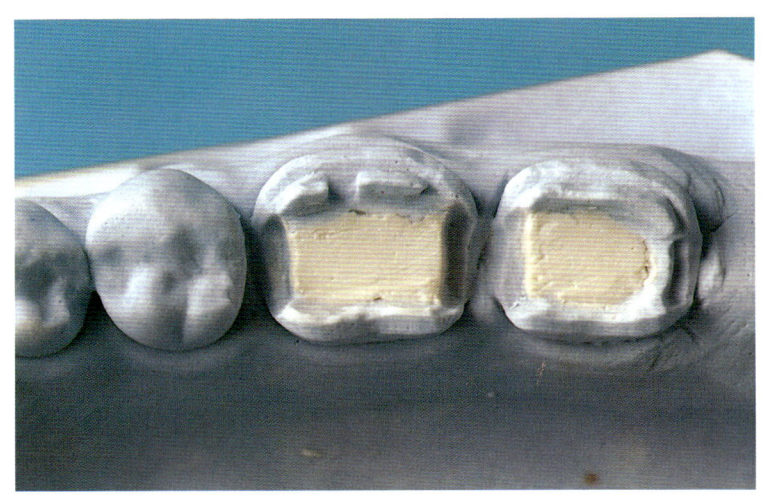

552 Präparation
Durch die Overlaypräparation (1) konnte an den Zähnen 46 und 47 mit geringem präparatorischem Aufwand eine substanzschonende Restauration mit einer guten intrakoronalen Verankerung präpariert werden.
An 47 wurde unter Verzicht auf den distalen Kasten nur die Randleiste überkuppelt (2).

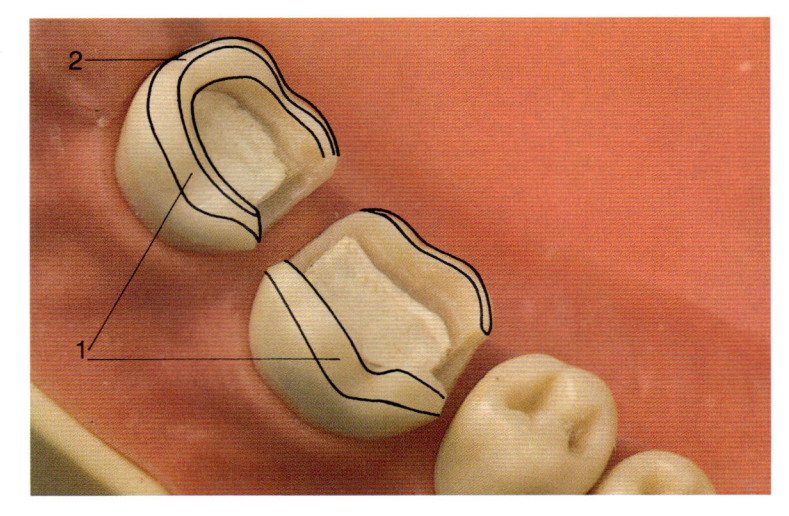

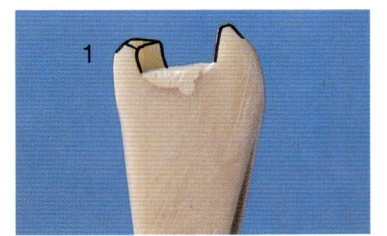

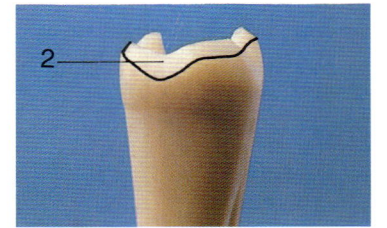

Beispiel 6: Teilkrone oberer Molar

Besonderer Aspekt: solitäre Läsion einbeziehen oder nicht?

Die Frage, ob Läsionen (Karies, White spots, Black spots, Füllungen, keilförmige Defekte, Grübchen usw.), die außerhalb der Präparationsgrenzen der üblichen Standardpräparationen für Gußfüllungen und Teilkronen liegen, in die Präparation mit einbezogen werden oder nicht, läßt sich nur individuell beantworten. Entscheidend sind:
– das Mundhygieneverhalten des Patienten,
– seine Kariesanfälligkeit,
– die Lage und Ausdehnung der Läsion,
– ihre voraussichtliche Progredienz oder Persistenz.

Nicht mit einbezogen werden:
– persistierende Läsionen in habituell sauberen Bereichen,
– keilförmige Defekte nach Beseitigung der möglichen Ursache, wenn sie nicht kariös sind und nicht bis zum Rand der Restauration reichen,
– Füllungen, wenn sie mehrmals erneuert werden können, ohne den Rand der Restauration zu tangieren.

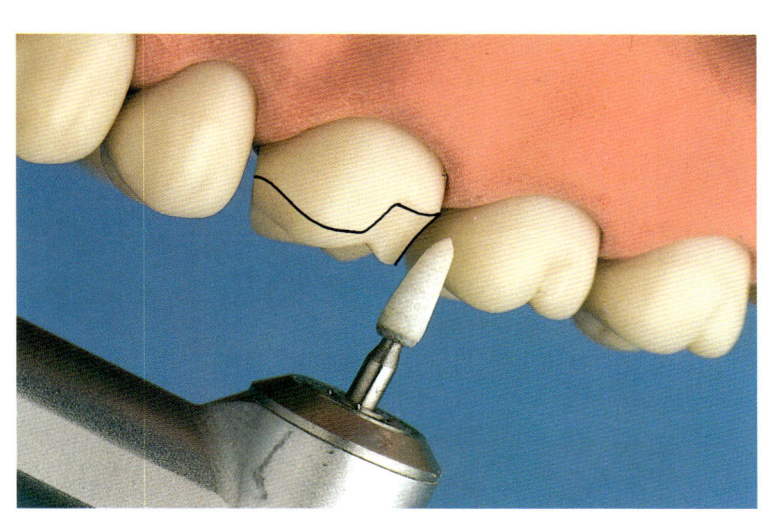

553 Technik der Einbeziehung durch Hohlschliff
An nichttragenden Höckern wird durch partielle Extension des Außenhohlschliffs eine Läsion mit einbezogen.
Die Läsion ist entweder mit dem Hohlschliff ganz entfernt oder mit einer gut retinierten Unterfüllung versorgt, die mindestens 1 mm über ihren Rand hinaus überschliffen wird.

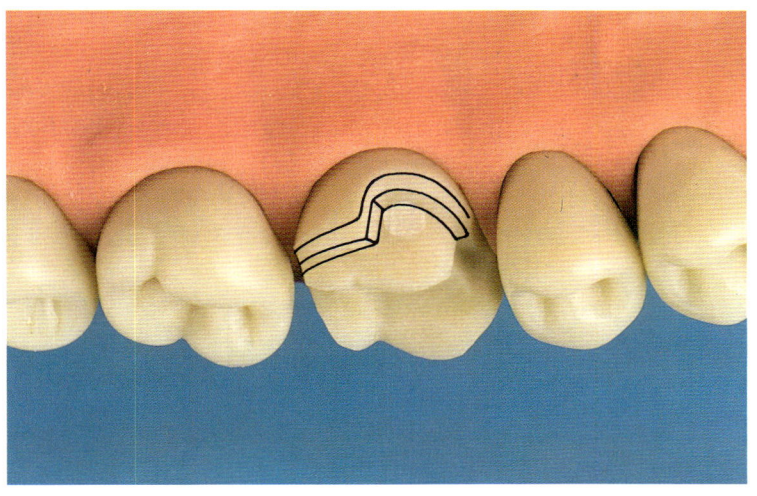

554 Technik der Einbeziehung durch Stufe
Am tragenden Höcker wird eine Zahnhalsläsion durch Tieferlegen der Stufe mit einbezogen. Verbleibt dabei eine gefüllte Restläsion, muß so tief überpräpariert werden, daß die versorgte Restkavität vollständig in der lateralen Stufenwand liegt (s. auch Abb. 534 links).

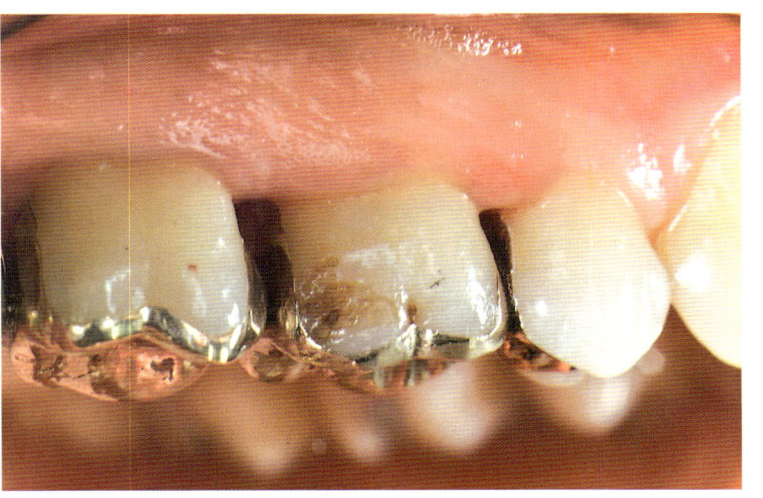

555 Beispiel für Nichteinbeziehung
Am Zahn 16 ist eine nicht kariöse Schmelzhypoplasie nicht in die Präparation einbezogen worden. Entscheidend waren das Interesse des Patienten an einer substanzschonenden Präparation und sein gutes Mundhygieneverhalten.

Präparation stark zerstörter vitaler Zähne

Viele Zähne, die zu einer Restaurierung anstehen, sind so stark zerstört, daß die klassischen Präparationen für Gußfüllungen und Stufenkronen nicht mehr in Betracht kommen. Durch den Verlust von einzelnen Höckern oder größeren Teilen der Krone ist die intrakoronale Retentionsmöglichkeit durch Kästen stark eingeschränkt oder nicht mehr möglich.

Diese häufig anzutreffende Situation kann nun so gelöst werden, daß die klinische Krone durch zirkuläre Kronenpräparation bis in den Sulkus verlängert wird: eine parodontalhygienisch unsaubere und einfallslose Lösung. Die Gestaltung der Präparationen für Teilkronen an stark zerstörten Zähnen fordert den kreativen Zahnarzt zu einfallsreicheren Lösungen heraus.

Erweiterter Kasten, Kernaufbau und angegossene Retentionsstiftverankerung

Wenn Teile der Krone als Retentionsareale nicht mehr zur Verfügung stehen, gibt es Möglichkeiten zur Kompensierung:
- Perikoronales Erweitern eines nicht retentiven approximalen Kastens mit abschließender Rille.
- Durch Hilfsretentionen wie Zapfen, Rillen, Stiftkanälchen zusätzliche Retention erreichen.
- Durch stellenweises Tieferlegen der Stufe bzw. der Außenschliffe eine perikoronale Retention schaffen.
- Verlorene Substanz durch Aufbauten aus plastischem Füllmaterial oder Metallguß wiederherstellen.

Der Kernaufbau hat also im Gegensatz zur Unterfüllung die Funktion, Retentionselemente aufzunehmen, und muß demnach folgende Anforderungen erfüllen:
- strukturelle, chemische und physikalische Haltbarkeit des Materials auf Dauer,
- sichere Verankerung im Dentin durch Unterschnitte, Zapfen oder Schrauben,
- Beschleifbarkeit,
- soll sich farblich vom Zahn absetzen.

Als Materialien kommen Gußlegierungen, Amalgame, Komposite und mit Einschränkungen Glasionomerzemente, nicht jedoch Unterfüllungs- und Befestigungszemente in Frage.

Die Stiftverankerung erreicht zusätzliche Retention durch an die Restauration angegossene Stiftchen, wenn sonst oft nichts mehr möglich ist. Beim Anlegen der Bohrungen ist zu beachten:
- Parallelität aller Kanäle zueinander und zur Einschubrichtung;
- ihre Lage soll möglichst mitten in der Dentinschicht so gewählt werden, daß die Pulpa, das Desmodont und der Schmelz nicht perforiert werden.

Die angegossenen Stifte sind als eine sehr wirksame, substanzschonende Retentionshilfe zu bewerten.

Beispiele **209**

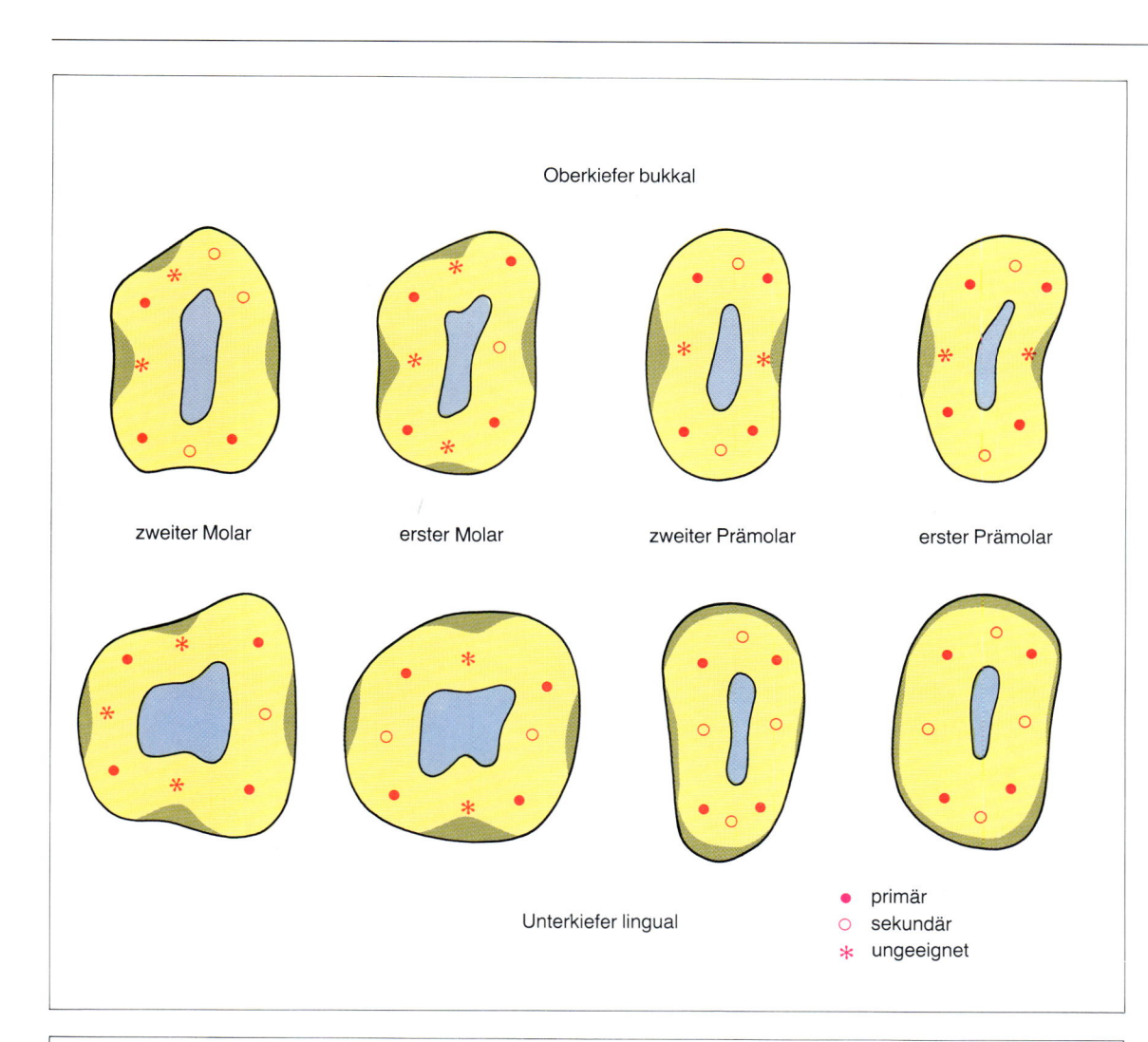

556 Lokalisation von Retentionsstiftkanälchen
Zur Vermeidung von Perforationen in den peridentalen Raum ist die Lokalisation für Stiftkanälchen primär an solchen Punkten günstig, an denen eine durch die Form und Richtung der Wurzeln bedingte dicke Dentinschicht vorliegt.
Ungeeignete Punkte befinden sich über anatomisch gegebenen Einziehungen der Zahnoberfläche im Bereich des Zahnhalses, z. B. über Furkationen (nach *Shillingburg* u. Mitarb. 1986).

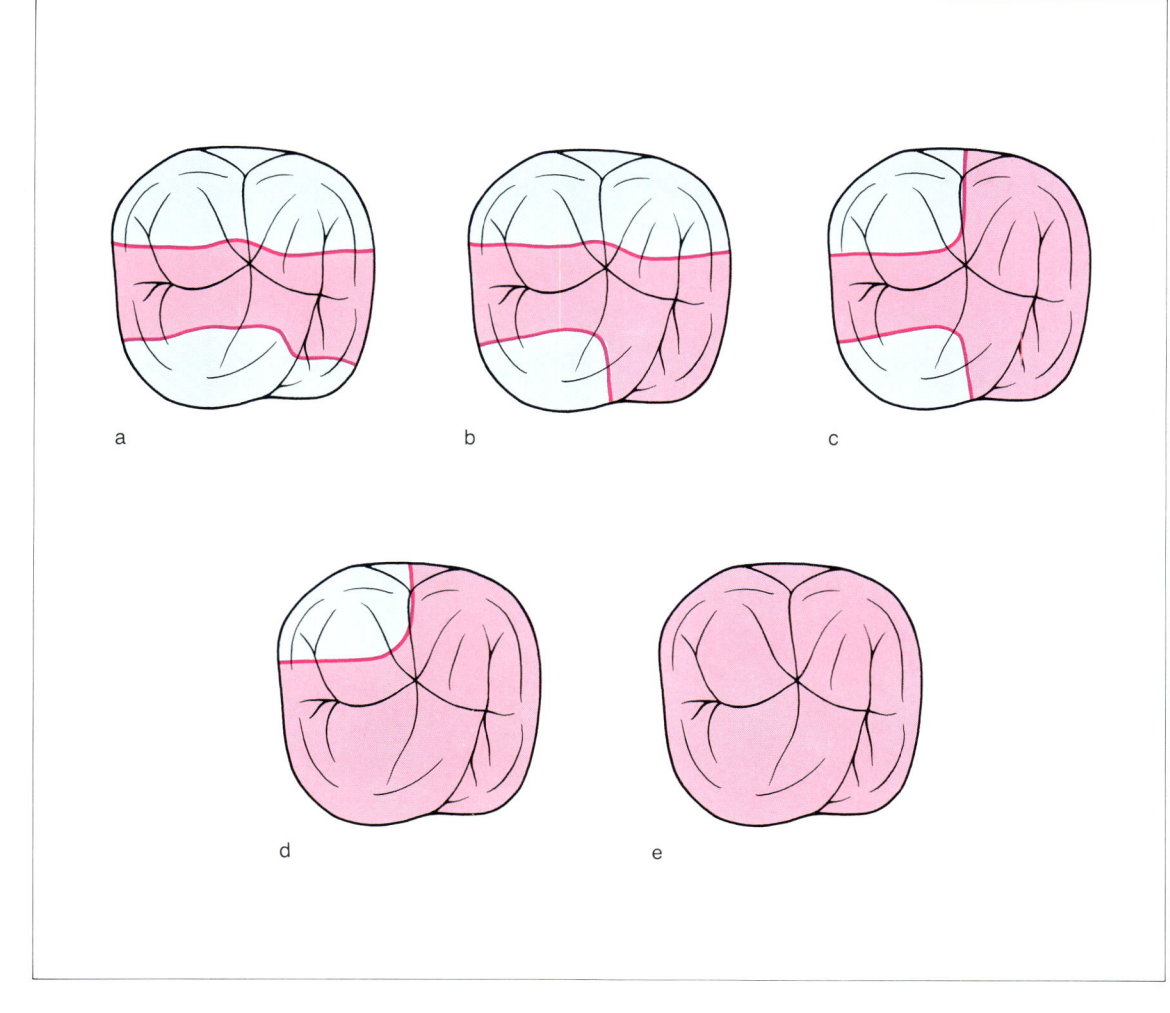

Oberkiefer bukkal

zweiter Molar — erster Molar — zweiter Prämolar — erster Prämolar

Unterkiefer lingual

● primär
○ sekundär
∗ ungeeignet

557 Indikationen für Standardpräparation, erweiterter Kasten, Stiftverankerung und Kernaufbau

a) Wenn der für eine Gußrestauration zu präparierende Zahn nur *mäßig beschädigt* ist (z. B. eine alte MOD-Amalgamfüllung hat), kommt eine Standard-MOD-Overlay- oder Stufenkronenpräparation mit Kästen in Frage (s. Beispiel 2, S. 200).

b) Ist *ein Höcker* zerstört, dann kommt ein erweiterter Kasten mit Rillen in Frage (s. Beispiel 7, S. 210).

c) Ist eine *Hälfte der Krone zerstört*, dann sollten zusätzlich Stiftkanäle präpariert werden (s. Beispiel 9, S. 214).

d) und e) Sind *drei oder mehr Höcker zerstört*, dann sollte vor der gegossenen Restauration ein schrauben- oder stiftverankerter, plastischer oder gegossener Aufbau angefertigt werden (s. Beispiele 8 und 10, S. 212f. u. 216) (nach *Shillingburg* u. Mitarb. 1986).

Beispiel 7: Teilkronenpräparation nach Verlust eines Höckers

Besonderer Aspekt: erweiterter Kasten mit Rillen

Der Verlust eines Höckers kann durch Fraktur oder unterminierende Karies eingetreten sein. Ein Höcker ist auch dann als verloren zu betrachten, wenn der Schmelz zwar noch steht, der Dentinkern darunter aber kariös ist. Fehlt nur ein Höcker, so kann durch Erweiterung des Kastens über den fehlenden Höcker hinaus und zusätzliche Präparation von außenaufliegenden, perikoronalen retentiongebenden Rillen oder interkoronalen Zapfen der Verlust an Retention ausgeglichen werden.

Ein Kernaufbau oder Retentionsstiftchen sind überflüssig.
Die Rillen oder Zapfen müssen im Dentin präpariert werden; im Zement der Unterfüllung sind sie nutzlos.

558 Ausgangssituation
Eine tiefe Karies mit Verlust des distobukkalen Höckers, von dem nur noch eine Schmelzscherbe steht.

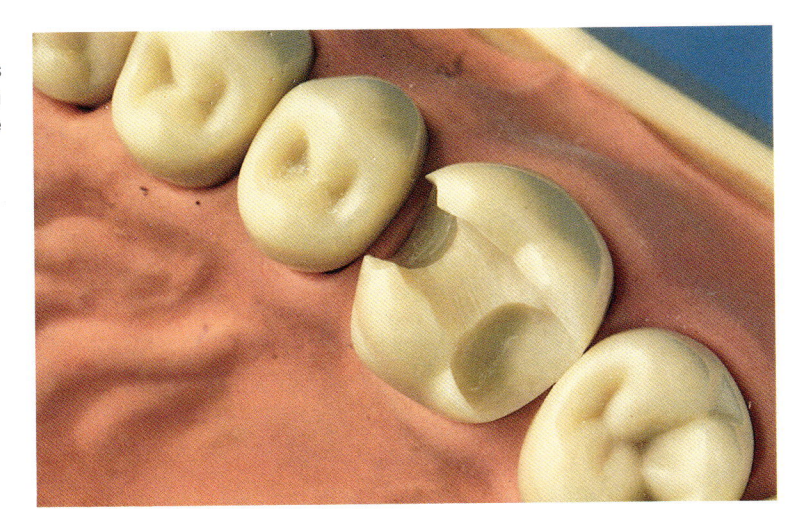

559 Versorgung der Dentinwunde und Präparation der intrakoronalen Retentionen
Der distale Kasten wird über die Unterfüllung bis in gesunde Zahnsubstanz erweitert. Im Bereich des fehlenden Höckers sind Retention und Stabilität noch nicht gesichert.

Die axialen Wände der Unterfüllung zählen nicht zum Retentionsareal!

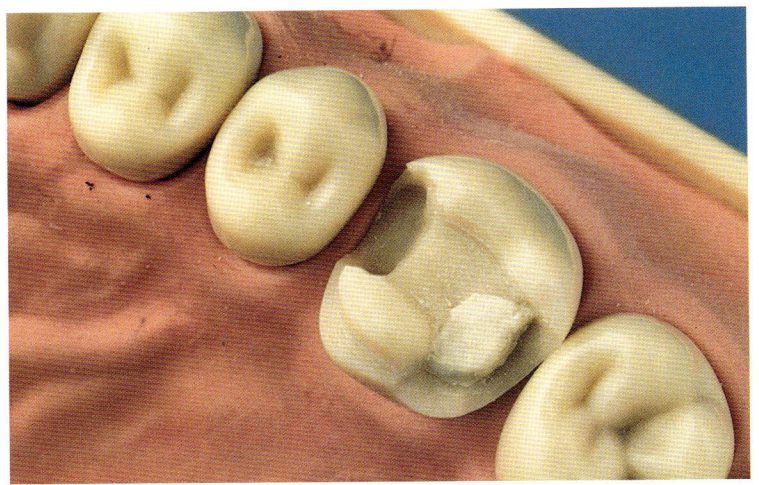

560 Fertigstellen der Präparation durch perikoronale Rillen
Um leichter eine gemeinsame Einschubrichtung zu gewährleisten, können die Rillen statt mit einem zylindrischen auch mit einem konischen Schleifer präpariert werden. Die Rillen werden so angelegt, daß eine Rille immer mit einer axialen Fläche oder einer anderen Rille korrespondierend ein Retentionselement bildet (R).

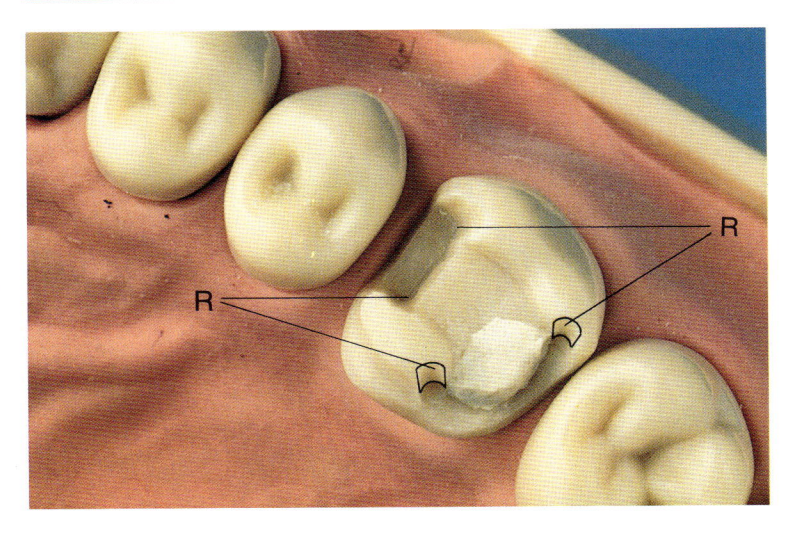

... oder Zapfen

Zapfen können verschiedene Formen haben (S. 183) und auch als Verlängerung einer Rille präpariert werden. Für ihre Plazierung *parapulpär* im Dentin gelten ähnliche Forderungen wie für die Bohrungen der Stiftkanälchen (S. 209). Zapfen verbrauchen jedoch mehr Substanz und benötigen deshalb eine breitere Dentinschicht.

Gute Plazierungsmöglichkeiten für Zapfen gibt es auch *suprapulpär*, und zwar in der Dentinschicht unter den okklusalen Fissuren. Das Pulpenkammerdach folgt nämlich dem Kauflächenrelief und hat demnach unter Fissuren Einziehungen, über die Zapfenretentionen plaziert werden können (zur Abformung von Zapfen s. S. 226).

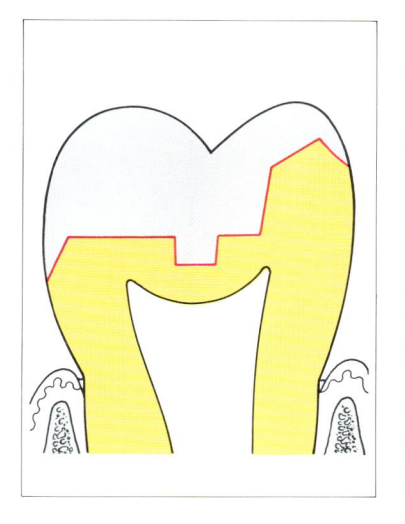

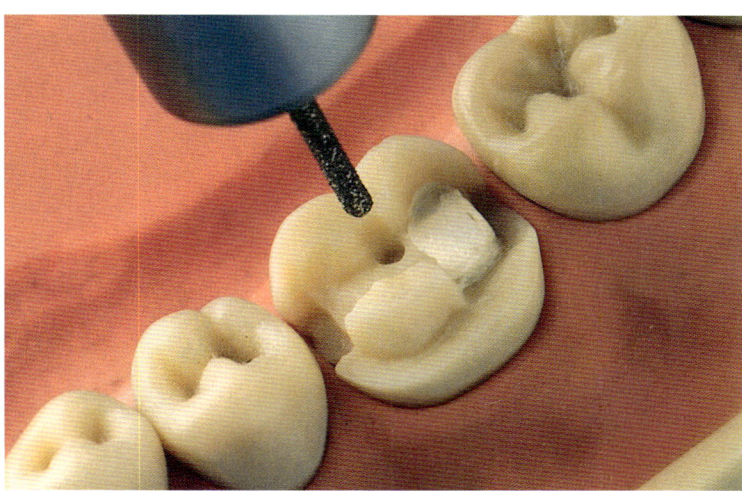

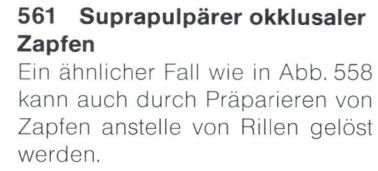

561 Suprapulpärer okklusaler Zapfen
Ein ähnlicher Fall wie in Abb. 558 kann auch durch Präparieren von Zapfen anstelle von Rillen gelöst werden.
Ein suprapulpärer Zapfen kann angelegt werden, wenn im okklusalen Kasten unter der zentralen Fissur ausreichend Dentin zur Verfügung steht. Durchmesser und Tiefe sollen nicht unter 1 mm betragen.

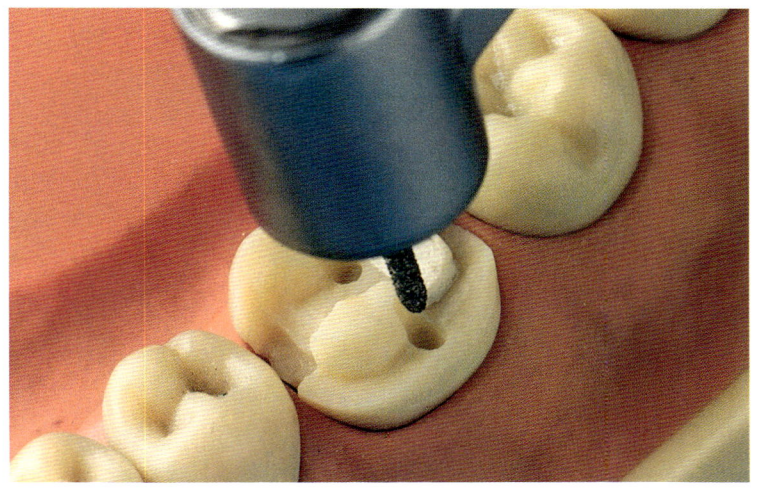

562 Parapulpärer Zapfen
Hier zwischen zwei Pulpahörnern als Vertiefung der Lateralfissur mit einem torpedoförmigen Schleifer. Diese Zapfenform hat den Vorteil der leichteren Abformbarkeit und besseren Kühlung während des Schleifens.

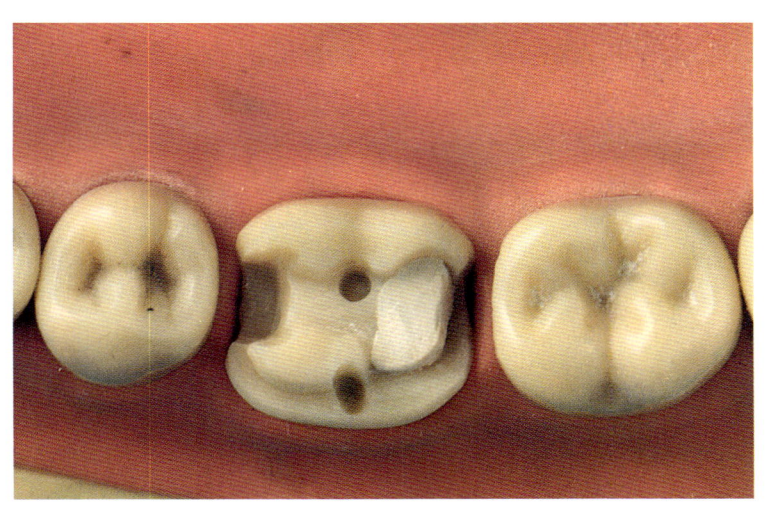

563 Fertige Präparation mit Zapfen
Die beiden Zapfen bilden korrespondierend ein neues Retentionselement und stabilisieren die Restauration in der definierten Einschubrichtung. Sie ersetzen den Retentionsverlust der fehlenden distalen Kastenanteile.

Beispiele 8 und 9: Teilkronenpräparation nach Zerstörung der Hälfte der Krone

Besonderer Aspekt: angegossene Retentionsstifte oder schraubenverankerter Kernaufbau?

Wenn die Hälfte der Krone zerstört ist, ist sowohl die intra- als auch die perikoronale Retentionsmöglichkeit an der verbleibenden Restsubstanz für die gesamte Restauration nicht mehr ausreichend. Zusätzliche Retention und Stabilität geben Retentionsstifte, und zwar *für jeden zu ersetzenden Höcker mindestens ein Stift, ideal ist die paarige Anwendung.*

Sie sind entweder
- an der Restauration direkt angegossen oder mitgegossen oder
- in Amalgamkern- oder Kompositkernaufbauten als parapulpäre Schrauben eingearbeitet und verankern diese im Dentin.

Für ähnlich gelagerte Fälle können beide genannten Methoden angewandt werden, wie die beiden folgenden Beispiele zeigen.
Je weiter die Zerstörung der Krone fortgeschritten ist, um so eher ist ein Kernaufbau indiziert.

Beispiel 8: schraubenverankerter Kompositkernaufbau

564 Ausgangssituation
Mehr als die Hälfte der Krone ist zerstört, die Dentinwunde ist bereits versorgt.
Es wird ein parapulpäres Schraubensystem (Stabilok medium) verwendet, bestehend aus einem Spiralbohrer, Durchmesser 0,68 mm, und selbstschneidenden Schrauben, Durchmesser 0,76 mm. Die Schraube ist auf einem Schaft befestigt, von dem sie bei Erreichen des Anschlags im Bohrkanal an einer Sollbruchstelle abdreht.

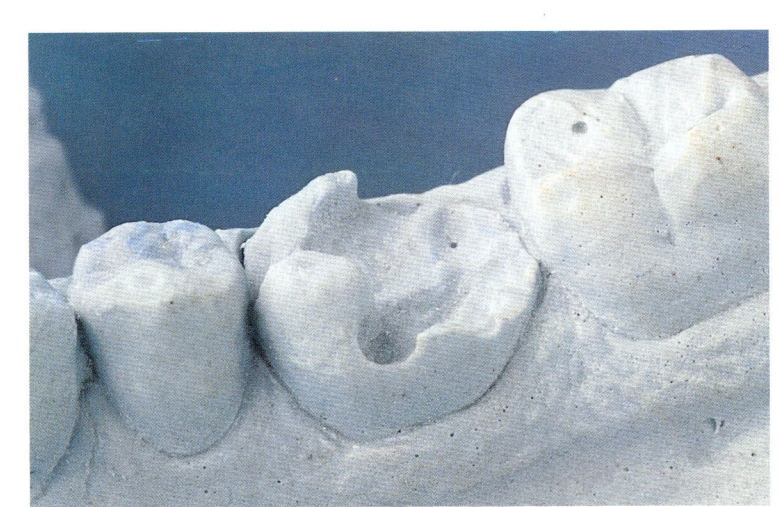

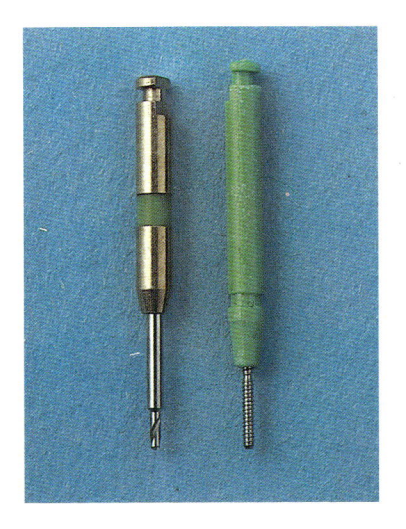

565 Plazierung des Bohrkanals
Anhand der Kenntnisse über die Topographie von Pulpa, Gewebe und Parodont werden Ort und Richtung der Bohrung bestimmt (s. auch S. 209).
Das Röntgenbild mit darübergehaltenem Winkelstück gibt eine ausgezeichnete Zielhilfe ab für die Haltung des Instrumentes im Mund und damit für die *Richtung des Bohrkanals:* mitten in die Dentinschicht zwischen Pulpa und äußerer Zahnoberfläche parallel zu dieser.

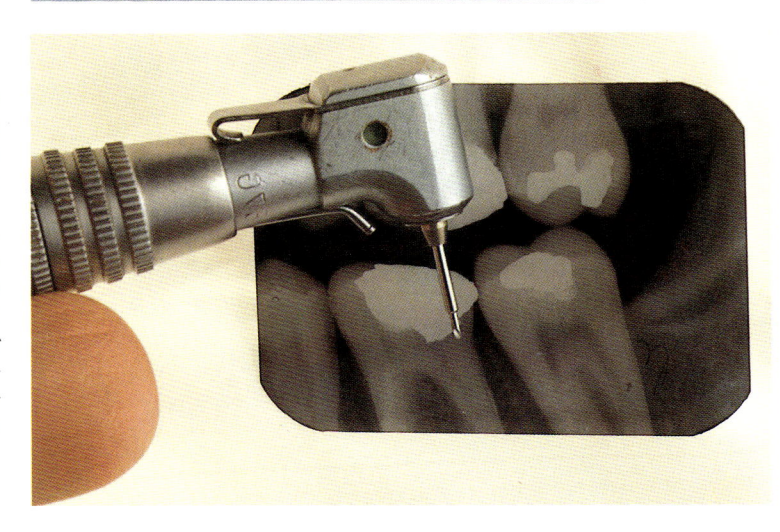

566 Bohrkanal
Nach Körnung mit einem kleinen Rosenbohrer wird die Bohrung am festgelegten Ort und in der gewählten Richtung angelegt. Um eine Überhitzung und eine im Durchmesser zu große Bohrung zu vermeiden, wird mit *geringsten Drehzahlen* gearbeitet.

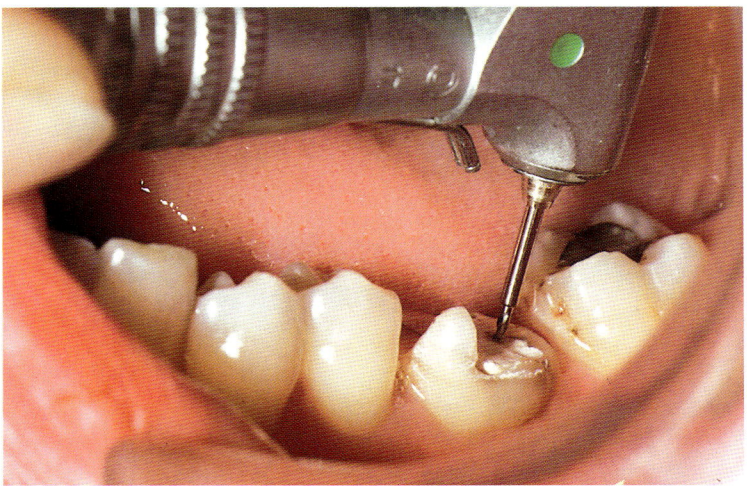

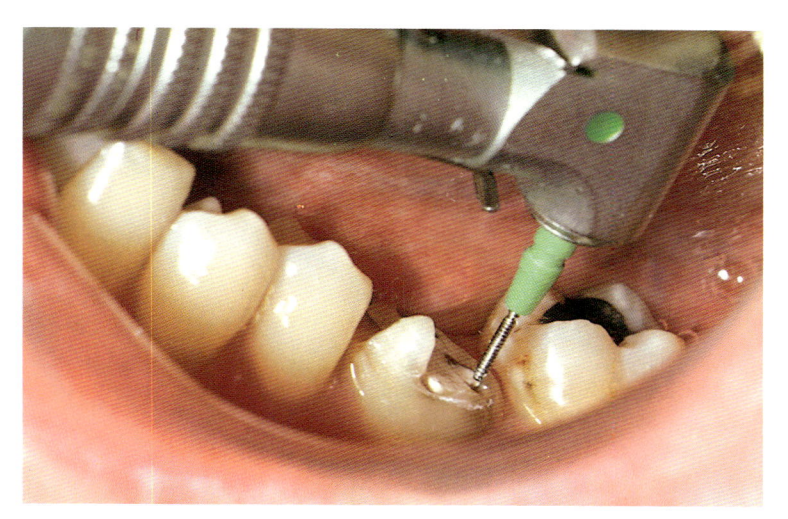

Beispiele **213**

567 Schraube
Die Schraube wird ebenfalls unter langsamer Drehung und leichtem Druck eingebracht. Sie schneidet sich selbst mit dem Gewinde in die minimal kleinere Bohrung ein und dreht beim Anschlag an der Bruchstelle ab.

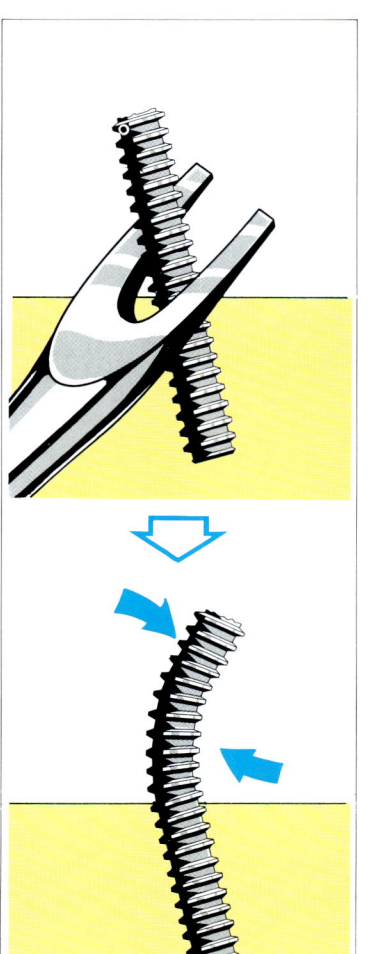

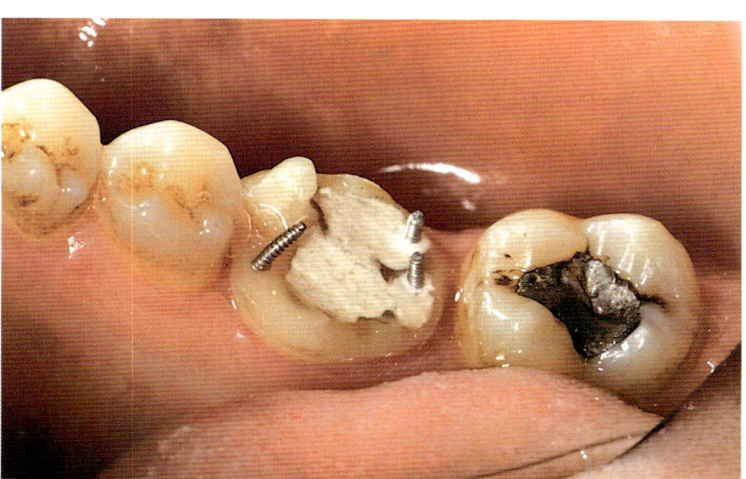

568 Schrauben in situ
Für jeden zu ersetzenden Höcker sollte mindestens eine Schraube gesetzt werden. Mit einem Biegeinstrument werden die Schrauben so gebogen, daß sie auch nach dem Beschleifen allseits im Kernaufbau sitzen.
Die Biegebelastung soll sich auf den ganzen freien Teil verteilen. Wahlweise können auch kürzere Schrauben mit Retentionskopf verwendet werden (S. 165 u. S. 168).

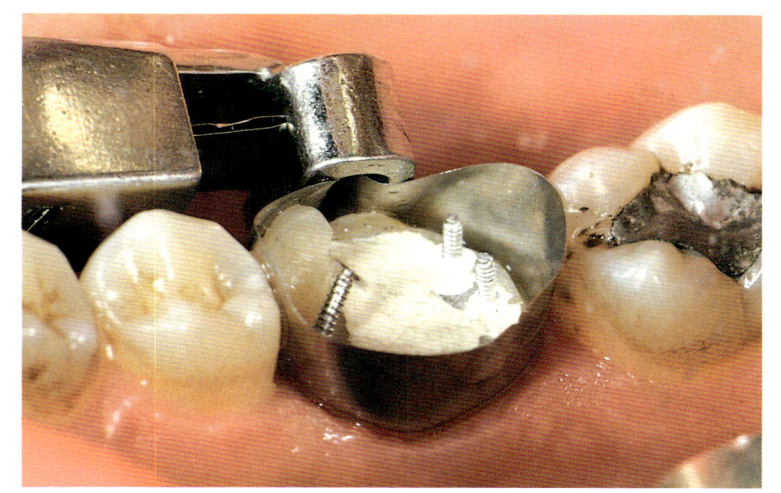

569 Kernaufbau
Als Werkstoffe kommen Amalgam, Komposit oder Glasionomerzement in Frage, je nachdem, ob der Kernaufbau als provisorische Versorgung dienen oder sofort beschliffen werden soll.

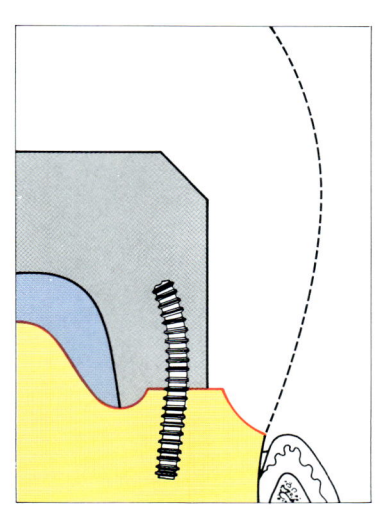

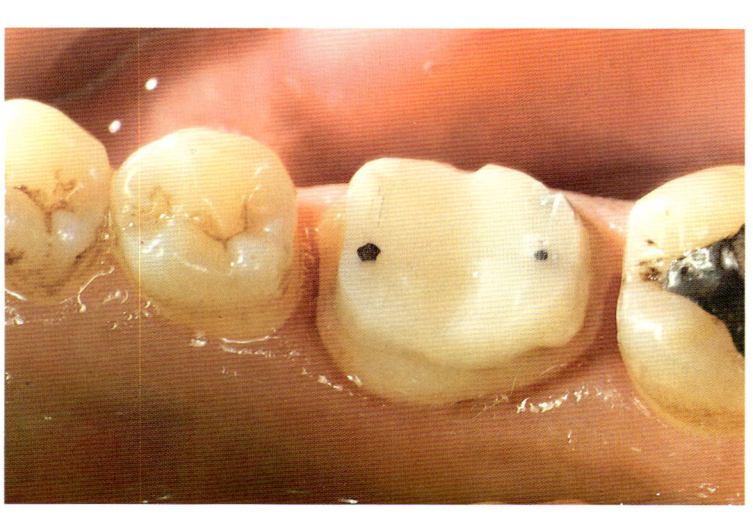

570 Teilkronenpräparation
Die durch den schraubenverankerten Kernaufbau wiederhergestellten Höcker gelten im Gegensatz zur Unterfüllung als Retentionsareale, jedoch mit materialbedingten strukturellen Einschränkungen.
Der *Rand* der Gußrestauration muß den Kernaufbau überall mindestens 1 mm überdecken.
Das wird dadurch erreicht, daß der Aufbau zuerst mit einem zylindrischen Schleifer vollständig überschliffen, dann erst die Abschrägung angelegt wird.

214 Gegossene Restaurationen

Beispiel 9:
angegossene Retentionsstifte

571 Ausgangssituation und Körnung
Das verwendete Stiftsystem (V.I.P., Fa. Whaledent 0,7 mm):
- Spiralbohrer (Kodex Drill) (1),
- Kunststoff-Abdruckstift mit Retentionskopf (2)
- angußfähiger Platin-Iridium-Stift (3),
- Aluminiumstift für die provisorische Versorgung (4)

Die Körnungen verbleiben später als trichterförmige Kanaleingangserweiterungen.

572 Ersten Bohrkanal anlegen
Unter langsamster Drehzahl wird der Stiftkanal parallel zur Einschubrichtung der fertiggestellten Präparation angelegt.
Durch die Richtungsvorgabe werden die Lokalisationsmöglichkeiten eingeschränkt, andererseits erlaubt der spannungsfreie Sitz der Stifte eine Plazierung näher zur Zahnoberfläche hin, als dies bei schneidenden Stiften möglich ist.
Empfohlene Tiefe der Bohrung: 2–2,5 mm.
(Lokalisation s. S. 209).

573 Zweiten Bohrkanal anlegen
Bei Anlage von mehreren Bohrkanälen müssen diese zueinander parallelisiert werden. Dies geschieht „frei Hand" mit einem in den ersten Bohrkanal eingeführten Abdruckstift als Zielhilfe.
Etwaige Diskrepanzen von bis zu 7° werden durch Unterdimensionierung der Stifte kompensiert:
Spiralbohrerdurchmesser: 0,7 mm
Abdruckstiftdurchmesser: 0,69 mm
Angußstiftdurchmesser: 0,66 mm
(Angabe der Fa. Whaledent).

574 Fertige Präparation mit Abdruckstiften und Abdruck
Die Abdruckstifte werden in die Stiftkanäle gesetzt. Die Parallelität kann jetzt noch durch Anlage größerer Bohrkanäle und Verwendung dickerer Stifte korrigiert werden.
Die *Abdruckstifte* verbleiben im Abdruck. Der Retentionskopf soll bei Verwendung von Siliconabdruckmaterial gekappt werden, um ein Ausgleiten beim Umspritzen zu vermeiden und das spätere Abheben des Abdrucks vom Modell zu erleichtern.

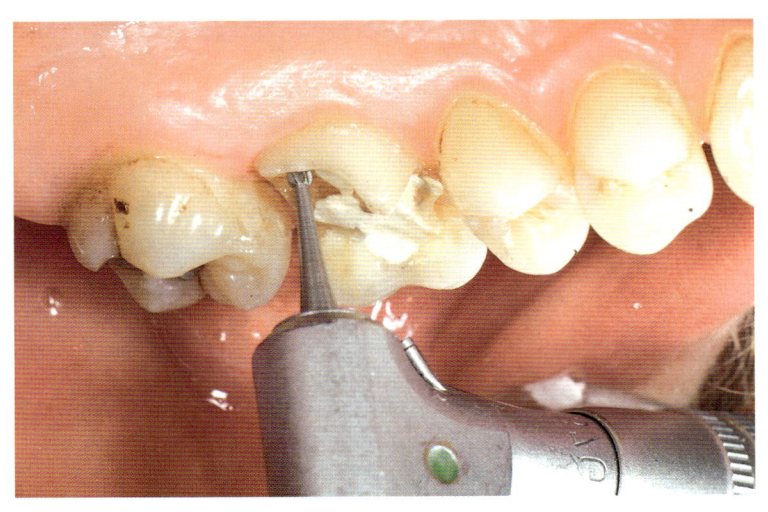

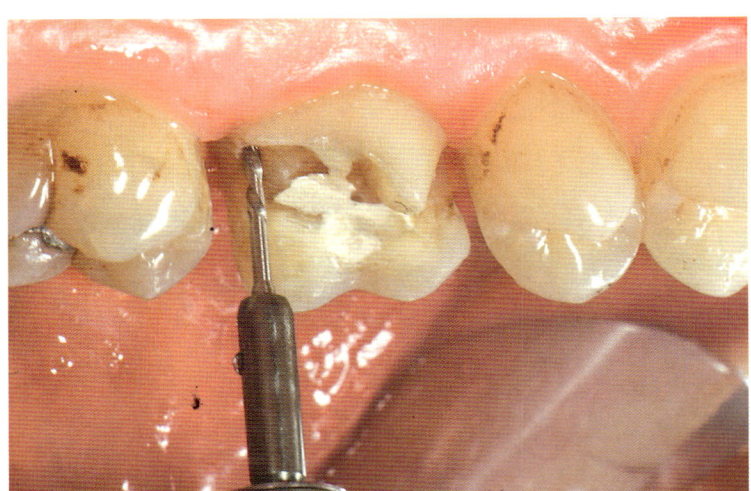

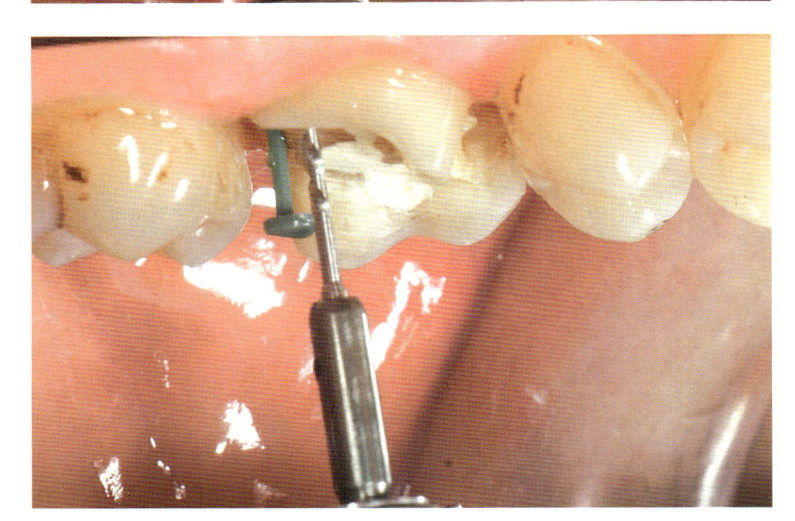

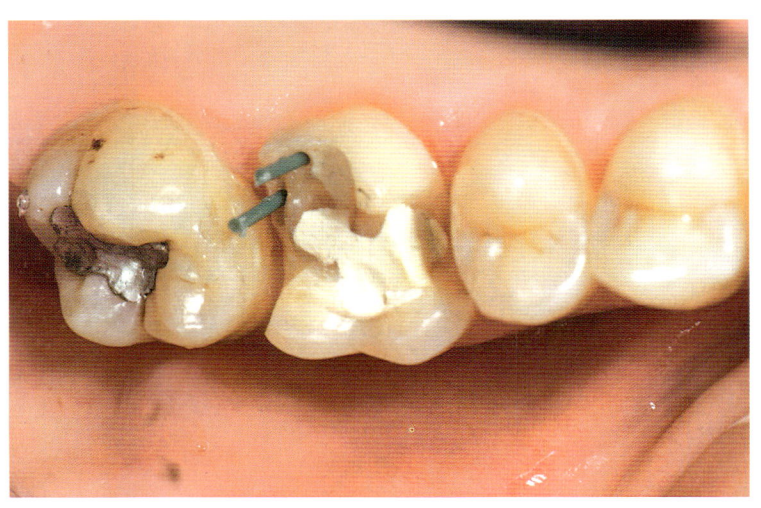

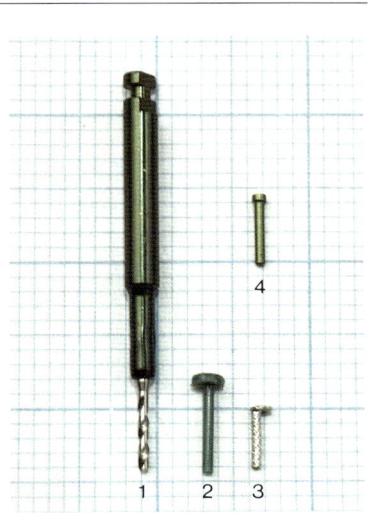

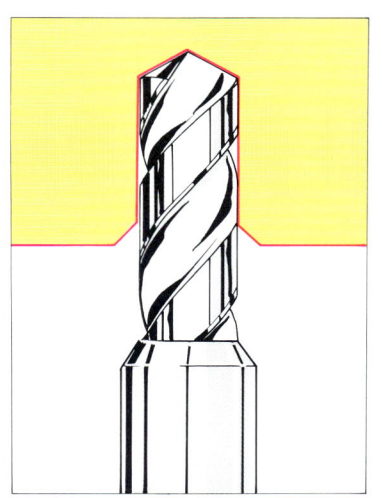

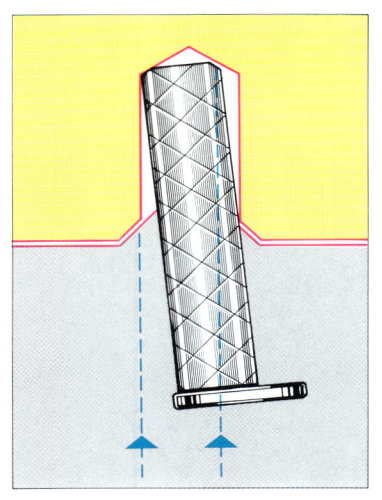

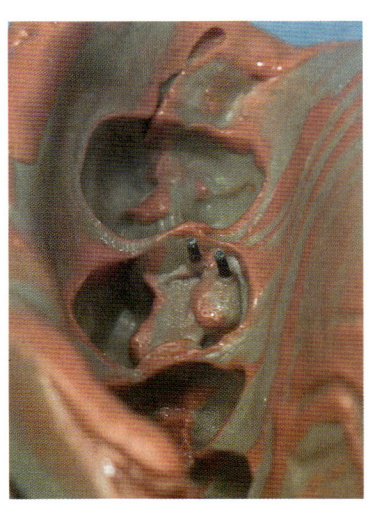

Beispiele

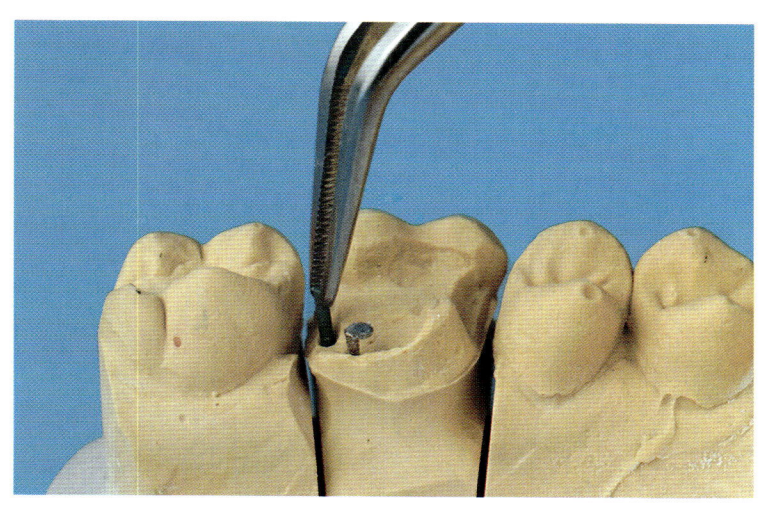

575 Modellherstellung
Die Abdruckstifte sollen nach dem Abheben im Modellstumpf stecken (1).
Sie werden mit einer Pinzette herausgezogen und durch die um 0,03 mm dünneren Platin-Iridium-Stifte ersetzt (2).

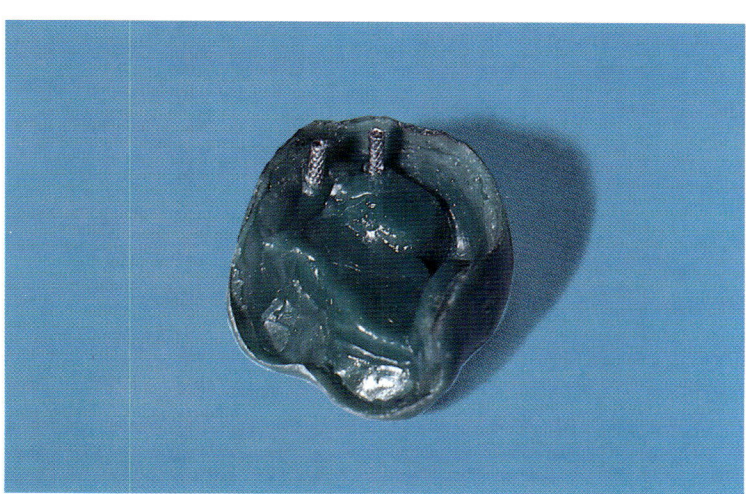

576 Wachsmodellation
Die angußfähigen Platin-Iridium-Stifte stecken mit ihrem Retentionsteil in der Wachsmodellation und werden mit eingebettet. Das jetzt freie Ende bleibt nach dem Auswachsen in der Einbettmasse fixiert.
Cave: Zusammen mit angußfähigen Platin-Iridium-Stiften keine chloridhaltigen Einbettmassen verwenden!

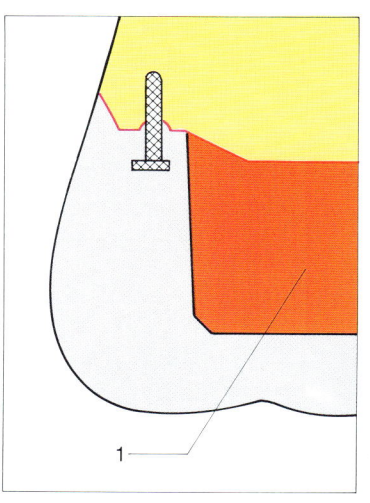

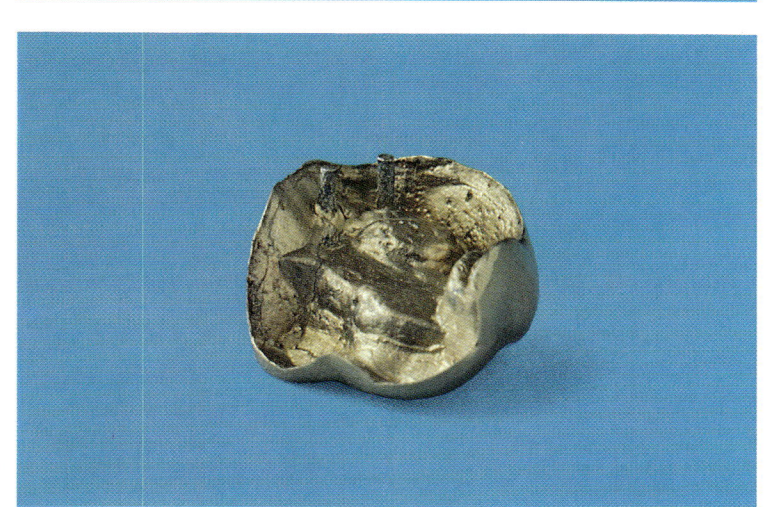

577 Gußstück fertiggestellt
Die Stifte lassen sich an Edelmetallegierungen, edelmetallreduzierte (Spar-)Legierungen und an Palliag angießen.
Cave: Platin-Iridium läßt sich nicht an Nichtedelmetallegierungen (NEM) angießen.

Um den Materialverbrauch zu begrenzen und die thermische Isolation zu verbessern, können (abweichend vom dargestellten klinischen Fall) voluminösere Unterfüllungen (1) appliziert werden, sofern sie das Retentionsareal nicht einschränken.

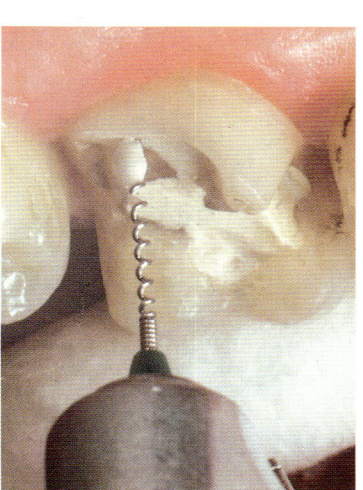

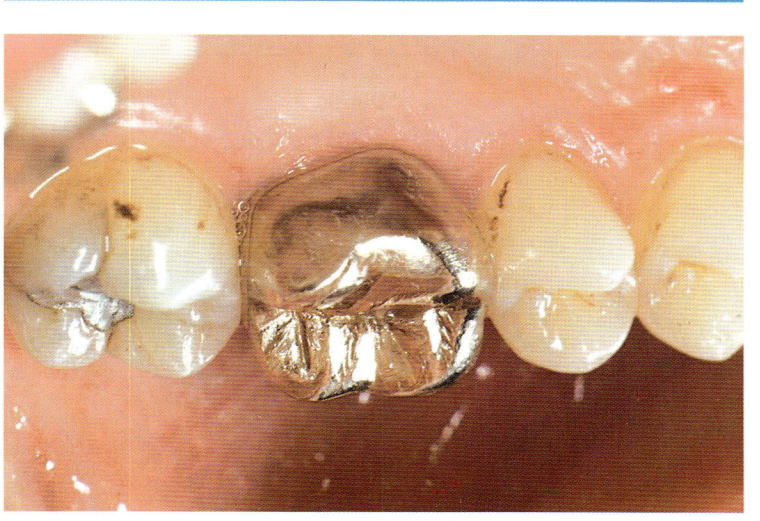

578 Einzementieren
Neben den üblichen Vorkehrungen ist beim Einsetzen zu beachten, daß der Befestigungszement für die Stifte in die Kanäle einrotiert werden muß. Das Beschichten der Stifte genügt nicht.

Beispiel 10: Kronenpräparation nach Zerstörung von mehr als der Hälfte der Krone

Besonderer Aspekt: Grenzen der Gußfüllungs- und Teilkronenindikation

Ein Höcker ist für eine Teilüberkronung auch dann verloren, wenn sein Schmelzmantel noch intakt, aber in großen Teilen nicht mehr von gesundem Dentin unterlegt ist.

Im vorliegenden Fall wurde an einem oberen Prämolar ein Overlay entfernt, dessen bukkale Höckerüberkuppelung kosmetisch sehr störend wirkte. Die dunkle Verfärbung im mittleren Kronendrittel ist unter dem nicht dentingestützten Schmelz durchscheinendes Metall.

Hier ist die Grenze zur Indikation einer Teilkrone überschritten, denn bei einer Neugestaltung müßte der bukkale Höcker zu zwei Dritteln überkuppelt werden, was bei einem oberen Prämolar aus kosmetischen Gründen kaum zu vertreten ist.

579 Ausgangssituation
Im Rahmen einer Sanierung des rechten oberen Quadranten wird ein altes Overlay durchtrennt, und die Fragmente werden mit einem Schmelzmeißel und leichten Hammerschlägen entfernt. Dabei frakturiert die bukkale, teilweise nicht von Dentin unterlegte Schmelzscherbe.

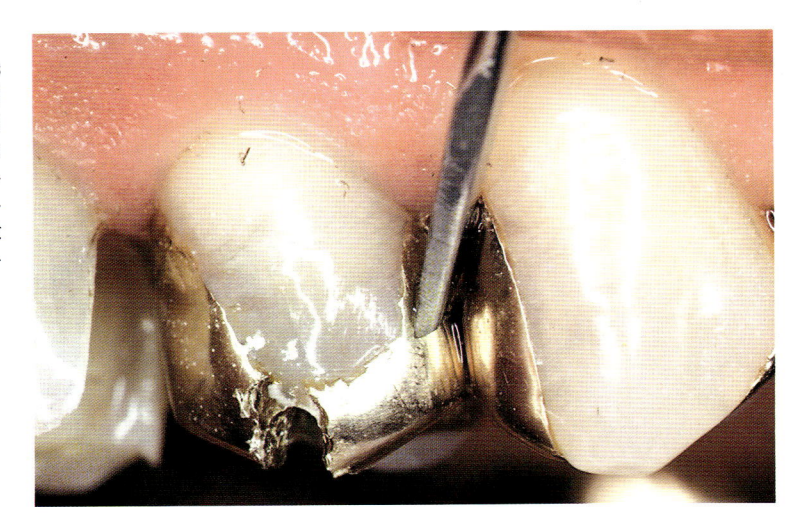

580 Bohrkanäle für Retentionsschrauben
Da mehr als die Hälfte der Krone zerstört ist, ist ein Kernaufbau angezeigt.
Zur Aufnahme von parapulpären Schrauben werden zwei Bohrkanäle angelegt (s. auch S. 112f. u. S. 209).

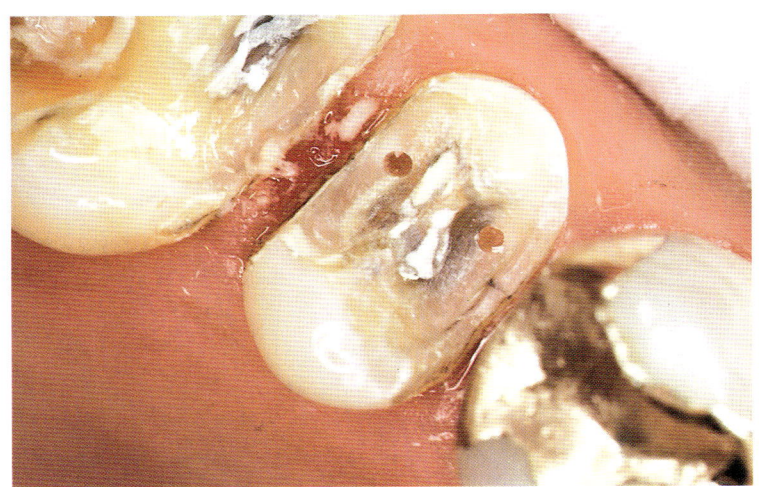

581 Parapulpäre Schrauben
Um die Biegebelastung und materielle Strukturschwächung in der Schraube zu verteilen, soll sie nicht über den Eintrittspunkt in das Dentin, sondern über den ganzen freien Teil gebogen werden (s. auch Abb. 568f., S. 213).

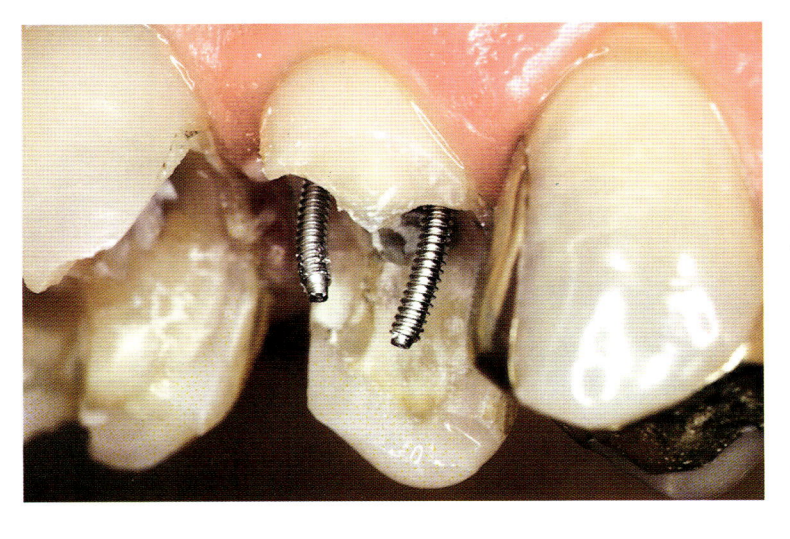

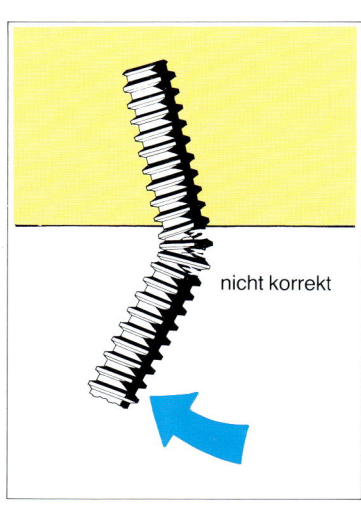

nicht korrekt

Beispiele

... und schraubenverankerter Kompositkernaufbau mit keramisch verblendeter Krone

Nachdem der bukkale Höcker als Retentionsareal entfällt, ist eine intrakoronale Retention nicht mehr möglich. Der schraubenverankerte Kompositkernaufbau läßt eine Kronenpräparation mit ausreichendem perikoronalen Retentionsareal zu, selbst wenn der Rand supragingival gelegt wird.

Als parodontalhygienisch und kosmetisch gute Lösung ist im Bereich der Keramikverblendung eine Stufe ohne Abschrägung präpariert, die mit der Gingiva abschließt oder knapp darüber endet. Dieser Lösung wird bewußt der Vorzug gegenüber der subgingivalen Präparation mit verlaufendem Metallrand im Sulkus gegeben, auch um den Preis einer größeren Randspaltbreite im Bereich der Stufe.

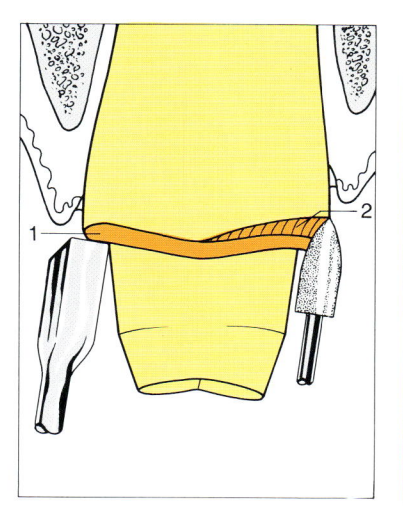

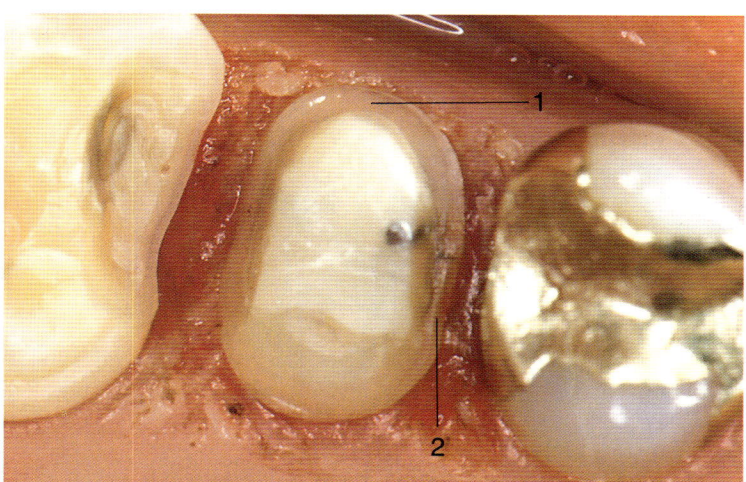

582 Kompositkernaufbau und fertige Präparation
Der Kompositaufbau hat dem Amalgamaufbau voraus, daß er sofort beschliffen werden kann.
Die Stufe wird zunächst zirkulär um die ganze Krone angelegt, den Aufbau dabei allseits überschleifend. Im Bereich der Verblendung wird sie dann mit einem Handinstrument geglättet (1) und nicht wie in den übrigen Bereichen abgeschrägt (2).

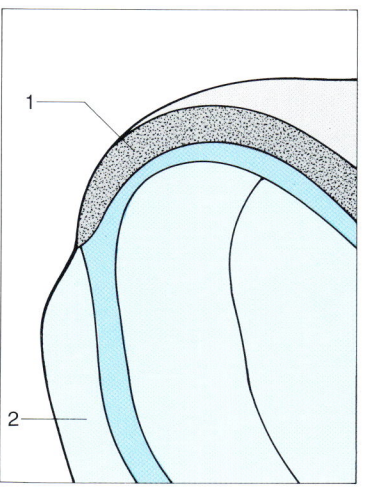

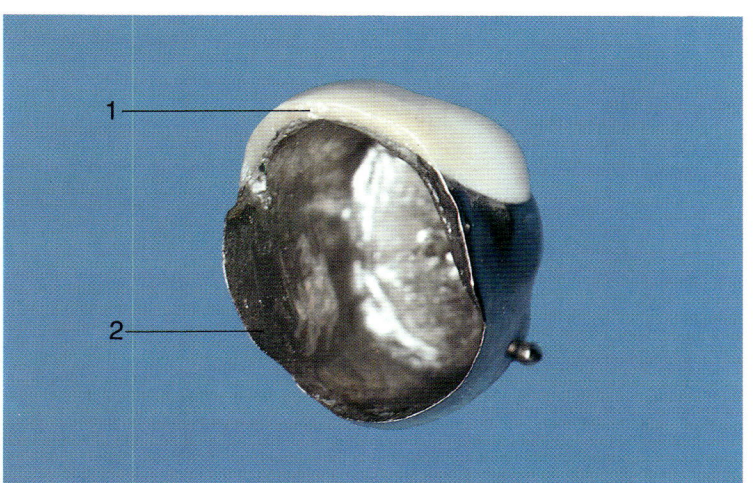

583 Keramisch verblendete Krone
Die fertig verblendete Krone zeigt einen stumpf- bis rechtwinkligen Randabschluß im Bereich der Keramikverblendung (1) und einen spitzwinklig abschließenden Metallrand (2).

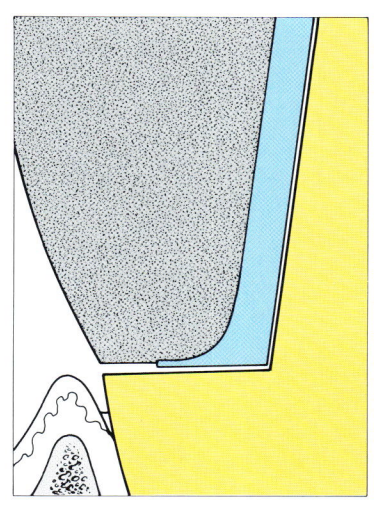

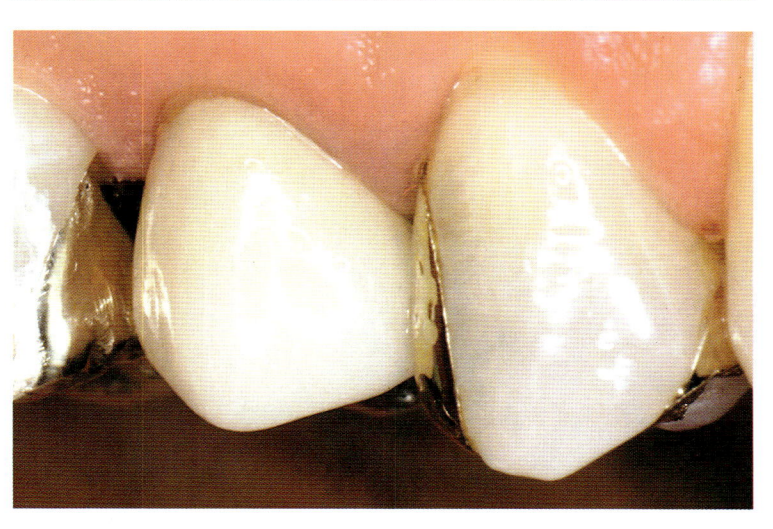

584 Krone einzementiert
Der Randspalt zwischen Keramikverblendung und Stufe wird immer größer sein als bei einem verlaufenden Metallrand. Dafür bleibt die gute kosmetische Wirkung auch nach einer Gingivarezession erhalten.
Der Randspalt kann später, nachdem der Zement ausgewaschen ist, mit Kunststoff versiegelt werden.

Präparation wurzelkanalbehandelter Zähne

Die Wiederherstellung von marktoten, wurzelkanalbehandelten Zähnen gestaltet sich wegen zwei Gegebenheiten schwieriger als die von vitalen Zähnen:
– Die devitale Zahnhartsubstanz ist spröder und damit frakturgefährdeter als die vitale.
– Die wurzelkanalbehandelten Zähne sind durch die Trepanationsöffnung und häufig durch besonders große Defekte von Karies und Füllungen tief zerstört.

Das bedeutet für die Präparation:
– Die Höcker sind in jedem Fall sicher zu überkuppeln.
– Bei großem Substanzverlust sind stabile Kernaufbauten erforderlich, für deren Verankerung primär der Wurzelkanal in Frage kommt.

Ansonsten unterscheiden sich die Präparationen nicht von denen vitaler Zähne. Inlay- und Onlaypräparationen sind jedoch nicht mehr angezeigt, Overlay-, Stufenkronen- und Teilkronenpräparationen sind möglich.

Stiftaufbauten

Über die Verankerungsmöglichkeiten von Aufbauten im Wurzelkanal haben SHILLINGBURG u. KESSLER 1982 in ihrem Lehrbuch über die „Restauration von wurzelbehandelten Zähnen" umfassend berichtet. Im folgenden wird unter Bezugnahme auf die genannten Autoren auf die Möglichkeiten der Restauration durch Gußfüllungen und Teilkronen hingewiesen.

Die zum Ersatz von natürlichem Retentionsareal zu schaffenden Aufbauten können entweder aus Metall gegossen sein, aus Amalgam oder Komposit bestehen. Demnach sind die Stiftverankerungen angegossen oder nach Einbringen in den Kanal mit plastischem Füllungsmaterial umschlossen. Von den bekannten Stiftsystemen bevorzugen wir in Verbindung mit plastischen Aufbauten die schneidende parallele Wurzelkanalschraube, die folgende Vorzüge hat:
– deutlich beste Retention (STANDLEE u. Mitarb. 1978);
– sie kann unmittelbar nach Abschluß der endodontischen Behandlung in den Wurzelkanal eingebracht werden, um eine provisorische Restauration (z. B. aus Amalgam) aufzunehmen, die später beschliffen werden kann.

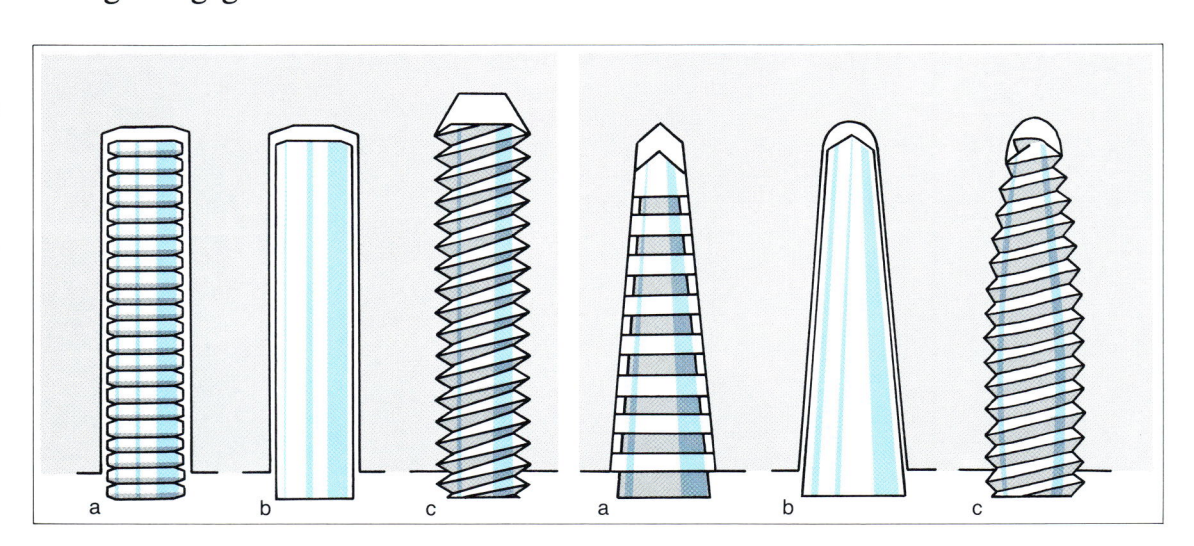

585 Formen von Stiften und Schrauben
Stifte können nach geometrischen Formen in
– parallelwandige (linke Bildhälfte) und
– konische (rechte Bildhälfte)
und durch die Oberflächenbeschaffenheit klassifiziert werden:
a) gezahnt,
b) glatt,
c) schneidend (Schrauben)
(nach *Shillingburg* u. *Kessler* 1982).

Beispiele

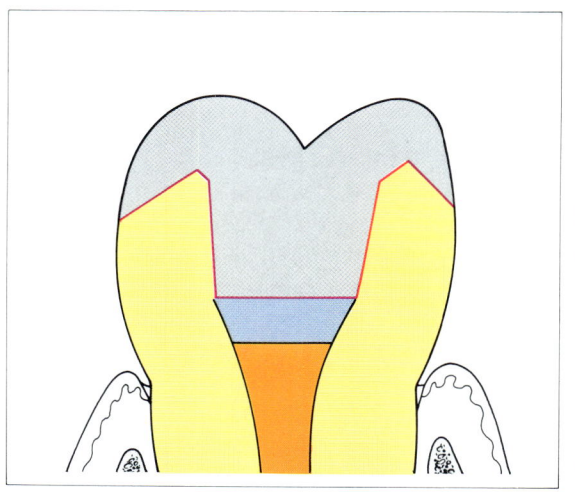

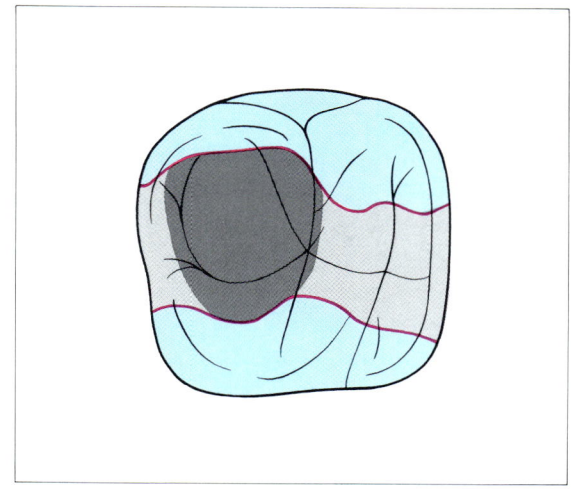

Präparation wurzelkanalbehandelter Zähne und Indikation

586 Overlay
(ohne Kernaufbau)
Ein wurzelkanalbehandelter Molar mit gesundem Dentin unter allen vier Höckern kann mit einem Overlay oder einer Stufenkrone ohne Unterkonstruktion restauriert werden (vgl. Beispiel 5, S. 206).

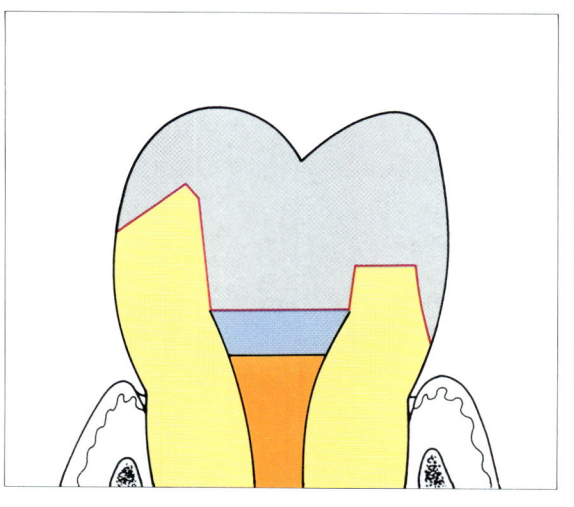

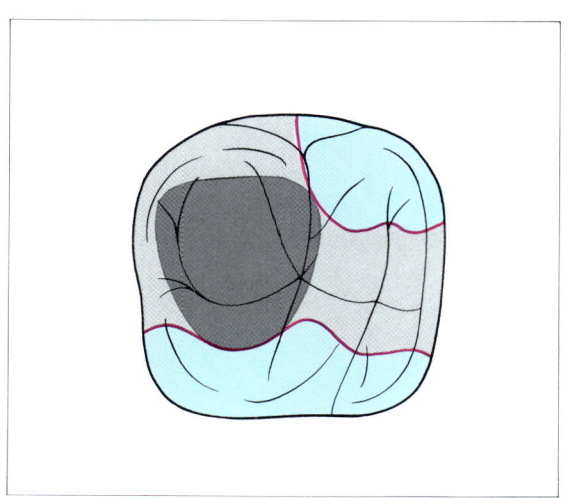

587 Teilkrone
(ohne Kernaufbau)
Wenn nur ein Höcker zerstört oder unterminiert ist, kann bei guter Stabilität der restlichen Höcker ebenfalls ohne Aufbau restauriert werden. Zusätzliches Retentionsareal kann perikoronal durch Tieferlegen der Höckerüberkuppelungen gewonnen werden.

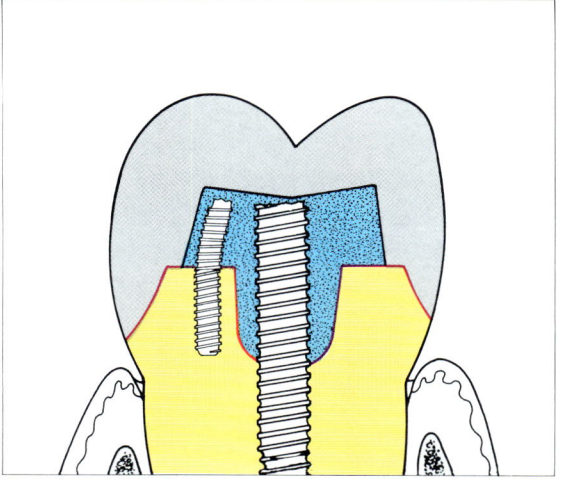

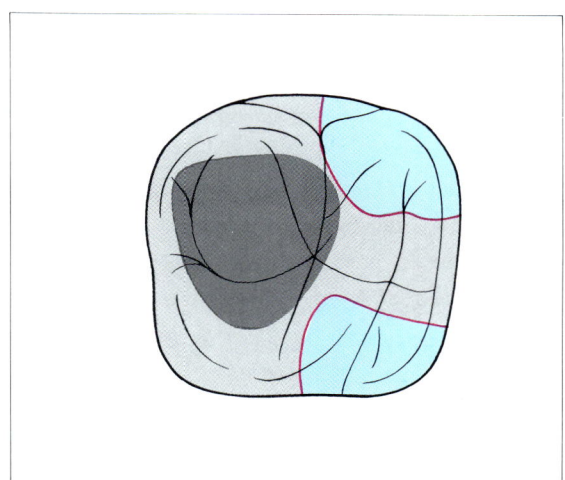

588 Wurzelkanalschraube mit plastischem Kernaufbau
Wenn zwei oder mehr Höcker zerstört sind, kann der Zahn mit einem Amalgamkern- oder Kompositkernaufbau versehen werden, der im Dentin durch Schrauben oder Stifte zusätzlich verankert werden kann.
Die Verankerung im Wurzelkanal ist der parapulpären Retention überlegen und hat Priorität.

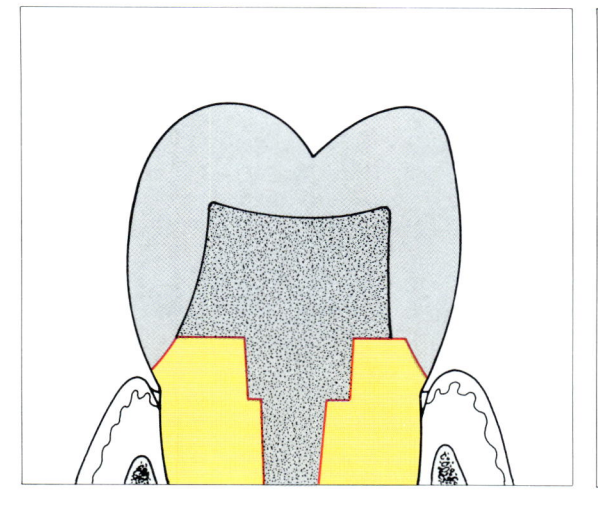

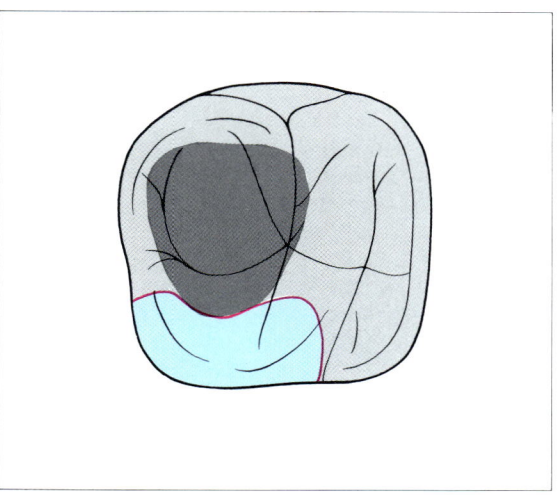

589 Gegossener Stiftaufbau
Wenn nur noch ein schwacher oder gar kein Höcker mehr übrig ist, hat ein gegossener Stiftaufbau Vorteile gegenüber dem Amalgam- oder Kompositaufbau.
Für den Wurzelkanal wird dann der parallele, gezahnte Stift empfohlen.
(Abb. 586–589 rechts nach *Shillingburg* u. *Kessler* 1982.)

Beispiel 11: Teilkronenpräparation eines wurzelkanalbehandelten Molaren

Besonderer Aspekt: Wurzelkanalschraube und Amalgamaufbau

Auch wenn zwei Höcker eines wurzelkanalbehandelten Molaren zerstört sind, ist noch eine *Teilkronenpräparation* möglich.

Von den bekannten Möglichkeiten, einen Aufbau im Wurzelkanal zu verankern, bevorzugen wir die parallele Schraube. Die im Beispiel verwendete Wurzelkanalschraube nach J. Wirz hat folgende Eigenschaften:

- korrosionsresistente Nichtedelmetallegierung,
- exakter wandständiger Sitz im Wurzelkanal durch Vorbohren eines Gewindes in das Wurzeldentin durch einen genormten Gewindeschneider,
- Verschraubung ohne Befestigungszement,
- breitflächige Abstützung und dichter Abschluß auf den Wurzelstumpf durch einen versenkten Schraubenkopf (Wurzelkanalinlay),
- koronare Retentionsmöglichkeiten für Amalgam oder Komposit (WIRZ u. Mitarb. 1979).

590 Ausgangssituation und Instrumentarium
Es fehlen beide distalen Höcker. Anhand des Röntgenbildes wird für die distale Wurzel eine in Durchmesser und Länge passende Schraube ausgewählt sowie die Richtung der Bohrung ermittelt.
Das *Schraubensystem* besteht aus:
Schraube mit Retentionskopf (1),
Bohrer (2),
Versenkfräse (3),
Gewindeschneider (4).
Anstatt 2 und 3 kann auch eine kombinierte Bohrerversenkfräse (5) verwendet werden.

591 Kalibriertes Vorbohren
Nachdem der Kanaleingang dargestellt und mit Handinstrumenten erweitert ist, wird mit dem speziellen zylindrischen Spiralbohrer (2) mit niedriger Drehzahl eine Bohrung bis zur vorbestimmten Tiefe, d.h. bis zum Schaftanschlag, angelegt.

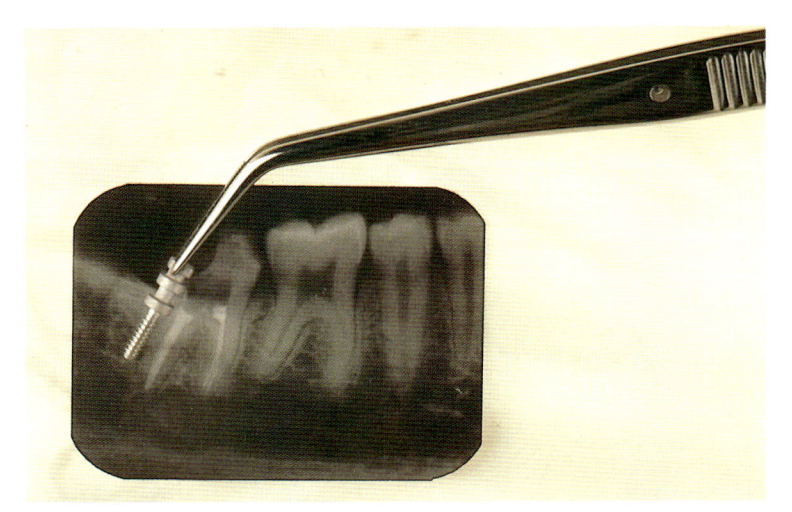

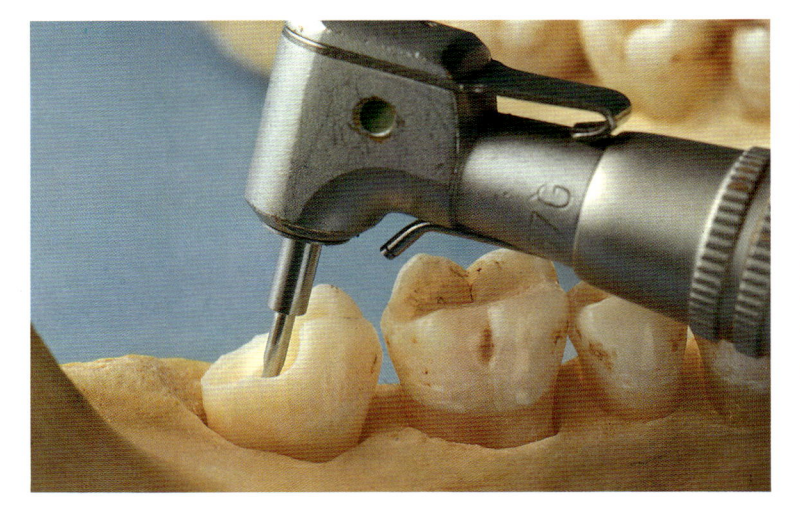

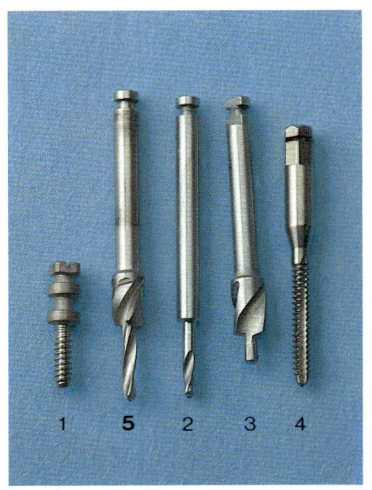

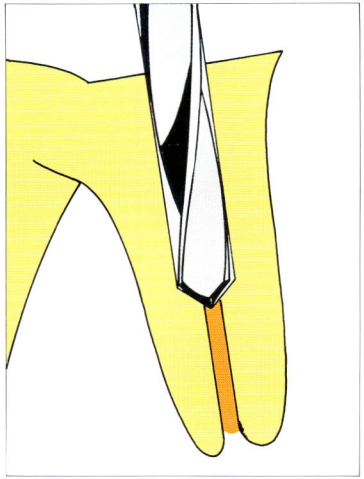

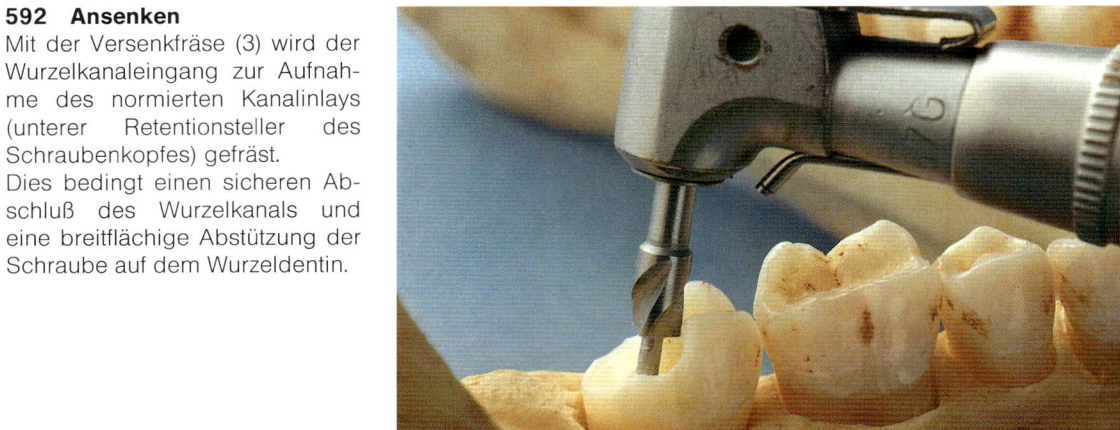

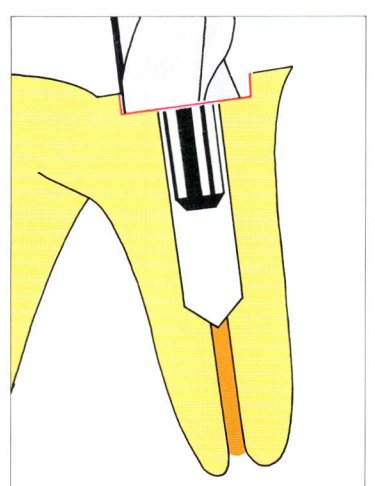

592 Ansenken
Mit der Versenkfräse (3) wird der Wurzelkanaleingang zur Aufnahme des normierten Kanalinlays (unterer Retentionsteller des Schraubenkopfes) gefräst.
Dies bedingt einen sicheren Abschluß des Wurzelkanals und eine breitflächige Abstützung der Schraube auf dem Wurzeldentin.

Beispiele 221

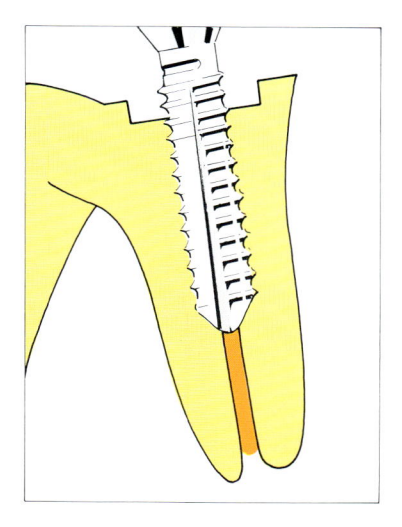

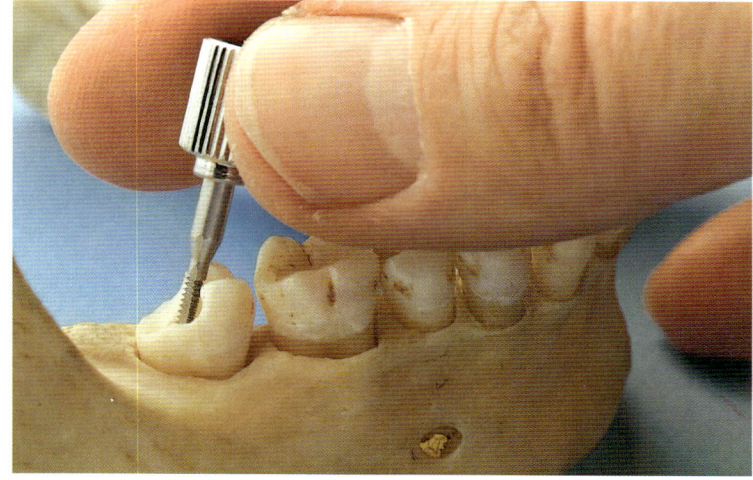

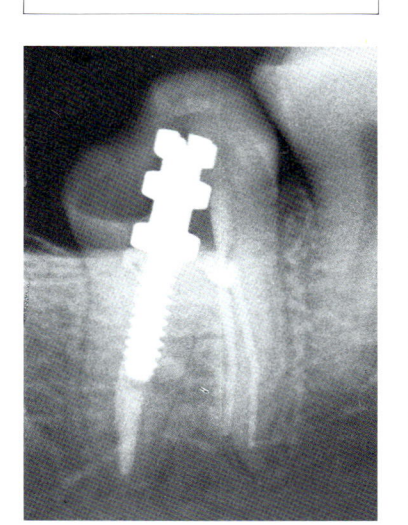

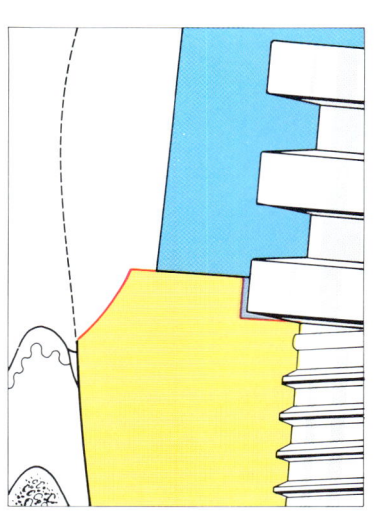

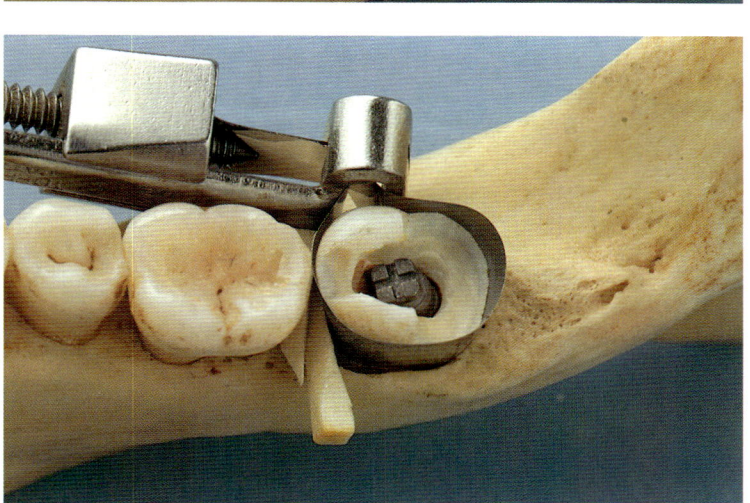

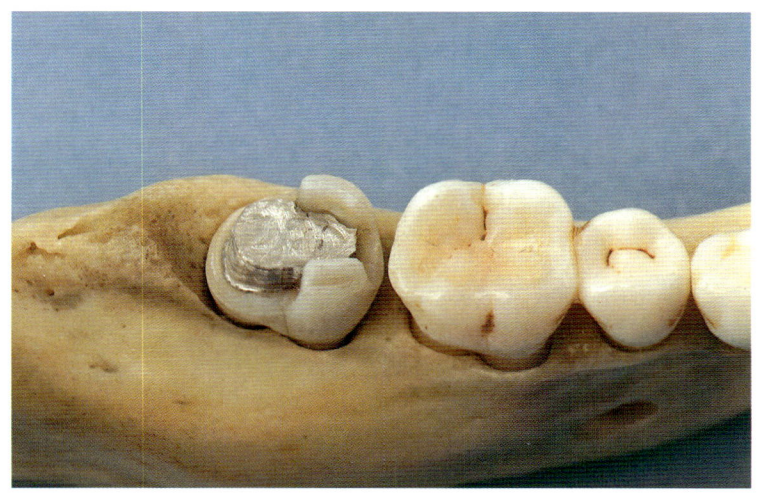

593 Nachbohren und Gewindeschneiden
Die Kanalbohrung wird nun durch nochmalige Anwendung des Spiralbohrers (2) um den Betrag der Versenkfräsung vertieft. Dieser Arbeitsschritt entfällt bei der Verwendung der kombinierten Bohrerversenkfräse (5).
Dann wird das Gewinde mit dem zur ausgewählten Schraube passenden Gewindeschneider (4) bis in die vorgebohrte Tiefe geschnitten: immer eine Umdrehung vor, eine halbe zurück.

594 Setzen der Schraube
Beim Eindrehen der Kanalschraube in das normierte Gewinde kann vorgängig die Schraubenspitze leicht mit einem Kunststoff-Wurzelfüllmittel (AH 26 oder Diaked) beschickt werden, damit im Wurzelkanal in der Region der Schraubenspitze kein Hohlraum entsteht. Zum sicheren Abschluß des Wurzelkanals gegenüber der Mundhöhle wird das Kanalinlay (unterster Retentionsteller) ebenfalls mit dem Kunststoff-Wurzelfüllmittel versehen. Somit wird die Schraube nur am Kanaleingang „zementiert".

595 Schraube in situ und Vorbereitung zum Aufbau
Ein Amalgamaufbau kann als Kurz- oder Langzeitversorgung dienen.
Wird in derselben Sitzung beschliffen, kann auch ein Kompositaufbau verwendet werden.

596 Präparation
Die fertige Präparation als Teilkrone kann im Bereich der noch erhaltenen Höcker wie ein Overlay oder eine Stufenkrone, im Bereich des Amalgamkernaufbaus wie eine Vollgußkrone mit supragingivalem Abschluß gestaltet werden.

Die Gußrestauration muß den Aufbau überall eindeutig überdecken.

Parodontalchirurgische Maßnahmen vor der Abformung

Aus parodontalhygienischen Erwägungen besteht die Forderung, *den Rand einer Restauration supragingival zu legen,* wann immer das möglich ist. Diesem Vorhaben steht oft die zervikale Ausdehnung von kariösen Läsionen oder alten Restaurationen entgegen. Wenn die Präparation der Ränder deswegen subgingival oder gar auf das Niveau des Knochens ausgedehnt wird, behindert das nicht nur die folgenden Arbeitsschritte, sondern als Folge daraus auch die technische Seite der optimalen Gestaltung des Randes.

Wenn der Rand auf oder gar unter dem Niveau des Alveolarknochens liegt, ist als Folge ein *chronisch entzündliches Infiltrat* unvermeidlich und damit der Gesamterfolg in Frage gestellt.

Die Situation kann durch begrenzte chirurgische Eingriffe an der Gingiva und nötigenfalls am Knochen verbessert werden, mit dem Ziel, eine störungsfreie Abformung zu ermöglichen und den Randbereich der Restaurierung für Hygienemaßnahmen zugänglich zu halten.

Gingivaverlauf und biologische Breite

Der zirkuläre Verlauf einer entzündungsfreien Gingiva wird durch die Form des zervikalen knöchernen Alveolenrandes bestimmt, d. h., die gesunde Gingiva folgt dem Verlauf des Knochens und hat von diesem einen gleichbleibenden Abstand, sanft ausgleichenden Niveaulinienverlauf vorausgesetzt. Dieser Abstand beträgt 1–1,5 mm und wird nach GARGIULO (1961) als biologische Breite bezeichnet.

Das Ziel von chirurgischen Maßnahmen muß es neben der obligatorischen Konkrementeentfernung und Wurzelglättung demnach sein:
– die Gingiva so zu gestalten, daß sie zunächst von der Präparationsgrenze entfernt ist und später eine reinigungsfreundliche Kontur hat,
– den Abstand von 1 mm zwischen Rand und Knochen zu gewährleisten und dabei, wenn nötig,
– den Knochen zu nivellieren.

Ist ein ausreichender Abstand noch erhalten, genügen Maßnahmen im rein gingivalen Bereich:
– modellierende Gingivektomie,
– Papillektomie.

Soll der Abstand verbreitert werden:
– modellierende Osteoplastik.

597 Gingiva
Wenn die kariöse Läsion bis subgingival reicht, ist meist auch das angrenzende marginale Parodontium entzündet. Erfolgt keine begleitende Behandlung, ändert sich die parodontale Situation auch nach Restauration der Läsion nicht (a).
Nach Restaurierung und begleitender Gingivektomie ohne Knochenmodellation sieht das Ergebnis bei guter Mundhygiene so aus, daß die entzündungsfreie Gingiva im Abstand der biologischen Breite (↕) dem Knochenverlauf folgt (b).

598 Knochen
Reicht die kariöse Läsion bis zum Knochenniveau, kann ohne Tieferlegen des Knochens der Gußfüllungsrand nicht so gelegt werden, daß er der Reinigung zugänglich bleibt (a).
Durch eine modellierende Osteoplastik wird der Gußfüllungsrand im Abstand der biologischen Breite (↕) zum Knochen gelegt (b).
Nachteil: Der Knochen muß sowohl oral und fazial als auch am Nachbarzahn modelliert werden.

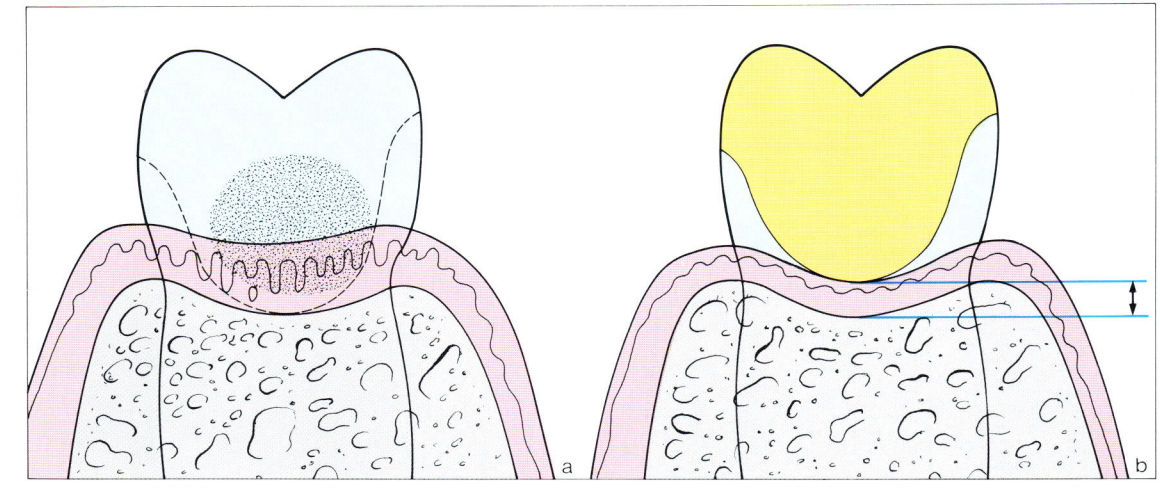

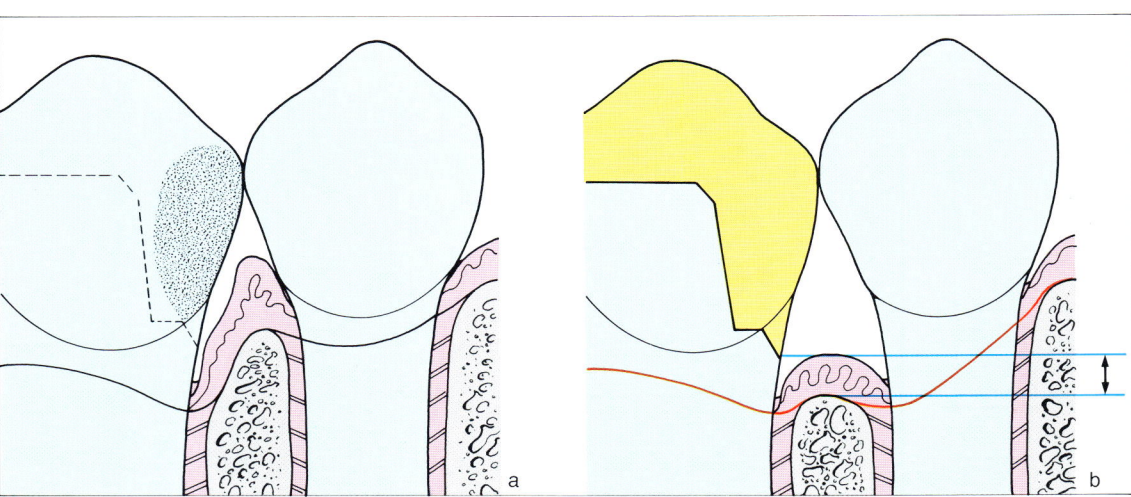

Modellierende Gingivektomie

Man versteht darunter das einfache Abtragen von hyperplastischer oder störender Gingiva zur Korrektur des Verlaufs oder zur Freilegung der Präparationsgrenzen. Das kann mit dem Skalpell, mit einem Diamantschleifer in der Turbine oder durch Elektrochirurgie geschehen.

Bei der Gingivektomie mit dem Elektrotom (Elektrotomie) werden nach der von SCHÖN 1980 beschriebenen Methode mit der Schlingenelektrode schichtweise Teile der Gingiva abgetragen.

Der *Knochen* darf dabei wegen der Gefahr von Nekrosen nicht tangiert werden.

Bei entzündetem Gewebe gestaltet sich das Elektotomieren mitunter schwierig wegen der starken Blutung. Besser ist dann eine Papillektomie.

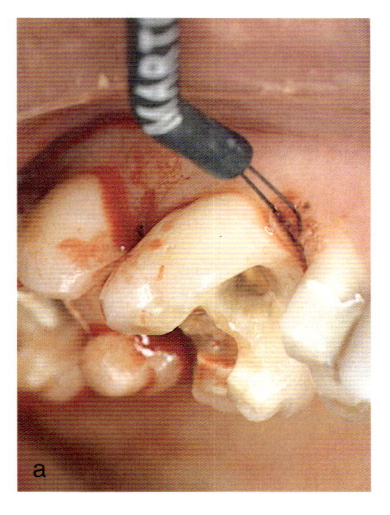

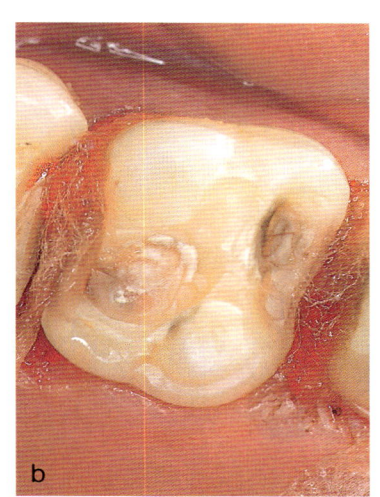

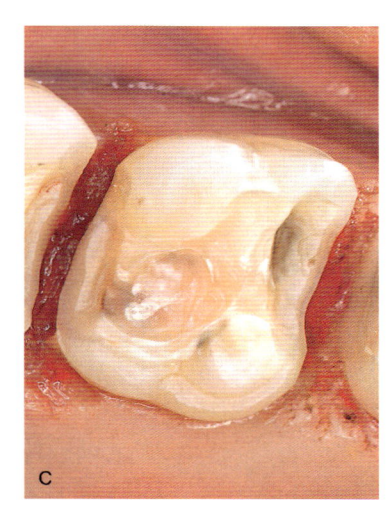

599 Elektrotomie
a) Schichtweises Abtragen unter ziehenden, zügigen Bewegungen der Schlinge.
b) Blutstillung mit aufgefaserten imprägnierten Wattepellets.
c) Situation vor dem Abdruck.

Papillektomie

Man versteht darunter die vollständige Entfernung des approximalen Gingivagewebes: Nach einer Umschneidung mit dem Skalpell wird die gesamte Interdentalpapille bis auf das Periost mit einer Kürette entfernt. Eine Blutung kommt sofort zum Stehen, wenn kein Gewebe zurückgeblieben ist.

Die Wundheilung geschieht sekundär durch Granulationen, die vom Rand her einspießen. Ein Verband ist nicht erforderlich.

Die Papillektomie ist einfach und schnell auch vom chirurgisch Unerfahrenen ohne großen instrumentellen Aufwand auszuführen (SCHLAGENHAUF u. RAU 1987). Kontraindikation: Bei sehr engen Approximalräumen, z. B. oberer Molaren, wird wegen der Unzugänglichkeit des Operationsfeldes die Elektrotomie mit der Nadelelektrode empfohlen.

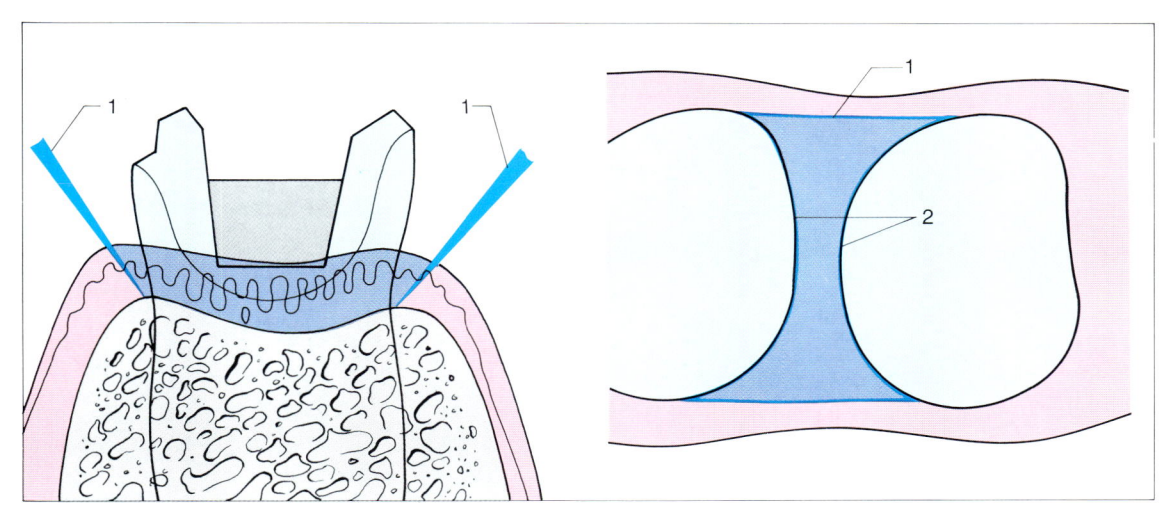

600 Schnittführung
Erste Inzision: oral und vestibulär ≈45° zur Zahnachse, so daß auch die lateralen Papillenanteile umschnitten sind (1).
Zweite Inzision: interdentaler Marginalschnitt tangential zur Wurzeloberfläche bis auf Knochenhöhe (2).

224 Gegossene Restaurationen

601 Erste Inzision
Der Schnitt zieht auf die äußere Kante des Alveolarknochens und verläuft gerade entlang der äußeren Begrenzung des interdentalen Dreiecks.

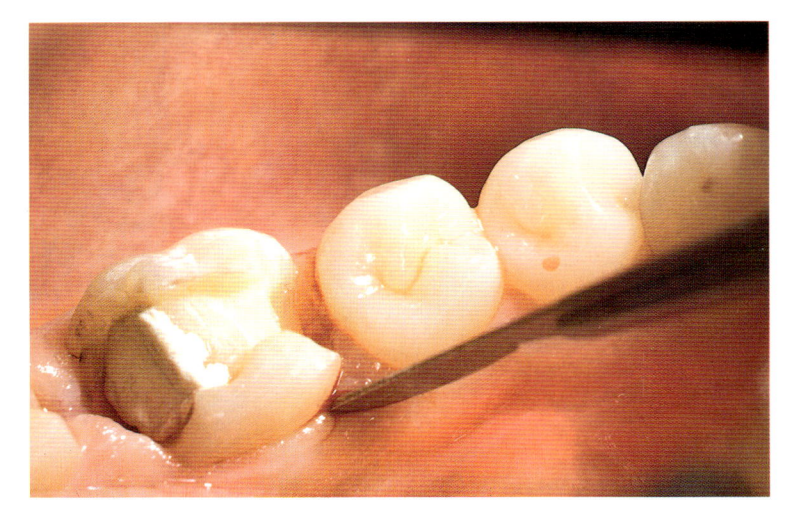

602 Zweite Inzision
Der Schnitt verläuft interdental zwischen Zahn und Gingiva bis zum Fundus der Tasche und trifft oral und vestibulär auf die erste Inzision.

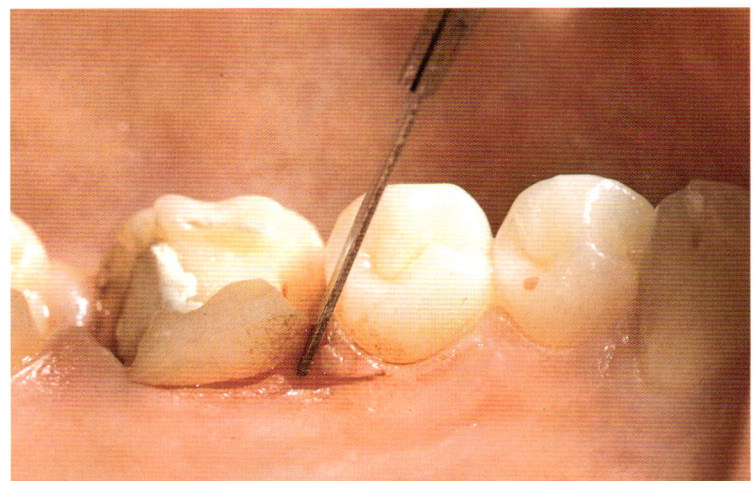

603 Entfernung des Exzidats und Wurzelglättung unter Sicht
Mit einer Kürette (z. B. Gracey Nr. 1/2 oder 13/14) wird das interdentale Gewebe mobilisiert und möglichst in toto entfernt.
Mit demselben Instrument wird anschließend auch das obligatorische *Scaling* der Wurzeloberfläche durchgeführt.

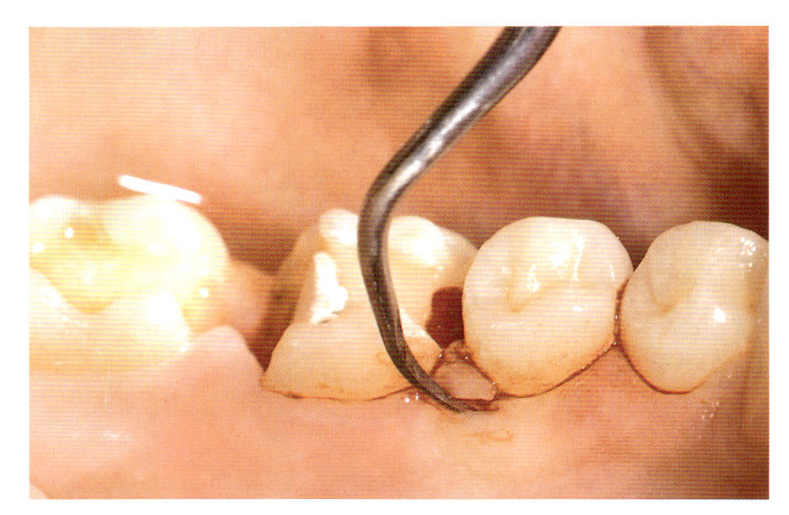

604 Zustand vor Abformung
Das Ergebnis der Papillektomie erfüllt die Voraussetzungen für ein problemlosen Abdruck:
– Präparation inklusive Rand voll sichtbar.
– Stumpf sauber und trocken.
Merke: Nur was zu sehen ist, ist auch abzuformen.

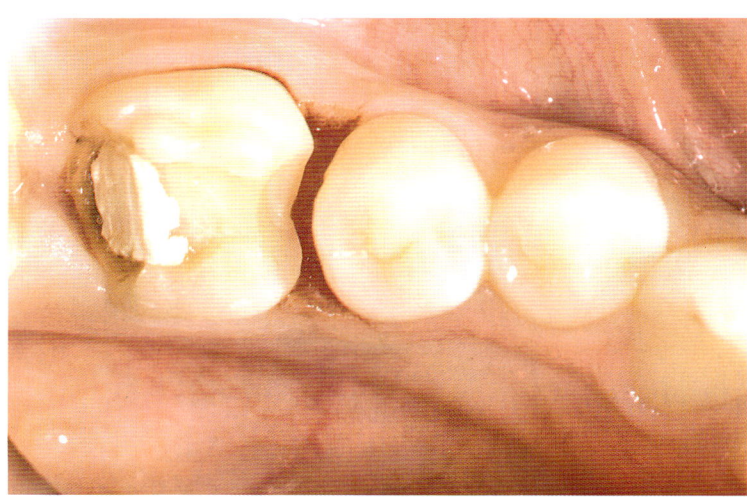

Parodontalchirurgische Maßnahmen **225**

Modellierende Osteoplastik

Die Indikation stellt sich, wenn die kariöse Läsion so nah an den Alveolarknochen reicht, daß nach der Präparation des Randes ein Abstand von mindestens 1 mm nicht mehr gewährleistet ist oder wenn der Knochenrand einen für die spätere Reinigung ungünstigen Verlauf hat, z. B. einen tiefen Einbruch am interdentalen Septum.
Das operative Vorgehen kann als Erweiterung der Papillektomie angesehen werden und sich an diese unmittelbar anschließen oder besser im Rahmen einer Vorbehandlung geschehen. Der orale und faziale Schnitt wird dann nach mesial und distal als Sulkusinzision so weit extendiert, daß ein teilmobilisierter Lappen mit guter Übersicht über das Operationsfeld gebildet werden kann.
Die Korrektur des Alveolarknochens kann mit rotierenden Fräsen unter Kühlung oder manuell mit Knochenfeilen oder Exkavatoren erfolgen. Es sind dabei abrupte Niveauunterschiede zu vermeiden und sanft verlaufende Formen anzustreben.
Die Wundversorgung geschieht durch Adaptation des Lappens mittels interdentaler Naht.

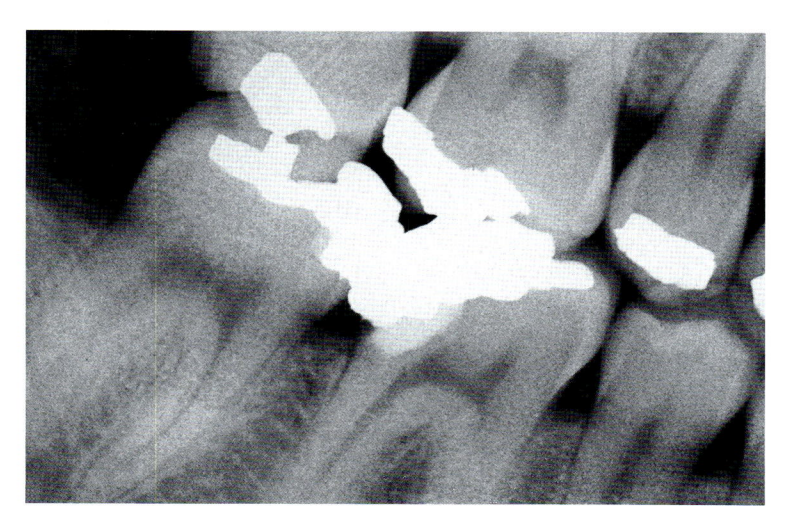

605 Indikation
Das Röntgenbild zeigt eine insuffiziente Füllung am Zahn 46, die bis zum Alveolarknochen reicht. Durch eine modellierende Osteoplastik im Anschluß an eine Stufenkronenpräparation wird der Knochen bis zu den Nachbarzähnen so nivelliert, daß er mindestens 1 mm Abstand vom Kronenrand und einen reinigungsfreundlichen Verlauf erhält.

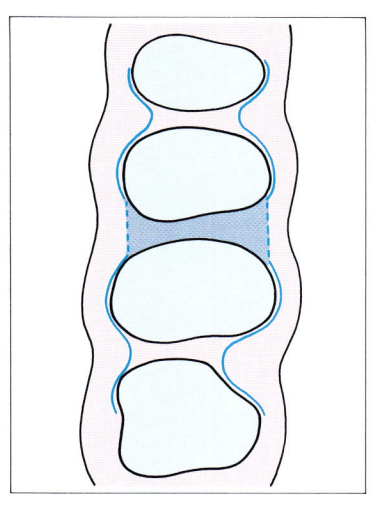

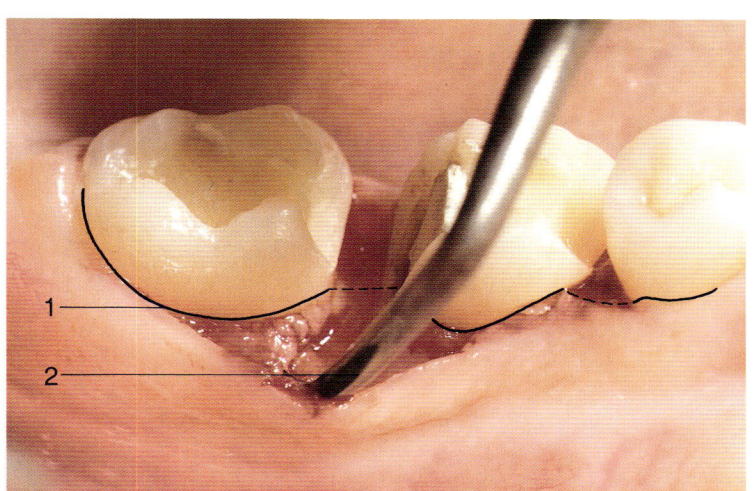

606 Schnittführung und Mobilisierung
Die erste Inzision der vorausgegangenen Papillektomie wird als Sulkusinzision bis zu den nicht betroffenen Nachbarzähnen extendiert (1).
Mit einer Kürette (2) oder einem kleinen Raspatorium wird ein Lappen im Bereich der befestigten Gingiva mobilisiert.

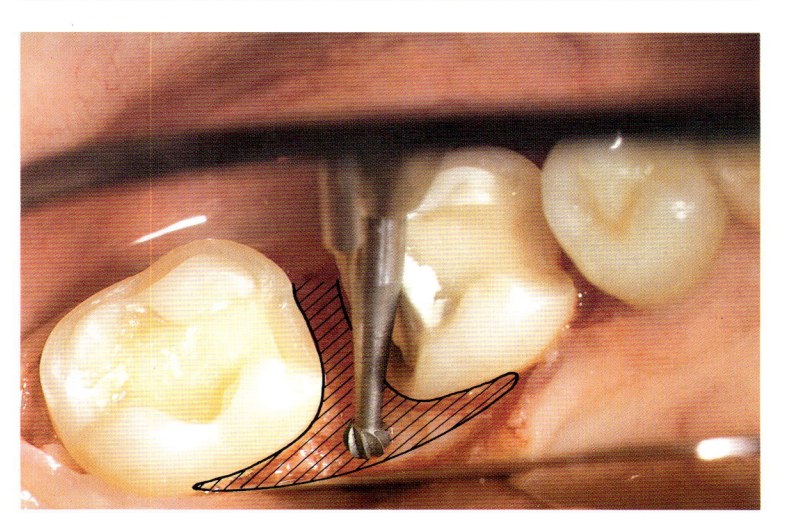

607 Konturierung des Alveolarknochens
Danach Abformung, Naht und provisorische Kunststoffversorgung.

Abformung von speziellen Details

Die Abformung für Gußfüllungen und Teilkronen unterscheidet sich in Material und Methode nicht von der für Kronen und Brücken. Ein Unterschied besteht darin, daß grazile Details wie Zapfen, Stiftkanäle usw. abzuformen sind. Für die getreue Abformung dieser Details und des Randbereichs gelten die Forderungen:
– Alle abzuformenden Partien müssen sauber und trocken sein.
– Das Abdruckmaterial muß durch passives Fließen alle Teile der Präparation erreichen können.
– Eine Sulkusblutung muß stehen.

– Eine ausreichende Schichtdicke von Abdruckmaterial, insbesondere am gingivalen Rand, muß gesichert sein.

Die geforderte Schichtdicke im gingivalen Bereich wird am besten durch die beschriebene *chirurgische Freilegung* erreicht.

Das Abdrängen von Gingiva durch Retraktionsfäden schafft deutlich weniger Platz und bringt im Ergebnis instabile, dünn auslaufende Preßfahnen. (Zur Abformung von Stiftkanälen s. S. 214.)

608 Approximaler Rand
Durch das Legen von Retraktionsfäden in den Sulkus wird nicht selten bei zu starker Einpressung eine neue Läsion gesetzt (a).
Im Abdruck wird nur eine dünne Preßfahne wiedergegeben, die je nach Material auch abreißen kann (b).
Nach chirurgischer Freilegung ist das Septum des Abdrucks stabil und damit auch dimensionsgetreuer (c).

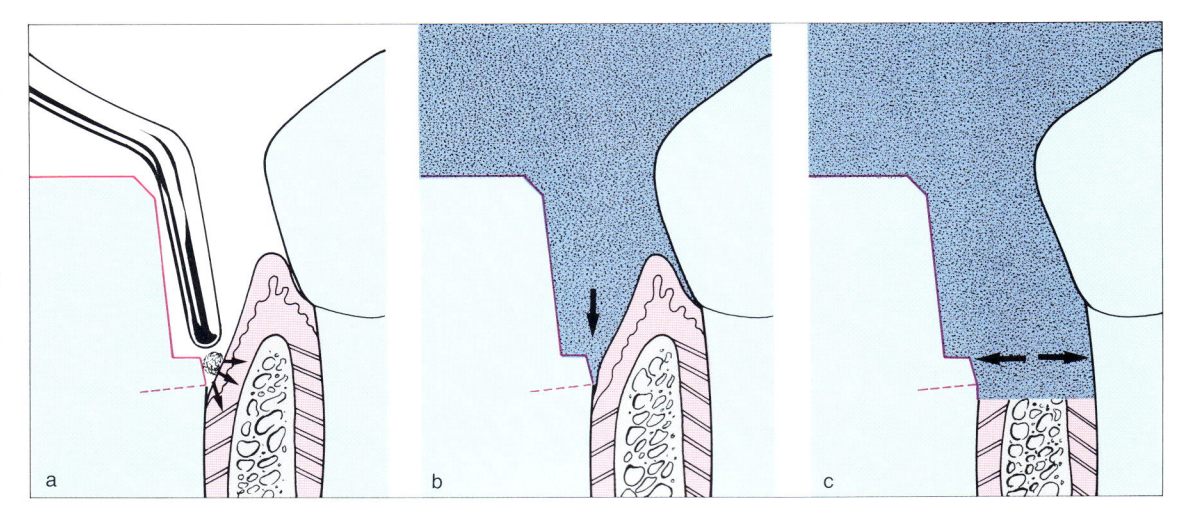

609 Stufe ohne Abschrägung
Bei der Abformung einer nicht abgeschrägten Stufe muß unbedingt die nicht beschliffene angrenzende Zahnoberfläche mit abgeformt werden, damit der Techniker auf dem Modell die Begrenzung erkennen kann.
Hier ist die Indikation zur schonenden Anwendung von Retraktionsfäden gegeben.

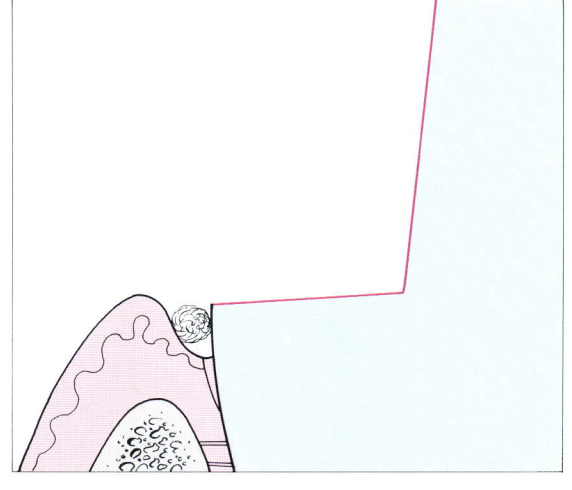

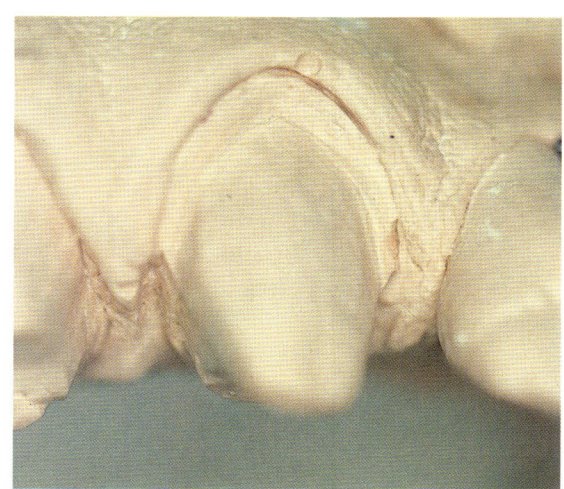

610 Zapfen
Bei der Abformung von zylindrischen Zapfen verbleibt eine Luftblase (1), wenn keine besonderen Maßnahmen getroffen werden.
Abhilfe: Eine in Abdruckmasse getauchte, gekürzte Papierspitze wird kurz vor Einbringen des Löffels in den Zapfen gesteckt (2).

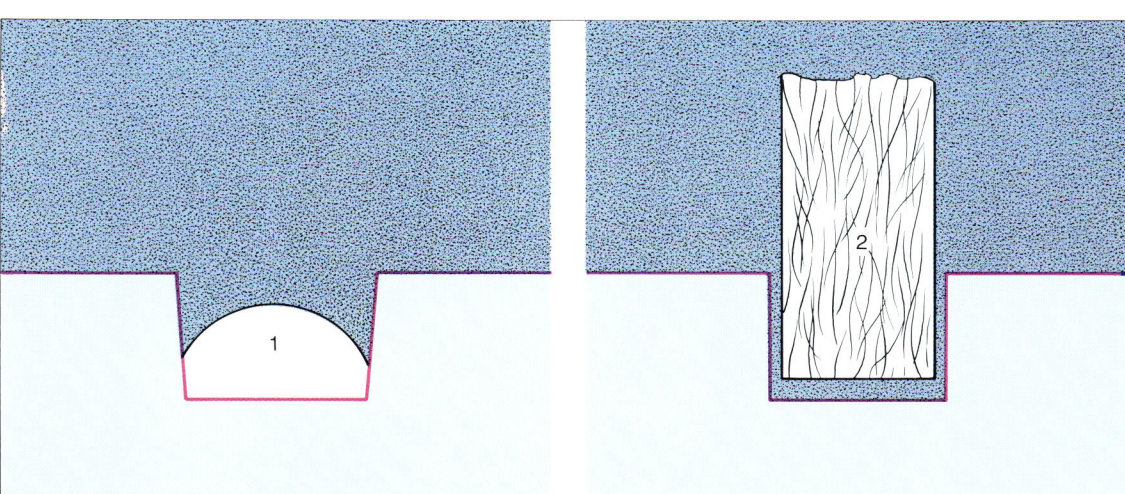

Provisorische Versorgung

Tief eröffnete Dentinwunden sind bereits vor der Fertigstellung der Präparation durch Überkappungsmaßnahmen und abdeckende Unterkonstruktionen versorgt. Bis zur Fertigstellung der definitiven Restauration ist eine provisorische Restauration erforderlich, die folgenden Anforderungen genügen muß:
- vollständige Abdeckung und Verband der peripheren Dentinwunde;
- Sicherung der Zahnstellung durch Antagonisten- und Approximalkontakt;
- Sicherstellung der Kaufunktion;
- parodontalhygienische Randgestaltung;
- strukturelle Stabilität, um ein mehrmaliges Entfernen und Wiedereinsetzen ohne Bruch zu überstehen.

Diesen Anforderungen entsprechen individuell hergestellte Kunststoffprovisorien, die entweder nach der direkten (im Mund) oder indirekten (im Labor) Methode hergestellt werden.

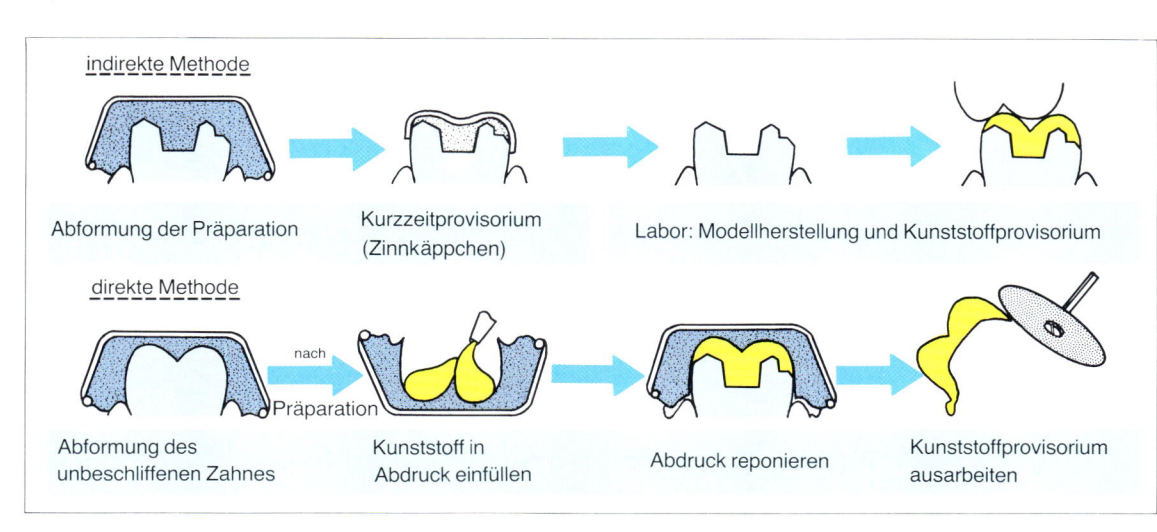

611 Herstellung eines Kunststoffprovisoriums

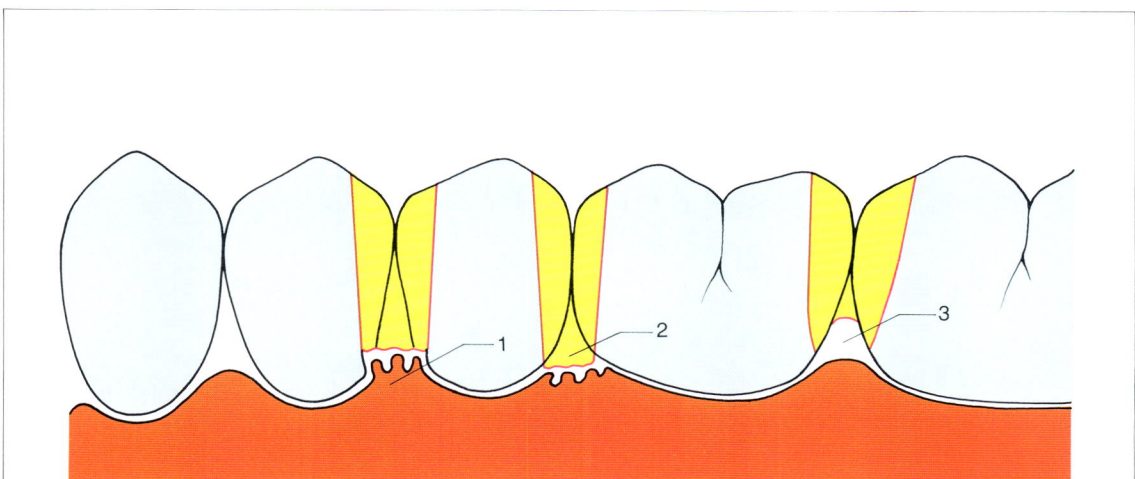

612 Marginale Irritationen
Die Provisorien dürfen das marginale Parodont nicht irritieren.
Bei Unterschuß kann hochsprossendes Granulationsgewebe die freiliegenden Schliffe bedecken (1).
Bei Überschuß wird das Gewebe irritiert und kann nicht abheilen (2).
Bei korrekter Gestaltung bedecken die Provisorien die Präparation vollständig, lassen jedoch auch Platz für die Reinigung (3).

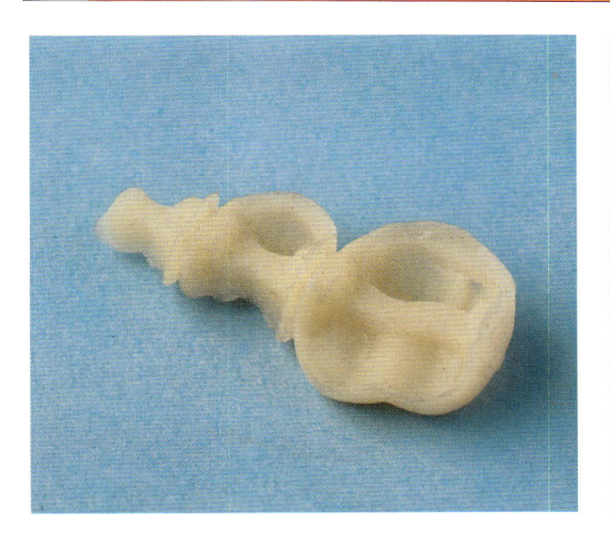

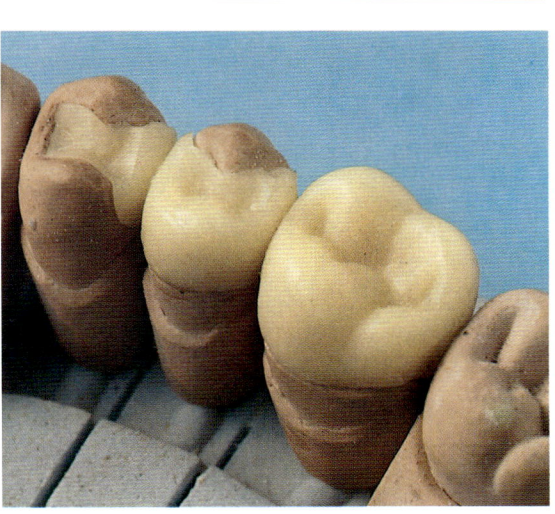

613 Stabilität
Mehrere Provisorien in einer Reihe werden zweckmäßigerweise untereinander verblockt.

Einfache Kieferrelationsbestimmung für Einzelzahn- und Zahngruppenrestaurierungen bei unveränderter Okklusion

Im Anschluß an die Abformung muß die Kieferrelation als *eindeutige Information* für die Zuordnung von Oberkiefer- und Unterkiefermodell definiert sein und an das Zahntechnikerlabor übermittelt werden.
In der Regel besteht vor dem Beschleifen in der Schlußbißstellung ein maximaler Vielpunktkontakt der Zähne. Diese habituelle Interkuspidation (Interkuspidationsposition = IKP) soll ohne zwingende Gründe nicht verändert werden. Lediglich Vorkontakte an einzelnen Zähnen, die eine traumatisierende Okklusion verursachen, werden im Rahmen der Vorbehandlung entfernt.

Bedeutung der anterioren Abstützung

Die Front- und Eckzähne haben physiologischerweise in der Schlußbißstellung okklusale Kontakte, die minimal schwächer sind als die der Seitenzähne. Diese anteriore Abstützung ist für das taktile Auffinden der IKP nach einer Öffnungsbewegung oder auch nach Verlust der Abstützung im Seitenzahnbereich (z. B. durch Beschleifen) von großer Bedeutung. Ein Patient nimmt auch nach dem Beschleifen aller Seitenzähne seine gewohnte IKP wieder ein, wenn er im entspannten Zustand bei leichtem Schließen die anteriore Abstützung findet. Diese bildet nämlich zusammen mit beiden Kiefergelenken eine stabile Dreipunktabstützung.

Für das arbeitstechnische Vorgehen heißt das:
– Eine bestehende Abstützung der Front- und Eckzähne ist unbedingt zu erhalten.
– Bei Fehlen kann sie vor dem Beschleifen der Seitenzähne als experimentelle oder temporäre oder definitive Restauration der Eck- und Frontzähne hergestellt werden.
– Ist beides nicht möglich, wird sie als reponierbares Registrat gespeichert (S. 230).

Auch bei umfangreichen Sanierungen mit Gußrestaurationen in allen Quadranten kann die IKP durch schrittweises oder stufenweises Vorgehen (z. B. I. und IV. Quadrant zusammen fertigstellen) jederzeit ohne großen instrumentellen Aufwand unverändert übernommen werden.
Ein gnathologisches Vorgehen kann angezeigt sein, wenn ein therapeutisches Funktionskonzept die Veränderung der Okklusion und Rekonstruktion aller Kauflächen notwendig macht, wofür die Indikation jedoch eng gestellt werden sollte.

614 Anteriore und posteriore Abstützung
Zusammen mit der posterioren Abstützung beider Kiefergelenke bilden die Frontzahnkontakte ein stabiles Dreieck. Diese Unterkieferposition ist für den Patienten reproduzierbar, auch nach dem beidseitigen Beschleifen der Seitenzähne. Die Gelenkköpfe können sich störungsfrei im Zenit der Gruben lagern.

Zentrisches Okklusionsregistrat

Das Okklusionsregistrat wird am Patienten in derjenigen Schlußbißstellung genommen, die in den Artikulator übernommen werden soll, bei Einzelzahnrekonstruktionen in der Regel die IKP. Ist dies der Fall, sollte das Registrieren bei vollständigem Schluß der nichtbeschliffenen Restbezahnung erfolgen.
Wird ein Registrat unter Bißsperrung genommen, ist eine Gesichtsbogenübertragung obligatorisch.
Unabhängig vom verwendeten Material und der Methode der Bißnahme muß das Registrat folgende Eigenschaften haben:

– eindeutige, leichtgängige Reponierbarkeit auf das Modell,
– möglichst wenige und flache Impressionen,
– keine Weichteilimpressionen,
– dimensionsgetreue und verbiegungsfreie Werkstoffe,
– korrekte Vertikal- (keine Bißerhöhung) und Horizontaldimension,
– Möglichkeit des Zurückschneidens oder Betrimmens.

Als Materialien kommen Wachse, Pasten, Gips und Kunststoffe in Frage.

Okklusionsregistrate

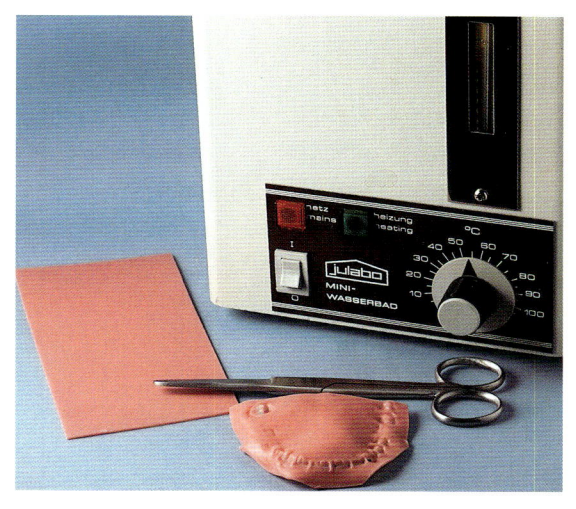

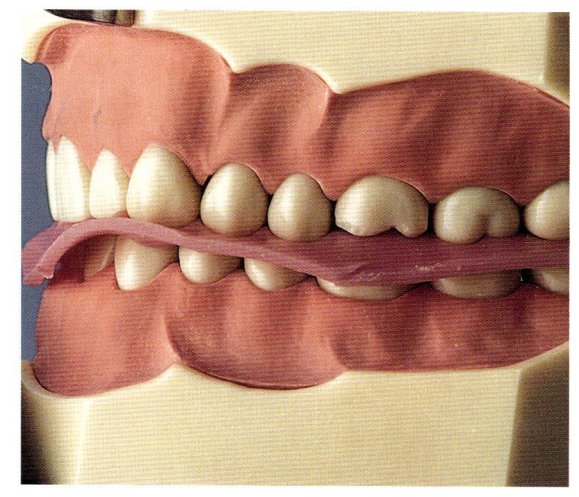

Verschiedene Registrate

615 Wachsdurchbißregistrat
Material: Registrierwachs, Wasserbad.
Methode: Aufbeißen auf eine auch unbeschliffene Zähne bedeckende Wachsplatte bis zum Erreichen der IKP.
Vorteil: einfache Handhabung.
Nachteil: Abweichung bei der Schließbewegung und Bißerhöhung nicht auszuschließen.
Wertung: nicht geeignet.

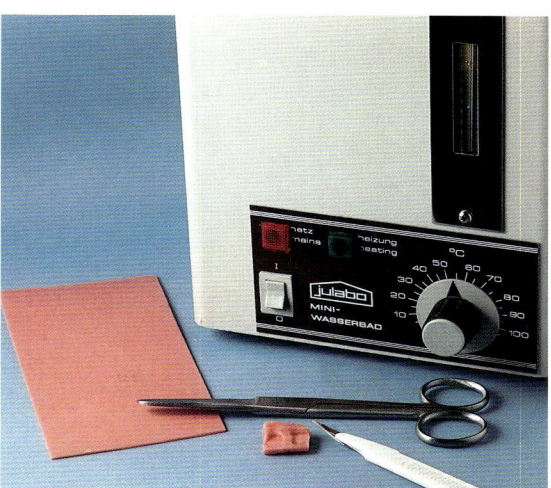

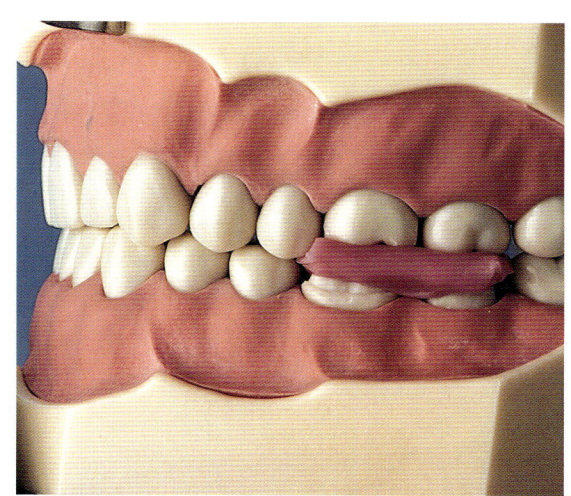

616 Wachseinbißregistrat
Material: Registrierwachs, Wasserbad, Skalpell.
Methode: Aufbeißen auf erweichtes Wachsplättchen, das nur die Präparationen bedeckt. Beschneiden nach Entnahme.
Vorteil: einfache Handhabung und Kontrolle der Position
Nachteil: mögliche Abweichung bei der Schließbewegung.
Wertung: bedingt geeignet.

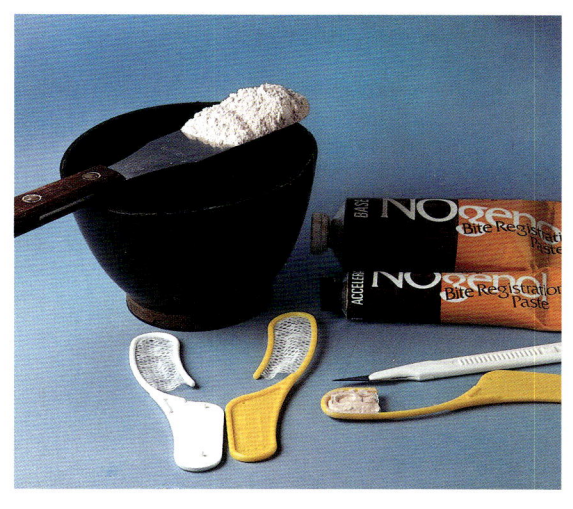

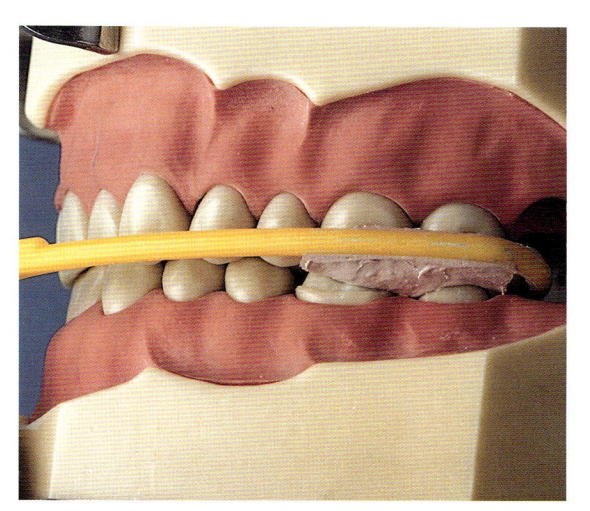

617 Paste auf Träger-Einbißregistrat
Material: Registrierpasten oder Abdruckgips oder Kunststoffregistriermasse, Gazeträger, Schere, Skalpell.
Methode: Aufbeißen auf einen mit Paste beschickten Träger, der im Bereich unpräparierter Zähne zurückgeschnitten ist.
Vorteil: kein Widerstand beim Zubeißen, damit nur geringe Gefahr des Abweichens.
Nachteil: mögliche Bißerhöhung bei Verrutschen des Trägers zwischen unbeschliffene Zähne.
Wertung: gut geeignet.

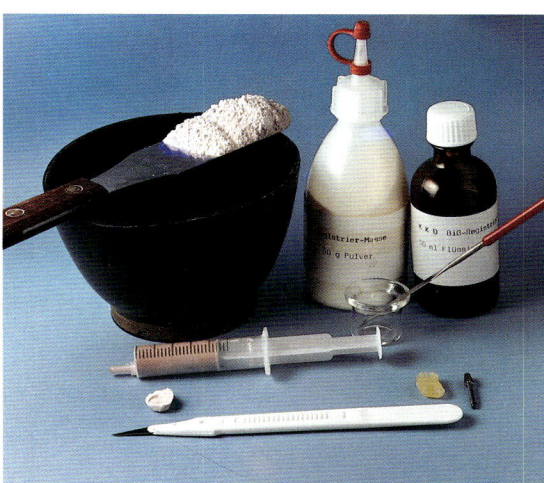

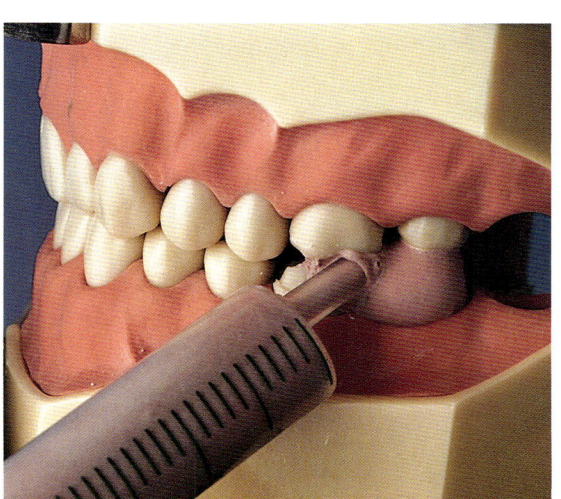

618 Spritzregistrat bei geschlossener Zahnreihe
Material: Einmalspritze, Abdruckgips oder Kunststoffregistriermasse, Skalpell oder Fräse.
Methode: Nach Kontrolle der Bißlage nach Schluß der Zahnreihen wird über die präparierten Zähne die Masse gespritzt und nach Entnahme betrimmt.
Vorteil: kontrollierbares Vorgehen, keine Störung durch Ausweichbewegung.
Nachteil: Handhabung.
Wertung: bestens geeignet.

Gegossene Restaurationen

Anwendung für zentrische Registrate in der habituellen Interkuspidation IKP

619 Registrat und Modellpaket

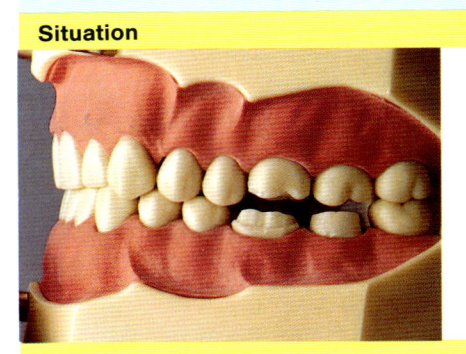

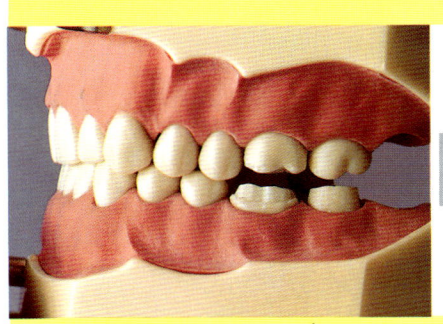

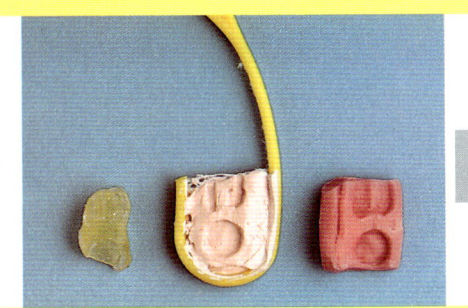

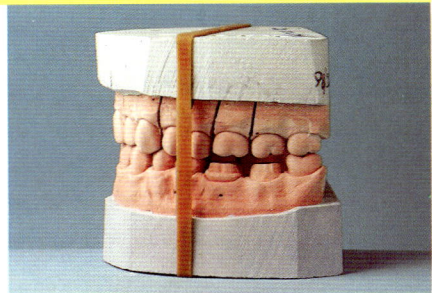

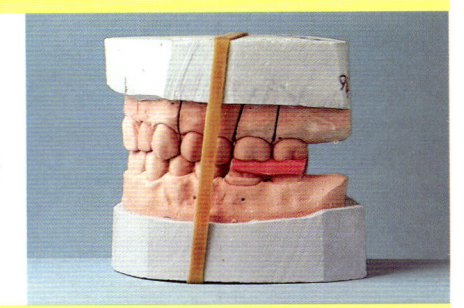

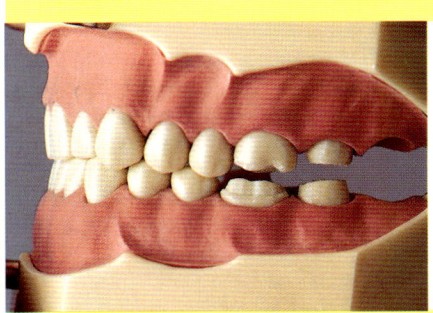

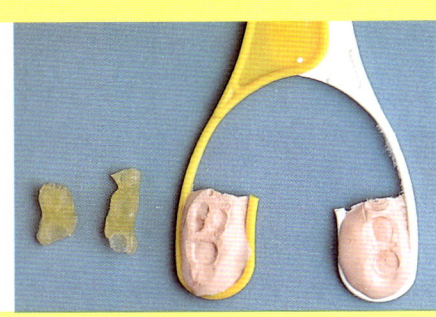

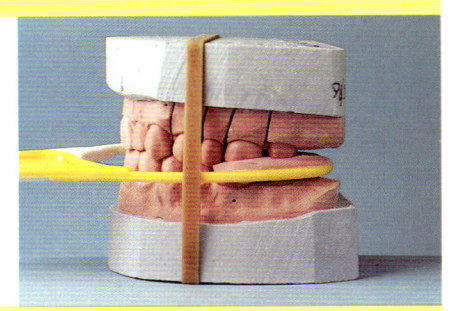

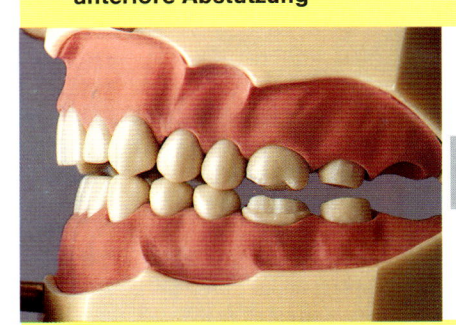

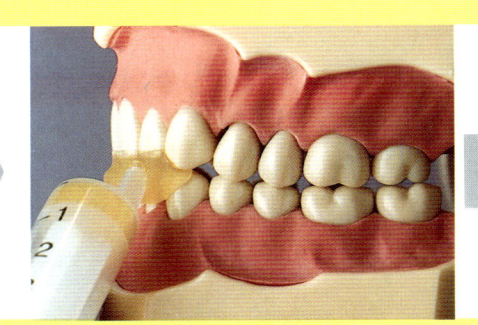

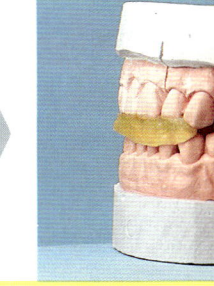

Situation	Registrat	Modellzuordnung
A: Sichere Abstützung erhalten geblieben	überflüssig	Ohne Registrat eindeutig möglich
B: Endständig beschliffene Zahngruppe	Wachseinbiß oder Paste auf Träger oder Spritzregistrat	Registrat muß nur bei Kippen der Modelle verwendet werden
C: Beidseitig endständig beschliffene Zahngruppen, anteriore Abstützung	Spritzregistrate beidseitig oder Paste auf Träger	Registrat erforderlich
D: Beidseitig endständig beschliffene Zahngruppen, keine anteriore Abstützung	Anteriores Spritzregistrat vor Beschleifen, danach wie Situation C	Anteriores und distales Registrat erforderlich

oder

Gnathologisches Vorgehen

Die Funktion der Kauflächen – Okklusion und Artikulation

Gelegentlich begegnet man immer noch der Ansicht, die Fissuren seien nichts als kunstvolle Verzierungen in den Kauflächen der Zähne. Dabei finden auf den Kauflächen nicht nur die okklusalen Antagonistenkontakte statt, sondern auch deren Artikulationsbewegungen, die ihrerseits von den verschiedenen Funktionen des gesamten stomatognathen Systems beeinflußt werden. Das heißt, daß die Kauflächen nicht nur nach künstlerischen, sondern hauptsächlich nach funktionellen Vorgaben gestaltet werden. So sind zum Beispiel die Fissuren als Bewegungsspuren der durch sie gleitenden oder schwebenden antagonistischen Höcker zu verstehen. Ganz gleich, ob die bestehende Funktion im Rahmen einer Restaurierung geändert oder beibehalten werden soll, so sind auf jeden Fall Mindestkenntnisse über die Artikulation, wie sie sich in den Kauflächen als Projektion der Gesamtfunktion darstellt, erforderlich.

Okklusale Funktionsanalyse

Neben den vorauszusetzenden allgemeinen Kenntnissen der Okklusions- und Artikulationslehre sind vor Beginn einer Behandlung die individuellen funktionellen Eigenheiten in einer Funktionsanalyse festzuhalten. Man unterscheidet eine *instrumentelle Funktionsanalyse,* bei der die Bewegungen des Unterkiefers mit Modellen in einem justierbaren Artikulator simuliert werden, und eine *klinische Funktionsanalyse,* die direkt am Patienten erstellt wird. Wenn wir davon ausgehen, daß bei Einzelzahn- und Zahngruppenrestaurationen die bestehenden okklusalen Verhältnisse nicht ohne zwingende Gründe geändert werden sollen, so gilt das auch für die Artikulation. Wer aber als Zahnarzt diese Verhältnisse vor der Behandlung nicht gekannt hat, merkt auch nicht, wenn sie nachher verändert sind; für die Patienten eine manchmal schmerzliche Erfahrung.

Eine kleine klinische okklusale Funktionsanalyse, wie sie für unsere Studenten obligatorisch ist, erfordert nur geringen Zeitaufwand. Die Okklusion betreffend wird darin festgestellt, ob Vorkontakte bestehen und ob die Frontzähne abgestützt sind oder nicht.

Die Artikulation wird nach folgendem Schema erfaßt:
– Frontzahn-Eckzahn-Führung,
– unilateral balanciert,
– bilateral balanciert,
– unilateral balanciert mit Balancekontakt.

Funktion	E	U	B	U mit BK	Besonderheiten
-RL				X	Bk auf gekipptem 38
-LL		X			25 führt nicht
-IKP	frontal Kontakt	X	frontal offen		Vorkontakte: Amalg. Fllg. 16

620 Notiz einer okklusalen Funktionsanalyse
Es bedeuten:
E Eckzahn-Führung
U unilateral balanciert
B bilateral balanciert
BK Balancekontakt
RL Rechtslateralbewegung
LL Linkslateralbewegung
IKP Interkuspidationsposition
(aus: Kursus der Zahnerhaltung II, Abteilung Poliklinik für Zahnerhaltung des Zentrums für Zahn-, Mund- und Kieferheilkunde der Universität Tübingen.)

Gegossene Restaurationen

Erstellen einer okklusalen Funktionsanalyse

Zur Fixierung der Gebißfunktion vor Einzelzahn- und Zahngruppenrestaurierungen genügt es, Befunde nur für den Bereich der Kauflächen zu erstellen. Der Befund ist mit einfachsten Mitteln zu erfassen: gute Beleuchtung, Trockenlegung, Auge, Ohr und Testfolien. Der Schall der aufeinanderschlagenden Zahnreihen zusammen mit der Frage: „Haben Sie das Gefühl, daß Sie mit allen Zähnen gleichmäßig und gleichzeitig auftreffen?" gibt Aufschluß über die Zahnkontakte der IKP. Für die zahngeführten Unterkieferbewegungen ergibt das Aufsuchen der artikulierenden Facetten an den bekannten funktionstypischen Stellen und das optische Erfassen der Exkursionsbewegungen meist schon genügend Informationen.

Die Stärke der Antagonistenkontakte wird mit zwischen die Zahnreihen gelegten, superdünnen Testfolien bestimmt. Diese werden bei dem Versuch, sie herauszuziehen, mit einer bestimmten Kraft gehalten oder freigegeben.

Als zusätzliche Hilfsmittel, besonders für metallische Kauflächen, stehen noch farbbeschichtete Folien zur Verfügung.

621 Okklusale Kontakte bei IKP
Bei physiologischer Okklusion wird ein unbeschichteter Teststreifen (Shimstock oder Rettungsplane)
– von den Seitenzähnen festgehalten,
– von den Eckzähnen gerade noch gehalten,
– von den Schneidezähnen fast nicht mehr gehalten.

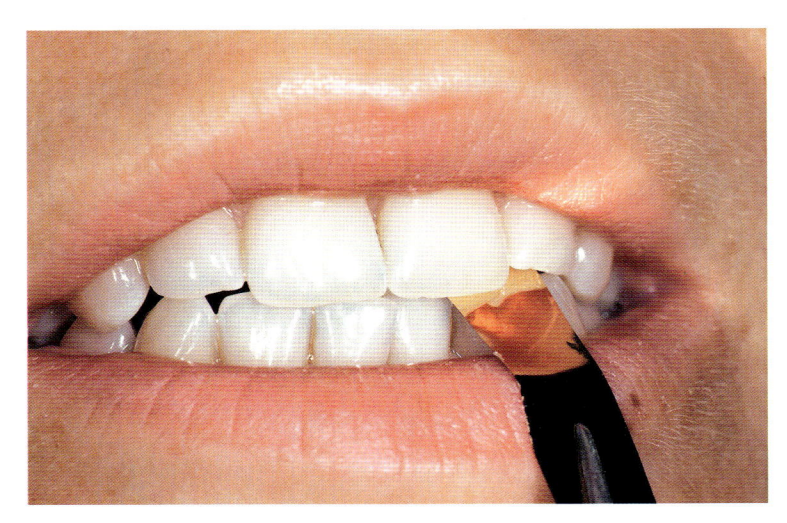

622 Optische Inspektion
Die Spuren der zahngeführten Bewegungen sind an den für jede Einzelbewegung *typischen Facetten* zu erkennen, jedoch nur, wenn die Zähne völlig trocken und optimal ausgeleuchtet sind.

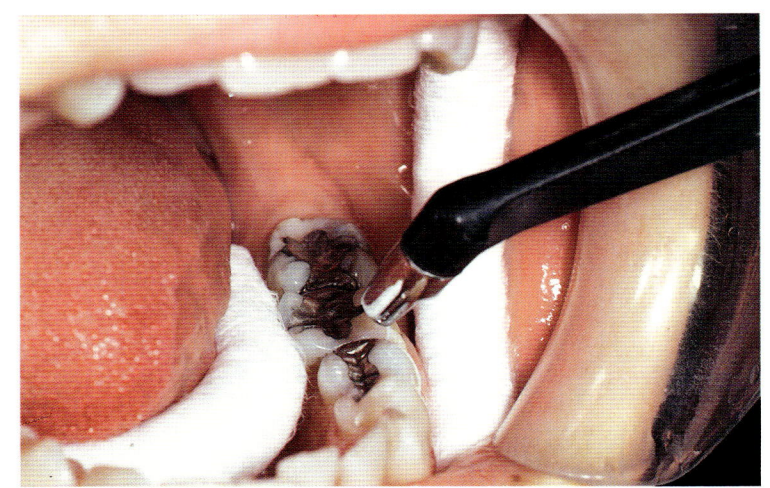

623 Schliffacetten und Vorkontakte
Sie stellen sich als *hochglanzpolierte Flächen,* auf Schmelz mit Randkante, auf Metall ohne Randkante, dar.
Hier ist aus der Lage der Facetten zu schließen, daß die Prämolaren und der erste Molar zusammen mit dem Eckzahn die Laterotrusionsbewegung führen: Gruppenkontakt.

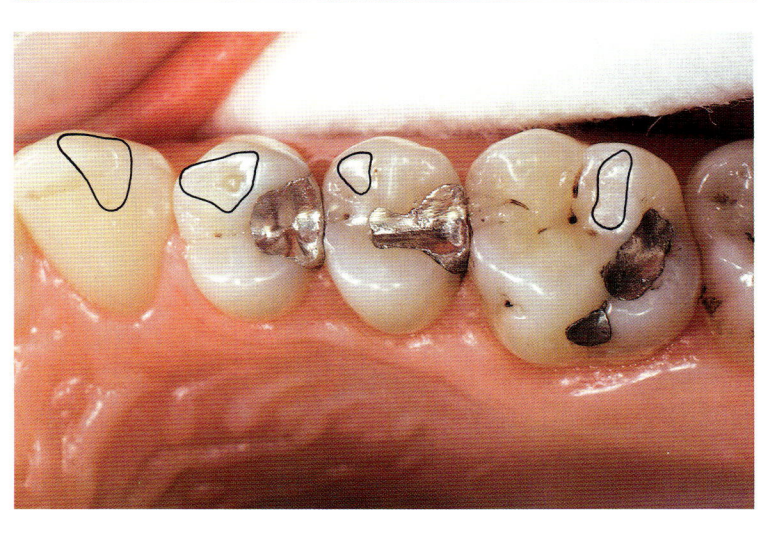

Funktion 233

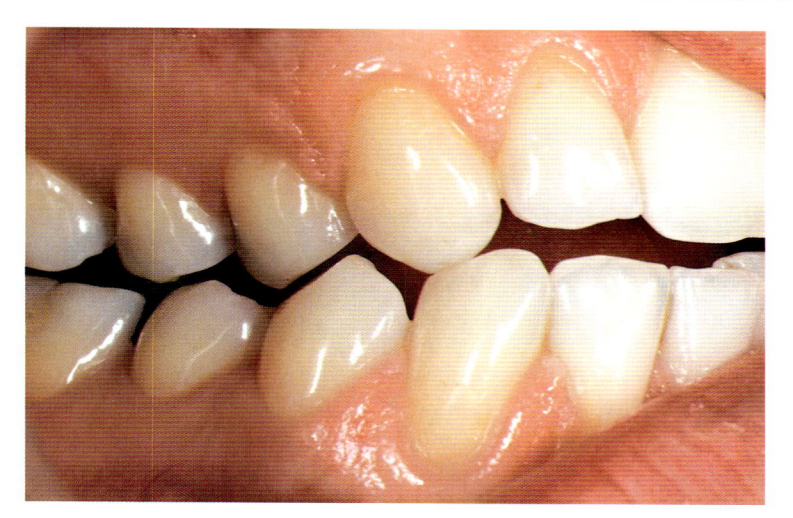

624 Beobachtung der Exkursionsbewegungen
Das einfache Beobachten ist aufschlußreich, bringt jedoch im Gegensatz zum „Lesen" der Schlifffacetten keine Erkenntnisse über die Dynamik der möglichen Bewegungen und die Situation bei Anspannung (Bruxismus).
Hier: eckzahngeführte Laterotrusionsbewegung.

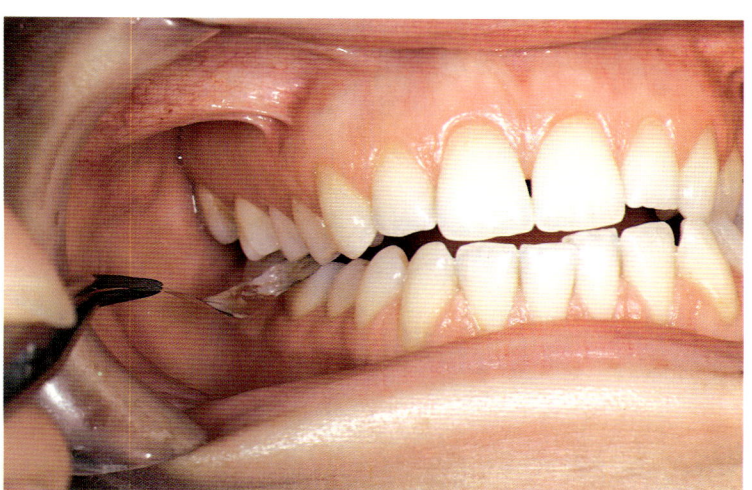

625 Aufsuchen von Artikulationskontakten mit Testfolie
Nicht alle interessanten Kauflächen sind während einer Bewegungsphase einsehbar. Hier wird z.B. mit Hilfe eines unbeschichteten Streifens, der nicht freigegeben wird, ein Mediotrusionskontakt aufgespürt.

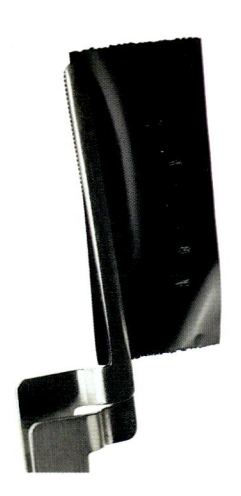

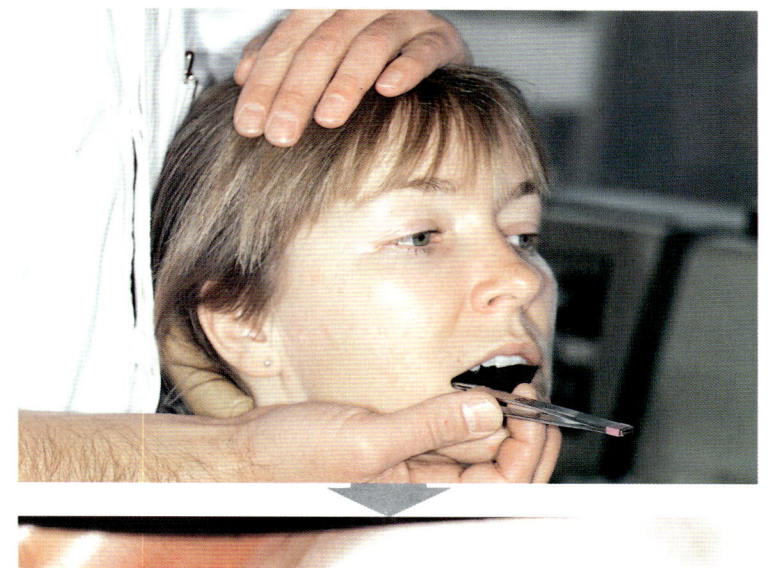

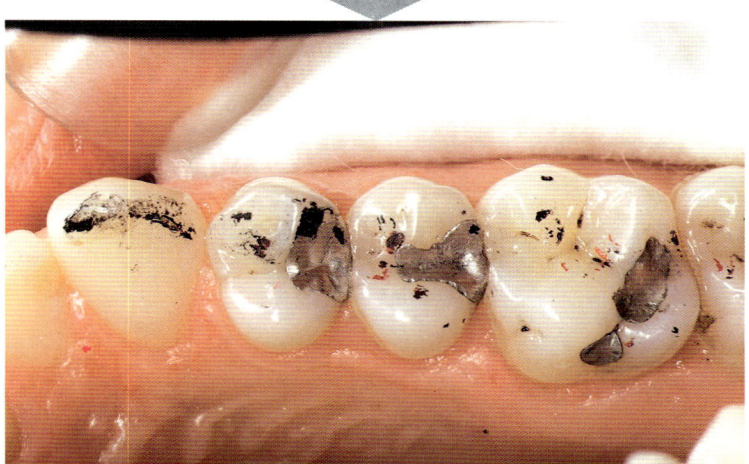

626 Markierung der Artikulationskontakte mit Farbfolien
Zwischen den trockengelegten Zahnreihen wird eine schwarze Okklusionsprüffolie (Hanel) gehalten, während der Patient „kräftig darauf mit den Zähnen herumschaukelt". Er kann dabei vom Behandler unterstützt oder gezielt geführt werden. Durch Überstrecken des Kopfes führt der Patient die Bewegungen aus einer retralen Position unter gleichzeitiger Anspannung aus und zeichnet so seine Spuren auf Kaufläche und Folie.

627 Markierung okklusaler Stopps mit Farbfolien
Mit einer hellen Farbe (rot) werden nun durch ein einmaliges Schließen („tapp") die okklusalen Stopps dargestellt. Danach stellen sich die zahngeführten Bewegungen als schwarze Spuren mit roten Punkten für die okklusalen Stopps dar.

Möglichkeiten funktioneller Kauflächengestaltung in Artikulatoren

Die zentrische Bißnahme dient nur dazu, Ober- und Unterkiefermodell in einer Schlußbißlage definiert zuzuordnen und zu verschlüsseln – *Modellpaket*. Diese korrekte Zuordnung ist für die Erstellung der Okklusion enorm wichtig. Hier entscheidet sich z.B., ob die Restauration zu hoch wird oder nicht.

Für die Artikulation bzw. für die funktionelle Kauflächengestaltung ist u.a. die räumliche Positionierung dieses Modellpakets zur Drehachse eines Artikulators und dessen gerätespezifische Bewegungsmöglichkeit und Einstellbarkeit von Bedeutung. Hier entscheidet sich, ob die Restauration den Patienten in den Unterkieferbewegungen behindern wird oder nicht.

Die Bandbreite der Individualisierungsmöglichkeiten von Artikulatoren reicht von reinen Drehbewegungen (Klipp-Klapp) über mittelwertig unveränderbar eingestellten bis zu volljustierbaren Geräten.

Das Entscheidende ist jedoch nicht das verwendete Gerät, sondern nur das Ergebnis in Gestalt der störungsfrei funktionierenden Kaufläche. Zum Erreichen dieses Zieles ist in erster Linie Sachverstand gefragt, der nicht durch apparativen Aufwand ersetzt werden kann.

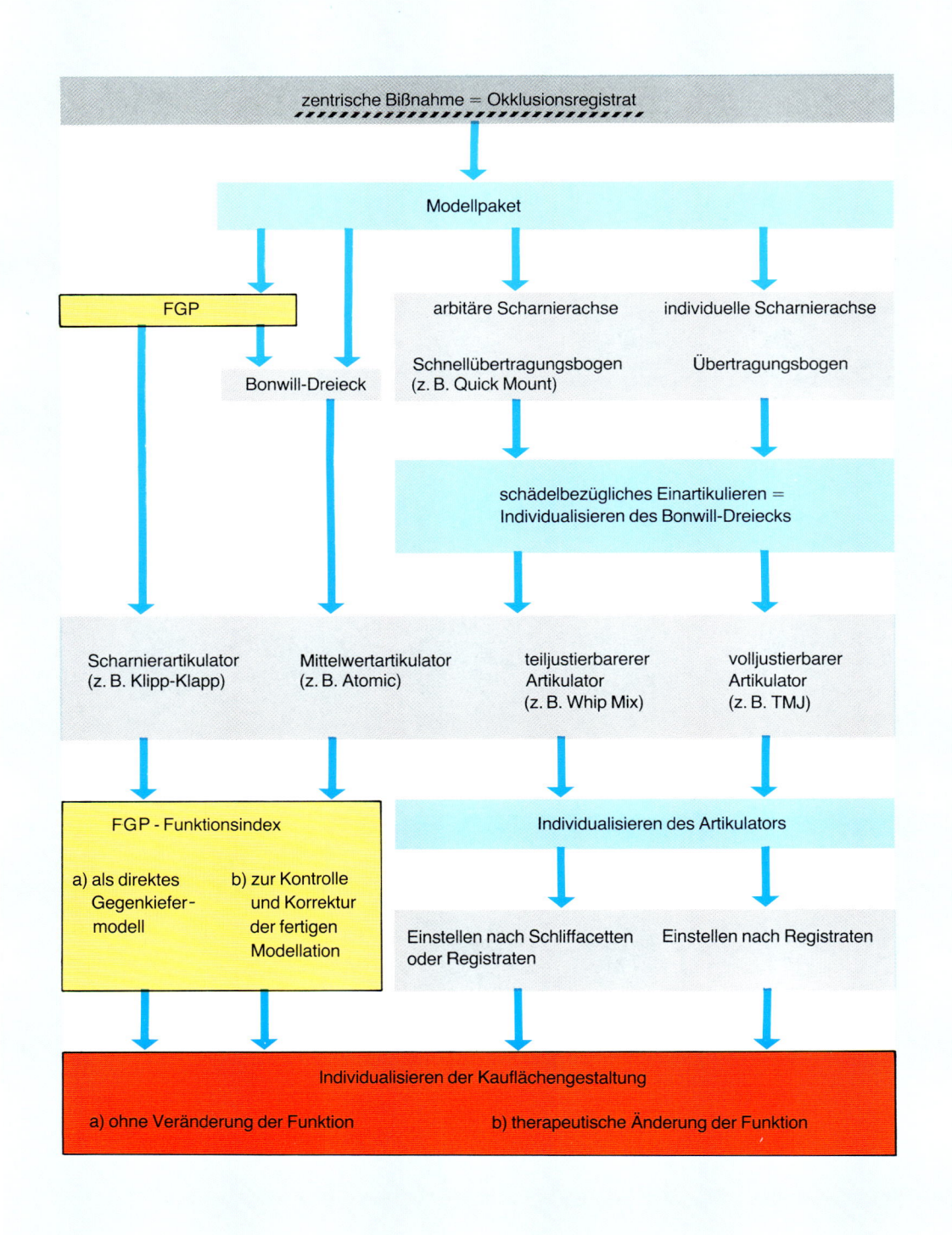

Funktion **235**

Durch die annähernde oder exakte schädelbezügliche Einartikulation (Gesichtsbogen) wird bereits eine ungefähre Bewegungssimulation im mittelwertig eingestellten Gerät erreicht. Sie kann durch das Justieren des Gerätes im Rahmen der Möglichkeiten noch weiter individualisiert werden.
Die Informationen zum Justieren liefern:
– vorhandene Schliffacetten,
– Registrate, die verschiedene Bewegungspositionen des Unterkiefers festhalten.

Als Standardmethode empfehlen wir die Verwendung von teiljustierbaren Artikulatoren zusammen mit der Übertragung einer arbiträren Scharnierachsposition oder die FGP-Methode. Das ermöglicht sowohl die Übernahme der vorhandenen Okklusion und Artikulation als auch eine Veränderung im Sinne einer Idealisierung.
Die Minimalforderung lautet: Keine neuen Störungen einbauen!
Die FGP-Methode *(functionally generatet path)*, auch Funktionsbißnahme, dynamischer Biß oder funktionelle Kaubahnaufzeichnung genannt, erfüllt diese Forderung ohne apparativen Aufwand (SHILLINGBURG u. Mitarb. 1986, KÄYSER u. Mitarb. 1985).

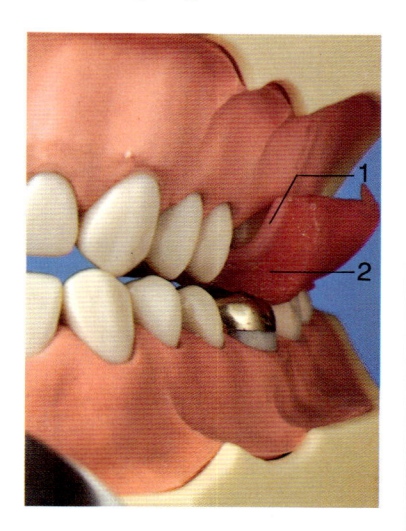

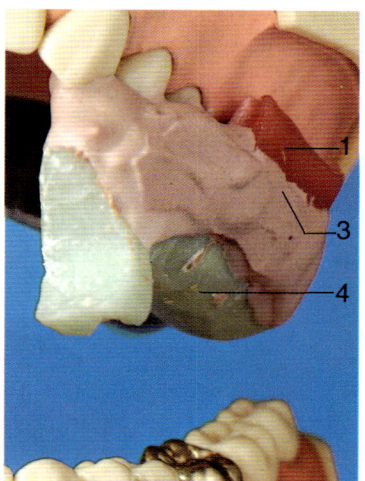

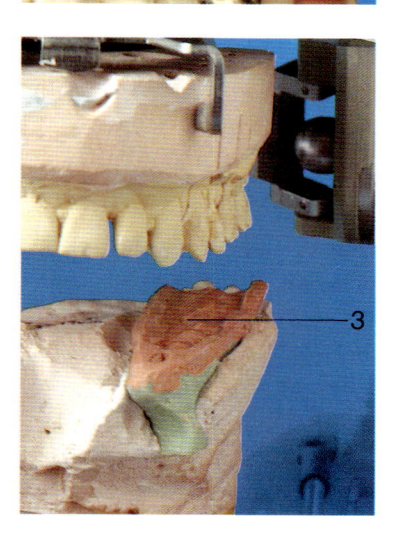

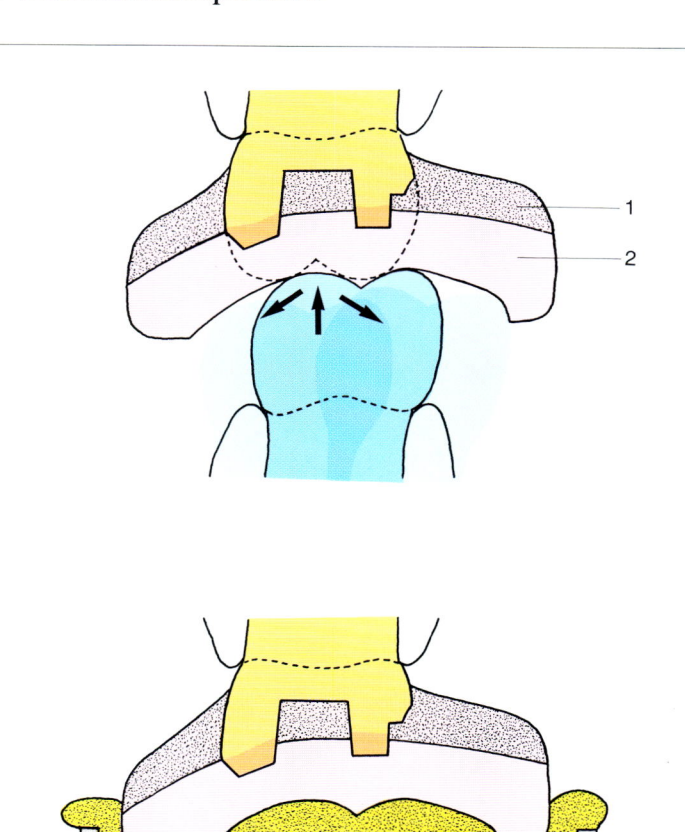

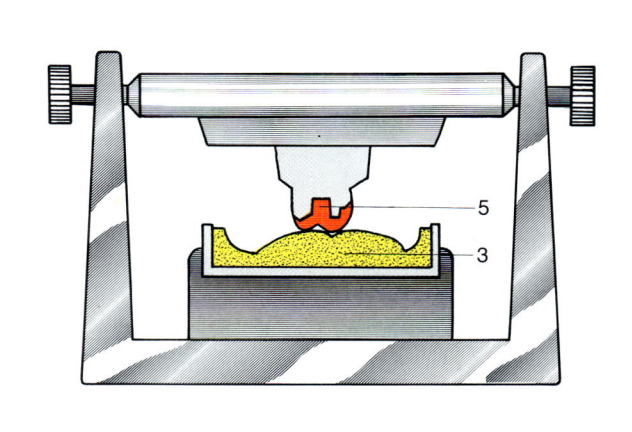

Prinzip der funktionellen Kaubahnaufzeichnung FGP

628   Herstellen des Funktionsbisses
Ein Stück Registrierwachs (2) wird auf den präparierten Zahn aufgebracht, eventuell mit einem zuvor angefertigten Kunststoffträger als Fixationshilfe (1). Der Patient schließt nun und führt alle Exkursionsbewegungen die möglich sind durch. Dabei zeichnen die antagonistischen Höcker ihre Bewegungsbahnen als Spuren in das Registrat (nach *Käyser* u. Mitarb. 1985).

629   Herstellen des Funktionsindex
Im Mund wird das Funktionsregistrat mittels Pinsel mit Abdruckgips (3) überschichtet. Darüber wird, fixiert in einem flachen partiellen Löffel (4), ein Gipsabdruck unter Miteinbeziehung der Nachbarzähne genommen. Dies ist nötig, um den so gewonnenen Funktionsindex auf das Arbeitsmodell reponieren zu können (nach *Käyser* u. Mitarb. 1985).

630   Gebrauch des Funktionsindex
Der Funktionsindex (3) kann in einem einfachen Okkludator
– als Gegenkiefermodell verwendet werden (versierter Techniker) oder besser
– nach Fertigstellung der Wachsmodellation (5) zu einem anatomischen Gegenkiefermodell gegen dieses ausgetauscht und zur Korrektur und Kontrolle der funktionellen Kauflächengestaltung benützt werden.

Okklusionsschemata

Die detaillierte Ausgestaltung im Okklusionsbereich ist bei fehlenden Informationen seitens des Zahnarztes dem Zufall oder dem Standard des Technikers überlassen. Meistens ist es so, daß der Zahnarzt einem bestimmten Okklusionskonzept anhängt. Beides kann für den Patienten negative Folgen haben, z. B., wenn eine bestehende Eckzahnführung ohne Grund „wegrestauriert" oder in ein Abrasionsgebiß eine idealisierte Restauration mit scharfer Verzahnung eingegliedert wird. Es ist daher zu empfehlen, daß neben der in der Funktionsanalyse (S. 232 f.) festgehaltenen Generalsituation auch die Eigenheiten der Antagonistenbeziehungen übernommen werden.

Es gibt zwei Grundmuster der okklusalen Antagonistenbeziehung.

Die *Dreipunktabstützung* paßt zu einer idealen Okklusionskonzeption mit zentrierten Kiefergelenken und Führungsfunktionen der Front- und Eckzähne.

Die *Punkt-Fläche-Abstützung* (freedom in centric) ist korreliert mit mehr Freiheit der Kiefergelenke und fehlender Frontzahnführung in der initialen Phase des Ausgleitens bei Exkursionsbewegungen.

631 Dreipunktabstützung
Die tragenden Höcker sind in den Gruben ihrer Antagonisten stabil mit drei Punkten abgestützt und zentriert. Bei Exkursionsbewegungen muß der Höcker, ohne einen Horizontalschub auf einen antagonistischen Abhang auszuüben, ausgleiten können.
Das ist nur möglich, wenn der Eckzahn allein oder zusammen mit Seitenzähnen diese Bewegung führt.

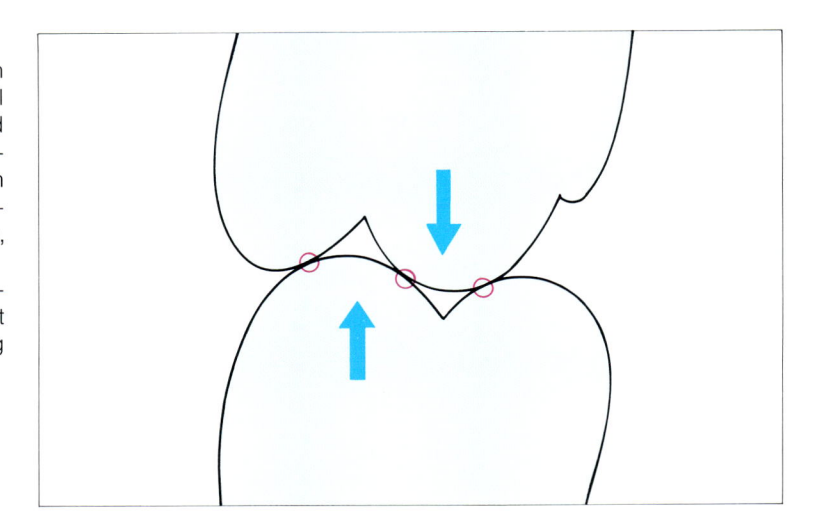

Verzicht auf Dreipunktabstützung

Das unveränderte Übernehmen einer objektiv nicht idealen, jedoch für den Patienten subjektiv angenehmen Okklusionskonzeption muß auch fallspezifisch eine Abkehr von der Dreipunktabstützung bedeuten. Die Überlegung dabei ist, dem Patienten durch die Möglichkeit reflektorischer Kontrollbewegungen in Schlußokklusion eine gewisse Freiheit zu lassen (freedom in centric). Dabei sollen alle Zähne unter zentrischer Belastung ohne vertikales Abgleiten auf die Höckerabhänge durch einen Punkt-Fläche-Kontakt abgestützt sein. Hinweise auf bestehende Zentrikfreiheit und damit die Indikation zur Punkt-Fläche-Abstützung liefern die okklusale Funktionsanalyse (S. 232 f.) und das Modellstudium im justierten Artikulator oder der FGP-Funktionsindex:
– bei fehlenden Okklusionskontakten der Eck- und Frontzähne,
– bei bestehender initialer Bennett-Bewegung („sideshift") (MOTSCH 1977),
– bei starken Abrasionen, insbesondere der Eckzähne.

Der Funktionsindex (FGP) als Kontrollantagonist für die Wachsmodellation liefert die exaktesten Informationen über die Höckerbewegungsspuren.

632 Punkt-Fläche-Kontakt
Jeder tragende Höcker hat nur *einen* Kontakt mit der Höckerspitze auf einer Fläche, die als kleiner, horizontaler Spielraum zu benutzen ist.
Eine Disklusion bei einer Exkursionsbewegung kann erst auftreten, wenn dieses Feld verlassen wird. Dann erst übernimmt der Eckzahn allein oder zusammen mit den Artikulationsfacetten der Seitenzähne die Führung (nach *Käyser* u. Mitarb. 1985).

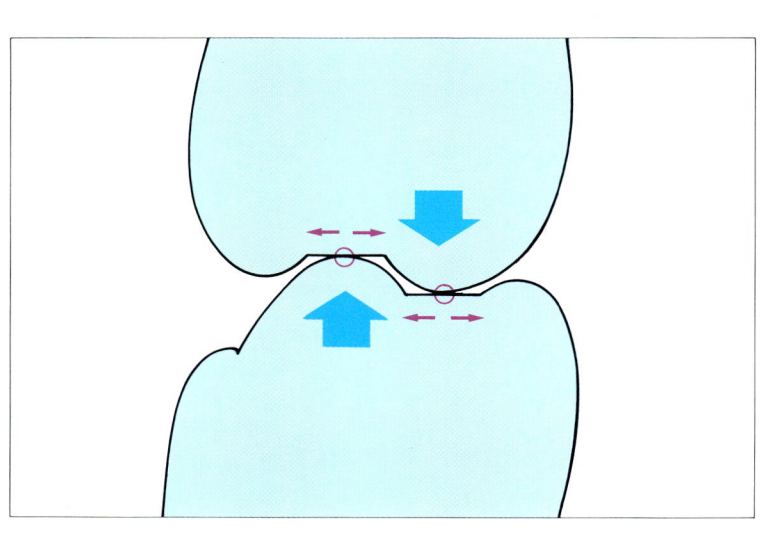

... und labortechnische Hinweise

Das zahntechnische Labor kann nur dann gute Arbeit leisten, wenn es vom Zahnarzt auch gute Unterlagen erhält. In den Zuständigkeitsbereich des Zahnarztes fällt dabei in Ausführung oder Kontrolle:
- Erstellung korrekter Registrate für die zentrische Zuordnung der Modelle (Modellpaket),
- bei justierbaren Artikulatoren das achsbezügliche Einartikulieren des Modellpakets und die Justierung des Artikulators,
- bei FGP-Methode die Erstellung des Funktionsindex,
- Angaben über gewünschte Okklusions- und Artikulationsschemata,
- bei Unklarheit die Einzeichnung der Präparationsgrenzen auf das Stumpfmodell,
- Angaben über die gewünschte Passung.

Platzhalterschicht für Spielpassung – Vorbereitung des Stumpfmodells vor der Modellation

Die Spielpassung ist die anzustrebende Passungsart bei Gußrestaurationen (S. 185). Sie wird erreicht durch die Herstellung eines Zwischenraumes zwischen den retentiven Flächen der Präparation und dem Gußobjekt. Technisch geschieht dies durch das Auftragen einer Lackschicht (die spacer) auf das Stumpfmodell unter Aussparung der Randschliffe. Außer den im Fachhandel erhältlichen Stumpflacken können auch Nagellack, Sekundenkleber usw. verwendet werden, sofern darauf geachtet wird, daß eine mit dem Pinsel auftragbare, fließende Konsistenz gewährleistet ist.

Die Lackschicht soll eine ungefähre Dicke von 35 µm aufweisen, mindestens jedoch dem maximalen Korndurchmesser des Zementes entsprechen (S. 242).

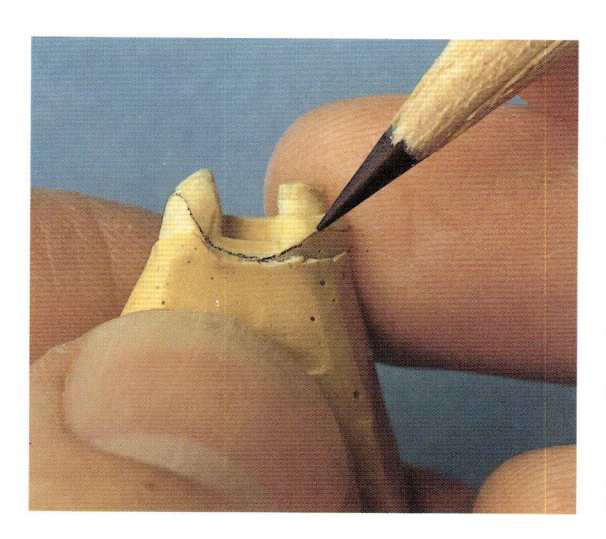

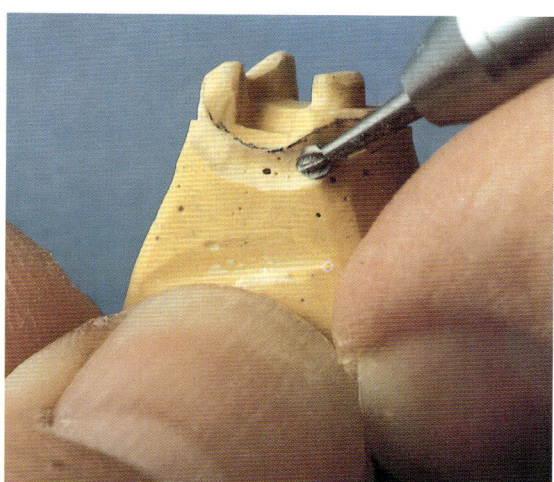

633 Darstellung des Randes
Die Präparationsgrenze wird erst mit einem spitzen Rotstift markiert, anschließend mit einem Bohrer oder Skalpell hohlgelegt, damit das Modellierinstrument einen besseren Zugang erhält.

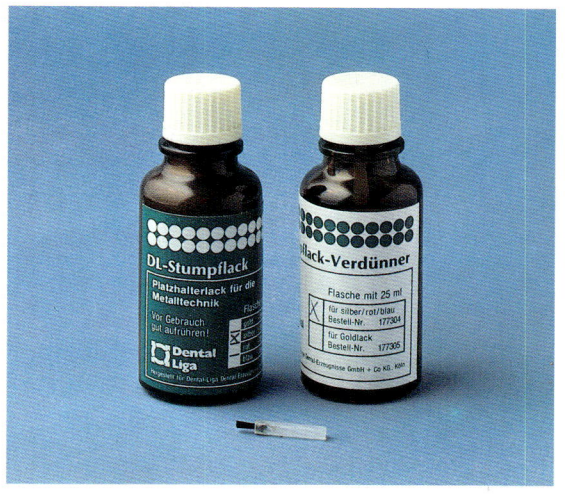

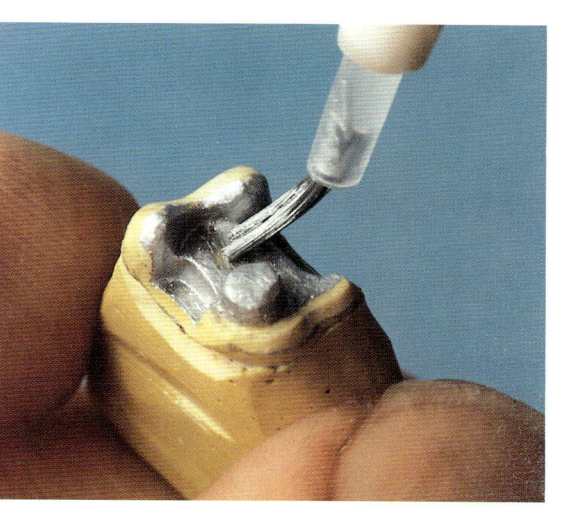

634 Auftragen des Stumpflackes
Der Lack wird mit einem Pinselchen gleichmäßig aufgetragen. Der Rand wird ausgespart. Zur Erhaltung der richtigen Viskosität müssen die Lacke ständig nachverdünnt werden.

Prüfen und Einpassen der fertiggestellten Gußrestauration

Wenn die Gußrestauration im Artikulator fertiggestellt ist, soll folgendes gegeben sein:
- Die Passung ist vom Techniker durch Umsetzen auf ein ungesägtes Zweitmodell überprüft.
- Die Kauflächen sind matt, ansonsten sind alle Außenflächen inklusive Rand hochglanzpoliert.
- Die Unterseite ist durch Abstrahlen angerauht.
- Okklusion und Artikulation sind gemäß den Vorgaben gestaltet und im Artikulator abschließend überprüft worden.

Das Prüfen und Einpassen im Mund umfaßt folgende Arbeiten unter schrittweisem Vorgehen:
- leichtes Aufpressen und Inspektion des Randes unter Trockenlegung;
- Prüfen der Approximalkontakte und Beseitigen von Passungsfehlern;
- Prüfen der Passung mit Indikatorlösung oder Paste;
- Prüfen und Korrektur der zentrischen Okklusion;
- Prüfen und Korrektur der Artikulation unter Einschluß aller Funktionsbewegungen.

635 Inspektion mit Auge und Sonde
Die Restauration wird leicht aufgepreßt und mit einem Holzstab oder speziellen Haltern gehalten. Erst nach Trocknen des Randes mit dem Luftbläser wird ein evtl. bestehender Randspalt sichtbar.
Das Auge kann im Mund einen *leeren Spalt* von 20 µm unter günstigen Umständen eben noch erkennen. Der Radius einer sehr spitzen Sonde ist mindestens 25 µm (*Motsch* 1974).

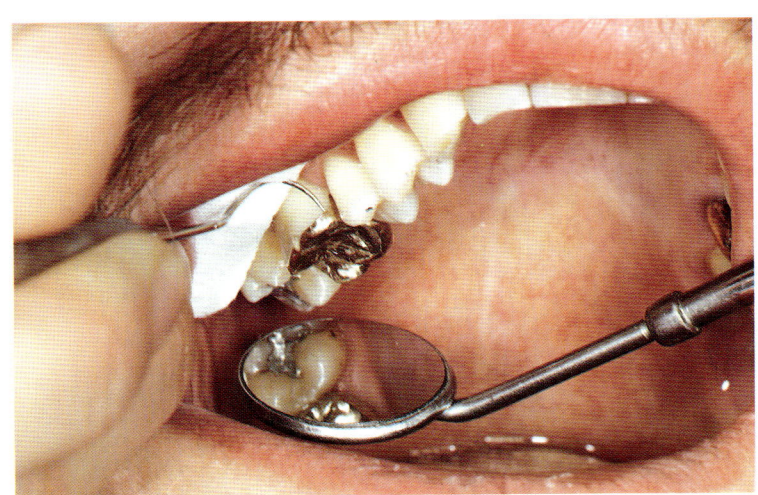

636 Approximalkontakt
Bei physiologischer Stärke des Kontaktes läßt sich soeben ein Metallmatrizenband (0,045 mm) durchschieben, während die Restauration aufgepreßt gehalten wird. Bei zu starkem Kontakt verspürt auch der Patient ein initiales Spannungsgefühl.
Wenn die Inspektion mit Auge und Sonde sowie die Prüfung des Approximalkontaktes keine Beanstandungen ergeben, können die nachfolgenden Schritte bis Abb. 641 entfallen.

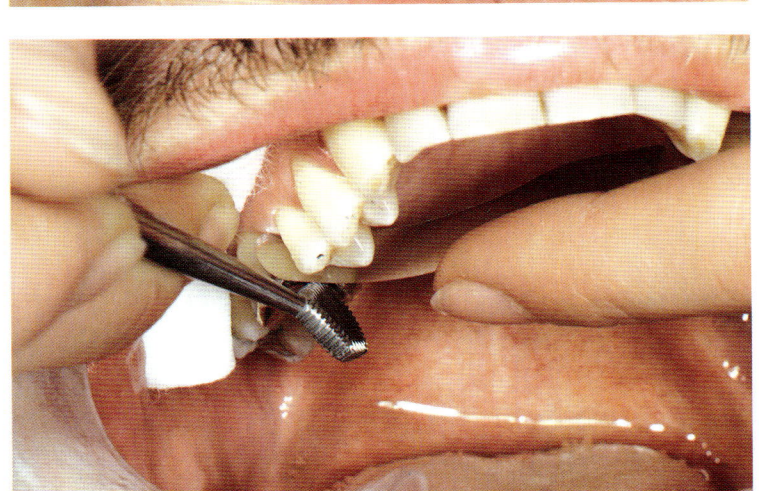

637 Beseitigung eines Approximalvorkontaktes
Der Kontaktbereich wird mit einem Gummipolierer vorsichtig mattiert, und die Restauration wieder aufgepreßt.
Danach zeigt sich ein noch bestehender Vorkontakt als blankpolierter Punkt, der ebenfalls mit dem Gummipolierer entfernt wird.

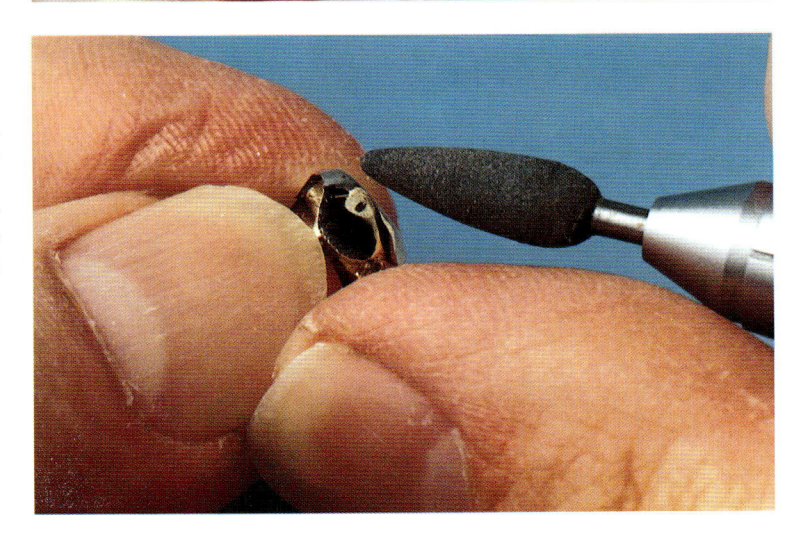

Einpassen 239

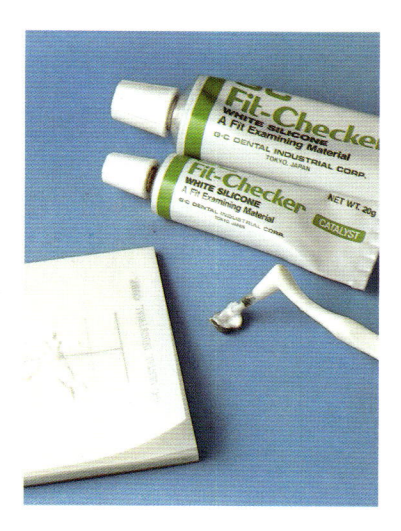

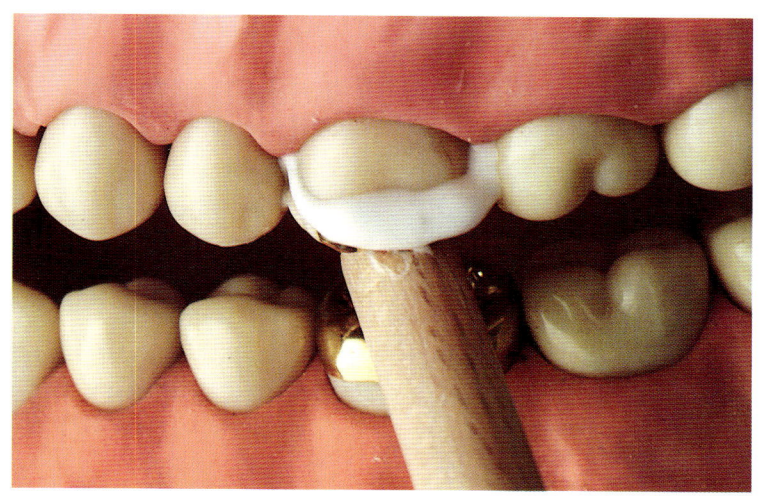

638 Siliconprobe der Passung
Passungsfehler können mit Indikatorlösungen (z. B. Chloropercha), Sprays oder Pasten markiert werden.
Leichtfließende Siliconabdruckmassen oder wie hier spezielle Siliconpasten werden nach dem Anmischen eingebracht und ausgepreßt.

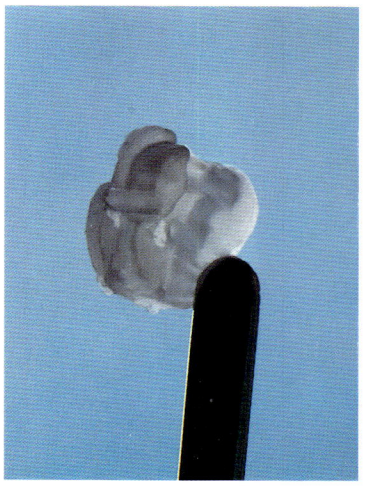

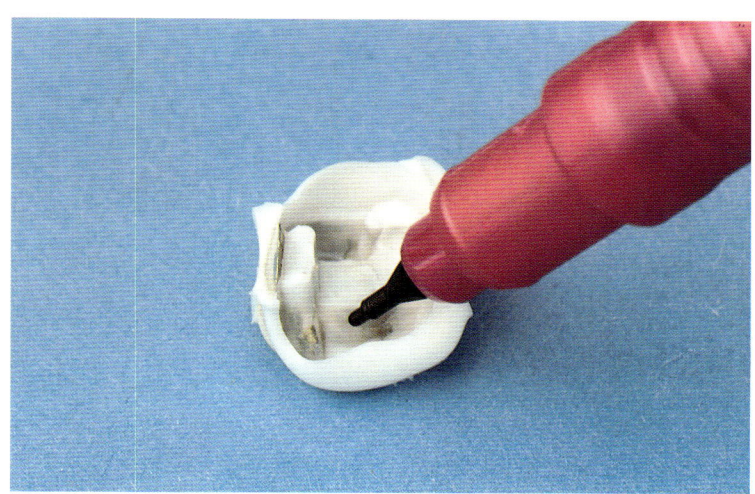

639 Markierung von Störungen
An den Stellen, die ein korrektes Einpassen stören, hat die Siliconprobe ein Loch.
Mit wasserfestem Stift kann die Stelle durchgezeichnet werden.

Bei Gegenlichtbetrachtung der Probe können Löcher ebenfalls gut geortet werden.

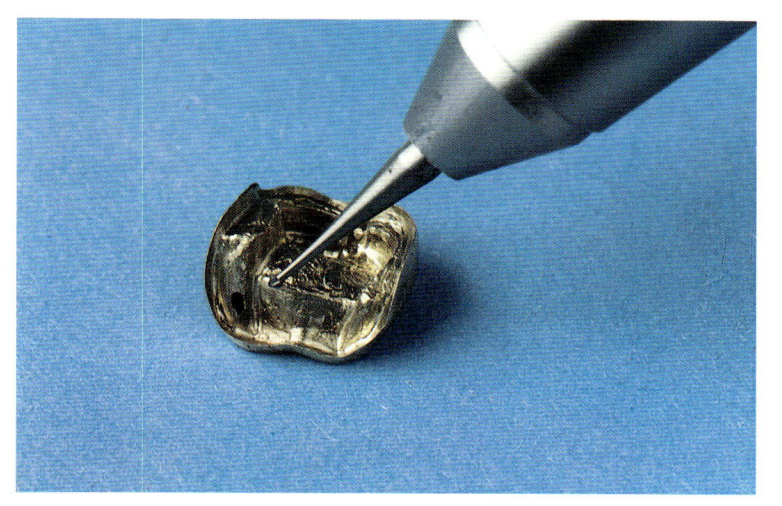

640 Beseitigung einer Paßungenauigkeit
Der markierte Störkontakt wird gezielt mit einem kleinen Rosenbohrer entfernt.
Cave: Ausschleifen von größeren Flächen bedeutet Retentionsverlust!

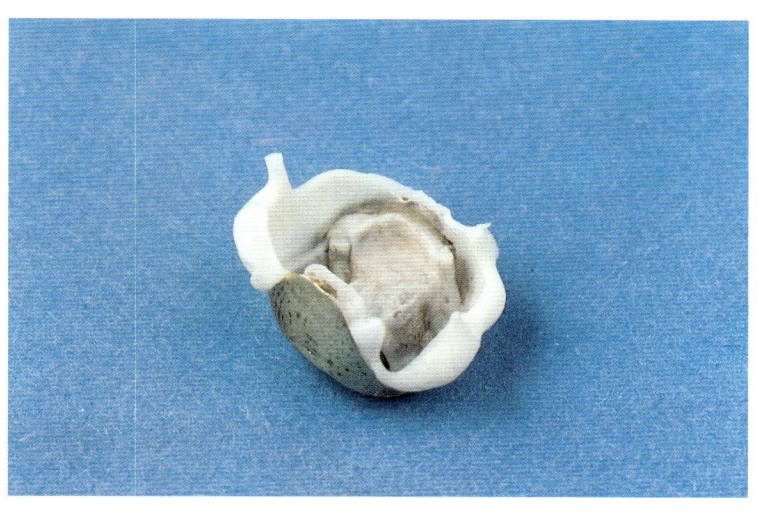

641 Korrekte Siliconprobe
Die Siliconprobe entspricht der späteren Zementschicht und zeigt bei korrekter Spielpassung eine gleichmäßige dünne Schichtstärke im Bereich der retentiven Flächen, die durch das Auftragen von Lack auf den Modellstumpf entstanden ist (Spielpassung).
Am Rand ist sie deutlich dünner (Übergangspassung).

Prüfen und Korrektur der Okklusion und Artikulation

Das Prüfen der Okklusion und Artikulation der eingepaßten Gußrestauration geschieht genauso, wie es für das Erstellen der okklusalen Funktionsanalyse beschrieben ist (S. 232f.). Wenn keine Veränderungen vorgenommen worden sind, ist das Ergebnis nach korrekter Restauration ebenfalls gleich.

Zuerst soll die Schlußokklusion geprüft und ggf. korrigiert werden, dann erst die Artikulation, möglichst nach einer dynamischen Methode, die die „Benutzungssituation" simuliert:

- Führen des Unterkiefers durch den Behandler,
- Unterstützen und Drücken, während der Patient die Bewegung aktiv ausführt,
- aktives Überstrecken des Kopfes
  oder
- Kauflächen mattieren und nach einem Probetragen die Artikulationsspuren „ablesen".

Korrekturen durch Einschleifen am Behandlungsstuhl sollen begrenzt sein. Bei großen Interferenzen ist eine Remontage in den Artikulator angebracht.

Beispiel

642 Markierung eines Vorkontaktes
Bei der Okklusionsprüfung markiert sich ein Vorkontakt als Schleifspur. Der antagonistische Höcker bleibt an dieser Schrägfläche hängen, ohne in die vorgesehene Dreipunktabstützung gleiten zu können.
Die *Farbmarkierung* ist nicht auf hochglanzpolierten Flächen möglich. Mattieren mit einer harten Bürste und einer Mischung aus Bims und Vaseline.

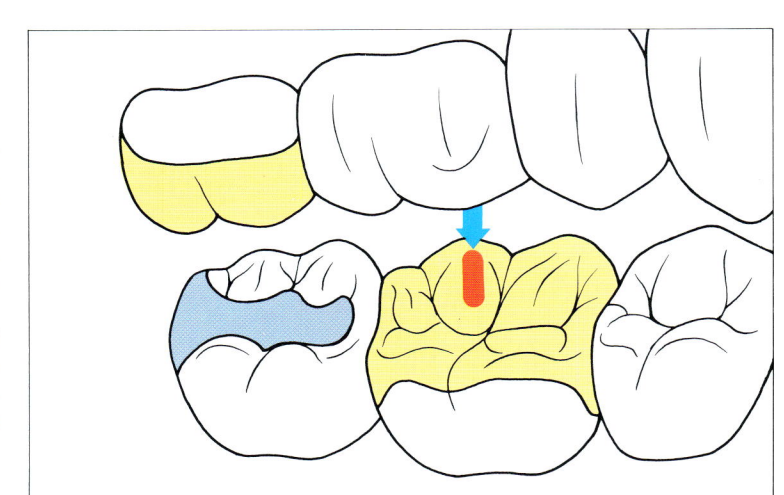

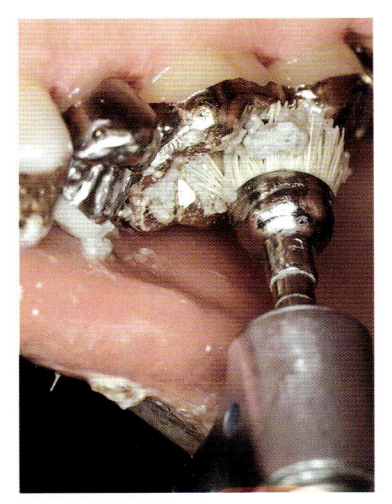

643 Entfernen des Vorkontaktes
Das Ziel ist es, durch Reduzieren des Vorkontaktes Schritt für Schritt von lateral nach zentral den antagonistischen Stützhöcker in die zentrale Grube rutschen zu lassen, wo er eine stabile Abstützung finden soll.
Ein einzelner Schrägflächenkontakt ohne mindestens einen kontralateralen „Kokontakt" ist nicht akzeptabel.

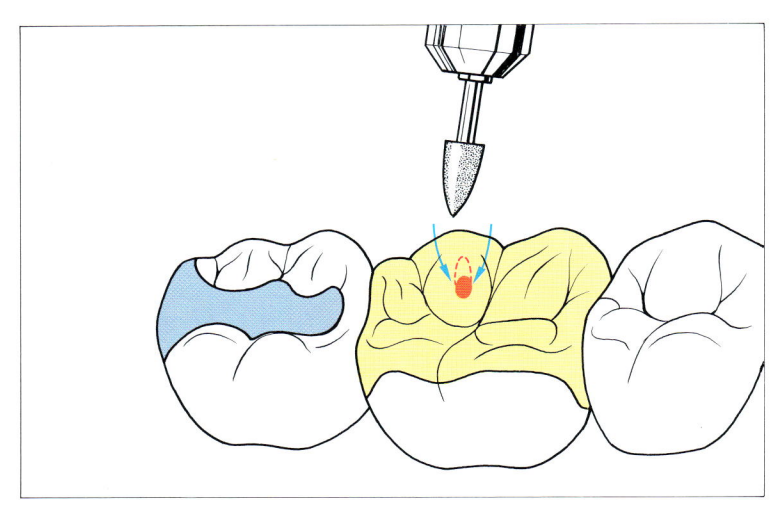

644 Höckerzentrierung
Nach Entfernung des Vorkontaktes ist eine stabile Abstützung in der zentralen Grube gefunden (1).
Gleichzeitig treten auch die Nachbarzähne wieder in Kontakt (nach *Motsch* 1977).
Minimalanforderung: Ein zentraler Kontakt für jeden Stützhöcker auf einer horizontalen Fläche (2).

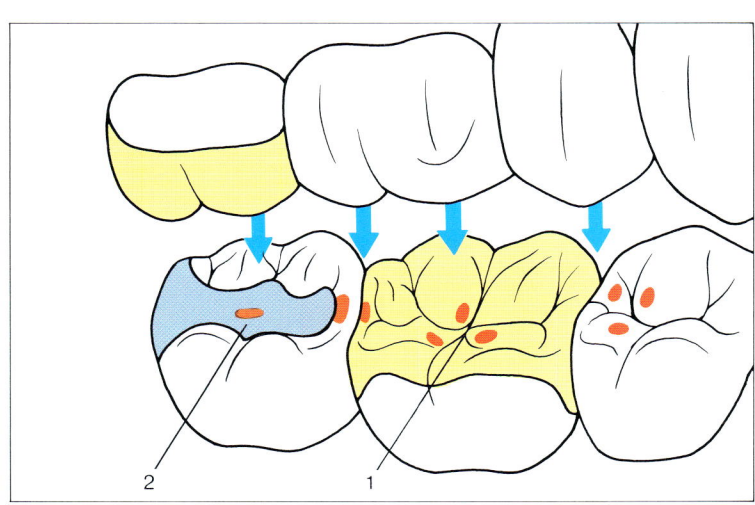

Abschließende Bearbeitung des Randes

Der Restaurationsabschluß, als „Federrand" ausgestaltet, eröffnet die Möglichkeit, diesen Rand auch nach dem Guß abschließend zu bearbeiten mit dem Ziel, eine Verringerung des Randspalts und eine bessere Adaptation an den Zahn zu erzielen. Der Zeitpunkt dieser Bearbeitung kann sein:
– nach dem Guß im zahntechnischen Labor,
– vor dem Einsetzen intraoral,
– während des Einsetzens in der Abbindephase,
– ab zwei Monate nach dem Einsetzen, wenn der Zement im peripheren Randspalt ausgewaschen ist.

Es werden nur minimale Ungenauigkeiten ausgeglichen. Eine Randbearbeitung mit grobkörnigen Schleifern oder Schlagpolierern mit dem Ziel des Ausziehens oder Anschmiedens führt zu Überhärtung und Bruch. Am schonendsten ist das Andrücken durch Reiben (Brünieren) von Hand. Am Zahn sind feinkörnige Scheiben, weiße, glatte Steinchen und Gummipolierer erlaubt (MOTSCH 1975, SHILLINGBURG u. Mitarb. 1986).
Empfehlung: Die Randbearbeitung soll vor dem Einsetzen abgeschlossen sein. Ideal ist es, wenn eine Bearbeitung im Mund ganz entfallen kann.

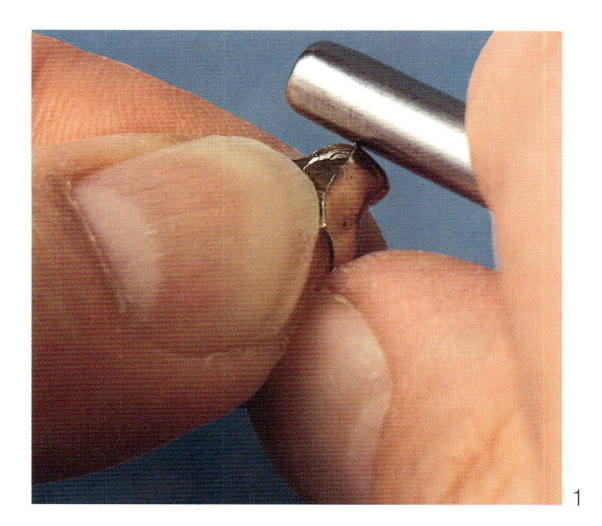

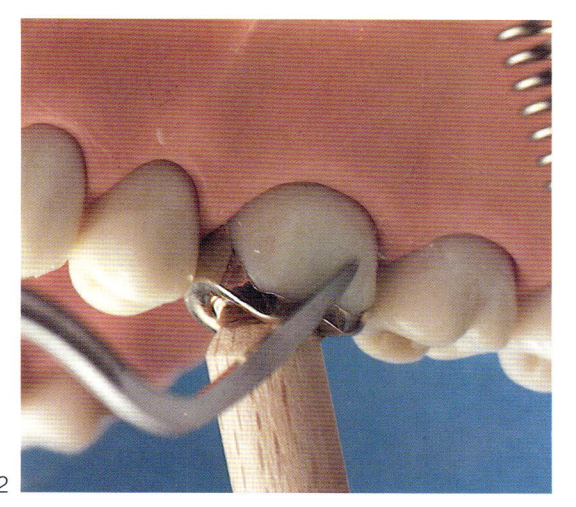

645 Brünieren von Hand
An der äußersten Begrenzung kann der Rand geringfügig unter Druck mit stabilen, glatten Instrumenten von Hand angerieben werden.
Extraoral z. B. mit dem Spiegelgriff, intraoral mit speziellen Handbrünierern oder einem stumpfkantigen Zahnsteinentferner, Spatel o. ä.

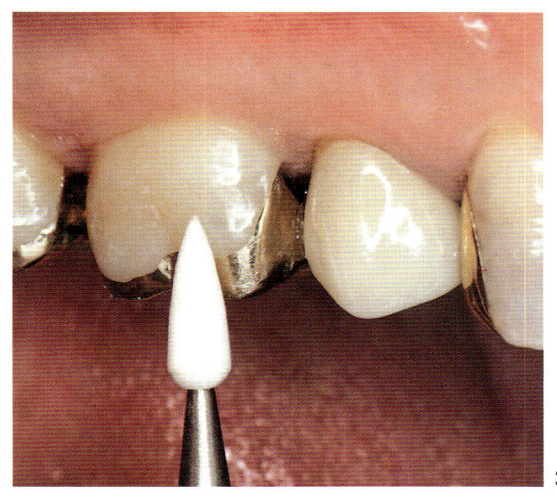

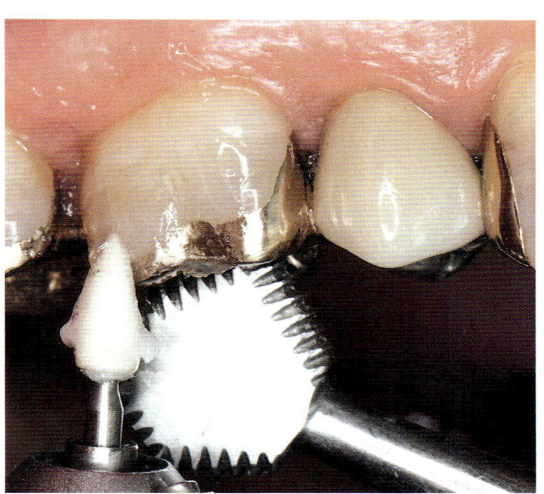

646 Maschinelles Brünieren und Finieren
Mit glatten, weißen Steinchen wird der Rand intraoral bei langsamer Drehzahl und Druckanwendung vom Metall zum Schmelz hin bearbeitet. Dabei werden geringe Mengen Metall und Schmelz entfernt. Geschieht dies während der Abbindephase des Zementes, muß der Stein einvasiliniert und die Restauration gehalten werden.

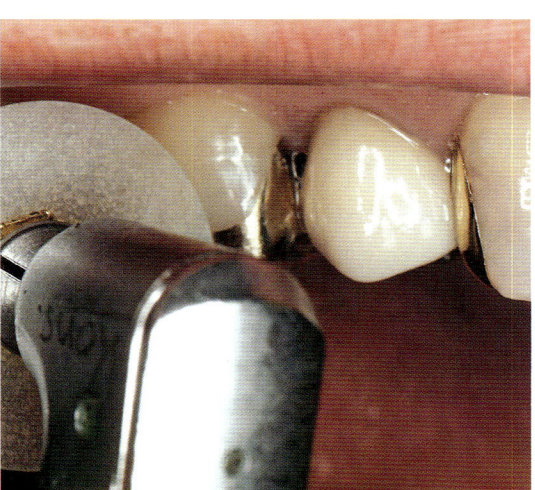

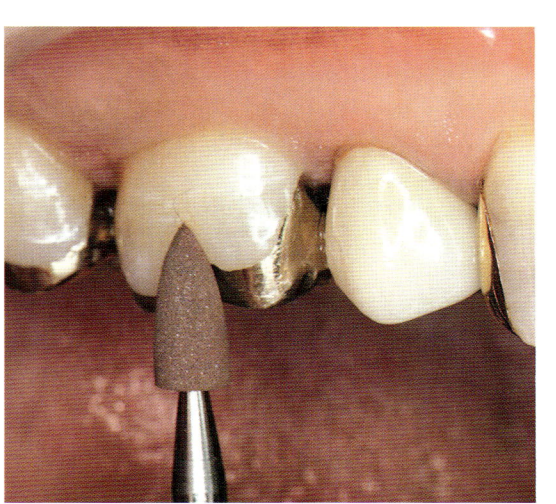

647 Maschinelles Finieren mit Scheiben und abschließende Politur
Die feinkörnige, flexible Schleifscheibe wird insbesondere dann eingesetzt, wenn eine minimale Stufe durch Abschleifen von Metall oder Schmelz angeglichen werden soll. Die Scheibe dreht dabei immer zum Schmelz hin.
Die abschließende Politur geschieht mit flammen- oder kelchförmigen Gummipolierern (erst braun, dann grün).

Raumbedarf und Klebekraft von Befestigungszementen

Von einer Gruppe der gebräuchlichsten Zemente, die für die definitive Befestigung von Gußrestaurationen in Frage kommen (Zinkphosphat, Polycarboxylat, Glasionomer) liegen die Angaben über die Korngröße der Pulverpartikel zwischen 5 und 25 µm. Wenn man noch bedenkt, daß der angemischte Zement in engen Spalten, wie sie beim Einsetzen entstehen, geringe Strecken durch zähes Fließen zurücklegen muß, so ist klar, daß die Zementschicht einen gewissen Raumbedarf hat, der am besten durch eine Platzhalterschicht auf dem Modellstumpf bereitgestellt wird, deren Stärke ungefähr 35 µm betragen soll (SHILLINGBURG u. Mitarb. 1986). Die Klebekraft der Zemente kommt erst zum Tragen, wenn folgendes gegeben ist:
– Die Zementspaltdicke muß mindestens der Korngröße entsprechen.
– Die Gußunterseite und die Retentionsflächen des Zahnes müssen rauh und trocken sein.

Als besonders störend wirken sich größere Hohlräume durch im Labor ausgeblockte unterschnittene Areale, fehlende Unterfüllungen usw. aus.

648 Korndurchmesser und Raumbedarf
Bei Preß- oder Übergangspassung lassen sich die Flächen bei einem eingelagerten Zementkorn nicht mehr in Kongruenz zueinander bringen.
Der Raumbedarf der Zementschicht ist etwas größer als die maximale Korngröße von 25 µm zu veranschlagen, um auch einen Spielraum für Paßungenauigkeiten zu gewährleisten.

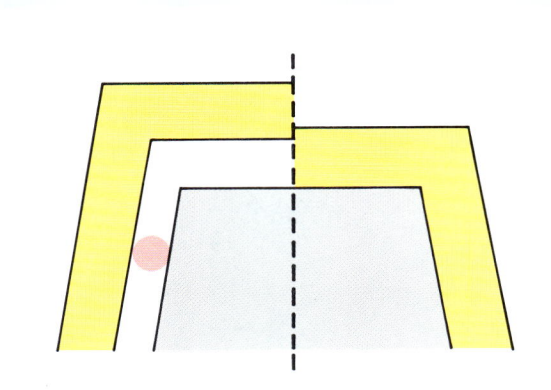

649 Retentionsverhalten und Oberfläche
Rauhe Oberflächen bedingen eine gute Adhäsion von Befestigungszement (1).
Dies wird für die Retentionsflächen am Zahn dadurch erreicht, daß die Rauhigkeiten des Diamantschleifers weder geglättet noch mit Kavitätenlack abgedeckt werden (2).
Die Gußunterseite kann angeätzt oder besser sandgestrahlt werden (3).

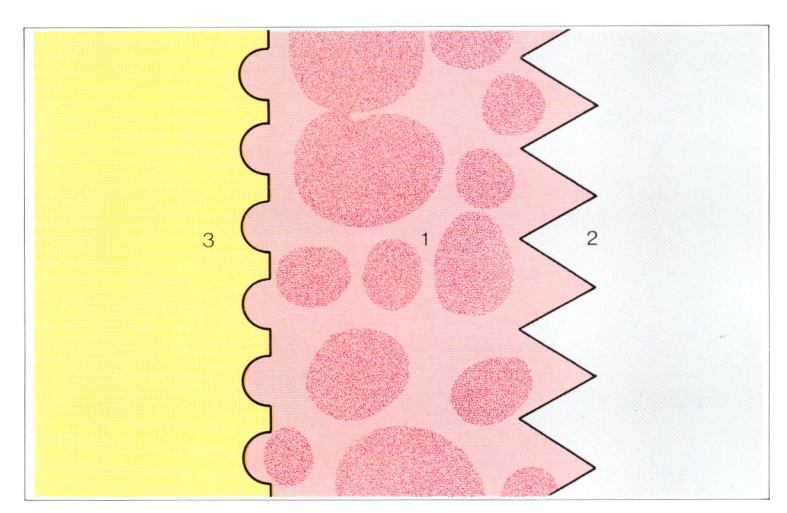

650 Abfluß des Zements
Während des Aufpressens einer Gußrestauration muß der Zement um einige Ecken und Kanten fließen, und die Abflußspalten als „Fluchtwege" werden immer enger.
In ganz engen Spalten, kleiner als der Korndurchmesser (z.B. am Rand), kommt es zu einer Entmischung und Filterung, so daß dort nur noch Flüssigkeit vorhanden ist. Das führt zu einer minderwertigen Zementschicht, was jedoch durch einen geringeren Randspalt bewußt in Kauf genommen wird (*Einfeldt* 1983).

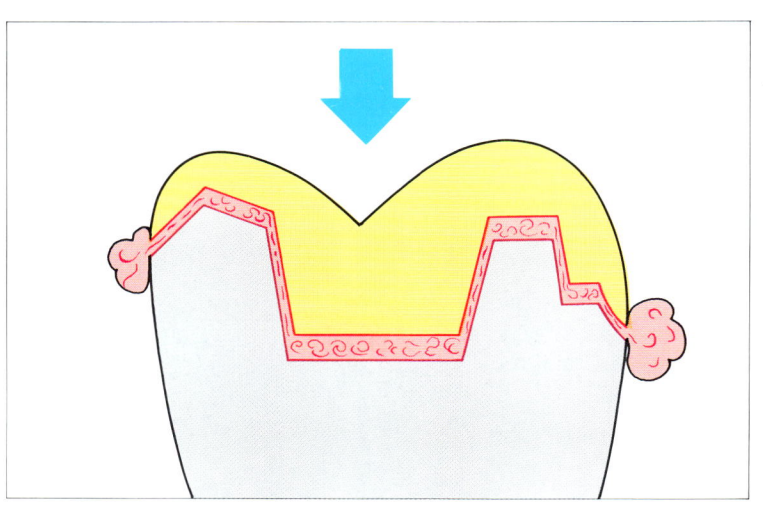

Einsetzen mit Phosphatzement

Die Eigenschaften des Zinkphosphatzements bezüglich Druckfestigkeit, Schichtdicke, Löslichkeit und Zugfestigkeit lassen ihn als gut geeignet zur Befestigung von Gußrestaurationen erscheinen. Sein saures Milieu während der Abbindephase kann zu Pulpareaktionen führen, wenn er in Kontakt zu tiefen Dentinschichten kommt. Durch eine fachgerechte Behandlung der Dentinwunde und entsprechende Unterkonstruktionen in einer frühen Phase der Präparation wird dieser Gefahr vorgebeugt. Daher kann auch in der Regel auf einen schützenden Kavitätenlack verzichtet werden, zumal die Abdeckung der Oberflächenrauhigkeiten die Adhäsion des Zements mindert. Es ist nicht lege artis, einen tiefen Defekt auf dem Modellstumpf auszublocken und das fehlende Volumen durch den Befestigungszement mit dem Einsetzvorgang zu ersetzen.

Die auf den Stumpf und den Gußteil aufzutragende Zementschicht soll den ungefähren Raumbedarf nur knapp überschreiten, damit die Fließstrecken geringgehalten werden. Damit erübrigen sich auch spezielle Abflußvorrichtungen.

Der Druck zum Aufpressen der Restauration muß über 3–5 Minuten kontinuierlich aufrechterhalten werden.

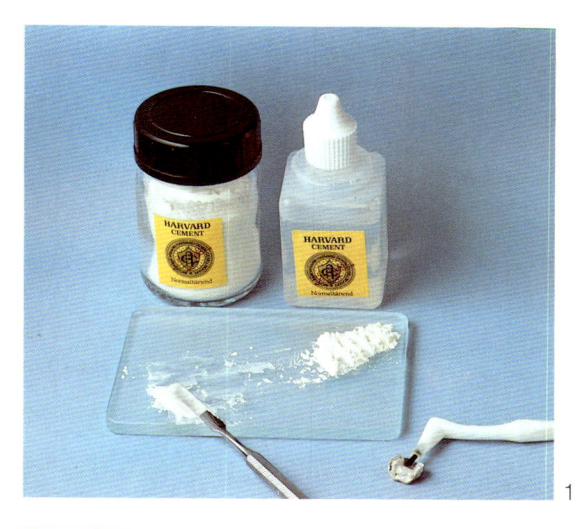

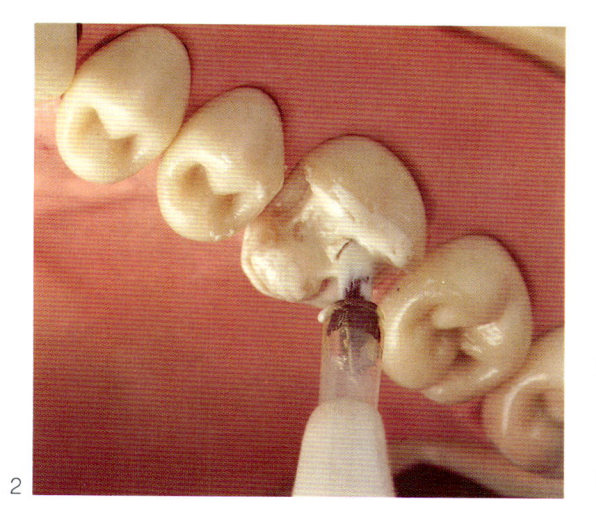

651 Einzementieren

1. Anmischen des Zements auf einer gekühlten Glasplatte unter portionsweisem Einspateln von Pulver in die Flüssigkeit.
Prüfung der Konsistenz durch Spatelprobe: Zement zieht beim Hochheben Fäden, fließt jedoch nicht mehr vom Spatel.
Auftragen einer dünnen Schicht auf die Gußunterseite.

2. Auftragen einer dünnen Zementschicht auf den sorgfältig getrockneten Zahnstumpf.

3. Aufsetzen von Hand.

4. Isolierung gegen Feuchtigkeit durch Umspritzen von Vaseline.

5. Aufpressen mit Balsaholzblock oder weichem Holzstab: kontinuierlich 3–5 Minuten.

6. Entfernen der Überschüsse mit der Sonde und Zahnseide.
Falls vorgesehen, kann der Rand ab Phase 5 bearbeitet werden.

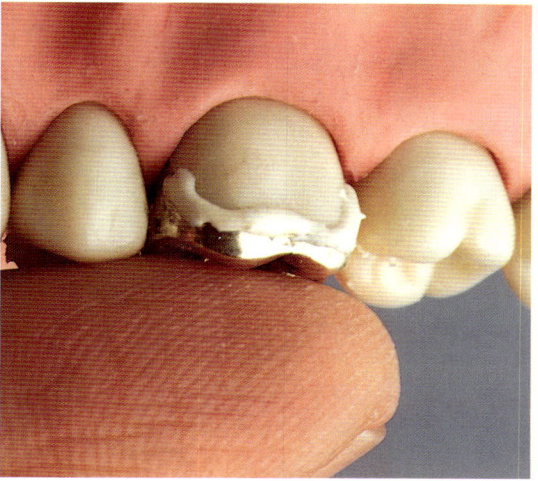

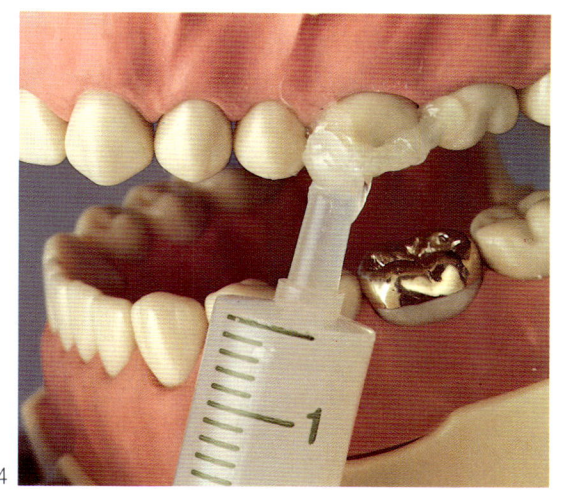

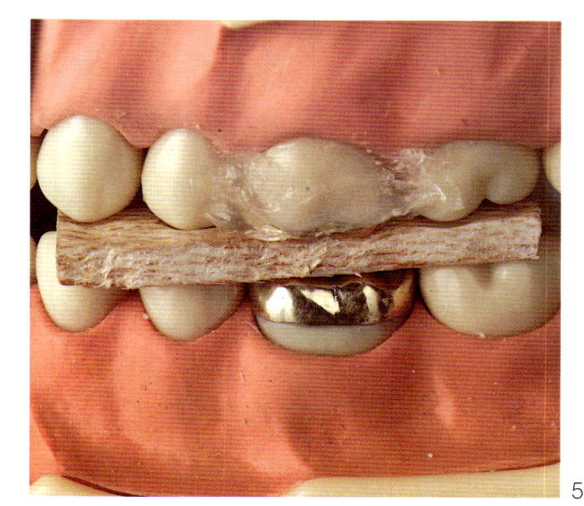

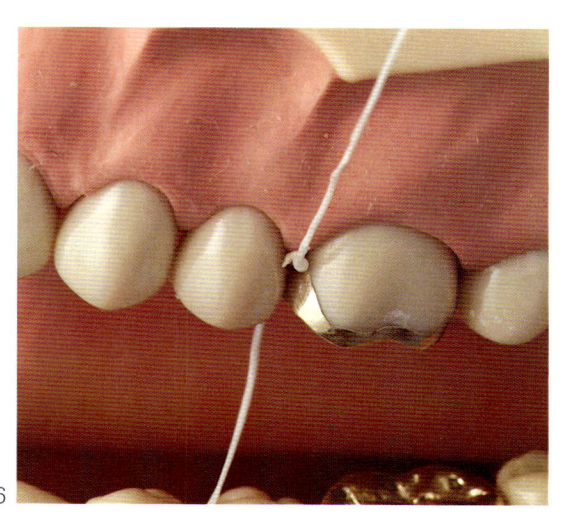

Zukunftsperspektiven der konservierenden Therapie

Steckt die konservierende Therapie der Zukunft in einer Sackgasse nach Aufgabe der traditionellen Lehrmeinungen Mitte des 20. Jahrhunderts?
Hat die konservierende Therapie noch Zukunft angesichts einer weltweiten Kariesreduktion, einer frühzeitigen Erfassung kariöser Läsionen und neuer Erkenntnisse über die Wieder-Erhärtung von Schmelzläsionen?
Sind im Seitenzahnbereich so bewährte Füllungstechniken wie Amalgam- und gegossene Restaurationen schon antiquiert?
Zeichnen sich Alternativen ab für eine konservierende Therapie des ausgehenden 20. Jahrhunderts und lassen sich die alternativen Möglichkeiten verwirklichen und verantworten?
Sind die Angebote diverser Füllungsmaterialien und Füllungstechniken mit Kunststoffen ernstzunehmen?
Sind die Lösungen mit Komposit-Inlay-Systemen prospektiv von Bedeutung?
Ist das computergestützte Keramik-Inlay das Verfahren der Wahl?
Diesen Fragen haben sich die Zahnärzte im nächsten Jahrzehnt zu stellen.

Rückgang der Kariesprävalenz

In repräsentativen epidemiologischen Untersuchungen ermitteln viele europäische und außereuropäische Länder einen rückläufigen Kariesbefall, während die Bundesrepublik den temporären Anschluß – von wenigen Ausnahmen abgesehen – verpaßt hat.
Die möglichen Ursachen für die rückläufige Tendenz des Kariesbefalls wurden auf den internationalen Kongressen in Boston und Zürich und von der Arbeitsgruppe der FDI/WHO diskutiert.

Den Rückgang der Karies beeinflussen mehrere Faktoren:
– Fluoride, entweder im Trinkwasser oder in Zahnpasten,
– individuelle (Versiegelung) und (semi)kollektive Prophylaxeprogramme,
– wachsendes Mundhygienebewußtsein,
– Inanspruchnahme zahnärztlicher Versorgung.

Schmelzläsion – Dentinläsion

Seit Intensivierung der Kariesprophylaxe beobachtet man in der Schweiz eine Kariesreduktion von 50–70%, aber auch die kontinuierliche Abnahme der Dentinläsionen bei Schulkindern und jugendlichen Erwachsenen, während mit Schmelzläsionen noch in näherer Zukunft zu rechnen ist.
Nach verbesserter Mundhygiene, Änderung der Eßgewohnheiten und Zuführung von Fluoriden (Mundflüssigkeit als Remineralisationslösung) können Schmelzläsionen remineralisieren.
Bei Radioluszenzen in Bißflügelaufnahmen, die die Schmelz-Dentin-Grenze nicht erreichen, ist exspektatives Verhalten und Recall angezeigt. Im Dentin rechtfertigen sie therapeutisch-restaurative Maßnahmen von der Kavitätenpräparation bis zur Behandlung des infizierten Wurzelkanals – auch in Zukunft.

Kavitätenpräparation

Konventionelle Präparation

Nach den Grundvoraussetzungen der Ätiologie der Karies und Parodontopathien ist die „extension for prevention" und die klassische Kavitätenpräparation im Sinne der Regeln von Black, unter der Voraussetzung angemessener Mundhygiene, überholt.
Das Konzept der konservierenden Therapie der nächsten Jahrzehnte fordert eine schadengerechte, substanzschonende Kavitätenpräparation unter präventiver und retentiver Begrenzung der Kavitätenränder.
Das Kariesentfernungssystem „ohne Bohrer" (Caridex Caries Removal System) hat sich als Flop erwiesen und wird als „insuffizient" charakterisiert.

Adhäsivpräparation

Neue Erkenntnisse und umwälzende Fortschritte brachten die Entwicklung der Säureätztechnik-Komposits und die auf Schmelzhaftung ausgerichtete Adhäsionspräparation, die die konservierende Therapie stärker veränderten als grundlegende Entwicklungen früherer Epochen.

Noch werden alte Material- und Füllungstechnologien gelehrt und praktiziert, während gleichzeitig künftige Alternativen zum Amalgam- und Edelmetallersatz diskutiert werden.

Seitenzahnbereich

Amalgamfüllungen

Die Anwendung von Amalgamen bei der Versorgung kariöser Läsionen, vornehmlich der Klasse II, ist bei noch insuffizienten Seitenzahnkomposits von zentraler Bedeutung für die Therapie.

Aus verschiedenen Gründen lastet man dem Amalgam, zuletzt als „Dinosaurier" karikiert, Nachteile an (Ästhetik, Hg-Reserven [?], Silberpreis, Toxizität, Umweltbelastung). Als okklusionstragende Restauration im Seitenzahnbereich bleibt das Amalgam trotz Alternativlösungen das Füllungsmaterial schlechthin. Die Amalgamtechnologie hat mit den Non-Gamma-2-Amalgamen eine Reanimation erfahren, die gegenüber „ästhetischen Kompromissen" ungefährdet erscheint, was auch ein gestiegener Verbrauch dokumentiert.

Über die Erscheinungsform des Schönen läßt sich diskutieren. Neben einem „Amalgam-Abschmierdienst" gibt es auch ästhetisch akzeptable Füllungen. Es ist weniger die „Farbe", die auf Ablehnung stößt, sondern die Verunsicherung einer breiten Öffentlichkeit durch die Presse, die Amalgam als „Zeitbombe aus Gift" apostrophiert.

Wann also „stirbt" das Amalgam? Der Partialtod tritt dann ein, wenn materialspezifisch Vergleichbares oder Besseres auf den Markt kommt.

Gegossene Füllungen

Die Präparation erstreckt sich auf die Restauration von Zähnen, die durch plastische Füllungen nicht mehr im Sinne einer Restitutio ad integrum zur Normofunktion bzw. harmonischen Okklusion erhoben werden können.

Die Qualität der gegossenen Restauration ist nicht von mittlerer Art und Güte, sondern perfekt. Sie verlangt ein hohes Maß an Fertigkeit und Begabung und die Beurteilung von Indikation und Kontraindikation einschließlich der sich aus dieser Rehabilitation ergebenden Randprobleme.

Warum also die Edelmetallhausse?

Wo MOD-Kavitäten, Füllungen zur Korrektur und Stabilisierung von Bißlage und Okklusion u.a. gefordert sind, können nichtmetallische zahnfarbene Werkstoffe ohne Dauerstabilität und Abrasionsresistenz die Gußfüllung nicht ersetzen.

Die Ablösung der Amalgam- und gegossenen Füllungen wird zukünftig betrachtet „stufenweise" erfolgen, sicher nicht vor dem 21. Jahrhundert, trotz aller Unkenrufe.

Fissurenversiegelung

Das Fissurenmuster läßt sich am wenigsten durch lokale Anwendung von Fluoriden beeinflussen.

Die Adhäsivversiegelung mit Lichthärtung führt zu einem speichel- und bakteriendichten Verschluß des Fissurensystems, sie stoppt die Entwicklung okklusaler Karies oder verzögert deren Initiation.

Teil- oder Totalverluste nehmen mit der Zeit zu, bedingt durch Fehler bei der Verarbeitung oder durch Verschleiß.

Die Fissurenversiegelung hat sich gegen den ursprünglichen Widerstand der DGZMK und DGZ in der Bundesrepublik durchgesetzt, nachdem sie als präventive Maßnahme schon weltweit reüssierte (z.B. Nat. Inst. Health, USA 1984).

Langzeitstudien vermitteln, daß die „nichtinvasive Restauration" heute und in Zukunft neue Anforderungen an die Ausbildungs- und Praxissysteme der Bundesrepublik Deutschland stellt und rückläufige „Sekundärprophylaxe" partiell kompensiert.

Erweiterte Fissurenversiegelung

Ende der 70er Jahre ergänzte die erweiterte Fissurenversiegelung, auch als „preventive resin restoration (PRR)" oder „okklusale Adhäsivfüllung" charakterisiert, die Versieglertechnik. Der kariöse (fragliche) Fissurenanteil wird nach „Probebohrung" eröffnet, kariös erweichte Fissurenanteile exkaviert und die Minikavität nach den Prinzipien der adhäsiven Restauration mit einem lichthärtenden Mikrofüllerkunststoff behandelt. Die Restfissuren werden mit einem Versieglersystem präventiv versorgt und abschließend fluoridiert.

Die kariesprophylaktischen und zahnschonenden Methoden der Fissuren- und erweiterten Fissurenversiegelung bauen den „Countdown" zum Zahnverlust ab und werden die Zukunft der konservierenden Therapie wesentlich beeinflussen.

Während die Fissurenversiegelung bereits Teil der neuen BUGO ist, sollte auch die klinisch bewährte erweiterte Fissurenversiegelung in dem Leistungskatalog verankert werden.

Konventionelle, okklusionstragende Kompositfüllungen

Die konservierende Therapie hat sich mit der Säureätztechnik Mitte der 70er Jahre von den uns überkommenen Fülltechniken verabschiedet. Spektakuläre Zulassungen okklusionstragender Seitenzahnkomposits erwiesen sich als Mißerfolg.

Nach dem heutigen Stand experimenteller und klinischer Untersuchungen kann die uneingeschränkte Verwendung von Seitenzahnkomposits als okklusionstragende Restaurationen nicht empfohlen werden. Die Minimalanforderungen einer amalgamähnlichen Verschleißfestigkeit, adäquater marginaler Adaptation bei ausreichender Röntgenopazität gleichzeitig in einer einzigen Kompositkonstruktion realisiert, sind vorläufig nicht erzielbar. Diese klare Aussage wiederholt die schon früher und zuletzt formulierten Qualitätsansprüche an Komposits im Seitenzahnbereich und deckt sich mit den in Tübingen durchgeführten Tests.

Okklusionstragende Seitenzahn-Kompositrestaurationen zeigen nach einem Jahr und darüber hinaus nach klinischen und experimentellen Verschleißfestigkeitsmessungen Substanzverluste durch Verschleiß (in der Vertikalen). Diese nehmen mit der Größe der Füllung zu und sind am ausgeprägtesten im okklusalen Kontaktbereich. Bis zur Verfügbarkeit ausgereifter Seitenzahnkomposits warnen wir vor einer Kunststoff-„Schmoze" (schwäb.: für Plastizitätsgrad, neben „Läbreze" und „Schlonze"), nur um gehobenes Anspruchsdenken der Patienten zu befriedigen.

Nicht okklusionstragende Adhäsivfüllungen

Bei eingeschränkter Indikation und individuell abgesteckten Grenzen lassen sich nicht okklusionstragende Restaurationen mit optimierten Kompositkonstruktionen verantworten. Die materialspezifische Polymerisationsschrumpfung wird durch das kleine Füllungsvolumen auf ein Minimum reduziert.

Im Rahmen einer Dissertation wurden kleine, nicht okklusionstragende Seitenzahnrestaurationen mit dem Mikrofüllerkomposit Heliomolar-Radiopaque (Klassen I und II) gelegt. Das klinische Vorgehen erfolgte nach den Regeln der Adhäsivtechnik. Nach einem Jahr wurden 45 Restaurationen klinisch nachuntersucht und mit „gut" beurteilt (Ryge-System). Zur Bestimmung der Oberfläche wurden Rauhigkeitsmessungen nach DIN 4768 durchgeführt.

Von 44 Restaurationen wurden Prüfkörper aus einem Kaltpolymerisat (Technovit 4071, Kulzer) angefertigt, die direkt zu Rauhigkeitsmessungen mit einem elektrischen Tastschnittgerät verwendet werden konnten. Die daraus ermittelten Rauhigkeitskennwerte ergaben die Rohdaten für die anschließende statistische Verarbeitung.

Die Unterschiede zwischen neu gelegten und einjährig getragenen Füllungen waren hochsignifikant ($p \leq 0{,}001$). Arithmetisches Mittel und Standardabweichung deuten darauf hin, daß die Restaurationen nach einem Jahr Tragezeit eine gemittelte Rauhtiefe von ≈ 2 µm haben. Der Mittelrauhwert ist durch Ausfiltern der Formabweichung kleiner als 1 µm.

Umhärtungstechnik

Unter „perfekt und belastungsresistent" wird zuletzt eine drei-(viel-)zeitige Fülltechnik (Umhärtungstechnik) mit herkömmlichen Kompositen vorgestellt, um in konventionell präparierten Klasse-II-Kavitäten die Polymerisationsschrumpfung auf ein Minimum zu reduzieren.

Inwieweit die In-vitro-Ergebnisse der Autoren in vivo zu übertragen sind, haben wir an einem oberen Prämolaren unter weitgehender Berücksichtigung von 23 Arbeitsschritten zu realisieren versucht.

Es kann nicht Aufgabe eines Zahnarztes sein, ungünstige Kompositeigenschaften durch geschickte zahnärztliche Maßnahmen zu überspielen, wenn ein erfahrener Oberarzt mit Akribie und Assistenz den drei- bis vierfachen Zeitaufwand einer MOD-Amalgamfüllung benötigt, um einen ersten oberen Prämolaren nach der Umhärtungstechnik zu restaurieren.

Wenn schon Kompositkonstruktionen als Kompromißmaterialien eingestuft werden, müssen wir dann nicht den Amalgam- und gegossenen Restaurationen „ad multos annos" wünschen?

Komposit-Inlays – indirekte Methode

Das indirekte SR-Isosit-Inlay-System (Vivadent) wurde auf der Basis des bisher einzigen homogenen Mikrofüllerkomposits entwickelt.

Unter Berücksichtigung der späteren Einschubrichtung wird eine konventionell modifizierte, adhäsive Präparationstechnik durchgeführt und nach Abdruck das außerhalb der Mundhöhle polymerisierte Inlay mit Dualzement (Kompositzement, Vivadent) eingesetzt. Der Aushärtungsmechanismus wird mit Licht- und Selbstpolymerisation aktiviert. Beide Materialien sind röntgenopak.

Bei kritischer Beurteilung der Indikation müssen Ungereimtheiten ausgeräumt werden.

Die indirekte Technik kann nicht indiziert sein bei:
– nicht okklusionstragenden Onlays" (Onlay = Approximalflächen unter Einbeziehung der Kaufläche) oder wenn

- eine Reduktion der Höcker von mindestens 1,5 mm bei Overlays (Overlay = Approximalflächen und Überkuppeln sämtlicher Höcker) gefordert wird.

Abgesehen von der Vergewaltigung der Terminologie bestätigen Langzeituntersuchungen der indirekten Methode große Formstabilität und hohe Verschleißfestigkeit bei höchster Ästhetik und geringem klinischen Zeitaufwand trotz Mehraufwand an Labortechnik.

Direkt-Inlay-System

Das „Brillant-Direct-Inlay-(DI-)System" (Coltène) bietet ähnlich der in direkten Technik in Ausnahmefällen eine Alternative zum Amalgamersatz.

Den Nachteil der indirekten Methode, bedingt durch die Notwendigkeit zweier Sitzungen, versucht die direkte Technik in einer Sitzung, ohne labortechnische Phase, zu bewältigen. Nach den vorgegebenen Arbeitsschritten ist der technische und zeitliche Aufwand aufgrund der klinischen Erfahrungen unseres Hauses hoch und nicht problemlos, so z. B. bei der Entnahme des vorgehärteten Inlays aus der Kavität oder der individuellen Herstellung der Kontaktverhältnisse außerhalb der Mundhöhle (Anpolymerisation).

Nach unseren klinischen Erfahrungen ist das direkte Inlay nur mit einem hohen Maß an manuellem Training und zeitlicher Mehrarbeit am Patienten herzustellen.

Indikationen indirekter und direkter Inlaysysteme

- Alternative zum Amalgamersatz in Ausnahmefällen (Ästhetik, Erstversorgung),
- Ersatz reparabler Amalgamfüllungen in Ausnahmefällen (Sekundärversorgung),
- bei vertikal abgestütztem Gebiß (Einzelrestaurationen),
- Zahnhals-Inlay (?).

Kontraindikationen indirekter und direkter Inlaysysteme

- Okklusionstragende Restaurationen (Onlays mit eingeschränkter Indikation, Overlays),
- subgingival reichende Läsionen,
- Parafunktionen.

Beide Inlaysysteme werden gegenüber den Seitenzahnkompositis positiv beurteilt.
Wir neigen eher dazu, dem indirekten Inlaysystem den Vorzug zu geben, weil es unter üblichen, zeitlich akzeptablen Praxisbedingungen am Patienten abläuft.
Die Anfangsschwierigkeiten beider Inlaytechniken sollten nicht unterschätzt, der Stellenwert der aufwendigen Systeme richtig eingeschätzt werden.

Ist in diesem Zusammenhang die Inlaytechnologie als Amalgamersatz in Zukunft vorstellbar?
Antwort: Ja!, vorausgesetzt, ein neues System zielt mit neuen Kunststoffen auf etwas Einfacheres hin.
Antwort: Nein!, wenn okklusionstragende Seitenzahn-Neuentwicklungen die Inlaysysteme ablösen.
Fragen, die nicht nur eine theoretische Antwort suchen, sondern vor allem einen praktikablen Weg.

Computer-Inlays

Mit dem Cerec-System (Brains AG) können Inlays bis zum Overlay mit Einbezug eines oder mehrerer Höcker aus Keramikrohlingen computergesteuert konstruiert werden.
Es kann davon ausgegangen werden, daß das Keramik-Inlay in Zukunft die Zukunft der konservierenden Therapie mit beeinflussen wird.

Unterfüllungsmaterialien

Kavitäten-Liner sind flüssig applizierte Dentinisolierungsstoffe und *keine* Unterfüllungsmaterialien. Der Einsatz der Kavitätenlacke wird kontrovers diskutiert.
Die nichthärtenden Calciumhydroxid-Unterfüllungsmaterialien sind zur Versorgung pulpanaher Dentinwunden, eröffneter und freiliegender Pulpen indiziert. Unter Adhäsivfüllungen werden erhärtende $Ca(OH)_2$-Materialien mit guter Löslichkeits- und Säureresistenz empfohlen.
Zemente dienen zum Schutz der Pulpa vor thermischen und chemischen Reizen, zum Ausfüllen und Stabilisieren tiefer Kavitäten vor der definitiven Restauration und zur Abdeckung von $Ca(OH)_2$-Unterfüllungsmaterialien.
Die Entwicklung der Glasionomerzemente und metallverstärkten Cernets muß abgewartet werden, um den Indikationsbereich zukünftig besser beurteilen zu können.

Diskussion

Erfolgreiche individuelle und (semi)kollektive Prophylaxemaßnahmen haben in den vergangenen zwanzig Jahren zu rückläufigen Tendenzen im Kariesbefall geführt. An dieser Entwicklung hat, von wenigen regionalen Ausnahmen abgesehen (z. B. Biberach, Heilbronn, Münster) die Bundesrepublik bisher nicht partizipiert.
Die Primärprophylaxe wird sich in Zukunft von der Betonung der Kariestherapie auf die therapeutischen Prophylaxemöglichkeiten noch unversehrter Prädilektionsstellen und die Versorgung initialer Läsionen (Fis-

suren- und erweiterte Fissurenversiegelung) verschieben und auf die Sekundärprophylaxe weniger kleinerer präparativer Eingriffe beschränken.
- Behandlungstrends: Prophylaxe, Behandlung im Frühstadium, minime restaurative und kieferorthopädische Versorgung von Kindern und Jugendlichen (Facharzt für Kinderzahnheilkunde).

Zwei Ziele der WHO für das Jahr 2000 auf dem Gebiet der Zahnheilkunde lauten:
- Bei den 5jährigen soll die Hälfte ein kariesfreies Gebiß aufweisen.
- Bei den 12jährigen sollen nicht mehr als 3 Zähne kariös sein.

Ohne wachsende Interdentalhygiene läßt sich beim gegenwärtigen Stand der Mundgesundheit der erwachsenen Bewohner der Bundesrepublik kein Risiko eingehen in der Erwartung, daß Außenseiter- oder Alternativmethoden im Seitenzahnbereich die Basisversorgung mit konservativen Restaurationen ersetzen.

Die Zukunft der konservierenden Therapie spielt sich in einer veränderten Umwelt ab. Die Auswirkungen betreffen demographische Veränderungen, zunehmenden Geburtenrückgang – trotz derzeitigem leichten „Geburten-Boom" –, aber auch eine höhere Lebenserwartung und dadurch bedingt sich ändernde Krankheitsmuster und Behandlungsmodalitäten.
- Behandlungstrends: konservierende Therapie des älteren Menschen, Approximalkaries und Karies der Schmelz-Zement-Grenze, Ersatz bestehender Restaurationen, Gingivitis, Parodontitis in den Altersgruppen über 40 Jahren.

Mit verschiedenem Maß messen renommierte „Schulen" das gegenwärtige Know-how der konservierenden Therapie. Man kann sich des Eindrucks nicht erwehren, daß viele verarbeitungstechnische Verfahren auf In-vitro-, weniger auf In-vivo-Wertungen basieren und objektive zahnärztliche Inhalte einschließlich des Abrechnungswesens außer acht gelassen werden.

Paxisalltag zu vollziehen. Der beständige und fortlaufende Entwicklungsprozeß bestimmt die konservierende Therapie der Zukunft, aber auch deren Unwägbarkeiten:

Unzweckmäßige okklusionstragende Seitenzahnkomposits neben zweckmäßigen kleinen, nicht okklusionstragenden adhäsiven Klasse-II-Restaurationen, die als ästhetische Kompromisse partiell Amalgam ersetzen. Die „Umhärtungstechnik" ist in vivo zu übertragen, unter Praxisbedingungen aber kaum realisierbar.

Die Indikation für technisch und zeitlich aufwendige Komposit-Inlay-Systeme ist begrenzt. Die vorhandenen Systeme bedürfen der Vereinfachung, um als Amalgamersatz eine Chance zu haben. Eine wesentliche Erweiterung der Indikationsgrenze verspricht das computergestützte Keramik-Inlay-System, das die konservierende Therapie der beginnenden 90er Jahre invadiert.
- Behandlungstrends: stufenweiser Abbau der Amalgam- und Gußfüllungstechnik und deren Ablösung durch zahnfarbene, okklusionstragende Seitenzahnrestaurationen.

Hightech-Zahnerhaltung im letzten Jahrzehnt des 20. Jahrhunderts.

Über die Zukunft der Zahnmedizin ist in letzter Zeit viel nachgedacht und noch mehr geschrieben worden, nicht ganz soviel über die konservierende Therapie der Zukunft – und deren Zukunft.

Eine wachsende Behandlungskapazität führt darüber hinaus zu rückläufigem Behandlungsbedarf bis zur prognostizierten Unterbeschäftigung (?).
- Behandlungstrends: Abnahme der Zahnlosigkeit. Statt prothetisch wird mehr konservierend behandelt (Zahnheilkunde = Zahnerhaltung); Recall und Nachsorgeprogramm.

Wie sieht also die Zukunft der konservierenden Therapie aus?

Alle Zähne vital zu erhalten und weniger „Spuren" zu hinterlassen, bis zum Jahre 2000 – und über diese magische Zahl hinaus!

Literaturverzeichnis

A

Ahrens, G.: Beziehungen zwischen dem Phosphatgehalt des Speichels und Karies. Arch. oral Biol. 6: 241, 1961

Ahrens, G.: Effizienz der Anwendungsformen von Fluoriden: Lösungen und Gelees. Dtsch. zahnärztl. Z. 38, Suppl. 1: 65, 1983

Ainamo, J., Asikainen, S., Ainamao, A., Lahtinen, A., Sjöblom, M.: Plaque growth while chewing sorbitol and xylitol simultaneously with sucrose flavored gum. J. clin. Periodont. 6: 397, 1979

Arends, J., ten Cate, J. M.: Tooth enamel remineralization. J. Cryst. Growth 53: 135, 1981

Arends, J., Christoffersen, J.: The nature of early caries lesions in enamel. J. dent. Res. 65: 2, 1986

Arends, J., Gelhard, T. B. F. M.: In-vivo-Remineralisation menschlichen Schmelzes. Oralprophylaxe 5: 21, 1983 a

Arends, J., Gelhard, T.: In vivo remineralization of human enamel. In Leach, E.: Demineralization and Remineralization of Teeth. IRL Press, Oxford 1983 b (pp. 1–16)

Arends, J., Gelhard, T.: Die Schmelz-Remineralisation in vivo. Zahnarzt 27: 295, 1983 c

Arends, J., Gelhard, T., Schuthof, J., Jongebloed, W.: Enamel remineralization using an amine fluoride containing tooth paste – a pilot study. Dtsch. zahnärztl. Z. 38: Sonderh. 1/27, 1983

Arnim, S. S.: The use of disclosing agents for measuring tooth cleanlines. J. Periodont. 34: 227, 1963

Artelt, W.: Die Geschichte der Mundhygiene. Verein für Zahnhygiene e.V., Frankfurt/M. 1968

Axelsson, P., Bockelbrink, W.: Präventive Zahnmedizin in Schweden. Phillip J. 1: 9–14, 1984

Axelsson, P., Lindhe, J.: Effect of controlled oral hygiene procedures on caries and periodontal disease in adults. – Results after 6 years. J. clin. Periodont. 8: 239, 1981

B

Backer-Dirks, O.: Posteruptive changes in dental enamel. J. dent. Res. 45: 503, 1966

Backer-Dirks, O., Künzel, W., Carlos, J. P.: Caries-preventive water fluoridation. Caries Res. 12, Suppl. 1:7, 1978

Bass, C. C.: Über die optimalen Eigenschaften von Zahnbürsten für die Mundpflege. Dtsch. zahnärztl. Z. 5: 268, 1950

Bass, C. C.: An effective method of personal oral hygiene, part II. J. La. med. Soc. 106: 100, 1954

Bauer, A., Gutowski, A.: Gnathologie. – Einführung in Theorie und Praxis. Quintessenz, Berlin 1975

Baume, L. J.: Allgemeine Grundsätze für eine internationale Normung der Kariesstatistiken. Int. dent. J. 12: 279, 1962

Bell, D. G.: Teaching home care to the patient. J. Periodont. 19: 140, 1948

Ben-Zur, E. D.: Endodontie im Milchgebiß: In Hotz, R. P.: Zahnmedizin bei Kindern und Jugendlichen, 2. Aufl. Thieme, Stuttgart 1981

Bergenholtz, A., Brithon, J.: Plaque removal by dental floss or toothpickes. J. clin. Periodont. 7: 516, 1980

Bergler, R.: Die Psychologie der Zahnpflege. Zahnärztl. Mitt. 72: 1114, 1982

Binder, K.: Fluoridreiches Trinkwasser und Krebshäufigkeit. Mitt. öst. Sanit.-Verwalt. 78: 1, 1977 a

Binder, K.: Untersuchungen über die Krebssterblichkeit in österreichischen Orten mit hohem und niedrigem natürlichen Fluoridgehalt im Trinkwasser. Öst. Z. Stomat. 74: 355, 1977 b

Björn, H., Carlsson, J.: Observations on dental plaque morphogenesis. Odont. Rev. 15: 23, 1964

Black, G. V.: Konservierende Zahnheilkunde, Bd. II. Meuser, Berlin 1914 (S. 120–188)

de Boer, J. G.: Extension for prevention. T. Tandheelk. 32: 427, 1965

de Boever, J., Hirzel, H. C., Mühlemann, H. R.: The effect of concentrated sucrose solutions on pH of interproximal plaque. Helv. odont. Acta 13: 27, 1969

Böhme, P.: Das Obleutekonzept. Zahnärztl. Mitt. 72: 1376, 1982

Bössmann, K.: Wirkstoffe in Zahnpasten. Oralprophylaxe 7: 138, 1985

Bössmann, K.: Morphogenese und Mikrobiologie der supra- und subgingivalen Plaque. In Westermann, W.: Konservierende Zahnheilkunde und Prophylaxe. Quintessenz, Berlin 1986

Bowen, R. L.: Properties of a silicareinforced Polymer for dental restorations. J. Amer. dent. Ass. 66: 57, 1963

Bowen, R. L., Antonucci, J. M.: Dimethacrylate monomers of aromatic diethers. J. dent. Res. 54: 599, 1975

Brännström, M.: Dentinal and pulpal response. I. Application of reduced pressure to exposed dentine; an experimental study. Acta odont. scand. 18: 1, 1960

Brännström, M.: Dentin and Pulp in Restorative Dentistry. Dental Therapeutics, Nacka/Sweden 1981

Brännström, M., Isacsson, G., Johnson, G.: The effect of calcium hydroxid and fluorides on human dentin. Acta odont. scand. 34: 59, 1976

Brännström, M., Gola, G., Nordenvall, K. J., Torstensøn, B.: Invasion of microorganisms and some structural changes in incipient enamel caries. Caries Res. 14: 276, 1980

Brauer, G. M.: Zinkoxid-Eugenol als zahnärztlicher Werkstoff, I/II. Dtsch. zahnärztl. Z. 31: 824 u. 890, 1976

Brodsky, B., Cohen, E. N., Whitcher, C., Brown, W. jr. Wu, M. L.: Occupational exposure to mercury in dentistry and pregnancy outcome. J. Amer. dent. Ass. 111: 779 (1985) (zit. n. Knolle, G., 1987)

Bronner, F. J.: Mechanical, physiological and pathological aspects of operative procedures. Dent. Cosmos 73: 577, 1931

Bruker, M. O.: Vorsicht Fluor! Das Kariesproblem. Bioverlag Gesundleben, Hopferau 1984

de Bruyn, J., Arends, J.: Wirksamkeit von Fluoridlacken. Eine Studie über Lacke mit niedrigem F-Gehalt. Oralprophylaxe 7: 131, 1985

Buddecke, E.: Biochemische Grundlagen der Zahnmedizin. De Gruyter, Berlin 1981

Büchs, H.: Kariesprophylaxe zwischen Hoffnung und Realität am Beispiel neuester Daten des Mundhygienemarktes und der Gebißgesundheit unserer Bevölkerung. In: Symposium IME, München 1980

Büttner, M.: Jahresbericht, Schulzahnklinik, Basel-Stadt 1982

Büttner, M.: Partnerschaft in der Prophylaxe. Oralprophylaxe 5: 3, 1983

Buonocore, M. G.: A simple method of increasing the adhesion of acrylic filling materials of enamel surfaces. J. dent. Res. 34: 849, 1955
Buonocore, M. G.: The Use of Adhesive Dentistry. Thomas, Springfield/Ill. 1975

C

Cahen, P. M., Frank, R. M., Turlot, J. C.: Comparative unsupervised clinical trial on caries inhibition effect of monofluorophosphate and amine fluoride dentifrices after 3 years in Straßburg, France. Commun. Dent oral Epidemiol. 10: 238, 1982
Camp, J. H.: Endodontie im Milchgebiß und Frühstadium der bleibenden Dentition. In Guldener, P. H. A., Langeland, K.: Endodontologie. Thieme, Stuttgart 1982 (S. 309)
Carlsson, J.: Regulation of sugar metabolism in relation to the feast-and-famine existence of plaque. In Guggenheim, B.: Cariology Today. Karger, Basel 1984 (p. 205)
Carlsson, J., Egelberg, J.: Effect of diet on early plaque formation in man. Odont. Rev. 16: 112, 1965
Castagnola, L.: Die Lebenderhaltung der Pulpa in der konservierenden Zahnheilkunde. Hanser, München 1953
ten Cate, J. M.: Remineralization of Enamel Lesions. A Study of the Physico-chemical Mechanisms. Diss., Groningen 1979
ten Cate, J. M., Duijysters, P. P. E.: Alternating demineralization and remineralization of artifical enamel lesions. Caries Res. 16: 201, 1982
Charters, W. J.: Immunizing both hard and soft mouth tissue to infection by correct stimulation with the toothbrush. J. Amer. dent. Ass. 15: 87, 1928
Christodoulou, A., Eifinger, F. F.: Sind Kavitätenlacke für den praktizierenden Zahnarzt zu empfehlen? Dtsch. zahnärztl. Z. 41: 958, 1986
Combe, E. C.: Zahnärztliche Werkstoffe. Zusammensetzung, Verarbeitung, Anwendung. Hanser, München 1984
Corn, H., Marks, M. H.: Die Durchführung eines Prophylaxe-Programms in der zahnärztlichen Praxis. Quintessenz, Berlin 1979
Critchley, P.: Effect of foods on bacterial metabolic processes. J. dent. Res. 49: 1283, 1970

D

Dahlin, J.: Optimale Präparation – Rationell ausgeführt. Quintess. zahnärztl. Lit. 32: 1821, 1981
Davis, W. B.: Cleaning and polishing of teeth by brushing. Commun. Dent. oral Epidemiol. 8: 237, 1980
Deike, Chr., Janssen, F., Krüger, W., Lesche, S., Schwibbe, G., Turgut, R.: Gesunde Zähne vom 1. Milchzahn an. Ein Ratgeber für Eltern und Kinder. Hüthig, Heidelberg 1984
Della Volpe, M.: Auf dem Weg zur Amalgamalternative – Kunststoff-Füllungen im Seitenzahngebiet. Dent. Mag. H. 1: 59, 1985
Della Volpe, M.: Molaren-Kunststoff-Füllungen durch die Hintertür? Präventive Restauration. Zahnarzt 30: 458, 1986
Deutsche Gesellschaft für Zahnerhaltungskunde: Stellungnahme zu plastischen Füllungsmaterialien und Säure-Ätz-Technik, Dtsch. zahnärztl. Z. 35: H. 1, 1980
DGZMK und DGZ: Amalgam und Composite – der heutige Stand. Dtsch. Zahnärztekal. Hanser, München 1981
Dietze, G. R.: Statistische Untersuchungen zur Assoziation von Trinkwasserfluoridierung und Krebsmortalität . Diss., Tübingen 1984
Dietze, G. R., Dietz, K.: Kein statistischer Zusammenhang zwischen Trinkwasserfluoridierung und Krebsmortalität. Oralprophylaxe 7: 35, 1985
Dijkman, A. G., Arends, J.: Oberflächenfluoridierung intakten Schmelzes in vivo: Fluoridaufnahme/abgabe in vivo und Fluoriddeffizienz während der Applikation. Oralpropylaxe 5: 131, 1983
Distler, W., Kröncke, A.: The acid pattern in human dental plaque. J. dent. Res. 62: 87, 1983
Distler, W., Kröncke, A.: Formic acid in human singlesite resting plaque-quantitative and qualitative aspects. Caries Res. 20: 1, 1986
Downer, M. C.: A review of trends in dental health in the United Kingdom. J. roy. Soc. Hlth 104: 22, 1984
Dreyer-Jørgensen, K.: Amalgam in der Zahnheilkunde. Hanser, München 1977

Drum, W.: Die Schliff-Punkt-Füllung. Dtsch. zahnärztl. Z. 9: 859, 1954
Duschner, H., Uchtmann, H., Duschner, H. A.: Wirkungsmechanismen von Fluorid nach Duraphat-Behandlung. Dtsch. zahnärztl. Z. 39: 705, 1984

E

Ebneter, M.: Glasionomersymposium. Was wird sich ändern in meiner Praxis? Schweiz. Mschr. Zahnmed. 97: 351, 1987
Eifinger, F. F.: Infiltrationsanästhesie und Pulpitis-Therapie. Dtsch. zahnärztl. Z. 18: 1129, 1963
Eifinger, F. F.: Die Mikromorphologie der menschlichen Zahnpulpa. Hanser, München 1970
Eifinger, F. F.: Rationelle Kavitätenpräparation in der konservierenden Zahnheilkunde. Quintess. zahnärztl. Lit. 31: 6029, 1980
Eifinger, F. F., Köhler, F.: Vergleichende teratologische Untersuchungen mit organischen Fluorverbindungen, deren Basen und Aminen. Dtsch. zahnärztl. Z. 32: 861, 1977
Eifinger, F. F., Wulff, T.: Die pharmazeutische Verfügbarkeit des Fluorids handelsüblicher Tablettenpräparate. Oralprophylaxe 7: 163, 1985
Einfeldt, H.: Das Einzementieren von Inlays, Kronen und Brücken. Zahnärztl. Mitt. 73: 1000 u. 1147, 1983
Einwag, J.: Fluorid-Konzentration im Serum nach Löffelapplikation von Gelees mit unterschiedlichem Gehalt an Aminfluorid. Dtsch. zahnärztl. Z. 38: 650, 1983
Einwag, J., Naujoks, R.: Fluorid-Konzentration im Serum nach Löffelapplikation bzw. Zähnebürsten mit 1,25%igen Fluoridgelees. Dtsch. zahnärztl. Z. 38: 141, 1983
Ermin, R.: Rasterelektronenmikroskopische Untersuchungen an Fissurenkaries bei menschlichen Zähnen. Dtsch. zahnärztl. Z. 30: 614, 1975

F

von der Fehr, F. R.: Dental disease in Scandinavia. In Frandsen, A.: Dental Health Care in Scandinavia. Quintessenz, Berlin 1982
von der Fehr, F. R. Møller, I. J.: Caries-preventive fluoride dentifrices. Caries Res. 12, Suppl. 1: 614, 1978
von der Fehr, F. R., Löe, H., Theilade, E.: Experimental caries in man. Caries Res. 4: 131, 1970
Fejerskov, O., Thylstrup, A., Larsen, M. J.: Rational use of calcium fluorides in caries prevention. A concept based on possible cariostatic mechanisms. Acta odont. scand. 39: 241, 1981
Fejerskov, O., Josephsen, K., Nyvad, B.: Surface ultrastructure of unerupted matur human enamel. Caries Res. 18: 302, 1984
Fischer, W.: Amalgam – Entsorgung im Bereich Kehricht. Schweiz. Mschr. Zahnmed. 97: 1281 (1987)
Fones, A. C.: Mouth Hygiene. Lea & Febiger, Philadelphia 1934
Fouillet, X., Gutty, D.: Report on a study of the mutagenic potential of amine fluoride 297 (A-mes test). Battelle Geneva Research Centres 719703, 1981a
Fouillet, X., Gutty, D.: Research report on the assessment of the in vivo mutagenicity of amine fluoride 297 using the micronucleus test. Battelle Geneva Research Centres 722805, 1981b
Frank, A. L.: Therapy for the divergent pulpless tooth by continued apical formation. J. Amer. dent. Ass. 72: 87, 1966
Franke, G.: Klassifizierung epidemiologischer Studien über Zahnkaries und Definitionen verwandter Begriffe (nach L. J. Baume 1962). Int. dent. J. 26: 73, 1976
Franke, G., Venter, R.: BEMA 1966, Bundesmantelvertrag Zahnärzte. Deutscher Ärzteverlag, Köln 1969
Franz, G.: Abrasionswirkung von Zahnpasten nach Putzversuchen im Mund. Dtsch. zahnärztl. Z. 37: 890, 1982
Fuchs, W. B., Mayer, R.: Untersuchungen über die Abschlußdichte einzementierter Gußfüllungen mit unterschiedlicher Präparation der Kavitäten-Rand-Zone. Dtsch. zahnärztl. Z. 25: 757, 1970
Furrer, B.: Die Verkalkungszonen bei der Dentinkaries. Schweiz. Mschr. Zahnheilk. 32: 329, 1922
Fusayama, T.: Neue Konzepte in der konservierenden Zahnheilkunde. Quintessenz, Berlin 1982

G

Gabel, A. B.: The American Textbook of Operative Dentistry. Philadelphia 1954
Gainsford, I. D.: Silberamalgan in der zahnärztlichen Praxis. Thieme, Stuttgart 1983
Galil, K. A., Gwinett, A. J.: Three-dimensional replicas of pits and fissures in human teeth: Scanning elektron microscopy study. Arch. oral Biol. 20: 493, 1975
Gargiulo, A. W., Wentz, F. M., Orban, B.: Dimensions and relations of the dentogingival junction in humans. J. Periodont. 32: 261 (1961)
Gasser, O.: Glasionomerzemente: Gegenwart und Zukunft aus werkstoffkundlicher Sicht. Schweiz. Mschr. Zahnmed. 97: 328, 1987
Gehring, F.: Saccharose- Austauschstoffe in der Kariesprophylaxe. Kariesprophylaxe 3: 1, 1981a
Gehring, F.: The genus streptococcus and dental disease. In Starr, M. P., Stolp, H., Trüper, H. G., Balows, A., Schlegel, H. G.: The Prokaryotes. Springer, Berlin 1981b (p. 1598)
Gehring, F.: Zuckeraustauschstoffe – Zuckerersatzstoffe. Dtsch. Zahnärztekal. Hanser, München 1984 (S. 1–16)
Gehring, F.: Zuckerfreie Süßwaren – ein Beitrag zur Verhütung von Karies und Parodontopathien. Oralprophylaxe 8: 139, 1986
Gelhard, T. B. F. M.: Remineralization of Human Enamel in Vivo. Diss., Groningen 1982
Gelhard, T., Arends, J.: In vivo rehardening and remineralization of enamel I. Biol. bucc. 2: 49, 1984a
Gelhard, T., Arends, J.: Microradiography of in vivo remineralized human enamel II. Biol. bucc. 2: 59, 1984b
Gentz, A.: Ärztlicher Rat zur Verhütung von Zahnerkrankungen bei Kindern und Erwachsenen. Thieme, Stuttgart 1976
Glass, R. L.: The First International Conference on the Declining Prevalence of Dental Caries. J. dent. Res. 61, Spec. Iss.: 1301, 1982
Glass u. Lare: zit. nach König 1987
Graf, H.: Telemetrie des pH der Interdentalplaque. Schweiz. Mschr. Zahnheilk. 79: 146, 1969
Greth, H.: Diagnostik der Pulpaerkrankungen. Sammlung Meusser, Berlin 1933
Grunder, U., Imperiali, D., Lang, N. P.: Zahnarztbesuch und Informationsgrad zur Prophylaxe und zahnärztliche Versorgung bei sozioökonomisch unterschiedlichen Bevölkerungsschichten in der Schweiz. Schweiz. Mschr. Zahnheilk. 94: 600, 1984
Gülzow, H. J.: Methoden und Hilfsmittel für die tägliche Mundhygiene. In Peters, S.: Prophylaxe. Quintessenz, Berlin 1978
Gülzow, H.-J.: Karies- und Gingivitismorbidität im internationalen Vergleich. Zahnärztl. Prax. 37: 46, 1986
Gülzow, H.-J., Maeglin, B.: Kariesstatistische Ergebnisse nach 15jähriger Trinkwasserfluoridierung in Basel. Dtsch. zahnärztl. Z. 34: 118, 1979
Gülzow, H. J., Maeglin, B., Mühlemann, H. R., Ritzel, G., Staeheli, D.: Kariesbefall und Kariesfrequenz bei 7- bis 15jährigen Basler Schulkindern im Jahre 1977, nach 15jähriger Trinkwasserfluoridierung. Schweiz. Mschr. Zahnheilk. 92: 255, 1982
Guggenheim, B.: Streptococci of dental plaques. Caries Res. 2: 147, 1968
Guggenheim, B.: Health and Sugar Substitutes. Karger, Basel 1979
Guggenheim, B.: Cariology Today. Karger, Basel 1984 (p. 359)
Guldener, P. H. A., Langeland, K.: Endodontologie, 2. Aufl. Thieme, Stuttgart 1987
Gustafsson, B., Quensel, C., Lanke, L., Lundqvist, C., Grahnen, H., Bonow, B., Krasse, B.: The Vipeholm dental caries study. Acta odont. scand. 11: 232, 1953

H

Hämmerli, R.: Die Oberflächen zahnärztlicher Füllungsmaterialien nach verschiedenen Politurmethoden und Mundhygienemaßnahmen. Diss., Bern 1987
Hammer, B.: Nachkontrolle von 1–5jährigen Amalgam-, Komposit- und Goldgußfüllungen. Diss., Bern 1978
Hardwick, J. L., Teasdale, J., Bloodworth, G.: Caries increments over 4 years in children aged 12 at the start of water fluoridation. Brit. dent. J. 153: 217, 1982

Harndt, E.: Caries, Klinik und Therapie. In Häupl, K., Meyer, W., Schuchardt, K.: Die Zahn-, Mund- und Kieferheilkunde. Urban & Schwarzenberg, München 1955 (S. 319)
Harndt, E.: Standortbestimmung der konservierenden Zahnheilkunde. Schweiz. Mschr. Zahnheilk. 71: 980, 1961
Harndt, R.: Die Kavitätenpräparation. In Haunfelder, D., Hupfauf, L., Ketterl, W., Schmuth, G.: Praxis der Zahnheilkunde. Urban & Schwarzenberg, München 1973 (S. 1–82)
Harndt, R.: Therapie der Pulpaerkrankungen am Milchzahn. Dtsch. zahnärztl. Z. 31: 505, 1976
Harndt, R.: Die konservative Behandlung der Pulpitis. Dtsch. zahnärztl. Z. 40: 940, 1985
Hefti, A.: Der Fluoridmetabolismus. Schweiz. Mschr. Zahnmed. 96: 305, 1986
Hein, W. W. V.: Mundhygiene. Prophylaxe der Karies- und Parodontalerkrankungen, Quintessenz, Berlin 1980
Hellwege, K. D.: Die Praxis der zahnmedizinischen Prophylaxe. Hüthig, Heidelberg 1984
Hellwege, K. D.: Jugendzahnpflege nach dem Obleute-Patenschaftskonzept. Der freie Zahnarzt 29: 23, 1985
Hellwig, E., Klimek, J.: Der Einfluß von Plaque auf Aufnahme und Verlust von lose gebundenem Fluorid aus Schmelz. Dtsch. zahnärztl. Z. 38: 938, 1983
Henscher, D.: Toxikologische Aspekte der kollektiven Fluoridanwendung. Dtsch. zahnärztl. Z. 23: 104, 1968
Henschke, B., Lange, D. E., Vahl, J.: Vergleichende rasterelektronenmikroskopische Untersuchungen von Zahnbürsten mit Kunststoff- und Naturborsten. Dtsch. zahnärztl. Z. 33: 220, 1978
van der Hoeven, J. S., de Jong, M. H., Rogers, A. H., Camp, P. J. M.: A conceptual model for the co-existence of streptococcus spp. and actinomyces spp. in dental plaque. J. dent. Res. 63: 389, 1984
Hoppe, W., Staehle, J. J.: Klinische und experimentelle Untersuchungen über die chemische Beständigkeit von Unterfüllungsmaterialien. Dtsch. zahnärztl. Z. 39: 123, 1984
Hoppe, W., Staehle, J. J.: Die Dentinwunde und ihre Versorgung. In Westermann, W.: Konservierende Zahnheilkunde und Prophylaxe. Quintessenz, Berlin 1986 (S. 73–84)
Hotz, P. R.: Zahnmedizin bei Kindern und Jugendlichen, 2. Aufl. Thieme, Stuttgart 1981
Hotz, P. R.: Untersuchungen zur Abrasivität von Zahnpasten. Schweiz. Mschr. Zahnheilk. 93: 93, 1983
Hotz, P. R.: Die Abrasivität von Zahnpasten. Schweiz. Mschr. Zahnmed. 85: 1066, 1985
Hotz, P. R.: Glasionomerzement. Verarbeitung, Antikariogenität. Schweiz. Mschr. Zahnmed. 97: 336, 1987
van Houte, J., Green, D. B.: Relationship between the concentration of bacteria in saliva and the colonization of teeth in humans. Infect and Immun. 9: 624, 1974
Howard, W., Møller, C.: Atlas of Operative Dentistry, 3rd ed. Mosby, St. Louis 1981
Hunkirchen, M., Sauerwein, E.: Die Veränderung des Randschlusses von Amalgamfüllungen in Abhängigkeit von ihrer Liegedauer. Dtsch. Zahnärztebl. 22: 160, 1960
Hunt, P. R.: A modified class II cavity preparation for glassionomer restorative materials. Quintess. int. 10: 1011, 1984
Huth, G.: Rasterelektronenmikroskopische Untersuchungen an der Nahtstelle zwischen Pulpa und Dentin. Med. Diss. Tübingen, 1984

I

Imfeld, T.: Ein neuer Wegbereiter der Karies. Swiss Dent. 5: 26, 1983a
Imfeld, T. N.: Identification of Low Caries Risk dietary Components. Karger, Basel 1983b
Imfeld, T. N.: Oligosialie und Xerostomie. II.: Diagnose, Prophylaxe und Behandlung. Schweiz. Mschr. Zahnmed. 94: 1083, 1984

J

Jenkins, G. N.: The resent fall in dental caries incidence. Ont. Dent. 61: 29, 1985

Jenkins, G. N., Kleinberg, I.: Studies on the pH of plaque in interproximal areas after eating sweets and starchy foods. J. dent. Res. 35: 561, 1956

K

Käyser, A. F., Plasmans, J. P., Snoek, P. A.: Kronen- und Brückenprothetik. Deutscher Ärzteverlag, Köln 1985
Karle, E. J., Gehring, F.: Kariogene Eigenschaften verschiedener Kindertees. II. Tierversuche. Dtsch. zahnärztl. Z. 39: 520, 1984
Karlson, P.: Kurzes Lehrbuch der Biochemie, 12. Aufl. Thieme, Stuttgart 1984
Kerschbaum, T.: ZM Fortbildung für den praktischen Zahnarzt, Band II: Prophylaxe, Praxishygiene, Erkrankungen der Schleimhäute, Totalprothetik, Werkstoffkunde. Deutscher Ärzteverlag, Köln 1983
Ketterl, W.: Die Pulpen- und Wurzelbehandlung. In Haunfelder, D., Hupfauf, L., Ketterl, W., Schmuth, G.: Praxis der Zahnheilkunde, Bd. I. Urban & Schwarzenberg, München 1977 a
Ketterl, W.: Rationelle Kavitätenpräparation. Quintess. zahnärztl. Lit. 28: 45, 1977 b
Ketterl, W.: Die Aufgaben der Zahnärzte im Rahmen moderner Prophylaxe. Zahnärztl. Mitt. 70: 341, 1980
Ketterl, W.: Endodontie. Hüthig, Heidelberg 1984
Ketterl, W., Meyer, W.: Kritische Betrachtungen zur rationellen Kavitätenpräparation für Füllungen aus plastischen Materialien. Zahnärztl. Welt 85: 16, 1976
Keyes, P. H.: Recent advances in dental caries resarch. Bacteriology, bacteriological findings, and biological implications. Int. dent. J. 12: 443, 1962
Kidd, E. A. M.: Microleakage in relation to amalgam and composite restoration. Brit. dent. J. 141: 305, 1976
Kilian, M., Larsen, M. J., Fejerskov, O., Thylstrup, A.: Effects of fluoride on the initial colonization of teeth in vivo. Caries Res. 13: 319, 1979
Kimmel, K. H.: Rotierende Instrumente für Klinik, Praxis und Labor. Hager & Meisinger, Düsseldorf 1977
Kimmel, K. H.: Die Kavitätenversorgung. Zahnärztl. Welt 89: 22, 1980
Kimmel, K. H.: Systematik der zahnärztlichen Präparationstechnik. Grundlagen der Kavitäten- und Kronenstumpfpräparation. Zahnärztl. Welt 90: 24, 1981
Kimmel, K. H., Büchs, H., Eibofner, E.: Zahnärztliche Präparationstechnik. Hüthig, Heidelberg 1986
Klaiber, B.: Füllung oder Krone für kariöse Seitenzahnläsionen? Zahnärztl. Mitt. 76: 762, 1986 a
Klaiber, B.: Gußfüllung und Teilkrone. Dtsch. Zahnärztekal. 45: 59, 1986 b
Klock, B., Krasse, B.: A comparision between different methods for prediction of caries activity. Scand. J. dent. Res. 87: 129, 1979
Klötzer, W. T.: Die traumatische Schädigung der Pulpa bei der Überkronung. Dtsch. zahnärztl. Z. 39: 791, 1984
Klötzer, W. T., Tronstad, L. Dowden, W. E., Langeland, K.: Polycarboxylatzemente im physikalischen und biologischen Test. Dtsch. zahnärztl. Z. 25: 877, 1970
Knappwost, A.: Grundlagen der Resistenztheorie der Karies mit einem Beitrag über die karieshemmende Wirkung peroraler Fluorgaben. Dtsch. zahnärztl. Z. 7: 670, 1952
Knolle, G.: – Schwangerschaftgefährdung – Amalgam ist voll rehabilitiert. Zahnärztl. Mitt. 27: 2812 (1987)
Koch, G., Petersson, L. G., Kling, E., Kling, L.: Effect of 250 and 1000 ppm fluoride dentifrice on caries. A three-year clinical study. Swed. dent. J. 6: 233, 1982
König, K. G.: Dental caries and plaque accumulation in rats treated with stannous fluorid and penicillin. Helv. odont. Acta 3: 39, 1959
König, K. G.: Caries resistance in experimental animals. In Ciba Foundation Symposium: Caries-Resistent-Teeth. Churchill, London 1965 (p. 87)
König, K. G.: Möglichkeiten der Kariesprophylaxe beim Menschen und ihre Untersuchungen im kurzfristigen Rattenexperiment. Huber, Bern 1966
König, K. G.: Karies und Kariesprophylaxe, 2. Aufl. Goldmann, München 1974
König, K. G.: Pro Fissurenversiegelung. Kariesprophylaxe 3: 39, 1981
König, K. G.: Impact of decreasing caries prevalence: implications for dental research. J. dent. Res. 61: 1378, 1982
König, K. G.: Ein Beitrag zur Praxis der Ernährungsberatung. Oralprophylaxe 8: 84, 1986
König, K. G.: Karies und Parodontopathien. Thieme, Stuttgart 1987
König, K. G., Lamers, G.: Individuelle Prophylaxe in der zahnärztl. Praxis. Hanser, München 1982
Körber, K. H.: Konuskronen – das rationelle Teleskopsystem. Einführung in Klinik und Technik, 5. Aufl. Hüthig, Heidelberg 1983
Koulourides, T., Cameron, B.: Enamel remineralization as a factor in the pathogenesis of dental caries. J. oral Path. 9: 255, 1980
Koulourides, T., Cueto, H., Pigman, W.: Rehardening of softened enamel surfaces of human teeth by solutions of calcium phosphates. Nature 189: 226, 1961
Krasse, B.: Caries risk. A Practical Guide for Assessment and Control. Quintessence, Chicago/Ill. 1985
Krejci, I., Lutz, F.: Kompositfüllungen – das 1 × 1 des Ausarbeitens. Schweiz. Mschr. Zahnheilk. 94: 1015, 1984
Kröncke, A.: Der Füllungs- und Kronenrand aus parodontologischer Sicht. Dtsch. zahnärztl. Z. 28: 161, 1973
Kröncke, A.: Amalgamfüllung mit Sekundärkaries: Muß die Füllung ganz entfernt werden? Dtsch. Zahnärztekal. 41: 178, 1982
Kropp, R.: Verbesserung von Amalgamfüllungen durch Einführung von Non-gamma-2-Amalgamen. Dtsch. zahnärztl. Z. 35: 473, 1980
Kropp, R.: Die Quintessenz der Amalgamanwendung. Persönliche Mitteilung 1984
Krüger, W.: Karies, Mundhygiene und Gingivitis bei Schulanfängern. Kariesprophylaxe 4: 115, 1982
Krüger, W.: Karies- und Gingivitis-Prophylaxe bei Kleinkindern. Hüthig, Heidelberg 1983
Krüger, W.: A preventive dental program for parents and their children starting at the age of one year. Results after five years. Beitrag für den EEC-Workshop, Kopenhagen 1982. In Frandsen, A.: Public Health Aspects of Periodontal disease. Quintessence, Berlin 1984
Krüger, W., Koch, A., Rutschmann, A.: Gingivitis- und Kariesprophylaxe für Kinder vom ersten bis zum fünften Lebensjahr. Das Langzeit-Prophylaxe-Programm Göttingen (1977–1981). Dtsch. zahnärztl. Z. 37: 557, 1982
Krüger, W., Turgut, G. Schwibbe, G.: Aktion „Gesunde Zähne vom 1. Milchzahn an". Zur Realisierbarkeit von Prophylaxemaßnahmen bei Kleinkindern in der zahnärztlichen Praxis. Oralprophylaxe 6: 26, 1984
Künzel, W.: 20 Jahre Trinkwasserfluoridierung in der Deutschen Demokratischen Republik. Stomat. DDR 29: 743, 1979
Kullmann, W.: Hybrid- und Mikropartikel-Komposit im klinischen Vergleich. Dtsch. zahnärztl. Z. 40: 910, 1985

L

Lang, N.: Lokalisation der Präparationsgrenze im Hinblick auf die Prophylaxe von Karies- und Parodontalerkrankungen I/II. Quintess. zahnärztl. Lit. 30: 97 u. 103, 1979
Lang, N. P.: Checkliste zahnärztliche Behandlungsplanung. Thieme, Stuttgart 1984
Lang, N. P., Cumming, B. R., Löe, H.: Toothbrushing frequency as it relates to plaque development and gingival health. J. Periodont. 44: 396, 1973
Lange, D. E.: Über den Einfluß verschiedener Zahnbürsten-Typen auf die Gingivaoberfläche. Zahnärztl. Mitt. 67: 729, 1977
Lange, D. E.: Hygienekontrolle bei instruierten und motivierten Patienten. In Peters, S.: Prophylaxe. Ein Leitfaden für die zahnärztliche Praxis. Quintessenz, Berlin 1978 (S. 345–358)
Lange, D. E.: Parodontologie in der täglichen Praxis. Quintessenz, Berlin 1981
Langeland, K.: Tissue changes in the dental pulp. An experimental histologic study from the Norwegian Institute of Dental Research. Elanders, Göteborg 1957
Larmas, M.: Simple tests for caries susceptibility. Int. dent. J. 35: 109, 1985
Lauritzen, A.: Arbeitsanleitung für die Lauritzen-Technik. Carsten & Homovc, Hamburg 1973
Leonard, H. J.: Home technics for the care of the teeth. J. Periodont. 20: 27, 1949
Liard-Dumtschin, D., Holz, J., Baume, L. J.: Le coiffage pulpaire, direct-essai biologique sur 8 produits. Schweiz. Mschr. Zahnheilk. 94: 4, 1984

Lindhe, J.: Textbook of Clinical Periodontology. Munksgaard, Copenhagen 1983

Listgarten, M. A., Mayo, H., Amsterdam, M.: Ultrastructure of the attachment device between coccal and filamentous microorganism in „corn cob" formations of dental plaque. Arch. oral Biol. 18: 651, 1973

Listgarten, M. A., Mayo, H. E. Tremblay, R.: Development of dental plaque on epoxy resin crowns in man. J. Periodont. 46: 10, 1975

Löe, H.: Reaction of marginal periodontal tissues to restorative procedures. Int. dent. J. 18: 759, 1968

Löe, H.: Mechanical and chemical control of dental plaque. J. clin. Periodont. 6, Suppl. 7: 32, 1979

Löe, H., Theilade, E., Jensen, S. B.: Experimental gingivitis in man. J. Periodont. 36: 177, 1965

Lösche, G. M., Benner, B. Roulet, J.-F.: Der Auto-Präp-Trainer. Ein didaktisches Hilfsmittel in der Studentenausbildung. Quintess. zahnärztl. Lit. 36: 963, 1985

Loesche, W. J.: Chemotherapy of dental plaque infections. Oral sci. Rev. 9: 65, 1976

Loesche, W. J.: The bacteriology of dental decay and periodontal disease. Clin. prev. Dent. 2: 18, 1980

Lundqvist, C.: Oral sugar clearance: its influence on dental activity. Odont. Rev. 3, Suppl. 1: 5–121, 1952

Lussi, A.: Toxikologie der Amalgame. Schweiz. Mschr. Zahnmed. 97: 1271 (1987)

Lutz, F.: Die adhäsive Restauration. Der Weg zur unsichtbaren Füllung. Zahnärztl. Prax. 26: 51, 1975

Lutz, F.: Die Verwendung von Komposits im Seitenzahnbereich. FLZ/G/jh Zürich, 1983 a

Lutz, F.: Mechanismus der protrahierten Aminfluoridwirkung. Dtsch. zahnärztl. Z. 38, Suppl. 31, 1983 b

Lutz, F., Schneider, P. H.: Prophylaktische und therapeutische Versiegelungen. In Peters, S.: Prophylaxe. Quintessenz, Berlin 1978 (S. 169–201)

Lutz, F., Lüscher, B., Ochsenbein, H., Mühlemann, H. R.: Adhesive Zahnheilkunde. Juris, Zürich 1976

Lutz, F., Curilovic, Z., Ben-Zur, E.: Fissurenversiegelungen (FV) – Merkpunkte. Richtlinien und zahnmedizinische Empfehlungen. Schweiz. Mschr. Zahnheilk. 95: 699, 1985

M

Mäkinen, K. K., Sölderling, E. Läikkö, I.: Zuckeralkohole (Polyole) als „aktive" Zahnpastenbestandteile. Oralprophylaxe (9, 115, 1987)

Magnusson, B. O.: Pedodontics. Mundksgaard, Copenhagen 1981

Maier, U.: REM-Studien zur Adhäsion oraler Bakterien. Die initiale Phase der Plaquebildung in vitro. Diss., Tübingen 1986

Markley, M. R.: Restorations of silver amalgam. J. Amer. dent. Ass. 43:133, 1951

Marold, R.: Glasionomerzemente – Materialeigenschaften und klinische Anwendung. Eine Literaturübersicht. Schweiz. Mschr. Zahnheilk. 94: 117, 1984

Marthaler, T. M.: Die Kochsalzfluoridierung und Vergleich der kariesprophylaktischen Wirkung verschiedener innerlicher Verabreichungsarten von Fluor. Dtsch. zahnärztl. Z. 23: 885, 1968 a

Marthaler, T. M.: Apfel, Gesundheit und Kauorgan. Schweiz. Mschr. Zahnheilk. 88: 823, 1968 b

Marthaler, T. M.: Neue Möglichkeiten der Fluorprophylaxe. Öst. Z. Stomat. 68: 222, 1971

Marthaler, T. M.: Wissenschaftliche Grundlagen für neue Empfehlungen zur Kariesprophylaxe mit Fluoriden. Schweiz. Mschr. Zahnheilk. 92: 597, 1982

Marthaler, T. M.: Erfahrungen mit dem Schweizer System der Kariesprophylaxe. Dtsch. zahnärztl. Z. 38, Special issue 1: 6, 1983

Marthaler, T. M., König, K. G.: Der Einfluß von Fluortablettengaben in der Schule auf den Kariesbefall 6- bis 15jähriger Kinder. Schweiz. Mschr. Zahnheilk. 77: 539, 1967

Marthaler, T. M., Steiner, M. Helfenstein, U.: Aktueller Stand der Salzfluoridierung, Teil II. Oralprophylaxe 6: 74 u. 109, 1984

McDonald, R. E.: Treatment of deep caries, vital pulp exposure and pulpless teeth in children. In: The Dentistry for the Child and Adolescent, 2nd ed. Mosby, St. Louis 1974

McLean, J. W., Gasser, O.: Glas-Cermet-Zemente, I/II. Quintess. zahnärztl. Lit. 36: 2059 u. 2275, 1985

McLean, J. W., Powis, D. R., Prosser, H. J., Wilson, A. D.: The use of glass-ionomer cements in bonding composite resins to dentine. Brit. dent. J. 158: 410, 1985

Menden, E.: Welche Rolle spielt die Ernährung bei der Kariesprophylaxe? Kariesrophylaxe 2: 125, 1980

Meyer, G., Stachniss, V., Grossbernd, E.: Der Einsatz parapulpärer Stifte beim Wiederaufbau von Zähnen. Zahnärztl. Mitt. 73: 1350, 1983

Mörmann, J. E., Mühlemann, H. R.: Oral starch degradation and its influence on acid production in human dental plaque. Caries Res. 15: 166, 1981

Mörmann, W.: Komposit-Inlay: Forschungsmodell mit Praxispotential? Quintess. zahnärztl. Lit. 33: 1891, 1982

Mörmann, W., Brandestini, M.: Verfahren zur Herstellung medizinischer und zahntechnischer alloplastischer, endo- und exoprothetischer Paßkörper. Europäisches Patent Nr. 0054 785, 1985

Mörmann, W., Schmid, U., Mörmann-Buchmann, J. E., Roulet, J. F.: Die Dichtheit von Kalzium-Hydrodxid-Unterfüllungsmaterialien in dünnen Schichten. Schweiz. Mschr. Zahnheilk. 93: 609, 1983

Mörmann, W., Brandestini, M., Ferru, A., Lutz, F., Krejci, I.: Marginale Adaptation von adhäsiven Porzellaninlays in vitrol. Schweiz. Mschr. Zahnmed. 95: 1118, 1985 a

Mörmann, W., Lutz, F., Bolli-Besançon, H.: Löslichkeitsbeständigkeit und Säureresistenz von Kalziumhydroxid-Unterfüllungsmaterialien. Schweiz. Mschr. Zahnheilk. 95: 14, 1985 b

Mörmann, W., Jans, H., Brandestini, M., Ferru, A., Lutz, F.: Computer machined adhesive porcelain inlay: margin adaptation after fatique stress. J. dent. Res. 65: 763, 1986

Motsch, A.: Die indirekte Gußfüllung: Hinweise und Vorschriften für die Herstellung einer indirekten Gußfüllung im Kurs II der Konservierenden Zahnheilkunde. Klinik und Poliklinik für Zahn-, Mund- und Kieferkrankheiten der Universität Göttingen. Skript 1974

Motsch, A.: Die indirekte Gußfüllung. Funktionsgerechte Füllungsgestaltung: Inlay, Overlay, Pinledge. Klinik und Poliklinik für Zahn-, Mund- und Kieferkrankheiten der Universität Göttingen. Skript 1975

Motsch, A.: Das Onlay und die Gebührenordnung – ein Gutachten. Pers. Mitt., Göttingen 1977

Motsch, A.: Die Gestaltung der Kauflächen einer Amalgamfüllung. Dtsch. zahnärztl. Z. 35: 469, 1980

Motsch, A., Nobmann, K.: Klinische und spannungsoptisch-experimentelle Untersuchungen verschiedener Präparationsformen in der Onlaytechnik. Dtsch. zahnärztl. Z. 26: 415, 1971

Motsch, A., Schreiber, S.: Kritische Untersuchungen der klassischen Präparationsregeln mit Hilfe spannungsoptischer Verfahren. Dtsch. zahnärztl. Z. 23: 171, 1968

Mühlemann, H. R.: Zur Erosion des Zahnschmelzes. Dtsch. Zahnärztebl. 16: 328, 1962

Mühlemann, H. R.: Die kariesprophylaktische Wirkung der Aminfluoride. Quintess. zahnärztl. Lit.: Ref. Nr. 3192, H. 5–8, 1967

Mühlemann, H. R.: Zuckerfreie, zahnschonende und nicht-kariogene Bonbons und Süßigkeiten. Schweiz. Mschr. Zahnheilk. 79: 117, 1969

Mühlemann, H. R.: Einführung in die orale Präventivmedizin. Huber, Bern 1974

Mühlemann, H. R.: Zu den Begriffen „zahnschonend" und „zuckerfrei". Swiss. Dent. 3: 23, 1982

Mühlemann, M., Graf, H.: Untersuchung der zahnschonenden Eigenschaften des Zuckerersatzstoffes (Süßstoffes) Aspartam und von drei Aspartam enthaltenden Produkten: Canderel-Tabletten – Canderel-Konzentratpulver – Canderel-Süßpulver. Swiss. Dent. 6: 25, 1985

N

Nagano, F.: Relation between the form of pits and fissures and primary lesion of caries. Shikwa Gakulo 60: 80, 1960; Ref. in Dent. Abstr. (Chic.) 6: 426, 1961

Naujoks, R.: Neues aus der Kariesforschung – Nutzen für die Praxis. Dtsch. zahnärztl. Z. 39: 257, 1984

Netuschil, L.: Mikroflora und Fissurenversiegelung. Kariesprophylaxe 3: 135, 1981

Netuschil, L.: Vitalfärbung von Plaque-Mikroorganismen mit Fluoresceindiacetat und Ethidiumbromid. Dtsch. zahnärztl. Z. 38: 914, 1983

Netuschil, L., Riethe, P.: Kariesprophylaxe mit Fluoriden. Eine wissenschaftliche Standortbestimmung. I: Wirkungsmechanismus der Fluoride. II: Kariesprophylaktischer Effekt, Toxikologie und Kanzerogenität. Oralprophylaxe 7: 99 u. 150, 1985

Neumeyer, S.: Zur Erleichterung der Ausarbeitung der Amalgamfüllung mit Hilfe des Hartmetall-Finierers H 500 IN. Quintess. zahnärztl. Lit. 35: 1003, 1984

Newbrun, E.: Sucrose, the arch criminal of dental caries. Odont. Rev. 18: 373, 1967

Newbrun, E.: Cariology. Williams & Williams, Baltimore 1978; 2nd ed. 1983

Newesely, H.: Fluorid für die Zahnschmelzbildung. In: Kariesprophylaxe mit Fluorid. Informationskreis Mundhygiene und Ernährungsverhalten, Frankfurt 1979 (S. 17–22)

Newman, H. N.: Ultrastructure of the apical border of dental plaque. In Lehner, T.: The Borderland Between Caries and Periodontal Disease. Academic Press, London 1977 (p. 79)

Nolden, R.: Die Adhäsiv-Technik und ihre Bedeutung für die restaurative Zahnheilkunde. Zahnärztl. Mitt. 68, 199, 1978

Nolden, R.: Die Bedeutung der Säureätztechnik für den Verbund von Compositmaterialien mit den Zahnhartsubstanzen. Dtsch. zahnärztl. Z. 34: 717, 1979

O

Oeloff-Kooy, A., Wiegmann, J. E.: Het leren omgaan met roterend instrumentarium. Ned T Tandh 88: 153 (1981)

Of-Engel, I.: Moderne Gesichtspunkte der Kavitätenpräparation. Diss., Tübingen 1973

O'Hara, J. W., Clark, L. L.: The evolution of the contemporary cavity preparation. J. Amer. dent. Ass. 108: 993, 1984

Ohnesorge, F. K.: in: Zur Frage der Nebenwirkungen bei der Versorgung kariöser Zähne mit Amalgam. Forsch.-Inst. f. d. zahnärztl. Versorgung, Zahnärztl. Arzneimittelausschuß BDZ/KZBV, Köln 1981

Orland, F. J., Blayney, J. R., Harrison, R. W., Reyniers, J. A., Trexler, P. C., Wagner, M., Gordon, H. A., Luckey, T. D.: Use of the germfree animal technic in the study of experimental dental caries. I. Basic observations on rats reared free of all microorganisms. J. dent. Res 33: 147, 1954

Orland, F. J., Blayney, J. R., Harrison, R. W., Reyniers, J. A., Trexler, P. C., Ervin, R. F., Gordon, H. A., Wagner, M.: Experimental caries in germfree rats inoculated with enterococci. J. Amer. dent. Ass. 50: 259, 1955

Ott, K. H. R.: Das „interne Granulom" und seine Einordnung in eine systematische Klassifikation der Pulpaerkrankungen. Dtsch. zahnärztl. Z. 38: 605, 1983

Ott, R. W., Pröschel, P.: Zur Ätiologie des keilförmigen Defektes. Dtsch. zahnärztl. Z. 40: 1223, 1985

Overdiek, H. F.: Fehlerhafte Amalgamfüllungen und ihre Ursache. Zahnärztl. Rdsch. 71: 333, 1962 a

Overdiek, H. F.: Reaction to amalgam restorations. Dent. Abstr. (Chic.) 7: 595, Oct. 1962 b

P

de Paola, P. F.: Clinical studies of monofluorophosphate dentifrices. In Grøn, P., Ericsson, Y.: Monofluorophosphate perspectives. Caries Res. 17, Suppl. 1: 119, 1983

Patz, J. Naujoks, R.: Morbidität und Versorgung der Zähne in der Bevölkerung der Bundesrepublik Deutschland. Dtsch. zahnärztl. Z. 35: 259, 1980

Pechtold, J.: Zahngesundheitserziehung in der Schule. Erprobung eines pädagogisch-medizinischen Kooperationsmodells. Oralprophylaxe 7: 91–96 u. 184–188, 1985

Pedersen, P. O.: Ernährung und Zahnkaries primitiver und urbanisierter Grönländer. Dtsch. Zahn-, Mund-, Kieferheilk. 6: 728 (1939)

Peters, S.: Prophylaxe. Ein Leitfaden für die zahnärztliche Prophylaxe. Quintessenz, Berlin 1978

Pichler, H.: Lehrbuch der Kavitätenpräparation, 2. Aufl., Barth, Leipzig 1949

Pieper, K.: Der Einfluß von Kenntnissen über Kariesprophylaxe auf die Mundhygiene. Dtsch. zahnärztl. Z. 34: 113, 1979

Pieper, K., Krüger, W., Prasil, P.: Der Einfluß der sozialen Schicht auf Kariesbefall, Sanierungsgrad und Mundhygiene bei Jugendlichen. Dtsch. zahnärztl. Z. 36: 376, 1981

Pilz, W., Plathner, C. H., Taatz, H.: Grundlagen der Kariologie und Endodontie, 3. Aufl., Hanser, München 1980

Plant, C. G.: The effect of polycarboxylate cement on the dental pulp. Brit. dent. J. 129: 424, 1970

Plant, C. G.: The effect of polycarboxylate cement on the dental pulp. Brit. dent. J. 46: 36, 1981

Plasschaert, A., König, K.: Die Wirkung von Zahngesundheitsinformation und von Fluoridtabletten auf den Karieszuwachs bei Schulkindern. Schweiz. Mschr. Zahnheilk. 83: 421, 1973

Plathner, C. H.: Neue Versuchsergebnisse der Pulpitistherapie bei Karies profunda. Dtsch. zahnärztl. Z. 14: 203, 1959

Pruhs, R. J.: Pulp therapy for children and adolescents. In Gerstein, H.: Techniques in Clinical Endodontics. Saunders, Philadelphia 1983

R

Ramfjord, S. P., Costich, E. R.: Healing after simple gingivectomy. J. Periodont. 34: 411, 1963

Rateitschak, K. H.: Mißerfolge in der Parodontologie. Schweiz. Mschr. Zahnheilk. 95: 609, 1985

Rateitschak, K. H. & E. M., Wolf, H. F.: Parodontologie. Farbatlanten der Zahnmedizin 1. Thieme, Stuttgart 1984

Rebel, H. H.: Die Biomorphose der Pulpa. Dtsch. zahnärztl. Z. 13: 551, 1958

Rehberg, H. J.: Zur Frage der Lebenderhaltung entzündlich veränderter Pulpen. Dtsch. zahnärztl. Z. 10: 1688, 1955

Renggli, H. H.: Auswirkungen subgingivaler approximaler Füllungsränder auf den Entzündungsgrad der benachbarten Gingiva. Schweiz. Mschr. Zahnheilk. 84: 1 u. 181, 1974

Renggli, H. H.: Plaquehemmung durch Aminfluorid. Dtsch. zahnärztl. Z. 38, Suppl. 1: 45, 1983

Renggli, H. H., Mühlemann, H. R., Rateitschak, K. H.: Parodontologie, 3. Aufl. Thieme, Stuttgart 1984

Riethe, P.: Amalgamfüllung Anno Domini 1528. Dtsch. zahnärztl. Z. 21: 301, 1966

Riethe, P.: Präparation und Pulpa. Dtsch. zahnärztl. Z. 24: 695 (1969)

Riethe, P.: Die Quintessenz der Amalgamfüllung. Quintessenz, Berlin 1971

Riethe, P.: Die Quintessenz der Mundhygiene. Quintessenz, Berlin 1974

Riethe, P.: Die Indikation zur Amalgamanwendung und die Bedeutung der Kavitätenpräparation. Dtschl. zahnärztl. Z. 35: 462, 1980 a

Riethe, P.: Pro et contra Fissurenversiegelung. Kariesprophylaxe 2: 75, 1980 b

Riethe, P.: Zur Frage der Nebenwirkung bei der Versorgung kariöser Zähne mit Amalgam. Forschungsinst. zahnärztl. Versorg. Köln Nr. 6, 1981

Riethe, P.: Fluoridgaben bei verschiedenen Altersstufen. Oralprophylaxe 5: 87, 1983 a

Riethe, P.: Pro et contra Fissurenversiegelung. Zahnärztl. Mitt. Fortbild. 2: 39, 1983 b

Riethe, P.: Welche Füllungsmaterialien sind im gingivalen Bereich vertretbar? Dtsch. zahnärztl. Z. 39: 589, 1984

Riethe, P.: Konservierende Zahnheilkunde und Mundschleimhauterkrankungen. In Schwenzer, N.: Zahn-Mund-Kiefer-Heilkunde, Band IV. Thieme, Stuttgart 1985

Riethe, P.: Langzeituntersuchungen mit kariesprophylaktischen Versiegelungen. Dtsch. zahnärztl. Z. 43: 253 (1988)

Riethe, P., Czarnetzki, A.: Amalgam- und Goldfolienfüllung Anno Domini 1601. Dtsch. zahnärztl. Z. 38: 605, 1983

Riethe, P., Munz, H. U.: Besteckungsmaterialien und Fremdauflagerungen. Kariesprophylaxe 1: 97, 1979

Riethe, P., Schade, U.: Untersuchungen über die Schneidfähigkeit (Carving) von Amalgamen. Dtsch. zahnärztl. Z. 16: 1369, 1961

Riethe, P., Stoll, B.: Über den Einfluß von Chlorhexidindigluconat auf Plaque und Gingivitis. Dtsch. zahnärztl. Z. 32: 753, 1977

Riethe, P., Schmelzle, R., Schwenzer, N.: Arzneimitteltherapie in der Zahn-, Mund- und Kieferheilkunde. Thieme, Stuttgart 1980
Riethe, P., Netuschil, L., Schlagenhauf, U.: Klinische Untersuchung über die Fluidenta, eine Kombination von Zahnbürste und Wasserstrahlgerät. Oralprophylaxe 9: 147, 1987
Rölla, G.: Plaquebildung und Plaqueverhinderung. Dtsch. zahnärztl. Z. 31: 840, 1976
Römer, F.: Fluoridprophylaxe in Deutschland. Ein Überblick. Oralprophylaxe 7: 120, 1985
Römer, F.: Das „Zahnmännchen mit Schirm" nun auch in der Bundesrepublik Deutschland. Oralprophylaxe 8: 136, 1986
Roitt, I. M., Lehner, T.: Immunology of Oral Diseases. Blackwell, Oxford 1983
Rost, A.: Vitalerhaltung entzündeter Pulpen durch Infiltrationsanästhesie. Dtsch. zahnärztl. Z. 12: 1178, 1957
Rost, A.: Weitere histologische Untersuchungen nach Infiltrationsanästhesie. Dtsch. zahnärztl. Z. 13: 1452, 1958
Rost, A.: Die infiltrative Behandlung der Pulpitis. Hüthig, Heidelberg 1963
Rotgans, J., Rosendahl, R.: Ist die Fluoridanwendung schädlich für die Gesundheit? Oralprophylaxe 5: 29, 1983
Roulet, J. F., Rui, J., Ritz, B., Hotz, P.: Die Pulpaverträglichkeit von Glasionomerzement. Schweiz. Mschr. Zahnheilk. 90: 116, 1980
Roulet, J. F., Noack, M., Butros, R., Blunck, U.: Zahnerhaltung. Ein Behandlungskonzept. Quintess. zahnärztl. Lit. 37: 407, 1986
Rueger, K., Huber, B., Marthaler, T. M., Hefti, A. I.: Klinische Untersuchungen von drei im Handel erhältlichen Zahnbürsten mit unterschiedlicher Griffabwinkelung. Schweiz. Mschr. Zahnmed. 96: 1157, 1986

S

Salm, M.: Laminiertechnik und klinische Anwendung der Glas-Cernet-Zemente nach McLean. Schweiz. Mschr. Zahnmed. 97: 340, 1987
Sauerwein, E.: Grundlagen und Fortschritte der Kavitätenpräparation. Dtsch. zahnärztl. Z. 20: 522, 1965
Sauerwein, E.: Zahnerhaltungskunde, 4. Aufl. Thieme, Stuttgart 1985
Schaer, M.: Leitfaden der Sozial- und Präventivmedizin. Huber, Bern 1978
Scheinin, A.: Field studies on sugar substitutes. Int. dent. J. 35: 195, 1985
Scheinin, A., Mäkinen, K. K.: Turku sugar studies. Acta odont scand. 33: Suppl. 70, 1975
Schiller, F.: Wie lange noch Black? Zahnärztl. Prax. 11: 121, 1960
Schiller, F.: Die Sprengung der Black'schen Fessel. Zahnärztl. Prax. 12: 85, 1961
Schlagenhauf, U., Rau, G.: Gingivalchirurgische Maßnahmen vor konservierender oder prothetischer Versorgung approximal tief zerstörter Zähne. Quintess. zahnärztl. Lit. 38: 2019, 1987
Schlegel, H. G.: Allgemeine Mikrobiologie, 6. Aufl. Thieme, Stuttgart 1985
Schmid, H. F. M.: Die Bedeutung des Fluoridlackes Duraphat als Kariesprophylaktikum auf Grund der 1981 vorliegenden klinischen Ergebnisse. Kariesprophylaxe 3: 117, 1981
Schmid, H. F. M.: Zur Indikation verschiedener Methoden der Kariesprophylaxe mit Fluoriden. Oralprophylaxe 7: 74, 1985
Schnepper, H. E.: Goldhämmerfüllung Klasse V. In Schmidseder, J.: Phillip's restaurative Zahnmedizin. Phillip, München 1985 (S. 135)
Schön, F.: Elektrochirurgie in der Zahnheilkunde, 3. Aufl. Quintessenz, Berlin 1980
Schour, I.: Noyes' Oral Histology and Embryology. Kimpton, London 1953
Schray, K.: Die Gußfüllung mit Stiftverankerung. Dtsch. zahnärztl. Z. 20: 566, 1965
Schray, K., Fezer, F. H.: Die Gußfüllung. Bewährte Methoden und moderne Inlay-Technik. Barth, München 1963
Schreiber, S., Motsch, A.: Kritische Untersuchungen der klassischen Präparationsregeln mit Hilfe spannungsoptischer Verfahren. Dtsch. zahnärztl. Z. 23: 171, 1968
Schroeder, A.: Endodontie. Ein Leitfaden für Studium und Praxis, 2. Aufl. Quintessenz, Berlin 1981
Schroeder, H.-E.: Formation and Inhibition of Dental Calculus. Huber, Bern 1965
Schroeder, H.-E.: Formation and Inhibition of Dental Calculus. Huber, Bern 1967
Schroeder, H.-E.: Orale Strukturbiologie, 2. Aufl. Thieme, Stuttgart 1982
Schroeder, H.-E.: Pathologie oraler Strukturen. Karger, Basel 1983

Schroeder, H.-E., Marthaler, T. M.: Normierte Folien als Zahnsteinträger. Schweiz. Mschr. Zahnheilk. 71: 596, 1961
Schroeder, U.: Effects of the calcium hydroxide-containing pulp-capping agents on pulp cell migration, proliferation, and differentation. J. dent. Res. 64, Spec. Iss.: 541, 1985
Schwärzler, R.: Dreischichtige Phantomübungsplatte mit neuem Kavitätendesign. Persönl. Mitteilung 1983
Shillingburg, H. T., Kessler, J. C.: Restauration von wurzelbehandelten Zähnen. Quintessenz, Berlin 1982
Shillingburg, H. T., Hobo, S., Fisher, D. W.: Atlas der Kronenpräparation. Quintessenz, Berlin 1974
Shillingburg, H. T., Hobo, S., Whitsett, L. D.: Grundlagen der Kronen- und Brückenprothetik. Quintessenz, Berlin 1986
Siebert, G.: Zähne und Ernährung. Dtsch. zahnärztl. Z. 35: 770, 1980
Siebert, G.: Ernährung und Zahnheilkunde. Dtsch. Zahnärztekal. Hanser, München 1982
Silverstone, L. M.: The effect of fluoride in the remineralization of enamel caries and caries-like lesions in vitro. J. publ. Hlth Dent. 42: 42, 1982
Silverstone, L. M., Johnson, N. W., Hardie, H. M., Williams, R. A. D.: Dental Caries: Aetiology, Pathology and Prevention. Macmillan, London 1981
Simonson, R. J.: Die Säureätztechnik in der täglichen Praxis. Quintessenz, Berlin 1978
Sluiter, J. A., Purdell-Lewis, D. J.: Lower fluoride concentrations for topical application. Caries Res. 18: 56, 1984
Smith, G. E.: Surface morphology changes of glass ionomers due to acid etching. IADR Abstr. Nr. 1575, 1986
Smith, G. E., Medina, J. E., Schmidseder, J.: Die Verwendung von Blattgold für Goldhämmerfüllungen. In Schmidseder, J.: Phillip's restaurative Zahnmedizin. Phillip, München 1985 (S. 129)
Smith, T. S.: Anatomic and physiologic conditions governing the use of the toothbrush. J. Amer. dent. Ass. 27: 874, 1940
Socransky, S. S., Tanner, A. C. R., Goodson, J. M.: Patterns of subgingival microbial colonization. J. dent. Res. 60: 486, 1981
Sonnabend, E.: Zahnärztliche Röntgenologie. In Haunfelder, D., et al.: Praxis der Zahnheilkunde, Bd. IV. Urban & Schwarzenberg, München 1975
Spangberg, L., Rodrigues, H., Langeland, K.: Biologic effects of dental materials. IV. Effect of polycarboxylate cements on hela cells in vitro. Oral Surg. 37: 113, 1974
Stachniss, V.: Die Politur der Amalgamfüllung. Dtsch. zahnärztl. Z. 35: 474, 1980
Stachniss, V.: Wege zur besseren Amalgamfüllung. In Westermann, W.: Konservierende Zahnheilkunde und Prophylaxe. Quintessenz, Berlin 1986 (S. 97)
Stachniss, V., Motsch, A.: Die mehrflächige Amalgamfüllung. Zahnärztl. Mitt. 70: 1108, 1980
Stachniss, V., Darwish, M., Hoppe, W.: Die Qualität der approximalen Amalgamfüllungen in bezug auf die Kavitätenform. Dtsch. zahnärztl. Z. 32: 472, 1977
Standlee, J. P., Caputo, A. A., Hanson, E. C.: Retention of endodontic dowels: effect of cement, dowel length, diameter, and design. J. prosth. Dent. 39: 401, 1978
Steinke, A., Netuschil, L., Riethe, P.: Der Einfluß verschiedener Fluorid- und Chloridverbindungen auf den ATP-Gehalt von Streptococcus mutans. Dtsch. zahnärztl. Z. 38, Suppl. 1: S. 41, 1983a
Steinke, A., Netuschil, L., Riethe, P.: Lebendzellzahlbestimmung kariogener Mikroorganismen mit Hilfe der Messung ihres ATP-Gehaltes im Biolumineszenzverfahren. Eine methodenkritische Betrachtung. Dtsch. zahnärztl. Z. 38: 918, 1983b
Stephan, R. M.: Changes in hygrogen-ion concentration on tooth surfaces and in carious lesions. J. Amer. dent. Ass. 27: 718, 1940
Stephan, R. M., Miller, B. F.: A quantitative method for evaluating physical and chemical agents which modify production of acids in bacterial plaques on human teeth. J. dent. Res. 22: 45, 1943
Stillman, P. R.: The toothbrush. J. Amer. dent. Hyg. Ass. 7: 3, 1933
Stock, J. P. P.: Short-ware currents and the treatment of dental conditions. Brit. dent. J. 69: 241, 1939
Stratmann, K. R., Eifinger, F. F.: Toxikologische Grenzwerte verschiedener Fluoridverbindungen. Kariesprophylaxe 3: 15, 1981
Straub, M.: Johannes Stocker: Ad dolorem dentium. Diss., Tübingen 1978
Strub, J. R., Rabus, H. M.: Prüfung des Abdichtungsvermögens von drei Befestigungszementen. Schweiz. Mschr. Zahnheilk. 90: 529, 1980

Sturdevant, C. M., Barton, R. E., Brauer, J. C., Harrison, M. L.: The Art and Science of Operative Dentistry. McGraw-Hill, New York 1968

T

Theilade, E., Theilade, J.: Formation and ecology of plaque at different locations in the mouth. Scand. dent. Res. 93: 90, 1985
Theilade, E., Fejerskov, O., Prachyabruched, W., Kilian, M.: Microbiologic study on developing plaque in human fissures. Scand. dent. Res. 82: 420, 1974
Thylstrup, A., Featherstone, J. D. B., Fredebo, L.: Surface morphology and dynamics of early enamel caries development. In Leach, S. A., Edgar, W. M.: Demineralization and Remineralization of Teeth. IRL Press, Oxford 1983 (p. 165)
Tinanoff, N., Hock, J., Camosci, D., Helldén, L.: The effect of stannous fluoride mouthrinse on dental plaque. J. clin. Periodont. 7: 232, 1980
Tobien, P.: Eine vergleichende Untersuchung der Retention von Versiegelungen im Studentenkurs. Diss., Tübingen 1983
Torell, P., Ericson, Y.: Two years clinical test with different methods of local caries-preventive fluoride application in Swedish schoolchildren. Acta odont. scand. 23: 287, 1965
Trautner, K.: Extrazelluläre Glucane aus der Mundhöhle. Struktur und Funktion. Dtsch. zahnärztl. Z. 37, Suppl.: S. 13, 1982
Trautner, K., Siebert, G.: Die Bewertung der Fluoridzufuhr mit der Nahrung. Studien zur Bioverfügbarkeit. Dtsch. zahnärztl. Z. 38: 50, 1983
Triadan, L. H., Schroeder, A.: Die pharmakologische Heilung der Pulpitis. Schweiz. Mschr. Zahnheilk. 70: 724, 1960
Tronstad, L., Mjör, I. A.: Capping of the inflamed pulp. Oral Surg. 34: 477, 1972
Trowbridge, H. O.: Pathogenesis of pulpitis resulting form dental caries. J. Endodont. 7: 52, 1981
Truin, G. J., Plasschaert, A. J. M., König, K. G.: Dental caries in 5-, 7-, 9- and 11-year-old schoolchildren during a 9-year dental health campaign in the Hague. Commun. Dent. oral Epidemiol. 9: 55, 1981
Turgut, R., Schwibbe, G., Krüger, W.: Aktion „Gesunde Zähne vom 1. Milchzahn an". Die Rolle der Eltern bei der Gesundheitserziehung. Oralprophylaxe 6: 29, 1984

V

Vahl, J., Placková, A.: Elektronenoptische Unterschungen von braunen Schmelzflecken (arretierte Karies). Dtsch. zahnärztl. Z. 22: 620, 1967
Viohl. J.: Klinische Bedeutung der Biegeeigenschaften bei Füllungswerkstoffen. Zahnärztl. Welt 89: 43, 1980
Viohl. J.: Zemente. In Eichner, K.: Zahnärztliche Werkstoffe und ihre Verarbeitung, 4. Aufl., Bd. II. Hüthig, Heidelberg 1981
Viohl, J., Dermann, K., Quast, D., Venz, S.: Die Chemie zahnärztlicher Füllungskunststoffe. Hanser, München 1986

W

Wade, B. A.: Effect on dental plaque of chewing apples. Dent. Practit. dent. Res. 21: 194, 1971
Waerhaug, J.: Effect of toothbrushing on subgingival plaque formation. J. Periodont. 52: 30, 1981
Wegner, H.: Orale Befunde bei zuckerfreier Ernährung. Studie an Kindern mit hereditärer Fruktose-Intoleranz. Zahn-, Mund-, Kieferheilk. 68: 706, 1980
Weinberg, R. A.: Molekulare Grundlagen von Krebs. Spektr. Wissensch. H. Jan.: 58, 1984
Wetzel, W.-E.: „Zuckertee-Karies" – eine neue Form der Milchzahnkaries bei Kleinkindern. Dtsch. zahnärztl. Z. 36: 330, 1981
Wetzel, W.-E.: „Zuckertee-Karies" als Folge exzessiven Genusses von Fertigtees aus Saugerflaschen. Mschr. Kinderheilk. 130: 726, 1982
Wiedemann, W.: Immunologie und Karies. Oralprophylaxe 7: 47, 1985
Wiedemann, W.: Chemie und Anwendungsbeispiele der Glasionomerzemente und Komposite-Füllungsmaterialien. In Westermann, W.: Konservierende Zahnheilkunde und Prophylaxe. Quintessenz. Berlin 1986 (S. 85–95)
Wijnbergen-Buijen van Welderen, M. G., Burgersdijk, R. C., Rotgans, J.: Überprüfung von 50 Pulpotomien (Trikresol-Formaldehyd-Methode) nach 3 Jahren. Dtsch. zahnärztl. Z. 34: 127, 1979
Williams, R. V., Ingersoll, C. E.: Werkstoffkundliche Aspekte der Goldhämmerfüllung. Phillip J. restaur. Zahnmed. 1: 33, 1984
Winkler, M.: Die Feinstruktur des Zahnschmelzes. Rasterelektronenmikroskopische Befunde an menschlichen Zähnen. Med. Diss. Tübingen, 1984
Wirz, J., Johner, M., Pohler, O.: Zahnaufbauten mit nicht edelmetallhaltigen Schrauben und Stiften. Schweiz. Mschr. Zahnheilk. 89: 1162, 1979

Y

Yiamouyiannis, J., Burk, D.: Fluoridation and cancer: age dependence of cancer mortality related to artificial fluoridation. Fluoride 10: 102, 1977

Z

Zickert, J., Emilson, C. G., Krasse, B.: Effect of caries preventive measure in children highly infected with the bacterium streptococcus mutans. Arch. oral Biol. 27: 861, 1982

Zickert, J., Emilson, C. G., Krasse, B.: Correlation of level and duration of streptococcus mutans infection with incidence of dental caries. Infect. and Immun. 39: 982, 1983

Sachverzeichnis

A

Abdruck s. Abformung
Abdruckgips 229
Abdruckstift 214f
Abformung 222, 224, 226
– approximaler Rand 226
– Stufe ohne Abschrägung 226
– Zapfen 226
Abstützung, anteriore 228
– posteriore 228
Adenosintriphosphat (ATP) 9
Adhäsion 3f, 6ff
– Anheftung 3
Alveolarknochen 222, 224f
Amalgam 11, 140ff, 220f
– antibakterielle Wirkung 11
– Anwendungsbereich 140
– Gamma-2-Amalgam 140
– – Abbindevorgang 140
– – – Gamma-Phase 140
– – chemische Zusammensetzung 140
– – Korrosionsanfälligkeit 141
– – Legierungen 140ff
– – Nachteile 140
– Kontaktbakterizidie 11
– Non-Gamma-2-Amalgam 141
– – Abbindereaktion 141
– – chemische Zusammensetzung 141
– – Entwicklung 142
– – Eta-phase 141, 144
– – Kapseln 142
– – Partikel 144
– – – Formen 144
– – – Größe 144
– – – Mischung 144
– – physikalische Eigenschaften 141
– – – Druckfestigkeit 141
– – – Korrosionsbeständigkeit 141
– – – Kriechen 141
– – – Längenänderung 141
– – Produkte 142
– – – Ana 2000 142
– – – Dispersalloy 142
– – – Duralloy 142
– – – Luxalloy 142
– – – Tytin 142
– – – Vivalloy-HR 142

– – schwarze metallische Verfärbung 141
– – Vorteile 141
– Normbeschreibung 140
– Plaquestruktur 11
– Plaquevitalität 11
– zentrale Bedeutung 140
Amalgamfüllungen 138
– historische Entwicklung 138
– – – Applikation 138f
– – – Rezept 138
Amalgamrestauration, Defekte 163ff, 169f
– – marginale 169
– Displazierung, Füllung 169
– Frakturen 169
– – Belastung 169
– – Zug 169
– Korrosion 169
– Kronenaufbau 140, 163ff, 220f
– marktoter Zahn 166f
– Nebenwirkungen 170f
– – Patient 170f
– – – Fetus, Risiko 170f
– – – Hg-Allergie 170f
– – – Schwangere, Risiko 170f
– – – Zahnarzt 170
– – – Hg-Dämpfe 170
– – – Hg-Entsorgung 170
– – – Hg-Praxisabfälle 170
– – – Hg-Umgang, Sorgfalt 170
– – – Toxikologie 170
– Zähne, stark zerstörte 163ff
– – – breiter Approximaldefekt 164
– – – – Okklusaldefekt 164
– – – – Füllungsrand 164
– – – – Hilfskavität 164ff
– – – – Höckerersatz, partieller 164, 167
– – – – totaler 165f
– – – – Höckerüberkuppelung 163ff
– – – – Kasten, approximaler 165
– – – – – okklusaler 165
Ana 2000 142
Anamnese 79
– allgemeiner Gesundheitszustand 79
– diagnostische Maßnahmen 79
– zahnärztliche Untersuchung 79
– Zahnschema 79
Antagonistenkontakt 231f
Approximalkontakt 238

Artikulation 231ff, 240
– Mediotrusionskontakt 233
– Schliffacette 232f, 235
Artikulationskontakte 233
Artikulator 234, 237
– Justierung 237
– Klipp-Klapp 234
– mittelwertiger 235
– volljustierbarer 234
Assoziation s. Adhäsion
ATP 9
Aufbaufüllung s. Kernaufbau
Ausblocken 243
Ausleger s. Hilfsretentionen
Außenschliff 180, 190f, 196, 199

B

Bakterien s. Mikroorganismen
Bakteriologie s. Mikroorganismen
Balancekontakt 231
Befestigungszement 241f
– Abfluß 242
– Anmischen 243
– Entmischung 242
– Filterung 242
– Klebekraft 242
– Konsistenz 243
– Korndurchmesser 237, 242
– Platzhalterschicht 184ff, 237, 242
– Raumbedarf 242
Bennett-Bewegung, initiale 236
Besiedlung s. Adhäsion
Bevel s. Rand
Biologische Breite 222
Bißnahme, zentrische 234
Black spot 207
Bohrkanal s. Stiftkanal
Brünieren 241
Bruxismus 233

C

Calciumphosphat 12
Chemotherapeutika 10
Chlorhexidin 10
– antibakterielle Wirkung 10

Computer-Inlay, Cerec-System 128ff
– – Abrasionsresistenz 128
– – Ästhetik 128
– – Bildschirm 129ff
– – Fertigungsprozeß 130
– – Füllungsqualität 130
– – Kaustabilität 128
– – Inlaykonstruktion 129ff
– – Materialrohlinge 128

D

Defekt, keilförmiger 117f, 207
Defektabdruck 198
Dentin 8, 59, 63ff
– Baumerkmale 63
– – Dentinkanälchen 63
– – intertubuläres Dentin 63
– – Manteldentin 63, 65
– – peritubuläres Dentin 63
– chemische Darstellung 63
– Odontoblasten 63
– Struktur 63
– Zellage 64
– – – einschichtig 64
– – – mehrschichtig 64
– – – zirkumpulpal 64
– Odontoblastenfortsätze 63f
Dentinhaftvermittler 117
– Erosionen 118
– Früherosionen 118ff
– Säureschäden 118ff
– Späterosionen 118ff
– zervikale 117
– – – Präparation, adhäsive 117
– – – – klassische 117
– – – – konventionelle 117
– – – – – Erfolge 118ff
– – – – – Mißerfolge 117ff
– – – keilförmige Defekte 117f
– – – Ätiologie 118
Dentinkanälchen 63
– Gabelung 63, 65
– periodontoplastischer Raum 63
Dentinkaries 69, 74
Dispersalloy 142
Dreipunktkontakt 236
Duralloy 142

E

Eckzahnführung 231
Edelmetallegierung 215
Einartikulation, schädelbezügliche 235
Einbißregistrat 229f
– Paste auf Träger 229f
– Wachs 229f
Einprobe, gegossene Restauration 205
Einschubrichtung 125ff, 182
Einsetzen s. Einzementieren
Einzementieren 243
– gegossene Restauration 205, 241, 243
– Retentionsstifte 205, 215
Elektronenmikroskopie 1ff, 13
Elektrotomie 223
Enzymaktivität 3, 9
EPS s. Polysaccharide, extrazelluläre 3f
Ernährungsempfehlungen 44f
– De- und Remineralisation 45
– Epidemiologie 44
– – Grönland 44
– – Vipeholm 44
– Hauptmahlzeiten 44
– niedermolekulare Kohlenhydrate 44
– Verweildauer 45
– zahnfreundliche Süßwaren 45
– Zuckerangebot 45
– zuckerhaltige Zwischenmahlzeiten 44f
– – – pH-Wert
– – – – Telemetrie 45
Extension, präventive 192

F

Federrand 187, 241
FGP s. Kaubahnaufzeichnung, funktionelle
Filamente 2
Finieren 241
Fissur 49f
– Entwicklung 50
– Kariesanfälligkeit 51f
– – Fissureneingangswinkel 52
– – Fissurengrund 52
– Klassifikation 51
– Mikrobiologie 53
– – Mikroorganismen, Kolonisation 53
– – – Reduktion 53
– – – Zahl 53
– – Substrat, impaktiertes 49
– – – Zufuhr 49
Fissurenmuster 51
Fissurenplaque 1f, 5, 49
Fissurensystem 53
Fissurentypen 51
Fissurenversiegelung 49f
– Indikation 50
– klinisches Vorgehen 55ff
– – – Anätzen 56
– – – Aushärten, Sealer 57
– – – Fluoridierung 57
– – – Kontrolle, Okklusion 57
– – – mechanische Reinigung 55ff
– – – Recall 57
– – – Schmelzvorbehandlung 54
– – – Spraybehandlung 56
– – – Versieglerverluste 58
– Kontraindikation 50
– Langzeiterfahrungen 58
– Nachteile 50
– Vorteile 50
– Werkstoffe 54
Fluorid 9, 37f, 41
– Kanzerogenität 39
– Kariesrückgang 37
– – Kinder und Jugendliche 37
– – Ursachen 37
– Mutagenität 41
– Tablettenfluoridierung 39
– Teratologie 41
– Toxikologie 39
– Trinkwasserfluoridierung 39
– Warnungen 39
– Wirkungsmechanismen 38
– – Antiglykolyse 38
– – De- und Remineralisationsgleichgewicht 38
– – bakterielle Adhäsion 38
– – Oberflächenaktivität 38
– – Säureresistenz 39
– – Schmelzstrukturen 38
Fluoridanreicherung 42
Fluoridanwendungen 39f, 42
– Applikationsformen 42
– – externe 42
– – – Gelee 42f
– – – Lacke 42
– – – Lösung 43
– – – Mundspülung 43
– – – Touchierung 42
– – – Zahnpasten 42
– – interne 42
– – – Kochsalz 42
– – – Tabletten 42
– – – Trinkwasser 42
– – posteruptive 42
– – präeruptive 42
– – Schmelzstrukturveränderungen 41
– – – Calciumfluorid 41
– – – Fluorapatit 41
– – – Fluorid-Depot 41
– – spezifische Wirkung 42
– – Toxizität 40
– – – akute 40
– – – chronische 40
– Trinkwasserfluoridierung 42
Fluoridaufnahme 39
Formhilfe s. Matrize
Frakturen 109, 168f
Freedom in centric 236
Friktion 184f
Frontzahnfrakturen 109
– ästhetische Korrekturen 115
– Diastema 116
– komplizierte 109
– Querfrakturen 114
– Stifte, Aufbauten 114f
– – parapulpäre 114f
– unkomplizierte 109
– Zapfenzähne 115

Frontzahnkavitäten, approximalinzisale 109
– – Arbeitsschritte, Systematik 109ff
– – Präparation, adhäsive 109
– – – konventionelle 109
Frontzahnläsionen, approximale 101, 103
– – Adhäsionspräparation 101f
– – Arbeitsschritte, Systematik 102f
– – – – Füllungstherapie 102
– – Indikation 101
– – klassische Präparation 102
Fruktose 3
Functionally generatet path s. Kaubahnaufzeichnung, funktionelle
Funktion, okklusale 228ff
– – bilateral balanciert 231d
– – Eckzahnführung 231
– – Fissur 231
– – Funktionsanalyse 231f
– – Funktionsbiß 235
– – Funktionsbißnahme 235
– – Höckerzentrierung 240
– – Interkuspidationsposition 228, 230f
– – Kaubahnaufzeichnung 235
– – Laterotrusionsbewegung 233
– – Prüfen und Korrektur 240
– – unilateral balanciert 231
– – Zentrikfreiheit 236
Funktionelle Kaubahnaufzeichnung s. Kaubahnaufzeichnung, funktionelle
Funktionsanalyse, instrumentelle 231
– klinische 231ff
– okklusale 231ff, 240
Funktionsbißnahme 235
Funktionsindex 235
Fusiforme 2

G

Gamma-2-Amalgam s. Amalgam, Gamma-2-Amalgam
Gegossene Restaurationen s. Restaurationen, gegossene
Gesichtsbogen 235
Gingiva 222
– biologische Breite 222
– hyperplastische 223
Gingivalrandschräger 193, 203
Gingivektomie, modellierende 222ff
Glasionomerzement 173ff
– Aufbau für gegossene Restaurationen s. Kernaufbau
Glukose 3
Gnathologie 178, 228, 230
Goldfolienfüllung 138
– historische Entwicklung 138
– – – Applikation 138
– – – Hypothese 138
– – – Medizinschulen 138
Grübchenplaque 5, 49
Gummipolierer 238, 241

H

Habituelle Interkuspidation s. Interkuspidationsposition
Haftungsmechanismus s. Adhäsion
Handscaler 14
– Lingualscaler 14
– Zbinden-Scaler 14
– Zerfing-Meißel 14
Hilfskavität s. Hilfsretentionen
Hilfsretentionen 197, 208f
– Amalgamrestauration 164f, 166ff
– gegossene Restauration 182f, 203, 210ff, 218, 220f
Höckersatz 163ff, 208ff
– Amalgamrestauration 163ff
– – partiell 164, 167
– – total 165f
– gegossene Restauration 208ff
Höckerüberkuppelung 163ff, 188ff
– Amalgamrestauration 163ff
– gegossene Restauration 190f, 195, 197
Höckerzentrierung 240
Hohlkehlpräparation s. Hohlschliff
Hohlschliff 187ff, 193, 207, 217
– approximaler 192f, 217
– okklusaler 189

I

IKP s. Interkuspidationsposition
Infiltrat, entzündliches 222
Inlay 179, 188f, 202ff
– gegossene Restauration 177ff
– Indikation 188, 202ff
– Klasse V 204
– Kontraindikation 202
– Rand 188f
– spezielle Retention 203ff
– zweiflächiges 203
Inlaysysteme (s. auch Kompositinlay, s. auch Restaurationen, gegossene), Komposits 125ff
– – Abrasionsresistenz 125
– – Ästhetik 125
– – Polymerisation 125
Innenschliff 180, 191, 196, 199
Interdentalhygiene 27ff, 192, 222ff, 227
– Hilfsmittel 27ff
– – Interdentalbürsten 31
– – – „Interdental-Kit" 31
– – Mundwässer 32
– – – Chlorhexidin 32
– – Pfeifenreiniger 30
– – Stimulatoren 31f
– – Zahnhölzer 30
– – – „Zahn-Pik" 28
– – Zahnseide 27ff
– – – Brush and floss 29
– – – medizinische 28
– – – Super-floss 29
– – – Zahnfadenführer 29
– – – Zahnseidenhalter 28
Interkuspidationsposition 228, 230f

Sachverzeichnis

IPS s. Polysaccharide, intrazelluläre
Irritation, marginale 169, 192, 227
Isthmus, Amalgamrestauration 135, 163

K

Karies 75ff
– bakterielle Invasion 79
– beginnende 71
– – De- und Remineralisation 71f
– – Entkalkungsgrade (Porengröße) 71f
– – Schmelzläsion 71, 74, 132
– – – Zonen I–V 71
– Dentinkaries 69, 74
– empfängliche Stellen 76
– Entstehung 3
– kariesfrei 76
– klinische 73
– – Caries profunda 73f, 200f
– – Dentinläsion 73f
– – Zone I-VII 73
– – kariesspezifische Veränderungen 74
– – Schmelz-Dentin-Grenze 73
– – unterminierende 164, 167
– Prädilektionsstellen 76
– Reversal 76
– Schmelzkaries 69
– Sekundärkaries 75f, 109
– Umkehrdiagnose 76
– Veränderungen 74
– Verbreitung 76
– Zuckerteekaries 69
Kariesaktivität 76
Kariesanfälligkeit 51f
Kariesanstieg 75
Kariesätiologie 70
– Mikroorganismen 70
– Substrat 70
– Wirtsorganismus 70
Kariesbefall 76
Kariesentfernung 89, 195, 198
– schrittweises Vorgehen 89
Kariesinaktivität 76
Kariesindizes 78
– def 78
– Df und df 78
– dmf 78
– DMF-S 78
– DMF-T 78
Kariesrezidiv 75
Kariesrisiko 47
Kariesstatus 76ff
Kariestrend 37
Karieszuwachs 76
Kasten, approximaler 165, 192f, 196f
– erweiterter 208ff
– okklusaler 133, 188, 196f
Kaubahnaufzeichnung, funktionelle (FGP) 126, 234f
– – Funktionsbiß 235
– – Funktionsindex 235
Kaubelastung 188
Kautabletten 16
Kavitäten, approximale 134, 164, 192f

– – Klasse II, Molaren, Prämolaren 134, 202f
– – – – approximale Extension 134
– – – – eigenständige Retention 134f, 165f
– – – – – Elemente 134f, 181, 188
– – – – Fissuren 135
– – – – internal stress 134
– – – – Isthmus 135, 163
– – – – Kantenwinkel 137
– – – – Papillektomie 134, 222ff
– – – – pulpanahe Karies 137
– – – – Schmelzwände und -ränder 135
– – – – – Finieren 135
– – – – – Stopfgold 137
– – – – Stufe, approximal zervikale 134
– – – – – subgingivale 134, 222ff
– – – – – supragingivale 134, 187ff
– – – – Wände, Divergenz 134
– – – – – Konvergenz 135
– – – – Widerstands(Retentions-)form 135
– – – – Zonen 137
– – – – Selbstreinigung 131, 137
– – – – Zahnreinigung 131, 137
– okklusale 132, 188ff
– – Erstversorgung 132
– – gegossene Restauration 190ff, 194f, 206f, 210, 212
– – Klasse I 132
– – – Läsionen, ausgedehnte 132
– – – – nicht ausgedehnte 132
– – Molaren 133
– – – Crista transversa 133
– – – Prämolaren 133
– – – transversaler Schmelzwulst 132f
– – Umrißform 132
– – Widerstands(Retentions-)-form 133, 181ff
Kavitätenlack 243
Kavitätenpräparation 131
– Adhäsionspräparation 137
– Extension 131
– Instrumentensätze 147
– – blend-a-mant 147
– – Dahlin-Satz 147
– – Goffert-Satz 147
– – Lustig-Satz 147
– Kastenform 131, 188, 192ff
– Klassifikation, Black 131
– Konzept, Black 131
– Motoren 146
– – Intra-Unterteil 20 C 146
– – Intra-Unterteil 29 C 146
– – Turbine Super-Torque 630 B 146
– Präparationsfolgen 158f, 195f
– – Dentin, Veränderungen 159
– – hoch- und höchsttouriges Bohren 159
– – komplexes Trauma 159
– – Reizfaktoren 159

– – – Beziehung Kavitätenboden-Pulpa 159
– – – Drehzahlbereich 159
– – – Instrumentenart 159
– – – Präparationsdruck 159
– – – Präparationsform 159
– – – Spraykühlung, ausreichende 159
– – Odontoblastenschicht 158f
– – – Aspiration 158
– – – Auflockerung 159
– – – Gefäße, Veränderungen 159
– – – Dilatation 159
– – – Vaskularisation 159
– – Pulpaveränderungen 159
– – – Entzündung 158
– Präparationsformen, amalgamspezifische 132, 137
– – ineinandergreifende 131ff
– – materialspezifische 127, 137
– – mundhygienegerechte 131, 136
– – schadengerechte 131, 135
– – Standardgröße 136
– – substanzschonende 131, 136
– Präparationsinstrumente 145, 196f
– Präparationsformen 145
– – abgerundete 145
– – kantige 145
– – Standardausrüstung 145
– Präparationstechnik 145
– – Arbeitsmittel 145
– – Arbeitspraxis 145
– – Arbeitssystematik 145
– – Instrumente, Antrieb, Übertragung 146, 196f
– Rotierende Instrumente 147, 156
– – Diamant 147
– – Hartmetall 147
– – Stahlbohrer 147
– Seitenzahnbereich, Klasse II 148, 187ff, 202f
– – Ästhetik 148f
– – Entlastung 148f
– – Entwicklung, Läsion
– – gegossene Restauration 187ff
– – Interdentalkeile 152, 167
– – Kauflächengestaltung 155, 234ff
– – – Abhänge 155
– – – Carven 155
– – – Fissuren 155
– – – funktionelle Bedeutung 155
– – – Grübchen 155
– – – Höcker 155
– – – Kauflächenrelief 155
– – – Okklusionsstörungen 155
– – – Randleisten 155
– – – Kondensation 153
– – – Amalgampistole 153
– – – Bergendal-Vibrator 153
– – – Einsätze 153
– – – Kondensationsdruck 153
– – – manueller 153
– – – mechanischer 153
– – – – axiale Instrumentenbewegung 154

– – – – Überstopfung 154
– – – – Vorteile 153, 164
– – – Ultraschall
– – Konvergenz, Vorteile 148, 181ff
– – – Matrize 151, 167f
– – – – Ablagerungen 152
– – – – Entfernung 152
– – – – Matrizenband, Bedeutung 151
– – – – Adaptation 151
– – – – Kondensation 151, 164
– – – – Kontaktbereich 151
– – – – Kontur, Approximalfläche 151
– – – – Reduktion Hg-reicher Schicht 151
– – – – Trockenhaltung 151
– – – – Verkeilung 152
– – – – Wiederherstellung 151
– – – Matrizenhalter 151
– – – Matrizensysteme 151
– – – – Auto-Matrix-Matrize 168
– – – – Tofflemire 151
– – – Politur, Arbeitsschritte 145f, 156f
– – – – Gründe 156
– – – – Ästhetik 156
– – – – Beseitigung funktioneller Störungen 156
– – – – materialspezifische Verbesserung 156
– – – – Plaquereduktion 156
– – – – Instrumente 156f
– – – – Brownies 156f
– – – – Greenies 157
– – – – Hartmetallfinierer 156
– – – – Rosenbohrer, abgestumpfte 157
– – – – Sapin-System 156
– – – Präparation, Kriterien 148
– – – – approximal-okklusal 148f, 188ff
– – – – approximal-zervikal 148f, 192f
– – – – Restauration, Amalgam 160f
– – – Retention 148f, 181ff
– – – Schonung 148f
– – – approximal-zervikal 148ff
– – – Stufe, supragingivale 148ff, 192f
– – – – parodontalprophylaktische 148
– – – Vorgehen 148ff
– – – – Dentinversorgung 150
– – – – Diamantbirne 148
– – – – Entfernung des approximalen Schmelzes 149
– – – – Glättung, Präparationsränder 150
– – – – Handinstrumente 150
– – – – Isolierung des approximalen Schmelzes 149
– – – Klasse V 140, 162, 204f
– – – – Restaurationen 162
– – – – – Amalgam 162
– – – – – Glasionomerzement (GIZ) 162
– – – – – GIZ + Komposit, Sandwichtechnik 162
– – – – – Gold 204f

260 Sachverzeichnis

– – – – Hämmerfüllung 162
– – – – Metallfüllung, gegossene 162
– – – – Keramik
– – – – Umrißform
– – – white spot, Remineralisation 162, 207
– – – Widerstands(Retentions-)form 162
– – Übungen 145
– – Auto-Prep-Trainer (Cavidrill) 145
Kernaufbau 200, 208f, 212, 216f
– Amalgam 220f
– gegossener 219
– Komposit 212, 216f
– schraubenverankerter 212, 220f
Kieferrelationsbestimmung 228ff
Kippradius 182f
Kohlenhydrate 1, 3
Kokken 2ff, 8f
– Streptokokken 2ff, 8f
Komposit, Aufbau für gegossene Restaurationen s. Kernaufbau, komposit
Kompositinlay, direktes 125
– – Ästhetik 125
– – Herstellung 126
– – Polymerisationsschrumpfung 125
– – Verschleißfestigkeit 125
– indirektes 127
– – Ästhetik 125
– – Laborbedingungen 126
– – Polymerisationsschrumpfung 125
– – Verschleißfestigkeit 125
Kondensation, Amalgamrestauration 151, 164
Konkremente s. Zahnstein, subgingivaler
Konkrementenentfernung 222
Konuswinkel 181
Konvergenzwinkel 181f, 184
Kosmetik, gegossene Restauration 192, 204, 216
Krebsgefährdung 40f
Krone, gegossene Restauration 180, 216f
– keramisch verblendete 217
Kunststoffe (s. auch Restauration) 124
– Abkürzungen 124
– Inhaltsstoffe 124
– Namen, Produkte 124
Kunststoffprovisorium, gegossene Restauration 227
Küretten 14, 224
– anteriore 14
– posteriore 14
– universale 14

L

Labor, zahntechnisches 237, 241
Laktobazillen 2
Läsionen, zervikale 117, 207
– – Adhäsionspräparation 117
– – Adhäsionswirkung 117
Laterotrusionsbewegung 233
Legierung, angußfähige Stifte 215
– edelmetallreduzierte 215
Lingualscaler 14
Luxalloy 142

M

Maiskolben 1, 5ff, 11
– corn cobs 6
Materia alba 2, 8, 12
Matrize 148, 151, 167f
Mediotrusionskontakt 233
Mikroflora s. Mikroorganismen
Mikroorganismen 1ff, 6, 8ff, 13
– Adhäsion 3
– Besiedelung 3
– Einteilung 2
– – Kriterien 2
– Filamente 2, 5f
– Fusiforme 2
– Gattungen 2
– kariogene 2
– Kokken 2ff, 8f
– Morphologie 2
– parodontopathogene 2
– Säurebildung 1, 3
– Spezies 2
– Spirillen 2, 6
– Stäbchen 2, 6
– Stoffwechsel 3
– Vitalfärbung 7ff
– Zahnstein 13
– Züchtungstechnik 8f
Mineralisation 12f
– Zentren 13
Modell-Herstellung 215
Modellpaket 230, 234
Modellzuordnung 230, 234f, 237
Monofile 20
Mundhygienehilfsmittel 33

N

Nervenbündel 67
Nervenendigungen, freie 67
Nervenfasern 67f
– markhaltige 67
– marklose 67
– Raschkow-Plexus 67
– sensible 67
– Sensibilität 66f
– – Odontoblastenaspiration 66
– – Transmissionsmechanismus 66
Nervenfaserverlauf 67
Nomenklatur, gegossene Restaurationen 179f
Non-Gamma-2-Amalgam s. Amalgam, Non-Gamma-2-Amalgam

O

Oberflächenplaque 5
Okklusale Funktion s. Funktion, okklusale
Okklusionsregistrat, zentrisches 228ff
Okklusionsschemata 236
– Dreipunktkontakt 236
– Punkt-Fläche-Kontakt 236
Onlay 177f, 188f
Osteoplastik 222ff
– Indikation 225
– Konturierung Alveolarknochen 225
– Schnittführung 225
Overlay 179, 188, 190, 199, 206f, 219

P

Papillektomie 134, 222ff
– erweiterte 225
– Exzidatentfernung 224
– Indikation 222
– Schnittführung 223ff
Parodontalchirurgie 222ff
Parodontalhygiene 192, 222f
Passung 184ff, 238, 242
– Preßpassung 184ff
– Prüfen 238f
– Spielpassung 184ff, 237
– Überdimensionierung 185f
– Übergangspassung 184ff
– Unterdimensionierung 185f
Pellikula 4
Perikymatien 4
Pinledge 180
Plaque 1ff
– Adhäsion s. Adhäsion
– Akkumulation 5
– Alter 2, 6
– Amalgam 11
– antibakterielle Substanzen 10f
– ätiologische Bedeutung 1, 3
– Besiedelung 2ff
– – Phasen 2
– Bildung 3f
– – initiale Phase 4
– Chemotherapeutika 10
– Grübchenplaque 5, 49
– Fissurenplaque 1f, 5, 49
– Haftungsmechanismus 4
– Imperfektionen 5
– Integrität 6
– interbakterielle Beziehung 6
– Kolonisation 4
– Kunststoffverblendkrone 5
– Lokalisation 2, 4
– Mikroorganismen s. Mikroorganismen
– Milieu 2f
– Mineralisation s. Zahnstein, Mineralisation
– Oberflächenplaque 5
– pH-Wert 2f, 45, 47
– Prädilektionsstellen 4, 12
– Sauerstoffspannung 2
– Stoffwechsel 3
– – Apatit in Lösung 3
– Struktur 6f, 11
– subgingivale 2
– supragingivale 2
– Untersuchung 8f
– Untersuchungsmethoden 8f
– Vitalität 11
– Vitalitätsverhältnisse 10
– Zusammensetzung 2
Plaquefärbemittel s. Revelatoren
Plaqueflora 3
– Einteilung 2
Platin-Iridium-Stift s. Retentionsstift, angegossener
Platzhalterschicht, Befestigungszement 184, 186, 237, 242
Polysaccharide 3f, 8
– Bildung 3f, 8
– extrazelluläre (EPS) 3f
– intrazelluläre 3
Prädilektionsstellen 4, 12, 77
Präparation 148ff, 187ff
– gegossene Restauration 187ff
– – – approximaler Bereich 193, 203
– – – Beispiele 198ff
– – – Höckerüberkuppelung 191
– – – Instrumente 196f
– – – okklusaler Bereich 188ff
– – – Reihenfolge 196f
– – – Stufe 191
– – – Vorgehen 196f
– – – Zahn stark zerstörter 208ff
– – – – wurzelkanalbehandelter 218
– plastische Füllung 148ff
Präparationsgrenze 191, 237
Präparationsplanung, gegossene Retention 195, 198f
Präventive Extension 192
Präzision, gegossene Restaurationen 184
Probepräparation 195, 198, 206
Prophylaxebemühungen 15
– Diagnose 15
– Information 15
– Motivation 15
– Therapie 15
Prophylaxemaßnahmen, Geschichte 15
Pulpa 81ff
– entzündete 81
– gesunde 81
– – Verkalkungserscheinungen 81
– Pulpotomie 90f
– – Definition 90
– – Grenzen 90
– – Indikation 90
– – Kontraindikation 90
– – Milchzähne 90
– – permanente Zähne 90
– – Prognose 90
– – Vorgehen 90
– Strukturen 81
– – Bindegewebe 81
– – Zellen 81
– – – Abwehrzellen 81
– – – Ersatzzellen 81
– – – Fasern 81
– – – Fibrillen 81
– – – Fibroblasten 81
– – – Gefäße 81
– – – kernarme, kernreiche Zone 81
– – – Nervenfasern 81
– – – Odontoblasten, -fortsätze 81
– – – Prädentinoberfläche 81
– Überkappung, direkte 88f

– – – Definition 88
– – – Grenzen 88
– – – Indikation 88
– – – Kontraindikation 88
– – – Prognose 88
– – – Vorgehen 88
– – indirekte 85 ff, 200
– – – Definition 85
– – – Grenzen 85 f
– – – Indikation 85 f
– – – Kontraindikation 85 f
– – – Prognose 85 f
– – – Vorgehen 85 f
– Vitalerhaltung 85 ff
Pulpareaktion 81 ff
– Abszeß 82
– – akuter 82
– – chronischer 82
– Dentikel 82
– Dentin 81
– – kanaltotes 81
– – primäres 82
– – sekundäres 82
– – sklerosierendes 81
– – tertiäres 81 f
– Gefäßproliferation 82
– Nekrose 82
– Odontoblastenaspiration 82
– Permeabilität 81
– Veränderungen 82
– Verkalkung 82
Pulpitiden 83 ff
– Hyperämie 83
– Pulpitis acuta purulenta partialis 83 f
– – – – totalis 83 f
– – – serosa partialis 83 f
– – – – totalis 83 f
– – chronica aperta granulumatosa (Pulpapolyp) 83
– – – ulcerosa clausa 83 f
– – – clausa granulumatosa (internes Granulom) 83 f
Pulpitis 93
– Anästhesiebehandlung 93
Pulpitistherapie 92
– Cortikoid-Antibiotikum 92
– Definition 92
– Grenzen 92
– Indikation 92
– Kontraindikation 92
– Prognose 92
– Vorgehen 93
Punkt-Fläche-Kontakt 236

R

Rand, gegossene Restaurationen 187 ff, 193, 195, 199, 204 f
– – abschließende Bearbeitung 205, 241
– – – Abschrägung 185, 187, 189, 193, 197, 204
– – – approximaler 193
– – – chirurgische Freilegung 222 ff
– – – Federrand 187, 241
– – – Hohlkehle 191
– – – Hohlschliff 189, 193
– – – Inlay, Klasse V 204
– – – okklusal 188
– – – okklusaler 189
– – – Onlay, okklusal 189
– – – Spalt 187, 217, 238, 241
– – – Stumpfmodell 237
– – – Teilkrone 191, 199
Rechtslateralbewegung 231
Registrat 229 f, 235
– Paste auf Träger 229 f
– Spritzregistrat 229 f
– Wachsdurchbiß 229 f
– Wachseinbiß 229 f
Registrieren s. Kieferrelationsbestimmung
Registriermasse 229 f
Registrierpaste 229
Registrierwachs 229 f
Restauration, adhäsive 95 ff
– – Arbeitsschritte, schichtweise 100
– – chemisch härtende Zweikomponentensysteme 96, 99
– – – – Komonomere 96
– – – – Monomere 96
– – – – Paste-Paste-Systeme 96
– – – – Pulver-Flüssigkeits-Systeme 96
– – – – Nachteile 99
– – – – Vorteile 99
– – Kompositionsfüllungskunststoffe 95 ff
– – – Füllstoffe 97
– – – Klassifikation 97
– – – Komposite 97
– – – Hypride 97
– – – konventionelle 97
– – – Mikrofüller, homogene 97
– – – – inhomogene 97
– – – Polymerisationsverfahren 99
– – lichthärtende Einkomponentensysteme 99
– – – Nachteile 99
– – – Vorteile 99
– – – Härtungszeiten 100
– – – PMMA-Kunststoffe 95
– – – Polymerisationsgeräte 100
– – – – Heliomat 100
– – – – Optilux 100
– – – – Translux 100
– – – – Spektralkurven 100
– – – Säureätztechnik 98, 101
– – – mikromechanische Haftung 98
– – – retentive Ätzmuster 98
– – selbsthärtende Kunststoffe 95
– gegossene 177 ff
– – direkte Methode 204
– – Einpassen 238
– – Einsetzen 241, 243
– – Indikation 216
– – indirekte Methode 184
– – Inlay 179, 203 f
– – Kaubelastung 188
– – Krone 180, 216
– – Kunststoffprovisorium 227
– – Modellation 205
– – Nomenklatur 179 f
– – Onlay 188 f
– – Overlay 179, 188 f, 190, 206
– – Präparation 194, 196
– – Präparationsplanung 195
– – Rand 187 ff, 195, 222, 241
– – Stufenkrone 180, 190, 198 ff
– – Teilkrone 180, 207, 212, 220
– – Wurzelkanalbehandelter Zahn 218 ff
Retention, gegossene Restaurationen 179, 181 ff, 186, 210
– – – Areal 181 f
– – – Element 181 f, 186, 188
– – – extrakoronale s. Retention, perikoronale
– – – Hilfen (s. auch Stabilisierungshilfe, gegossene Restauration) 183, 210
– – – intrakoronale 179, 181, 186, 188, 199
– – – perikoronale 179, 181 f, 217
– – – Zahnhalsinlay 204 f
Retentionsareal 181 f
Retentionselement 134 f, 165 f, 181, 188
Retentionsschraube s. Schrauben
Retentionsstift, angegossener 205, 208 f, 212, 214 f
– – – Indikation 209
– – – Legierung 215
– – – Lokalisation 209
– schneidender s. Schrauben
Retraktionsfaden 226
Revelatoren (Plaquefärbemittel) 16
– Einfarb-Plaque-Indikator 16
– – Carietest (Sulphan und Tartracin) 16
– – Erythrosinlösung 16
– – fluoreszierender Farbstoff mit Lichtquelle 16
– Zweifarb-Plaque-Indikator 16
Rille 163, 165 f, 168, 182, 186, 199, 203, 219
– Amalgamrestauration 163, 165 f, 168
– gegossene Restauration 182, 186, 199, 203, 219
Röntgendiagnostik 79, 202
– apperative Voraussetzungen 79
– Aufnahmen 79
– – Panoramaaufnahmen 79
– – Schädel 79
– – Zahn 79
– Bißflügel 80
– Indikationsbereich 79
– Läsionsgrade, Beurteilung 80
– Röntgenstatus 79
– – vollständiger 79
– Strahlenbelastung 79

S

Saccharose 3 f, 4
Säureätztechnik 56, 101, 137
– Indikation 101
– Kontraindikation 101
– mikromechanische Haftung 98
– retentives Ätzmuster 98
Säurebildung 1, 3
Scaling s. Wurzelglättung
Scharnierachsposition, arbiträre 235
Scheibenschliff, approximaler 192 f
Scherhöcker 191, 196
Schleifscheibe 241
Schlifffacetten 232 f, 235
Schmelz 3 f, 9, 12, 59 ff
– Apatitauflösung 3
– – Enzymaktivität 3, 9
– Zusammensetzung 59
Schmelzkaries 69
Schmelzoberfläche 3 ff, 12
– Besiedlung 3 f
– Plaque 5
– Zahnstein 12
Schmelzoberhäutchen 4
Schmelzprismen 60 ff, 164
– Key-hole-Typ 60, 62
– Lücken 62
– Querschnitt 60
– Schlüssellochtyp 62
– Schmelz-Dentin-Grenze 63
– Zwischensubstanz 60, 62
– Zylindrischer Typ 60
Schmelzprismenformation 62
Schmelzvorbehandlung 54
Schrägflächenkontakt 240
Schrauben 114 f
– parapulpäre 165 f, 168, 213, 216, 218, 220
– Wurzelkanal 218 ff
Schraubenbakterien 2
– Spirochäten 2
Schwalbenschwanzkavität, Inlay 203
Seitenzahnbereich, Erstversorgung 123
– – Läsionen, approximale 122
– – – nicht ausgedehnte 122
– – – nicht okklusionstragende 122
– – – – erweiterte Fissurenversiegelung 122
– – – – Klasse I u. II, Adhäsionsfüllung 122
– – – – präventive Resin-Restauration 122
– Kompositrestauration 122
– okklusionstragende Läsionen 122
– – – Ergebnisse 122
– – – Verschleißfestigkeit 122
Sekundärkaries 75 f, 169
Selbstreinigung 131
Shoulder and bevel s. Stufe, abgeschrägte
Side shift s. Bennett-Bewegung, initiale
Silikonprobe 239
Speicheltest 47 f
– Analyse 47
– Laktobazillen 47
– Laktobazillenzahl 47
– pH-Wert 47
– Pufferkapazität 48
– quantitative Bestimmung 47
– Sammeln 47
– Speichelflußwerte 47
– Speichelmenge 47 f
Spielpassung 184 ff, 237, 239
Spirillen 2, 6
Stäbchen 2, 6

262 Sachverzeichnis

Stabilisierungshilfe, gegossene Restaurationen 182
– – – Kasten 182, 186, 188, 193
– – – Rille 182, 186, 199, 203, 219
– – – Stiftkanal 180, 182, 204, 209, 214 ff, 220 f
– – – Zapfen 182, 186, 203, 211, 226
Stabilität 182, 186, 210
Stift, angußfähiger s. Retentionsstift, angegossener
Stiftaufbau, gegossener 218 f
– plastischer (Kernaufbau) 219
Stiftkanal 165 ff, 180, 182, 204, 209, 212 ff, 220
Stiftverankerung s. Retentionsstift, angegossener
Streptococcus mutans 3 f, 8 f, 45, 47 f
– salivarius 9
Streptokokken 2 ff, 8 f
Stufe, gegossene Restaurationen 190 f, 199, 206 f, 217
– – – abgeschrägte 180, 190 f, 206 f
– – – nicht abgeschrägte 217
Stufenkrone 180, 190, 198 ff
Stufenteilkrone s. Stufenkrone
Stumpflack 237, 239
Stumpfmodell 237
Stützhöcker 196
Substanzerhaltung, gegossene Restaurationen 206
Süßungsmittel 46
– Süßstoffe ohne Energiewert, künstliche 46
– – – Acesulfan-K 46
– – – Aspartam 46
– – – Cyclamat 46
– – – Saccharin 46
– – – natürliche 46
– – – Glycyrrhin 46
– – – Miraculin 46
– – – Monellin 46
– – – Neohesperidin 46
– – – Steviosid 46
– – – Thaumatin 46
– Zucker (mit Energiewert) 46
– – Mono- und Disaccharide 46
– – – Fructose 46
– – – Glucose 46
– – – Maltose 46
– – – Saccharose 46
– Zuckeraustauschstoffe (mit Energiewert) 46
– – Polyalkohole 46
– – – Lycasin 46
– – – Mannit 46
– – – Sorbit 46
– – – Xylit 46

T

Tablettenfluoridierung 42
Teilkrone 180, 207, 210 ff
Testfolie, beschichtete 232 f
– unbeschichtete 232 f
Trepanationsöffnung 166
Treponemen 2
Trinkwasserfluoridierung 42
Tytin 142

U

Überdimensionierung 185 f
Überkappung, indirekte 85 ff, 200
Überkonturierung 192
Überkuppelung, satteldachförmige 206
Unterdimensionierung 185 f
Unterfüllung 173 ff, 200 f
– gegossene Restaurationen 208
– partielle 200 f
Unterfüllungsmaterialien 172 ff
– Calciumhydroxid, erhärtendes 172
– – Lösungsverhalten 172
– – materialtypische Unterschiede 172
– – Produkte 172
– – – Dycal 172
– – – Life 172
– – – MPC 172
– – – Reocap 172
– – nicht erhärtendes 172
– – – Alkalisierung 172
– – – Dentinwunde 172
– – – – freiliegende 172
– – – – pulpanahe 172
– – – Produkte 172
– – – – Calxyl 172
– – – – Cp-Cap 172
– – – – Pulpdent 172
– – – – Reogan 172
– Kavitäten-Liner 173
– – Dentin-Isolierungsstoff 173
– – Dentin-Schutz 173
– – Kavitätenlack 173
– – Produkte 173
– – – Cavity-Liner 173
– – – Copalite 173
– – – New Cavity Lining 173
– – – Thermelect 173
Unterfüllungsmaterialien
– Zemente 173 f
– – Carboxylate 174 f
– – – Löslichkeit 174
– – – Pulpaverträglichkeit 174
– – Glas-Cermet-Zement 174 f
– – – Indikationsbreite 174 f
– – Glasionomerzemente 173 ff
– – – Erhärtungszeit 174
– – – Indikation 174
– – – Kontraindikation 174
– – – physikalische Eigenschaften 174
– – – Politur 176
– – – Produkte 174
– – – – Ceramfil B 174
– – – – Chemfil I, II exp. 174
– – – – Everbond 174
– – – – Fuji I, II, II 174
– – – – Fujicap 2 174
– – – – Hy Bond F 174
– – – – Ketac-Präparate 174 ff
– – – – Miracle Mix 174 ff
– – – Sandwich-Technik 175 ff
– – – Säureätztechnik 175 f
– – – Verarbeitungszeit 174 f
– – – Zusammensetzung 174
– – – Zinkoxid-Eugenol 173 ff
– – – – EBA 174
– – – – Eigenschaften 174
– – – – Hexylavanillate 174
– – – – Indikationsbereich 174
– – – – Langzeitprovisorium 174
– – – – Weiterentwicklung 174
– – Zinkphosphatzemente 173, 200 f, 242 f
– – – Dentinwunde, Versorgung 173
– – – Produkte 173
– – – – Havard Cement 173
– – – – Verhältnis Pulver – Flüssigkeit 173
Unterkonturierung 192

V

Vitalfärbung 7
Vitalfluoreszenz 7 ff
Vivalloy-HR 142
Vorkontakt, okklusaler 240
– – Beseitigung 240
– – Markierung 240

W

Wachsmodellation 205, 235
Wasserbad 229 f
Wasserstrahlgeräte 33
– Fluidenta 33
– – Chlorhexidin 33
Wattepellets, imprägnierte 223
White spot 162, 207
Wurzelglättung 222, 224
Wurzelkanalinlay 220 f
Wurzelkanalschraube 218 ff
– nach J. Wirz 220
Wurzeloberfläche 12
Wurzelzement 59, 68
– Desmodontalspalt 68
– – Schmelz-Zement-Kontakt, Formen 68
– Zelltypen 68
– – Fibroblasten 68
– – Zementoblasten 68
– – Zementozyten 68
– Zementbereiche 68
– – azellulär-fibrilläre 68
– – zellulär-fibrilläre 68

Z

Zahnbeläge, Definition 2
– Retentionsstellen 2
– Stoffwechsel 2
Zahnbürsten 17 f
– Anforderungen 17
– Begriffe 17
– – Besteckung 18
– – Besteckungsfeld 18
– – Bündel 18
– – Bündelabstand 18
– – – multi-tufted 18
– – – space-tufted 18
– – Griff, abgewinkelter 17
– – – gerader 17
– – Beschaffenheit 17
– – Form 17
– – Größe 17
– – Haltbarkeit 17 f, 21
– – Hydratation 20
– – Maße 17
– – Materialeigenschaften 20
– – – Elastizität 20
– – – Haltbarkeit 20
– – – Stabilität 20
– – – Uniformität 20
– – Monofile 20
– – Naturborsten 19
– – – Markkanal 19 f
– – Pflege 21
– – Retentionsstellen 19
– – Spezialzahnbürsten 18
– – – elektrische 21
– – – Interdentalraumbürsten 18, 31
– – – Prothesenbürsten 18
– – – Reisebürsten 18, 21
– – Systematik (Bürsttechnik) 22
– – – Häufigkeit 22
– – – Vorgehen 22
– – – Zeitdauer 22
– – Verwendung 18
– – – Personenkreis 18
– – – – Erwachsene 18
– – – – Jugendliche 18
– – – – Kinder 18
Zahnbürstmethoden 23 ff
– Bass-Methode 24
– Charters-Methode 25
– horizontale Methode 26
– physiologische Methode 26
– Rollmethode 24
– Rotation 23
– Rot-Weiß-Methode 23
– Stillman-Methode 25
– „Technik der geteilten Bürste" 23, 26
Zahnhölzchentest 192
Zahnkaries s. Karies
Zahnoberfläche (s. auch Schmelzoberfläche) 4
Zahnoberhäutchen s. Schmelzoberhäutchen
Zahnpasten 34 f
– Abrasivität 34
– Abrasivstoffe 34
– Aromastoffe 35
– Bindemittel 35
– – hydrophile Koloide 35
– – Feuchthaltemittel 35
– – Glycerin 35
– – Prophylenglykol 35
– – Sorbit 35
– – Xylit 35
– fluoridhaltige 36
– – Abtransport 36
– – Aminfluorid 36
– – Karieshemmung 36 f
– – Konzentration 36
– – Na-Fluorid 36
– – Na-Monofluorphosphat (MFP) 36
– – Wirkung 36
– – Zinnfluorid 36
– – Konservierungsmittel 35
– – Methyläthylester 35

– – Prophylester 35
– kosmetische Mittel 34
– oberflächenaktive Stoffe 34
– Polierkraft 34
– Putzkörper 34
– – Aluminiumverbindungen 34
– – Calciumphosphate 34
– – Diphosphat (Pyrophosphat) 34
– – Methaphosphat 4 34
– – Siliciumverbindungen 34
– Reinigungskraft 34
– Tenside 34
– – Natriumlaurylsulfat (NaLS) 35
– Wirkstoffe 34 f

– Zubereitung 34
Zahnreinigung 14, 131, 192
– Plaque und Verfärbungen 14
– – – Air-Scaler 14
– – – Cavitron-Ansätze 14
– – – Prophylaxespray (Prophy-Jet) 14
Zahnschmelz s. Schmelz
Zahnstein 2, 12 ff
– Calciumphosphat 12
– Härte 12
– Kristallisationszentren 2
– Mikroorganismen 13
– Mineralisation 12 f
– Mineralisationsfront 13

– Mineralisationszentren 13
– Prädilektionsstellen 12
– Schichtung 13
– subgingivaler 12, 14
– supragingivaler 12, 14
Zapfen 164 ff, 182, 186, 203, 211, 226
– Amalgamrestauration 164 f, 168
– gegossene Restauration 182, 186, 203, 211, 226
– parapulpärer 203, 211
– suprapulpärer 211
Zbinden-Scaler 14
Zement 12
– Oberfläche 5, 12

Zentrikfreiheit 236
Zerfing-Meißel 14
Zuckeraustauschstoffe (s. auch Süßungsmittel, Zuckeraustauschstoffe) 46
– „Aktion zahnfreundlich e.V." 46
– Einschränkung 46
– zahnschonende 46
– zuckerfreie Alternativen 46
– Zuckerverbrauch 46
Zuckerteekaries 69
Zukunftsperspektiven 244 ff